主编

Apostolia-Maria Tsimberidou
Razelle Kurzrock
Kenneth C. Anderson

TARGETED THERAPY IN
TRANSLATIONAL CANCER RESEARCH

癌症转化医学研究中的
靶向治疗

主 译
赵维莅 张 俊

副主译
王 黎 施 敏

上海科学技术出版社 **WILEY**

图书在版编目(CIP)数据

癌症转化医学研究中的靶向治疗/(美)阿波斯托利亚－玛蒂亚·钦巴瑞多(Apostolia-Maria Tsimberidou)，(美)拉泽勒·库尔茨洛克(Razelle Kurzrock)，(美)肯尼思·C.安德森(Kenneth C. Anderson)主编；赵维莅，张俊主译. —上海：上海科学技术出版社，2017.7

ISBN 978－7－5478－3600－2

Ⅰ.①癌… Ⅱ.①阿… ②拉… ③肯… ④赵… ⑤张… Ⅲ.①癌—治疗学 Ⅳ.①R730.5

中国版本图书馆 CIP 数据核字(2017)第 121988 号

癌症转化医学研究中的靶向治疗
主编　Apostolia-Maria Tsimberidou　Razelle Kurzrock　Kenneth C. Anderson
主译　赵维莅　张　俊

上海世纪出版股份有限公司
上海科学技术出版社　出版
(上海钦州南路 71 号　邮政编码 200235)
上海世纪出版股份有限公司发行中心发行
200001　上海福建中路 193 号　www.ewen.co
上海盛通时代印刷有限公司　印刷
开本 889×1194　1/16　印张 31.25
字数 500 千字
2017 年 7 月第 1 版　2017 年 7 月第 1 次印刷
ISBN 978－7－5478－3600－2/R·1383
定价：200.00 元

本书如有缺页、错装或坏损等严重质量问题，请向工厂联系调换

内容提要

　　本书是一部癌症转化医学与靶向治疗相结合的专著,由来自美国 MD Anderson 癌症中心的三位临床医学专家主编,详细介绍了各种最新的癌症转化研究技术以及靶向治疗的新方法、新原则和最新进展。

　　本书针对实体肿瘤和血液肿瘤,既涵盖靶向治疗的基本理念,又全面介绍了靶向治疗原则,以疾病为切入点,深入探讨如何结合肿瘤的生物学特性、细胞信号转导通路来发现各种肿瘤的特异性靶向治疗新方法。

　　本书内容不仅涉及近年来国际上对肿瘤生物学的认识进展、肿瘤生成相关靶点及通路的功能、抗肿瘤治疗的最新现状,以及转化医学研究和靶向治疗的发展方向,更重点强调了靶向治疗的基本原则,包括免疫靶向治疗、肿瘤干细胞功能、微环境、血管靶向、表观遗传学、微小 RNA 及精准医学中的功能成像等。同时,对血液恶性肿瘤治疗方案及实体肿瘤传统治疗、靶向治疗、免疫治疗及新型治疗模式的国际进展进行了总结。

　　本书内容精彩,实用性强,配有大量图表,可帮助读者深刻理解靶向治疗,是血液科、肿瘤科医师以及相关专业研究人员和医护人员必备的参考书和工具书。

译者名单

主　译　赵维莅　张　俊

副主译　王　黎　施　敏

译　者（以姓氏笔画为序）

于倩倩	华中科技大学同济医学院附属同济医院
上官诚芳	上海交通大学医学院附属瑞金医院
王　超	上海交通大学医学院附属瑞金医院
王　黎	上海交通大学医学院附属瑞金医院
王莉莉	中国人民解放军总医院
牛　挺	四川大学华西医院
刘　典	华中科技大学同济医学院附属同济医院
刘　莹	上海交通大学医学院附属瑞金医院
刘青旭	华中科技大学同济医学院附属同济医院
闫金松	大连医科大学附属第二医院
孙　黎	华中科技大学同济医学院附属同济医院
李倩侠	华中科技大学同济医学院附属同济医院
杨　晨	上海交通大学医学院附属瑞金医院
邱　红	华中科技大学同济医学院附属同济医院
佟红艳	浙江大学医学院附属第一医院
张　俊	上海交通大学医学院附属瑞金医院
张　曦	第三军医大学新桥医院
张晓辉	北京大学人民医院
陈苏宁	苏州大学附属第一医院
周　潇	华中科技大学同济医学院附属同济医院
周尘飞	上海交通大学医学院附属瑞金医院
房佰俊	河南省肿瘤医院
赵维莅	上海交通大学医学院附属瑞金医院
施　敏	上海交通大学医学院附属瑞金医院
施菊妹	同济大学附属第十人民医院

袁响林	华中科技大学同济医学院附属同济医院
耿 梅	上海交通大学医学院附属瑞金医院
徐 兵	南方医科大学南方医院
奚文崎	上海交通大学医学院附属瑞金医院
郭 涛	华中科技大学同济医学院附属协和医院
唐 洋	华中科技大学同济医学院附属同济医院
唐晓文	苏州大学附属第一医院
崔久嵬	吉林大学白求恩第一医院
董玉君	北京大学第一医院
蒋金玲	上海交通大学医学院附属瑞金医院
程 熠	华中科技大学同济医学院附属同济医院
程 澍	上海交通大学医学院附属瑞金医院
黎 皓	上海交通大学医学院附属瑞金医院
瞿 晴	上海交通大学医学院附属瑞金医院

"转化肿瘤学系列"主编

ROBERT C. BAST, MD
Vice President for Translational Research
The University of Texas MD Anderson Cancer Center
Houston，TX，USA

MAURIE MARKMAN, MD
Senior Vice President for Clinical Affairs
Cancer Treatment Centers of America

Clinical Professor of Medicine
Drexel University College of Medicine
Philadelphia，PA，USA

ERNEST HAWK, MD, MPH
Vice President，Division of OVP，Cancer Prevention and Population Sciences
The University of Texas MD Anderson Cancer Center
Houston，TX，USA

作者名单

主　　编

Apostolia-Maria Tsimberidou, MD, PhD
Department of Investigational Cancer Therapeutics
The University of Texas MD Anderson Cancer Center
Houston，TX，USA

Razelle Kurzrock, MD
Center for Personalized Cancer Therapy
UC San Diego Moores Cancer Center

La Jolla，CA，USA

Kenneth C. Anderson, MD, PhD
LeBow Institute for Myeloma Therapeutics and Jerome Lipper
Myeloma Center
Department of Medical Oncology，Dana-Farber Cancer Institute
Harvard Medical School
Boston，MA，USA

编　写　者

James Abbruzzese, MD
Division of Medical Oncology
Duke Cancer Institute
Durham，NC，USA

Maen Abdelrahim, MD, PhD
Department of Internal Medicine
Baylor College of Medicine
Houston，TX，USA

Abass Alavi, MD, MD(Hon.), PhD(Hon.), DSc(Hon.)
Department of Radiology
Hospital of the University of Pennsylvania
Philadelphia，PA，USA

Kenneth C. Anderson, MD, PhD
LeBow Institute for Myeloma Therapeutics and Jerome Lipper
Myeloma Center
Department of Medical Oncology，Dana-Farber Cancer Institute
Harvard Medical School
Boston，MA，USA

Michael Andreeff, MD, PhD
Section of Molecular Hematology and Therapy
Department of Leukemia
The University of Texas MD Anderson Cancer Center
Houston，TX，USA

Analia Azaro, MD
Early Clinical Drug Development Group
Vall d'Hebron Institute of Oncology
Universitat Autonoma de Barcelona
Barcelona，Spain

Susana Banerjee, MBBS, MA, MRCP, PhD
The Royal Marsden Hospital
London，UK

Robert C. Bast, MD
The University of Texas MD Anderson Cancer Center
Houston，TX，USA

Susanne H.C. Baumeister, MD
Department of Pediatric Oncology
Dana-Farber Cancer Institute
Boston，MA

Division of Hematology-Oncology
Boston Children's Hospital
Harvard Medical School
Boston，MA

Giada Bianchi, MD
LeBow Institute for Myeloma Therapeutics and Jerome Lipper
Myeloma Center
Department of Medical Oncology，Dana-Farber Cancer Institute
Harvard Medical School
Boston，MA，USA

Patrick Boland, MD
Department of Medicine
Temple University School of Medicine
Philadelphia，PA，USA

Jessica L. Bowser, PhD
Department of Pathology
The University of Texas MD Anderson Cancer Center

Houston, TX, USA

Russell R. Broaddus, MD, PhD
Department of Pathology
The University of Texas MD Anderson Cancer Center
Houston, TX, USA

Harold J. Burstein, MD, PhD
Dana-Farber Cancer Institute
Brigham and Women's Hospital
Harvard Medical School
Boston, MA, USA

Lewis C. Cantley, PhD
Meyer Cancer Center at Weill Cornell Medical College
New York, NY, USA

Robert L. Coleman, MD
Department of Gynecologic Oncology and Reproductive Medicine
Center for RNA Interference and Non-Coding RNA
The University of Texas MD Anderson Cancer Center
Houston, TX, USA

Anthony P. Conley, MD
Department of Sarcoma Medical Oncology
The University of Texas MD Anderson Cancer Center
Houston, TX, USA

Jorge Cortes, MD
Department of Leukemia
The University of Texas MD Anderson Cancer Center
Houston, TX, USA

M. Angelica Cortez, PhD
Department of Experimental Radiation Oncology
The University of Texas MD Anderson Cancer Center
Houston, TX, USA

Carlo M. Croce, MD
Department of Molecular Virology, Immunology and Medical
Genetics
Comprehensive Cancer Center
Ohio State University
Columbus, OH, USA

Jasmine Quynh Dao, MD
Children's Cancer Hospital
The University of Texas MD Anderson Cancer Center
Houston, TX, USA

John F. de Groot, MD
Department of Neuro-Oncology
The University of Texas MD Anderson Cancer Center
Houston, TX, USA

Yves A. DeClerck, MD
Division of Hematology-Oncology
Department of Pediatrics and Department of Biochemistry and
Molecular Biology

The Saban Research Institute of Children's Hospital Los Angeles
Los Angeles, CA, USA

Department of Medicine
Committee on Clinical Pharmacology and Pharmacogenomics
The University of Chicago
Chicago, IL, USA

Gianpiero Di Leva, PhD
Department of Molecular Virology, Immunology and Medical
Genetics
Comprehensive Cancer Center
Ohio State University
Columbus, OH, USA

Glenn Dranoff, MD, PhD
Department of Medicine, Harvard Medical School
Human Gene Transfer Laboratory Core, Dana-Farber Cancer
Institute
Boston, MA, USA

Hua Fang, PhD
Division of Hematology-Oncology
The Saban Research Institute of Children's Hospital Los Angeles
Los Angeles, CA, USA

Department of Medicine
Committee on Clinical Pharmacology and Pharmacogenomics
The University of Chicago
Chicago, IL, USA

Omotayo Fasan, MRCP
Department of Medicine
Temple University School of Medicine
Philadelphia, PA, USA

Department of Hematologic Oncology and Blood Disorders
Levine Cancer Institute
Charlotte, NC, USA

Keith T. Flaherty, MD
Massachusetts General Hospital Cancer Center
Boston, MA, USA

David Fogelman, MD
Department of Gastrointestinal Medical Oncology
The University of Texas MD Anderson Cancer Center
Houston, TX, USA

Matthew D. Galsky, MD
Division of Hematology and Medical Oncology
The Tisch Cancer Institute
Mount Sinai School of Medicine
New York, NY, USA

Guillermo García-Manero, MD
Department of Leukemia
The University of Texas MD Anderson Cancer Center
Houston, TX, USA

Benjamin A. Gartrell, MD
Department of Medical Oncology
Montefiore Medical Center
The Albert Einstein College of Medicine
Bronx, NY, USA

Gabriel Ghiaur, MD, PhD
The Sidney Kimmel Comprehensive Cancer Center
The Johns Hopkins University School of Medicine
Baltimore, MD, USA

Michael C. Haffner, MD
The Sidney Kimmel Comprehensive Cancer Center and Brady Urological Institute
The Johns Hopkins University School of Medicine
Baltimore, MD, USA

Roy S. Herbst, MD, PhD
Department of Medicine
Division of Medical Oncology
Yale Comprehensive Cancer Center
New Haven, CT, USA

Ashley M. Holder, MD
The University of Texas MD Anderson Cancer Center
Houston, TX, USA

David Hong, MD
Department of Investigational Cancer Therapeutics
The University of Texas MD Anderson Cancer Center
Houston, TX, USA

Jean-Pierre J. Issa, MD
Fels Institute for Cancer Research and Molecular Biology
Temple University School of Medicine
Philadelphia, USA

Elias Jabbour, MD
Department of Leukemia
The University of Texas MD Anderson Cancer Center
Houston, TX, USA

Nitin Jain, MD
Department of Leukemia
The University of Texas MD Anderson Cancer Center
Houston, TX, USA

Preetesh Jain, MD, DM, PhD
Department of Leukemia
The University of Texas MD Anderson Cancer Center
Houston, TX, USA

Filip Janku, MD, PhD
Department of Investigational Cancer Therapeutics (Phase I Clinical Trials Program)
Division of Cancer Medicine
The University of Texas MD Anderson Cancer Center
Houston, TX, USA

Milind Javle, MD
Department of Gastrointestinal Medical Oncology
The University of Texas MD Anderson Cancer Center
Houston, TX, USA

Richard J. Jones, MD
The Sidney Kimmel Comprehensive Cancer Center
The Johns Hopkins University School of Medicine
Baltimore, MD, USA

Stan Kaye, MD
The Royal Marsden hospital and The Institute of Cancer Research
London, UK

Samuel J. Klempner, MD
Division of Hematology/Oncology
University of California Irvine Health
Orange, CA, USA

Birgit Knoechel, MD, PhD
Boston Children's Hospital
Dana-Farber Cancer Institute
Harvard Medical School
Boston, MA, USA

Kensuke Kojima, MD, PhD
Section of Molecular Hematology and Therapy
Department of Leukemia
The University of Texas MD Anderson Cancer Center
Houston, TX, USA

Scott Kopetz, MD, PhD, FACP
Department of Gastrointestinal Medical Oncology
The University of Texas MD Anderson Cancer Center
Houston, TX, USA

Patricia Kropf, MD
Department of Medicine
Temple University School of Medicine
Philadelphia, PA, USA

Razelle Kurzrock, MD
Center for Personalized Cancer Therapy
UC San Diego Moores Cancer Center
La Jolla, CA, USA

Jens G. Lohr, MD, PhD
Dana-Farber Cancer Institute
Boston, MA, USA

Harvard Medical School
Boston, MA, USA

David Menter, PhD
Department of Gastrointestinal Medical Oncology
The University of Texas MD Anderson Cancer Center
Houston, TX, USA

Funda Meric-Bernstam, MD
Department of Investigational Cancer Therapeutics
Institute for Personalized Cancer Therapy
Department of Surgical Oncology
The University of Texas MD Anderson Cancer Center
Houston, TX, USA

Larissa A. Meyer, MD, MPH
Department of Gynecologic Oncology and Reproductive Medicine
The University of Texas MD Anderson Cancer Center
Houston, TX, USA

Marcus M. Monroe, MD
Department of Otolaryngology
University of Utah School of Medicine
Salt Lake City, UT

Guillermo Montalbán-Bravo, MD
Department of Hematology
Hospital Universitario La Paz
Madrid, Spain

Daniel Morgensztern, MD
Department of Medicine
Division of Medical Oncology
Washington University School of Medicine
St. Louis, MO, USA

Javier Munoz, MD, FACP
Division of Hematology/Oncology
Banner MD Anderson Cancer Center
Gilbert, AZ, USA

Andrea P. Myers, MD, PhD
Novartis Pharmaceuticals
Cambridge, MA, USA

Jeffrey N. Myers, MD, PhD
Department of Head and Neck Surgery
The University of Texas MD Anderson Cancer Center
Houston, TX, USA

William G. Nelson, MD, PhD
The Sidney Kimmel Comprehensive Cancer Center and Brady Urological Institute
The Johns Hopkins University School of Medicine
Baltimore, MD, USA

Barbara J. O'Brien, MD
Department of Neuro-Oncology
The University of Texas MD Anderson Cancer Center
Houston, TX, USA

Susan O'Brien, MD
Department of Leukemia
The University of Texas MD Anderson Cancer Center
Houston, TX, USA

William K. Oh, MD
Division of Hematology and Medical Oncology
The Tisch Cancer Institute
Mount Sinai School of Medicine
New York, NY, USA

Shreyaskumar Patel, MD
Department of Sarcoma Medical Oncology
The University of Texas MD Anderson Cancer Center
Houston, TX, USA

Saeed Rafii, MD, PhD, MRCP
Institute of Cancer Sciences
The University of Manchester and The Christie Hospital
Manchester, UK

Farhad Ravandi-Kashani, MD
Department of Leukemia
The University of Texas MD Anderson Cancer Center
Houston, TX, USA

Vinod Ravi, MD
Department of Sarcoma Medical Oncology
The University of Texas MD Anderson Cancer Center
Houston, TX, USA

Jordi Rodon, MD
Early Clinical Drug Development Group
Vall d'Hebron Institute of Oncology
Universitat Autonoma de Barcelona
Barcelona, Spain

Rabih Said, MD, MPH
Department of Investigational Cancer Therapeutics
The University of Texas MD Anderson Cancer Center
Department of Internal Medicine
The University of Texas Health Science Center
Houston, TX, USA

Allison C. Sharrow, PhD
Department of Pathology
Johns Hopkins University School of Medicine
Baltimore, MD, USA

Department of Cancer Immunotherapeutics and Tumor Immunology
Beckman Research Institute
City of Hope Comprehensive Cancer Center
Duarte, CA, USA

Alexander C. Small, MD
Division of Hematology and Medical Oncology
The Tisch Cancer Institute
Mount Sinai School of Medicine
New York, NY, USA

Sonali M. Smith, MD
Department of Medicine
The University of Chicago
Chicago, IL, USA

Anil K. Sood, MD
Department of Gynecologic Oncology and Reproductive Medicine
Center for RNA Interference and Non-Coding RNA
Department of Cancer Biology
The University of Texas MD Anderson Cancer Center
Houston，TX，USA

Richard M. Stone, MD
Department of Medical Oncology
Dana-Farber Cancer Institute
Boston，MA，USA

Chad Tang, MD
Department of Radiation Oncology
The University of Texas MD Anderson Cancer Center
Houston，TX，USA

Morgan Taylor, MD
Department of Gynecologic Oncology and Reproductive Medicine
The University of Texas MD Anderson Cancer Center
Houston，TX，USA

Drew A. Torigian, MD, MA, FSAR
Department of Radiology
Hospital of the University of Pennsylvania
Philadelphia，PA，USA

Davis Torrejon, MD
Early Clinical Drug Development Group
Vall d'Hebron Institute of Oncology
Universitat Autonoma de Barcelona
Barcelona，Spain

Apostolia-Maria Tsimberidou, MD, PhD
Department of Investigational Cancer Therapeutics
The University of Texas MD Anderson Cancer Center
Houston，TX，USA

Thanh-Trang Vo, PhD
Department of Molecular Biology and Biochemistry
University of California Irvine
Irvine，CA，USA

Julie M. Vose, MD, MBA
Division of Hematology/Oncology
University of Nebraska Medical Center
Omaha，NE，USA

Saiama N. Waqar, MBBS, MSCI
Department of Medicine

Division of Medical Oncology
Washington University School of Medicine
St. Louis，MO，USA

Shiao-Pei Weathers, MD
Department of Neuro-Oncology
The University of Texas MD Anderson Cancer Center
Houston，TX，USA

James W. Welsh, MD
Department of Radiation Oncology
The University of Texas MD Anderson Cancer Center
Houston，TX，USA

Shannon N. Westin, MD, MPH
Department of Gynecologic Oncology and Reproductive Medicine
The University of Texas MD Anderson Cancer Center
Houston，TX，USA

Ofir Wolach, MD
Adult Leukemia Program
Department of Medical Oncology
Dana-Farber Cancer Institute
Boston，MA，USA

Scott E. Woodman, MD, PhD
Departments of Melanoma Medical Oncology and Systems Biology
The University of Texas MD Anderson Cancer Center
Houston，TX，USA

Srinivasan Yegnasubramanian, MD, PhD
The Sidney Kimmel Comprehensive Cancer Center and Brady
Urological Institute
The Johns Hopkins University School of Medicine
Baltimore，MD，USA

Jian Q. (Michael) Yu, MD, FRCPC
Department of Diagnostic Imaging
Fox Chase Cancer Center
Philadelphia，PA，USA

W. K. Alfred Yung, MD
Department of Neuro-Oncology
The University of Texas MD Anderson Cancer Center
Houston，TX，USA

Patrick A. Zweidler-McKay, MD, PhD
Children's Cancer Hospital
The University of Texas MD Anderson Cancer Center
Houston，TX，USA

"转化肿瘤学系列"序言

在过去的数十年，我们对癌症在细胞和分子水平有了更深入的了解，但是在临床治疗上，进展却比较缓慢，很大程度上依赖于经验治疗。目前经验治疗的局限在于应用对个体有效的抗癌药物治疗众多患者。未来的挑战是通过加强实验室和临床之间的双向互动来加快临床肿瘤治疗的进展。我们对人类肿瘤生物学和癌症异质性分子层面上的认识，必须用于探索新的个体化的治疗、预防和检测的靶点。促进新的靶向药物以及新的方法从临床到实验室的转化，并且进一步将标本、图像和数据从临床返回实验室进行深入分析，这一过程还需要跨越很多的壁垒。

癌症的转化研究为癌症生物学在靶向治疗和个体化管理方面提供了一个简短的概述。未来的分子诊断发展应该更加着重于肿瘤的早期发现、早期诊断，以及治疗反应的预估。靶向治疗对某些癌症已产生了巨大的影响，新的治疗策略着重受益于新的靶向药物相互结合或与更传统的手术、放疗或化疗结合的部分患者。无论是预防性或治疗性的个体化干预，需要众多研究者的参与以及实时匹配患者样本和药物。

为了加速癌症转化研究，学术机构、国家癌症研究所、食品药品管理局、基金会、制药和肿瘤学家将需要更大的一致性。最终，新的预防、检测和治疗的方法必须是可持续的。癌症治疗的费用不断上升，从长远看，转化研究和个体化治疗可以降低癌症治疗的成本。对特定高危人群的识别和危险分层将减少癌症过度诊断和过度治疗，从而有助于癌症早期发现和预防干预。筛选出从治疗中受益的患者，而那些癌症治疗中没有反应的患者将会避免治疗。为了使临床治疗的进展以最快的速度进行，转化医学团队的领导者必须构想出一条清晰的途径，以便将新的概念和新的药物从实验室引入临床，完成药物或生物开发，获得监管部门批准，为患者提供肿瘤发现、预防和治疗的新策略。

在一系列关于癌症的转化研究中，需要更深入地探索某些领域，包括利用病毒和非病毒性载体进行基因治疗、生物标志物以及免疫疗法，本书着重强调靶向治疗。本系列丛书介绍了不同的策略治疗某些癌症以及不同的药物或不同的策略在常见的治疗或诊断模式的转化障碍。潜在的障碍包括对科学更深入的理解、克服肿瘤异质性的挑战、靶向治疗发展、在某个研究中心中相关表型和基因型患者的可用性、研究团队和基础设施所需的临床转化研究和新型试验的设计、充足的资金支持、可行的诊断和制药发展的联结、监管机构批准的策略以及在社区传播。

《癌症转化医学研究中的靶向治疗》在这些领域进行了许多思考。关键的问题是将靶向治疗更好地与其他药物结合，从而有助于肿瘤的个体化治疗。肿瘤初始细胞和其肿瘤后代细胞必须被消除。不仅是肿瘤细胞，肿瘤微环境和肿瘤血管也可以被靶向。虽然有单独的一本书专门描述免疫治疗，但是鉴于免疫治疗的快速发展，本书中仍有一个章节专门讨论免疫治疗的原则。对表观遗传和 microRNA 调控的深入研究有助于我们探索新的靶向治疗方法。目前的靶向治疗涉及的主要分子靶点和信号通路包括 TP53、PARP、Met、Kit、PI3K 及 Ras/MAP，通过致力于对这些靶点的抑制，探索靶向治疗策略。总的来说，本书包含了靶向治疗转化医学方面的重要观点，为研究人员和临床医师提供有用的信息。

Robert C. Bast

Maurie Markman

Ernest Hawk

英文版序

对于一名一直忙于努力为接诊新患者做准备的临床肿瘤学家和血液学家,或是一名试图确定晚期顽固性肿瘤患者最佳的治疗方法的临床研究者,《癌症转化医学研究中的靶向治疗》一书会带来巨大的帮助。另外,无论对于年轻的还是经验丰富的科研工作者,这本书都提供了当前临床靶向治疗领域的基本背景和重要基础。

鉴于本书的编辑和供稿者是这么一群有着丰富临床经验的人,以上评论可说是实事求是。

本书对以下几个部分进行了精彩的阐释:① 靶向治疗的原则;② 血液系统和实体恶性肿瘤的特异性靶向治疗方法;③ 针对特定分子学异常的靶向治疗。每一个章节都包含了对各自学科研究现状的全面概括以及发展历程的详细介绍。

令人惊喜的是,本书包括了功能成像的内容,此主题结合了靶向治疗、靶向免疫治疗、微环境、微小RNA以及对Ras和TP53一类顽固靶点的阻断。

针对特定器官恶性肿瘤的章节内容既具实用性,使我们了解最佳的治疗方案,又不失全面,充分说明了治疗手段如何发展至今。

总而言之,这本书很精彩,有助于我们对靶向治疗有更实用及深刻的理解。感谢这本书的供稿者和编辑。

Daniel D. Von Hoff,MD,FACP

中文版前言

在一次国际会议中偶然翻阅到 *Targeted Therapy in Translational Cancer Research* 一书，立即被书中的内容所吸引。作为一名临床医师，转化医学和靶向治疗是我们特别关注的，很少有一本书能够这么完整地、完美地将两者有机结合，让一位专注于血液肿瘤的医学工作者真正了解转化医学视野下肿瘤靶向治疗的最新进展。

细细读来，书中既涵盖靶向治疗的基本理念，又全面阐述了血液肿瘤和实体肿瘤的靶向治疗策略。涉及联合靶向治疗、免疫靶向治疗、干细胞治疗、微环境治疗、血管靶向、表观靶向等治疗的创新思路，并以疾病为切入点，深入地探讨了如何结合肿瘤的生物学特性、细胞信号转导通路来发现各疾病的靶向治疗新方法。重要的是，我们不仅获得了各种最新的转化研究技术以及靶向治疗药物的最新知识，也知晓了这些靶向治疗方法如何通过转化医学的理念被发掘，从而改变了患者的命运、创造了疾病治疗的新篇章！我们也深深体会到，如果我们能够解析每个与疾病进展相关的分子标志，我们就有机会通过靶向治疗来攻克疾病，精准医学的目标将不再遥远……

如何让更多的医师、科研工作者，甚至是患者有机会获得上述的知识，我知道一个人的力量是远远不够的，于是就与我们血液和肿瘤界的青年同道商量，是否可以齐心协力将这本书翻译成中文，一拍即合，大家在繁忙的工作之余，尽最大努力完成了译稿，以飨读者！

仅以此书纪念中华医学会血液学分会第八届青年委员会所有成员间的深厚友谊以及攻克肿瘤的共同梦想！

赵维莅

上海交通大学医学院附属瑞金医院

上海血液学研究所

2017 年 4 月

英文版前言：从科研到临床应用

在过去的十几年中，新技术的出现使得我们对基因组、转录组、蛋白组学、表观遗传学以及肿瘤生成免疫学机制的认识得以提升。这一进步促进了肿瘤靶向治疗及传统治疗方案的转化；为寻求新靶点、验证新药、基于科学理论预测的联合治疗以及临床试验提供了框架，并已显著提升了肿瘤患者的预后转归。令人振奋的是，针对肿瘤生成的免疫调节靶向药物的应用已促进了极具前景的新型药物的发展，这些药物以中心法则为本，应用免疫检查点阻滞剂打破耐受并实现持久疗效。此外，尽管起初明确的通路是独立分析的，但相互依赖、互补机制源于靶点、免疫调节、抗血管生成和（或）化疗药物的创新结合，从而增加或协同细胞毒性，克服传统治疗方案的耐药。持续的进步要求我们增加对不同肿瘤类型的基因组分型的认识，明确抗药与疾病进展机制，加深对转移的理解，以期在疾病进展的早期对肿瘤进行异质性靶向治疗。

"转化肿瘤学系列"中的这本《癌症转化医学研究中的靶向治疗》综合概括了近期人们对肿瘤生物学的认识进展，阐述了肿瘤生成相关靶点及通路的功能，记述了抗肿瘤治疗的最新现状及转化医学研究和靶向治疗最具发展前景的领域。突出强调靶向治疗的基本原则，包括免疫治疗、肿瘤干细胞功能、微环境、血管生成、表观遗传学、微小 RNA 及精准医学中的功能成像。对血液恶性肿瘤的治疗方案及实体瘤的传统治疗、靶向治疗、免疫治疗，或新型治疗模式的主要进展进行总结。重要的是，技术与分析复杂数据生物信息的进步促进人们对肿瘤生物学、功能及肿瘤变化动力学特性的认识，进而提升了肿瘤的诊断、预后及治疗水平。

我们身处将肿瘤生物学发现转化成帮助大多数肿瘤患者实现空前持久疗效并提升临床转归的当口。在当下这个特殊时期，基于肿瘤分子学的新型靶向治疗手段的出现将有助于实现精准医学，具有治愈潜力和良好的耐受性。《癌症转化医学研究中的靶向治疗》旨在使基础和临床研究者、护理人员以及患者提升转化意识并获得最前沿的"科研到临床"的突破性进展，从而实现将科学研究成果转化到临床肿瘤的诊断、预后和治疗中。

Apostolia-Maria Tsimberidou

Kenneth C. Anderson

目 录

第 1 篇

靶向治疗原则

第1章
肿瘤的个体化靶向治疗

Ashley M. Holder and Funda Meric-Bernstam
蔡坤　译，赵维莅　校

概　述

肿瘤个性化医疗是指根据患者肿瘤及其微环境的基因型和分子特征来制订其最有效和最低毒的治疗方法。通过对上述特定治疗方案的调整，有望规避错误选择的较差治疗方案，进一步缩减肿瘤个性化医疗的治疗时间和治疗花费。因此，肿瘤个性化医疗的目标是收集肿瘤相关信息，包括肿瘤及微环境的脱氧核糖核酸（DNA）、核糖核酸（RNA）、蛋白质及代谢，以及患者的基因型，以期确定治疗决策。然而，真正要把这一概念从实验转化为临床还需要很多的努力。

肿瘤个性化医疗由多个互相补充的成分组成（图 1.1）。第一阶段的肿瘤个性化医疗包括风险评估，从而区分高危患者，修订筛选策略和频率，提供预防策略。一旦肿瘤确诊，患者即进入第二阶段的个性化医疗——通过肿瘤分子特征评估患

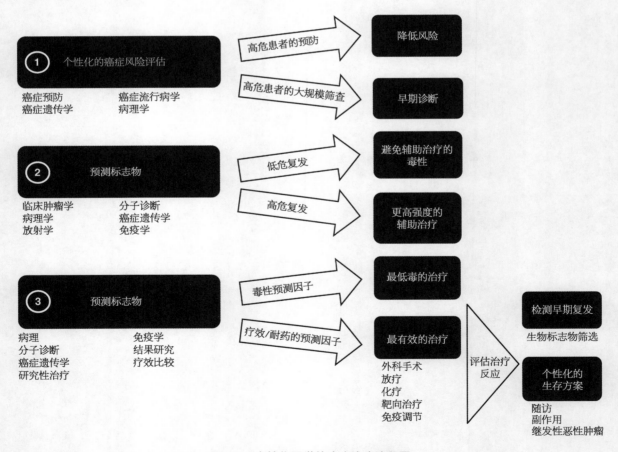

图 1.1　个性化医学的癌症治疗流程图

者预后。相应地,高危易复发的患者将接受更高强度的治疗,而低危患者则可接受较少毒性的系统性治疗或避免不必要的附加治疗。

第三阶段的个性化医疗包括对肿瘤深度分子特征评估以期分辨潜在的治疗靶点,同时检测潜在的疗效相关分子标志物,这些分子标志物可以预示对某种特殊治疗的反应。不良事件的预测标志物可用来选择最低毒性的治疗方案,药代动力学的预测标志物可用来监测患者的早期治疗反应。

此外,随着复发患者疗效的提高,监测早期复发、提供个性化生存率预测的分子标志物显得越来越重要。尽管目前大部分肿瘤类型的标准化随访仍基于肿瘤组织类型和疾病分期,以分子亚型为基础判断预后(例如,复发的概率)策略的个性化随访已受到关注,后者包括随访的频率和是否需要特殊随访。由于很多肿瘤治疗方案具有长期不确定的副作用,个性化生存率预测将有助于高危人群的筛选,使低危患者不被暴露于治疗的风险。

个性化靶向治疗

分子治疗原则

即使是在乳腺癌等治疗敏感的肿瘤中,现有的标准化疗也仅能使一部分患者达到病理学完全缓解(CR),发展新型靶向治疗显得尤为重要。因此,个性化医疗的重要组成部分之一就是为患者提供个体化"靶向"治疗,直接针对特定肿瘤的分子异常。分子治疗的原则是以肿瘤细胞和正常细胞之间的差异作为靶点。为实现分子治疗,必须先通过基因组学和蛋白质组学技术确定靶点。显然,肿瘤细胞和正常细胞之间存在着很多差异,区分肿瘤发生和存活过程中起到重要作用的肿瘤"驱动者"和尽管出现但对于维持肿瘤发生并不重要的"乘客",这虽然具有很大挑战性但并非不可能,它是靶向治疗能否成功的关键。特定基因改变在肿瘤发生发展和肿瘤细胞存活中生物学功能的确定仍需广泛的临床前研究。理想的靶点通常是在肿瘤细胞中差异性表达或激活,从而赋予肿瘤细胞增殖和存活优势的分子。因此,靶向抑制

这些分子可介导肿瘤细胞生长停滞,甚至诱发肿瘤细胞凋亡。

基于疗效预测的患者筛选

除了令人关注的治疗靶点外,抑制特定靶点的药物理想情况下应该具有选择性抑制,使脱靶毒性降到最低。检测肿瘤细胞内靶点的分子标志物被用来筛选能够从靶向治疗中获益的患者。通常,靶点的出现被看作潜在的预测标志物,然而靶点表达与治疗敏感并非直接相关。例如,在结直肠癌(CRC)中,免疫组化检测到表皮生长因子受体(EGFR)表达并不能作为西妥昔单抗(cetuximab)的敏感性指标。相反,结直肠癌患者携带 $K-ras$ 基因突变者在西妥昔单抗治疗中获益甚微,而野生型 $K-ras$ 基因的患者则能够从西妥昔单抗治疗中获益。上述示例说明,反应性、敏感性和抗药性标志物的选择需要谨慎对待。尽管如此,大部分临床应用的靶向治疗在单药治疗时的肿瘤治疗反应率仍较低,预测反应性和临床获益的分子标志物仍然需要继续寻找。因此,在药物研发过程中,尽早、广泛进行临床前模型实验以期发现反应性和抗药性标志物十分重要。对于已有明确预测标志物的靶向治疗方案,可以在选定的患者人群中进一步富集肿瘤标志物。

疗效的药效学相关指标

在药物早期研发阶段,必须发现用以预测生物学效应的药效学标志物,以确定已知靶点是否能被新的治疗分子抑制以及检测抑制靶点及下游信号通路的程度。靶点的生物学抑制可以在指定的组织中检测到,例如皮肤活检组织、毛囊、外周血单个核细胞或血小板等。另外,在治疗前及治疗中通过活检评估药物对肿瘤细胞的疗效具有重要的价值。

分子治疗的另一个重要目标是研发早期反应性标志物。在临床试验中传统的疗效评估方法是在治疗2~3个周期之后通过重复的影像学检查评估治疗效果。然而,随着靶向治疗的实施,发现疗效相关的药效学标志物可以更早预测治疗的反应性,避免患者接受不必要的评估所带来的毒性,

节约不必要的医疗开支,并能够在疾病进展前尽早更换备选治疗方案。通过治疗前及治疗中的反复活检、标志物检测,药效学标志物可以在治疗 1 个周期甚至更早的时候就被检测到;同样地,活检评估可与影像学反应性或标准化的临床获益评估相关联。此外,治疗中活检也能提供更多关于当前治疗适应性的信息。这些信息有助于后期合理开展联合治疗。如何运用个体化疗效预测信息指导联合治疗的选择尚待进一步研究。

尽管通过治疗前及治疗中活检检测药效学标志物在理论上是可行的,但将其应用于实践仍有一些需要克服的问题。其中一个障碍是靶点抑制的检测本身可能会很困难。通常判断信号通路是否激活的方法是检测下游中间分子的磷酸化水平,而磷酸残基是相对不稳定的。同时,活检的获取方式也可能改变信号通路和细胞增殖的检测结果。冷缺血时间及肿瘤异质性可能改变样本内检测靶点的水平。目前尚未出现被广泛接受的定量检测下游信号通路的方式,尽管已有免疫组化(IHC)、反相蛋白质阵列(RPPA)、酶联免疫吸附测定(ELISA)及多元蛋白质组学等检测方式,但其应用均具有一定的局限性。为了降低治疗反应的评估变异,研究人员和临床医师必须密切合作,优化和标准化标本采集及检测方法,使得在每个特定组织类型中能检测所需的标志物。

还有一个重要的问题是治疗前和治疗中活检给临床试验带来的额外费用。活检也将引发更多的问题,例如活检质量和潜在增加的并发症。除了早期试验合并药效学评估的活检数目增加外,仅有一小部分I期试验中包含了通过剂量选择的分子标志物的研究。一些试验假设如果药物剂量没有表现出早期抗肿瘤效果,则说明活检并没有作用。然而,即使没有观测到早期抗肿瘤效果,药效学评估也可能起到其他重要作用,例如检测是否有缺失或无效的靶点抑制。这些结果可能有助于治疗剂量和方案的调整。此外,如果出现靶点抑制而疗效差的情况,活检的信息可能提示了靶点并非该类型肿瘤的第一驱动因素或者存在其他耐药机制。

个性化医疗的早期成功

除了分子标志物选择、靶向治疗发展和治疗

反应评估等挑战之外,肿瘤个性化医疗领域已经取得了一些分子标志物联合靶向治疗的成功经验。

激素受体阳性乳腺癌患者化疗疗效的预后分层及预测

目前已经开发出了基于 RNA 分子的预后因子检测。值得一提的是,其中有 2 例市售的多标记检测方案在乳腺癌预测中应用广泛。在两项独立的临床III期试验中,一项是淋巴结阴性,另一项是淋巴结阳性的乳腺癌患者,以单用他莫昔芬为对照组,采用 Oncotype Dx(Genomic Health)RT - PCR 技术,以 21 基因复发评分结果把患者分为低复发组和高复发组,显示低复发组患者相对高复发组患者其化疗效果往往不尽如人意。TAILORx 和 RxPONDER 的研究中,分别对激素受体阳性/淋巴结阴性/中等复发评分患者与激素受体阳性/淋巴结阳性/中低复发评分患者的化疗效果评价进行了前瞻性的评估。一项非随机的临床试验显示 Mammoprint 70 基因标记在淋巴结阴性或 1~3 个淋巴结阳性患者中具有预后意义,能够预测高危人群组的化疗疗效。在大型辅助对淋巴结阴性疾病进行基因分析或许可避免化疗(Microarray in Node-negative Disease May Avoid Chemo Therapy,MINDACT)临床试验中,Mammoprint 标志物也被验证具有前瞻性。在 Oncotype 化验和 Mammoprint 化验中,基因预测与临床病理类别预测的不一致率在 30% 左右。临床应用研究表明,该基因体系结果影响了 25%~30% 的临床决策,主要是化疗-激素治疗和单激素治疗。肿瘤标志物在临床实践中的广泛应用,表明临床医师可以用这些预测工具作为新的辅助科技手段来协助咨询患者、制订治疗方案,甚至修正临床治疗方案。

HER2 靶向与乳腺癌

20% 的乳腺癌伴有人表皮生长因子受体 2 (HER2)的扩增,相对于 HER2 非过表达的患者预后更差。然而,在 HER2 过表达的乳腺癌治疗中,辅助以靶向 HER2 编码蛋白胞外结构域的单抗药物,能够明显改善早期和转移性乳腺癌患者的生存率。这一初步的成功经验迅速发展出了新的 HER2 靶向治疗方案,例如拉帕替尼(lapatinib)、帕妥珠单抗(pertuzumab)和 T-DM1。尽管如此,还有许多 HER2 阳性的肿瘤对 HER2 的靶向药物不敏感,表明需要其他的生物标志物去预测肿瘤内在或获得性的耐药性。

BRAF 抑制剂与 BRAF 突变黑色素瘤

B-Raf 属于丝氨酸-苏氨酸激酶中 Raf 激酶家族,可以激活 MAP/ERK 信号通路。在 40%～60%黑色素瘤中检测出 BRAF 基因突变。BRAF 抑制剂药物维罗非尼(vemurafenib)发展不到 10 年的时间,有临床Ⅲ期随机试验表明 BRAF 基因

V600E 突变可作为维罗非尼黑色素瘤治疗中应答特异性的生物标志物。携带有 BRAF 基因 V600E 突变的转移性黑色素瘤患者,在接受维罗非尼治疗后,其缓解期与总生存率明显高于常规化疗方案。B-Raf 抑制剂在临床上的迅速发展,充分体现了一个突变基因的分子鉴定是如何迅速地发展成为有效的临床治疗方案。虽然维罗非尼的药物应答率[48%维罗非尼相对 5%达卡巴嗪(dacarbazine)]非常出色,然而应答反应非常短暂,需要与其他药物或者免疫治疗联用,以获得更加持久的疗效。

综合分子鉴定的策略

随着高通量技术的发展,大家越来越多关注应用多标记技术,协助肿瘤的分子分型与最佳个性化治疗的选择。常用的综合分子鉴定策略详见表 1.1。

表 1.1　综合分子鉴定的策略

技　术	检测目标	组织要求	优　势	缺　点
DNA				
热点突变分析	单个核苷酸变异	血液,新鲜/冰冻组织,FFPE	低 DNA 量,成本低,高通量	限于热点突变检测
捕获测序	候选基因突变	新鲜/冰冻组织,FFPE	开放阅读框的完整测序	较大的组织量,必须区分生殖系 SNP 与体细胞突变,有限的基因面板
全基因组/外显子测序	突变点	新鲜/高质量冰冻组织	发现有价值的目标,全面	不兼容 FFPE,突变的功能影响预测,昂贵
DNA甲基化测序	甲基化位点	血液,新鲜/高质量冰冻组织	高通量	要求高品质冷冻材料
RNA				
定量 PCR	基因相对表达	血液,新鲜/高质量冰冻组织	监测治疗对通路表达的影响	相对于持家基因定量
基于微阵列的基因表达谱分析	mRNA 或 miRNA 的相对表达量	血液,新鲜/高质量冰冻组织	监测治疗对通路表达的影响,高通量,成本低	由于样品制备和平台类型的结果的可重复性
RNA 测序	RNA 绝对丰度,剪切突变体,突变点,融合基因	新鲜/冰冻组织	监测治疗对信号通路的影响,高通量,碱基对级分辨率	"读数"是 mRNA 丰度的代表,重复性监测,需要重建短的"读数"
核糖体印记	表达定量	新鲜/冰冻组织	调控蛋白质丰度信息	非定量蛋白质只显示翻译效率
蛋白质				
稳定同位素标记的氨基酸的细胞培养(SILAC)	相对蛋白质浓度	新鲜/冰冻组织,FFPE	高通量,高准确性,高灵敏度	不可同位素标记
高分辨率液质联用	蛋白质的绝对定量分析	血液,新鲜/冰冻组织,FFPE	成本低	依赖于校准或参考标准

续　表

技　术	检测目标	组织要求	优　势	缺　点
蛋白质				
RPPA	相对蛋白质表达与活化	新鲜/冰冻组织,FFPE	成本低,高通量	蛋白质必须有高质量的抗体
免疫组化	相对蛋白质表达与活化	新鲜/冰冻组织,FFPE	组织形态,肿瘤的位置	蛋白质必须有高质量的抗体,较低的通量,较多的样品需求
代谢组学	代谢产物表达与通路激活	血液,新鲜/冰冻组织,FFPE	高通量	样品结果稳定性差

基因组分析

许多工作致力于在基因组上发现新的生物标志物,以用于个性化医疗:部分原因在于靶向治疗大量涉及基于 DNA 的预测标志,例如 *BRAF V600E* 作为 BRAF 抑制剂的相应预测标志物;另外,最近的进展使得多基因组检测更加迅速、准确、划算。

最近,一些高通量的基因分型方法被纳入《实验室改进法案修正案》(*Clinical Laboratory Improvement Amendments*,*CLIA*)中,包括 MassARRAY 系统(Sequenom)、SNaPshot 技术(Applied Biosystems)和离子半导体测序(Ion Torrent Technology)。多热点基因突变检测,也被称为高通量 SNP 基因分型,具有许多优势:DNA 需求量低、兼容福尔马林固定石蜡包埋(FFPE)组织、多个样品同时处理、小比例样品(5% 细胞)突变检测、相对高的性价比。然而,这项技术仅限于评价已经被检测出的热点突变。热点基因分型不能够覆盖所有肿瘤抑制基因,不能够检测已知癌症相关基因的新突变点,更不能检测新的癌症相关基因。

除了高通量 SNP 基因分型,捕获测序也已经被纳入 *CLIA*。捕获测序能够有选择性地筛选感兴趣的基因组区域(一般是外显子区域),随后能对癌症相关基因测序,包括可靶向的基因和共同突变。这项技术有以下优点:基因的完整测序,包括肿瘤抑制基因;选定区域(200~400 bp)中定向分析资源到最相关的基因;兼容 FFPE 组织。外显子捕获测序的缺点是需要大量的组织样本;需要区分生殖系 SNP 位点和体细胞突变;由于基因选定区域有限,不能够发现新基因。单独测序同样不能捕获如表观改变等关键变化。

随着全基因组测序(WGS)和全外显子测序(WES)费用的降低,这些技术用于癌症个性化医疗的可行性正在被探索。这些技术的优势在于可以全面分析肿瘤基因组,得到突变点、基因拷贝和基因重排的数据。这种完整的检测可以发现由于原癌基因激活或抑癌基因失活而引起的变化,例如维持肿瘤恶性表型必需的外显子或基因组改变。另外,WES 和 WGS 的基因组数据可以促进新型靶向治疗的进展,选取目前最有效可行的治疗方案。然而,缺点是所需的 DNA 量比其他分析技术明显要多,而且 FFPE 组织用于 WES/WGS 技术仍需优化。不仅如此,WES 和 WGS 得到的数据假阳性和假阴性高,特别是样品中肿瘤细胞比例低时,要其他的技术来佐证。这些问题可能的解决方案是创建一个标准化的调用算法计算单一核苷酸多样性(single nucleotide variant,SNV)和严格的标准以满足 *CLIA* 要求。虽然发展出很多工具用来建立 SNV 算法,但是在个性化癌症治疗以及预测突变体功能、突变从属分析上整合 WES 和 WGS 上仍有一些障碍。另外,WES 和 WGS 产生的大量数据对数据存储容量和数据安全,以及生物信息学分析的及时转变都是挑战。

表观遗传学分析

基因组学技术可以检测遗传学的改变,发现与疗效有关的分子标志物;然而,在一些癌症当中,遗传突变率非常低。基因突变分析的一种替代方法是表观遗传或 DNA 甲基化筛选。通过永生化癌症细胞系的表观遗传分析,可以揭示甲基化基因和治疗敏感性之间的关联。使用表观遗传工具可以评估 DNA 错配修复基因是否失活,进而可以对临床应用提供预后分层,例如大肠癌中的 CpG 岛甲基化表型（CpG island methylator phenotype，CIMP）。此外，甲基化筛选可以检测信号通路调节因子的沉默产生的癌变通路激活。为了检测耐药性的机制，可以检测化疗药物处理前后甲基化表观改变，进而可能改善其他药物药效，例如甲基化药物 temozolomide 就是基于胶质母细胞瘤中 *MGMT* 基因启动子甲基化状态而开发的。

转录表达谱分析

为了得到患者肿瘤组织个性化的转录指纹信息，转录组表达谱包括信使 RNA（mRNA）、微 RNA（microRNA，miRNA）和非编码 RNA（non-coding RNA）信息。转录组学信息可用于独特分子亚型的分类、预后评估、预测肿瘤治疗反应性。此外，在新型辅助系统治疗前后，对肿瘤的转录表达谱分析，可以提供治疗效果的关键信息以及调节通路和生物过程，揭示新的潜在的治疗靶点。

其他技术例如外显子结阵列、基因组平铺阵列利用每个基因的预期剪接位点的探针，检测基因外显子的异构剪切。RNA 大规模平行测序（RNA-seq）受到越来越多的关注，RNA 为基础的技术正在迅速的发展。相对于传统的微阵列转录谱分析，RNA-seq 不仅能够检测 RNA 水平表达，还可以检测癌症转录组上的异常，包括异常剪切、新的转录本和融合基因。此外，以 RT-PCR 为基础的多重检测，例如 Oncotype Dx，在评估选定区域的 RNA 表达上越来越普遍。

蛋白组学

免疫组化是评价治疗性生物标志物的有效工具，如乳腺癌中的雌激素受体（ER）标志物。然而，免疫组化也有很多局限性，例如检测通量低、成本高、消耗大量的样品和人力资源、标志物解读较烦琐。免疫组化的一个优点是可以在肿瘤样品中直接看到感兴趣的蛋白质，提供蛋白质在肿瘤中的位置和组织形态。多重免疫组化技术的发展将促使这个宝贵、有效的工具应用到个性化的肿瘤治疗中。

例如 ELISA 等其他方法，以及最新的磁珠复用蛋白质检测，虽然可以同时分析一系列蛋白质，但也面临一些挑战，特别在数据线性化和绝对定量，以及针对大样本的扩展性上都有问题。因此，基于质谱的蛋白质组学仍旧是一个强大的研究工具。RPPA 是一种蛋白质阵列芯片，可以同时大通量检测多样品中蛋白质相对表达水平。简而言之，无论是细胞裂解物、组织裂解物还是生化液体，都可以用特异性单抗为探针，使用高品质的反向蛋白微阵列芯片检测。RPPA 是一种相对划算、高通量的蛋白质分子技术，能够检测癌症亚型、耐药标志物和作用通路。RPPA 的一个缺点就是检测的蛋白质必须要有高质量的抗体支持。假设大多数的生物标志物和药物靶点都是蛋白质，那么蛋白质组学在检测治疗反应、发现新靶点、研究个性化耐药通路方面，相对转录组学要有很大优势。蛋白质组学图谱可以在分子水平上对肿瘤分型、指导治疗的选择，并指导治疗团队整合最有效的治疗方法。此外，RPPA 主要还应用在同一组中不同蛋白质的对比当中，但仍需要一种均化实验组与对照组蛋白质表达量的方法，使RPPA 完成从发现工具到定点治疗的转化。蛋白质谱的大规模验证和蛋白质平台的建立是蛋白质组学进入临床应用的首要条件。

代谢组学

代谢组学质谱分析、磁共振以及气相液相色谱法揭示了小分子代谢以及对维持恶性表型具有重要作用的代谢旁路的转换。代谢组学筛查应列入早期癌症筛查的范围之内，尤其是对于早期很难筛查到的癌症来说至关重要，要同时对患者的肿瘤组织以及体液进行生物标志筛查。线粒体代谢的改变是肿瘤侵袭的特征，可通过这一特征将恶性肿瘤与正常组织区分。正电子发射计算机体层显像（PET）影像技术可通过对体内代谢的筛查来进行癌症分期和监控，可以捕捉到恶性细胞的代谢活动并显示肿瘤残余灶及转移灶。影像学的改变亦可发生在不同的肿瘤亚型。比如，异柠檬酸脱氢酶（IDH）基因突变经常出现在神经胶质瘤中。由此引起肿瘤代谢产物 2-羟戊二酸（2-

HG)的产生,因此可以利用磁共振波谱对存在IDH突变的神经胶质瘤进行无创性检测。

集成多组学分析

随着高通量技术以及检测微量组织技术的普及应用,多组学分析的前沿已经逐渐延伸至包含DNA、RNA以及蛋白质数据在内,实施整合分析从而更好地对肿瘤进行分子分型,寻找最适合的可行靶点。尽管这样一种系统的生物学方法或许是个体化医学的未来发展前景,但高通量测序的整合分析依然处于测试阶段。提高对大数据的重视程度、共享临床相关的高通量数据很有可能会提高预测算法的准确性。

试验治疗选择的个体化方法

越来越多的证据表明,基因组特征可以指导患者进行特定的临床试验靶向特定的基因异常产物或下游信号通路。对进展期患者行常规综合检查能方便快速地给患者以有效治疗,同时对符合适应证的患者集中入组靶向治疗临床试验,可使患者在上述试验中更好地获益。综合性检查对于自愿加入临床试验并符合试验标准的患者而言是最具价值的,他们可接受一系列积极的具有获益性的靶向治疗临床试验。然而,大多数患者由于缺乏相关试验或者早期临床试验而很少能接受通路匹配的试验性靶向治疗。

CLIA 环境下的标准化分子检测为多种 II 期临床试验设计提供了便利(图 1.2)。一个常用的方法是用一个生物标志选择受治患者,用一种药物靶定其异常改变或所激活的下游通路(图 1.2a),或对标准化治疗和靶向治疗进行随机化(图 1.2b)。此外,生物标志还可用于前瞻性分层,但所有患者仅接受靶向治疗的单臂研究(图 1.2c)或者随机进行靶向和标准治疗(图 1.2d)。在雨伞试验中,患者基于自身的生物标志谱被分配至不同治疗组(图 1.2e)。在适应性试验中,患者初始被随机分配,之后又依据最初分组治疗方法期间发现的生物标志物再次分组(图 1.2f)(比如ISPY 2、BATTLE 试验20)。一种常用的策略就

是依据一种选定的分子异常来匹配试验患者,诸如招募存在 *PIK3CA* 突变的乳腺癌患者入组,并将该突变作为一项符合标准(图 1.2a)。然而,生物标志的评估同样可在没有生物标志标准的情况下通过招募通路异常的患者来丰富试验,例如,招募存在 *PIK3CA* 突变的患者入试验组并用靶向磷脂酰肌醇-3-羟激酶(PI3K)通路的药物进行治疗。最终,这一技术或许可以增加入组患者的临床收益,作为对于这一项研究的支持,符合治疗标准的患者甚至在早期的临床试验中就提高了肿瘤基因型对药物的反应率。然而,需要注意的是,由于样本量小以及缺乏随机化,本项研究中的有效率和临床收益率并不能代表整体人群。

随着人们对个体化治疗的兴趣越发浓厚,一些人通过超适应证药物或者对临床试验中不符合治疗指征的患者进行用药。癌症中心应该制定方法使这些患者在这"1/N"的治疗研究中获益(图 1.2g)。"1/N"试验使用临床病理分子特征来选择个体化治疗方案。最重要的挑战是评定该试验的有效收益;这一项评定应该贯穿于整个过程而不是简单的生物标志/药物匹配。在"1/N"试验中临床收益应该通过比对试验药物与近期治疗的时间-进展关系来评定。

与相关行业合作以获得最新的试验药物或许在这些试验中是有益的。选择具有极少突变的生物标志物来进行选择性临床试验极具挑战性。跨组织合作对于招募跨不同组织的患者而言是必需的,通常需要使用区域性招募测试。随着"篮子试验"的推广应用,这种试验的有效性正在提高,该试验通过疾病特异的队列研究以及既定分析方案去衡量组织学上的有效性或者不同类型肿瘤的治疗收益。

随着多因素分析的普及,人们发现患者会出现多种因素的改变。如今亟待需要一个新策略对新型联合治疗方案进行快速评定,无论是同时检测多种改变还是仅仅靶向定位到一个可变基因以及与内源性或获得性耐药相关的附加生存路径。

临床试验的设计不仅对发现生物标志物,而且对靶向治疗的收益评定提出了挑战。I 期临床试验通常包含多次经治的患者,增加了肿瘤异质性

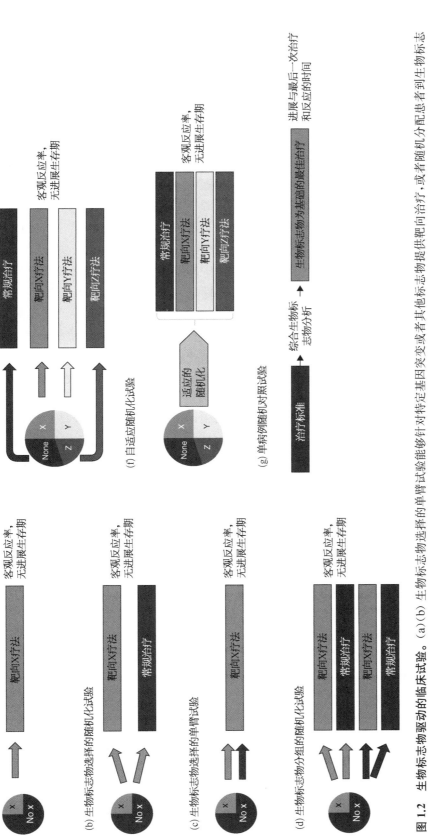

图 1.2　生物标志驱动的临床试验。(a)(b) 生物标志物选择的单臂试验能够针对特定基因突变或者其他标志物提供靶向治疗，或者其他标志物的状态。(c)(d) 根据生物标志物的状态，把患者分为有或者没有此标志物组接受研究或常规治疗组。(e) 在伞状试验中，多个生物标志物能被同时评估，并依据标志物状态分组到短期终点，而这又是根据治疗中每个个体生物标志物亚型表型分组。(f) 在适应性试验中，患者被随机分配到常规治疗或研究组，但随后的分配是自适应的，根据疾病控制或其他生物标志为基础的最佳治疗。(g) 在"1/N"试验中，患者接受与基因组/分子分布最为密切的治疗方案

和分子评估的复杂性。Ⅱ期临床试验通常是生物标志评估不充分的小样本试验。除此之外，确定一个生物标志，无论有无该标志的患者均要接受统一药物的治疗；而如果生物标志物真的具有显著的预测收益，那么对具有该生物标志物的患者进行无标志匹配的临床试验这一方法学同样会引发伦理学方面的问题。然而，如果基因组标志在一种药物研发的起始阶段就得以应用且有效，有无该标志的研究人群依然在决定这样一个标志的预测价值方面发挥着重要作用。另外，即使在靶向治疗的Ⅲ期临床试验，也可能得到少量的客观反应，比如许多新药是细胞静止药物而非细胞毒性药物。一个观察Ⅰ、Ⅱ、Ⅲ期临床试验的常用方法就是选择患者进行附加的非常规反应者的流程分析；这一方法着重观察预期治疗失败的患者或者对治疗方案的疗效异常显著的患者。

个体化癌症治疗的挑战

尽管个体化医疗具有无限前景，目前基于生物标志物的治疗仅在部分癌症中得以应用。更为重要的是，目前没有数据表明综合分子谱增加了患者在治疗中的收益或者减少了医疗保健费用。在个体化医疗得以实施之前，诸多挑战需得以克服；这一过程所存在的障碍在下文逐一列出。

肿瘤异质性

从具有独特突变的癌细胞比例之间的变化到突变类型的变化，肿瘤具有很大的异质性。目前可应用的多种技术可以最大限度地监测一个肿瘤细胞内 5% 的突变；深度测序或许可以探测到更少的肿瘤细胞。目前依然未知的是，是否最小限度的肿瘤细胞一定包含可观察到的引起肿瘤生物学效应的体细胞突变、对靶向药物具有反应或者抵抗相关通路抑制剂。相对肿瘤细胞同样可以通过正常 DNA 占总分析 DNA 的比例来影响"突变比例"。在特定的低肿瘤细胞的情况下，肿瘤细胞的显微切割的重要性就优于基因组筛选，显著增加了成本。解决这一问题对于明确基因测序的广度和深度的选择从而使其更好地服务于临床

诊断决策很重要。

分子进化

档案组织的生物标志物评估，特别是早期肿瘤的切片，常常作为患者治疗方案制订的基础。然而，肿瘤随着病情进展的进化，会获得额外的突变点，成为肿瘤的生长和生存优势，进而形成亚克隆。在胰腺癌研究中，对转移肿瘤与匹配原发性肿瘤的测序显示，导致远处转移的克隆种群可以是源于原发性肿瘤；然而，这些克隆是由非转移性亲本遗传进化而来。此外，目前仍然无法确定存在于母性克隆中的起始突变，或者存在于进化克隆中的进展突变，哪一种才是更有效的治疗靶点。不同肿瘤组织的原始肿瘤与复发肿瘤中生物标志物是否一致，也是未知的。在乳腺癌中，标准治疗标记物——雌激素受体、孕激素受体和 HER2 在初发肿瘤与转移肿瘤中存在差异，并与预后相关。同样，在初发乳腺癌与复发乳腺癌中，PI3K 通路激活的免疫组化标志物与 PIK3CA 突变状态的标志物均有差异。有趣的是，观察到的差异不仅仅是转移获取的额外畸变，而且在原发性肿瘤中未检测到突变。乳腺癌中 K‐Ras 突变标志物同 PIK3CA 突变中标志物情况不同，在初发肿瘤与肝转移肿瘤中种类高度一致。为了选择生物标志物评价样本，需要更多的研究探讨关于不同种类、不同时期、不同位置的肿瘤组织间标志物的一致性。

在长期的靶向治疗过程中，癌细胞通过多种机制获得耐药性。一种是通过药物靶点的丢失，例如在一项采用辅助以曲妥珠单抗为基础的化疗治疗乳腺癌的研究中，治疗后活检中，即使患者没有完全的病理学反应，而且其 HER2 在预治疗活检中高表达，仍有 1/3 的样本出现了 HER2 丢失。癌细胞获得抗药性的另外一种方式是获得额外的基因畸变。在肺癌中，*EGFR* 突变（T790M）中第二例突变与 MET 扩增是肿瘤耐 EGFR 抑制剂药物厄洛替尼和吉非替尼的两种机制。MET扩增的细胞亚群在药物暴露前就被鉴定出，表明是药物治疗有效地筛选出了这些亚群。为了研究获得性耐药的机制，37 例具有 *EGFR* 突变的非小细胞肺癌（NSCLC）患者进行了穿刺活检和系统

性的遗传学、组织学分析。在连续的活组织切片检查中,发现每一个肿瘤都保留了激活的表皮生长因子受体突变;还有一些已知的耐药性机制,包括 *EGFR T*170*M* 突变和 MET 扩增。其他显示了新的遗传变化,包括 *EGFR* 扩增、*PIK*3*CA* 突变、上皮-间质转化的标志物变化。一些发展为小细胞肺癌(SCLC)的肿瘤对标准的 SCLC 治疗敏感。3 例患者的系列活检显示,肿瘤基因畸变在 EGFR 抑制剂停药后消失,然后在下一轮的 EGFR 抑制剂治疗中变得敏感。

这些研究强调了在肿瘤复发时重新定义耐药机制的重要性,进而设计更有效的组合疗法。在整个疾病进程中评估癌症面临新的挑战:影像学引导下穿刺的成本问题、切片质量问题、组织活检的发病率,还有要注意所有的远端癌转移都可能不会发展相同的耐药机制。为了更安全、经济、微创的评估患者的分子进化,循环肿瘤细胞分析、循环游离 DNA 分析和功能成像的生物标志物分析等方法将进一步在临床应用优化。

生物标志物的分析策略

传统的生物标志物分析方法是在用特定的治疗方法治疗前定点评估相关的生物标志物,如通过 BRAF 突变筛查来选择治疗转移性黑色素瘤的方法。现在有越来越多的Ⅰ期、Ⅱ期试验发现患者存在特定的细胞突变,使得治疗前检测变得必不可少。虽然传统方法限制了生物标志物评估的数量,可能造成患者早期的治疗延迟。即使在高效的分子诊断实验室,检索档案组织也需要几日甚至 1 周,尤其是当样品存在一个单位以外的位置。经过几周的等待,很多患者发现他们的肿瘤缺乏必要的生物标志物,以至于他们将经历不必要的治疗延迟。这种延迟在用 WES 及 WGS 检测时甚至会更长,因其测试和分析需要几周,远远超出生物标志物临床可接受的治疗计划窗口周转期。

一种用以防止这种延迟的生物标志物分析就是一次同时检测多种生物标志物,以达到早期诊断治疗的目的。然而这种方法依赖于档案的检查,因此可能不含有分子进化的改变。另外,即时

活检消除了档案组织检索的时间损失及潜在的分子进化误差,但却引入了额外的成本及活检的并发症,而且也没有消除生物标志物评估带来的延迟。

活检和肿瘤标本质量

活检组织的质量是实施肿瘤个体化医疗的另一挑战。即使有专门的放射科和病理学医师,一项肺癌研究仍发现 16.7% 的组织活检检查对于生物标志物的评估是不够的。在其他类型的肿瘤中,一些已经接受过几个治疗方案的患者以及需要大量 DNA 和高肿瘤细胞数量的检测技术中,这种比例可能更高。此外,随着越来越多的患者得到有效的辅助治疗,甚至手术切除也只能提供有限量的肿瘤细胞。同时,手术标本也会随着储存时间的延长而变质,导致生物学数据,甚至是 DNA 检测技术数据的低质量。这些质量和数量问题突显发展微创样本的生物标志物分析的必要性,包括循环肿瘤细胞、循环 DNA 和骨髓微转移检测等。

生物医学信息和诊断支持

个体化肿瘤治疗的另一挑战是生物信息学、医学信息技能和医学诊断依据,以提供及时可靠的结果作为临床团队设计治疗策略的可靠工具。快速发展的生物信息技术领域必须以技术发展为基准以开发标准化算法 SNV,预测突变的功能影响及区分突变从属关系。机构也必须建立一个医疗信息学设施促进治疗选择和监控。系统需要建立分析和告知那些接受基于分子诊断的标准治疗方案的患者他们的预期结果。这个团队在数据分析时,需要同时关注患者生物标志物数据分析、监控患者的毒性反应,以及原发肿瘤和转移肿瘤的治疗反应。医学诊断依据必须为临床医师提供用户友好软件,以识别和优先考虑可靶向的生物标志物评估;同时整合患者的健康信息、早期治疗反应、相关的已经发表的文献。设计和维护这些宝贵的临床工具需要人员和技术的支持以及资金的投入。

资源分配

实施个体化肿瘤治疗是一项昂贵的付出。鉴

于当前的经济衰退,决策者和保险公司对医疗支出和上升的成本有了更仔细地审查。虽然经过有效验证而更加可靠,但生物标志物的 *CLIA* 测试仍然昂贵。为控制成本及保持准确性,*CLIA* 实验室实行了大量的高通量测序、分析和验证,并被指定为肿瘤评估的测试中心,这是个性化癌症治疗的关键。学术肿瘤中心由政府和慈善基金支持,在推进生物标志物检测在肿瘤个体化治疗中承担着领导角色。这些中心必须保持当前的捐款并且寻找其他资金来源以维持正在进行靶向治疗的研究和临床试验评估。最后,保险公司的支持也是肿瘤个体化治疗成功的关键,因为部分或完全不能偿还全面检查及肿瘤治疗(包括生物标志物分析,常规治疗前、中、后的活检,以及新的靶向治疗)的费用会阻碍该领域的进展,并限制少数富裕人群的个体化治疗。

协作和监管

为开展个体化肿瘤治疗,学术界和企业必须在生物标志物的发现和验证上共同合作开发新的靶向治疗,并加快他们在临床试验中的评估。同样,临床医师和研究员必须相互交流,将实验室的突破性研究转化为预测性生物标志物,并为临床治疗提供新思路。毒性相关生物标志物的深入研究也可减少患者的治疗毒性。此外,临床研究团队的知识共享及协作训练将会促进肿瘤多学科治疗的交流和效率。临床研究委员会和机构审查委员会必须招募、维持和发展这些在生物标志物、基因组学、蛋白质组学方面的专家,以确保患者的安全,同时不引起研究协议和临床试验的延迟。

总 结

肿瘤个体化治疗的前提是充分了解患者肿瘤的分子特征,以此制订治疗肿瘤最为有效的方法,并将治疗毒性降到最低。利用当前的先进技术,每个肿瘤都可以进行预防、预后、预测生物标志物的评估,并揭示新的治疗靶标。早期的成功,例如黑色素瘤的 *BRAF* 突变筛查可选择 BARF 抑制剂治疗,鼓励医师在这个领域直面更大的挑战。肿瘤的异质性和分子进化增加了肿瘤标志物评估、治疗方法设计的复杂性。同时,资金、人员和监管则涉及制度层面的问题。虽然大部分问题要在这个模式广泛应用与临床之前解决,但医师仍不能气馁。从长远而言,个体化肿瘤治疗不仅有益于患者,社会财政也会从中获益。医师的目标是为每个患者带来最有效的治疗,争取第一次治疗就能得到长期生存并最终治愈。

参 考 文 献

1 Cristofanilli M, Gonzalez-Angulo A, Sneige N, et al. Invasive lobular carcinoma classic type: response to primary chemotherapy and survival outcomes. *J Clin Oncol*. 2005；23(1)：41-48.

2 Caudle AS, Gonzalez-Angulo AM, Hunt KK, et al. Predictors of tumor progression during neoadjuvant chemotherapy in breast cancer. *J Clin Oncol*. 2010；28(11)：1821-1828.

3 Deschoolmeester V, Baay M, Specenier P, Lardon F, Vermorken JB. A review of the most promising biomarkers in colorectal cancer: one step closer to targeted therapy. *Oncologist*. 2010；15(7)：699-731.

4 Karapetis CS, Khambata-Ford S, Jonker DJ, et al. K-ras mutations and benefit from cetuximab in advanced colorectal cancer. *N Engl J Med*. 2008；359(17)：1757-1765.

5 Lievre A, Bachet JB, Le Corre D, et al. KRAS mutation status is predictive of response to cetuximab therapy in colorectal cancer. *Cancer Res*. 2006；66(8)：3992-3995.

6 Linardou H, Dahabreh IJ, Kanaloupiti D, et al. Assessment of somatic k-RAS mutations as a mechanism associated with resistance to EGFR-targeted agents: a systematic review and meta-analysis of studies in advanced non-small-cell lung cancer and metastatic colorectal cancer. *Lancet Oncol*. 2008；9(10)：962-972.

7 Pinhel IF, Macneill FA, Hills MJ, et al. Extreme loss of immunoreactive p-Akt and p-Erk1/2 during routine fixation of primary breast cancer. *Breast Cancer Res*. 2010；12(5)：R76.

8 Baker AF, Dragovich T, Ihle NT, Williams R, Fenoglio-Preiser C, Powis G. Stability of phosphoprotein as a biologicalmarker of tumor signaling. *Clin Cancer Res*. 2005；11(12)：4338-4340.

9　Goulart BH, Clark JW, Pien HH, Roberts TG, Finkelstein SN, Chabner BA. Trends in the use and role of biomarkers in phase Ⅰ oncology trials. *Clin Cancer Res*. 2007; 13(22 Pt 1): 6719 - 6726.

10　van't Veer LJ, Dai H, van de Vijver MJ, et al. Gene expression profiling predicts clinical outcome of breast cancer. *Nature*. 2002; 415(6871): 530 - 536.

11　Mook S, Schmidt MK, Viale G, et al. The 70-gene prognosis-signature predicts disease outcome in breast cancer patients with 1-3 positive lymph nodes in an independent validation study. *Breast Cancer Res Treat*. 2009; 116(2): 295 - 302.

12　Knauer M, Straver M, Rutgers E, et al. The 70-gene MammaPrint signature is predictive for chemotherapy benefit in early breast cancer. *Breast* 2009; 18 (suppl. 1): S36 - S37.

13　Albain KS, Paik S, van't Veer L. Prediction of adjuvant chemotherapy benefit in endocrine responsive, early breast cancer using multigene assays. *Breast*. 2009; 18: S141 - S145.

14　Slamon DJ, Clark GM, Wong SG, Levin WJ, Ullrich A, McGuire WL. Human breast cancer: correlation of relapse and survival with amplification of the HER-2/neu oncogene. *Science*. 1987; 235(4785): 177 - 182.

15　Seshadri R, Firgaira FA, Horsfall DJ, McCaul K, Setlur V, Kitchen P. Clinical significance of HER-2/neu oncogene amplification in primary breast cancer. *J Clin Oncol*. 1993; 11(10): 1936 - 1942.

16　Dawood S, Broglio K, Buzdar AU, Hortobagyi GN, Giordano SH. Prognosis of women with metastatic breast cancer by HER2 status and trastuzumab treatment: an institutional-based review. *J Clin Oncol*. 2010; 28(1): 92 - 98.

17　Romond EH, Perez EA, Bryant J, et al. Trastuzumab plus adjuvant chemotherapy for operable HER2-positive breast cancer. *N Engl J Med*. 2005; 353(16): 1673 - 1684.

18　Piccart-Gebhart MJ, Procter M, Leyland-Jones B, et al. Trastuzumab after adjuvant chemotherapy in HER2-positive breast cancer. *N Engl J Med*. 2005; 353(16): 1659 - 1672.

19　Joensuu H, Kellokumpu-Lehtinen PL, Bono P, et al. Adjuvant docetaxel or vinorelbine with or without trastuzumab for breast cancer. *N Engl J Med*. 2006; 354(8): 809 - 820.

20　Shinozaki M, Fujimoto A, Morton DL, Hoon DS. Incidence of BRAF oncogene mutation and clinical relevance for primary cutaneous melanomas. *Clin Cancer Res*. 2004; 10(5): 1753 - 1757.

21　Kumar R, Angelini S, Czene K, et al. BRAF mutations in metastatic melanoma: a possible association with clinical outcome. *Clin Cancer Res*. 2003; 9(9): 3362 - 3368.

22　Chapman PB, Hauschild A, Robert C, et al. Improved survival with vemurafenib in melanoma with BRAF V600E mutation. *N Engl J Med*. 2011; 364(26): 2507 - 2516.

23　Leary RJ, Cummins J, Wang TL, Velculescu VE. Digital karyotyping. *Nat Protoc*. 2007; 2(8): 1973 - 1986.

24　Thompson PA, Brewster AM, Kim-Anh D, et al. Selective genomic copy number imbalances and probability of recurrence in early-stage breast cancer. *PloS One*. 2011; 6(8): e23543.

25　Hinoue T, Weisenberger DJ, Lange CP, et al. Genome-scale analysis of aberrant DNA methylation in colorectal cancer. *Genome Res*. 2012; 22(2): 271 - 282.

26　Bobola MS, Tseng SH, Blank A, Berger MS, Silber JR. Role of O6-methylguanine-DNA methyltransferase in resistance of human brain tumor cell lines to the clinically relevant methylating agents temozolomide and streptozotocin. *Clin Cancer Res*. 1996; 2(4): 735 - 41.

27　Hegi ME, Diserens AC, Godard S, et al. Clinical trial substantiates the predictive value of O-6-methylguanine-DNA methyltransferase promoter methylation in glioblastoma patients treated with temozolomide. *Clin Cancer Res*. 2004; 10(6): 1871 - 1874.

28　Gonzalez-Angulo AM, Iwamoto T, Liu S, et al. Gene expression, molecular class changes, and pathway analysis after neoadjuvant systemic therapy for breast cancer. *Clin Cancer Res*. 2012; 18(4): 1109 - 1119.

29　Wu Y, Wang X, Wu F, et al. Transcriptome profiling of the cancer, adjacent non-tumor and distant normal tissues from a colorectal cancer patient by deep sequencing. *PloS One*. 2012; 7(8): e41001.

30　Andronesi OC, Kim GS, Gerstner E, et al. Detection of 2-hydroxyglutarate in IDH-mutated glioma patients by in vivo spectral-editing and 2D correlation magnetic resonance spectroscopy. *Sci Transl Med*. 2012; 4(116): 116ra4.

31　Gonzalez-Angulo AM, Hennessy BT, Mills GB. Future of personalized medicine in oncology: a systems biology approach. *J Clin Oncol*. 2010; 28(16): 2777 - 2783.

32　Roychowdhury S, Iyer MK, Robinson DR, et al. Personalized oncology through integrative high-throughput sequencing: a pilot study. *Sci Transl Med*. 2011; 3(111): 111ra21.

33　Rubin EH, Anderson KM, Gause CK. The BATTLE trial: a bold step toward improving the efficiency of biomarker-based drug development. *Cancer Discov*. 2011; 1(1): 17 - 20.

34　Sequist LV, Muzikansky A, Engelman JA. Anew BATTLE in the evolving war on cancer. *Cancer Discov*. 2011; 1(1):

14 - 16.

35　Esserman LJ，Berry DA，Demichele A，et al. pathologic complete response predicts recurrence-free survival more effectively by cancer subset：results from the I-SPY 1 TRIAL-CALGB 150007/150012，ACRIN 6657. *J Clin Oncol*. 2012；30(26)：3242 - 3249.

36　Esserman LJ，Berry DA，Cheang MC，et al. Chemotherapy response and recurrence-free survival in neoadjuvant breast cancer depends on biomarker profiles：results from the I-SPY 1 TRIAL（CALGB 150007/150012；ACRIN 6657）. *Breast Cancer Res Treat*. 2012；132(3)：1049 - 1062.

37　Lin C，Buxton MB，Moore D，et al. Locally advanced breast cancers are more likely to present as Interval Cancers：results from the I-SPY 1 TRIAL（CALGB 150007/150012，ACRIN 6657，InterSPORE Trial）. *Breast Cancer Res Treat*. 2012；132(3)：871 - 879.

38　Barker AD，Sigman CC，Kelloff GJ，Hylton NM，Berry DA，Esserman LJ. I-SPY 2：an adaptive breast cancer trial design in the setting of neoadjuvant chemotherapy. *Clin Pharmacol Ther*. 2009；86(1)：97 - 100.

39　Janku F，Tsimberidou AM，Garrido-Laguna I，et al. PIK3CA mutations in patients with advanced cancers treated with PI3K/AKT/mTOR axis inhibitors. *Mol Cancer Ther*. 2011；10(3)：558 - 565.

40　Von Hoff DD，Stephenson JJ Jr. ，Rosen P，et al. Pilot study using molecular profiling of patients' tumors to find potential targets and select treatments for their refractory cancers. *J Clin Oncol*. 2010；28(33)：4877 - 4883.

41　Nakagawa M，Morimoto M，Takechi H，et al. The new primary chemotherapy with S-1 and docetaxel for advanced breast cancer：a first report of N-1 trial. *J Clin Oncol*. 2012；30 (suppl.)：Abstract e11560.

42　Guyatt G，Sackett D，Taylor DW，Chong J，Roberts R，Pugsley S. Determining optimal therapy-randomized trials in individual patients. *N Engl J Med*. 1986；314(14)：889 - 892.

43　Lillie EO，Patay B，Diamant J，Issell B，Topol EJ，Schork NJ. The n-of-1 clinical trial：the ultimate strategy for individualizing medicine? *Per Med*. 2011；8(2)：161 - 173.

44　Zucker DR，Ruthazer R，Schmid CH. Individual（N-of-1）trials can be combined to give population comparative treatment effect estimates：methodologic considerations. *J Clin Epidemiol*. 2010；63(12)：1312 - 1323.

45　Yachida S，Jones S，Bozic I，et al. Distantmetastasis occurs late during the genetic evolution of pancreatic cancer. *Nature*. 2010；467(7319)：1114 - 1117.

46　Liedtke C，Broglio K，Moulder S，et al. Prognostic impact of discordance between triple-receptor measurements in primary and recurrent breast cancer. *Ann Oncol*. 2009；20(12)：1953 - 1958.

47　Akcakanat A，Sahin A，Shaye AN，Velasco MA，Meric-Bernstam F. Comparison of Akt/mTOR signaling in primary breast tumors and matched distant metastases. *Cancer*. 2008；112(11)：2352 - 2358.

48　Gonzalez-Angulo AM，Ferrer-Lozano J，Stemke-Hale K，et al. PI3K pathway mutations and PTEN levels in primary and metastatic breast cancer. *Mol Cancer Ther*. 2011；10(6)：1093 - 1101.

49　Knijn N，Mekenkamp LJ，Klomp M，et al. KRAS mutation analysis：a comparison between primary tumours and matched liver metastases in 305 colorectal cancer patients. *Br J Cancer*. 2011；104(6)：1020 - 1026.

50　Mittendorf EA，Wu Y，Scaltriti M，et al. Loss of HER2 amplification following trastuzumab-based neoadjuvant systemic therapy and survival outcomes. *Clin Cancer Res*. 2009；15(23)：7381 - 7388.

51　Pao W，Miller VA，Politi KA，et al. Acquired resistance of lung adenocarcinomas to gefitinib or erlotinib is associated with a second mutation in the EGFR kinase domain. *PLoS Med*. 2005；2(3)：e73.

52　Engelman JA，Zejnullahu K，Mitsudomi T，et al. MET amplification leads to gefitinib resistance in lung cancer by activating ERBB3 signaling. *Science*. 2007；316(5827)：1039 - 1043.

53　Bean J，Brennan C，Shih JY，et al. MET amplification occurs with or without T790M mutations in EGFR mutant lung tumors with acquired resistance to gefitinib or erlotinib. *Proc Natl Acad Sci USA*. 2007；104(52)：20932 - 20937.

54　Turke AB，Zejnullahu K，Wu YL，et al. Preexistence and clonal selection of MET amplification in EGFR mutant NSCLC. *Cancer Cell*. 2010；17(1)：77 - 88.

55　Sequist LV，Waltman BA，Dias-Santagata D，et al. Genotypic and histological evolution of lung cancers acquiring resistance to EGFR inhibitors. *Sci Transl Med*. 2011；3(75)：75ra26.

56　Kim ES，Herbst RS，Wistuba II，et al. The BATTLE trial：personalizing therapy for lung cancer. *Cancer Discov*. 2011；1(1)：44 - 53.

第 2 章
联合靶向治疗

Jordi Rodon，Analia Azaro，Davis Torrejon，and Razelle Kurzrock
王振华　译，董玉君　校

联合靶向治疗的理论基础

联合治疗已经成功应用于医学的许多领域，例如高血压、高胆固醇血症、肺结核、获得性免疫缺陷综合征（AIDS）和癌症等。霍奇金病、结肠癌、前列腺癌和乳腺癌是联合应用化疗治疗、内分泌治疗和（或）生物治疗措施获得成功的例子。

靶向治疗药物，如伊马替尼被批准用于治疗慢性髓系白血病（CML），曲妥珠单抗（trastuzumab）用于治疗 HER2 阳性的乳腺癌等，开启了肿瘤的个体化治疗时代。

尽管有关肿瘤增殖和侵袭信号传导通路的研究取得了一定进展，但由于这些通路内在的复杂性，使得开发靶向这些通路的有效药物的努力受阻。许多肿瘤细胞均具有冗余信号通路，这些通路可成为主要通路的备份或旁路，因此容易导致对靶向主要通路的抑制性药物的适应性变化，进而产生耐药。早期单一靶向药物虽然可以产生显著的抗肿瘤效应，但大多数情况下不足以清除肿瘤，因此临床上通常也只能观察到短暂的疗效，且一些药物疗效有限，故仅很少一部分获批进入临床。但靶向药物在某些疾病的特殊患者群体中取得一定成功，如厄洛替尼用于存在特定突变的非小细胞肺癌。

单一靶向药物疗效欠佳的原因可能有以下几点。

- 由于突变或遗传事件影响药物本身的作用靶点而产生耐药，如二次突变可大大降低靶向药物的疗效，此时尽管药物持续存在，作为药物靶点的激酶却依然能够刺激肿瘤生长。例如，影响药物与靶点结合的 KIT 突变，可能减弱伊马替尼对胃肠道间质瘤（GIST）的疗效；类似的情况还可见于分别用 BRAF 或 SMO 抑制剂治疗的 BRAF 突变的黑色素瘤和髓母细胞瘤。

- 出现可以绕过受抑激酶靶点而激活下游蛋白的其他畸变。通过这种旁路可以激活下游信号通路，如 PI3K，从而可以避开靶向药物的作用靶点。此时肿瘤增殖不再依赖于受到药物抑制的激酶。下游分子 PI3K 或 BRAF 的抑制剂同样可通过代偿途径［HER2、EGFR、血小板衍生生长因子受体（PDGFR）或胰岛素样生长因子受体－1（IGF－1R）］来激活上游分子。

- 不同层次的遗传改变活化冗余的异常信号通路。

因此，肿瘤治疗时，为了提高抗肿瘤效应，通常需要联合应用靶向不同信号传导位点的药物。这里回顾一些测试联合治疗方案的策略，包括通过抑制特异性信号转导通路和抑制特定的作用机制来实现打击多个靶点的目标。有两个问题比较复杂：需要联合什么样的药物（应充分考虑肿瘤的异质性，以及包括继发突变和反馈回路在内的各种潜在干扰），以及如何将实验室研究和临床研究的结果转化到临床实践。

选择多靶点药物还是联合应用单一靶点药物

经验性和理性药物研发过程中逐步提出了数种靶向多靶点的策略。

其中一种极端的方法是利用高度选择性的药物（"干净"药物）来特异性抑制信号转导通路。这些药物包括单克隆抗体（mAb）、反义寡核苷酸、基因治疗以及少量酪氨酸激酶抑制剂如厄洛替尼和拉帕替尼(它们主要是选择性作用于 EGFR-1和 HER2 的酪氨酸激酶功能域)。

另一种极端的方法是开发抑制特定作用机制的药物,不顾及这种抑制作用的选择性,更注重药物具有的独特分子效应。这些药物包括组蛋白去乙酰化酶(HDAC)抑制剂、蛋白酶体抑制剂、热休克蛋白抑制剂、去甲基化药物等。因为这些药物作用于多种靶蛋白,且由于不能全面确定其特定的细胞靶点,药物的细胞间相互作用难以预测。目前的技术尚无法阐明整个蛋白质组与这些药物之间的相互作用,然而由于这些药物可影响多种癌基因产物,所以它们已经被确认为有效的抗癌药物。

介于两个极端方式之间还有两种策略。其中一种为应用多靶点激酶抑制剂(酪氨酸和丝氨酸/苏氨酸激酶抑制剂)。这些抑制剂可通过针对单一靶点的化合物样本库进行经验性高通量筛选获得,也可以通过针对几种或全部蛋白激酶进行筛选而获得。每个化合物可独特地抑制数种激酶,因其靶点不特异,这些药物又被称为"广泛"性的药物。如索拉非尼(sorafenib)就是用这种方法开发的。

另外,通过整合不同的药效基团(这些基团对与特定配体结合有重要作用),组合化学和化学信息学(计算化学)已经可以合理地选择性设计出靶向特定激酶的药物。其中一个例子就是 Shokat 及其同事通过努力,设计出一种能够同时抑制 PI3K 和哺乳动物雷帕霉素靶蛋白(mTOR)的药物,这种药物填补了这两个激酶间的"化学空间"。与此类似,通过双特异性抗体和锚蛋白重复蛋白(DARPin)等方法,已经开发出一种有两个特异结合功能域的药物。

虽然使用多靶点药物似乎很实用,但更令人心动的科学方法是使用多种"干净"药物的联合疗法。相对于单一多靶点药物,后一种方法有不少理论上的优势。

- 联合应用没有剂量限制性交叉毒性的药物,可以最大限度地发挥细胞杀伤效应,同时减少对机体的毒性。
- 肿瘤细胞对某些特定治疗具有内源性抗性,联合应用单一靶点药物可以扩大杀伤这些肿瘤细胞的效应范围。
- 最后,单一靶点药物联合应用可以阻止或减缓新的耐药肿瘤细胞的出现。

综上所述,联合应用高度特异性药物的靶向治疗效应更精准,而且至少在某种程度上,药物作用的靶点明确,从而可以减少脱靶效应(如药物毒性)。但目前的临床经验显示,与一些高度特异性的药物相比,多靶点的"脏"药具有相同甚至更好的疗效。例如,卡博替尼(cabozantinib)作为一种 MET 及血管内皮细胞生长因子受体(VEGFR)联合抑制剂,具有强大的抗肿瘤效应,而 MET 的单克隆抗体如 onartuzumab 单药治疗肿瘤效果的个体差异很大。

联合应用靶向信号通路药物的原则和策略

虽然联合靶向治疗与联合化疗有一定的共性,但靶向治疗通常没有直接的剂量-效应-毒性关系。所以在联合靶向治疗中往往不能使用靶向药物的已知最大可耐受剂量(MTD)。联合治疗中靶向药物的推荐剂量一般低于最大耐受剂量,通常使用根据靶点抑制程度来确定的生物有效剂量。

在设计靶向抗癌药物的联合治疗方案时,许多化疗药物、抗生素和抗反转录病毒药物的联合应用原则依然适用,但仍存在一些细微的差别。表 2.1 列出了细胞毒药物和靶向药物联合应用基本原则的比较。

表 2.1　细胞毒药物和靶向药物联合应用基本原则的比较

联合使用细胞毒性药物的基本原则	联合应用靶向药物
联合治疗时应选择已知有活性的单一药物;应优先选择能够诱导完全缓解的药物	联合应用靶向药物可由于协同作用而诱导缓解(协同杀伤作用),而单药无效。这种情况对 MTA 比较罕见,而应用单药也需要批准
应联合应用具有不同剂量限制性毒性的药物	一般说来,仍然是脱靶效应的影响限制了一些药物的联合应用,而药物靶向效应(肿瘤杀伤机制为基础的毒性)本身所引起的副作用大都可通过医学监控来维持治疗效果

联合使用细胞毒性药物的基本原则	联合应用靶向药物
联合化疗时的每一种药物都应该使用最大剂量或接近最大治疗剂量	如果联合用药时不能达到最大可耐受剂量,应参考生物有效剂量。联合靶向治疗时可确保疗效的 MTA 的使用剂量可能因为药效协同作用而减少。除了一些特殊药物,这种情况普遍存在
治疗间隔时间应一致,且应尽量缩短间隔时间,以使对化疗最敏感的正常组织恢复为限	给药方案由 PK/PD 的关系决定。治疗间隔时间取决于药物的作用机制及其耐受性/毒性。这种情况一般适用于 MTA
应联合应用具有不同的作用机制,且对肿瘤有叠加或协同细胞毒性作用的药物	可以联合应用具有相似作用机制的药物来增强对通路的抑制作用,如曲妥珠单抗和拉帕替尼。这种情况一般适用于 MTA
联合应用具有不同耐药模式的药物,以减少交叉耐药	肿瘤会发生不同突变来激活各种信号传导通路,因此联合应用 MTA 是必需的。癌基因依赖相对罕见(例如,伊马替尼和慢性粒细胞白血病)。这种情况一般适用于 MTA

来源:经 Elsevier 许可,改编自 Takimoto 2007。

注:MTA,分子靶向药物;PK,药物代谢动力学;PD,药效学。

联合靶向治疗的策略多种多样,简要总结如下。

- 靶向不同的信号传导途径并因协同作用产生叠加效应,可以通过受体水平(EGFR 和 VEGFR、ER 和 HER2)抑制来实现;或通过对并行信号通路的双重抑制起作用[如同时抑制丝裂原活化蛋白激酶(mitogen-activated protein kinase,MAPK)和 PI3K]。通过对不同关键通路的联合抑制,可以避免因主要通路受抑制,替代旁路激活而产生的耐药。例如,C‐MET 信号的扩增可减弱厄洛替尼在 EGFR 突变的肺癌细胞中抑制 EGFR 产生的抗肿瘤效应。一些血管内皮生长因子(VEGF)抑制剂发生耐药的机制也与此类似,因此当阻断 DLL4‐Notch 旁路信号时会增强 VEGF 抑制剂的效应。在另外一些情况下,联合应用不同作用机制的药物[如应用替西罗莫司(temsirolimus)和贝伐珠单抗(bevacizumab)治疗肾细胞癌]或靶向不同的细胞群体(如对于 EGFR 阳性和 HER2 阳性的细胞,联合使用 EGFR 抑制剂和 HER2 抑制剂)时会产生生物学协同效应。

- 超级抑制。通过两种不同的策略抑制单一靶点(如某一受体):将靶向细胞外功能域的单克隆抗体与抑制酪氨酸激酶功能域的小分子化合物共同使用(如西妥昔单抗/厄洛替尼、曲妥珠单抗/拉帕替尼的联合应用)或针对不同的抗原(Ag)表位同时使用两种单克隆抗体(曲妥珠单抗/帕妥珠单抗)。因为观察到使用单药不足以完全打断信号传导,所以才提出这种联合应用

的策略。但抗体和小分子的联合使用却可能会产生意想不到的好处,特别是最近的数据显示,一些受体激酶,如 EGFR,也可以通过非激酶通路传导信号。耐药突变还可能导致靶点构象的改变,从而引起某种分子靶向药物的抑制效应下降。在这种情况下,联合应用针对同一靶点的不同药物有可能抑制该靶点的多重构象形式。这种策略的一个成功例子就是伊马替尼与达沙替尼,同时或序贯使用这两种药物,已成为慢性粒细胞白血病的主要治疗手段。在 C‐KIT 突变的胃肠道间质瘤的治疗中也观察到类似效应。

- 抑制单一信号途径的连续步骤,即同时抑制上游和下游信号。这种策略的目标是在其源头(受体)打乱信号,同时中断放大信号的中间步骤(例如,联合使用 EGFR 和 mTOR 抑制剂)。这种策略适用于 PI3K,因为 PI3K 作为中间步骤可介导多种细胞表面受体的信号传递,如 HER2、EGFR、c‐Met 或胰岛素样生长因子受体(IGFR)。同时阻断受体及其下游的 PI3K 通路可产生超级叠加效应。这种方法还可以克服一些机制明确的耐药[如对 EGFR 抑制剂敏感的 *K‐ras* 基因突变;同源磷酸酶-张力蛋白基因(phosphatase and tensin homolog,PTEN)缺失和 *PI3K* 突变以及对 HER2 靶向治疗耐药]。此外,这种策略可以同时靶向两种不同的细胞群,如 HER2 阳性细胞和 p95HER2 细胞、EGFR 阳性细胞和 EGFRvⅢ细胞。

- 联合应用靶向药物和该靶点的调节剂。如联合

使用曲妥珠单抗、克唑替尼（crizotinib）或伊马替尼，以及一种 HSP90 抑制剂。HSP90 作为分子伴侣起作用，可保护细胞内关键蛋白质不被降解，同时可诱导突变蛋白质的折叠。在癌基因依赖的肿瘤（oncogene-addicted tumors）（如分别对 HER2，ALK 或 C－Kit 依赖）中，临床前实验显示抑制 HSP90 可阻断相关蛋白的功能，导致后续的蛋白代谢加速，并可与特定抑制剂产生协同效应。

- 抑制不同的重要功能途径（例如，肿瘤生存和血管生成），这些功能途径被称为"肿瘤发生的里程碑事件"（hallmarks of cancer，指肿瘤获得增殖及进展所必需的能力）。分子生物学上的进展已阐明了肿瘤发生过程中的一些主要机制。同时，生物技术产业已开发出了针对这些有助于大多数肿瘤细胞生存功能的抑制剂。因此，联合用药以同时靶向多种重要的功能途径〔联合应用一种可以抑制肿瘤的侵袭、转移的药物（如 cMet 抑制剂）和一种血管生成抑制剂（如 VEFGR 抑制剂）〕可能会对人肿瘤细胞产生更有效、更持久的疗效。

- 经验性联合用药或"让数据说话"（let the data talk）的方法。这种方法基于一个事实：我们通常不能清楚地了解不同分子通路之间的相互作用，但可以通过经验性高通量分析化合物库来筛选出有效的药物联合使用方法。其中一个例子就是应用协同杀伤性程序（synthetic lethality paradigm）：先用药物处理细胞，然后用干扰小 RNA（siRNA）文库来确定具有协同效应的联合用药方案。或者可以通过建立数学模型来缩减大量可能的经验性联合用药方案，比如用指向性发现算法（directed discovery algorithm）来确定建立在第一代药物测试结果上的第二代联合用药方案等。

- 增强细胞毒性或保护正常组织。一种药物调节第二种药物所造成的损伤修复过程〔PI3K 抑制剂和聚二磷酸腺苷核糖聚合酶（poly ADP-ribose polymerase，PARP）抑制剂〕。或者进一步说，在不影响肿瘤控制的前提下，一种药物可减轻早/晚期副作用，如 BRAF 抑制剂和

MEK 抑制剂联合应用时可以减少皮肤肿瘤的发生。

靶向治疗和免疫疗法联合应用

一般来说，联合使用抑制信号通路的靶向药物，其理论基础是包括细胞内信号和反馈回路等相关通路受抑所产生的生物学联合效应。在另外一些情况下，联合靶向药物应用的是一些肿瘤细胞生存所必需的无关机制之间的生物学联合效应。但也存在"空间合作"（spatial cooperation）的情况，即联合使用靶向不同细胞群的药物，如同时靶向免疫细胞和癌细胞或基质细胞和癌细胞。在过去的几十年中，肿瘤免疫治疗取得了重大进展，使得联合免疫治疗和抗癌靶向治疗成为可能。

可探讨的策略包括：

- 靶向抑制癌基因依赖的肿瘤（BRAF 和 BRAF 抑制剂）所诱导的细胞凋亡与被活化后的 T 细胞介导的细胞毒性（CTL4* 和 ipilitumumab）联合所产生的叠加效应（译者注：* 原著为 CTL4，应为 CTLA－4）。

- 靶向治疗，如曲妥珠单抗，可以快速诱导肿瘤消退，同时减少肿瘤相关的免疫抑制。这可能是免疫治疗的有利时机，此时可获得更有效的细胞杀伤效果。当靶向治疗仅加速肿瘤细胞衰老，并促进 T 细胞对肿瘤的清除时，这种效应也会出现。

- 由某些药物介导的细胞死亡可能会释放大量含有抗原的细胞碎片，这些抗原有利于激活树突状细胞和免疫反应。

- 免疫疗法可能会巩固靶向治疗的抗肿瘤效应，从而达到持久缓解，并减少潜在耐药肿瘤克隆出现的风险。

- 一些靶向药物可能对免疫系统有间接但有益的影响，这些靶向药物可与固有免疫增强剂联合应用。比如，贝伐珠单抗可促进树突状细胞的成熟，使之分化为成熟的树突状细胞，而非髓系来源的抑制细胞（MDSC），并可增加 T 细胞的刺激。因此贝伐珠单抗和抗 CTLA－4 的特异性抗体联合应用的效果值得研究。西妥昔单抗

与疫苗的联合应用也表现出类似的反应。

- 联合应用两种作用于免疫系统的药物。其中一种药物可能是某种疫苗，另外一种则为激活免疫系统的免疫佐剂[如粒细胞-巨噬细胞集落刺激因子（GM－CSF）]。另一个方法是联合使用疫苗和细胞介导的细胞毒性的增强剂（如抗PD－1抗体）。
- 上述效应表明，联合应用靶向治疗药物和免疫疗法的时机、剂量与先后顺序等仍需进一步仔细研究。

初始数据：建立假设和临床试验的理论基础

需要阐明的一个关键问题是：什么时候相关信息才算足够充分，可以为Ⅰ期临床试验的启动提供恰当的理论基础？

以下各方面的证据也许可以回答这个问题。

基于基础科学理论的文献和原理。联合用药的理论基础是肿瘤各种信号传导的不同径路及其相互作用方式，这一点基础研究已经证实。如：激活 HER2 可上调 VEGF 的表达，因此联合使用 HER2 和 VEGF 的抑制剂可能会是一种有效的方法。这种方法的主要困难在于，对相关蛋白产物遗传学改变和药理学抑制的反应可能差异很大，因此，在缺乏正规的临床前实验结果时，仅仅体外试验发现靶点下调的结果，很多情况下并不能认定药物具有调控作用。

经验性方法。药物 A 和 B 在不同的细胞系中（如应用联合高通量筛选平台——cHTSTM 或"COMBOPlate"进行的体外化学药物敏感试验）有协同作用，或者用各种化合物组合库进行联合用药筛选时发现协同效应。这种方法的主要困难在于：如果微环境和免疫受影响，则这种靶向疗法的作用机制要求在动物模型中而不是独立的细胞培养物中进行测试。在这些情况下，动物体内试验的结果和临床反应之间的相关性也不清楚。

以观察结果为基础的方法。这种方法以候选药物在不同的肿瘤模型（细胞系、异种移植物、原位肿瘤、原代培养细胞和动物模型）中进行的临床

前体外和体内试验结果为基础。这种方法的思维顺序是：当用 A 来进行临床前治疗时，我们观察 X 的上调。B 是 X 的抑制剂。临床前研究中发现 A 和 B 具有协同作用。因此联合应用 A 和 B 的临床试验是合理的（比如联合应用 EGFR 和胰岛素样生长因子受体的抑制剂）。这是一种应用最广泛的方法，但是因为大多数细胞系都是成型的（profiled），很有可能通过自己选择"充分的"模型去"证明"自己的假设，即自问自答（asking the answer），从而导致结果的偏倚。

高度复杂的方法。基本原理是充分应用带有特定基因突变的转基因小鼠，或带有条件表达或抑制靶基因的基因工程改造模型。虽然这是一种理想的研究基因作用机制的模型，但在药物开发方面的主要问题是：这种模型与"真正的"肿瘤差别太大。因此会造成实验室研究和临床应用之间的脱节。

实用的方法。这种方法基于临床经验，而不是单纯的临床前结果。这一方法的思路如下：药物 A 对某种疾病有效（至少部分病例有效）。药物 B 也对该疾病有效（至少部分病例有效）。A 和 B 都具有良好的耐受性且没有重叠的毒性，所以联合应用 A 和 B 应该比使用单一药物更有效（至少在更多的病例中有效），因此可以启动临床试验（例如，索拉非尼联合替西罗莫司治疗肾细胞癌）。这种方法的主要问题是不能发现 A 或 B 作为单药应用时对某些疾病的潜在益处，但其显著优势就是可能在短期内影响临床治疗。

临床前体内模型研究的价值

大多数药物联合应用方案的理论基础均为体内实验中该方案有效。体内试验的其他目标包括药代动力学模型（峰浓度，C_{max}；药物清除曲线下的浓度×时间的面积）和抗肿瘤效应的关联[药动学/药效学（PK/PD）模型]。

但当评估靶向药物疗效时，这种体内模型存在一定局限性，这些局限性在联合用药时更显著。

- 为了使肿瘤可以在动物体内生长，实验通常会选用免疫耐受（免疫抑制）的动物模型。因此，这样的模型无法研究免疫系统对靶向药物（如

曲妥珠单抗)的作用,也不能用来评估疫苗、免疫调节剂(如沙利度胺、来那度胺、氨基酮戊酸、左旋咪唑等)及其联合应用时的疗效。这种情况对药物安全性实验的影响也很重要。所有的蛋白制剂均含有低浓度的聚合物,这些聚合物可能会在免疫功能正常的机体中引起免疫反应。

- 由于实验动物缺乏遗传多样性,药物在人和动物体内引起的反应可能会有很大不同。

- 药物作用靶点的形式或结构在人类和动物之间可能会有所区别。例如,小鼠和人类的 VEGF 在肽的组成方面有差异,抗原呈递细胞对 VEGF 的反应也有所不同,因此将临床前结果应用到早期临床试验时,VEGF 的免疫效应可能是不同的。在不同的物种中,应使用不同的药品类似物,就像 M Ab A.4.6.1 或贝伐珠单抗。

- 耐药机制或反馈回路有时只能在芯片上或体外模型中研究,而不能在模式动物体内模拟。同样,人体和异种移植动物体内的基质——肿瘤间的相互作用也无法比较。

当临床前数据有限,但有坚实的理论基础,同时单一药物临床疗效良好,这些条件具备后,实用的方式是认为可以启动联合用药的临床试验,无须进行不必要且不能提供进一步信息的体内试验。

第一步:在启动试验前要考虑监管问题

临床试验之前,药物一定要进行临床前评价,并由美国食品药品监督管理局(FDA)评估其药理学(包括药动学、药物代谢、药效学以及至少在两个不同物种中的毒性)和有效性。有意思的是,这项程序对于很多联合用药方案或者欧洲医药管理局(EMA)来说并非必需。

大多数用于指导申请 FDA 审批的管理文件均涉及单一药物的临床前试验,各个监管部门对确定临床试验中药物起始剂量的实验数据的要求有所不同。数据应包含不同时长的非临床安全性研究结果,用以评估新化学物质的毒理性、生殖毒性[ICH S5(R2)CPMP/ICH/386/95]以及基因毒性

(ICH S2B R1 EMA CHMP/ICH126642/2008)。有时候也需要评估其潜在致癌性(ICH S1 CPMP/ICH/140/95)、免疫毒性(ICH S8 CHMP/167235/2004)、光毒反应、幼年动物毒性以及药物成瘾性(ICH M3 R2 Note 6)。对于需要更加迅速而有效研发过程的抗癌药物来说,ICH S9 对非临床试验的研究设计和时限要求更灵活,从而有效地促进并加速了抗癌药的研发(ICH S9 CHMP/ICH/646107/2008)。

为了使临床试验所必需的非临床毒理研究开展更顺利,并可与不同监管机构达成一致,ICH 指南 M3 以及后续版本 1997 年(R1)和 2008 年(R2)均进行了修订。但是很快发现,肿瘤药物联合应用方案的研发需要引起特别的关注,尤其是当方案中每一种药物均已独立完成研究时。FDA 的"联合用药原则"21 CFR 300.50 是指那些固定的药物组合,需要通过因子设计(A 对 B 对 A + B)分开研究单一药物对疗效的作用。然而,一些联合用药的 II 期临床试验的初始剂量就是单一药物的最大剂量,也没有间断评估联合用药的安全性。这种做法在药物没有重叠毒性或几乎没有毒性时是可行的,而且实践证明也是安全有效的。但有时也会发生预料之外的严重毒性。例如,最近报道在接受贝伐珠单抗和舒尼替尼联合治疗的实体肿瘤患者中,有几例患者发生了微血管病性溶血性贫血,随后 FDA 叫停了这项联合用药的临床试验。

为了解决这一特殊的问题,药物研发过程中的重要参与者们,包括 FDA、制药公司的代表、知名的研究人员以及患者的律师等,进行了磋商。总结这些会议得出的结论,FDA 签发的一项名为《制药产业联合开发两种或两种以上未上市研究性药物联合应用的指导》(*Guidance for Industry Codevelopment of Two or More Unmarketed Investigational Drugs for Use in Combination*)的草案,已经发布并征求意见。这项文件反映了联合用药的不同情况,并明确了启动联合用药的临床试验所必需的不同级别的临床前研究数据。

为了协调监管政策,欧洲和美国的机构交换了相关信息,通过 Pilot EMA - FDA GCP 倡议

（EMA－FDA Pilot GCP initiative. 18 July 2011 EXT/INS/GCP/56289/2011）可进行联合监察。

现在看来，联合治疗是否需要临床前研究最终将由不同学术中心的主流文化和伦理委员会（IRB）来决定。IRB 决定了一项联合用药的临床研究是否具有充分的理论基础和预期的安全性。显然对于很多药物来说，每种药物的临床应用经验可提供足够的数据，来确保这些药物临床联合应用的安全性，并可预测某些合理的联合用药的有效性。此外，联合使用两种或两种以上的药物，每种药物都对特定类型的肿瘤有效，可以显著地提高药物的反应率。无论这种效果是由于不同疾病受到药物影响的累积，还是由于患癌个体有多种不同的异常，或者两者皆有，具体机制目前尚不清楚，而且不同类型肿瘤的反应也差异很大。

临床场景与临床实验设计

联合应用抗癌药物的潜在方案包括试验药物和（或）标准治疗（如化疗、靶向药物以及免疫调节剂）的不同排列组合。在联合用药临床试验启动前，合理的临床前模型结果可以用来指导临床试验设计并阐明下述问题：如给药方案（两种药物同时或按顺序先后应用）、影响药动学的药物间相互作用以及相互影响的药物毒性等。单一药物的特性以及潜在的患者数量也会影响试验设计。

临床场景

靶向药物联合用药的Ⅰ期临床试验最好利用新的方法，以提高效率并增进对联合方案中药物测试方法的理解。很显然，靶向治疗药物的特性差异很大，导致联合用药方案也多种多样，因此在设计Ⅰ期临床试验时，没有通用方案可遵循。

从概念上来说，不同的临床场景可以被分为三类不同的用药组合，分别来定义特定的药物开发计划。

方案 1。A 药＋B 药的组合显示出潜在的抗肿瘤活性，但是单独使用两者都没有活性（或活性很低）。这种情况下，联合用药将导致协同杀伤效果［如一种 PARP 抑制剂联合 PI3K 抑制剂（Kimbung、Biskup 等）］。此时有三个非常重要的变量：给药方案（A、B 同时给药，A 先于 B 或 B 先于 A），A 药和 B 药的比例以及联合用药中每种药物的剂量。对于联合用药的开发计划需要使用析因设计（因为单独使用一种药物没有意义，可以先短期施用药物 A，然后加入药物 B，这样所有患者都会接受联合用药）的Ⅰ期临床试验，紧接着进行Ⅱ期临床试验，应用固定的药物比例和剂量并同时用药（A＋B），以标准治疗（SOC）作为对照。

方案 2（单药强化）。A 药有活性，但活性可能受到 B 药的调控，而 B 药单独应用却没有活性。活性药物的最小作用通常就是防止出现耐药或者抑制冗余途径的激活［如厄洛替尼联合 MET 抑制剂，或来曲唑（letrozol）联合周期蛋白依赖性激酶（CDK）4/6］。在Ⅰ期临床试验前，每种药物都应该单独进行评估。随后联合用药方案需要在Ⅰ期临床试验中进行研究，先固定 A 的剂量，随后调整 B 的剂量，最后反过来进行研究，来探索无活性药物在安全性、有效性和药效学方面对活性药物的影响。下一步，需设计随机的Ⅱ期临床试验（A 对 AB 对标准治疗）来进一步对联合用药方案进行评估。

方案 3（共同强化）。两种药物均可以独立发挥药效，但预期联合使用两种药物可能比单独使用任何一种药物效果更好（例如曲妥珠单抗或来曲唑联合 PI3K 抑制剂，或 PI3K 抑制剂联合 MEK 抑制剂）。在联合用药的研究之前，需要对每一种药物单独进行正式的Ⅰ期临床试验。随后设计联合用药的Ⅰ期临床试验时，将会围绕下述测试性的假设：A 药和 B 药均可以给予全量；A 药调节 B 药的药动学；A 药调节 B 药的药效学；A 药增加 B 药的毒性。如果有可能发生药效学的相互作用（如其中一种药物可能增加另一种药物的毒性），设计试验方案时要让患者在第一个治疗周期中只接受一种药物，在随后的周期中联合用药。Ⅱ期临床试验应该评估每种药物以及联合用药的疗效（A 对 B 对 A＋B 对标准治疗）。

某些特定情况下，可能不需要进行联合用药

的 I 期临床试验。临床前数据表明不存在药动学的相互作用,两种药物体外实验的结果及代谢和运输机制方面的信息都提示这一点。进一步来说,如果动物体内研究结果显示两种药物全剂量联合应用是安全的,且与单一药物相比没有增加毒性,则该联合用药方案可以直接进入 II 期临床试验。如果没有进行过正式的 I 期临床试验,全剂量联合用药的安全性应该作为 II 期临床试验的初始部分。

药理学和药物相互作用

临床上选择测试联合用药方案的最合适药物时,很重要的一点就是需要考虑每种药物的药理学特性、转运途径以及药物之间潜在的相互作用。

两种药物之间的相互作用可能是由于药效或药动学相互作用(通过抑制或诱导代谢酶或转运蛋白)所引起。当一种药物影响了另一种药物的吸收、分布、代谢和(或)排泄时,将会产生药动学的相互影响。临床前测试新的联合用药方案中潜在的药物相互作用已成为临床试验的惯例,同时这也是 FDA 的强制性规定。一些体外试验手段可用来评估与药物转运和代谢酶的抑制和(或)诱导相关的药物相互作用问题。该领域主要方法的根本性转变与现代人体组织制备技术的应用有关,这些技术包括人肝脏切片,新鲜分离的人肝细胞,原代培养的肝细胞,亚细胞成分如微粒、细胞质和 S9,重组的人代谢酶(CYP 和 UGT),转基因细胞系以及基于细胞的报告分析体系等。

尽管如此,根据体外的代谢数据对体内药物间相互作用进行的预测仍饱受争议,因为体外的数据并不能直接转换成体内的结果。因此,在存在替代联合用药方案的前提下,上面提到的分析更可能被用于制止开发出具有潜在问题的新方案。

生物制剂尤其是单抗药物之间相互作用的信息十分匮乏,对这些药物相互关系的正式评估本来就是非常复杂的。相较于联合使用一种小分子药物和一种抗体药物,药物间的相互作用更常见于两种小分子药物联合应用时。对这种现象的解释是,两种小分子药物更可能拥有相同的代谢机制(如肝脏代谢、肾脏排泄和胆汁排泄)。

但细胞因子和小分子药物、治疗性蛋白和小分子药物之间也被发现存在一些特定的相互作用,因此药物间相互作用的研究应该逐一而论。

临床试验药物的获取途径

因为单一研究者或制药公司很难具备足够的资源来迅速有效地应对癌细胞耐药的复杂机制,这就在开发药物联合治疗方案的过程中突显出合作的重要性。由于获批的靶向治疗药物的选择有限,想要获取联合药物试验所需的药品有一定的困难。某种药物要想在方案中占据首要位置,首先必须证明该药疗效显著。这不仅需要时间,而且证明单一药物的有效性也是很困难的。通过美国国家癌症研究所/美国国立卫生研究院(NCI/NIH)下属的癌症治疗评估计划(CTEP)可以获取部分药物用于联合用药的临床试验,而且该计划一直在倡导开展联合靶向治疗的临床试验。表 2.2 总结了用于联合治疗研究中靶向药物的不同来源,特别是那些仍在开发中的药物的来源。

表 2.2　靶向药物的可能来源

联合应用靶向药物的来源	优势/缺陷	例　子
联合使用数种已上市的药物(如索拉非尼、拉帕替尼、地西他滨及其他)	优势:任何赞助试验的机构都可获取 探索联合方案的学术自由使得研究者对非营利性质的适应证仍有兴趣 缺陷:如果制药公司不提供药物,试验会非常昂贵 单一分子靶向药物的获批需要证明单药有效,且时间漫长 虽然从生物学角度看,理论上存在许多合理的药物组合,但真正可用的联合用药方案有限	贝伐珠单抗联合替西罗莫司 厄洛替尼联合曲妥珠单抗 西妥昔单抗、贝伐珠单抗联合厄罗替尼

联合应用靶向药物的来源	优势/缺陷	例　子
联合使用由美国国立卫生研究院（NCI）通过癌症治疗评估计划（CTEP）所提供的药物	优势：可以联合应用一种研究性 MTA 和其他一些不在公司开发计划中的药物。可以联合应用多种研究性药物。NCI 负责监察和指导 缺陷：竞争性 尽管与 NCI 和制药公司达成了协议，但仍然需要制药公司批准试验 费时且审批慢。NCI 有适应证和联合用药方案的优选表 NCI‐CTEP 与制药公司的协议受限，大多数可获取的药物不是新药或不是最好的药物	17‐脱甲氧格尔德霉素（17‐allyaminoglendanamycin，17 AAG），HSP‐90 抑制剂以及伊马替尼（已上市），伏立诺他和 5‐氮胞苷（已上市）
联合应用已上市的非适应证药物（西罗莫司、他汀类药物、PARP 抑制剂、维拉帕米、COX2 抑制剂）	优势：药物易获取且价格低廉 缺陷：可能不是特定靶点的最佳抑制剂 已上市非适应证药物中具有抗肿瘤效应的有限数量	厄洛替尼和塞来昔布
联合应用同一赞助商所提供的药物	优势：制药公司有支持临床试验的强烈动机 试验设计迅速，组织顺畅。没有经济或监管问题 缺陷：药物公司研发渠道规模不同。药物可能处于不同的研发阶段。可获取的 MTA 可能不是最好的	抗血管生成剂，如 AMG386（抑制血管生成素 1 和 2 的多肽类物质）和 AMG706［抑制 VEGF、血小板衍生生长因子（PDGF）和 c‐kit 受体的多激酶抑制剂］
联合使用两个相关公司（在合作研发或并购过程中）的药物	优势：制药公司有支持临床试验的强烈动机 试验设计迅速，组织顺畅 缺陷：特权及专利问题可能会延缓或限制试验方案的批复。获得的分子靶向药物可能不是最好的	MK0646（来自默克公司的 IGF‐1R 抑制剂）和 deforolimus（由 Ariad 开发的 AP23573，并被默克收购）
研究者发起的共同开发计划中联合应用来自不同公司的 MTA	优势：可以研究所有可能的联合用药方案 缺陷：耗时较长。可能很难解决监管、版权、专利和特许等问题 不同公司的开发计划可能会有所不同，甚至相互竞争	RAD001 和厄洛替尼 RAD001 和曲妥珠单抗
联合使用被搁置的药物（孤儿药或已经被遗弃的药物，如法尼基转移酶抑制剂）	优势：如果某种药物的研发计划终止，该药可能会比较廉价且易于获取 缺陷：如果已经停产，药品供应可能会成为问题	tipifarnib 和氟维司群（fulvestrant） tipifarnib 和伊马替尼

注：MTA，分子靶向药物。

用于探索联合用药方案的临床试验设计

试验设计也是一个需要考虑的重要因素。临床试验设计也许是早期验证或排除假设（命中目标）的关键。

由于认识到分子靶向治疗可能与传统的细胞毒性化疗药物作用方式不同，许多方案都主张对早期临床试验的操作规范进行改良，包括治疗终点和靶向治疗的测试时机。部分建议已经被纳入Ⅰ期和Ⅱ期临床试验且已成功实施。但进行联合用药临床试验的方式几乎仍没有改变，也很少发现有关联合用药临床试验新颖设计的指南或建议。作者所在机构在进行临床试验时会考虑如下建议（或略有改动）（图 2.1）。

- 多重许可的最大耐受剂量。这是一个二维爬坡矩阵模型，包含很多可以连续测试的潜在剂量

水平，但一些队列可能需要同时入组（图 2.1a）。这种设计方案比较适合于上述方案 3。在某些病例中，当不存在预期的药物重叠毒性时，可以同时提高两种药物的剂量（如图 2.1b 对角线方向所示）。一种更为稳妥的方法是每次只增加一种药物的剂量，就像楼梯一样爬坡（图 2.1c）。在任何情况下，如果出现毒性反应阻碍了剂量沿着对角线进行爬坡，可以尝试设立替代队列并在其中测试高剂量的药物 A 和低剂量的药物 B，或者反过来，低剂量的 A 和高剂量的 B，或者 A 和 B 都采用中间剂量（图 2.1d）。这种剂量爬坡策略可用来确定多种药物的 MTD。联合应用三种药物的临床试验（如联合应用贝伐珠单抗/索拉非尼/替西罗莫司）需要采用一种 3D 模型，这种模型需要遵循的规则是：发生机制相关毒性时，需要停止相应方向上的剂量爬坡（图 2.1f）。

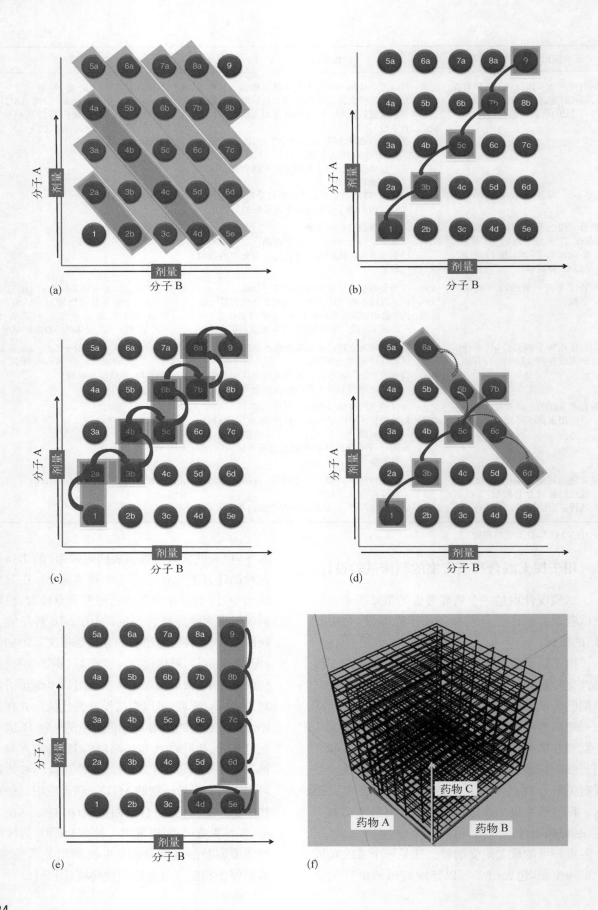

(a)

(b)

(c)

(d)

(e)

(f)

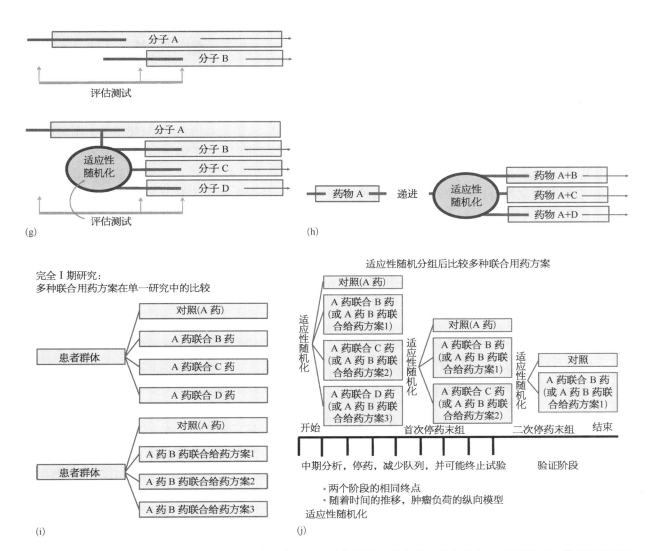

图 2.1　研究联合靶向治疗时可应用的新的试验设计思路。联合使用两种药物时的各种剂量水平可用二维矩阵模型来表述(a)。在某些情况下,不需要测试药物所有的剂量水平,剂量爬坡试验就可以继续;剂量爬坡试验可沿对角线方向前行(b),每次只增加一种药物的剂量,就像楼梯一样爬坡(c),或其中一种药物以全量开始测试,而其他药物的剂量逐渐爬坡(e)。一旦出现药物副作用,剂量爬坡可分流,需要设立替代队列(d),并在其中测试多种药物的 MTD。联合使用三种药物时,剂量水平将采用三维模型(f)。为了研究药物的协同作用,可以从单药开始,评估后再加入另外一种药物(g)。当探究一种药物在克服主要药物耐药性方面的作用时,先给予患者主要药物进行治疗,当疾病进展时添加第二种药物(h)。使用或者不使用适应性随机方案,均可在单一研究中比较多种联合用药方案和给药计划(i)和(j)

- 经典设计方案通常以最有效的药物作为主干,以顺序剂量递增方式添加其他联合用药。由于存在预设的最有效药物优先原则,因此不需要测试所有可能的剂量水平(如在图 2.1e 中,最有效的药物是 B)。这样的设计方案符合方案 2 的要求。
- 寻找协同效应。这里的治疗以药物 A 为先导,在评估后加入药物 B(图 2.1g)。这种设计方案

适用于方案 1 和 2。在不同的时间点进行评估(生物标志物、疗效、毒性),来确定分子协同作用。如果需要测试多种候选药物,那么基于上述评估,每一种药物组合需要一个队列,并对患者进行适应性随机分配(adaptive randomization)。例如,在下述临床试验中可采用这种设计:EGFR 抑制剂联合达沙替尼与 EGFR 抑制剂联合 MET 抑制剂相比,治疗终点为逆转

EGFR 抑制剂的耐药。为生物标志物检测而进行的联合靶向治疗的 0 期试验也可以实现类似的目的。联合用药中的两种药物剂量必须是已知的，且药物间没有相互作用，同时生物标志物必须是已被确认的。

- 耐药性评估。在这种临床试验设计中，会首先用药物 A 来治疗患者。疾病进展时，可以添加药物 B（图 2.1h）。如果对耐药性的多种机制进行评估，可以测试联合用药中不同的药物组合（A＋B、A＋C、A＋D），这种设计可以用于方案 2 和 3。

- 在单一研究中对多种药物进行对比，这种研究又被称为"完全Ⅰ期"（"complete phase Ⅰ"）。在联合用药试验中，不同的药物组合、给药计划和时机经过排列后进行评估（图 2.1i）。在这种试验设计中，每一个队列均有一种药物不变，另一种药物不断变化。在进行疗效对比时，适应性随机化方案可以合理地测试多种联合用药方案或给药计划（图 2.1j）。

- 不依赖组织学的临床试验。根据分子标记对患者进行筛选，而不管患者肿瘤的解剖起源。这种临床试验方法基于如下理念：具有相似遗传背景（和癌基因依赖）的肿瘤对同一种靶向药物可能具有相似的反应，而特定的靶向药物只在其相应的特定遗传背景下起作用，比如 PI3K－α 的突变或扩增（PI3K－α 突变多见于乳腺癌和肠癌患者，而超过 50% 的卵巢癌、宫颈癌和肺癌患者可检出 PI3K－α 的扩增）。此方法适用于单一靶向药物及联合用药方案的研究。

早期的临床试验已经成为验证假设的竞技场，诸如作用机制、概念验证、选择最佳生物剂量和整合药效终点等理念都会被纳入试验方案设计中。这些概念是否会改变联合用药方案的测试方式还不得而知。

结　　论

证实一种药物或者联合用药有效性的最佳设计是随机对照试验（RCT），但该方法也有重要的局限性。一方面，这种试验只能解答有限的问题，如药物的使用是否适当，或者比较几种（但数量有限）用药方案的疗效。在目前的临床试验中，想要进行对比的实验方案都是预先设定的，而且不管患者的遗传驱动因素是什么，都会被随机分配到不同队列中。而另一方面，"个体化医疗"的概念指的是根据每个患者或每种肿瘤的独有特征来调整药物治疗。因此有必要开发和验证一些分子标记，用这些标记来识别那些能从某种特定干预措施中获益的患者，或者是用来调整治疗方案，使具有某种遗传学突变和异常的患者获益。在注重分子诊断技术的同时，临床试验的设计也要求有足够的灵活性，以便研究患者肿瘤的分子改变状况与靶向特定患者亚群的联合药物治疗之间的关系。

高通量多重检测平台、生物信息学和生物统计学等近年来获得持续进展，将重新塑造未来的临床试验。以不同靶点间的相互作用和肿瘤潜在的活动机制为基础（系统生物学），整合应用新技术，将导致整合诊断工具的诞生（系统病理学）。随着实时全基因组测序已接近现实，目前分子诊断的时代已经到来。

但是，即使能够明确解析肿瘤的分子背景，人们仍然缺乏合理的方式测试两个以上靶向药物联合应用方案的能力。虽然大量证据显示，为了增强抗肿瘤效应，需要联合应用靶向多个靶点（三个以上）的药物，但临床上测试多个靶点抑制的方法大多数仍然是靠经验来选择的。设计和检测多种药物的联合治疗方案（单克隆抗体的鸡尾酒疗法、RNA 疗法或其他治疗手段等）需要在未来的监管和临床试验设计方面进行更多的创新。

参 考 文 献

1 Bosset JF, Collette L, Calais G, et al. Chemotherapy with preoperative radiotherapy in rectal cancer. *N Engl J Med*. 2006; 355(11): 1114-1123.

2 Hurwitz H, Fehrenbacher L, Novotny W, et al. Bevacizumab plus irinotecan, fluorouracil, and leucovorin for metastatic

colorectal cancer. *N Engl J Med*. 2004；350(23)：2335 - 2342.

3　Klijn JG，Beex LV，Mauriac L，et al. Combined treatment with buserelin and tamoxifen in premenopausal metastatic breast cancer：a randomized study. *J Natl Cancer Inst*. 2000；92(11)：903 - 911.

4　O'Brien SG，Guilhot F，Larson RA，et al. Imatinib compared with interferon and low-dose cytarabine for newly diagnosed chronicphase chronic myeloid leukemia. *N Engl J Med*. 2003；348(11)：994 - 1004.

5　Slamon DJ，Leyland-Jones B，Shak S，et al. Use of chemotherapy plus a monoclonal antibody against HER2 for metastatic breast cancer that overexpresses HER2. *N Engl J Med*. 2001；344(11)：783 - 792.

6　Amado RG，Wolf M，Peeters M，et al. Wild-type KRAS is required for panitumumab efficacy in patients with metastatic colorectal cancer. *J Clin Oncol*. 2008；26(10)：1626 - 1634.

7　Di Nicolantonio F，Martini M，Molinari F，et al. Wild-type BRAF is required for response to panitumumab or cetuximab in metastatic colorectal cancer. *J Clin Oncol*. 2008；26(35)：5705 - 5712.

8　Seidman AD，Berry D，Cirrincione C，et al. Randomized phase Ⅲ trial of weekly compared with every-3-weeks paclitaxel for metastatic breast cancer，with trastuzumab for all HER-2 overexpressors and random assignment to trastuzumab or not in HER-2 nonoverexpressors：final results of Cancer and Leukemia Group B protocol 9840. *J Clin Oncol*. 2008；26(10)：1642 - 1649.

9　Heinrich MC，Owzar K，Corless CL，et al. Correlation of kinase genotype and clinical outcome in the North American Intergroup Phase Ⅲ Trial of imatinib mesylate for treatment of advanced gastrointestinal stromal tumor：CALGB 150105 Study by Cancer and Leukemia Group B and Southwest Oncology Group. *J Clin Oncol*. 2008；26(33)：5360 - 5367.

10　Poulikakos PI，Persaud Y，Janakiraman M，et al. RAF inhibitor resistance is mediated by dimerization of aberrantly spliced BRAF (V600E). *Nature*. 2011；480(7377)：387 - 390.

11　Yauch RL，Dijkgraaf GJ，Alicke B，et al. Smoothened mutation confers resistance to a Hedgehog pathway inhibitor in medulloblastoma. *Science*. 2009；326(5952)：572 - 574.

12　Eichhorn PJ，Gili M，Scaltriti M，et al. Phosphatidylinositol 3-kinase hyperactivation results in lapatinib resistance that is reversed by the mTOR/phosphatidylinositol 3-kinase inhibitor NVP-BEZ235. *Cancer Res*. 2008；68(22)：9221 - 9230.

13　Nazarian R，Shi H，Wang Q，et al. Melanomas acquire resistance to B-RAF (V600E) inhibition by RTK or N-RAS upregulation. *Nature*. 2010；468(7326)：973 - 977.

14　Prahallad A，Sun C，Huang S，et al. Unresponsiveness of colon cancer to BRAF (V600E) inhibition through feedback activation of EGFR. *Nature*. 2012；483(7387)：100 - 103.

15　Serra V，Scaltriti M，Prudkin L，et al. PI3K inhibition results in enhanced HER signaling and acquired ERK dependency in HER2-overexpressing breast cancer. *Oncogene*. 2011；30(22)：2547 - 2557.

16　Block MS，Nevala WK，Leontovich AA，Markovic SN. Differential response of human and mouse dendritic cells to VEGF determines interspecies discrepancies in tumor-mediated TH1/TH2 polarity shift. *Clin Cancer Res*. 2011；17(7)：1776 - 1783.

17　Villanueva J，Vultur A，Lee JT，et al. Acquired resistance to BRAF inhibitors mediated by a RAF kinase switch in melanoma can be overcome by cotargeting MEK and IGF-1R/PI3K. *Cancer Cell*. 2010；18(6)：683 - 695.

18　Stommel JM，Kimmelman AC，Ying H，et al. Coactivation of receptor tyrosine kinases affects the response of tumor cells to targeted therapies. *Science*. 2007；318(5848)：287 - 290.

19　Adams J. Theproteasome：a suitable antineoplastic target. *Nat Rev Cancer*. 2004；4(5)：349 - 360.

20　Goetz MP，Toft DO，Ames MM，Erlichman C. The Hsp90 chaperone complex as a novel target for cancer therapy. *Ann Oncol*. 2003；14(8)：1169 - 1176.

21　Mork CN，Faller DV，Spanjaard RA. A mechanistic approach to anticancer therapy：targeting the cell cycle with histone deacetylase inhibitors. *Curr Pharm Des*. 2005；11(9)：1091 - 1104.

22　Apsel B，Blair JA，Gonzalez B，et al. Targeted polypharmacology：discovery of dual inhibitors of tyrosine and phosphoinositide kinases. *Nat Chem Biol*. 2008；4(11)：691 - 699.

23　Kiewe P，Hasmuller S，Kahlert S，et al. Phase Ⅰ trial of the trifunctional anti-HER2 x anti-CD3 antibody ertumaxomab in metastatic breast cancer. *Clin Cancer Res*. 2006；12(10)：3085 - 3091.

24　Lu D，Zhang H，Koo H，et al. A fully human recombinant IgG-like bispecific antibody to both the epidermal growth factor receptor and the insulin-like growth factor receptor for enhanced antitumor activity. *J Biol Chem*. 2005；280(20)：19665 - 19672.

25　Boersma YL，Pluckthun A. DARPins and other repeat protein scaffolds：advances in engineering and applications. *Curr Opin Biotechnol*. 2011；22(6)：849 - 857.

26　Stumpp MT，Binz HK，Amstutz P. DARPins：a new generation of protein therapeutics. *Drug Discov Today*. 2008；13(15 -

16)：695 – 701.

27 Bauer S，Yu LK，Demetri GD，Fletcher JA. Heat shock protein 90 inhibition in imatinib-resistant gastrointestinal stromal tumor. *Cancer Res*. 2006；66(18)：9153 – 9161.

28 Kurzrock R，Sherman SI，Ball DW，et al. Activity of XL184 (Cabozantinib)，an oral tyrosine kinase inhibitor，in patients with medullary thyroid cancer. *J Clin Oncol*. 2011；29(19)：2660 – 2666.

29 Catenacci DV，Henderson L，Xiao SY，et al. Durable complete response of metastatic gastric cancer with anti-Met therapy followed by resistance at recurrence. *Cancer Discov*. 2011；1(7)：573 – 579.

30 Parulekar WR，Eisenhauer EA. Phase I trial design for solid tumor studies of targeted，non-cytotoxic agents：theory and practice. *J Natl Cancer Inst*. 2004；96(13)：990 – 997.

31 Takimoto C. Principles of oncologic pharmacotherapy. In：Pazdur R，Coia LR，Hoskins WJ，Wagman LD，eds. *Cancer Management：A Multidisciplinary Approach*，10th Ed. Darien，CT：CMP Medica；2007.

32 Kwak EL，Clark JW，Chabner B. Targeted agents：the rules of combination. *Clin Cancer Res*. 2007；13(18 Pt 1)：5232 – 5237.

33 Engelman JA，Zejnullahu K，Mitsudomi T，et al. MET amplification leads to gefitinib resistance in lung cancer by activating ERBB3 signaling. *Science*. 2007；316(5827)：1039 – 1043.

34 Wee S，Jagani Z，Xiang KX，et al. PI3K pathway activation mediates resistance to MEK inhibitors in KRAS mutant cancers. *Cancer Res*. 2009；69(10)：4286 – 4293.

35 Yu K，Toral-Barza L，Shi C，Zhang WG，Zask A. Response and determinants of cancer cell susceptibility to PI3K inhibitors：combined targeting of PI3K and Mek1 as an effective anticancer strategy. *Cancer Biol Ther*. 2008；7(2)：307 – 315.

36 Modi S，Stopeck AT，Gordon MS，et al. Combination of trastuzumab and tanespimycin (17-AAG，KOS-953) is safe and active in trastuzumab-refractory HER-2 overexpressing breast cancer：a phase I dose-escalation study. *J Clin Oncol*. 2007；25(34)：5410 – 5417.

37 Huang S，Armstrong EA，Benavente S，Chinnaiyan P，Harari PM. Dual-agentmolecular targeting of the epidermal growth factor receptor (EGFR)：combining anti-EGFR antibodywith tyrosine kinase inhibitor. *Cancer Res*. 2004；64(15)：5355 – 5362.

38 Baselga J，Bradbury I，Eidtmann H，et al. Lapatinib with trastuzumab for HER2-positive early breast cancer (NeoALTTO)：a randomised，open-label，multicentre，phase 3 trial. *Lancet*. 2012；379(9816)：633 – 640.

39 Nahta R，Hung MC，Esteva FJ. The HER-2-targeting antibodies trastuzumab and pertuzumab synergistically inhibit the survival of breast cancer cells. *Cancer Res*. 2004；64(7)：2343 – 2346.

40 Scaltriti M，Verma C，Guzman M，et al. Lapatinib，a HER2 tyrosine kinase inhibitor，induces stabilization and accumulation of HER2 and potentiates trastuzumab-dependent cell cytotoxicity. *Oncogene*. 2009；28(6)：803 – 814.

41 Weihua Z，Tsan R，Huang WC，et al. Survival of cancer cells is maintained by EGFR independent of its kinase activity. *Cancer Cell*. 2008；13(5)：385 – 393.

42 Guilhot F，Apperley J，Kim DW，et al. Dasatinib induces significant hematologic and cytogenetic responses in patients with imatinibresistant or -intolerant chronic myeloid leukemia in accelerated phase. *Blood*. 2007；109(10)：4143 – 4150.

43 Demetri GD，van Oosterom AT，Garrett CR，et al. Efficacy and safety of sunitinib in patients with advanced gastrointestinal stromal tumour after failure of imatinib：a randomised controlled trial. *Lancet*. 2006；368(9544)：1329 – 1338.

44 Bianco R，Garofalo S，Rosa R，et al. Inhibition of mTOR pathway by everolimus cooperates with EGFR inhibitors in human tumours sensitive and resistant to anti-EGFR drugs. *Br J Cancer*. 2008；98(5)：923 – 930.

45 Buck E，Eyzaguirre A，Brown E，et al. Rapamycin synergizes with the epidermal growth factor receptor inhibitor erlotinib in non-small-cell lung，pancreatic，colon，and breast tumors. *Mol Cancer Ther*. 2006；5(11)：2676 – 2684.

46 Ramalingam S，Forster J，Naret C，et al. Dual inhibition of the epidermal growth factor receptor with cetuximab，an IgG1 monoclonal antibody，and gefitinib，a tyrosine kinase inhibitor，in patients with refractory non-small cell lung cancer (NSCLC)：a phase I study. *J Thorac Oncol*. 2008；3(3)：258 – 264.

47 Disis ML，Wallace DR，Gooley TA，et al. Concurrent trastuzumab and HER2/neu-specific vaccination in patients with metastatic breast cancer. *J Clin Oncol*. 2009；27(28)：4685 – 4692.

48 Ma PC，Schaefer E，Christensen JG，Salgia R. A selective small molecule c-MET Inhibitor，PHA665752，cooperates with rapamycin. *Clin Cancer Res*. 2005；11(6)：2312 – 2319.

49 O'Reilly KE，Rojo F，She QB，et al. mTOR inhibition induces upstream receptor tyrosine kinase signaling and activates Akt. *Cancer Res*. 2006；66(3)：1500 – 1508.

50 Berns K，Horlings HM，Hennessy BT，et al. A functional genetic approach identifies the PI3K pathway as a major

determinant of trastuzumab resistance in breast cancer. *Cancer Cell*. 2007；12(4)：395 – 402.

51　Ji H，Zhao X，Yuza Y，et al. Epidermal growth factor receptor variant Ⅲ mutations in lung tumorigenesis and sensitivity to tyrosine kinase inhibitors. *Proc Natl Acad Sci USA*. 2006；103(20)：7817 – 7822.

52　Mellinghoff IK，Wang MY，Vivanco I，et al. Molecular determinants of the response of glioblastomas to EGFR kinase inhibitors. *NEngl J Med*. 2005；353(19)：2012 – 2024.

53　Scaltriti M，Rojo F，Ocana A，et al. Expression of p95HER2，a truncated form of the HER2 receptor，and response to anti-HER2 therapies in breast cancer. *J Natl Cancer Inst*. 2007；99(8)：628 – 638.

54　Modi S，Stopeck A，Linden H，et al. HSP90 inhibition is effective in breast cancer：a phase Ⅱ trial of tanespimycin（17-AAG）plus trastuzumab in patients with HER2-positive metastatic breast cancer progressing on trastuzumab. *Clin Cancer Res*. 2011；17(15)：5132 – 5139.

55　Iglehart JD，Silver DP. Synthetic lethality — a new direction in cancerdrug development. *N Engl J Med*. 2009；361(2)：189 – 191.

56　Miller JZR，Barrett B. Directed discovery of novel drug cocktails. Santa Fe Institute Working Paper 05 – 07 – 031；2005.

57　Nelander S，Wang W，Nilsson B，et al. Models from experiments：combinatorial drug perturbations of cancer cells. *Mol Syst Biol*. 2008；4：216.

58　Kimbung S，Biskup E，Johansson I，et al. Co-targeting of the PI3K pathway improves the response of BRCA1 deficient breast cancer cells to PARP1 inhibition. *Cancer Lett*. 2012；319(2)：232 – 241.

59　Flaherty KT，Infante JR，Daud A，et al. Combined BRAF and MEK inhibition in melanoma with BRAF V600 mutations. *N Engl J Med*. 2012；367(18)：1694 – 1703.

60　Vanneman M，Dranoff G. Combining immunotherapy and targeted therapies in cancer treatment. *Nat Rev Cancer*. 2012；12(4)：237 – 251.

61　Boni A，Cogdill AP，Dang P，et al. Selective BRAFV600E inhibition enhances T-cell recognition of melanoma without affecting lymphocyte function. *Cancer Res*. 2010；70(13)：5213 – 5219.

62　Ribas A，Hodi FS，Callahan M，Konto C，Wolchok J. Hepatotoxicity with combination of vemurafenib and ipilimumab. *N Engl J Med*. 2013；368(14)：1365 – 1366.

63　Chakraborty M，Abrams SI，Coleman CN，Camphausen K，Schlom J，Hodge JW. External beam radiation of tumors alters phenotype of tumor cells to render them susceptible to vaccine-mediated T-cell killing. *Cancer Res*. 2004；64(12)：4328 – 4337.

64　Pedersen AE，Buus S，Claesson MH. Treatment of transplanted CT26 tumour with dendritic cell vaccine in combination with blockade of vascular endothelial growth factor receptor 2 and CTLA-4. *Cancer Lett*. 2006；235(2)：229 – 238.

65　Araki K，Turner AP，Shaffer VO，et al. mTOR regulates memory CD8 T-cell differentiation. *Nature*. 2009；460(7251)：108 – 112.

66　Correale P，Botta C，Cusi MG，et al. Cetuximab ＋/－ chemotherapy enhances dendritic cell-mediated phagocytosis of colon cancer cells and ignites a highly efficient colon cancer antigen-specific cytotoxic T-cell response in vitro. *Int J Cancer*. 2012；130(7)：1577 – 1589.

67　Hsu YF，Ajona D，Corrales L，et al. Complement activation mediates cetuximab inhibition of non-small cell lung cancer tumor growth in vivo. *Mol Cancer*. 2010；9：139.

68　Yao S，Zhu Y，Chen L. Advances in targeting cell surface signalling molecules for immune modulation. *Nat Rev Drug Discov*. 2013；12(2)：130 – 146.

69　McNeelDG，SmithHA，Eickhoff JC，et al. Phase Ⅰ trial of tremelimumab in combination with short-term androgen deprivation in patients with PSA-recurrent prostate cancer. *Cancer Immunol Immunother*. 2012；61(7)：1137 – 1147.

70　Wolchok JD，Kluger H，Callahan MK，et al. Nivolumab plus ipilimumab in advanced melanoma. *N Engl J Med*. 2013；369(2)：122 – 133.

71　Jaffee EM，Hruban RH，Biedrzycki B，et al. Novel allogeneic granulocyte-macrophage colony-stimulating factor-secreting tumor vaccine for pancreatic cancer：a phase Ⅰ trial of safety and immune activation. *J Clin Oncol*. 2001；19(1)：145 – 156.

72　Flies DB，Sandler BJ，Sznol M，Chen L. Blockade of the B7-H1/PD-1 pathway for cancer immunotherapy. *Yale J Biol Med*. 2011；84(4)：409 – 421.

73　Wen XF，Yang G，Mao W，et al. HER2 signaling modulates the equilibrium between pro- and antiangiogenic factors via distinct pathways：implications for HER2-targeted antibody therapy. *Oncogene*. 2006；25(52)：6986 – 6996.

74　Weiss WA，Taylor SS，Shokat KM. Recognizing and exploiting differences between RNAi and small-molecule inhibitors. *Nat Chem Biol*. 2007；3(12)：739 – 744.

75　Lehar J，Krueger AS，Avery W，et al. Synergistic drug combinations tend to improve therapeutically relevant selectivity.

Nat Biotechnol. 2009；27(7)：659－666.

76　Molina AM，Feldman DR，Voss MH，et al. Phase 1 trial of everolimus plus sunitinib in patients with metastatic renal cell carcinoma. *Cancer*. 2012；118(7)：1868－1876.

77　Becher OJ，Holland EC. Genetically engineered models have advantages over xenografts for preclinical studies. *Cancer Res*. 2006；66(7)：3355－3358，discussion 8-9.

78　Holbeck SL，Collins JM，Doroshow JH. Analysis of Food and Drug Administration-approved anticancer agents in the NCI60 panel of human tumor cell lines. *Mol Cancer Ther*. 2010；9(5)：1451－1460.

79　Brinks V，Jiskoot W，Schellekens H. Immunogenicity of therapeutic proteins：the use of animal models. *Pharm Res*. 2011；28(10)：2379－2385.

80　Ferrara N，Hillan KJ，Gerber HP，Novotny W. Discovery and development of bevacizumab，an anti-VEGF antibody for treating cancer. *Nat Rev Drug Discov*. 2004；3(5)：391－400.

81　Gerber HP，Kowalski J，Sherman D，Eberhard DA，Ferrara N. Complete inhibition of rhabdomyosarcoma xenograft growth and neovascularization requires blockade of both tumor and host vascular endothelial growth factor. *Cancer Res*. 2000；60(22)：6253－6258.

82　Presta LG，Chen H，O'Connor SJ，et al. Humanization of an antivascular endothelial growth factor monoclonal antibody for the therapy of solid tumors and other disorders. *Cancer Res*. 1997；57(20)：4593－4599.

83　Clark A，Ellis M，Erlichman C，Lutzker S，Zwiebel J. Development of rational drug combinations with investigational targeted agents. *Oncologist*. 2010；15(5)：496－499.

84　Hamberg P，Ratain MJ，Lesaffre E，Verweij J. Dose-escalation models for combination phase Ⅰ trials in oncology. *Eur J Cancer*. 2010；46(16)：2870－2878.

85　Humphrey RW，Brockway-Lunardi LM，Bonk DT，et al. Opportunities and challenges in the development of experimental drug combinations for cancer. *J Natl Cancer Inst*. 2011；103(16)：1222－1226.

86　Seymour L，Ivy SP，Sargent D，et al. The design of phase Ⅱ clinical trials testing cancer therapeutics：consensus recommendations from the clinical trial design task force of the national cancer institute investigational drug steering committee. *Clin Cancer Res*. 2010；16(6)：1764－1769.

87　Shimizu T，Tolcher AW，Papadopoulos KP，et al. The clinical effect of the dual-targeting strategy involving PI3K/AKT/mTOR and RAS/MEK/ERK pathways in patients with advanced cancer. *Clin Cancer Res*. 2012；18(8)：2316－2325.

88　Zhang L，Zhang YD，Zhao P，Huang SM. Predicting drug-drug interactions：an FDA perspective. *Aaps J*. 2009；11(2)：300－306.

89　Aszalos A. Drug-drug interactions affected by the transporter protein，P-glycoprotein（ABCB1，MDR1）I. Preclinical aspects. *Drug Discov Today*. 2007；12(19－20)：833－837.

90　Gomez-Lechon MJ，Donato MT，Castell JV，Jover R. Human hepatocytes in primary culture：the choice to investigate drug metabolism in man. *Curr Drug Metab*. 2004；5(5)：443－462.

91　Hariparsad N，Sane RS，Strom SC，Desai PB. In vitro methods in human drug biotransformation research：implications for cancer chemotherapy. *Toxicol In Vitro*. 2006；20(2)：135－153.

92　Dirks NL，Meibohm B. Population pharmacokinetics of therapeutic monoclonal antibodies. *Clin Pharmacokinet*. 2010；49(10)：633－659.

93　Herbst RS，Johnson DH，Mininberg E，et al. Phase Ⅰ/Ⅱ trial evaluating the anti-vascular endothelial growth factor monoclonal antibody bevacizumab in combination with the HER-1/epidermal growth factor receptor tyrosine kinase inhibitor erlotinib for patients with recurrent non-small-cell lung cancer. *J Clin Oncol*. 2005；23(11)：2544－2555.

94　Huang SM，Zhao H，Lee JI，et al. Therapeutic protein-drug interactions and implications for drug development. *Clin Pharmacol Ther*. 2010；87(4)：497－503.

95　Lee JI，Zhang L，Men AY，Kenna LA，Huang SM. CYP-mediated therapeutic protein-drug interactions：clinical findings，proposed mechanisms and regulatory implications. *Clin Pharmacokinet*. 2010；49(5)：295－310.

96　Schmitt C，Kuhn B，Zhang X，Kivitz AJ，Grange S. Disease—drug-drug interaction involving tocilizumab and simvastatin in patients with rheumatoid arthritis. *Clin Pharmacol Ther*. 2011；89(5)：735－740.

97　Goldman B. For investigational targeted drugs，combination trials pose challenges. *J Natl Cancer Inst*. 2003；95(23)：1744－1746.

98　Lin CC，Calvo E，Papadopoulos KP，et al. Phase Ⅰ study of cetuximab，erlotinib，and bevacizumab in patients with advanced solid tumors. *Cancer Chemother Pharmacol*. 2009；63(6)：1065－1071.

99　Reckamp KL，Krysan K，Morrow JD，et al. A phase Ⅰ trial to determine the optimal biological dose of celecoxib when combined with erlotinib in advanced non-small cell lung cancer. *Clin Cancer Res*. 2006；12(11 Pt 1)：3381－3388.

100　Johnson BE, Jackman D, Janne PA. Rationale for a phase Ⅰ trial of erlotinib and the mammalian target of rapamycin inhibitor everolimus (RAD001) for patients with relapsed non small cell lung cancer. *Clin Cancer Res*. 2007; 13(15 Pt 2): s4628 - s4631.

101　Li T, Christos PJ, Sparano JA, et al. Phase Ⅱ trial of the farnesyltransferase inhibitor tipifarnib plus fulvestrant in hormone receptor-positive metastatic breast cancer: New York Cancer Consortium Trial P6205. *Ann Oncol*. 2009; 20(4): 642 - 647.

102　Cortes J, Quintas-Cardama A, Garcia-Manero G, et al. Phase 1 study of tipifarnib in combination with imatinib for patients with chronic myelogenous leukemia in chronic phase after imatinib failure. *Cancer*. 2007; 110(9): 2000 - 2006.

103　El-Maraghi RH, Eisenhauer EA. Review of phase Ⅱ trial designs used in studies of molecular targeted agents: outcomes and predictors of success in phase Ⅲ. *J Clin Oncol*. 2008; 26(8): 1346 - 1354.

104　Braun TM, Alonzo TA. Beyond the 3 + 3 method: expanded algorithms for dose-escalation in phase Ⅰ oncology trials of two agents. *Clin Trials*. 2011; 8(3): 247 - 259.

105　Xu L, Kikuchi E, Xu C, et al. Combined EGFR/MET or EGFR/HSP90 inhibition is effective in the treatment of lung cancers codriven by mutant EGFR containing T790M and MET. *Cancer Res*. 2012; 72(13): 3302 - 3311.

106　Doroshow JH, Parchment RE. Oncologic phase 0 trials incorporating clinical pharmacodynamics: from concept to patient. *Clin Cancer Res*. 2008; 14(12): 3658 - 3663.

107　Kummar S, Kinders R, Rubinstein L, et al. Compressing drug development timelines in oncology using phase "0" trials. *Nat Rev Cancer*. 2007; 7(2): 131 - 139.

108　Bertelsen BI, Steine SJ, Sandvei R, Molven A, Laerum OD. Molecular analysis of the PI3K-AKT pathway in uterine cervical neoplasia: frequent PIK3CA amplification and AKT phosphorylation. *Int J Cancer*. 2006; 118(8): 1877 - 1883.

109　Levine DA, Bogomolniy F, Yee CJ, et al. Frequent mutation of the PIK3CA gene in ovarian and breast cancers. *Clin Cancer Res*. 2005; 11(8): 2875 - 2878.

110　Samuels Y, Wang Z, Bardelli A, et al. High frequency of mutations of the PIK3CA gene in human cancers. *Science*. 2004; 304(5670): 554.

111　Woodcock J. The prospects for "personalized medicine" in drug development and drug therapy. *Clin Pharmacol Ther*. 2007; 81(2): 164 - 169.

112　Frank R, Hargreaves R. Clinical biomarkers in drug discovery and development. *Nat Rev Drug Discov*. 2003; 2(7): 566 - 580.

113　Peck RW. Driving earlier clinical attrition: if you want to find the needle, burn down the haystack. Considerations for biomarker development. *Drug Discov Today*. 2007; 12(7 - 8): 289 - 294.

114　Tsimberidou AM, Iskander NG, Hong DS, et al. Personalized medicine in a phase Ⅰ clinical trials program: the MD Anderson Cancer Center initiative. *Clin Cancer Res*. 2012; 18(22): 6373 - 6383.

115　Von Hoff DD, Stephenson JJ Jr. , Rosen P, et al. Pilot study usingmolecular profiling of patients' tumors to find potential targets and select treatments for their refractory cancers. *J Clin Oncol*. 2010; 28(33): 4877 - 4883.

116　van der Greef J, Hankemeier T, McBurney RN. Metabolomics-based systems biology and personalized medicine: moving towards n = 1 clinical trials? *Pharmacogenomics*. 2006; 7(7): 1087 - 1094.

117　Verhaak RG, Hoadley KA, Purdom E, et al. Integrated genomic analysis identifies clinically relevant subtypes of glioblastoma characterized by abnormalities in PDGFRA, IDH1, EGFR, and NF1. *Cancer Cell*. 2010; 17(1): 98 - 110.

118　Saidi O, Cordon-Cardo C, Costa J. Technology insight: will systems pathology replace the pathologist? *Nat Clin Pract Urol*. 2007; 4(1): 39 - 45.

119　Sundquist A, Ronaghi M, Tang H, Pevzner P, Batzoglou S. Wholegenome sequencing and assembly with high-throughput, short-read technologies. *PLoS ONE*. 2007; 2(5): e484.

120　Takahashi K, Tanabe K, Ohnuki M, et al. Induction of pluripotent stem cells from adult human fibroblasts by defined factors. *Cell*. 2007; 131(5): 861 - 872.

121　Yu J, Vodyanik MA, Smuga-Otto K, et al. Induced pluripotent stem cell lines derived from human somatic cells. *Science*. 2007; 318(5858): 1917 - 1920.

第 3 章
免疫靶向治疗的原则

Susanne H.C.Baumeister and Glenn Dranoff

谢佳君　译，闫金松　校

概　　述

随着人们熟知抵御病原体会促进免疫系统的进化，肿瘤的天然免疫特性成为多年来大众探讨的主题。然而，在老鼠和人的研究中，大量可靠的证据证明免疫系统对于控制恶性肿瘤具有非常重要的作用。大量的动物研究报告显示 T 细胞不但能抵抗肿瘤，其存在还与患者的总生存率密切相关，如非霍奇金淋巴瘤（NHL）和结肠癌。已完全证实，肿瘤在进化过程中可以形成免疫抑制微环境，这一过程被称为免疫编辑。在这一过程中肿瘤细胞发生免疫逃逸的机制主要是通过干扰抗原提呈、T 细胞的活化以及细胞分化过程，从而使 T 细胞逐渐失去控制。副肿瘤综合征是一种通过自身免疫对抗肿瘤的神经障碍性疾病，并为人体肿瘤免疫监视提供许多有力的证据；黑色素瘤和肾细胞癌，尤其是感染后，自发性消退的现象非常罕见。另外，器官移植后，由于长期受慢性药理免疫抑制的影响，黑色素瘤的发病率大大增加。越来越多临床前期试验及现在的临床经验清楚地认识到，免疫系统在经过复杂精准的改变后可以阻止、控制以及治疗肿瘤。

免疫靶向治疗成功与否取决于对目标抗原的选择以及免疫记忆特异性。有些肿瘤相关抗原（TAA）是肿瘤组织特有的，而不存在于健康组织，往往需要启动免疫系统。这种针对肿瘤的免疫应答对人体是有益的，因为这种应答不可能产生自身免疫性的副作用。还有一些抗原、健康组织可微量合成，而在肿瘤细胞中高度表达。这些抗原很有可能通过阴性选择清除亲和力高的克隆

细胞，并使已存在的记忆 T(Tm)细胞极化到可承受的程度。在这种情况下，有效的免疫治疗需要突破承受度或导入非自身免疫机制。几十年来，免疫治疗作为一种医护标准，其临床应用受到了单克隆抗体（mAb）、细胞因子和骨髓移植的限制，但是当治疗转移性去势抵抗性前列腺癌（mCRPC）的疫苗（sipuleucel - T）以及治疗黑色素瘤的可溶性 CTLA - 4 单克隆抗体疫苗首次通过美国 FDA 批准后，如今恶性肿瘤免疫治疗正在进入一个新纪元（表 3.1）。

表 3.1　目前批准的肿瘤免疫疗法概述

已批准的免疫疗法	治 疗 指 针
治疗疫苗	
sipuleucel - T	前列腺癌
预防疫苗	
乙肝疫苗	肝癌
人乳头瘤病毒疫苗	宫颈癌
细胞治疗	
异基因造血干细胞移植	白血病
供者淋巴细胞输注	白血病
单克隆抗体	
利妥昔单抗	非霍奇金淋巴瘤，慢性淋巴细胞白血病
曲妥珠单抗	乳腺癌
吉妥单抗	急性髓系白血病
阿仑单抗	慢性淋巴细胞白血病
^{90}Y - 替伊莫单抗	非霍奇金淋巴瘤
^{131}I - 托西莫单抗	非霍奇金淋巴瘤
西妥昔单抗	结直肠癌
贝伐珠单抗	结直肠癌，肺癌
帕尼单抗	结直肠癌
奥法木单抗	慢性淋巴细胞白血病
伊匹木单抗	黑色素瘤
布妥昔单抗	霍奇金淋巴瘤，间变性大细胞淋巴瘤

续　表

已批准的免疫疗法	治　疗　指　针
细胞因子	
α 干扰素	黑色素瘤,肾细胞癌
白细胞介素-2	黑色素瘤,肾细胞癌
肿瘤坏死因子-α	黑色素瘤,软组织肉瘤

免疫治疗原则

造血干细胞移植

异基因造血干细胞移植(HSCT)是针对许多血液恶性肿瘤成熟有效的疗法。在传统的 HSCT 中,患者进行全身或非全身放射性清髓预备化疗,消除残余的肿瘤细胞,抑制宿主的免疫系统,以期预防供体造血干细胞(HSC)产生排斥。在移植物抗白血病(GVL)过程中,预处理方案重建免疫和免疫识别系统对抗残留的肿瘤细胞,对于彻底消除肿瘤细胞,进行长期治疗,都是至关重要的。经过对 92 名 CML 患者的 bcr/abl 融合基因通过聚合酶链式反应(PCR)进行评估,在移植手术后的 6 个月内,80% 的患者仍可检测到 bcr/abl 融合基因。移植手术后 6～12 个月内,接受 T 细胞衰减移植手术的患者,88% PCR 呈阳性,相较而言,接受传统的骨髓移植方案的患者,仅 30% 呈阳性。与之相反,患者自身的免疫细胞,供体细胞对肿瘤细胞零容忍,且可能通过 TAA 和次要组织相容性抗原(mHA)来识别肿瘤细胞。受体和供体通常是根据 6 号染色体上的主要组织相容性复合体(MHC)的轨迹进行配对的,而人类基因中可能发生的遗传多态性可对 mHA 的免疫识别进行编码。临床上最初提出 GVL 的报道证实,同源干细胞的受体比人类白细胞抗原(HLA)配对的异源性受体更易复发移植物抗宿主病(GVHD)。此后的大量临床文献证实经历过 GVHD 的患者复发的可能性更小,同时白血病也会因 GVHD 的恶化而得到一定的缓解,而停用抗 GVHD 的免疫抑制药物和去除 T 细胞移植治疗会导致更高的疾病复发率。根据这些发现,Kolb 等首次提出无须任何放化疗的供体淋巴细胞输注法可以有效缓解 HSCT 导致的复发性 CML。此外,降低非清髓性移植强度的预处理方案被广泛应用,尤其应用于不适合用药的患者。这些方案可促进供体干细胞的移植,但这取决于供体免疫细胞是否会消除受体正常干细胞和肿瘤细胞。

然而,GVL 通常在 GVHD 时产生最强烈的效应。研究人员致力于阐明 GVL 发生的免疫学机制,靶向探索 GVL 的有利效应,降低 GVHD 相关的发病与致死率。GVL 和 GVHD 各自的抗原在自然表达和组织特异表达中的区别是至关重要的。正如最近进行的 I 期试验所示,特定的 T 细胞可以对 mHA 进行过继转移,但是 mHA 在肿瘤和造血细胞中的特异性表达对有利毒性方面的研究至关重要。基因组学方法有助于识别先前未知的 mHA,并把这些作为研究目标。还有一个相关领域涉及同种异基因反应性自然杀伤细胞(NK 细胞)的作用,这种细胞可以调节 GVL 对髓系白血病的影响,但奇怪的是它并不会引发 GVHD。自然杀伤(NK)细胞可以抑制杀伤细胞免疫球蛋白样受体(KIR),阻止 NK 细胞攻击自体的 MHC-I$^+$类细胞。当具有抑制性的 KIR 没有遇上 HLA I 类等位基因,NK 细胞就会发生同种异体反应。这正被用于研究单倍体相合 HSCT,在这个过程中,当 HLA I 发生错配时可能导致 KIR 的错配。但是,Ruggeri 等的首次临床报道结果并不能被其他团队重复,其部分原因可能与研究中对 KIR 不匹配的不同定义有关。随着人们对 NK 细胞受体类型的了解越发深入,NK 细胞调节 GVL 的概念变得愈发引人注目。目前许多临床试验对异源反应性 NK 细胞进行研究,包括单倍体相合造血干细胞移植(NCT00145626)和自体造血干细胞移植后异源反应性 NK 细胞输注治疗淋巴瘤(NCT00330166)或者神经母细胞瘤(NCT00698009)两方面进行研究。

疫苗

通过接种疫苗来预防传染病是医学史上一次伟大的成功,事实上疫苗也能抵抗致癌病毒,有效地预防某些癌症的发生。据美国疾病预防控制中心（The Centres for Disease Control and Prevention）估计，每年新增约 2 600 例由人乳头瘤病毒（HPV）引起的宫颈癌。2007 年四价 HPV 的成功面世对公共卫生来说具有十分重大的意义，目前这个疫苗正在青少年中推广使用。乙型肝炎病毒疫苗接种的有效性也已被证实，它可以有效地预防肝癌。相较于运用疫苗控制慢性病毒引起的感染，实现治疗性癌症疫苗更具挑战性，因为这种疫苗必须克服肿瘤固有的免疫耐受性。然而，有研究发现患者可以针对肿瘤表达的抗原产生 CD8$^+$ 和 CD4$^+$ T 细胞，由此可以得出结论，治疗性癌症疫苗可以增强固有的免疫应答，同时还可能引发新的免疫应答。

树突状细胞（DC）的疫苗接种策略得以发展是由于 DC 在整个适应性免疫应答过程中的重要作用。在稳态条件下，未成熟的 DC 具有迁移抗原的能力。成熟的 DC 依据自身亚型，通过模式识别受体接收的信号以及固有的成熟信号启动免疫应答。它们可以引起一系列的免疫应答，包括 CD8$^+$ T 细胞免疫应答，CD4$^+$ Th1$^-$、Th2$^-$、Th17$^-$、滤泡辅助 T 细胞或调节 T 细胞（Treg）的免疫应答。在缺少成熟信号的情况下，未成熟 DC 抗原呈递会诱发免疫耐受。在设计树突状细胞疫苗时，考虑树突状细胞的生物复杂性至关重要。DC 呈递肿瘤抗原，提供成熟信号，在体内、体外都可以发生。由于 DC 在外周血中的含量少，可以在体外用不同的细胞因子组合，把单核细胞培养成 DC［最常见的是用 GM-CSF 和白细胞介素（IL）-4 培养出 DC］，然后利用这些 DC 培养出想要的抗原。经过十年多的临床测试，作者发现这些组合是安全的，而且可以增加肿瘤特异性的 CD4$^+$ 和 CD8$^+$ T 细胞的循环，在某些患者体内还会产生特异的持久免疫应答。尤其是 sipuleucel-T，这种疫苗富含 APC，在培养时加入前列腺酸性磷酸酶（PAP）和 GM-CSF 重组融合蛋白。Ⅲ 期试验已证明，这种疫苗可以用来延长转移性前列腺癌患者的平均寿命，并且成为首个得到美国 FDA 批准的肿瘤疫苗。还有一种途径是把体内的 DC 作为对象，通过将筛选出的抗原融合到相应的抗体后，直接抑制 DC 的表面受体来实现，这种途径

已被证明可以引起肿瘤特异性 CD4$^+$ 和 CD8$^+$ T 细胞的免疫应答。DC 受体的靶向选择在一定程度上决定了所引起的免疫应答，因为不同的 DC 受体引起和极化出不同的免疫应答。由这些抗体引起的一些 DC 受体的结合同样也会产生活化信号，这能有效避免 T 细胞无效能反应。事实上，疫苗的辅助成分（甚至非 DC 的疫苗）是通过催熟 DC 来进行初步治疗的。

由于对免疫机制和 DC 作用的认知不足，早先许多试验的失败都是由于在用短肽疫苗治疗时缺少有效的佐药。根据药动学，短肽可能很快就被清除，并且在缺少能有效催熟 DC 佐药的情况下，增强其耐受性而降低其免疫性。然而，与单独使用 IL-2 相比，把来源于黑素细胞分化抗原 gp100 的短肽和 IL-2 联用，可以增强肿瘤的免疫应答，延长患者无疾病生存期。还有一种可能的方法涉及的多肽较长（大约 20 个碱基），这种方法虽然要求对 DC 进行深度处理，但是与那些适用于未编辑的 MHC Ⅰ 型抗原结合小沟的短肽（10～12 个碱基）相比，更有可能针对多种类的抗原，引起 CD8$^+$ 和 CD4$^+$ 淋巴细胞免疫应答。有一种用以对抗人乳头瘤病毒-16（HPV-16）癌蛋白的长肽疫苗，加入了不完全的 Freund 佐剂，在 Ⅱ 期试验中，对外阴上皮内瘤变的患者疗效显著，包括完全免疫应答。这些有利的结果可能反映出免疫选择病毒基因产物的作用，这些产物可能更容易被宿主视为外来物。与之相反，来源于 p53（一种在许多肿瘤中突变的肿瘤抑制因子）的长肽疫苗，通过乳状佐药蒙特耐得（montanide）呈递治疗进展期卵巢癌患者，肿瘤未见消退，这突显了细胞的自身耐受性，因此进一步优化这些方案是十分必要的。

考虑到 DC 的广泛抗原表位，作者正在研发全长蛋白疫苗。目前为止，已有许多目标疫苗开发成功，其中很大一部分属于睾丸癌抗原。这些抗原是由大量肿瘤细胞在睾丸或胎盘的免疫豁免环境中产生，而不存在于健康的细胞中。临床试验已经证实 MAGE-A3 和 NY-ESO-1 这两种睾丸癌抗原的疗效。在 Ⅰ 期和 Ⅱ 期试验中，混合型 MAGE-A3 重组蛋白或多肽疫苗应用于治

疗黑色素瘤和非小细胞肺癌,证明了抗癌抗生素 B 和 T 细胞免疫应答的有效性、接种疫苗后肿瘤特异性细胞的持久性,以及临床效果的可观性。MAGRIT Ⅲ 期临床随机试验正在 2 500 多名患者中进行。这项试验是在 HLA - A2 阳性的 NSCLC 患者中利用重组融合蛋白编码的 MAGE - A3,同时配合由 Toll 样受体(TLR)4 和 TLR9 激活剂联合皂苷/脂质 - A 乳剂混合而成的 ASO2B 佐药。

全细胞疫苗具有包含广泛肿瘤抗原(包括突变蛋白)的优势。一项 173 例各种实体肿瘤患者接受免疫治疗试验的荟萃分析结果表明,与分子肿瘤抗原相比,全肿瘤疫苗的应答虽然弱,但具有非常强的针对性。全肿瘤细胞可分泌 GM - CSF,注射肿瘤细胞疫苗(GVAX)前先接受辐照,这已是临床发展达到的最高点。GVAX 在转移性黑色素瘤、非小细胞癌、肾细胞癌、前列腺癌、卵巢癌、多发性骨髓瘤(MM)以及髓系白血病中进行了部分临床 Ⅰ 期试验。在最初的研究中,自体肿瘤细胞通过逆转病毒或腺病毒基因感染来分泌 GM - CSF,还有包括对同种异体肿瘤细胞稳定感染编码 GM - CSF 的质粒,或者将常规分泌 GM - CSF 的 K562 细胞与自体肿瘤细胞融合等其他途径。这些早期试验不足以评估临床终点,但却一致表明免疫细胞能够浸润接种疫苗的生物活性,瘤内 CD4$^+$ 和 CD8$^+$ 淋巴细胞和浆细胞的大量浸润可以导致肿瘤广泛坏死。尽管在以前的试验中,一些患者接种 GVAX 的效果令人满意,但是在一项治疗前列腺癌 Ⅲ 期试验中,使用同种异体肿瘤细胞作为免疫原的临床效果并不理想,表明使用自体肿瘤细胞,或联合其他免疫调节疗法可能才是最有效的方法。进行连续免疫疗法前对接种 GVAX 1~4 个月的患者注射抗 CTLA - 4 - mAb 抗体,会诱发转移性黑色素瘤最小限度的毒性反应。肿瘤坏死与肿瘤浸润 T 细胞中的 CD8$^+$/FoxP3$^+$ 比例密切相关,表明连续疗法的潜在治疗机制可诱发细胞毒性淋巴细胞,并造成免疫抑制的缺失。一项最近 mCRPC 的 Ⅰ 期试验证明,将同种异体肿瘤疫苗与伊匹木单抗联合使用安全可行,同时可引起患者的免疫活化,降低患者的前列

腺特异性抗原。此外,同种异体骨髓移植后早期使用 GVAX 被证明是安全的且具有免疫原性。有趣的是,一些长期反应表明可溶性 NK 细胞受体 2D 抗体(NKG2D)水平显著降低,NKG2D 在细胞毒性淋巴细胞的表达正常,同时这也意味着 GVL 作用的加强。

个体基因型疫苗同样备受关注。特异性免疫球蛋白作用于大部分恶性 B 细胞表面,是一种可作为治疗性疫苗的患者和肿瘤特异性的抗原。在一项 Ⅲ 期试验表明,将个体基因型疫苗结合 KLH 并与 GM - CSF(BiovaxID)联用可延长无进展生存期;然而,其他的一些试验并没有证实这些结果,这可能与疫苗生产和病患选择的差异有关。

还有一种接种疫苗的方法是利用病毒载体编码肿瘤抗原,因为针对病毒疫苗的强烈免疫应答能增加肿瘤抗原活性。有一项类似的 Ⅱ 期试验,PROSTVAC,涉及最早接种的重组痘苗病毒,重组痘苗病毒编码的 PSA 与协同刺激和黏附分子一起试图将受感染的细胞替代抗原递呈细胞。其后,类似的鸡痘病毒载体也应用于加强免疫。为了进一步加强免疫刺激,GM - CSF 载体用于协助治疗。这项试验表明,这种治疗可以将总生存期延长至 25.1 个月,而只提供生理盐水和空载体的对照组,总生存期只有 16.6 个月。基于这些鼓舞人心的结果,相关的 Ⅲ 期试验已经启动。

抗体免疫疗法

早在一个世纪以前,Paul Ehrlich 就提出了抗原由病原体表达、肿瘤细胞由抗体表达的概念,这一概念使经济、可行及有效的免疫疗法成为现实更具潜力。然而,大部分基于抗体的免疫疗法依赖于抗体对肿瘤细胞优先表达的表面抗原的识别,其他则是通过破坏负性调节和生存信号通路以及阻碍配体-受体介导的生长来干扰肿瘤细胞的生长。免疫疗法还有一个重要机制,即通过抗体的 Fc 段招募固有的效应蛋白对抗肿瘤细胞,引起依赖抗体的细胞毒性(ADCC)、补体依赖的细胞毒性(CMC)以及抗体依赖性吞噬作用(ADCP)。

通过 ADCP 途径,抗体可以诱发抗原提呈细胞,如 DC 或巨噬细胞摄取、处理以及呈递各种肿瘤成分(不仅仅是抗体靶向抗原)到 MHC 上这些抗原,同时引起 CD4$^+$ 与 CD8$^+$ T 细胞的免疫应答。这种可以引起体液和细胞免疫记忆的现象被称为"免疫效应",因为治疗性抗体不仅能够促使肿瘤细胞死亡,而且具有像疫苗一样抑制肿瘤的效应。临床试验已经表明,这与实体瘤和淋巴瘤有关。然而,传统抗体不能直接引起 T 细胞免疫。开发双特异性抗体(bsAb),在肿瘤细胞位点直接招募激活 T 细胞是一种有前景的治疗方法。bsAb 的

演变过程将在下文描述;而其基本概念是 bsAb 不仅能针对肿瘤抗原,对 CD3 同样有作用,因此可以激活 T 细胞(图 3.1)。

靶向肿瘤相关抗原的抗体疗法

非结合抗体。利妥昔单抗是一种遗传改造的嵌合鼠抗人 CD20 单克隆抗体,它是首个被批准用于治疗癌症的单克隆抗体,现如今美国和欧洲已批准,利妥昔单抗是 CD20$^+$ NHL[弥漫性大 B 细胞淋巴瘤(DLBCL)和滤泡性淋巴瘤(FL)]和慢性淋巴细胞白血病治疗方案的组成部分。鼠源性利妥昔单抗 Fab 段与高亲和力的结合肿瘤细

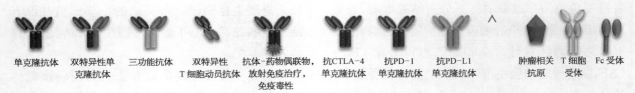

单克隆抗体　双特异性单　三功能抗体　双特异性　抗体-药物偶联物,　抗CTLA-4　抗PD-1　抗PD-L1　　肿瘤相关　T 细胞　Fc 受体
　　　　　　克隆抗体　　　　　　T 细胞动员抗体　放射免疫治疗,　单克隆抗体　单克隆抗体　单克隆抗体　　抗原　　受体
　　　　　　　　　　　　　　　　　　　　　　　免疫毒性

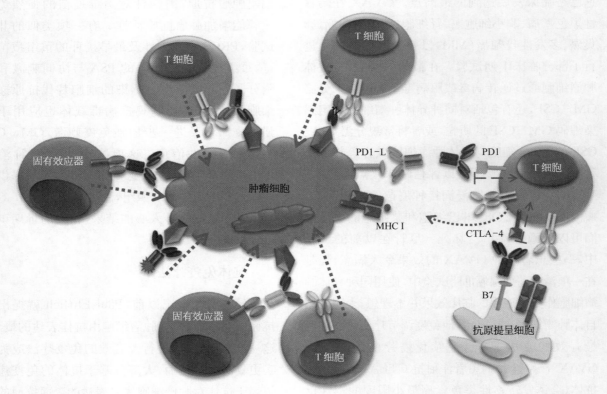

图 3.1　抗体免疫疗法(见彩插)。 许多代单抗被开发出来用于治疗癌症。非结合单抗与目标结合后通过单抗 Fc 段吸引自然杀伤细胞、巨噬细胞、树突状细胞以及可溶补体成分。这些效应因子发挥功能包括依赖抗体的细胞毒性(ADCC)、补体依赖的细胞毒性(CMC,图中没有描述)、抗体依赖性吞噬作用(ADCP,图中没有描述)。双特异性单克隆抗体和双特异性 T 细胞动员抗体被改造用于结合肿瘤相关抗原与细胞毒性淋巴细胞(CTL)上的 CD3 分子,因此激活细胞毒性淋巴细胞对抗肿瘤,且不依赖于 T 细胞受体的特异性。三功能抗体通过 Fc 受体招募自然杀伤细胞和巨噬细胞。免疫结合,比如抗体-药物偶联物放射免疫治疗(RIT),免疫毒素,依赖抗体酶前体药物治疗(ADEPT)直接将毒性试剂输送到靶细胞,拮抗 CTLA-4、PD-1 或 PD-1 配体(PD-L1)的单抗阻止配体受体结合,否则这些信号抑制 T 细胞,因此 T 细胞细胞毒性功能能正常发挥

胞 CD20 分子,而人源化 Fc 段与肿瘤细胞 Fc 受体、单核细胞 Fc 受体、NK 细胞受体以及粒细胞 Fc 受体结合交叉反应。尽管利妥昔单抗表现出能够诱导凋亡,包括使耐药淋巴瘤细胞的敏感和对 Fc 段非依赖的 Fas 配体诱导的凋亡,然而利妥昔单抗介导细胞毒性机制的假设是通过 ADCC 和 CMC 作用实现的。这种协同作用指导临床实践中应用联合化疗方案。有学者认为,利妥昔单抗除了其细胞毒性效应外,可能有类似疫苗的效果,导致 T 细胞激活和抗淋巴瘤的免疫反应。还有一种有效的非结合抗体已应用于治疗高风险的成神经细胞瘤,在多手段治疗之后使用抗肿瘤相关的双唾液酸神经节苷脂 GD2 抗体联合 IL - 2、GM - CSF 和异维 A 酸,与单独使用异维 A 酸相比,能够提高无事件生存率和总生存率。

双特异性抗体。Staerz 等首次运用双特异性抗体激活细胞毒性 T 细胞溶解肿瘤细胞的概念。虽然这些载体逐渐变得更加复杂,但是可以同时特异性靶向 CD3⁺ 和另外一个感兴趣的表面抗原。超过 10 种 BiTE 抗体的载体靶向包括 CD19、上皮细胞黏附分子(EpCAM)、HER2/neu、EGFR、CEA、CD33、EphA2 和 MCSP。BiTE 抗体与其他双特异性抗体的主要区别是在皮摩尔范围内效果仍然明显,在低 E∶T 比例时能激活 T 细胞,支持 T 细胞连续裂解。传统的 EGFR 拮抗抗体如西妥昔单抗通过 FcR 介导 ADCC 的效应,似乎是通过有效抑制 EFGR 实现的,分析结果显示 *KRAS* 与 *BRAF* 基因突变的患者总生存率并未增加。在 *KRAS* 突变的结直肠癌细胞系中,EGFR - BiTE 抗体通过结合 CD3 激活 T 细胞裂解肿瘤细胞。上皮细胞黏附分子经常表达于腺癌或某些鳞状细胞癌以及肿瘤干细胞中。MT110 和 EpCAM BiTE 正在肺癌、胃肠癌、乳腺癌、卵巢癌和前列腺癌(NCT00635596)中进行临床Ⅰ期试验。博纳吐单抗(blinatumomab)是 CD19 的 BiTE 抗体,在急性 B 淋巴细胞白血病前期(pre - B - ALL)和晚期 NHL 患者的临床Ⅱ期试验中获得了振奋人心的效果,最大限度地消除疾病。

三功能抗体是 bsAb 的变体,能够特异识别感兴趣的表面抗原,并通过 CD3 激活 T 细胞,此外,它还可以通过 Fc 受体激活 NK 细胞和巨噬细胞。卡妥索单抗是一种抵抗 EpCAM 的三功能抗体,能有效地杀死体内外肿瘤细胞,并诱发保护性免疫,这很可能是通过记忆 T 细胞实现的。随着在临床Ⅱ/Ⅲ期试验的成功应用,2009 年欧洲已批准卡妥索单抗应用于治疗不同 EpCAM⁺ 腹部肿瘤的恶性腹水。其他三功能抗体正在进行Ⅰ/Ⅱ期临床试验,如 CD20⁻ 三功能抗体,在进行同种异体 HSCT 移植后,将之与 DLI 结合应用于治疗 B 细胞淋巴瘤(NCT01138579)。厄妥索单抗是一种对抗 HER2/neu 的三功能抗体,用于治疗晚期乳腺癌和其他 HER2/neu 阳性晚期实体瘤(NCT01569412)。抗 GD2 的三功能抗体目前已应用于动物成神经细胞瘤的治疗试验中。

已有许多技术能创造最优化的双特异性单抗:在轻链补偿决定区(CDR)发生随机突变后,针对第二抗原的亲和力系统分析,母源抗体用两个完全相同的 Fab 段创造了两种不同的 bsAb,分别为 VEGFA 和 HER2 或者 EGFR 和 HER3,相比于母源抗体,第二抗原更具亲和力。CovX - Body 技术融合了两种多肽的药效基团,并用已知的 Fc 功能将这个复合体与普通抗体相结合。这使得高效、重复和特定的创造双特异性抗体成为现实。CVX - 241 是一种靶向血管生成配体 VEGFA 和 Ang2 的 CovX - Body,证实在乳腺癌和皮肤癌异种移植动物模型中联合化疗药物伊立替康能显著抑制肿瘤细胞生长,并已在Ⅰ期的临床试验(NCT01004822)中得到验证。基于来源于两种不同抗体间可变区的联系,有两种途径可供选择。其中一种这样的抗体是靶向 HER2 和 HER3 的 MM - 111,目前正在Ⅰ期中进行试验(NCT00911898)。

毒素标记抗体。考虑到靶向 TAA 的单抗可能把细胞毒素药物直接呈递到肿瘤细胞,因此各种各样的免疫偶联物得以开发。在这个迭代过程中,单抗与放射性核素(放射免疫治疗,RIT)、药品(抗体-药物偶联物)、毒素(免疫毒素)和酶(抗体-导向酶前药疗法,ADEPT)相结合,促进细胞毒素单抗在目标细胞中的效应。FDA 最近批准的三种免疫偶联物都用于治疗恶性血液病,两种靶向 CD20 的 RIT 也已获 FDA 批准,其中一种 RIT[90]Y-替伊莫单抗于 2002 年获得首次批准,目前已被批准应用于治疗滤泡 NHL、复发性或难治性低度恶性 NHL。[131]I-托西莫单抗是另一种 RIT,于 2003 年获得 FDA 的批准,目前用于治疗 CD20[+] 的复发性或难治性滤泡 NHL 或转型 NHL。

BL22 是临床学上最先进的免疫毒素,是一种改良的假单胞菌外毒素,直接抵抗 CD22。在 Ⅱ 期试验中,BL22 对毛细胞白血病的治疗表现出了极大的潜力。布妥昔单抗(brentuximab)是一种极具潜力的新型免疫偶联物,含抗有丝分裂药—甲基澳瑞他汀 E(MMAE),并且靶向 CD30。布妥昔单抗在复发性霍奇金淋巴瘤(HL)或难治性 HL 和间变性大细胞淋巴瘤(ALCL)的治疗中取得了显著成果,且可安全有效地运用于接受自体 HSCT 治疗后的患者身上。这一结果促使布妥昔单抗很快得到 FDA 批准,用于治疗 HL 和 ALCL。Ⅱ 期试验(NCT01461538 和 NCT01421667)正在测试布妥昔单抗治疗其他表达 CD30[+] 恶性肿瘤的效果。此外,许多的临床试验正在测试布妥昔单抗在联合其他化疗药物治疗中,作为一线药物的安全性和有效性(NCT01060904)。布妥昔单抗还可能对 GVHD 患者有一定的疗效(NCT01596218)。

调整调控通路

生理条件下,在调整 T 细胞免疫应答的持续时间和持续范围内,保护自身免疫的同时,维持共刺激信号与抑制信号(即免疫检查点)的平衡,对激活有效的 T 细胞至关重要。这些检查点包括 T 细胞上调的抑制信号受体,如 CTLA-4 和程序性死亡蛋白-1(PD-1)。然而,免疫编辑过程中可能会出现调节异常的现象,因此在肿瘤微环境中肿瘤细胞或非转化细胞的抑制配体和受体经常过度表达。因为许多免疫检查点受配体-受体交互作用的调控,所以单抗有可能妨碍其抑制功能。与上文介绍的 TAA-特异性单抗不同,这些单抗靶向的是淋巴细胞受体及其配体而非肿瘤,从而释放它们潜在的抗肿瘤活性。

CTLA-4 是第一个临床靶向抑制受体。CTLA-4 在激活的 T 细胞中表达上调,通过各种机制与树突状细胞 B7 受体结合,抑制 T 细胞的活性。尽管 CTLA-4 是由 CD8[+] T 淋巴细胞表达的,但其主要的生理学影响是抑制 CD4[+] 辅助 T 细胞活性和激活调节性 T 细胞。考虑到调节性 T 细胞是叉头状转录因子 FoxP3 的靶基因,从根本上来讲 CTLA-4 表达于调节性 T 细胞。虽然 CTLA-4 增强调节性 T 细胞功能的机制还不明确,但大量的研究已证实,在肿瘤微环境中效应 T 细胞和调节 T 细胞的比例,对控制肿瘤十分重要且与最终结果相关。

Allison 和她的同事提出,在临床前模型中使用单一的抗 CTLA-4 的单抗来治疗免疫性肿瘤可以实现有效的肿瘤缓解。免疫性差的肿瘤不会对抗 CTLA-4 的单抗产生免疫应答,但若将其与 GVAX 联用,便可实现有效的肿瘤缓解。基于这些结果,两种完全人源化的抗 CTLA-4 单抗,伊匹木单抗和曲美母单抗于 2000 年进入了 Ⅰ 期临床试验,难治性转移性黑色素瘤患者同时接种 GVAX 或者 gp100 肽疫苗的客观反应率约为 10%。首次 Ⅲ 期试验将曲美母单抗和氮烯唑胺联用,与单独使用氮烯唑胺相比,两者并没有什么差别。之后的一项试验将伊匹木单抗和氮烯唑胺联用的效果与氮烯唑胺和安慰剂联用相比,前者的疗效更显著。第一次 Ⅲ 期试验表明在随机试验中无论是单独使用伊匹木单抗还是将其与 gp100 肽疫苗联用,伊匹木单抗是第一个影响黑色素瘤患者存活期的药。更重要的是,高达 30% 的患者产生了严重的免疫副作用,最常见的是结肠炎,这与免疫应答有一定的关系。虽然会产生一些持久的或不可逆的副作用如下垂体炎,但是通过使用类固醇以及阻断肿瘤因子坏死来进行仔细的临床处理可以改善患者的总生存率和死亡率。尽管激素替代疗法更容易实施,作者却更倾向于这种疗法。2011 年伊匹木单抗经 FDA 批准,已成为治疗晚期黑色素瘤的一线或二线药物。关于伊匹木单抗应用于治疗前列腺癌的 Ⅱ 期试验正在进行,这些试验涉及单独使用伊匹木单抗(NCT01498978)、与 GM-CSF(NCT01530984)联合使用以及与雄激素阻断疗法联用(NCT01377389、NCT00170157)。其他临床试验正在评估伊匹木单抗与 BRAF 抑制剂维罗非尼(NCT01400451)和抗 VEGF

单抗贝伐珠单抗（NCT00790010）联用时治疗黑色素瘤的效果，以及伊匹木单抗联合化疗方案在 NSCLC 及其他实体瘤（NCT01331525、NCT01473940）中的作用。

还有一种重要的免疫检查点是 PD-1。PD-1 表达于活化的 T 细胞、B 细胞和 NK 细胞。PD-1 与其配体程序性死亡蛋白配体-1（PD-L1）或程序性死亡蛋白配体-2（PD-L2）结合后，T 细胞活化相关的激酶作用被抑制。然而，与 CTLA-4 类似，PD-1 也表达于调节性 T 细胞，这种 PD-1 与其配体结合促进增殖。鉴于 CTLA-4 在 T 细胞活化时调节淋巴器官的免疫应答，PD-1 同样限制周边组织 T 细胞的活性。大量报道证明，PD-1 配体通常在介导免疫抵抗的各类恶性肿瘤细胞表面表达上调，这一现象同样也发生在肿瘤微环境中的骨髓细胞上。相反地，肿瘤浸润性淋巴细胞增加了 PD-1 的表达，虽然这在某种程度上是由于肿瘤微环境中有调节性 T 细胞。在一些老鼠模型的研究中表明抑制 PD-1 或它的配体可以增强抗肿瘤免疫，提示这是一种相对于 CTLA-4 更安全的策略，因为 PD-1、PD-L1 和 PD-L2 基因敲除小鼠表型更加温和。目前，针对抗 PD-1 单抗治疗的临床试验越来越多。第一次 I 期临床试验将完全人源化的抗 PD-1 单抗用于治疗实体瘤患者，取得了非常不错的效果，其中包括一次完全免疫应答。最新的一项 I 期试验评估一种抗 PD-1 单抗在晚期黑色素瘤、NSCLC、前列腺癌、肾细胞癌或结直肠癌患者的效果，评估结果显示 PD-L1[+] 的肿瘤患者有 36% 的客观应答率，这种免疫应答是持久且安全的，与伊匹木单抗产生的免疫应答相差无几。同时，一个关于抗 PD-1 配体单抗的多中心 I 期试验结果显示，6%～17% 的客观免疫应答依赖于潜在的恶性肿瘤（不考虑 PD-L1 的表达）。一些阻断 PD-1 治疗各种恶性肿瘤的 I 期和 II 期试验正在进行，不管是单独使用抗 PD-1 单抗（NCT01354431）、与伊匹木单抗（NCT01024231）或 gp100-、MART-1-、NY-ESO-1-肽疫苗（NCT01176461）联用，还是和其他化疗药物联用的试验（NCT01176461）。还有一些免疫检验点分子正在成为肿瘤治疗中的

备选分子，比如 LAG3、2B4、BTLA、TIM3、A2aR 和 KIR。还有一个在早期试验中评估的治疗靶点是刺激协同刺激通路，比如 41BB（CD137）或 ICOS。

T 细胞免疫疗法

首次发现淋巴细胞能够清除肿瘤细胞是在转移性黑色素瘤上，因为 T 细胞因子 IL-2 可以介导 15% 的患者产生免疫应答，目前已获得 FDA 批准。此外，肿瘤浸润性淋巴细胞（TIL）可以被分离出来，扩增并过继转输回患者体内。在 TIL 输注前对选定的患者进行非清髓性化疗和 12 Gy 全身照射治疗，患者临床免疫应答率达到 72%，包括 40% 的完全免疫应答。然而，并不是所有患者都有 TIL。基于这个限制，Morgan 等提出一种从转移性黑色素瘤患者的 TIL 中克隆出编码识别 TAA MART-1 的 TCR 的 α、β 链基因的方法，通过这种 TIL 治疗，患者几乎能够完全缓解。利用反转录病毒感染已部分匹配 HLA 的转移性黑色素瘤患者的 T 细胞进而表达抗 MART-1 TCR。如果患者体内存在大量循环工程 T 细胞，就能观察到转移性黑色素瘤损伤恢复。

另外一种使用更广泛的方法，它不依赖于 HLA 的类型，而是使用嵌合抗原受体（CAR）T 细胞。这种方法由 Eshhar 和他的同事们首先提出，把肿瘤特异性抗体或其他识别目标 TAA 的胞外结构域连接到胞内信号结构域，可以根据胞外结构域激活 T 细胞。一旦 T 细胞表达 CAR，它们就能特异性识别 TAA（图 3.2）。CAR 通过 HLA 非依赖的方式识别肿瘤抗原，具有很多优势：首先，它不需要匹配 HLA 并能通过不同 CAR 的载体转染患者 T 细胞进而产生大量的 CAR 广泛应用于临床治疗。其次，CAR 不依赖于 MHC 分子识别 TAA，因此 CAR+T 细胞能在免疫抑制的肿瘤微环境中攻击肿瘤细胞，而 MHC 下调是逃逸的主要机制。CAR+T 细胞改造自患者的自体 T 细胞，最新的方法致力于创造"通用的"同种异体 T 细胞，消除体内的 TCR（它们会介导同种异体环境下的 GVHD），保留 CAR 对肿瘤抗原的特异性。

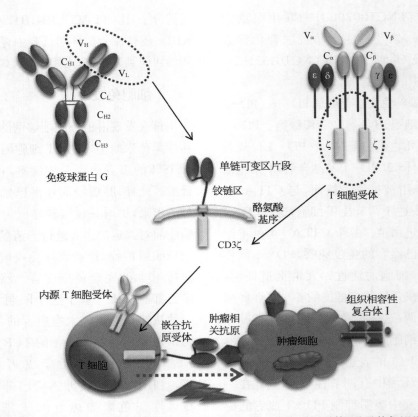

图3.2　嵌合抗原受体(CAR)T细胞(见彩插)。 T细胞能够被转导表达嵌合抗原受体,赋予他们识别特异肿瘤相关抗原的能力。尽管CAR已经发展了很多代,但目前通常还是由识别肿瘤相关抗原的单克隆抗体的单链可变区片段(sFcv)连接到酪氨酸激活免疫受体(ITAM),比如CD3ζ链。通常还会添加细胞内共刺激结构域(图中没有描述)。CAR+T细胞能够识别肿瘤相关抗原且不依赖于MHC呈递,与肿瘤相关抗原结合就能使之激活

目前CAR已经开发了很多。第一代CAR主要是胞外单链可变区基因片段(scFv)组成的单抗和由CD3ζ链与少量FcεRIγ组成胞内免疫受体酪氨酸激活基序(ITAM)。这种CAR呈递"信号1"导致T细胞激活,靶向细胞裂解以及分泌适量IL-2,同时具有体内抗肿瘤功能,而生理条件下"信号2"的缺失会导致T细胞失效。因此,第二代CAR包含了胞内共刺激信号结构域,比如CD28、ICOS或一种TNFR成员(4-1BB或OX40),用以模仿生理状态下T细胞的激活,促进T细胞增殖和IL-2合成以及表达抗凋亡蛋白Bcl-xL。共刺激分子的选择十分重要,数量多并不意味着效果好。与CD28结构域相比,4-1BB信号结构域激活IL-2和TNF-α的能力较低,但是这可能有助于维持临床活性,减少发生细胞素风暴的风险。此外,考虑到大剂量IL-2的使用会引起CAR+T细胞中调节性T细胞的抑制作用,IL-2减少或许是有益的。

针对肿瘤多样化,CAR的发展也是多种多样的。CD19是一种表达于大部分恶性肿瘤的B细胞标志分子,但在造血干细胞中不表达,CD19经常被作为靶向抗原表位,其脱靶效应限制B细胞发育。一些Ⅰ/Ⅱ期临床试验对CD19 CAR+T细胞在治疗CLL,急性淋巴细胞白血病(ALL)和NHL的安全性和有效性进行评估。与CD28和4-1BB共刺激结构域相比,两者使用的单链可变区片段是不同的,但添加IL-2的预处理方案及其根本疗效显示,部分患者的病情得到了完全或不完全的缓解。Kalos等报道三名CLL晚期患者在接受化疗后,接着又注射了CD19-41BB-zetaCAR。其中两名接受CAR治疗的患者完全缓解,另外一名患者部分缓解。CD19 CAR+T细胞将进一步在HSCT移植后治疗中进行研究(NCT01475058)。

一些早期的原则证明性临床试验包括CAR可通过抵抗碳酸酐酶Ⅸ(CAⅨ)治疗肾细胞癌、叶

酸受体治疗转移性卵巢癌、CD20 治疗非霍奇金和套细胞淋巴瘤（MCL），以及 CD171 治疗成神经细胞瘤。这些 Ⅰ 期试验表明 T 细胞细胞毒性低、可控性好，疗效一般且通常不能持久。在一名接受大剂量 HER2/CD28/41BB－zeta－CAR＋T 细胞治疗的转移性结肠癌患者的健康肺组织中仍然检测到少量 HER2 表达，导致肺毒性作用进而引发细胞激素风暴。随着谨慎的剂量递增疗法，CAR＋T 细胞的临床试验中再未出现严重的毒性事件。用于治疗和预防 GVHD 的整合诱导性自杀基因（HSV－tk 或诱导性细胞凋亡蛋白酶 9），被建议进行 CAR 临床试验，但迄今为止并未实施。其他有关临床评估 CAR 的例子包括 HER2 治疗肉瘤（NCT00902044）、恶性胶质瘤（NCT01109095）和晚期骨肉瘤（NCT00902044），以及 CD30 治疗霍奇金淋巴瘤和非霍奇金淋巴瘤（NCT01316146）。

考虑到 CAR＋T 细胞的持久性，一些研究团队用 EBV＋或 CMV＋感染患者的 T 细胞，以改善其持久性，同时避免出现脱靶毒性。在一项抗 GD2－CAR＋临床试验中，成神经细胞瘤患者同时接受 EBV＋GD2－CAR＋T 细胞和多克隆活化的 GD2－CAR＋T 细胞治疗，这一方法取得了令人鼓舞的效果，尽管 CAR＋T 细胞的持久性与 $CD4^+$ T 细胞和中央记忆 T 细胞的比例相一致，但与病毒特异性 T 细胞不一致。这进一步表明优化现有 CAR 技术，不仅仅需要系统地比较共刺激域，还应仔细考虑、慎重选择理想的 T 淋巴细胞子集和表型。此外，一些有意思的 CAR 载体在临床前模型中进行了探究：如含有 NKG2D 受体的 CAR，其目标是 NKG2D 的自然配体，这种配体在许多肿瘤中过度表达；又如抗 VEGFR－2 多肽和分泌 IL－12 的 CAR＋T 细胞以及抗 FITC 的 CAR，这些 CAR 可以作为"普遍的"CAR 来识别各种肿瘤抗原和 FITC 标记的感兴趣的肿瘤抗原治疗分子。

新目标的出现

越来越多的证据表明肿瘤细胞以及浸润骨髓抑制细胞可以表达免疫抑制酶，如吲哚胺 2,3 加双氧酶（IDO）和精氨酸酶。这些酶会局部耗尽合成 T 淋巴细胞功能所必需的氨基酸，或产生胞质受体的配体，从而改变淋巴细胞的功能。通过自杀底物的竞争性抑制作用抑制这些酶，以分子形式促进瘤内炎症，是一种有前景的方法。还有一个有意思的方向是与免疫治疗联合，实现肿瘤血管的操作和标准化治疗。阻碍 VEGF 可以增加肿瘤中 T 细胞的归巢，以及提高老鼠模型中免疫治疗疗效。最后，炎症信号通路如 STAT3 和 NF－κB 信号通路，细胞因子如 IL－6、IL－17、IL－23 和 TNF－α 被证明对肿瘤进展十分重要。靶向抑制这些环路，不仅能拮抗肿瘤的进展，还能提高免疫治疗疗效。

免疫应答标准

关于肿瘤免疫治疗不可低估的是如何准确地评价其临床效果。开发并验证监测治疗后免疫反应发展的生物标志物是十分必要的，确定其与临床疗效密切相关并可预测临床效果。传统评价肿瘤缓解情况的标准是参照实体瘤的疗效评价标准（RECIST）或修订的 WHO 标准。这一标准适合评估化疗诱导的免疫应答，但是并不足以评价免疫治疗的临床效果。事实上，由于免疫细胞的渗透及炎症反应，在治疗的早期可能会扩大损伤。假阴性的治愈现象会停止运用最有效的免疫治疗方案。一项关于 CTLA－4 抑制 Ⅳ 期黑色素瘤的 Ⅲ 期随机试验表明，抗 CTLA－4 单抗可以使患者总生存率提高一倍，最明显的是这可能会扩大最初损伤，且免疫治疗应答要比化学治疗应答慢，但其免疫应答更持久。为此，关于标准化生物标志物的实验室程序以及新的免疫应答标准的实施正在努力进行中。

结　　论

在肿瘤微环境内外，免疫系统的调控与抗肿瘤成分间存在复杂的交互关系。对这一关系的深入了解，有利于设计最佳的靶向肿瘤的免疫疗法。还有大量促进免疫系统控制肿瘤的方案正在进行中，包括正在实验的和越来越多已批准的临床疗法。乍看之下,单独使用免疫治疗对于延长中位总生存期并没有很大优势,但牢牢记住这些Ⅰ～Ⅲ期的研究结果非常重要,因为这是在经过其他所有治疗方法无效的进展期疾病患者身上单独使用免疫疗法治疗的结果。一般而言,肿瘤治疗的成功基于多种药剂或多模态的治疗手段,比如不同化疗药联合使用或放化疗联合治疗,肿瘤免疫治疗同样也是如此。有些研究认为免疫系统能够提高现有肿瘤治疗的效果,且免疫治疗的协同效应具有广阔前景。虽然小分子激酶抑制剂能引起较强的肿瘤反应,但这些药物的使用经常因耐药的产生而受到限制。免疫治疗不会立刻见效,然而一旦起效就会持续很久,这是其他治疗方法所不能实现的。分子靶向治疗和免疫靶向治疗相结合可能成为非常有效且耐受性好的治疗方法。

参 考 文 献

1　Shankaran V, Ikeda H, Bruce AT, et al. IFNgamma and lymphocytes prevent primary tumour development and shape tumour immunogenicity. *Nature*. 2001；410(6832)：1107 - 1111.

2　Dunn GP, Bruce AT, Ikeda H, Old LJ, Schreiber RD. Cancer immunoediting：from immunosurveillance to tumor escape. *Nat Immunol*. 2002；3(11)：991 - 998.

3　Finn OJ. Cancer immunology. *N Engl J Med*. 2008；358(25)：2704 - 2715.

4　Wahlin BE, Sander B, Christensson B, Kimby E. CD8 + T-cell content in diagnostic lymph nodes measured by flow cytometry is a predictor of survival in follicular lymphoma. *Clin Cancer Res*. 2007；13(2 Pt 1)：388 - 397.

5　Galon J, Costes A, Sanchez-Cabo F, et al. Type, density, and location of immune cells within human colorectal tumors predict clinical outcome. *Science*. 2006；313(5795)：1960 - 1964.

6　Schreiber RD, Old LJ, Smyth MJ. Cancer immunoediting：integrating immunity's roles in cancer suppression and promotion. *Science*. 2011；331(6024)：1565 - 1570.

7　Rabinovich GA, Gabrilovich D, Sotomayor EM. Immunosuppressive strategies that are mediated by tumor cells. *Annu Rev Immunol*. 2007；25：267 - 296.

8　Kalialis LV, Drzewiecki KT, Klyver H. Spontaneous regression of metastases from melanoma：review of the literature. *Melanoma Res*. 2009；19(5)：275 - 282.

9　Nauts HC. Bacteria and cancer-antagonisms and benefits. *Cancer Surv*. 1989；8(4)：713 - 723.

10　McCann J, Can skin cancers be minimized or prevented in organ transplant patients? *J Natl Cancer Inst*. 1999；91(11)：911 - 913.

11　Pichert G, Roy DC, Gonin R, et al. Distinct patterns of minimal residual disease associated with graft-versus-host disease after allogeneic bone marrow transplantation for chronic myelogenous leukemia. *J Clin Oncol*. 1995；13(7)：1704 - 1713.

12　Mullally A, Ritz J. Beyond HLA：the significance of genomic variation for allogeneic hematopoietic stem cell transplantation. *Blood*. 2007；109(4)：1355 - 1362.

13　Weiden PL, Flournoy N, Thomas ED, et al. Antileukemic effect of graftversus-host disease in human recipients of allogeneic-marrow grafts. *N Engl J Med*. 1979；300(19)：1068 - 1073.

14　Tricot G, Vesole DH, Jagannath S, Hilton J, Munshi N, Barlogie B. Graft-versus-myeloma effect：proof of principle. *Blood*. 1996；87(3)：1196 - 1198.

15　Libura J, Hoffmann T, Passweg J, et al. Graft-versus-myeloma after withdrawal of immunosuppression following allogeneic peripheral stem cell transplantation. *Bone Marrow Transplant*. 1999；24(8)：925 - 927.

16　Goldman JM, Gale RP, Horowitz MM, et al. Bone marrow transplantation for chronic myelogenous leukemia in chronic phase. Increased risk for relapse associated with T-cell depletion. *Ann Intern Med*. 1988；108(6)：806 - 814.

17　Kolb HJ, Mittermüller J, Clemm C, et al. Donor leukocyte transfusions for treatment of recurrent chronic myelogenous leukemia in marrow transplant patients. *Blood*. 1990；76(12)：2462 - 2465.

18　Bleakley M, Riddell SR. Exploiting T cells specific for human minor histocompatibility antigens for therapy of leukemia. *Immunol Cell Biol*. 2011；89(3)：396 - 407.

19　Warren EH, Fujii N, Akatsuka Y, et al. Therapy of relapsed leukemia after allogeneic hematopoietic cell transplantation with T cells specific for minor histocompatibility antigens. *Blood*. 2010；115(19)：3869 - 3878.

20　Chapman M, Warren EH 3rd, Wu CJ. Applications of next-generation sequencing to blood and marrow transplantation.

Biol Blood Marrow Transplant. 2012；18（1 suppl）：S151 – S160.

21 Ruggeri L，Capanni M，Urbani E，et al. Effectiveness of donor natural killer cell alloreactivity in mismatched hematopoietic transplants. *Science*. 2002；295(5562)：2097 – 2100.

22 Leung W. Use of NK cell activity in cure by transplant. *Br J Haematol*. 2011；155(1)：14 – 29.

23 Centers for Disease Control and Prevention（CDC）. Human papillomavirus-associated cancers-United States，2004-2008. *MMWR Morb Mortal Wkly Rep*. 2012；61：258 – 261.

24 Lowy DR，Schiller JT. Prophylactic human papillomavirus vaccines. *J Clin Invest*. 2006；116(5)：1167 – 1173.

25 Garland SM，Hernandez-Avila M，Wheeler CM，et al. Quadrivalent vaccine against human papillomavirus to prevent anogenital diseases. *N Engl J Med*. 2007；356(19)：1928 – 1943.

26 Committee on Infectious Diseases. HPV vaccine recommendations. *Pediatrics*. 2012；129(3)：602 – 605.

27 McMahon BJ，Bulkow LR，Singleton RJ，et al. Elimination of hepatocellular carcinoma and acute hepatitis B in children 25 years after a hepatitis B newborn and catch-up immunization program. *Hepatology*. 2011；54(3)：801 – 807.

28 Boon T，Coulie PG，Van den Eynde BJ，van der Bruggen P. Human T cell responses against melanoma. *Annu Rev Immunol*. 2006；24：175 – 208.

29 Palucka K，Banchereau J. Cancer immunotherapy via dendritic cells. *Nat Rev Cancer*. 2012；12(4)：265 – 277.

30 Romani N，Gruner S，Brang D，et al. Proliferating dendritic cell progenitors in human blood. *J Exp Med*. 1994；180(1)：83 – 93.

31 Ueno H，Schmitt N，Klechevsky E，et al. Harnessing human dendritic cell subsets for medicine. *Immunol Rev*. 2010；234(1)：199 – 212.

32 Palucka K，Ueno H，Roberts L，Fay J，Banchereau J. Dendritic cells：are they clinically relevant? *Cancer J*. 2010；16(4)：318 – 324.

33 Draube A，Klein-González N，Mattheus S，et al. Dendritic cell based tumor vaccination in prostate and renal cell cancer：a systematic review and meta-analysis. *PLoS One*. 2011；6(4)：e18801.

34 Kantoff PW，Higano CS，Shore ND，et al. Sipuleucel-T immunotherapy for castration-resistant prostate cancer. *N Engl J Med*. 2010；363(5)：411 – 422.

35 Bonifaz LC，Bonnyay DP，Charalambous A，et al. In vivo targeting of antigens to maturing dendritic cells via the DEC-205 receptor improves T cell vaccination. *J Exp Med*. 2004；199(6)：815 – 824.

36 Dudziak D，Kamphorst AO，Heidkamp GF，et al. Differential antigen processing by dendritic cell subsets in vivo. *Science*. 2007；315(5808)：107 – 111.

37 Rosenberg SA，Yang JC，Restifo NP. Cancer immunotherapy：moving beyond current vaccines. *Nat Med*. 2004；10(9)：909 – 915.

38 Schwartzentruber DJ，Lawson DH，Richards JM，et al. gp100 peptide vaccine and interleukin-2 in patients with advanced melanoma. *N Engl J Med*. 2011；364(22)：2119 – 2127.

39 Kenter GG，Welters MJ，Valentijn AR，et al. Vaccination against HPV-16 oncoproteins for vulvar intraepithelial neoplasia. *N Engl J Med*. 2009；361(19)：1838 – 1847.

40 Leffers N，Lambeck AJ，Gooden MJ，et al. Immunization with a P53 synthetic long peptide vaccine induces P53-specific immune responses in ovarian cancer patients，a phase Ⅱ trial. *Int J Cancer*. 2009；125(9)：2104 – 2113.

41 Gnjatic S，Nishikawa H，Jungbluth AA，et al. NY-ESO-1：review of an immunogenic tumor antigen. *Adv Cancer Res*. 2006；95：1 – 30.

42 Valmori D，Souleimanian NE，Tosello V，et al. Vaccination with NYESO-1 protein and CpG in Montanide induces integrated antibody/Th1 responses and CD8T cells through cross-priming. *Proc Natl Acad Sci USA*. 2007；104(21)：8947 – 8952.

43 Atanackovic D，Altorki NK，Cao Y，et al. Booster vaccination of cancer patients with MAGE-A3 protein reveals long-term immunological memory or tolerance depending on priming. *Proc Natl Acad Sci USA*. 2008；105(5)：1650 – 1655.

44 Brichard VG，Lejeune D. GSK's antigen-specific cancer immunotherapy programme：pilot results leading to phase Ⅲ clinical development. *Vaccine*. 2007；25（suppl 2）：B61 – B71.

45 Tyagi P，Mirakhur B. MAGRIT：the largest-ever phase Ⅲ lung cancer trial aims to establish a novel tumor-specific approach to therapy. *Clin Lung Cancer*. 2009；10(5)：371 – 374.

46 Neller MA，Lopez JA，Schmidt CW. Antigens for cancer immunotherapy. *Semin Immunol*. 2008；20(5)：286 – 295.

47 Jinushi M，Hodi FS，Dranoff G. Enhancing the clinical activity of granulocyte-macrophage colony-stimulating factor-secreting tumor cell vaccines. *Immunol Rev*. 2008；222：287 – 298.

48 Copier J，Dalgleish A. Whole-cell vaccines：a failure or a success waiting to happen? *Curr Opin Mol Ther*. 2010；12(1)：

14 – 20.

49 Hodi FS, Butler M, Oble DA, et al. Immunologic and clinical effects of antibody blockade of cytotoxic T lymphocyte-associated antigen 4 in previously vaccinated cancer patients. *Proc Natl Acad Sci USA*. 2008; 105(8): 3005 – 3010.

50 van den Eertwegh AJ, Versluis J, van den Berg HP, et al. Combined immunotherapy with granulocyte-macrophage colony-stimulating factor-transduced allogeneic prostate cancer cells and ipilimumab in patients with metastatic castration-resistant prostate cancer: a phase 1 dose-escalation trial. *Lancet Oncol*. 2012; 13(5): 509 – 517.

51 Ho VT, Vanneman M, Kim H, et al. Biologic activity of irradiated, autologous, GM-CSF-secreting leukemia cell vaccines early after allogeneic stem cell transplantation. *Proc Natl Acad Sci USA*. 2009; 106(37): 15825 – 15830.

52 Bendandi M. Idiotype vaccines for lymphoma: proof-of-principles and clinical trial failures. *Nat Rev Cancer*. 2009; 9(9): 675 – 681.

53 Kantoff PW, Schuetz TJ, Blumenstein BA, et al. Overall survival analysis of a phase II randomized controlled trial of a Poxviral-based PSA-targeted immunotherapy in metastatic castration-resistant prostate cancer. *J Clin Oncol*. 2010; 28(7): 1099 – 1105.

54 Dhodapkar KM, Krasovsky J, Williamson B, Dhodapkar MV. Antitumor monoclonal antibodies enhance cross-presentation of cellular antigens and the generation of myeloma-specific killer T cells by dendritic cells. *J Exp Med*. 2002; 195(1): 125 – 133.

55 Hilchey SP, Hyrien O, Mosmann TR, et al. Rituximab immunotherapy results in the induction of a lymphoma idiotype-specific T-cell response in patients with follicular lymphoma: support for a "vaccinal effect" of rituximab. *Blood*. 2009; 113(16): 3809 – 3812.

56 Keating GM. Rituximab: a review of its use in chronic lymphocytic leukaemia, low-grade or follicular lymphoma and diffuse large B-cell lymphoma. *Drugs*. 2010; 70(11): 1445 – 1476.

57 Vega MI, Huerta-Yepez S, Martinez-Paniagua M, et al. Rituximabmediated cell signaling and chemo/immuno-sensitization of drugresistant B-NHL is independent of its Fc functions. *Clin Cancer Res*. 2009; 15(21): 6582 – 6594.

58 Yu AL, Gilman AL, Ozkaynak MF, et al. Anti-GD2 antibody with GMCSF, interleukin-2, and isotretinoin for neuroblastoma. *N Engl J Med*. 2010; 363(14): 1324 – 1334.

59 Staerz UD, Kanagawa O, Bevan MJ. Hybrid antibodies can target sites for attack by T cells. *Nature*. 1985; 314(6012): 628 – 631.

60 Karapetis CS, Khambata-Ford S, Jonker DJ, et al. K-ras mutations and benefit from cetuximab in advanced colorectal cancer. *N Engl J Med*. 2008; 359(17): 1757 – 1765.

61 Lutterbuese R. Raum T, Kischel R, et al. T cell-engaging BiTE antibodies specific for EGFR potently eliminate KRAS- and BRAF-mutated colorectal cancer cells. *Proc Natl Acad Sci USA*. 2010; 107(28): 12605 – 12610.

62 Maetzel D, Denzel S, Mack B, et al. Nuclear signalling by tumourassociated antigen EpCAM. *Nat Cell Biol*. 2009; 11(2): 162 – 171.

63 Cioffi M, Dorado J, Baeuerle PA, Heeschen C. EpCAM/CD3-Bispecific T-cell engaging antibody MT110 eliminates primary human pancreatic cancer stem cells. *Clin Cancer Res*. 2012; 18(2): 465 – 474.

64 Brischwein K, Schlereth B, Guller B, et al. MT110: a novel bispecific single-chain antibody construct with high efficacy in eradicating established tumors. *Mol Immunol*. 2006; 43(8): 1129 – 1143.

65 Topp MS, Kufer P, Gökbuget N, et al. Targeted therapy with the T-cell-engaging antibody blinatumomab of chemotherapy-refractory minimal residual disease in B-lineage acute lymphoblastic leukemia patients results in high response rate and prolonged leukemia-free survival. *J Clin Oncol*. 2011; 29(18): 2493 – 2498.

66 Bargou R, Leo E, Zugmaier G, et al. Tumor regression in cancer patients by very low doses of a T cell-engaging antibody. *Science*. 2008; 321(5891): 974 – 977.

67 Ruf P, Lindhofer H. Induction of a long-lasting antitumor immunity by a trifunctional bispecific antibody. *Blood*. 2001; 98(8): 2526 – 2534.

68 Manzke O, Russello O, Leenen C, Diehl V, Bohlen H, Berthold F. Immunotherapeutic strategies in neuroblastoma: antitumoral activity of deglycosylated Ricin A conjugated anti-GD2 antibodies and anti-CD3xanti-GD2 bispecific antibodies. *Med Pediatr Oncol*. 2001; 36(1): 185 – 189.

69 Schaefer G, Haber L, Crocker LM, et al. A two-in-one antibody against HER3 and EGFR has superior inhibitory activity compared with monospecific antibodies. *Cancer Cell*. 2011; 20(4): 472 – 486.

70 Doppalapudi VR, Huang J, Liu D, et al. Chemical generation of bispecific antibodies. *Proc Natl Acad Sci USA*. 2010; 107(52): 22611 – 22616.

71 Kaminski MS, Estes J, Zasadny KR, et al. Radioimmunotherapy with iodine (131)I tositumomab for relapsed or refractory

B-cell non-Hodgkin lymphoma: updated results and long-term follow-up of the University of Michigan experience. *Blood*. 2000; 96(4): 1259 – 1266.

72 Kaminski MS, Tuck M, Estes J, et al. 131I-tositumomab therapy as initial treatment for follicular lymphoma. *N Engl J Med*. 2005; 352(5): 441 – 449.

73 Kreitman RJ, Stetler-Stevenson M, Margulies I, et al. Phase Ⅱ trial of recombinant immunotoxin RFB4 (dsFv)-PE38 (BL22) in patients with hairy cell leukemia. *J Clin Oncol*. 2009; 27(18): 2983 – 2990.

74 Younes A, Bartlett NL, Leonard JP, et al. Brentuximab vedotin (SGN-35) for relapsed CD30-positive lymphomas. *N Engl J Med*. 2010; 363(19): 1812 – 1821.

75 Younes A, Yasothan U, Kirkpatrick P. Brentuximab vedotin. *Nat Rev Drug Discov*. 2012; 11(1): 19 – 20.

76 Chen YB, McDonough S, Hasserjian R, et al. Expression of CD30 in patients with acute graft-vs.-host disease. *Blood*. 2012; 120(3): 691 – 696.

77 Pardoll DM. The blockade of immune checkpoints in cancer immunotherapy. *Nat Rev Cancer*. 2012; 12(4): 252 – 264.

78 Zou W, Chen L. Inhibitory B7-family molecules in the tumour microenvironment. *Nat Rev Immunol*. 2008; 8(6): 467 – 477.

79 Wing K, Onishi Y, Prieto-Martin P, et al. CTLA-4 control over Foxp3 + regulatory T cell function. *Science*. 2008; 322(5899): 271 – 275.

80 Curiel TJ, Coukos G, Zou L, et al. Specific recruitment of regulatory T cells in ovarian carcinoma fosters immune privilege and predicts reduced survival. *Nat Med*. 2004; 10(9): 942 – 949.

81 Koyama K, Kagamu H, Miura S, et al. Reciprocal CD4 + T-cell balance of effector CD62Llow CD4 + and CD62 Lhigh CD25 + CD4 + regulatory T cells in small cell lung cancer reflects disease stage. *Clin Cancer Res*. 2008; 14(21): 6770 – 6779.

82 Leach DR, Krummel MF, Allison JP. Enhancement of antitumor immunity by CTLA-4 blockade. *Science*. 1996; 271 (5256): 1734 – 1736.

83 van Elsas A, Hurwitz AA, Allison JP. Combination immunotherapy of B16 melanoma using anti-cytotoxic T lymphocyte-associated antigen 4 (CTLA-4) and granulocyte/macrophage colony-stimulating factor (GM-CSF)-producing vaccines induces rejection of subcutaneous and metastatic tumors accompanied by autoimmune depigmentation. *J Exp Med*. 1999; 190(3): 355 – 366.

84 Hodi FS, Mihm MC, Soiffer RJ, et al. Biologic activity of cytotoxic T lymphocyte-associated antigen 4 antibody blockade in previously vaccinated metastatic melanoma and ovarian carcinoma patients. *Proc Natl Acad Sci USA*. 2003; 100(8): 4712 – 4717.

85 Phan GQ, Yang JC, Sherry RM, et al. Cancer regression and autoimmunity induced by cytotoxic T lymphocyte-associated antigen 4 blockade in patients with metastatic melanoma. *Proc Natl Acad Sci USA*. 2003; 100(14): 8372 – 8377.

86 Ribas A. Clinical development of the anti-CTLA-4 antibody tremelimumab. *Semin Oncol*. 2010; 37(5): 450 – 454.

87 Robert C. Thomas L, Bondarenko I, et al. Ipilimumab plus dacarbazine for previously untreated metastatic melanoma. *N Engl J Med*. 2011; 364(26): 2517 – 2526.

88 Hodi FS, O'Day SJ, McDermott DF, et al. Improved survival with ipilimumab in patients with metastatic melanoma. *N Engl J Med*. 2010; 363(8): 711 – 723.

89 Francisco LM, Salinas VH, Brown KE, et al. PD-L1 regulates the development, maintenance, and function of induced regulatory T cells. *J Exp Med*. 2009; 206(13): 3015 – 3029.

90 Dong H, Strome SE, Salomao DR, et al. Tumor-associated B7-H1 promotes T-cell apoptosis: a potential mechanism of immune evasion. *Nat Med*. 2002; 8(8): 793 – 800.

91 Kuang DM, Zhao Q, Peng C, et al. Activated monocytes in peritumoral stroma of hepatocellular carcinoma foster immune privilege and disease progression through PD-L1. *J Exp Med*. 2009; 206(6): 1327 – 1337.

92 Brahmer JR, Drake CG, Wollner I, et al. Phase Ⅰ study of single-agent anti-programmed death-1 (MDX-1106) in refractory solid tumors: safety, clinical activity, pharmacodynamics, and immunologic correlates. *J Clin Oncol*. 2010; 28(19): 3167 – 3175.

93 Topalian SL, Hodi FS, Brahmer JR, et al. Safety, activity, and immune correlates of anti-PD-1 antibody in cancer. *N Engl J Med*. 2012; 366(26): 2443 – 2454.

94 Brahmer JR, Tykodi SS, Chow LQ, et al. Safety and Activity of Anti-PD-L1 antibody in patients with advanced cancer. *N Engl J Med*. 2012; 366(26): 2455 – 2465.

95 Liakou CI, Kamat A, Tang DN, et al. CTLA-4 blockade increases IFNgamma-producing CD4 + ICOShi cells to shift the ratio of effector to regulatory T cells in cancer patients. *Proc Natl Acad Sci USA*. 2008; 105(39): 14987 – 14992.

96　Rosenberg SA，Yang JC，White DE，Steinberg SM. Durability of complete responses in patients with metastatic cancer treated with highdose interleukin-2：identification of the antigens mediating response. *Ann Surg*. 1998；228(3)：307–319.

97　Atkins MB，Kunkel L，Sznol M，Rosenberg SA. High-dose recombinant interleukin-2 therapy in patients with metastatic melanoma：long-term survival update. *Cancer J Sci Am*. 2000；6(suppl 1)：S11–S14.

98　Atkins MB，Lotze MT，Dutcher JP，et al. High-dose recombinant interleukin 2 therapy for patients with metastatic melanoma：analysis of 270 patients treated between 1985 and 1993. *J Clin Oncol*. 1999；17(7)：2105–2116.

99　Dudley ME，Wunderlich JR，Shelton TE，Even J，Rosenberg SA. Generation of tumor-infiltrating lymphocyte cultures for use in adoptive transfer therapy formelanoma patients. *J Immunother*. 2003；26(4)：332–342.

100　Rosenberg SA，Yang JC，Sherry RM，et al. Durable complete responses in heavily pretreated patients with metastatic melanoma using T-cell transfer immunotherapy. *Clin Cancer Res*. 2011；17(13)：4550–4557.

101　Dudley ME，Wunderlich JR，Robbins PF，et al. Cancer regression and autoimmunity in patients after clonal repopulationwith antitumor lymphocytes. *Science*. 2002；298(5594)：850–854.

102　Morgan RA，Dudley ME，Wunderlich JR，et al. Cancer regression in patients after transfer of genetically engineered lymphocytes. *Science*. 2006；314(5796)：126–129.

103　Gross G，Eshhar Z. Endowing T cells with antibody specificity using chimeric T cell receptors. *Faseb J*. 1992；6(15)：3370–3378.

104　Gross G，Gorochov G，Waks T，Eshhar Z. Generation of effector T cells expressing chimeric T cell receptor with antibody type-specificity. *Transplant Proc*. 1989；21(1 Pt 1)：127–130.

105　Gross G，Waks T，Eshhar Z. Expression of immunoglobulin-T-cell receptor chimeric molecules as functional receptors with antibody-type specificity. *Proc Natl Acad Sci USA*. 1989；86(24)：10024–10028.

106　Jena B，Dotti G，Cooper LJ. Redirecting T-cell specificity by introducing a tumor-specific chimeric antigen receptor. *Blood*. 2010；116(7)：1035–1044.

107　Gilham DE，Debets R，Pule M，Hawkins RE，Abken H. CAR-T cells and solid tumors：tuning T cells to challenge an inveterate foe. *Trends Mol Med*. 2012；18(7)：377–384.

108　Curran KJ，Pegram HJ，Brentjens RJ. Chimeric antigen receptors for T cell immunotherapy：current understanding and future direction. *J Gene Med*. 2012；14(6)：405–415.

109　Torikai H，Reik A，Liu PQ，et al. A foundation for "universal" T-cell based immunotherapy：T-cells engineered to express a CD19-specific chimeric-antigen-receptor and eliminate expression of endogenous TCR. *Blood*. 2012；119(24)：5697–5705.

110　Milone MC，Fish JD，Carpenito C，et al. Chimeric receptors containing CD137 signal transduction domains mediate enhanced survival of T cells and increased antileukemic efficacy in vivo. *Mol Ther*. 2009；17(8)：1453–1464.

111　Lee JC，Hayman E，Pegram HJ，et al. In vivo inhibition of human CD19-targeted effector T cells by natural T regulatory cells in a xenotransplantmurinemodel of B cellmalignancy. *Cancer Res*. 2011；71(8)：2871–2881.

112　Brentjens RJ，Rivìere I，Park JH，et al. Safety and persistence of adoptively transferred autologous CD19-targeted T cells in patients with relapsed or chemotherapy refractory B-cell leukemias. *Blood*. 2011；118(18)：4817–4828.

113　Kalos M，Levine BL，Porter DL，et al. T cells with chimeric antigen receptors have potent antitumor effects and can establish memory in patients with advanced leukemia. *Sci Transl Med*. 2011；3(95)：95ra73.

114　Kochenderfer JN，Dudley ME，Feldman SA，et al. B-cell depletion and remissions of malignancy along with cytokine-associated toxicity in a clinical trial of anti-CD19 chimeric-antigen-receptor-transduced T cells. *Blood*. 2012；119(12)：2709–2720.

115　Porter DL，Kalos M，Zheng Z，Levine B，June C. Chimeric antigen receptor therapy for B-cell malignancies. *J Cancer*. 2011；2：331–332.

116　Lamers CH，Sleijfer S，Vulto AG，et al. Treatment of metastatic renal cell carcinoma with autologous T-lymphocytes genetically retargeted against carbonic anhydrase IX：first clinical experience. *J Clin Oncol*. 2006；24(13)：e20–e22.

117　Kershaw MH，Westwood JA，Parker LL，et al. A phase I study on adoptive immunotherapy using gene-modified T cells for ovarian cancer. *Clin Cancer Res*. 2006；12(20 Pt 1)：6106–6115.

118　Till BG，Jensen MC，Wang J，et al. Adoptive immunotherapy for indolent non-Hodgkin lymphoma and mantle cell lymphoma using genetically modified autologous CD20-specific T cells. *Blood*. 2008；112(6)：2261–2271.

119　Park JR，Digiusto DL，Slovak M，et al. Adoptive transfer of chimeric antigen receptor re-directed cytolytic T lymphocyte clones in patients with neuroblastoma. *Mol Ther*. 2007；15(4)：825–833.

120　Morgan RA，Yang JC，Kitano M，Dudley ME，Laurencot CM，Rosenberg SA. Case report of a serious adverse event following the administration of T cells transduced with a chimeric antigen receptor recognizing ERBB2. *Mol Ther*. 2010；

18(4)：843－851.

121　Bonini C，Ferrari G，Verzeletti S，et al. HSV-TK gene transfer into donor lymphocytes for control of allogeneic graft-versus-leukemia. *Science*. 1997；276(5319)：1719－1724.

122　Tey SK，Dotti G，Rooney CM，Heslop HE，Brenner MK. Inducible caspase 9 suicide gene to improve the safety of allodepleted T cells after haploidentical stem cell transplantation. *Biol Blood Marrow Transplant*. 2007；13(8)：913－924.

123　Pule MA，Savoldo B，Myers GD，et al. Virus-specific T cells engineered to coexpress tumor-specific receptors：persistence and antitumor activity in individuals with neuroblastoma. *Nat Med*. 2008；14(11)：1264－1270.

124　Louis CU，Savoldo B，Dotti G，et al. Antitumor activity and long-term fate of chimeric antigen receptor-positive T cells in patients with neuroblastoma. *Blood*. 2011；118(23)：6050－6056.

125　Turtle CJ，Riddell SR. Genetically retargeting CD8＋ lymphocyte subsets for cancer immunotherapy. *Curr Opin Immunol*. 2011；23(2)：299－305.

126　Terakura S，Yamamoto TN，Gardner RA，Turtle CJ，Jensen MC，Riddell SR. Generation of CD19-chimeric antigen receptormodified CD8＋ T cells derived from virus-specific central memory T cells. *Blood*. 2012；119(1)：72－82.

127　Zhang T，Lemoi BA，Sentman CL. Chimeric NK-receptor-bearing T cells mediate antitumor immunotherapy. *Blood*. 2005；106(5)：1544－1551.

128　Niederman TM，Ghogawala Z，Carter BS，Tompkins HS，Russell MM，Mulligan RC. Antitumor activity of cytotoxic T lymphocytes engineered to target vascular endothelial growth factor receptors. *Proc Natl Acad Sci USA*. 2002；99(10)：7009－7014.

129　Pegram HJ，Lee JC，Hayman EG，et al. Tumor-targeted T cells modified to secrete IL-12 eradicate systemic tumors without need for prior conditioning. *Blood*. 2012；119(18)：4133－4141.

130　Mellor AL，Keskin DB，Johnson T，Chandler P，Munn DH. Cells expressing indoleamine 2，3-dioxygenase inhibit T cell responses. *J Immunol*. 2002；168(8)：3771－3776.

131　Rodriguez PC，Ochoa AC. Arginine regulation bymyeloid derived suppressor cells and tolerance in cancer：mechanisms and therapeutic perspectives. *Immunol Rev*. 2008；222：180－191.

132　Qian F，Villella J，Wallace PK，et al. Efficacy of levo-1-methyl tryptophan and dextro-1-methyl tryptophan in reversing indoleamine-2，3-dioxygenase-mediated arrest of T-cell proliferation in human epithelial ovarian cancer. *Cancer Res*. 2009；69(13)：5498－5504.

133　Reisser D，Onier-Cherix N，Jeannin JF. Arginase activity is inhibited by L-NAME，both in vitro and in vivo. *J Enzyme Inhib Med Chem*. 2002；17(4)：267－270.

134　Manning EA，Ullman JG，Leatherman JM，et al. A vascular endothelial growth factor receptor-2 inhibitor enhances antitumor immunity through an immune-based mechanism. *Clin Cancer Res*. 2007；13(13)：3951－3959.

135　Shrimali RK，Yu Z，Theoret MR，Chinnasamy D，Restifo NP，Rosenberg SA. Antiangiogenic agents can increase lymphocyte infiltration into tumor and enhance the effectiveness of adoptive immunotherapy of cancer. *Cancer Res*. 2010；70(15)：6171－6180.

136　Wang L，Yi T，Kortylewski M，Pardoll DM，Zeng D，Yu H. IL-17 can promote tumor growth through an IL-6-Stat3 signaling pathway. *J Exp Med*. 2009；206(7)：1457－1464.

137　Fox BA，Schendel DJ，Butterfield LH，et al. Defining the critical hurdles in cancer immunotherapy. *J TranslMed*. 2011；9(1)：214.

138　Wolchok JD，Hoos A，O'Day S，et al. Guidelines for the evaluation of immune therapy activity in solid tumors：immune-related response criteria. *Clin Cancer Res*. 2009；15(23)：7412－7420.

139　Hoos A，Eggermont AM，Janetzki S，et al. Improved endpoints for cancer immunotherapy trials. *J Natl Cancer Inst*. 2010；102(18)：1388－1397.

140　Vanneman M，Dranoff G. Combining immunotherapy and targeted therapies in cancer treatment. *Nat Rev Cancer*. 2012；12(4)：237－251.

第 4 章

肿瘤干细胞原理

Allison C. Sharrow，Gabriel Ghiaur，and Richard J. Jones
刘晓　译，张晓辉　校

背　景

　　过去 30 年肿瘤治疗的进展让大多数患者能够获得主要临床疗效。虽然能够明显降低副作用，提高生活质量，但大部分晚期肿瘤患者最终仍会复发并因肿瘤死亡。肿瘤干细胞概念的提出或许可以解释为何临床疗效最终不能转化为治愈。这一假说提出：恶性肿瘤与其来源的正常组织保持类似的分层结构，因此大多数肿瘤往往具有自我更新能力的极少量肿瘤干细胞的分化后代。肿瘤的初始疗效代表了治疗对构成肿瘤的分化癌细胞的有效性。而相对罕见的、具有不同生物学特性的肿瘤干细胞对这些治疗具有一定抵抗性，进而存活并导致复发（图 4.1）。这种肿瘤行为模式类似于收割蒲公英，尽管它的可见部分被消灭了，但其隐藏的根却还存留而且终将导致再生。如果能够有效靶向肿瘤干细胞，患者将可能获得持续缓解（即治愈），但是可能需要相当长的时间，因而疗效往往被长时间的观察所掩盖。这种治疗作用类似于只攻击蒲公英的根。虽然这种方法在除草时不能立即见到成效，但只要它的根被铲除了，随着时间推移，杂草终将凋谢死亡。虽然已经在大多数恶性肿瘤中发现满足肿瘤干细胞定义的细胞，但对其真正的生物学意义仍有争议。

历　史　回　顾

　　1953 年，Carl Nordling 首次提出肿瘤致癌作用的多步模型。随后 Ashley、Knudson 和 Nowell 做了进一步阐释，在这个模型中，他们认为遗传和（或）环境诱发的突变导致了癌前细胞的产生。细胞进一步积累基因突变，直至其达到具有较正常细胞生长/存活优势的临界状态，从而产生肿瘤。正如 Ashley 假定的那样，肿瘤始祖细胞必须存活足够长的时间以积累 3～7 个肿瘤形成所必需的基因突变。此外，这些细胞必须已经拥有了增殖能力，或是因为基因突变而获得这种能力。组织干细胞固有的长寿性和增殖能力使得它们成为理想的潜在肿瘤始祖细胞。相反地，大多数终末分化的细胞生存时间短，分化潜能有限，因而难以形

肿瘤干细胞模型

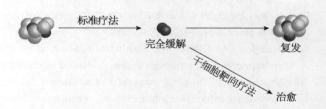

随机模型

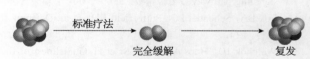

图 4.1　肿瘤生长过程中肿瘤干细胞概念和随机模型。 肿瘤干细胞概念认为大多数肿瘤细胞与起源组织的分层结构类似：数量上相对较少的干细胞样细胞，称作肿瘤干细胞（用红色画出），能产生更多的分化细胞。该假说进一步假设：目前的治疗方法只消灭了已分化的细胞，而耐药的肿瘤干细胞存活下来，最终导致了肿瘤再生和疾病复发；相应地，要想获得治愈，就必须采取靶向耐药肿瘤干细胞的疗法。相反地，随机模型表明：根据化疗反应的一级动力学，有些细胞会逃过治疗，而任何存留下来的肿瘤细胞都可以再生肿瘤。在这个模型中，没有必要去专门靶向治疗一小群细胞，而应该瞄准整个细胞群

成肿瘤。已分化的细胞只有在突变同时或短时间内发生的情况下才有可能获得多重致癌突变，比如诱导多能干细胞（IPS 细胞）的产生过程就是如此。

在 20 世纪 50 年代早期，一些研究团队通过对于细胞 DNA 含量的观察做出假设：肿瘤中只有一小部分细胞能进行正常而规律的有丝分裂；他们用"肿瘤干细胞"来描述这群细胞，认为这些细胞能够分裂产生新的肿瘤干细胞，因而与肿瘤的生长有关。20 世纪 60 年代早期的临床研究进一步证实了小部分肿瘤细胞决定了肿瘤的生长。给白血病患者注入氚化胸腺嘧啶，发现细胞分裂只发生在骨髓中，已释放到血液中的白血病细胞不能进一步分裂。在 1985 年，Sabbath 等人发现克隆性白血病细胞比其他大部分白血病细胞的分化程度低，表达某些和正常的造血干细胞类似的表面标志物。

既然在这个模型中，肿瘤始祖细胞拥有自我更新的能力以及一定的分化潜能——两者都是正常干细胞的特点，所以这种细胞自然被称为肿瘤干细胞。或者，理论上也可能是这样：肿瘤的低克隆性是肿瘤中所有细胞都保持增殖能力但增殖概率极低（随机的生长，图 4.1）的结果。两种说法中哪种能解释大多数肿瘤细胞的低克隆性已经争论多年，直到今天仍然没有解决这个问题的方法。

血液系统恶性肿瘤中的肿瘤干细胞

慢性髓系白血病

既然造血系统是最典型的成体干细胞系统，那么肿瘤干细胞理论最适用于血液系统恶性肿瘤。目前普遍认为，CML 的肿瘤干细胞如果不是产生于造血干细胞阶段，就是产生于早期造血细胞阶段。CML 肿瘤干细胞概念的提出可以追溯到 20 世纪 60 年代。Fialkow 等人证明 CML 中的红细胞和粒细胞来源于同一种肿瘤干细胞。20 世纪 90 年代，一些研究团队采用正常造血干细胞的特性，鉴定并分离了能在培养基中增殖的慢性

髓系白血病细胞，CML 的干细胞起源由此被证实。此外，慢性髓系白血病干细胞（CML 干细胞）不仅在表型上和正常的造血干细胞类似，在基因表达模式上也非常相似。造血干细胞的经典表型是表达 CD34 和乙醛脱氢酶 1（ALDH1），不表达谱系特异性标志物如 CD38，这些表型也在 CML 干细胞中表现出来。CD34 表达于正常造血干细胞表面，帮助其依附于骨髓基质。CD38 不在正常造血干细胞表面表达，只有当这些干细胞过渡到祖细胞阶段时才表达。ALDH 酶家族负责细胞内乙醛的氧化。ALDH1 家族也被称为视黄醛脱氢酶，能催化维生素 A 转化为维 A 酸，而后者正是干细胞生长所必需的辅助因子。

急性髓系白血病（acute myeloid leukemia，AML）

AML 首先被证实，其肿瘤细胞能够在免疫缺陷小鼠体内重现 AML。将人体细胞异种移植到免疫功能低下的小鼠体内观察其生长状况，移植后比其终末分化的细胞具有更强的生长及植入能力，是目前普遍接受的研究干细胞的模型。对异种移植后产生的细胞的研究也显示了移植细胞的分化能力。早期研究发现，AML 干细胞和 CML 干细胞类似，也表达经典的干细胞表型（$CD34^+CD38^-ALDH^{high}$）。然而，AML 干细胞的精确表面标记仍然具有争议，这可能与疾病的异质性有关。在免疫缺陷小鼠体内能够增殖的 AML 细胞可以是 $CD38^+$ 或是 $CD38^-$，也可以是 $CD34^-$。由于目前对 AML 干细胞表型的不确定，一些研究者提倡对这些细胞进行功能性定义：可植入免疫缺陷小鼠体内的白血病细胞。但是，目前这种用来定义 AML 干细胞的"金标准"是存在一定问题的。很多 AML 样本无法植入免疫缺陷小鼠体内，而且这个试验烦琐且无法定量。另外，这个试验的临床意义也不够明确。

多发性骨髓瘤

在 1968 年，Bergsagel 和 Valeriote 利用术语——肿瘤干细胞来描述一群克隆性生长的小鼠 MM 细胞。Hamburger 和 Salmon 随后的研究证

实了上述发现，他们观察到临床的骨髓瘤样本表现出了（1∶1 000）～（1∶10 000）的克隆率。由于当时的工具限制，无法区分出这种低克隆潜能是增殖能力仅仅局限于某一部分肿瘤细胞的结果还是随机性导致的结果，这种随机性是指每个细胞都有生长能力但是生长随机且概率很低。最近的研究表明：骨髓瘤中的大部分浆细胞是骨髓瘤干细胞的分化后代，这些骨髓瘤干细胞和记忆 B 细胞有相似表型，即高表达 ALDH1。这种假定的骨髓瘤干细胞和浆细胞表现出不同的药物敏感性。骨髓瘤干细胞对大多数临床有效的药物（如地塞米松、来那度胺、硼替佐米）耐药，这可能在某种程度上是通过某种正常干细胞内在的防御机制（如休眠、外排泵、解毒酶）来实现的。此外，与正常干细胞类似，肿瘤干细胞的干细胞龛也可以对其自身起到一定保护作用。

淋巴瘤

经典型霍奇金淋巴瘤的标志——HRS 细胞起源于 B 细胞，但是与 B 细胞系的正常细胞不同，它有限的增殖潜力限制了疾病的临床侵袭性。20 多年以前，Newcom 等人鉴定了单个核的 B 细胞的亚克隆，它们可以产生某一 HL 细胞株中的 HRS 细胞。最近这些发现在其他 HL 细胞株中也得到了证实。而且，表达 ALDH1 的记忆 B 细胞能从大多数新诊断的 HL 患者的外周血中分离出来，这些记忆 B 细胞和患者的 HRS 细胞具有相同的克隆性免疫球蛋白基因重排。因此，和 MM 一样，HL 的肿瘤干细胞是一种记忆 B 细胞。同时，人们也在套细胞淋巴瘤中发现了肿瘤干细胞的证据。人套细胞淋巴瘤细胞株及新诊断患者中，均可鉴定出高 ALDH1 活性的 B 细胞。这些细胞处于相对休眠状态，且对经典化疗药物耐药。

实体瘤的肿瘤干细胞

血液系统肿瘤干细胞的发现建立在对于造血系统数十年研究的经验上，包括为人熟知的纯化方法以及体内外功能研究。而对实体器官正常分化过程中细胞标记以及机制的认识有限，阻碍了对实体瘤的肿瘤干细胞的研究（如果它们确实存在的话）。因此，对实体瘤肿瘤干细胞的研究远远落后于血液系统恶性肿瘤，这些研究最初也是基于在非实体肿瘤中的一些发现。

乳腺癌

实体瘤肿瘤干细胞的证据首先来自 2003 年对于乳腺癌的研究。较少数量的 CD44$^+$ CD24$^{-/low}$ Lineage$^-$ 表型的乳腺癌细胞即能在免疫缺陷的小鼠体内形成肿块，这些细胞也能产生类似原始肿瘤的表型多样性。CD44 是一种透明质酸受体，在细胞间连接、细胞黏附、迁移、转移中起重要作用，而假定的肿瘤干细胞很可能表现出这些特性。CD24 广泛表达且在肿瘤细胞中表达上调，但仅在 B 细胞中明确了它的功能。进一步研究描述了这些假定的乳腺肿瘤干细胞的特性。这些肿瘤干细胞不表达已分化的肿瘤细胞的标志，包括细胞角蛋白 14、细胞角蛋白 18、CD10 以及上皮特异性抗原（EPCAM）。正如假定的血液系统肿瘤干细胞一样，这些假定的乳腺肿瘤干细胞也有着和正常干细胞一样的表型模式，它们均表达 oct - 4（干细胞自我复制过程中的转录因子）、活化端粒酶以及抗凋亡蛋白 survivin，而不表达缝隙连接蛋白 43（一种形成缝隙连接的蛋白）。基于血液系统恶性肿瘤干细胞的标志，乳腺肿瘤干细胞进一步界定为 CD133$^+$ ALDH^{high}。CD133 结合胆固醇，抑制细胞分化，这种特性使得 CD133 成为鉴定肿瘤干细胞的常用标志物。

脑肿瘤

继描述了乳腺癌干细胞的特性后，人们随即又发现了潜在的脑肿瘤干细胞。CD133$^+$ 而非 CD133$^-$ 脑肿瘤细胞，在异体移植到小鼠体内后能产生肿瘤。近来，人们发现脑肿瘤干细胞也表达 ALDH1 和一些其他的干细胞标志物，比如 sox2（抑制神经元的分化）、Musin（将神经干细胞维持于未分化阶段）和巢蛋白（维持神经干细胞的存活）。正如血液系统肿瘤干细胞，胶质瘤干细胞较其他肿瘤细胞更能耐受放疗。

卵巢肿瘤

卵巢癌是疗效最好的实体肿瘤之一，但是和很多血液系统恶性肿瘤患者一样，尽管多数患者能够达到初始完全缓解，却很少能完全治愈。2005 年首次发现卵巢肿瘤干细胞的证据：在非黏附培养条件下生长的患者卵巢癌细胞表达细胞角蛋白 18、波形蛋白、c－met、表皮生长因子受体、CD44 以及 Slug。其中，细胞角蛋白 18 和波形蛋白是不同表达类型的中间纤维，细胞角蛋白 18 通常在上皮细胞中表达，而波形蛋白最初在间充质细胞中发现。c－met 调控细胞的增殖和存活。表皮生长因子受体在上皮组织中广泛表达，包括正常的和癌性的卵巢细胞。Slug 在上皮性肿瘤的生长过程中有重要作用。其后，一些研究团队又提出了一系列用来鉴定卵巢肿瘤干细胞的标志物，包括 Hoechst 侧群、CD133、CD44、c－kit（在干细胞的干性维持中有重要作用）、CD24 以及 ALDH1。Hoechst 侧群细胞标志着高表达 ATP 结合盒式（ABC）膜转运泵的细胞，而这种转运泵是干细胞的普遍特征。

前列腺肿瘤

2005 年研究者发现：CD44$^+$ 整合素 $\alpha_2\beta_1^{high}$ CD133$^+$ 的前列腺肿瘤干细胞表现出自我更新和高增殖潜能。其中，整合素参与细胞黏附，而不同的亚型在组织分布和功能上也有所不同，$\alpha_2\beta_1$ 型整合素结合层粘连蛋白、胶原、纤连蛋白以及上皮钙黏素。进一步的实验表明：相对于 CD44$^-$ 细胞，CD44$^+$ 细胞有更高的致癌潜能，更易发生转移。前列腺肿瘤干细胞也表达干细胞基因 β 联蛋白（β－catenin）、平滑蛋白、Oct－3/4 以及 NF－κB。β 联蛋白调节上皮细胞的生长和黏附，而它的突变和某些类型肿瘤的发生有关。平滑蛋白是细胞生长过程中高度保守的 Hedgehog 配体的一种间接受体；Hedgehog 信号通路在决定胚胎发育的方向和维持成熟组织的稳态中具有重要作用。NF－κB 信号普遍表达于各种组织，具有广泛功能，包括调节分化、细胞生长、肿瘤发生和细胞凋亡等。体外阻断 NF－κB 信号可引起前列腺肿瘤干细胞发生凋亡，而正常干细胞不受影响，提示了一种潜在的治疗方法。

胃肠道恶性肿瘤

在过去的 5 年里，人们发现大部分胃肠道肿瘤包含极少量干细胞样特性的肿瘤细胞。有报道在结肠癌中发现了一群表达 CD133 的细胞。相比于 CD133$^-$ 的细胞，CD133$^+$ 细胞有更强的致癌性。CD133$^+$ 细胞不表达胃肠道分化标志物细胞角蛋白 20，但有分化为表达细胞角蛋白 20 的 CD133$^-$ 细胞的能力。结肠肿瘤干细胞也表达 ALDH1。基于 Hoechst 侧群细胞、CD44、CD24 以及 ALDH 的表达，在胃癌细胞株中发现了高致癌性的细胞。到目前为止，在胃癌临床样本中的肿瘤干细胞研究非常有限。

有人发现，相比于 CD44$^-$、CD24$^-$ 或 EPCAM$^-$ 的细胞，CD44$^+$ CD24$^+$ EPCAM$^+$ 胰腺癌细胞更易在免疫缺陷的小鼠体内形成肿瘤。这些胰腺癌干细胞有自我更新的能力，能再生出肿瘤的多样表型，上调了 Hedgehog 信号传导通路。还有一项研究表明，CD133$^+$ 胰腺癌细胞在异种移植小鼠模型中也有高度的致癌性，且能产生原发肿瘤的多样表型。这些胰腺癌干细胞也不表达分化标记——细胞角蛋白（CK5、6、8、17 和 19），而表达细胞迁移信号 SDF－1 的重要受体 CXCR4。CD133$^+$ 的干细胞群对化疗有更强的抵抗性。ALDH1 在胰腺癌干细胞中高度表达。CD44$^+$ CD24$^+$ ALDH^{high} 细胞比只表达其中一个标志的细胞有更强的致癌性。

研究发现，CD90$^+$ 和 CD44$^+$ 肝癌细胞在免疫缺陷小鼠体内有致癌性。尽管 CD90$^+$ 细胞群和 CD44$^+$ 细胞群有一定的重叠性，但是不确定 CD90$^+$ CD44$^+$ 细胞群是否比只表达其中任何一个标志的细胞群有更强的致癌性。同时还发现 CD90$^+$ 和其他潜在肿瘤干细胞抗原有一定的重叠，这些抗原包括 CD133、EPCAM、CXCR4、CD24 和 KDR。KDR 是一种血管内皮生长因子受体，它调节内皮细胞（EC）的增殖、存活和迁移。从患者血液中分离出来的肝癌干细胞能够在免疫缺陷的小鼠体内形成肿瘤，表明这些循环着的肝癌干细胞可能与远处转移有关。

其他肿瘤

肿瘤干细胞也在其他的恶性肿瘤中被发现，包括肺癌、黑色素瘤、头颈部肿瘤、膀胱肿瘤和肉瘤。对这些肿瘤干细胞的鉴定也普遍运用了上述用来鉴定血液系统和其他实体器官恶性肿瘤的肿瘤干细胞的标志物，包括 ALDH1、CD44、CD24、CD133 和 Hoechst 侧群。然而，和 AML 类似，大部分肿瘤干细胞的表型目前尚无定论。上述每个标志物可能代表细胞分化的不同阶段，而每个阶段都有产生肿瘤的能力。还有一种可能是每个标志物标定各自独立但又有所重叠的细胞群。尽管如此，多数恶性肿瘤的肿瘤干细胞都表现出了许多干细胞样特征，包括在体内外的高克隆能力、干细胞途径的表达、肿瘤的多样表型的再生能力，以及相对耐药性。

争议和临床意义

尽管有了大多数恶性肿瘤中存在干细胞样细胞的概念支持和实验室证据，许多研究者仍认为肿瘤干细胞可能并不存在，这从根本上反映出目前用来评价致癌潜力模型的局限性。一项研究比较了在不同免疫水平的小鼠体内黑色素瘤细胞的生长状况后，使得这一争论变得更加突出。NOD/SCID 小鼠缺乏 T 细胞和 B 细胞，而 NOD/SCID - IL2Rγ$^{-/-}$（NSG）小鼠还缺乏自然杀伤细胞。虽然只有大约 1/100 000 未经选择的黑色素瘤细胞在非肥胖糖尿病/重症联合免疫缺陷（NOD/SCID）小鼠体内产生肿瘤，但有 1/4 的黑色素瘤细胞在植入 NSG 小鼠体内后有致癌性。然而，尽管业内很多人认为能在免疫缺陷的小鼠体内生长是鉴定肿瘤干细胞的金标准试验，但是没有理由认为它证实了肿瘤干细胞功能。

也许质疑肿瘤干细胞概念最强有力的原因是难以证实这些细胞的临床意义。尤为重要的是，直到最近也没有决定性的数据表明恶性肿瘤的肿瘤干细胞与病情进展或复发有关。复发可能源于肿瘤对药物的随机一级动力学应答或是恶性肿瘤

中一些细胞产生耐药机制的进展（图 4.1）。无法直接观察致癌过程中的早期事件使得肿瘤细胞的来源无法精确确定。不管初始事件发生在组织的哪个分化阶段，抑或这些细胞在免疫缺陷的小鼠体内是否有致癌性，最具有临床意义的是那些经治疗后仍存活下来并导致疾病复发的肿瘤细胞。即使肿瘤内的每个细胞都有致癌潜能，对治疗有抵抗的细胞群体的存在——或许是干细胞特性导致的结果，都有着不可否认的临床意义。

肿瘤干细胞的生物和临床关联性的首要证据可能是来自肺、胰腺和卵巢肿瘤数据，这些样本均表达干细胞标志物 ALDH1，而 ALDH1 和不良预后有关。相比于原发肿瘤，远处转移的胰腺癌同样高表达 ALDH1，提示肿瘤干细胞可能与转移有关。肿瘤干细胞启动转移的进一步证据来自血液循环中的肿瘤细胞。另外，将人胰腺肿瘤异体移植到小鼠体内，化疗后移植瘤内富集 CD133$^+$ 的肿瘤干细胞。然而，这些数据只能初步揭示相关性，而不能直接证实肿瘤干细胞在治疗抵抗和复发过程中的作用。

如果相较于大部分肿瘤细胞，肿瘤干细胞确实对于治疗有更强的抵抗性，那么治疗后的微小残留病变应富集这部分细胞。而且治疗后肿瘤干细胞的存在应能预测疾病复发。的确，经治疗后残留的乳腺癌细胞富有表型干细胞样肿瘤细胞。相似地，骨髓增生异常综合征（MDS）患者在经过临床有效的治疗后，体内仍存在不同表型的肿瘤干细胞。基于它们的持久性，肿瘤干细胞可能对化疗抵抗，从而导致了疾病复发。

然而，人们最近才发现表型干细胞样肿瘤细胞与复发有关。AML 患者完全缓解后的微小残留仍富有表型干细胞样肿瘤细胞。而且治疗后这些细胞的存在和随后的临床复发高度相关。HL 患者经治疗后，可循环中检测到的肿瘤干细胞也和疾病复发有很大关系。尽管还需要在大量患者中进一步证实，但这些研究已经为肿瘤干细胞的临床关联提供了证据。一旦证实，筛选治疗后的肿瘤干细胞将提供一个预后的早期窗并有助于个体化治疗。目前，针对干细胞唯一可行的方法就是异基因移植或骨髓移植（BMT），但是它固有的

毒性和有限的活性(如对实体瘤疗效有限)限制了它的适用范围。通过检测存留的肿瘤干细胞来预测复发,将使得临床医师能更好地决定哪些血液系统恶性肿瘤的患者将会受益于异基因 BMT。

靶向肿瘤干细胞

新的抗肿瘤疗法的研究通常集中于特定肿瘤中特异的或是过表达的靶点上。然而,肿瘤特异性靶向治疗疗效不确定,很多最有效的抗肿瘤疗法反而选择性有限。多种因素导致靶向肿瘤特异性通路的治疗效果有限。很多肿瘤已经具有多种促进肿瘤生长的致癌突变。在这种情况下,仅仅靶向某个通路是无效的。即使瞄准了起始致癌事件,固有的干细胞特性使得肿瘤干细胞难以命中。比如,干细胞的静止使其对靶向分裂细胞的药物抵抗。干细胞膜外排泵(如 MDR1 和 ABCG2)的高表达也限制了针对细胞内目标药物的有效性。此外,干细胞有不依赖于靶向致癌基因的生存机制。

然而,肿瘤干细胞和正常干细胞共有的特性不仅使其能抵抗许多抗癌药,也提供了针对恶性肿瘤治疗的新靶标。和正常干细胞共有的预期靶向目标也许具有很强的抗肿瘤潜能,因为它们的保守表达提示了肿瘤干细胞保留的关键特性。新的数据表明:不同恶性肿瘤的肿瘤干细胞都具有类似干细胞相关的生物学特性,比如 Hedgehog 通路和端粒酶表达。虽然各种肿瘤的细胞有不同的生物学特性,因而需要不同的治疗,但针对不同恶性肿瘤的肿瘤干细胞的靶向疗法也许更具普适性。将这种疗法和瘤体减灭术联合或作为其后的维持治疗也许能提高治愈率。靶向肿瘤干细胞不仅能改善患者预后,还可以为肿瘤干细胞的概念提供根本的证据。

实际上,初步数据显示:即使在干细胞信号通路没有突变或是过表达,抑制这些通路也可能在恶性肿瘤中产生强有力的抗肿瘤效果,这可能是因为这些通路在干细胞维持和生长过程中起着重要作用。Hedgehog 通路在一些恶性肿瘤的生长和生存中发挥着重要作用,包括恶性胶质瘤、乳腺癌、胰腺癌、多发性骨髓瘤和 CML。封闭 Hedgehog

通路对于已分化的细胞几乎没有作用,但能显著抑制骨髓瘤干细胞体外生长并导致其发生终末分化。基于以上这些结果,采用 Hedgehog 通路抑制剂来靶向肿瘤干细胞的临床试验正在进行。端粒酶在多种肿瘤中都有表达,体外抑制端粒酶活性有抗肿瘤干细胞的作用。靶向肿瘤干细胞中端粒酶的试验也在进行。还有一种可能对肿瘤干细胞有效的方法是促进它们的分化。在体外,促进终末分化可能能够消除肿瘤干细胞,而促进肿瘤干细胞终末分化的临床试验也正在进行。

对于肿瘤干细胞与正常干细胞共有的靶标,其治疗的潜在毒性是一个重大问题。不过,正常干细胞和肿瘤干细胞有一些潜在的差异,这使得对于它们共有的靶点也有一定的治疗比。正常干细胞有正常的细胞周期检验点,有助于保护干细胞免于损伤和危险。肿瘤发生的分化阶段也为选择性靶向肿瘤干细胞提供了依据。虽然许多肿瘤细胞源于干细胞特性的正常细胞,但这些细胞可能不是最原始的组织干细胞。例如,如果一种疗法同等的消灭了骨髓瘤干细胞和它们的正常同类——记忆 B 细胞,那么更原始的正常造血干细胞将能够补充正常 B 细胞池。

肿瘤干细胞与正常干细胞在端粒长度和端粒酶的互相作用中的区别,为靶向干细胞通路能够增加治疗比提供了另外一个范例。正常干细胞需要端粒酶来防止其端粒缩短继而发生复制性衰老。然而,即使在端粒酶缺失的情况下,正常干细胞也能维持几个周期的复制能力,因为它们的端粒相对更长。相应地,缺失了有功能的端粒酶的小鼠在产生第四代之前都极少表现出异常。另外,先天性角化不良是一种由于缺失了端粒酶组分功能性突变而发生的先天性疾病,它的主要死因是骨髓衰竭,但是这通常直到 20~40 岁才表现出来。与此不同的是,连续的端粒酶活动可能与多数恶性肿瘤的维持和生长有关,这使得肿瘤干细胞特有的短端粒得以稳定。实际上,将敲除了端粒酶的小鼠与有肿瘤遗传易感性的小鼠杂交,会显著减少肿瘤的发生。因此,正常干细胞(长)和肿瘤干细胞(短)的端粒长度的差异使得抑制端粒酶对肿瘤产生选择性的毒性。

肿瘤干细胞的罕见性(占全部肿瘤细胞<1%)

限制了对其的研究,也可能掩饰了肿瘤干细胞对于治疗的反应。任何对罕见肿瘤干细胞的治疗影响都是极其细微的,因为治疗效果被大量的肿瘤细胞掩盖了。目前的检测方法不足以评定微小的肿瘤干细胞群在治疗前后的差异。因此,仅对已分化细胞有效而对于肿瘤干细胞无效的疗法可能被过于乐观估计,而如果对已分化的细胞没有作用,对于肿瘤干细胞有效的药物也许看起来是无效的。相应地,为了准确评估对于潜在肿瘤干细胞的有效性,新的临床方法十分必要。清除大量肿瘤细胞后评估这些治疗方法对于肿瘤干细胞的有效性将成为可能。对于初始缓解随后又复发的肿瘤,可以在缓解期采用这些治疗来观察它们能否延长缓解期。对于某些肿瘤,如血液系统恶性肿瘤,可以以用和实验室一样的检测方法来评价肿瘤干细胞的结局。

结　论

肿瘤治疗的初始疗效代表了对构成肿瘤大部分癌细胞的有效性。然而,新近数据表明:初始有效的治疗方法对于具有生物异质性的肿瘤干细胞却鲜有作用,而这些肿瘤干细胞却可能正是复发的原因。尽管如此,目前肿瘤干细胞假说仍然具有争议。这种不确定性基于不一致的细胞表型、当前金标准异体移植的矛盾结果以及临床有效性证据的缺乏。然而,新数据表明肿瘤干细胞在微小残留病变中富集,可能与肿瘤复发有关,这些数据为肿瘤干细胞的概念提供了强有力的支持。

传统的评效标准是通过测量肿瘤体积来实现,而这并不能反映少量肿瘤干细胞数目的变化。选择性靶向肿瘤干细胞的治疗方法不会立即清除已分化的肿瘤细胞,依照传统的评效标准,该疗法将因无效被过早抛弃。因此,我们亟须一种全新的肿瘤干细胞靶向疗法方法论。为了同时消除肿瘤细胞,需要将肿瘤干细胞靶向疗法与瘤体减灭术联合使用,或是将它作为肿瘤缓解阶段的维持治疗。

参 考 文 献

1　Nordling CO. A new theory on cancer-inducing mechanism. *Br J Cancer*. 1953;7(1):68-72.

2　Ashley DJ. The two "hit" and multiple "hit" theories of carcinogenesis. *Br J Cancer*. 1969;23(2):313-328.

3　Knudson AG Jr. Mutation and cancer:statistical study of retinoblastoma. *Proc Natl Acad Sci USA*. 1971;68(4):820-823.

4　Nowell PC. The clonal evolution of tumor cell populations. *Science*. 1976;194(4260):23-28.

5　Richards BM. Deoxyribose nucleic acid values in tumour cells with reference to the stem-cell theory of tumour growth. *Nature*. 1955;175(4449):259-261.

6　Makino S. The role of tumor stem-cells in regrowth of the tumor following drastic applications. *Acta Unio Int Contra Cancrum*. 1959;15(suppl. 1):196-198.

7　Killmann SA, Cronkite EP, Robertson JS, Fliedner TM, Bond VP. Estimation of phases of the life cycle in leukemic cells from labeling in human beings in vivo with tritiated thymidine. *Lab Invest*. 1963;12(7):671-684.

8　Sabbath KD, Ball ED, Larcom P, Davis RB, Griffin JD. Heterogeneity of clonogenic cells in acute myeloblastic leukemia. *J Clin Invest*. 1985;75(2):746-753.

9　Fialkow PJ, Gartler SM, Yoshida A. Clonal origin of chronic myelocytic leukemia in man. *Proc Natl Acad Sci USA*. 1967;58(4):1468-1471.

10　Bedi A, Zehnbauer BA, Collector MI, et al. BCR-ABL gene rearrangement and expression of primitive hematopoietic progenitors in chronic myeloid leukemia. *Blood*. 1993;81(11):2898-2902.

11　Gerber JM, Qin L, Kowalski J, et al. Characterization of chronic myeloid leukemia stem cells. *Am J Hematol*. 2011;86(1):31-37.

12　Lapidot T, Sirard C, Vormoor J, et al. A cell initiating human acute myeloid leukaemia after transplantation into SCID mice. *Nature*. 1994;367(6464):645-648.

13　Sarry JE, Murphy K, Perry R, et al. Human acute myelogenous leukemia stem cells are rare and heterogeneous when assayed in NOD/SCID/IL2Rgammac-deficient mice. *J Clin Invest*. 2011;121(1):384-395.

14　Taussig DC, Miraki-Moud F, Anjos-Afonso F, et al. Anti-CD38 antibody-mediated clearance of human repopulating cells masks the heterogeneity of leukemia-initiating cells. *Blood*. 2008；112(3)：568 – 575.

15 Taussig DC，Vargaftig J，Miraki-Moud F，et al. Leukemia-initiating cells from some acute myeloid leukemia patients with mutated nucleophosmin reside in the CD34âí fraction. *Blood*. 2010；115(10)：1976 – 1984.

16 Pearce DJ，Taussig D，Zibara K，et al. AML engraftment in the NOD/SCID assay reflects the outcome of AML：implications for our understanding of the heterogeneity of AML. *Blood*. 2006；107(3)：1166 – 1173.

17 Rombouts WJ，Martens AC，Ploemacher RE. Identification of variables determining the engraftment potential of human acute myeloid leukemia in the immunodeficient NOD/SCID human chimera model. *Leukemia*. 2000；14(5)：889 – 897.

18 Bergsagel DE，Valeriote FA. Growth characteristics of a mouse plasma cell tumor. *Cancer Res*. 1968；28(11)：2187 – 2196.

19 Hamburger AW，Salmon SE. Primary bioassay of human tumor stem cells. *Science*. 1977；197(4302)：461 – 463.

20 Matsui W，Huff CA，Wang Q，et al. Characterization of clonogenic multiple myeloma cells. *Blood*. 2004；103(6)：2332 – 2336.

21 Matsui W，Wang Q，Barber JP，et al. Clonogenic multiple myeloma progenitors，stem cell properties，and drug resistance. *Cancer Res*. 2008；68(1)：190 – 197.

22 Newcom SR，Kadin ME，Phillips C. L-428 Reed-Sternberg cells and mononuclear Hodgkin's cells arise from a single cloned mononuclear cell. *Int J Cell Cloning*. 1988；6(6)：417 – 431.

23 Jones RJ，Gocke CD，Kasamon YL，et al. Circulating clonotypic B cells in classic Hodgkin lymphoma. *Blood*. 2009；113(23)：5920 – 5926.

24 Brennan SK. ，Meade B，Wang Q，Merchant AA，Kowalski J，Matsui W. Mantle cell lymphoma activation enhances bortezomib sensitivity. *Blood*. 2010；116(20)：4185 – 4191.

25 Al-Hajj M，Wicha MS，Benito-Hernandez A，Morrison SJ，Clarke MF. Prospective identification of tumorigenic breast cancer cells. *Proc Natl Acad Sci USA*. 2003；100(7)：3983 – 3988.

26 Ponti D，Costa A，Zaffaroni N，et al. Isolation and in vitro propagation of tumorigenic breast cancer cells with stem/progenitor cell properties. *Cancer Res*. 2005；65(13)：5506 – 5511.

27 Croker AK，Goodale D，Chu J，et al. High aldehyde dehydrogenase and expression of cancer stem cell markers selects for breast cancer cells with enhanced malignant and metastatic ability. *J Cell Mol Med*. 2009；13(8B)：2236 – 2252.

28 Ginestier C，Hur MH，Charafe-Jauffret E，et al. ALDH1 is a marker of normal and malignant human mammary stem cells and a predictor of poor clinical outcome. *Cell Stem Cell*. 2007；1：555 – 567.

29 Singh SK，Hawkins C，Clarke ID，et al. Identification of human brain tumour initiating cells. *Nature*. 2004；432：396 – 401.

30 Rasper M，Schäfer A，Piontek G，et al. Aldehyde dehydrogenase 1 positive glioblastoma cells show brain tumor stem cell capacity. *Neuro Oncol*. 2010；12(10)：1024 – 1033.

31 Choi SA，Lee JY，Phi JH，et al. Identification of brain tumour initiating cells using the stem cell marker aldehyde dehydrogenase. *Eur J Cancer*. 2014；50(1)：137 – 149.

32 Bao S，Wu Q，McLendon RE，et al. Glioma stem cells promote radioresistance by preferential activation of the DNA damage response. *Nature*. 2006；444(7120)：756 – 760.

33 Armstrong DK，Bundy B，Wenzel L，et al. Intraperitoneal cisplatin and paclitaxel in ovarian cancer. *N Engl J Med*. 2006；354(1)：34 – 43.

34 Bapat SA，Mali AM，Koppikar CB，Kurrey NK，et al. Stemand progenitorlike cells contribute to the aggressive behavior of human epithelial ovarian cancer. *Cancer Res*. 2005；65(8)：3025 – 3029.

35 Szotek PP，Pieretti-Vanmarcke R，Masiakos PT，et al. Ovarian cancer side population defines cells with stem cell-like characteristics and Mullerian Inhibiting Substance responsiveness. *Proc Natl Acad Sci USA*. 2006；103(30)：11154 – 11159.

36 Yasuda K，Torigoe T，Morita R，et al. Ovarian cancer stem cells are enriched in side population and aldehyde dehydrogenase bright overlapping population. *PLoS ONE*. 2013；8(8)：e68187.

37 Baba T，Convery PA，Matsumura N，et al. Epigenetic regulation of CD133 and tumorigenicity of CD133 + ovarian cancer cells. *Oncogene*. 2009；28(2)：209 – 218.

38 Ferrandina G，Bonanno G，Pierelli L，et al. Expression of CD133-1 and CD133-2 in ovarian cancer. *Int J Gynecol Cancer*. 2008；18(3)：506 – 514.

39 Zhang S，Balch C，Chan MW，et al. Identification and characterization of ovarian cancer-initiating cells from primary human tumors. *Cancer Res*. 2008；68(11)：4311 – 4320.

40 Alvero AB，Chen R，Fu HH，et al. Molecular phenotyping of human ovarian cancer stem cells unravels the mechanisms for repair and chemoresistance. *Cell Cycle*. 2009；8(1)：158 – 166.

41 Gao MQ，Choi YP，Kang S，Youn JH，Cho NH. CD24 + cells from hierarchically organized ovarian cancer are enriched in

cancer stem cells. *Oncogene*. 2010；29：2672 - 2680.

42　Landen CN Jr，Goodman B，Katre AA，et al. Targeting aldehyde dehydrogenase cancer stem cells in ovarian cancer. *Mol Cancer Ther*. 2010；9(12)：3186 - 3199.

43　Collins AT，Berry PA，Hyde C，Stower MJ，Maitland NJ. Prospective identification of tumorigenic prostate cancer stem cells. *Cancer Res*. 2005；65(23)：10946 - 10951.

44　Patrawala LCalhoun T，Schneider-Broussard R，et al. Highly purified CD44 + prostate cancer cells from xenograft human tumors are enriched in tumorigenic and metastatic progenitor cells. *Oncogene*. 2006；25(12)：1696 - 1708.

45　Birnie R，Bryce SD，Roome C，et al. Gene expression profiling of human prostate cancer stem cells reveals a pro-inflammatory phenotype and the importance of extracellular matrix interactions. *Genome Biol*. 2008；9(5)：R83.

46　O'Brien CA，Pollett A，Gallinger S，Dick JE. A human colon cancer cell capable of initiating tumour growth in immunodeficient mice. *Nature*. 2007；445：106 - 110.

47　Ricci-Vitiani L，Lombardi DG，Pilozzi E，et al. Identification and expansion of human colon-cancer-initiating cells. *Nature*. 2007；445(7123)：111 - 115.

48　Huang EH，Hynes MJ，Zhang T，et al. Aldehyde dehydrogenase 1 is a marker for normal and malignant human colonic stem cells (SC) and tracks SC overpopulation during colon tumorigenesis. *Cancer Res*. 2009；69(8)：3382 - 3389.

49　FukudaK，Saikawa Y，Ohashi M，et al. Tumor initiating potential of side population cells in human gastric cancer. *Int J Oncol*. 2009；34(5)：1201 - 1207.

50　Takaishi S，Okumura T，Tu S，et al. Identification of gastric cancer stem cells using the cell surface marker CD44. *Stem Cells*. 2009；27(5)：1006 - 1020.

51　Zhang C，Li C，He F，Cai Y，Yang H. Identification of CD44 + CD24 + gastric cancer stem cells. *J Cancer Res Clin Oncol*. 2011；137(11)：1679 - 1686.

52　Zhi QM，Chen XH，Ji J，et al. Salinomycin can effectively kill ALDHhigh stem-like cells on gastric cancer. *Biomed Pharmacother*. 2011；65(7)：509 - 515.

53　Li C，Heidt DG，Dalerba P，et al. Identification of pancreatic cancer stem cells. *Cancer Res*. 2007；67(3)：1030 - 1037.

54　Hermann PC，Huber SL，Herrler T，et al. Distinct populations of cancer stem cells determine tumor growth and metastatic activity in human pancreatic cancer. *Cell*. 2007；1(3)：313 - 323.

55　Rasheed ZA，Yang J，Wang Q，et al. Prognostic significance of tumorigenic cells with mesenchymal features in pancreatic adenocarcinoma. *J Nat Cancer Inst*. 2010；102(5)：340 - 351.

56　Yang ZF，Ho DW，Ng MN，et al. Significance of CD90 + cancer stem cells in human liver cancer. *Cancer Cell*. 2008；13(2)：153 - 166.

57　Eramo A，Lotti F，Sette G，et al. Identification and expansion of the tumorigenic lung cancer stem cell population. *Cell Death Differ*. 2007；15(3)：504 - 514.

58　Jiang F，Qiu Q，Khanna A，et al. Aldehyde dehydrogenase 1 is a tumor stem cell-associated marker in lung cancer. *Mol Cancer Res*. 2009；7(3)：330 - 338.

59　Liu J，Xiao Z，Wong SK，et al. Lung cancer tumorigenicity and drug resistance are maintained through ALDH hi CD44 hi tumor initiating cells. *Oncotarget*. 2013；4：1698 - 1711.

60　Cortes-Dericks L，Froment L，Boesch R，Schmid RA，Karoubi G. Cisplatin-resistant cells in malignant pleural mesothelioma cell lines show ALDHhighCD44 + phenotype and sphere-forming capacity. *BMC Cancer*. 2014；14(1)：304.

61　Shao C，Sullivan JP，Girard L，et al. Essential role of aldehyde dehydrogenase 1A3 (ALDH1A3) for the maintenance of non-small cell lung cancer stem cells is associated with the STAT3 pathway. *Clin Cancer Res*. 2014；20(15)：4154 - 4166.

62　Schatton T，Murphy GF，Frank NY，et al. Identification of cells initiating human melanomas. *Nature*. 2008；451：345 - 349.

63　Prince，ME，Sivanandan R，Kaczorowski A，et al. Identification of a subpopulation of cells with cancer stem cell properties in head and neck squamous cell carcinoma. *Proc Natl Acad Sci USA*. 2007；104(3)：973 - 978.

64　Chan KS，Espinosa I，Chao M，et al. Identification, molecular characterization, clinical prognosis, and therapeutic targeting of human bladder tumor-initiating cells. *Proc Natl Acad Sci USA*. 2009；106(33)：14016 - 14021.

65　Suvà ML，Riggi N，Stehle JC，et al. Identification of cancer stem cells in Ewing's sarcoma. *Cancer Res*. 2009；69(5)：1776 - 1781.

66　Yang M，Yan M，Zhang R，Li J，Luo Z. Side population cells isolated from human osteosarcoma are enriched with tumor-initiating cells. *Cancer Sci*. 2011；102(10)：1774 - 1781.

67　Tirino V，Desiderio V，Paino F，et al. Human primary bone sarcomas contain CD133 + cancer stem cells displaying high tumorigenicity in vivo. *FASEB J*. 2011；25(6)：2022 - 2030.

68　Awad O，Yustein JT，Shah P，et al. High ALDH activity identifies chemotherapy-resistant ewing's sarcoma stem cells that retain sensitivity to EWS-FLI1 inhibition. *PLoS ONE*. 2010；5(11)：e13943.

69　Honoki K，Fujii H，Kubo A，et al. Possible involvement of stem-like populations with elevated ALDH1 in sarcomas for chemotherapeutic drug resistance. *Oncol Rep*. 2010；24(2)：501 - 505.

70　Kelly PN，Dakic A，Adams JM，Nutt SL，Strasser A. Tumor growth need not be driven by rare cancer stem cells. *Science*. 2007；317(5836)：337.

71　Quintana E，Shackleton M，Sabel MS，Fullen DR，Johnson TM，Morrison SJ. Efficient tumour formation by single human melanoma cells. *Nature*. 2008；456(7222)：593 - 598.

72　Liu S，Liu C，Min X，et al. Prognostic value of cancer stem cell marker aldehyde dehydrogenase in ovarian cancer：a Meta-Analysis. *PLoS ONE*. 2013；8(11)：e81050.

73　Petzer AL，Eaves CJ，Lansdorp PM，Ponchio L，Barnett MJ，Eaves AC. Characterization of primitive subpopulations of normal and leukemic cells present in the blood of patients with newly diagnosed as well as established chronic myeloid leukemia. *Blood*. 1996；88(6)：2162 - 2171.

74　Riethdorf S，Pantel K. Disseminated tumor cells in bone marrow and circulating tumor cells in blood of breast cancer patients：current state of detection and characterization. *Pathobiology*. 2008；75(2)：140 - 148.

75　Creighton CJ，Li X，Landis M，et al. Residual breast cancers after conventional therapy display mesenchymal as well as tumor-initiating features. *Proc Natl Acad Sci USA*. 2009；106(33)：13820 - 13825.

76　Tanei T，Morimoto K，Shimazu K，et al. Association of breast cancer stem cells identified by aldehyde dehydrogenase 1 expression with resistance to sequential paclitaxel and epirubicin-based chemotherapy for breast cancers. *Clin Cancer Res*. 2009；15(12)：4234 - 4241.

77　Tehranchi R，Woll PS，Anderson K，et al. Persistent malignant stem cells in del(5q) myelodysplasia in remission. *N Engl J Med*. 2010；363(11)：1025 - 1037.

78　Gerber JM，Smith BD，Ngwang B，et al. A clinically relevant population of leukemic CD34 + CD38 − cells in acute myeloid leukemia. *Blood*. 2012；119(15)：3571 - 3577.

79　Kasamon YL，Jacene HA，Gocke CD，et al. Phase 2 study of rituximab-ABVD in classical Hodgkin lymphoma. *Blood*. 2012；119(18)：4129 - 4132.

80　Merchant AA，Matsui W. Targeting Hedgehog-a cancer stem cell pathway. *Clin Cancer Res*. 2010；16(12)：3130 - 3140.

81　Harley CB. Telomerase and cancer therapeutics. *Nat Rev Cancer*. 2008；8(3)：167 - 179.

82　Peacock CD，Wang Q，Gessel GS，et al. Hedgehog signaling maintains a tumor stem cell compartment in multiple myeloma. *Proc Natl Acad Sci USA*. 2007；104(10)：4048 - 4053.

83　Brennan SK，Wang Q，Tressler R，et al. Telomerase inhibition targets clonogenic multiple myeloma cells through telomere length-dependent and independent mechanisms. *PLoS ONE*. 2010；5(9)：e12487.

84　Castelo-Branco P，Zhang C，Lipman T，et al. Neural tumor-initiating cells have distinct telomere maintenance and can be safely targeted for telomerase inhibition. *Clin Cancer Res*. 2011；17(1)：111 - 121.

85　Joseph I，Tressler R，Bassett E，et al. The telomerase inhibitor imetelstat depletes cancer stem cells in breast and pancreatic cancer cell lines. *Cancer Res*. 2010；70(22)：9494 - 9504.

86　Serrano D，Bleau AM，Fernandez-Garcia I，et al. Inhibition of telomerase activity preferentially targets aldehyde dehydrogenase-positive cancer stem-like cells in lung cancer. *Mol Cancer*. 2011；10(96)：96.

87　Schenk T，Chen WC，Göllner S，et al. Inhibition of the LSD1 (KDM1A) demethylase reactivates the all-trans-retinoic acid differentiation pathway in acute myeloid leukemia. *Nat Med*. 2012；18(4)：605 - 611.

88　Hao LY，Armanios M，Strong MA，et al. Short telomeres, even in the presence of telomerase, limit tissue renewal capacity. *Cell*. 2005；123(6)：1121 - 1131.

89　Knight S，Vulliamy T，Copplestone A，Gluckman E，Mason P，Dokal I. Dyskeratosis Congenita (DC) Registry：identification of new features of DC. *Br J Haematol*. 1998；103(4)：990 - 996.

90　Ju Z，Rudolph KL. Telomeres and telomerase in cancer stem cells. *Eur J Cancer*. 2006；42(9)：1197 - 1203.

91　Greenberg RA，Chin L，Femino A，et al. Short dysfunctional telomeres impair tumorigenesis in the INK4adelta2/3 cancer-prone mouse. *Cell*. 1999；97(4)：515 - 525.

92　Rudolph KL，Millard M，Bosenberg MW，DePinho RA. Telomere dysfunction and evolution of intestinal carcinoma in mice and humans. *Nat Genet*. 2001；28(2)：155 - 159.

第 5 章

靶向肿瘤微环境的干预治疗

Hua Fang and Yves A. DeClerck

葛婷雯　译，崔久嵬　校

概　述

肿瘤微环境：肿瘤生物学的非简化论观点

在过去的几十年里，人们在基因层面上对癌症的发生和发展方面的认识取得了显著提升。于世纪之交完成的人类基因组计划加之即将完成的癌症基因组图谱项目，将会给人们提供一个包含所有基因和表观遗传学变异的更全面的图谱，而这些基因和表观遗传学的改变可能是恶性转化的原因或结果。与此同时，基于在基础水平和分子水平对癌症理解的加深，促使了以驱动癌症发展的基因变异产物为特异靶点的新型治疗药物的出现。这种疗法通过个体化方法来诊断和治疗癌症，虽然癌症的诊疗方式有了质的改变，但仍存在众多的挑战。其中最严峻的是单一肿瘤内部的显著异质性和肿瘤细胞通过基因突变或激活替代途径等方式产生的抗药性。还有一个重要的挑战是人们需要充分认识到肿瘤不仅仅是由受基因影响的恶性细胞组成，而且还包含多种非恶性细胞，两者一起被嵌入高度复杂的细胞外基质（extracellular matrix，ECM）中。这些恶性、非恶性细胞和其周围细胞外基质一齐被称为肿瘤微环境（tumor microenvironment，TME），在肿瘤的发生和发展中起到了不可忽视的作用。

在 20 世纪 70 年代初，一些来自多个实验室的开创性观察数据表明，癌症不仅仅是一种基因疾病。1971 年，J. Folkman 和他的实验室提出了血管生成的概念，即肿瘤细胞和毛细血管内皮细胞之间是高度和谐的生态系统，在这个系统中肿瘤细胞刺激 EC 的增长，反过来 EC 的增长也刺激肿瘤细胞的生长，这开启了学术研究的一个全新领域。在 20 世纪 80 年代，Fidler 和他的同事们提出肿瘤细胞的原生环境（原位种植）对于帮助其生长和转移有重要作用，并且 Liotta 与其同事们确定了由转移性肿瘤细胞产生的基底膜降解蛋白酶的存在。在乳腺癌细胞三维培养模型中通过抑制 β-1 整联蛋白，细胞在其形态和功能上出现了惊人的逆转，即从恶性乳腺癌细胞转归为正常的表型得以证实。Bissell 和他的同事在 1997 年由此提出 TME 的表型可以主导癌细胞的表型。这些实验室的工作成果不胜枚举，他们使人们在 21 世纪初便认识到癌症生物学的观点可能已太过简化。Virchow 在 19 世纪首次认识到巨噬细胞和炎症在癌症发生和发展中的潜在作用，Paget 猜想器官（土壤）的环境在肿瘤（种子）转移过程中发挥了重要的选择作用，这些研究都提示了开创性观察数据的重要性（图 5.1）。因此，在过去 10 年中，有关肿瘤细胞与肿瘤微环境相互作用的研究再次兴起，这使人们对于肿瘤微环境对癌症发生发展的认识进入了分子水平。这样的认识肯定了新型药物制剂的作用——即通过干扰或抑制肿瘤细胞及其微环境之间的相互作用从而影响特异信号通路激活的药物制剂。本章简短地回顾 TME 的组成成分以及肿瘤细胞与微环境相互作用的机制，总结现有和新兴的针对 TME 的治疗策略，同时列举一些目前应用于临床、临床前期和临床开发的药物制剂的实例。而对于抗癌的靶向免疫治疗部分将在其他章节阐述，本章不予以赘述。

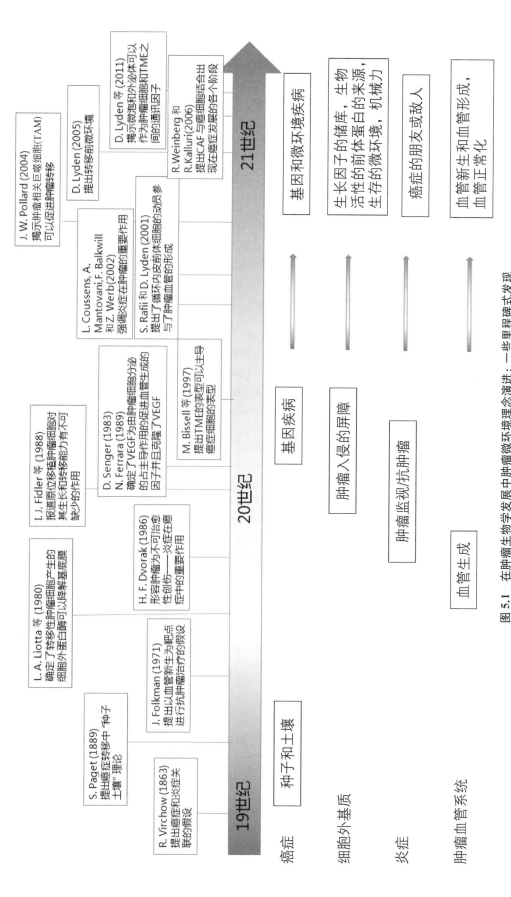

图 5.1　在肿瘤生物学发展中肿瘤微环境理念演进：一些里程碑式发现

R. Virchow (1863)
提出癌症和炎症关联的假设

S. Paget (1889)
提出癌症转移中"种子和土壤"理论

J. Folkman (1971)
提出以血管新生为靶点进行抗肿瘤治疗的假设

L. A. Liotta 等 (1980)
确定了转移性肿瘤细胞产生的细胞外蛋白酶可以降解基底膜

H. F. Dvorak (1986)
形容肿瘤为永不治愈性创伤——炎症在癌症中的重要作用

I. J. Fidler 等 (1988)
报道原发植入肿瘤细胞对其生长和转移能力有不可缺少的作用

D. Senger (1983)
N. Ferrara (1989)
确定了VEGF为由肿瘤细胞分泌的占主导作用的促进血管生成的因子并克隆了VEGF

M. Bissell 等 (1997)
提出TME的表型可以主导癌症细胞的表型

J. W. Pollard (2004)
揭示肿瘤相关巨噬细胞(TAM)可以促进肿瘤转移

D. Lyden (2005)
提出转移前微环境

L. Coussens, A. Mantovani,F. Balkwill 和 Z. Werb(2002)
强调炎症在肿瘤中的重要作用

S. Rafii 和D. Lyden (2001)
提出了循环内皮前体细胞的动员参与了肿瘤血管的形成

D. Lyden 等 (2011)
揭示微囊泡和外泌体可以作为肿瘤细胞和TME之间的通讯因子

R.Weinberg 和 R.Kalluri(2006)
提出CAF与癌细胞结合会出现在癌症发展的各个阶段

19世纪　20世纪　21世纪

癌症　种子和土壤　基因疾病　基因和微环境疾病

细胞外基质　肿瘤入侵的屏障　生长因子的储库，生物活性的前体蛋白的来源，生存的微环境，机械力

炎症　肿瘤监视/抗肿瘤　癌症的朋友或敌人

肿瘤血管系统　血管生成　血管新生和血管形成，血管正常化

肿瘤微环境的组成

肿瘤的微环境是高度复杂的,由各种各样的非恶性细胞组成,包括血管和淋巴管内皮细胞、周细胞、成纤维细胞和肌成纤维细胞,以及特异性免疫和固有免疫细胞。根据原发肿瘤或转移肿瘤的部位,可对特定肿瘤的微环境进行更加精确的描述。例如成骨细胞和破骨细胞(骨)、星形胶质细胞和胶质细胞(脑)、库普弗细胞(肺)、脂肪细胞(骨髓、网膜),这些细胞都在发挥作用。细胞外基质的存在在其他程度上增加了肿瘤微环境的复杂性,不仅是因为其组成和结构的高度多样性,还由于它是作为生长因子、细胞因子和趋化因子的承载体而发挥作用,并且还能产生动力机械力促进肿瘤细胞生长。基于肿瘤微环境与治疗的相关性,作者从中选取几种其独有的特性进行讨论。

肿瘤的血管

肿瘤的血管生成是一个复杂的过程,受促血管生成和抗血管生成因子的双重精密调控,这些因子由良恶性细胞通过自分泌和旁分泌的信号通路产生。促血管生成因子被认为是"血管生成的开关",其增高可诱发启动血管生成。血管内皮生长因子(VEGF/VEGF-A)是内皮细胞激活后最主要的促血管生成因子,但是很多其他的生长因子也有促血管生成的作用,例如成纤维细胞生长因子(FGF)、血小板衍生生长因子(PDGF)以及表皮生长因子(EGF)。相反地,在循环中能被检测到的很多内源性血管生成抑制剂(例如血小板反应蛋白、血管抑素、内皮抑素)在早期瘤形成中起到血管生成的内在屏障作用。不同于有周细胞覆盖的正常血管,肿瘤血管存在周细胞、血管周细胞缺失以及通透性增加,形成一个有漏洞的异常血管系统。最初人们认为肿瘤血管的形成依赖于周边成熟 EC 侵袭小实体瘤。而现在人们知道,它也是由骨髓来源的内皮祖细胞历经血管发生从而形成肿瘤血管。

免疫炎性细胞和肿瘤相关巨噬细胞(TAM)

癌症和炎症的相关性被关注已久,但是人们对它的理解直至今天才有了深入的认识。最初,人们认为肿瘤中特异性免疫细胞和固有免疫细胞是免疫系统有效攻击癌症的信号,而现在人们认识到免疫细胞也能促进癌症的发生、发展和转移。人们对免疫细胞在癌症进程中扮演双重角色的认识主要聚焦在免疫系统向 T_H1 型(一般情况下,具有抗肿瘤作用)或者 T_H2 型(一般情况下,具有促肿瘤作用)两极分化的观点上。尽管 T_H1 和 T_H2 细胞最初被统称为 CD4$^+$ T 细胞,但直到现在人们才意识到他们具有调节几乎全部的免疫细胞亚群表型和生物学活性的作用,例如调控巨噬细胞向抗肿瘤(所谓的 M1)或者促肿瘤发生的(所谓的 M2)行为发展。免疫系统极化伴有细胞代谢和特定细胞因子分泌改变。T_H1 型免疫细胞高水平表达可诱导一氧化氮合酶(iNOS),能将精氨酸转变成瓜氨酸和一氧化氮(NO),并且分泌炎性细胞因子如 TNF-α、IL-23 和 IL-12。M1型巨噬细胞表达细胞表面标志 CD11c,它的极性受粒细胞-巨噬细胞集落刺激因子(GM-CSF/CSF-2)的影响。T_H2 型免疫细胞高表达精氨酸酶-1,催化精氨酸水解,分泌高浓度的特定细胞因子如 IL-10 和 IL-6。M2 型巨噬细胞表面表达 CD163 和 CD206,巨噬细胞集落刺激因子(M-CSF/CSF-1)可以增强它的极性。M2 型 TAM 是炎症和癌症最重要的参与者,其在癌症转移和药物抵抗中的作用已逐渐被大家所认识。

间质来源的细胞

成纤维细胞是结缔组织中数量最多的细胞类型。经常有研究报道活化后的成纤维细胞(有时也被称为肌成纤维细胞)与癌细胞有关,且被称为癌症相关成纤维细胞(CAF)。CAF 是很多癌症基质中最主要的细胞类型,对于乳腺癌、前列腺癌和胰腺癌尤甚。他们表达一种特定蛋白,如成纤维活化蛋白-α(FAPα,一种二肽酶)和成纤维特定蛋白-1(FSP1 或 S100A4)。这些细胞源自局部,或通过远处器官尤其是骨髓招募而来,或由正常或转化的上皮细胞通过上皮间充质转换(EMT)产生。损伤的上皮细胞和浸润的巨噬细胞释放的多种生长因子(如 TGF-β、EGF、

PDGF、FGF-2)诱导激活纤维原细胞。CAF 也能直接被细胞-细胞间的联系活化。CAF 之间以及 CAF 与癌细胞、免疫细胞之间的联系可直接通过细胞传达或者间接通过旁分泌/外分泌信号、蛋白酶以及调节 ECM 的能力来实现。其在癌症中发挥的作用尚未清晰,但其促进肿瘤生长、转移和血管生成的作用已被证实。它还能促进特定的 ECM 形成并抑制抗肿瘤免疫反应。

细胞外基质

肿瘤细胞和基质细胞均嵌入各种各样的 ECM 蛋白中,这些 ECM 蛋白为恶性细胞和正常细胞提供了一个三维支持结构。ECM 已不单单是 20 世纪 80 年代发现的肿瘤细胞侵袭的屏障。ECM 充满大量生长因子,并控制着生长因子的生物利用度。一旦 ECM 被胞质蛋白酶如血纤维蛋白溶酶-血纤维蛋白溶酶原激活物家族或者基质金属蛋白酶家族(MMP)中的丝氨酸酯酶(丝氨酸蛋白酶)降解,生长因子便以可溶性蛋白的形式释放,并与大量细胞相互作用。这些蛋白酶降解 ECM 后释放一些抑制血管生成的可溶性生物活性蛋白水解片段。ECM 同样是肿瘤细胞的攻击靶点,以此保证肿瘤的存活和迁移。在转移前微环境中,ECM 蛋白如玻连蛋白和纤连蛋白非常丰富,肿瘤细胞与其黏附,从而在肿瘤侵袭和转移中发挥至关重要的作用。ECM 也能给基质细胞和肿瘤细胞一定的机械力从而影响其基因表达和细胞行为。存在僵化 ECM 的肿瘤更具侵袭性。赖氨酰氧化酶(LOX)常常在肿瘤中高表达,其具有促进胶原交联的作用,使 ECM 僵化,继而通过整合素信号促进肿瘤的进展。

综上所述,ECM 在肿瘤的发生、发展过程中扮演着双重角色。一方面,它可以通过发挥屏障作用阻碍肿瘤细胞的浸润和转移、隔绝生长因子,从而达到抗肿瘤的效果;另一方面,僵化 ECM 又能促进恶性细胞的生长和存活。换句话说,细胞外基质的退化,既能促进肿瘤的生长和迁移,也能发挥抗肿瘤和抗血管生成的作用。

缺氧的肿瘤微环境

目前,人们研究的方向主要集中在肿瘤细胞缺氧及其对血管生成方面的影响。但是,缺氧不仅对 VEGF 的生成发挥重要作用,而且还促进 EC 增殖。肿瘤细胞通过影响基因组稳定性、减弱 DNA 自我修复系统以及促进原癌基因表达从而适应缺氧环境,上述过程能增加肿瘤的侵袭性、促进肿瘤细胞转移以及产生抵抗放化疗的效应。而且,缺氧刺激可通过缺氧诱导因子(HIF-1α 和 HIF-2α)调节巨噬细胞朝 T_H1 表型(M1)或者 T_H2 表型(M2)方向分化。

肿瘤细胞和微环境之间的复杂联系

在过去的 10 年中,对于肿瘤细胞与其所处微环境之间的联系得到了广泛的研究,人们希望通过这些研究可以为肿瘤的治疗发现新靶点。其中包含黏附依赖机制和黏附非依赖机制。黏附依赖机制主要通过整合素等细胞间黏附分子(CAM)介导肿瘤细胞与基质细胞或者细胞外基质之间黏附而发挥相互作用。例如,当黑色素瘤细胞位于早期生长期并侵入真皮层时,大量存在于血管周围的与玻连蛋白连接的 $\alpha_v\beta_3$ 和 $\alpha_v\beta_5$ 整合素的表达增加,这为肿瘤细胞侵入血管提供了理论基础。类似地,骨髓瘤细胞 β1 整合素的表达促进其与骨髓基质细胞的接触,促进基质细胞分泌 IL-6,进而通过 STAT3 介导的信号通路激活破骨细胞,促进骨髓瘤细胞的增殖和生长。

非黏附机制在肿瘤细胞与基质细胞或者细胞外基质之间的联系中同样发挥着重要作用。大多数是通过肿瘤细胞分泌可溶性因子来刺激基质细胞,或者基质细胞分泌可溶性因子来刺激肿瘤细胞实现的。下面将探讨一些具有靶向治疗干预潜质的分子。基质衍生因子-1(SDF-1),也叫趋化因子(C-X-C motif)配体-12(CXCL-12),由大量基质细胞(尤其是骨髓中的成骨细胞)分泌。许多肿瘤细胞均表达它的受体(CXCR-4),类似造血干细胞被募集到骨髓微环境龛(niche)中。因此,循环转移肿瘤细胞与造血干细胞会争夺成骨细胞周围的微环境。在肿瘤微环境中还有一个重要的可溶性因子是肿瘤细胞分泌的集落刺激因子-1（MCSF），其与单核巨噬细胞表达的 CSF-1 受体结合，募集单核巨噬细胞到肿瘤部位，并且朝 M2 方向分化。而 CSF-1 的表达是由淋巴细胞分泌的 IL-4 刺激产生，因此 CSF-1 形成了一个淋巴细胞、巨噬细胞和肿瘤之间相互交织的网络。作者实验室研究发现，神经母细胞瘤细胞促进前列腺素 E_2 的分泌和半乳糖凝集素-3 纤连蛋白的产生是上调骨髓间充质细胞表达和分泌 IL-6 的两个机制。IL-6 进一步刺激破骨细胞，促进神经母细胞瘤细胞的存活和增殖。

除了分泌可溶性趋化因子/细胞因子和生长因子因素外，最近研究发现，肿瘤细胞和基质细胞分泌的微泡和外泌体为肿瘤细胞和肿瘤微环境之间的沟通提供一个重要手段。例如，在小鼠模型中，高度转移的黑色素瘤分泌的外泌体通过激活受体酪氨酸激酶 MET "驯化" 骨髓祖细胞，增加新生肿瘤细胞的转移能力。近期观察发现，外泌体中包含蛋白质及核酸（如 DNA 和 micro-RNA），这为研究肿瘤微环境中的肿瘤细胞和基质细胞打开了一个新领域。

肿瘤微环境中的靶向治疗

针对肿瘤微环境的靶向治疗策略日趋成熟。根据不同目的，将其分为以下四类（表 5.1）：① 针对肿瘤的血管系统。② 针对肿瘤相关的炎症反应。③ 针对肿瘤细胞及其微环境之间的相互作用。④ 针对肿瘤的缺氧微环境。

靶向肿瘤血管

截至目前，针对血管生成的靶向策略主要集中在通过干扰血管生成因子抑制 EC 激活。这一思路促进了抗血管生成相关研究的发展，并应用于临床研究的各个阶段。

VEGF 信号通路和抗 VEGF 方式

VEGF 家族包括五种 VEGF 糖蛋白（VEGF-A、VEGF-B、VEGF-C、VEGF-D、VEGF-E）和胎盘生长因子-1、胎盘生长因子-2。VEGF-A 又称作 VEGF，主要在缺氧、酸性环境、低血糖、一些细胞因子和生长因子（如 IL-6、PDGF、FGF、胰岛素样生长因子和 IGF-1）的诱导下，由

肿瘤细胞、CAF、TAM 以及其他炎症细胞产生。作为强有力的促血管生成因子，VEGF 与血管内皮细胞上的两个同源受体（VEGFR-1、Flt-1 和 VEGFR-2/KDR）结合。形成二聚体后，配体依赖的酪氨酸激酶受体磷酸化，从而激活细胞内信号通路促进内皮细胞存活、增殖、迁移、出芽和管腔形成。除此以外，VEGF 的第三受体——VEGF-3（Flt-4）参与 VEGF-C 和 VEGF-D 介导淋巴管生成。

鉴于 VEGF 信号通路在肿瘤血管生成、生长、浸润和转移中的重要作用，很多 VEGF 和 VEGFR 的抑制剂得以研发。目前最前沿的药物是贝伐珠单抗（阿瓦斯汀），它是一种人工合成的 VEGF 中和抗体，已被 FDA 批准用于治疗转移性癌症诸如直肠癌、肾癌、非小细胞肺癌、胶质母细胞瘤，通常联合细胞毒性药物应用。或者，小分子受体酪氨酸激酶抑制剂（比如舒尼替尼/索坦、索拉非尼/多吉美、帕唑帕尼）或者特异性受体抗体（比如雷莫芦单抗、抗 VEGFR-2 抗体）也可能抑制 VEGF 信号。舒尼替尼、索拉非尼、帕唑帕尼已经通过 FDA 认证，用于大多数肾细胞癌晚期患者。雷莫芦单抗近期也通过了 FDA 认证，单药用于治疗晚期或转移性胃癌或食管胃交界腺癌的患者，这类患者均有疾病进展或已接受过氟嘧啶或铂类化疗。在另一个 IV 期非小细胞肺癌患者的 III 期临床试验中，雷莫芦单抗联合多西他赛对安慰剂联合多西他赛，可作为二线治疗延长患者的生存期。

超越 VEGF 的信号

对肿瘤而言，存在多条信号通路参与血管生成，抑制一条通路可能会促进另一条通路，因此限制了一些抑制剂在临床的疗效，并导致抗 VEGF 治疗的获得性耐药。FDA 近期决定，由于早前认证通过的贝伐珠单抗在乳腺癌患者治疗时，其严重的潜在致死作用超过了治疗获益，因而取消了贝伐珠单抗对于乳腺癌的治疗许可。该决定强调了研发更有效抗血管生成药物的必要性。

FGF 信号通路。FGF 是生长因子的一个家族，与高度亲和性酪氨酸激酶 FGF 受体相互作用，参与调节多种基本通路及细胞行为。FGF 家族的代表——FGF2，是一种对包括血管内皮细

表 5.1　靶向肿瘤微环境的药物。Fang 和 Declerck 2013。由美国癌症研究协会（AACR）许可转载

类　型	通　路	靶　点	药　物	作用机制	适　应　证	临床应用状态
肿瘤血管	VEGF信号通路	VEGF	贝伐珠单抗（阿瓦斯汀）	人源化抗VEGF单克隆抗体	转移性结直肠癌、转移性肾细胞癌、非小细胞肺癌、胶质母细胞瘤	FDA批准上市
		VEGFR	雷莫芦单抗（cyramza）	VEGFR-2中和抗体	晚期或转移性胃癌或胃交界食管腺癌患者疾病进展后或氟尿嘧啶或铂类药物化疗后	FDA批准上市
		VEGFR	舒尼替尼（索坦）	VEGFR-1~3，PDGFR，c-Kit的酪氨酸激酶抑制剂	晚期肾细胞癌、胰腺神经内分泌肿瘤，胃肠间质瘤	FDA批准上市
		VEGFR	索拉非尼（多吉美）	VEGFR-2，PDGFR-β，RAF的酪氨酸激酶抑制剂	晚期肾细胞癌，不可切除的肝细胞癌	FDA批准上市
		VEGFR	帕唑帕尼	VEGFR-1~3，PDGFR，c-Kit的酪氨酸激酶抑制剂	晚期肾细胞癌，软组织肉瘤	FDA批准上市
	FGF信号通路	FGFR	BMS-582664（布立尼布）	FGFR和VEGFR	肝细胞癌，结直肠癌	II/III期临床研究
	PDGF信号通路	PDGF	SU6668	PDGFR，VEGFR和FGFR	无特异性	I期临床研究
	EGFR信号通路	EGFR	西妥昔单抗（爱必妥）	抗EGFR单克隆抗体	转移性结直肠癌、头颈部鳞癌	FDA批准上市
		EGFR	帕尼单抗	抗EGFR单克隆抗体	转移性结直肠癌	FDA批准上市
		EGFR	厄洛替尼	EGFR的酪氨酸激酶抑制剂	非小细胞肺癌和胰腺癌	FDA批准上市
		EGFR	吉非替尼	EGFR的酪氨酸激酶抑制剂	非小细胞肺癌	FDA批准上市
炎症	IL-6/JAK/STAT3信号通路	IL-6	CNTO-328（司妥昔单抗）	抗IL-6单克隆中和抗体	前列腺癌、多发性骨髓瘤、转移性肾细胞癌、卵巢癌	I/II期临床研究
		IL-6R	托珠单抗	IL-6R封闭抗体	不适用	临床前研究
		JAK1/2	AZD1480	JAK1/2小分子抑制剂	实体肿瘤	I期临床研究
		JAK1/2	鲁索替尼（ruxolitinib）（INCB018424）	JAK1/2小分子抑制剂	晚期乳腺癌、晚期恶性血液病、转移性胰腺癌	II期临床研究
		STAT3	诱骗性STAT3	STAT3 DNA竞争剂	头颈部肿瘤	0期临床研究
	NF-κB信号通路	IKK	PS-1145	IKK激酶小分子抑制剂	B细胞淋巴瘤、前列腺癌	临床前研究
		26S蛋白酶体	硼替佐米（万珂）	26S蛋白酶体抑制剂干扰κB活化和NF-κB-依赖基因的表达	多发性骨髓瘤、套细胞淋巴瘤	FDA批准上市
		NF-κB	姜黄素（curcumin）	姜黄物提取物抑制NF-κB活化和NF-κB-依赖基因的表达	结肠癌、胰腺癌、乳腺癌、多发性骨髓瘤、前列腺癌	I/II期临床研究
		NF-κB	三氧化二砷	NF-κB抑制剂	急性早幼粒细胞白血病	I/II期临床研究

续 表

类 型	通 路	靶 点	药 物	作 用 机 制	适 应 证	临床应用状态
炎症	TNF-α信号通路	TNF-α	依那西普(恩利)	TNF-α受体重组抑制剂	复发性卵巢癌、转移性乳腺癌、慢性淋巴细胞白血病	I/II期临床研究
		TNF-α	英夫利昔单抗(cA2,类克)	抗TNF-α中和抗体	肾细胞癌	II期临床研究
	COX2信号通路	COX2	塞来昔布	COX2抑制剂	非小细胞肺癌、鼻咽癌、激素敏感型前列腺癌	II/III期临床研究
	TGF-β信号通路	TGF-β	AP12009(trabedersen)	TGFβ2的反义寡核苷酸	同变性星型细胞瘤、胶质母细胞瘤	II/III期临床研究
		TGF-β	可溶性 TGFβ 受体 II/III	TGFβ配体捕获	转移性胰腺癌模型、结肠癌模型	临床前研究
		TGF-β	可溶性 TGFβ 受体 II 融合蛋白	TGFβ配体捕获	胰腺癌和黑色素瘤模型	临床前研究
		TGF-βR	LY2109761	TGFβ受体激酶的小分子抑制剂	转移性胰腺癌模型	临床前研究
		TGF-βR	SB-431542	TGFβ受体激酶的小分子抑制剂	不适用	临床前研究
		TGF-β配体和受体间的相互作用	2G7	中和抗体,使配体和受体间的相互作用最小化	乳腺癌模型	临床前研究
		TGF-β配体和受体间的相互作用	1D11	中和抗体,使配体和受体间的相互作用最小化	乳腺癌模型	临床前研究
巨噬细胞浸润		CCL-2	CNTO888(carlumab)	人源 CCL2 中和抗体	去势治疗的前列腺癌	I/II期临床研究
		CCL-2	宾达利	CCL2的小分子抑制剂	前列腺和乳腺癌模型	临床前研究
		CSF-1	鼠CSF-1反义寡核苷酸、CSF-1或CSF-1受体小干扰性RNA	CSF-1抗体和反义寡核苷酸	乳腺癌模型	临床前研究
		CSF-1受体	Ki20227	CSF-1受体酪氨酸激酶抑制剂	骨转移癌小鼠模型	临床前研究
		CSF-1受体	JNJ-28312141	CSF-1受体酪氨酸激酶抑制剂	肺腺癌、急性髓系白血病	临床前研究
肿瘤细胞与其微环境之间的相互作用	整联蛋白信号通路	αvβ3 和 αvβ5	西仑吉肽	RGD肽作为 αvβ3 和 αvβ5 整联蛋白的抑制剂	胶质母细胞瘤、前列腺癌、儿童难治性高级别胶质瘤、晚期非小细胞肺癌	II/III期临床研究
		αvβ3	伊瑞西珠(Medi-522)	抗 αvβ3 整联蛋白的单克隆抗体	前列腺癌、结直肠癌、黑色素瘤	I/II期临床研究
		αv	intetumumab(CNTO 95)	抗 αv 整联蛋白的单克隆抗体	前列腺癌、黑色素瘤	I/II期临床研究
	RANK/RANKL信号通路	RANKL	地诺单抗	抗RANKL单克隆抗体	实体瘤骨转移癌、非转移性前列腺癌雄激素去势治疗或乳腺癌芳香化酶抑制剂辅助治疗后骨折高危患者	FDA批准上市
缺氧	PTHrP信号通路	PTHrP	CAL	抗PTHrP单克隆抗体	骨转移性乳腺癌	I/II期临床研究

续　表

类　型	通　路	靶　点	药　物	作 用 机 制	适 应 证	临床应用状态
缺氧	缺氧环境	缺氧	替拉扎明	产生 DNA 反应性自由基的芳香氮氧化物的生物还原药物	宫颈癌,晚期头颈部鳞癌	Ⅲ期临床研究
		缺氧	TH-302	2-硝基咪唑氮芥生物还原药物	多发性骨髓瘤,晚期肾细胞肉瘤,胰腺癌,非小细胞肺癌	Ⅰ/Ⅱ/Ⅲ期临床研究
		缺氧	PR-104	3,5-二硝基苯生物还原药物	白血病,实体瘤	Ⅰ/Ⅱ期临床研究
		缺氧	AQ4N	脂肪氮氧化物产生 DNA 嵌入剂的生物还原药物	胶质母细胞瘤,非霍奇金淋巴瘤,白血病	Ⅰ/Ⅱ期临床研究
	HIF-1α信号通路	HIF-1α	EZN-2968	HIF-1α反义 mRNA	晚期实体瘤,淋巴瘤	Ⅰ期临床研究
		HIF-1α	PX-478	HIF-1α的小分子抑制剂	晚期实体瘤,淋巴瘤	Ⅰ期临床研究
	UPR 信号通路	265 蛋白酶体	硼替佐米(万珂)	265 蛋白酶体抑制剂引起内质网应激	多发性骨髓瘤,套细胞淋巴瘤	FDA 批准上市
		265 蛋白酶体	奈非那韦	265 蛋白酶体抑制剂引起内质网应激,HIF-1α和 VEGF 表达减低	结直肠癌	Ⅰ/Ⅱ期临床研究
		HSP90	IPI-504(瑞他霉素)	部分负责蛋白折叠的 HSP90 的小分子抑制剂	去势前列腺癌,胃肠道间质瘤,乳腺癌,肺癌	Ⅰ/Ⅱ期临床研究
		HSP90	17-AAG(格尔德霉素)	部分负责蛋白折叠的 HSP90 的小分子抑制剂	转移性乳腺癌	Ⅱ/Ⅲ期临床研究

注:VEGF.血管内皮生长因子;VEGFR.血管内皮细胞生长因子受体;FDA.食品药品监督管理局;FGF.成纤维细胞生长因子;FGFR.成纤维细胞生长因子受体;PDGF.血小板衍生生长因子;EGFR.表皮生长因子受体;IL-6,白细胞介素-6;IL-6R,白细胞介素-6 受体;JAK.酪氨酸蛋白激酶;STAT3.信号转导与转录激活子 3;NF-κB.核因子-κB;IKK.κB 激酶复合物抑制剂;TNF-α.肿瘤坏死因子-α;COX2.前列腺素内过氧化物酶-2;TGF-β.转化生长因子-β;TGF-βR.转化生长因子-β受体;CCL-2.趋化因子(C-C 模式)配体 2;CSF-1.集落刺激因子-1;RGD.精氨酸-甘氨酸-天冬氨酸;RANK.核因子κB 受体活化因子受体;RANKL.核因子κB 受体活化因子配体;PTHrP.甲状旁腺激素相关蛋白;HIF-1α.缺氧诱导因子-1α;UPR.未折叠蛋白反应;ER.内质网;HSP.热休克蛋白。

及成纤维细胞等多种细胞类型有效的促细胞分裂剂,与 VEGF 协同促进肿瘤的血管生长和成熟。后期的证据表明上调 FGF 表达提供了一种抗 VEGF 治疗耐药的机制。多数 FGF/FGFR 靶向治疗药物一直处于发展的早期阶段,发展最快的药物是 Bms-582664(布利尼布),一种口服 VEGFR 与 FGFR 酪氨酸激酶双重抑制剂,目前接受多个 Ⅱ/Ⅲ 期临床试验的检测。在一个早先使用索拉非尼抗血管生成治疗失败的晚期肝细胞癌患者的 Ⅱ 期开放性研究中,由于具有可控制的抗肿瘤活性安全范围,布利尼布具有良好的应用前景。然而,在近期的一个多国随机双盲Ⅲ期临床试验中,比较了作为肝细胞癌的一线治疗药物布利尼布与索拉非尼的疗效,两者对总生存期优劣的影响没有达到主要研究终点。基于次要研究终点,这两种药物具有相似的抗肿瘤活性。布利尼布具有可接受的安全性,但是相比于索拉非尼更不易被耐受。

PDGF 信号通路。PDGF 和它的受体 PDGFR 在多种人类肿瘤中均可被检测到,PDGFR 在肿瘤血管中是上调的,尤其在肿瘤进展期的周细胞中更是如此;除了促进细胞迁移、生存和增殖,PDGF 信号通路还可以通过诱导 VEGF 表达及招募周细胞而促进血管生成。SU6668 是一种 PDGFR、VEGFR 和 FGFR 的小分子激酶抑制剂,目前已经完成了晚期实体瘤患者 Ⅰ 期临床试验,但数据提示了该药相对较低的血药浓度可能会限制其单独应用。

EGFR 信号通路。EGFR 是 HER 生长因子家族的一个成员,HER 是一组同源的已知具有调节正常细胞生长和分化作用的酪氨酸激酶受体。实体瘤中,VEGF 和 EGFR 途径联合,由此促进血管生成,并且 EGFR 靶向治疗随着 VEGF 水平的增高会出现耐药。肿瘤细胞和肿瘤相关内皮细胞都表达 EGFR,异常的 EGFR 表达与不良预后相关。因此,抑制 EGFR 具有抑制肿瘤细胞及内皮细胞的双重作用。EGFR 信号通路通过上调 VEGF 或其他重要的前血管生成因子而调节血管生成。几种 EGFR 中和抗体(如西妥昔单抗、帕尼单抗)和小分子抑制剂(厄洛替尼、吉非替尼)已经通过了 FDA 认证,并被纳入不同类型肿瘤的标准化治疗。

靶向肿瘤相关性炎症

转录因子是与肿瘤相关性炎症有关的重要内源性因子(例如 NF-κB 和 STAT3)、炎性细胞因子/趋化因子和生长因子(例如 IL-1β、IL-6、肿瘤坏死因子-α、TGF-β 和 COX2)。除了关注肿瘤相关的炎症因子及其激活的信号通路外,还有一个探索途径是干涉肿瘤巨噬细胞的募集和极化。这些方法的最终目标是使促肿瘤微环境转换为抑制肿瘤的环境。

IL-6/JAK/STAT3 信号通路

在过去的几年里,由于 STAT3 信号通路在肿瘤相关性炎症中的核心作用而一直备受关注。STAT3 被 JAK 磷酸化和激活,激活之后,磷酸化的 STAT3 二聚物进入细胞核中转录激活大量的基因而促进细胞存活、增殖、血管生成以及炎症的发生。诸多实例表明,STAT3 在肿瘤巨噬细胞中的激活是被 IL-6 诱导的,IL-6 是一种强有力的多效炎症因子,归属于通过共同信号受体——gp130 传递信号的细胞因子大家族并在多种细胞类型中表达。IL-6 与细胞膜或可溶性 IL-6 受体(gp80 或 IL-6R)结合,与 gp130 形成二聚物而激活 JAK。肿瘤细胞中激活的 STAT3 可以转录上调大量编码细胞因子、趋化因子及生长因子蛋白的大批基因,从而激活肿瘤相关免疫细胞中的 STAT3。STAT3 的前馈环路是由肿瘤细胞和肿瘤相关免疫细胞的交叉形成。例如,研究已经表明在神经母细胞瘤细胞中,STAT3 的活化是通过骨髓基质细胞和巨噬细胞产生的 IL-6 和 sIL-6 受体介导的。

由于异常 IL-6/JAK/STAT3 信号通路在肿瘤中的重要性,通路中的每一个分子都可能在肿瘤治疗中起关键作用。因此,抑制这些通路的策略集中在:① 通过大分子阻止 IL-6/IL-6R 的结合。② 通过有 JAK 激酶活性的小分子抑制剂阻止 JAK 磷酸化 STAT3。③ 抑制 STAT3 与 DNA 的结合活性。一种 IL-6 的中和抗体(司妥昔单抗/CNTO-328)正在进行 Ⅰ 期和 Ⅱ 期临床试验的测试。在去势治疗耐药的转移性前列腺癌患者的米托蒽醌/泼尼松综合治疗中添加司妥昔单克隆抗体,虽然不能提升治疗效果但却能使铂类耐药的卵巢癌和转移性肾细胞癌患者的病情获得稳定或部分缓解。抗 IL-6 受体抗体托珠单抗最近被批准应用于类风湿关节炎的治疗,并有可能应用于癌症试验性治疗。Ⅲ期临床试验证实,JAK2 特异性抑制剂鲁索替尼(INCB018424)能够显著减少骨髓纤维化患者循环中促炎因子含量。在近期进行包含恶性血液病、恶性乳腺癌和转移性胰腺癌在内的多种肿瘤Ⅱ期临床试验中,鲁索替尼在复发/难治性白血病患者和真性红细胞增多症患者中的耐受性良好并具有快速和持续的抗肿瘤活性。而 JAK1/2 抑制剂 AZD1480 也正在针对实体瘤进行临床Ⅰ期试验。最新研发的诱骗性 STAT 3 转录因子具有 STAT 3 高度亲和性,能够直接结合 STAT 3 并抑制其与 DNA 的结合。在一项临床 0 期(生物学效应)试验中,于手术切除瘤体前将诱骗性 STAT 3 转录因子直接注射于头颈部肿瘤患者的肿瘤部位,结果显示在肿瘤细胞中,诱骗性 STAT 3 转录因子高亲和性结合于 STAT3 蛋白,可从而降低细胞生存能力,抑制 STAT3 靶基因的表达。更多相关的临床试验正在进行中。

NF-κB 信号通路

NF-κB 是一类在炎症诱导肿瘤生成和抗肿瘤免疫中均具有重要作用的转录因子家族。NF-κB 信号通路和 STAT3 信号通路存在高度相关性,这两条信号通路通常在肿瘤细胞和肿瘤相关骨髓细胞内同时被激活,并诱导其增殖、抗凋亡、血管生成、促炎和转移相关基因的叠加表达。然而,当 STAT3 和 NF-κB 同时在细胞内被激活时,STAT3 能够对抗 NF-κB 抗肿瘤免疫程序的激活。NF-κB 在肿瘤细胞中是增强还是抑制炎症作用取决于细胞类型和致癌机制。NF-κB 之所以能促进骨转移是因为它能够在破骨细胞中被激活,进而通过肿瘤细胞和破骨细胞合成的 NF-κB 受体激活剂配体(RANKL)来刺激 NF-κB 受体激活剂(RANK)。在生理条件下,NF-κB 通过与 κB 抑制剂(IκB)蛋白家族的相互作用以休眠状态存在于细胞质中。IκB 蛋白受 IκB 激酶(IKK)调节,当 IκB 蛋白聚泛素化时,它会通过

26S 蛋白酶体途径迅速降解。

迄今为止,针对 NF-κB 信号的研究皆集中在 IKKβ 亚基的特异性抑制剂上。例如,人们发现小分子 IKKβ 亚基抑制剂 PS-1145 对一些与 NF-κB 相关的弥漫性大 B 细胞淋巴瘤亚型具有选择性毒性。其他的方法包括:① 将蛋白酶体作为靶点,阻断 IκB 降解,如应用于多发性骨髓瘤的药物硼替佐米(万珂)。② 直接阻断 NF-κB 依赖基因表达,例如姜黄素和三氧化二砷。但目前 IKKβ 有很多已知的非 NF-κB 依赖的功能,所以阻断 IKKβ 可能会引发意外的结果。

TNF-α 信号通路

TNF-α 也是一条介导癌症相关炎症反应的重要信号通路,并存在剂量依赖的特性。在动物模型中,高剂量的 TNF-α 是通过刺激 T 细胞介导免疫和血管生成来实现其显著的抗癌作用。相反地,生理剂量的 TNF-α 能够通过诱导促炎细胞因子、趋化因子(例如 IL-6)、促血管生成因子(例如血管内皮生长因子、成纤维细胞生长因子)、蛋白酶(例如基质金属蛋白酶)的产生来促进肿瘤生长和转移。

目前已经有 2 种以上用于晚期恶性肿瘤患者试验的 TNF-α 拮抗剂。其中依那西普(enbrel)是一种能够结合 TNF-α 的人造重组可溶性 p75 TNF-α 受体,并经过了多次临床Ⅰ/Ⅱ期试验的检测。依那西普联合利妥昔单抗(一种抗 B 细胞单克隆抗体)治疗具有良好的耐受性,并能够使慢性淋巴细胞白血病患者获得持续缓解。同理,单药应用依那西普已得到证实其可在复发性卵巢癌患者中起到稳定病情和局部治疗效果,并且该药在转移性乳腺癌中的安全性和生物活性也得到证实。TNF-α 拮抗剂英夫利昔单抗是一种人-鼠嵌合性单克隆抗体。在多次肾细胞癌Ⅱ期临床试验中,单药应用英夫利昔单抗能够获得疾病稳定和部分缓解,但是联合索拉非尼应用并不能提升其治疗效果。

COX2 信号通路

COX2 能够诱导花生四烯酸合成前列腺激素(前列腺素、前列腺环素和血栓素)并在炎症反应中起到关键作用。在部分抗癌治疗过程中,能观

察到肿瘤细胞和基质细胞中 COX2 的过表达。肿瘤的 COX2 水平升高与血管生成、肿瘤侵袭有关，增强肿瘤细胞抵抗凋亡的能力。

COX2 抑制剂塞来昔布在炎症性肠病患者对于预防结肠癌方面取得了良好成效。由于该药存在严重的心脏毒性，目前还未批准应用于临床。塞来昔布在多种癌症的 II/III 期临床试验中表现出了不同的临床效果。它对于晚期未分化鼻咽癌的局部常规治疗相较传统治疗而言，改善了传统治疗的疗效，然而却对激素敏感性前列腺癌和晚期非小细胞肺癌无效。

TGF-β 信号通路

TGF-β 介导的信号通路在肿瘤的调节中具有双重作用，在癌前病变细胞中具有肿瘤抑制作用，而在肿瘤发展的后期阶段中促肿瘤活性。自分泌 TGF-β 信号能够在肿瘤细胞中引起 EMT，促进了其侵袭和转移。旁分泌 TGF-β 信号既能够促进血管生成，也能够通过抑制 T 淋巴细胞和 NK 细胞增强免疫抑制。由于该物质在骨中富集，TGF-β 信号在肿瘤的骨转移中尤为重要。在破骨的再吸收过程中，TGF-β 会从骨基质中释放并加速溶骨性转移的形成。

目前研究发现如下几种抑制 TGF-β 活性的方法：① 应用反义分子阻断 TGF-β（例如 AP12009）。② 应用抗体阻断 TGF-β 的活性（例如 2G7、1D11）。③ 应用可溶性 TGF-β 受体阻断 TGF-β 和其受体的结合（例如可溶性 TGF-βRII/TGF-βRIII、TGF-βRII：Fc 融合蛋白）。④ 应用 TGF-βRII 和 TGF-βRIII 小分子酪氨酸激酶抑制剂阻断 TGF-β 介导的受体信号（例如 LY2109761、SB-431542）。在这些抑制 TGF-β 的药物中，能抑制 TGF-β2 生成的 18-分子反义寡核苷酸 AP12009（trabedersen）处于开发的最前沿。在脑部肿瘤的 II 期临床试验中，AP12009 和传统化疗结合后，间变性星型细胞瘤患者 14 个月的肿瘤控制率显著提高，也提高了恶性胶质瘤患者 2～3 年存活率。

炎症信号转导通路之外——抑制肿瘤相关巨噬细胞

还有一个近期提出的针对癌症相关炎症反应的方法是靶向单核细胞化学趋化物来抑制 TAM 的募集。该方法已应用于靶向针对趋化因子 CCL2，又名单核细胞趋化蛋白-1（MCP-1），或者生长因子 CSF-1。CCL2 和 CSF-1 可以促进巨噬细胞 M2 型的极化，这是 TAM 的特征之一。

在两项 I 期临床试验中，人源 CCL2 单克隆抗体 CNTO888（carlumab）显示出稳定的 CCL2 抑制作用和抗肿瘤活性。同样地，在另一个去势治疗耐药的前列腺癌转移患者（CRPC）的 II 期临床试验中，carlumab 的耐受性良好，并且发现其对血清游离 CLL2 产生短暂抑制。但单药应用 carlumab 并不能阻断 CCL2/CCR2 信号通路或者在转移的 CRPC 患者中表现出抗肿瘤活性。宾达利是一种 CCL2 的小分子抑制剂，已在前列腺癌和乳腺癌的临床前模型中显现出抗肿瘤活性，并且可显著降低肿瘤中 TAM 和髓系来源抑制细胞的浸润。同样，抗 CSF-1 抗体和反义寡核苷酸也可抑制鼠中巨噬细胞的浸润和异种移植乳腺肿瘤的生长。CSF-1 受体的酪氨酸激酶抑制剂（也叫 c-fms）也已经在研究中。Ki20227 在骨转移的鼠模型中可以抑制骨的溶解，JNJ-28312141 在实体瘤和急性髓性白血病临床前模型中显现出其具有抑制血管生成和骨转移的作用。

靶向肿瘤细胞和肿瘤微环境的相互作用

肿瘤细胞和细胞外基质的相互作用

整合素在细胞表面聚集成复合物形成黏着斑，在肿瘤相关信号事件中如细胞生长、锚定依赖性分化、黏附、迁移、凋亡和血管生成等过程中起重要作用。肿瘤细胞也表达整合素，其能通过促进迁移和侵袭等方式增强肿瘤的转移。因此抑制整合素能同时影响肿瘤细胞和内皮细胞。目前大部分整合素抑制剂的研究都是针对整合素 α_v 家族的。

西仑吉肽（EMD121974）是一种循环精氨酸-甘氨酸-天冬氨酸（RGD）序列对五肽，是第一个有效地针对 $\alpha_v\beta_3$ 和 $\alpha_v\beta_5$ 的整合素抑制剂，并且已进入临床试验阶段。在不同类型肿瘤中进行了多项 II 期临床试验，包括复发胶质母细胞瘤、儿童难治性或复发的高级别胶质细胞瘤、晚期非小细胞肺癌、转移性黑色素瘤和去势耐药的前列腺癌。总之,西仑吉肽单药治疗有很好的耐受性,但抗肿瘤活性相对较弱,提示需要进一步研究西仑吉肽的多药联合治疗。抗人 $\alpha_v\beta_3$ 的单克隆抗体伊瑞西珠(MEDI-522)和抗人 α_v 整合素的单克隆抗体 intetumumab(CNTO 95)也都进入多项 I/II 期临床试验阶段。现已发现在晚期黑色素瘤患者中 intetumumab 有良好的安全性,并有提高总体存活率的趋势。相反,在一个晚期黑色素瘤患者的 II 期临床试验中,伊瑞西珠并没有提供任何治疗获益的线索。

肿瘤细胞与骨微环境之间的相互作用

骨是多种癌症最常见的转移部位,尤其是乳腺癌、前列腺癌以及多发性骨髓瘤。目前,骨转移的机制已得到详尽阐明。肿瘤细胞分泌甲状旁腺素相关肽(PTHrP),后者可增强成骨细胞表面的核因子 κB 受体活化剂配体(RANKL)的表达水平。RANKL 进而与位于破骨细胞前体表面的受体 RANK 结合促进破骨细胞前体分化成为活化的破骨细胞,这个过程将会导致严重的骨质疏松。一种天然的抑制剂——骨保护素(OPG)可以抑制 RANKL。与此同时,骨基质释放的生长因子(例如 FGF、PDGF、TGF-β)也会加速骨组织中的肿瘤生长。因此,人们认为 RANK/RANKL 和 PTHrP 是骨转移的治疗靶点。

一种靶向 PTHrP、CAL 的人源化单克隆抗体已经完成了针对乳腺癌骨转移患者的 I/II 期临床研究,但是目前结果未知。特异性靶向 RANKL 的完全人源化单克隆抗体地诺单抗是第一个被 FDA 批准的 RANKL 抑制剂。2010 年,地诺单抗最初被 FDA 批准用于有骨质疏松症风险的绝经女性,而后被批准用于预防实体瘤骨转移患者的骨相关事件。2011 年,地诺单抗由 FDA 批准用于非转移性前列腺癌去势治疗以及乳腺癌辅助芳香化酶抑制剂治疗后骨折高危患者,治疗目的在于增加骨折高危患者的骨量。

靶向 TME 中的组织缺氧

组织缺氧是一个引人关注的肿瘤微环境中的治疗靶点,目前研究中的两种治疗策略为生物还原药物和分子靶向药物。

通过生物还原药物从组织缺氧中获益

第一种靶向治疗组织缺氧的策略主要是由生物还原药物前体组成,例如替拉扎明(tirapazamine,TPZ)、TH-302、PR-104 和 AQ4N。它们在缺氧的组织中通过酶催化还原(生物还原)被激活的毒性产物而起到抗癌作用。其中,对 TPZ 的研究最为广泛。在组织缺氧的过程中,TPZ 被一种细胞内还原酶代谢成为具有高度活性的自由基,具有诱发 DNA 单链或双链断裂以及其他致死性染色体断裂的能力。尽管临床前试验和早期临床试验的结果前景良好,但在多项 III 期临床试验中无法证明在放化疗基础上添加 TPZ 对非小细胞肺癌、头颈部肿瘤和局限于骨盆的宫颈癌患者提高生存期有任何作用。其他生物还原剂类药物,如 TH-302、PR-104 及 AQ4N,目前正在进行 I/II 期临床试验,其疗效尚未被证实。

靶向 HIF-1α 通路

HIF-1α 作为一种转录因子,在肿瘤缺氧时可被激活,从而使肿瘤细胞更好地适应缺氧环境。目前多种 HIF 抑制剂已应用于临床试验,例如一种 HIF-1α 的反义 mRNA(EZN-2968)及一种通过氧化美法仑部分氮芥获得的小分子 HIF 抑制剂(PX-478)。一项应用 EZN-2968 治疗难治性实体肿瘤患者的初期临床试验证实,给予 EZN-2968 治疗后肿瘤活检组织中 HIF-1α 的 mRNA、蛋白表达水平及其靶基因都发生了相应的变化。

靶向未折叠蛋白反应通路

严重的缺氧会导致内质网内未折叠蛋白水平升高,诱发未折叠蛋白反应(unfolded protein response,UPR)。UPR 会抑制蛋白质的合成,促进内质网中蛋白质降解并激活细胞凋亡或自噬以缓解内质网应激(endoplasmic reticulum stress,ER stress)。假设缺氧细胞中的内质网应激已接近饱和,那么靶向 UPR 信号通路的治疗方式可通过进一步加剧内质网应激来抑制 UPR 的发生。上述治疗方式的药物包括 26s 蛋白酶体抑制剂(如硼替佐米、奈非那韦)及 HSP90 抑制剂(如 IPI-504、17-AAG)。硼替佐米已被 FDA

批准用于多发性骨髓瘤及套细胞淋巴瘤的治疗，而奈非那韦仍处于Ⅰ期临床试验阶段。IPI-504（瑞他霉素）在进入单药治疗去势耐药的前列腺癌患者的Ⅱ期临床试验时，未能明显减少患者的肿瘤负荷，并可出现严重的药物毒性反应。一项多中心Ⅱ期临床试验显示IPI-504在联合曲妥珠单抗治疗HER2阳性的转移性乳腺癌患者时，具有良好的耐受性，但由于其临床疗效微弱未能进一步扩大研究。相反，另一项针对HER2阳性转移性乳腺癌的Ⅱ期临床试验证实，应用17-AAG（格尔德霉素）联合曲妥珠单抗治疗时获得了显著的临床疗效，该药已被批准进行进一步临床试验。

启示和总结

目前我们已经学到了什么

随着对于肿瘤微环境特异性靶向药物了解的深入，我们应该明确"已经学到了什么"，在我们所学的内容中总结出本章节的重点内容。

启示1：靶向TME的药物可能是具有毒性的

研究者们曾经认为这些TME靶向药物与化疗药物相比，其细胞学毒性更小、耐受性更好，然而随着TME靶向药物临床试验的开展，TME靶向药物的问题也随之出现，因用药过程中常常出现不可预料的、无法耐受的毒性反应，使得其临床试验不得不终止，究其原因多样而复杂。

首当其冲的是TME靶向药物破坏了正常器官和组织自我平衡，已在MMP小分子抑制剂试验中得到了充分证实。组织中的细胞及胞外基质蛋白并不是静止的，而是通过增殖或凋亡、合成或降解及激活/抑制特异性蛋白水解过程或通路的调节达到一个相对恒定的动态平衡。由于MMP抑制剂破坏了MMP的活化与抑制之间的动态平衡，使得组织中胶原蛋白的堆积增多，导致肌肉骨骼疼痛及炎症反应的发生，尽管这一不良反应是可逆的，但仍导致1/3的患者不得不终止治疗。同样，贝伐珠单抗在临床试验的应用中也出现了严重的毒性反应，尤其是高血压、蛋白尿、血栓栓塞症及充血性心力衰竭，这些不良反应的发生一部分原因是血管收缩导致的NO产生减少，或血管完整性缺失所导致的蛋白尿、出血及血栓栓塞的发生。鉴于上述情况，FDA已取缔了贝伐珠单抗在乳腺癌治疗中的应用。然而，临床试验的结果并非总是如此。由于蛋白酶体复合物在泛素化蛋白的降解过程中发挥着重要作用，硼替佐米作为一种蛋白酶体抑制剂类药物，开始被认为会出现严重的毒性反应，而事实上，已有超过200项临床试验证实硼替佐米具有相对良好的耐受性，其主要的不良反应如周围神经病变及血小板减少也可进行有效的控制。

此外，可能存在的原因是TME靶向药物并不总是只针对促肿瘤的靶细胞或通路。例如MMP，不仅在肿瘤转移过程中发挥作用，同时还可通过对前体蛋白的剪切参与抗血管生成多肽的产生，因此MMP抑制剂在抑制肿瘤细胞转移的同时，亦可导致肿瘤的进展。同样，对于NF-κB或TGF-β通路的靶向药物也会出现严重的不良反应，因为这两种信号通路具有促进和抑制肿瘤进展的双重调控机制。近年来随着临床试验的推进，人们发现这些药物在发挥抗血管生成作用之后可诱发炎症反应，因为这些药物在免疫系统的稳态中发挥抑癌或者促进肿瘤发生的作用，这也是人们应该从中收获的教训。

启示2：靶向TME药物并不能阻止耐药的发生

由于与肿瘤细胞相比，非肿瘤细胞不易受基因组不稳定性的影响，而靶向TME药物只影响非肿瘤细胞，因此初步假设认为该类药物不容易出现上述原因所致的耐药。然而，在贝伐珠单抗的试验中并未看到这种现象。基于一种系统生物学方法，可预测到过多的血管生成通路会降低抗血管生成单药治疗方案的疗效。最近的一项研究支持了这一观点，研究者发现在应用单一的抗血管生成药物如VEGF时，由于其他对于肿瘤细胞有利的血管生成因子或调控通路代偿性的上调，使得肿瘤变得难治并容易出现逃逸。此外，一种重要观点认为TME靶向药物对其靶通路的激活不仅发生在非肿瘤细胞中，在肿瘤细胞中亦可发生，这些可导致肿瘤细胞的耐药,或其他旁路的激活。

启示3:对肿瘤微环境的靶向需要获得最佳生物剂量

令人遗憾的是,在临床靶向 TME 的基因治疗中通常采用 MTD,人们普遍认为这种策略的化疗剂量越大效果越好,但是在 TME 靶向治疗中并非如此。TME 靶向治疗的一个目标是在某个"恶变器官"中重建稳态,而不是通过 MTD"过度打击"扰乱机体平衡。ECM 与肿瘤细胞之间的复杂关系表明了这一点。

因而确定 TME 靶向基因治疗的最佳生物剂量(OBD)比确定它的 MTD 更为重要。这需要:① 药物具有靶向性。② 药物可以作用于标靶。③ 命中标靶可以使肿瘤产生改变。④ 提高剂量不能进一步增加效果。因此可以看出研究发展作为 TME 靶向治疗疗效"伴侣"的生物标志物是至关重要的。敏感实用的显像技术和分子标志物,例如细胞因子和趋化因子分布图、免疫测定和免疫评分都在评估靶向 TME 的临床疗效中发挥着重要作用。

结　束　语

自 FDA 批准贝伐珠单抗作为第一个特异性靶向 TME 的抗癌药物已有 10 年,靶向 TME 药物的临床前开发和临床试验日趋增加。其中一部分药物已开始纳入肿瘤标准化治疗,另一部分则仍处于临床试验的早期阶段。FDA 提供的大量病例显示,截至目前,针对肿瘤血管的靶向治疗策略成效最为显著。人们在着力发展抑制 TME 致肿瘤炎性反应的治疗策略:或是靶向 TAM,抑制其募集;或是靶向肿瘤及基质细胞内的促癌炎症通路。还有一种基于抑制肿瘤细胞-基质相互作用治疗策略的新药也在迅速发展。

随着更多靶向 TME 的药物应用于临床,关于它们在治疗过程中的活性及作用部位仍存有一些亟待解决的问题。例如在什么情况下这些药物治疗最有效,是单独使用,还是联合化疗、放疗或其他分子靶向治疗。最新的数据表明,TME 是导致耐药的一个重要因素,靶向 TME 的药物与化疗药物的联合治疗或许是防止耐药性肿瘤细胞的微小残留病灶出现的关键。如果这些靶向 TME 药物与清髓药物联合使用,一个值得深思的问题在于是否应在大剂量化疗和骨髓抑制治疗的疗程间应用某些抑制募集骨髓来源细胞的药物,以防止骨髓来源的前体细胞进入血液循环。另一个问题是,因为 TME 的促肿瘤发生或抑制的功能在癌症进展过程中是变化的,所以有些药物在癌症的早期更有效,而另一些则在晚期更有效(如 TGF-β 抑制剂)。如上所述,靶向 TME 药物耐药性的出现也是一个需要考虑的重要因素。人们正迅速步入癌症精准治疗时代,需要综合基因组和生物标志物为癌症患者确定最佳的一线治疗策略,所以开发可靠的生物标志物来确定特定肿瘤中 TME 的类型也同样至关重要。例如,在特定肿瘤中出现的免疫细胞分子或细胞信息及其极性,可提供识别需要靶向的关键突变的关键信息。根据这些 TME 标志物和分子信号的研究显示,对 TME 的研究在未来几年时间里将是一个激动人心、极有价值的发展方向。

致　　谢

这份手稿部分由美国国立卫生研究院/美国国家癌症研究所授予 Y.A.D 的基金 U54 CA163117 提供支持。HF 由美国国立卫生研究院临床治疗学授予的博士或博士后培训基金(T32GM007019)提供支持。

参 考 文 献

1　Folkman J. Tumor angiogenesis: therapeutic implications. *N Engl J Med*. 1971;285:1182-1186. doi:10.1056/NEJM197111182852108.

2　Morikawa K, Walker SM, Nakajima M, Pathak S, Jessup JM, Fidler IJ. Influence of organ environment on the growth, selection, and metastasis of human colon carcinoma cells in nude mice. *Cancer Res*. 1988;48:6863-6871.

3 Liotta LA, Tryggvason K, Garbisa S, Hart I, Foltz CM, Shafie S. Metastatic potential correlates with enzymatic degradation of basement membrane collagen. *Nature*. 1980; 284: 67 – 68.

4 Weaver VM, Petersen OW, Wang F, et al. Reversion of the malignant phenotype of human breast cells in three-dimensional culture and in vivo by integrin blocking antibodies. *J Cell Biol*. 1997; 137: 231 – 245.

5 Balkwill F, Mantovani A. Inflammation and cancer: back to Virchow? *Lancet*. 2001; 357: 539 – 545. doi: S0140-6736(00)04046-0 [pii].

6 Fidler IJ, Poste G. The "seed and soil" hypothesis revisited. *Lancet Oncol*. 2008; 9: 808. doi: S1470-2045(08)70201-8 [pii].

7 Hanahan D, Weinberg RA. Hallmarks of cancer: the next generation. *Cell*. 2011; 144: 646 – 674. doi: S0092-8674(11)00127-9 [pii].

8 Hanahan D, Coussens LM. Accessories to the crime: functions of cells recruited to the tumor microenvironment. *Cancer Cell*. 2012; 21: 309 – 322. doi: S1535-6108(12)00082-7 [pii].

9 Bergers G, Benjamin LE. Tumorigenesis and the angiogenic switch. *Nat Rev Cancer*. 2003; 3: 401 – 410. doi: 10.1038/nrc1093.nrc1093 [pii].

10 Ferrara N, Davis-Smyth T. The biology of vascular endothelial growth factor. *Endocr Rev*. 1997; 18: 4 – 25.

11 Ribatti D. Endogenous inhibitors of angiogenesis: a historical review. *Leuk Res*. 2009; 33: 638 – 644. doi: S0145-2126(08)00507-9 [pii].

12 Folkman J. Angiogenesis. *Annu Rev Med*. 2006; 57: 1 – 18. doi: 10.1146/annurev.med.57.121304.131306.

13 Nyberg P, Xie L, Kalluri R. Endogenous inhibitors of angiogenesis. *Cancer Res*. 2005; 65: 3967 – 3979. doi: 65/10/3967 [pii].

14 Jain RK. Normalization of tumor vasculature: an emerging concept in antiangiogenic therapy. *Science*. 2005; 307: 58 – 62. doi: 307/5706/58 [pii].

15 Rafii S, Lyden D, Benezra R, Hattori K, Heissig B. Vascular and haematopoietic stem cells: novel targets for anti-angiogenesis therapy? *Nat Rev Cancer*. 2002; 2: 826 – 835. doi: 10.1038/nrc925.nrc925 [pii].

16 Grivennikov SI, Greten FR, Karin M. Immunity, inflammation, and cancer. *Cell*. 2010; 140: 883 – 899. doi: S0092-8674(10)00060-7 [pii].

17 Mantovani A, Allavena P, Sica A, Balkwill F. Cancer-related inflammation. *Nature*. 2008; 454: 436 – 444. doi: nature07205 [pii].

18 de Visser KE, Eichten A, Coussens LM. Paradoxical roles of the immune system during cancer development. *Nat Rev Cancer*. 2006; 6: 24 – 37. doi: nrc1782 [pii].

19 Biswas SK, Mantovani A. Macrophage plasticity and interaction with lymphocyte subsets: cancer as a paradigm. *Nat Immunol*. 2010; 11: 889 – 896. doi: ni.1937 [pii].

20 Sica A, Mantovani A. Macrophage plasticity and polarization: in vivo veritas. *J Clin Invest*. 2012; 122: 787 – 795. doi: 10.1172/JCI59643.59643 [pii].

21 Qian BZ, Pollard JW. Macrophage diversity enhances tumor progression and metastasis. *Cell*. 2010; 141: 39 – 51. doi: S0092-8674(10)00287-4 [pii].

22 Kalluri R, Zeisberg M. Fibroblasts in cancer. *Nat Rev Cancer*. 2006; 6: 392 – 401.

23 Kraman M, Bambrough PJ, Arnold JN, et al. Suppression of antitumor immunity by stromal cells expressing fibroblast activation proteinalpha. *Science*. 2010; 330: 827 – 830. doi: 330/6005/827 [pii].

24 Ferrara N. Binding to the extracellular matrix and proteolytic processing: two key mechanisms regulating vascular endothelial growth factor action. *Mol Biol Cell*. 2010; 21: 687 – 690. doi: 21/5/687 [pii].

25 Lo CM, Wang HB, Dembo M, Wang YL. Cell movement is guided by the rigidity of the substrate. *Biophys J*. 2000; 79: 144 – 152. doi: S0006-3495(00)76279-5 [pii].

26 Levental KR, Yu H, Kass L, et al. Matrix crosslinking forces tumor progression by enhancing integrin signaling. *Cell*. 2009; 139: 891 – 906. doi: S0092-8674(09)01353-1 [pii].

27 Bristow RG, Hill RP. Hypoxia and metabolism. Hypoxia, DNA repair and genetic instability. *Nat Rev Cancer*. 2008; 8: 180 – 192. doi: nrc2344 [pii].

28 Vaupel P, Kelleher DK, Hockel M. Oxygen status of malignant tumors: pathogenesis of hypoxia and significance for tumor therapy. *Semin Oncol*. 2001; 28: 29 – 35.

29 Overgaard J. Hypoxic radiosensitization: adored and ignored. *J Clin Oncol*. 2007; 25: 4066 – 4074. doi: 25/26/4066 [pii].

30 Keith B, Johnson RS, Simon MC. HIF1alpha and HIF2alpha: sibling rivalry in hypoxic tumour growth and progression. *Nat Rev Cancer*. 2012; 12: 9 – 22. doi: 10.1038/nrc3183.nrc3183 [pii].

31 Varner JA, Cheresh DA. Integrins and cancer. *Curr Opin Cell Biol*. 1996; 8: 724 – 730. doi: S0955-0674(96)80115-3 [pii].

32　Shain KH，Yarde DN，Meads MB，et al. Betal integrin adhesion enhances IL-6-mediated STAT3 signaling in myeloma cells：implications for microenvironment influence on tumor survival and proliferation. *Cancer Res*. 2009；69：1009 – 1015. doi：0008-5472.CAN-08-2419 ［pii］.

33　Shiozawa Y，Pedersen EA，Havens AM，et al. Human prostate cancer metastases target the hematopoietic stem cell niche to establish footholds in mouse bone marrow. *J Clin Invest*. 2011；121：1298 – 1312. doi：10.1172/JCI43414.43414 ［pii］.

34　Ara T，Song L，Shimada H，et al. Interleukin-6 in the bone marrow microenvironment promotes the growth and survival of neuroblastoma cells. *Cancer Res*. 2009；69：329 – 337. doi：69/1/329 ［pii］.

35　Silverman AM，Nakata R，Shimada H，Sposto R，DeClerck YA. A galectin-3-dependent pathway upregulates interleukin-6 in the microenvironment of human neuroblastoma. *Cancer Res*. 2012；72：2228 – 2238. doi：0008-5472.CAN-11-2165 ［pii］.

36　Peinado H，Lavotshkin S，Lyden D. The secreted factors responsible for pre-metastatic niche formation：old sayings and new thoughts. *Semin Cancer Biol*. 2011；21：139 – 146. doi：S1044-579X(11)00003-4 ［pii］.

37　Peinado H，Alečković M，Lavotshkin S，et al. Melanoma exosomes educate bone marrow progenitor cells toward a pro-metastatic phenotype through MET. *Nat Med*. doi：10.1038/nm.2753.nm.2753 ［pii］.

38　Fang H，Declerck YA. Targeting the tumor microenvironment：from understanding pathways to effective clinical trials. *Cancer Res*. 2013；73：4965 – 4977. doi：10.1158/0008-5472.CAN-13-0661.0008-5472.CAN-13-0661 ［pii］.

39　Ferrara N. Vascular endothelial growth factor as a target for anticancer therapy. *Oncologist*. 2004；9 (suppl 1)：2 – 10.

40　Ferrara N，Gerber HP，LeCouter J. The biology of VEGF and its receptors. *Nat Med*. 2003；9：669 – 676. doi：10.1038/nm0603-669.nm0603-669 ［pii］.

41　Poole RM，Vaidya A. Ramucirumab：first global approval. *Drugs*. 2014；74：1047 – 1058. doi：10.1007/s40265-014-0244-2.

42　Fuchs CS，Tomasek J，Yong CJ，et al. Ramucirumab monotherapy for previously treated advanced gastric or gastro-oesophageal junction adenocarcinoma (REGARD)：an international，randomised，multicentre，placebo-controlled，phase 3 trial. *Lancet*. 2014；383：31 – 39. doi：10.1016/S0140-6736(13)61719-5.

43　Garon EB，Ciuleanu TE，Arrieta O，et al. Ramucirumab plus docetaxel versus placebo plus docetaxel for second-line treatment of stage IV non-small-cell lung cancer after disease progression on platinumbased therapy (REVEL)：a multicentre，double-blind，randomised phase 3 trial. *Lancet*. 2014；384(9944)：665 – 673. doi：10.1016/S0140-6736(14)60845-X.

44　Itoh N，Ornitz DM. Evolution of the Fgf and Fgfr gene families. *Trends Genet*. 2004；20：563 – 569. doi：S0168-9525(04)00241-0 ［pii］.

45　Lieu C，Heymach J，Overman M，Tran H，Kopetz, S，Beyond VEGF：inhibition of the fibroblast growth factor pathway and antiangiogenesis. *Clin Cancer Res*. 2011；17：6130 – 6139. doi：1078-0432.CCR-11-0659 ［pii］.

46　Batchelor TT，Sorensen AG，di Tomaso E，et al. AZD2171，a pan-VEGF receptor tyrosine kinase inhibitor，normalizes tumor vasculature and alleviates edema in glioblastoma patients. *Cancer Cell*. 2007；11：83 – 95. doi：S1535-6108(06)00370-9 ［pii］.

47　Finn RS，Kang YK，Mulcahy M，et al. Phase Ⅱ，open-label study of brivanib as second-line therapy in patients with advanced hepatocellular carcinoma. *Clin Cancer Res*. 2012；18：2090 – 2098. doi：1078-0432.CCR-11-1991 ［pii］.

48　Johnson PJ，Qin S，Park JW，et al. Brivanib versus sorafenib as first-line therapy in patients with unresectable，advanced hepatocellular carcinoma：results from the randomized phase Ⅲ BRISK-FL study. *J Clin Oncol*. 2013；31：3517 – 3524. doi：10.1200/JCO.2012.48.4410.

49　Andrae J，Gallini R，Betsholtz C. Role of platelet-derived growth factors in physiology and medicine. *Genes Dev*. 2008；22：1276 – 1312. doi：22/10/1276 ［pii］.

50　Xiong HQ，Herbst R，Faria SC，et al. A phase Ⅰ surrogate endpoint study of SU6668 in patients with solid tumors. *Invest New Drugs*. 2004；22：459 – 466. doi：10.1023/B：DRUG.0000036688.96453.8d.5273870 ［pii］.

51　CarpenterG. Receptors for epidermal growth factor and other polypeptide mitogens. *Annu Rev Biochem*. 1987；56：881 – 914. doi：10.1146/annurev.bi.56.070187.004313.

52　Ellis LM. Epidermal growth factor receptor in tumor angiogenesis. *Hematol Oncol Clin North Am*. 2004；18：1007 – 1021，viii. doi：S0889-8588(04)00050-4 ［pii］.

53　Larsen AK，Ouaret DEI，Ouadrani K，Petitprez A，Targeting EGFR and VEGF (R) pathway cross-talk in tumor survival and angiogenesis. *Pharmacol Ther*. 2011；131：80 – 90. doi：S0163-7258(11)00078-7 ［pii］.

54　Wheeler DL，Dunn EF，Harari PM. Understanding resistance to EGFR inhibitors-impact on future treatment strategies. *Nat Rev Clin Oncol*. 2010；7：493 – 507. doi：nrclinonc.2010.97 ［pii］.

55　Yu H，Pardoll D，Jove R. STATs in cancer inflammation and immunity：a leading role for STAT3. *Nat Rev Cancer*. 2009；9：798 – 809. doi：nrc2734 ［pii］.

56　Mertens C，Darnell JE Jr，SnapShot：JAK-STAT signaling. *Cell*. 2007；131：612. doi：S0092-8674(07)01353-0 ［pii］.

57　Bromberg J，Wang TC. Inflammation and cancer：IL-6 and STAT3 complete the link. *Cancer Cell*. 2009；15：79－80. doi：S1535-6108(09)00006-3 ［pii］.

58　Sansone P，Bromberg J. Targeting the interleukin-6/Jak/stat pathway in human malignancies. *J Clin Oncol*. 2012；30：1005－1014. doi：JCO.2010.31.8907 ［pii］.

59　Yu H，Kortylewski M，Pardoll D. Crosstalk between cancer and immune cells：role of STAT3 in the tumour microenvironment. *Nat Rev Immunol*. 1995；7：41－51. doi：nri1995 ［pii］.

60　Song L，Asgharzadeh S，Salo J，et al. Valpha24-invariant NKT cellsmediate antitumor activity via killing of tumor-associated macrophages. *J Clin Invest*. 2009；119：1524－1536. doi：37869 ［pii］.

61　Fizazi K，De Bono JS，Flechon A，et al. Randomised phase Ⅱ study of siltuximab（CNTO 328），an anti-IL-6 monoclonal antibody，in combination with mitoxantrone/prednisone versusmitoxantrone/prednisone alone in metastatic castration-resistant prostate cancer. *Eur J Cancer*. 2012；48：85－93. doi：S0959-8049(11)00821-5 ［pii］.

62　Coward J，Kulbe H，Chakravarty P，et al. Interleukin-6 as a therapeutic target in human ovarian cancer. *Clin Cancer Res*. 2011；17：6083－6096. doi：1078-0432.CCR-11-0945 ［pii］.

63　Rossi JF，Négrier S，James ND，et al. A phase Ⅰ/Ⅱ study of siltuximab（CNTO 328），an anti-interleukin-6 monoclonal antibody，in metastatic renal cell cancer. *Br J Cancer*. 2010；103：1154－1162. doi：6605872 ［pii］. 10.1038/sj.bjc.6605872.

64　Nakashima Y，Kondo M，Harada H，et al. Clinical evaluation of tocilizumab for patients with active rheumatoid arthritis refractory to anti-TNF biologics：tocilizumab in combination with methotrexate. *Mod Rheumatol*. 2010；20：343－352. doi：10.1007/s10165-010-0290-x.

65　Verstovsek S. Therapeutic potential of JAK2 inhibitors. *Hematology Am Soc Hematol Educ Program*. 2009；636－642. doi：2009/1/636 ［pii］.

66　Eghtedar A，Verstovsek S，Estrov Z，et al. Phase 2 study of the JAK kinase inhibitor ruxolitinib in patients with refractory leukemias，including postmyeloproliferative neoplasm acute myeloid leukemia. *Blood*. 2012；119：4614－4618. doi：10.1182/blood-2011-12-400051.

67　Verstovsek S，Passamonti F，Rambaldi A，et al. A phase 2 study of ruxolitinib，an oral JAK1 and JAK2 Inhibitor，in patients with advanced polycythemia vera who are refractory or intolerant to hydroxyurea. *Cancer*. 2014；120：513－520. doi：10.1002/cncr.28441.

68　Xin H，Herrmann A，Reckamp K，et al. Antiangiogenic and antimetastatic activity of JAK inhibitor AZD1480. *Cancer Res*. 2011；71：6601－6610. doi：0008-5472.CAN-11-1217 ［pii］.

69　Sen M，Thomas SM，Kim S，et al. First-in-human trial of a STAT3 decoy oligonucleotide abrogates target gene expression in head and neck tumors：implications for cancer therapy. *Cancer Discov*. doi：2159－8290.CD-12-0191 ［pii］.

70　Karin M，Greten FR. NF-kappaB：linking inflammation and immunity to cancer development and progression. *Nat Rev Immunol*. 2005；5：749－759. doi：nri1703 ［pii］.

71　Pikarsky E，Porat RM，Stein I，et al. NF-kappaB functions as a tumour promoter in inflammation-associated cancer. *Nature*. 2004；431：461－466. doi：10.1038/nature02924.nature02924 ［pii］.

72　Ben-Neriah Y，Karin M. Inflammation meets cancer，with NF-kappaB as the matchmaker. *Nat Immunol*. 2011；12：715－723. doi：10.1038/ni.2060.ni.2060 ［pii］.

73　Kingsley LA，Fournier PG，Chirgwin JM，Guise TA. Molecular biology of bone metastasis. *Mol Cancer Ther*. 2007；6：2609－2617. doi：6/10/2609 ［pii］.

74　Perkins ND. The diverse and complex roles of NF-kappaB subunits in cancer. *Nat Rev Cancer*. 2012；12：121－132. doi：10.1038/nrc3204.nrc3204 ［pii］.

75　Karin M，Yamamoto Y，Wang QM. The IKKNF-kappa B system：a treasure trove for drug development. *Nat Rev Drug Discov*. 2004；3：17－26. doi：10.1038/nrd1279.nrd1279 ［pii］.

76　Lam LT，Davis RE，Pierce J，et al. Small molecule inhibitors of IkappaB kinase are selectively toxic for subgroups of diffuse large B-cell lymphoma defined by gene expression profiling. *Clin Cancer Res*. 2005；11：28－40. doi：11/1/28 ［pii］.

77　Cavo M. Proteasome inhibitor bortezomib for the treatment of multiple myeloma. *Leukemia*. 2006；20：1341－1352. doi：2404278 ［pii］.

78　Balkwill F. TNF-alpha in promotion and progression of cancer. *Cancer Metastasis Rev*. 2006；25：409－416. doi：10.1007/s10555-006-9005-3.

79　Locksley RM，Killeen N，Lenardo MJ. The TNF and TNF receptor superfamilies：integratingmammalian biology. *Cell*. 2001；104：487－501. doi：S0092-8674(01)00237-9 ［pii］.

80　Woyach JA，Lin TS，Lucas MS，et al. A phase Ⅰ/Ⅱ study of rituximab and etanercept in patients with chronic lymphocytic leukemia and small lymphocytic lymphoma. *Leukemia*. 2009；23：912－918. doi：leu2008385 ［pii］.

81　Madhusudan S，Muthuramalingam SR，Braybrooke JP，et al. Study of etanercept，a tumor necrosis factor-alpha inhibitor，in recurrent ovarian cancer. *J Clin Oncol*. 2005；23：5950 - 5959. doi：23/25/5950 ［pii］.

82　Madhusudan S，Foster M，Muthuramalingam SR，et al. A phase Ⅱ study of etanercept（Enbrel），a tumor necrosis factor alpha inhibitor in patients with metastatic breast cancer. *Clin Cancer Res*. 2004；10：6528 - 6534. doi：10/19/6528 ［pii］.

83　Harrison ML，Obermueller E，Maisey NR，et al. Tumor necrosis factor alpha as a new target for renal cell carcinoma：two sequential phase Ⅱ trials of infliximab at standard and high dose. *J Clin Oncol*. 2007；25：4542 - 4549. doi：25/29/4542 ［pii］.

84　Larkin JM，Ferguson TR，Pickering LM，et al. A phase Ⅰ / Ⅱ trial of sorafenib and infliximab in advanced renal cell carcinoma. *Br J Cancer*. 2010；103：1149 - 1153. doi：6605889 ［pii］.

85　Tsujii M，Kawano S，Tsuji S，Sawaoka H，Hori M，DuBois RN. Cyclooxygenase regulates angiogenesis induced by colon cancer cells. *Cell*. 1998；93：705 - 716. doi：S0092-8674(00)81433-6 ［pii］.

86　Fosslien E. Biochemistry of cyclooxygenase（COX）-2 inhibitors and molecular pathology of COX-2 in neoplasia. *Crit Rev Clin Lab Sci*. 2000；37：431 - 502. doi：10.1080/10408360091174286.

87　Dubois RN. New，long-terminsights from the adenoma prevention with celecoxib trial on a promising but troubled class of drugs. *Cancer Prev Res（Phila）*. 2009；2：285 - 287. doi：1940-6207.CAPR-09-0038 ［pii］.

88　Mohammadianpanah M，Razmjou-Ghalaei S，Shafizad A，et al. Efficacy and safety of concurrent chemoradiation with weekly cisplatin ＋ / － low dose celecoxib in locally advanced undifferentiated nasopharyngeal carcinoma：a phase Ⅱ-Ⅲ clinical trial. *J Cancer Res Ther*. 2011；7：442 - 447. doi：10.4103/0973-1482.92013.

89　James ND，Sydes MR，Mason MD，et al. Celecoxib plus hormone therapy versus hormone therapy alone for hormone-sensitive prostate cancer：first results from the STAMPEDE multiarm，multistage，randomised controlled trial. *Lancet Oncol*. 2012；13：549 - 558. doi：S1470-2045(12)70088-8 ［pii］.

90　Groen HJ，Sietsma H，Vincent A，et al. Randomized，placebocontrolled phase Ⅲ study of docetaxel plus carboplatin with celecoxib and cyclooxygenase-2 expression as a biomarker for patients with advanced non-small-cell lung cancer：the NVALT-4 study. *J Clin Oncol*. 2011；29：4320 - 4326. doi：JCO.2011.35.5214 ［pii］.

91　Massague J. TGFbeta in cancer. *Cell*. 2008；134：215 - 230. doi：S0092-8674(08)00878-7 ［pii］.

92　Bierie B，Moses HL. Tumour microenvironment：TGFbeta：the molecular Jekyll and Hyde of cancer. *Nat Rev Cancer*. 2006；6：506 - 520. doi：nrc1926 ［pii］.

93　Achyut BR，Yang L. Transforming growth factor-beta in the gastrointestinal and hepatic tumormicroenvironment. *Gastroenterology*. 2011；141：1167 - 1178. doi：S0016-5085(11)01083-3 ［pii］.

94　Bogdahn U，Hau P，Stockhammer G，et al. Targeted therapy for highgrade glioma with the TGF-beta2 inhibitor trabedersen：results of a randomized and controlled phase IIb study. *Neuro Oncol*. 2011；13：132 - 142. doi：noq142 ［pii］.

95　Brana I，Calles A，LoRusso PM，et al. Carlumab，an anti-C-Cchemokine ligand 2 monoclonal antibody，in combination with four chemotherapy regimens for the treatment of patients with solid tumors：an openlabel，multicenter phase 1b study. *Target Oncol*. doi：10.1007/s11523-014-0320-2.

96　Sandhu SK，Papadopoulos K，Fong PC，et al. A first-in-human，firstin-class，phase Ⅰ study of carlumab（CNTO 888），a human monoclonal antibody against CC-chemokine ligand 2 in patients with solid tumors. *Cancer Chemother Pharmacol*. 2013；71：1041 - 1050. doi：10.1007/s00280-013-2099-8.

97　Pienta KJ，Machiels JP，Schrijvers D，et al. Phase 2 study of carlumab（CNTO 888），a human monoclonal antibody against CCchemokine ligand 2（CCL2），in metastatic castration-resistant prostate cancer. *Invest New Drugs*. 2013；31：760 - 768. doi：10.1007/s10637-012-9869-8.

98　Zollo M，Di Dato V，Spano D，et al. Targeting monocyte chemotactic protein-1 synthesis with bindarit induces tumor regression in prostate and breast cancer animal models. *Clin Exp Metastasis*. 2012；29：585 - 601. doi：10.1007/s10585-012-9473-5.

99　Aharinejad S，Abraham D，Paulus P，et al. Colony-stimulating factor-1 antisense treatment suppresses growth of human tumor xenografts in mice. *Cancer Res*. 2002；62：5317 - 5324.

100　Aharinejad S，Paulus P，Sioud M，et al. Colony-stimulating factor-1 blockade by antisense oligonucleotides and small interfering RNAs suppresses growth of human mammary tumor xenografts in mice. *Cancer Res*. 2004；64：5378 - 5384. doi：10.1158/0008-5472.CAN-04-0961.64/15/5378 ［pii］.

101　Ohno H，Kubo K，Murooka H，et al. A c-fms tyrosine kinase inhibitor，Ki20227，suppresses osteoclast differentiation and osteolytic bone destruction in a bone metastasis model. *Mol Cancer Ther*. 2006；5：2634 - 2643. doi：5/11/2634 ［pii］.

102　Manthey CL，Johnson DL，Illig CR，et al. JNJ-28312141，a novel orally active colony-stimulating factor-1 receptor/FMS-related receptor tyrosine kinase-3 receptor tyrosine kinase inhibitor with potential utility in solid tumors，bone metastases， and acute myeloid leukemia. *Mol Cancer Ther*. 2009; 8: 3151 - 3161. doi: 1535-7163.MCT-09-0255 [pii].

103 Hynes RO. Integrins: bidirectional, allosteric signaling machines. *Cell*. 2002; 110: 673 - 687. doi: S0092867402009716 [pii].

104 Brooks PC, Clark RA, Cheresh DA. Requirement of vascular integrin alpha v beta 3 for angiogenesis. *Science*. 1994; 264: 569 - 571.

105 Dechantsreiter MA, Planker E, Mathä B, et al. N-Methylated cyclic RGD peptides as highly active and selective alpha (V) beta (3) integrin antagonists. *J Med Chem*. 1999; 42: 3033 - 3040. doi: 10.1021/jm970832g.jm970832g [pii].

106 Reardon DA, Fink KL, Mikkelsen T, et al. Randomized phase Ⅱ study of cilengitide, an integrin-targeting arginine-glycine-aspartic acid peptide, in recurrent glioblastoma multiforme. *J Clin Oncol*. 2008; 26: 5610 - 5617. doi: JCO.2008. 16.7510 [pii].

107 MacDonald TJ, Vezina G, Stewart CF, et al. Phase Ⅱ study of cilengitide in the treatment of refractory or relapsed high-grade gliomas in children: a report from the Children's Oncology Group. *Neuro Oncol*. 2013; 15: 1438 - 1444. doi: 10. 1093/neuonc/not058.

108 Manegold C, Vansteenkiste J, Cardenal F, et al. Randomized phase Ⅱ study of three doses of the integrin inhibitor cilengitide versus docetaxel as second-line treatment for patients with advanced non-small-cell lung cancer. *Invest New Drugs*. 2013; 31: 175 - 182. doi: 10.1007/s10637-012-9842-6.

109 Kim KB, Prieto V, Joseph RW, et al. A randomized phase Ⅱ study of cilengitide (EMD 121974) in patients with metastatic melanoma. *Melanoma Res*. 2012; 22: 294 - 301. doi: 10.1097/CMR.0b013e32835312e4.

110 Alva A, Slovin S, Daignault S, et al. Phase Ⅱ study of cilengitide (EMD 121974, NSC 707544) in patients with non-metastatic castration resistant prostate cancer, NCI-6735. A study by the DOD/PCF prostate cancer clinical trials consortium. *Invest New Drugs*. 2012; 30: 749 - 757. doi: 10.1007/s10637-010-9573-5.

111 O'Day S, Pavlick A, Loquai C, et al. A randomised, phase Ⅱ study of intetumumab, an anti-alphav-integrin mAb, alone and with dacarbazine in stage IV melanoma. *Br J Cancer*. 2011; 105: 346 - 352. doi: 10.1038/bjc.2011.183.bjc2011183 [pii].

112 Hersey P, Sosman J, O'Day S, et al. Arandomized phase 2 study of etaracizumab, a monoclonal antibody against integrin alpha (v) beta (3), + or - dacarbazine in patients with stage IV metastatic melanoma. *Cancer*. 2010; 116: 1526 - 1534. doi: 10.1002/cncr.24821.

113 Coleman RE. Clinical features of metastatic bone disease and risk of skeletal morbidity. *Clin Cancer Res*. 2006; 12: 6243s - 6249s. doi: 12/20/6243s [pii].

114 Onishi T, Hayashi N, Theriault RL, Hortobagyi GN, Ueno NT. Future directions of bone-targeted therapy for metastatic breast cancer. *Nat Rev Clin Oncol*. 2010; 7: 641 - 651. doi: nrclinonc.2010.134 [pii].

115 Wilson WR, Hay MP. Targeting hypoxia in cancer therapy. *Nat Rev Cancer*. 2011; 11: 393 - 410. doi: nrc3064 [pii].

116 Reddy SB, Williamson SK. Tirapazamine: a novel agent targeting hypoxic tumor cells. *Expert Opin Invest Drugs*. 2009; 18: 77 - 87. doi: 10.1517/13543780802567250.

117 DiSilvestro PA, Ali S, Craighead PS, et al. Phase Ⅲ randomized trial of weekly cisplatin and irradiation versus cisplatin and tirapazamine and irradiation in stages IB2, IIA, IIB, IIIB, and IVA cervical carcinoma limited to the pelvis: a Gynecologic Oncology Group study. *J Clin Oncol*. 2014; 32: 458 - 464. doi: 10.1200/JCO.2013.51.4265.

118 Semenza GL. Targeting HIF-1 for cancer therapy. *Nat Rev Cancer*. 2003; 3: 721 - 732. doi: 10.1038/nrc1187.nrc1187 [pii].

119 Xia Y, Choi HK, Lee K. Recent advances in hypoxia-inducible factor (HIF)-1 inhibitors. *Eur J Med Chem*. 2012; 49: 24 - 40. doi: S0223-5234(12)00048-7 [pii].

120 Jeong W, Rapisarda A, Park SR, et al. Pilot trial of EZN-2968, an antisense oligonucleotide inhibitor of hypoxia-inducible factor-1 alpha (HIF-1alpha), in patients with refractory solid tumors. *Cancer Chemother Pharmacol*. 2014; 73: 343 - 348. doi: 10.1007/s00280-013-2362-z.

121 Wouters BG, Koritzinsky M. Hypoxia signalling through mTOR and the unfolded protein response in cancer. *Nat Rev Cancer*. 2008; 8: 851 - 864. doi: nrc2501 [pii].

122 Oh WK, Galsky MD, Stadler WM, et al. Multicenter phase Ⅱ trial of the heat shock protein 90 inhibitor, retaspimycin hydrochloride (IPI-504), in patients with castration-resistant prostate cancer. *Urology*. 2011; 78: 626 - 630. doi: S0090-4295(11)00471-7 [pii].

123 Modi S, et al. A multicenter trial evaluating retaspimycin HCL (IPI-504) plus trastuzumab in patients with advanced or metastatic HER2-positive breast cancer. *Breast Cancer Res Treat*. 2013; 139 (1): 107 - 113. doi: 10.1007/s10549-013-2510-5.

124　Modi S, Stopeck A, Linden H, et al. HSP90 inhibition is effective in breast cancer: a phase Ⅱ trial of tanespimycin (17-AAG) plus trastuzumab in patients with HER2-positive metastatic breast cancer progressing on trastuzumab. *Clin Cancer Res*. 2011; 17: 5132 – 5139. doi: 1078-0432.CCR-11-0072 [pii].

125　Coussens LM, Fingleton B, Matrisian LM. Matrix metalloproteinase inhibitors and cancer: trials and tribulations. *Science*. 2002; 295: 2387 – 2392. doi: 10.1126/science.1067100.295/5564/2387 [pii].

126　Dienstmann R, Ades F, Saini KS, Metzger-Filho O. Benefit-risk assessment of bevacizumab in the treatment of breast cancer. *Drug Saf*. 2012; 35: 15 – 25. doi: 10.2165/11595910-000000000-00000.

127　Cvek B. Proteasome inhibitors. *Prog Mol Biol Transl Sci*. 2012; 109: 161 – 226. doi: 10.1016/B978-0-12-397863-9.00005-5. B978-0-12-397863-9.00005-5 [pii].

128　Abdollahi A, Folkman J. Evading tumor evasion: current concepts and perspectives of anti-angiogenic cancer therapy. *Drug Resist Updat*. 2010; 13: 16 – 28. doi: 10.1016/j.drup.2009.12.001.S1368-7646(09)00077-6 [pii].

129　Bergers G, Hanahan D. Modes of resistance to anti-angiogenic therapy. *Nat Rev Cancer*. 2008; 8: 592 – 603. doi: 10.1038/nrc2442.nrc2442 [pii].

130　Lu KV, Chang JP, Parachoniak CA, et al. VEGF inhibits tumor cell invasion and mesenchymal transition through a MET/VEGFR2 complex. *Cancer Cell*. 2012; 22: 21 – 35. doi: 10.1016/j.ccr.2012.05.037.S1535-6108(12)00252-8 [pii].

131　Marshall JL. Maximum-tolerated dose, optimum biologic dose, or optimum clinical value: dosing determination of cancer therapies. *J Clin Oncol*. 2012; 30: 2815 – 2816. doi: 10.1200/JCO.2012.43.4233.JCO.2012.43.4233 [pii].

132　Coussens LM, Zitvogel L, Palucka AK. Neutralizing tumor-promoting chronic inflammation: a magic bullet? *Science*. 2013; 339: 286 – 291. doi: 10.1126/science.1232227.339/6117/286 [pii].

133　Meads MB, Gatenby RA, Dalton WS. Environment-mediated drug resistance: a major contributor to minimal residual disease. *Nat Rev Cancer*. 2009; 9: 665 – 674. doi: 10.1038/nrc2714.nrc2714 [pii].

134　Ferrara N, Kerbel RS. Angiogenesis as a therapeutic target. *Nature*. 2005; 438: 967 – 974. doi: nature04483 [pii].

第 6 章
血管生成在癌症中的作用

Morgan Taylor，Robert L. Coleman，and Anil K. Sood

李宁　译，房佰俊　校

在 20 世纪 60 年代，Judah Folkman 首次发现如果缺乏血液的供应，肿瘤将无法生长。尽管有许多研究阐述了肿瘤组织内血供丰富的现象，但 Folkman 提出的肿瘤生长同时需要伴有脉管系统的生长则是一个全新的概念。他认为肿瘤细胞自身释放相关的因子，能够诱导周围血管的生成。随后，越来越多的实验证据支持该假说，血管新生作为恶性肿瘤的标志之一这一理念才逐渐被人们接受。

随着众多因子及其在肿瘤血管生成中的不同作用被一一阐述，针对这些因子的分子靶向研究也在进一步推进。目前，美国 FDA 基于药物的抗肿瘤作用，已批准 9 种作用于主要通路（例如 VEGF 配体和它的受体）的不同药物投入临床使用。尽管抗血管生成治疗已取得一定的进展，但其治疗潜能尚未被充分挖掘。如何克服耐药和如何寻找疗效预测指标，还需要进一步的研究。而在此过程中离不开基础科研工作者与临床医师的共同努力。本章节主要从相关分子机制到临床应用的各个层面，进一步阐述肿瘤血管生成及抗血管生成治疗的作用。

肿瘤血管的形成

血管母细胞形成新生血管的过程被称为"血管发生"，而从已有血管出芽形成新血管的过程被称为"血管生成"，正确区分这两者的区别尤其重要。血管生成，首先在促血管生成因素刺激下，内皮细胞游离出血管并迁移到邻近组织，然后通过增殖形成管腔壁，最后被周细胞包绕成熟。在肿瘤的血管生成过程中，肿瘤信号通路促进这种芽生过程。肿瘤干细胞亦可通过分化为肿瘤内皮细胞参与该过程。在信号刺激芽生开始之前，参与血管生成的细胞，尤其是周细胞，通过旁分泌作用而保持静止状态。周细胞能分泌细胞因子，维持内皮细胞生存并抑制其增殖。而 VEGF 因子即此类因子之一。它是周细胞在受到 PDGF - BB 刺激下所产生，为内皮细胞提供生存信号。

对于许多实体肿瘤来说，新血管形成之初存在血管间"共用"现象，因此转移的肿瘤细胞能够随现有血管生长。随后，原有脉管系统被破坏，从而导致组织中心坏死。在缺氧的环境中，肿瘤细胞通过分泌 VEGF、血管生成素（ANG）- 2 及 FGF 刺激血管生成。VEGF 信号通路激活导致内皮细胞的基底膜降解，同时，ANG - 2 作用于周细胞，造成周细胞的分离。内皮细胞得以侵入邻近细胞外基质。VEGF 的刺激同时也增加内皮细胞 δ 样配体 4（DLL4）的表达，其通过 Notch 通路抑制临近内皮细胞转化为顶端细胞，并且这种抑制作用非常强。茎细胞的增殖能够使血管不断加长并增加管径。随后通过骨髓桥细胞将这些相对的血管连接，建立血流。接着，PDGF - BB、ANG - 1 及其他信号分子募集周细胞并包裹新生血管，使其更加稳定。

必须提及的是，新血管生成的选择性机制为耐药机制及新的靶向治疗方法提供了思路。在黑色素瘤、卵巢癌及多形性胶质细胞瘤中可观察到，肿瘤细胞通过模拟血管细胞形成自身的血管，从而实现血流灌注并为自身提供血供。更进一步的研究表明，几乎所有肿瘤血管的内皮细胞均来自肿瘤细胞，在异种移植模型中，针对这些细胞的治疗可能延缓肿瘤的生长。

血管生成通路

VEGF 家族

1986 年，Dvorak 和其同事发现了一种可影响血管通透性的多肽，分子量在 35～45 kDa。随后研究确定了其序列，命名为 VEGF，并对其在正常血管新生和肿瘤血管生成中的作用机制进行了研究。最早被发现的该类多肽是 VEGF‐A，现在发现更多的类似多肽属于 VEGF 家族，包括 VEGF‐A、VEGF‐E 及两种血小板生长因子（PGF‐1、PGF‐2）。VEGF‐A 可根据氨基酸数目分为四种亚型，其氨基酸数目分别为 121、165、189 和 206，其中 VEGF‐165 是参与正常血管生成和肿瘤血管再生途径中最主要的亚型。

VEGF‐A 可表达于巨噬细胞到成骨细胞的各个细胞系。通常认为，当实体肿瘤处于低氧、低 pH 和高压力环境中时，肿瘤细胞可表达与分泌该因子。血管内皮细胞主要表达两种 VEGF 受体：fms 样酪氨酸激酶受体和含插入区的激酶受体（VEGFR‐1、VEGFR‐2），这两种受体结构相似，都有 7 个细胞外免疫球蛋白样区域、1 个跨膜段、1 个细胞内酪氨酸激酶序列和 1 个插入的激酶插入区。VEGF 与受体结合后，酪氨酸激酶将发生磷酸化。VEGFR‐1 在生理性血管生成中占主导地位，而 VEGFR‐2 则表现为在肿瘤血管生成过程中起重要作用。

VEGF 受体激活后，主要通过介导血管通透性增加、内皮细胞增殖、游离及稳定的信号通路活化参与新血管形成，除此之外，VEGF 也可以通过募集骨髓中内皮祖细胞参与该过程。VEGF 作用于血管内皮细胞，使血管通透性增加，临床上常表现为胸水或腹水。该作用使血浆中某些具有促进肿瘤进展的蛋白质漏入细胞外基质，比如基质金属蛋白酶及渗出液蛋白中的纤维蛋白原。基质金属蛋白酶是一种可降解细胞外基质的酶类物质，其漏入细胞外基质并将其分解，为肿瘤的远处增殖转移提供可能；而纤维蛋白原则可作为新血管生成的介质参与肿瘤进展。VEGF 通过活化

C‐Raf‐Mek‐Erk 信号通路影响内皮细胞的趋化及增殖。尽管这些内皮细胞形成的新生血管并不完善，但 VEGF 通过激活 PI3K/ALK 信号通路可维持新生血管的存在。

成纤维细胞生长因子家族（FGF Family）

1973 年，Armelin 首先发现垂体腺提取物能够刺激 3T3 细胞，并认为垂体是体内分泌 FGF 的器官。1974 年，Gospodarowicz 提纯出 FGF 蛋白。随后，研究者发现 FGF 家族共 18 种亚型，各亚型具有相似的结构与大小（最大分子量 34 kDa）。其中 FGF‐1，尤其是 FGF‐2，在伤口愈合最初阶段中，对促进血管生成发挥重要作用。

FGF 是一类分泌糖蛋白，大多存在于细胞外基质中。一般认为，肿瘤细胞可以通过两种方式产生 FGF：或者通过酶分解基质，或者肿瘤细胞自身表达/分泌。内皮细胞可高表达 FGFR‐1‐Ⅲc 和 FGFR‐2‐Ⅲc，FGF 激活内皮细胞表面受体后，引起受体的聚合、激活细胞内激酶并使自身的酪氨酸残基发生磷酸化，并进一步激活下游 MRPK 和 PKC，最终导致内皮细胞增殖、迁移，同时降解细胞外基质。

PDGF 家族

1974 年，在被凝血酶激活的血小板中发现了一种可以刺激成纤维细胞和平滑肌细胞生长的由两条不同多肽链（A、B）组成的因子——PDGF。随后发现其二聚体结构以及其他相关多肽链如 PDGF‐C 和 PDGF‐D。然而，PDGF‐AB 是 PDGF 家族中唯一的异二聚体，在机体中含量很低，而同二聚体形式的 PDGF（也命名为 PDGF‐A、PDGF‐B、PDGF‐C 和 PDGF‐D）在机体中占主导地位。PDGF‐B 在肿瘤血管生成中的作用目前已被广泛深入研究，但其并不是 PDGF 家族中唯一参与该过程的成员。

芽生血管的内皮细胞分泌 PDGF‐B，可趋化周围周细胞并使血管平滑肌细胞增殖。从周围募集或来自血管周祖细胞的周细胞可通过参与细胞外基质的形成，或者分泌内皮细胞分化相关因子，

从而在微脉管形成过程中发挥稳定血管的重要作用。周细胞表达的酪氨酸激酶受体 PDGFR - β 在与配体结合后发生二聚化，从而激活下游众多的信号通路，如 MAPK、PI3K 和磷脂酶 C - γ。在基因敲除模型中，我们可以看出 PDGF - B 及其受体结合与血管的周细胞覆盖率密切相关。在该模型中，因血管周细胞缺乏，导致血管功能不全，从而渗出和水肿，并最终导致血管坏死。尽管在不同的恶性肿瘤中新生血管周细胞覆盖率有所不同，但是研究表明低周细胞覆盖率的肿瘤血管对抗 VEGF 治疗更加敏感。抗 VEGF 治疗可以导致低周细胞覆盖率的血管死亡，随后可以提高周细胞覆盖率。这也说明了在抗 VEGF 治疗中辅以 PDGF - B/PDGFR - β 抑制剂治疗的作用机制。

ANG - TIE

1992 年，Partenen 和他的同事们首次报道了一种新的表达于内皮细胞及其前体细胞的人类酪氨酸激酶受体，并将之命名为 TIE（具有 Ig 和 EGF 同源结构域的酪氨酸激酶）。第二年，Sato 和同事们将这种受体细分为两类，TIE - 1 和 TIE - 2。ANG - 1 是 TIE - 2 的激动剂，也是 TIE - 2 的主要配体类型。ANG - 2 通常作为 ANG - 1 的拮抗剂，但在 ANG - 1 缺乏表达或 ANG - 2 处于高浓度水平时表现为 TIE - 2 的部分激动剂。目前还没有发现 TIE - 1 的配体。TIE 及其配体调控血管成熟的终末阶段并参与维持成熟血管的稳定状态。

在肿瘤的血管"征用"过程中，恶性细胞最初沿已有的正常脉管系统生长。随后相关内皮细胞通过 ANG - 2 信号通路激活细胞凋亡机制并导致血管退化，造成肿瘤环境缺氧并引发 VEGF 表达上调和肿瘤介导的血管生成。ANG - 1 的过表达通过刺激周细胞发挥明显的抗肿瘤作用。鉴于 ANG - 1 在调节血管成熟中的作用，ANG - 1 是抗 VEGF 治疗后导致血管改变（周细胞覆盖率增加）的主要调控因子。另外，ANG - 2 的表达可能在肿瘤发生过程中发挥重要作用。其拮抗 ANG - 1 的募集周细胞作用使周细胞覆盖率下

降，从而导致某些因子如细胞因子或骨髓细胞漏出，继而在 VEGF 介导的肿瘤血管生成过程中发挥重要作用。

Notch

1914 年，John S. Dexter 首次提出果蝇某种基因突变可造成翅膀锯齿样缺损，几年之后 Thomas Hunt Morgan 证实了该等位基因的存在并命名为"Notch"基因。Notch 编码一种单次跨膜蛋白受体，其胞膜部分为 36 个表皮生长因子样重复序列结构，跨膜部分为少数富胱氨酸 Notch/LIN - 12 重复序列，胞内部分为包含 6 个锚定蛋白重复序列结构域和 1 个 PEST 序列。该受体的配体也是一种单次跨膜蛋白——DLL4 和 Jagged - 1。通常认为两者表达于细胞表面并与邻近细胞表面的 Notch 受体相互作用。Notch 信号通路在进化上高度保守，其参与内皮细胞在血管生成过程中的部分活化通路，从而在胚胎的发育、组织稳定及成年后干细胞调控过程中发挥重要作用。

在转变成顶端细胞或者已经存在的血管分化出的茎细胞中，在血管形成的过程中，VEGFR - 2 激活导致细胞中 DLL4 水平的增高。DLL4 可以结合并激活临近茎细胞中的 Notch 受体，并造成 VEGFR - 2 内吞以及茎细胞对 VEGF 的敏感性。茎细胞中 Jagged - 1 可以拮抗 Notch 的激活。这进一步增加顶细胞的数量。通过阻断或沉默 DLL4/Notch 通路会导致血管增生，但这些血管大多为无功能的血管。

整合素类

已有综述总结了整合素与恶性肿瘤的关系，尤其是与肿瘤血管生成之间的关联。整合素在结构上与细胞外基质中多肽及免疫球蛋白超家族相似。这类受体为异二聚体，由 α、β 两组糖蛋白组成，目前已发现 18 种 α 亚基及 8 种 β 亚基。该类受体中部分识别单一的配体，其余则识别多种配体，这些受体多与细胞表面相结合，包括胶原蛋白、层粘连蛋白，纤连蛋白、纤维蛋白原、玻连蛋白和细胞黏附分子。

$\alpha_v\beta_3$ 整合素在肿瘤血管生成研究中尤其得到

重视。此类受体仅表达于肿瘤内皮细胞而不表达于正常血管。一般认为,在促血管生成相关因子作用下,如 FGF、肿瘤坏死因子-α、IL-8 等,整合素水平上调。研究表明整合素通过结合配体激活 MAPK、黏着斑激酶及 SRC 信号通路,从而维持细胞生存、促使内皮细胞迁移聚集形成新血管。反之,如果该过程被阻断则通过 caspase-8 作用使细胞死亡。整合素本身不具有酶活性,但当配体结合于整合素并在细胞膜表面聚集成簇时将激活相关激酶和衔接蛋白形成黏着斑复合物。

针对 VEGF 通路的靶向治疗

在美国国立卫生研究院临床试验注册中心,研究人员将近 50 种不同抗血管生成药物用于 250 类肿瘤开展临床研究。与现有的治疗机制相似,多数研究药物与 VEGF 通路中的配体和受体特异性结合发挥靶向治疗作用。目前尚有许多作用于 VEGF 通路的抑制剂正处于Ⅲ期试验(表 6.1),关于这些未经证实有效的或仍处于试验阶段的治疗在此不再详述。同样,间接影响血管生成的药物如沙度利胺也不在本章节的讨论范围。在这里,我们将重点讨论 9 种已证实有效的针对 VEGF 通路的药物及其适应证。

美国 FDA 目前已批准抗 VEGF 单克隆抗体贝伐珠单抗(2004)用于转移性结直肠癌、转移性非鳞非小细胞肺癌、进展期恶性胶质细胞瘤及转移性肾细胞癌(表 6.2)。其余获批的主要为具有多靶点的酪氨酸激酶抑制剂(TKI)。索拉非尼(2005)抑制 Raf、VEGFR-2 及 PDGFR-β 激酶,可用于治疗进展期肾细胞癌和不可切除的肝细胞癌。舒尼替尼(2006)靶向作用于 VEGFR-2、PDGFR-β、c-kit 及 FLT3 等,目前已批准其用于伊马替尼耐药的胃肠道间质瘤、转移性肾细胞癌及恶性进展性神经内分泌肿瘤。帕唑帕尼(2009)作为一种全 VEGFR 抑制剂对 PDGFR-α/

表 6.1　正在进行的 VEGF 通路抑制剂Ⅲ期临床试验

类　型	药　物	靶　点	癌　种
肝酶抑制剂	muparfostat	内-β-D-葡萄糖醛酸酶、类肝素酶、FGF-1/2、VEGF	肝细胞癌
单克隆抗体	贝伐珠单抗	VEGF	乳腺癌、胃肠道间质瘤、恶性胶质瘤、非小细胞肺癌、卵巢癌
	雷莫芦单抗	VEGFR-2	乳腺癌、结直肠癌、胃癌、肝细胞癌、非小细胞肺癌、卵巢癌
肽体(peptibody)	trebananib	ANG-1/2	卵巢癌
酪氨酸激酶抑制剂	卡博替尼	AXL、c-Kit、FLT-3、MET、RET、TIE-2、TrkB、VEGFR-1/2/3	前列腺癌、甲状腺髓样癌
	多韦替尼(dovitinib)	c-Kit、CSF-1R、FGFR1/2/3、FLT-3、PDGFR-β、TrkA、VEGFR-1/2/3	肾细胞癌
	乐伐替尼(lenvatinib)	VEGFR-2/3	肝细胞癌、甲状腺癌
	马赛替尼(masitinib)	c-Kit、FAK、FGFR3、PDGFR-α/β	胃肠道间质瘤、多发性骨髓瘤
	尼达尼布(nintedanib)	FGFR1/2/3、FLT-3、Lck、Lyn、PDGFR-α/β、Src、VEGFR-1/2/3	非小细胞肺癌、卵巢癌
	帕唑帕尼	c-Kit、PDGFR-α/β、VEGFR-1/2/3	卵巢癌、肾细胞癌
	索拉非尼	PDGFR-β、RAF、VEGFR-2	乳腺癌、肾细胞癌、肝细胞癌、甲状腺癌
	舒尼替尼	c-Kit、FLT-3、PDGFR-β、VEGFR-2	肾细胞癌
	tivozanib	VEGFR-1/2/3	肾细胞癌

注:ANG,血管生成素;CSF-1R,集落刺激因子-1 受体;FAK,黏着斑激酶;FLT-3,Fms 样酪氨酸激酶 3;FGF,成纤维细胞生长因子;FGFR,成纤维生长因子受体;Lck,淋巴细胞特异性酪氨酸激酶;MET,肝细胞生长因子受体;PDGFR,血小板衍生生长因子受体;TrkA,神经营养性酪氨酸激酶受体 1 型;TrkB,神经营养性酪氨酸激酶受体 2 型;VEGF,血管内皮生长因子;VEGFR,血管内皮细胞生长因子受体。

表 6.2　已获批用于肿瘤治疗的 VEGF 通路抑制剂

药　　物	适　应　证	增加 RR(%)	改善中位 PFS(月)	改善中位 OS(月)
贝伐珠单抗	转移性结直肠癌	10.0	4.4	4.7
	转移性结直肠癌(2 线)	14.1	2.6	2.1
	转移性结直肠癌(进展期)	无显著改变	1.7	1.4
	非小细胞肺癌	20.0	1.7	2.0
	恶性胶质瘤(2 线)		仅有 Ⅱ 期数据	
	转移性肾细胞癌	18.0	4.8	无明显提升
舒尼替尼	胃肠间质瘤(2 线)	7.0	4.5	无显著提升
	转移性结直肠癌	35.0	6.0	4.6
	胰腺内分泌肿瘤	9.3	4.8	未报道
索拉非尼	转移性结直肠癌(2 线)	8.0	2.7	无显著提升
	不可切除的肝细胞癌	1.0	无显著提升	2.8
帕唑帕尼	转移性肾细胞癌	27.0	5.0	无显著提升
	转移性软组织肉瘤(2 线)	4.0	3.0	1.9
凡德他尼	转移性甲状腺髓样癌	32.0	11.2	未报道
阿昔替尼	转移性肾细胞癌(2 线)	10.0	2.0	无显著提升
阿柏西普	转移性结直肠癌(2 线)	8.7	2.2	1.4
瑞戈非尼	转移性结直肠癌(3 线)	0.6	0.3	1.4
	胃肠间质瘤(3 线)	3.0	3.9	无显著提升
卡博替尼	转移性甲状腺髓样癌	28.0	7.2	待定

β 和 c - kit 也有作用,被批准应用于进展期肾细胞癌及软组织肉瘤。凡德他尼和卡博替尼(2011、2012)两类靶向作用于 VEGFR 的药物获批适用于甲状腺髓样癌。阿昔替尼于 2012 年初获批应用于进展期肾细胞癌,其对酪氨酸激酶的抑制效果类似于帕唑帕尼。瑞戈非尼也于 2012 年作为 VEGFR - 2/TIE - 2 的靶向抑制剂获批应用于转移性结直肠癌和进展期胃肠道间质瘤。除了贝伐珠单抗,唯一一类获批的非 TKI 血管生成抑制剂为阿柏西普(2012),其为一种包含 VEGF - 1 和 VEGF - 2 融合性细胞外域的蛋白质,可抑制 VEGF - A/B 与内皮细胞上受体相结合,可用于奥沙利铂耐药的转移性结直肠癌。

除外上述新疗法,还可通过传统细胞毒类药物低剂量高频次给药方法增加抗血管生成作用,这种疗法被称为节拍或半节拍给药。其主要针对内皮细胞释放肿瘤血管所需物质途径。

2009 年,JGOP 发现 21 日周期中每周连续低剂量紫杉醇联合卡培他滨的半节拍化疗方案应用于进展期卵巢癌相较于传统方案可改善患者生存率。该方案联合腹膜铂类灌洗尚在试验中。除此之外,一项最近的德国临床试验数据表明淋巴结阳性的乳腺癌患者可从高频次给药方式中获益。进一步关于节拍给药方案在肿瘤治疗中价值的研究目前正在进行中。

不良反应/毒性

已报道的抗 VEGF 治疗的不良反应主要包括高血压、蛋白尿、动脉血栓栓塞事件、心肌毒性、出血、伤口并发症、胃肠道穿孔及瘘管形成和可逆性后部白质脑病综合征。一篇相关综述表明上述毒性反应均可能发生,因此重点讨论抗 VEGF 治疗中研究比较多的不良反应——高血压。癌症合并高血压患者在癌症患者中比例较高(38%),同时高血压也是抗 VEGF 治疗中常见的不良反应(Ⅲ、Ⅳ级高血压)。2010 年的一项荟萃分析显示使用贝伐珠单抗后重度高血压发生率约为 7.9%,在 1.8%~22% 波动。研究表明舒尼替尼和索拉非尼也具有类似的不良反应。

发生不良反应的概率与药物剂量及肿瘤类型有关。当贝伐珠单抗剂量从每周 2.5 mg/kg 增加至每周 5 mg/kg 时,发生高血压的概率增加一倍以上。但其中发生重度高血压的增幅较小(RR:4.78 对 5.39)。在不同肿瘤类型中,RCR、胰腺癌及结直肠癌更易发生重度高血压。然而抗 VEGF 抗肿瘤治疗引发血压升高的机制目前尚不明确,可能与下游一氧化氮激酶活性降低及一氧化氮减少引起血管收缩及肾钠潴留有关。抗 VEGF 治疗后引起小动脉及毛细血管数量减少、血管硬化、毛细血管网稀疏也可能与高血压的发生有关。2010 年,美国国家癌症研究所药物临床试验机构组的专家组为接受该治疗的患者控制血压做出如下推荐:① 在使用抗血管生成药物治疗前,治疗原有的高血压病。② 治疗期间,特别是前几周积极监控血压变化。③ 在治疗中调整降血压药物应用,如果血压持续控制不佳可间断或减少抗血管药物使用剂量。

可以推测,其他主要毒性反应也主要与血管性质有关,在此作者将做简单说明。蛋白尿由 VEGF 介导的肾小球内皮完整性破坏引起,该毒性反应虽然发生率较低但程度通常较重,需要临床干预。抗血管生成药物的心脏毒性主要表现为充血性心力衰竭及心肌电生理改变,但该毒副作用并不是每种抗血管药物都存在。8% 患者使用舒尼替尼时出现Ⅲ～Ⅳ级充血性心力衰竭[纽约心脏病协会(NYHA)分级标准]。根据以上发现和结果,肿瘤科医师在使用抗血管生成药物时应对心力衰竭症状保持警戒。

在一些抗血管生成药物的临床试验中,使用该抗血管生成药物后动静脉血栓事件发生率稍有增加。尽管目前缺乏临床指南,但临床医师仍应密切监控有血栓发生风险或已有动静脉血栓事件发生的患者。这种毒性反应可能与该药物治疗后出血风险增加有关,但严重血栓生成事件很少发生。很多内科医师建议在手术前后的一个月应暂停此类药物的使用,慎用于具有出血倾向的患者(无论其出血倾向是先天性或医源性因素所致)。由于观察到术前 28 日内行靶向联合化疗的患者出现伤口愈合不良的概率显著升高(3～4 倍),推荐准备手术的患者延迟手术。最后,非 TKI 类抗血管生成药物可能与肠穿孔有关,尤其在卵巢癌

或同时接受其他抗血管生成药物(如厄洛替尼)的患者中多见。在接受化疗联合贝伐珠单抗治疗卵巢癌的临床试验中,这种副作用在合并炎症性肠病、憩室和结肠炎的患者中更为多见,另外也与肿瘤是否侵及肠壁有关。从发生机制上来说,该类药物对正常伤口愈合具有干扰作用。因此,临床医师应谨慎地选择性应用于患者,并警惕这些不良反应的发生。

抗血管生成治疗耐药

尽管抗血管生成药物能够延长患者的生存时间,甚至是高侵袭性恶性肿瘤患者的生存时间,但抗血管生成药物治疗所控制肿瘤进展的作用只是暂时的。由于许多抗血管生成治疗耐药机制的假说尚不完善,很难简单将其机制划分为肿瘤细胞自身的原因(肿瘤相关机制)或肿瘤微环境改变(非肿瘤相关机制)。

肿瘤对抗血管生成药物产生耐药可能是因为肿瘤自身的固有特性或肿瘤逃逸。虽然各种机制之间互有交叉,但主要是固有性耐药和获得性耐药。肿瘤的固有耐药是指即使对肿瘤进行持续监测,也不能(或暂时不能)检出抗血管生成药物的治疗获益。但这并不意味着肿瘤血管血液瘀滞,而是指在抗血管生成治疗中,血管持续生成。这种耐药发生的可能原因有:① 抗血管生成治疗前已有的促血管生成因子产生,如 FGF、ephrin 和 ANG 等。② 已有的炎性细胞保护血管。③ 少血管肿瘤本身生长于缺氧环境,对其作用不敏感。④ 早期侵袭性肿瘤依赖于现存血管而非新生成的血管。作者也将向读者展现更详细的细节讨论,而不是关注各种已存在或获得新耐药的各种假说。

其他促血管生长信号

研究表明,未被药物抑制的促血管生成因子家族成员可绕过靶向作用位点发挥促进血管生成作用。在胰腺癌模型中,此类信号首先出现于抗血管生成治疗后 10～14 日,这些信号通路活化并促使血管形成和肿瘤生长。随之表达上调的因

子：FGF-1、FGF-2、Eph-A1 及 ANG-1。而在 FGF 缺失的肿瘤中细胞生长回缩，提示这些因子的上调参与抗药过程。

类似地，关于恶性胶质细胞瘤患者的临床研究表明，循环中 FGF-2 水平升高与 VEGFR 抑制剂治疗后的肿瘤复发相关。由于非荷瘤小鼠在舒尼替尼治疗后表现出数种促血管生成因子在组织中表达增加，这些因子的升高暂不能完全肯定与人类肿瘤血管再生和生长相关。然而，在原发耐药的肿瘤，如乳腺癌的进展过程中，这些因子的信号通路（包括 FGF-2 表达）相较于 VEGF 的表达表现得更为重要，这也支持该机制。

从骨髓中募集细胞

抗 VEGF 治疗后的低氧环境不仅使其他促血管生成因子的表达增加，同时也通过募集细胞改变组织微环境。骨髓来源的树突状细胞（BMDC）是内皮细胞、周细胞和单核细胞的前体细胞，内皮细胞可形成新血管，周细胞保护血管生成，单核细胞通过旁分泌信号通路为新血管提供支持，这三种细胞共同促进血管再生。上文提到局部组织缺血使得恶性肿瘤处于缺氧环境，研究者发现缺氧诱导因子（HIF）-1α 通路缺失导致 BMDC 数目减少并影响其生长，因此认为 HIF-1α 与骨髓来源树突状细胞的募集相关。如上文所提及，进一步的证据来源于原发耐药肿瘤的研究。对 VEGF 治疗不敏感的肿瘤组织中发现存在 CD11b+Gr1+ 的骨髓细胞，其可以表达多种促血管生成因子。如降低肿瘤组织中此类骨髓细胞比例，则可恢复对抗 VEGF 治疗的敏感性，这可能为靶向治疗解除原发或获得性耐药提供了新的思路。

肿瘤脉管系统正常化

一般认为，抗 VEGF 治疗可导致肿瘤的脉管系统正常化。大血管变细，弯曲的血管变直，这些变化理论上将导致血流通畅。同时，存留的血管因周细胞覆盖率增加而有更好的稳定性。但这种现象对患者或对肿瘤是否有利仍是未知数。

有证据证明抑制内皮细胞的 VEGF 信号通路将导致周细胞聚集。被募集的周细胞通过旁分泌 VEGF 维持内皮细胞的生存，这就导致募集到更多周细胞的血管继续存活而未能募集到周细胞的血管在抗 VEGF 治疗中被破坏。照此推论，在抗 VEGF 治疗同时联合抑制周细胞募集治疗可使更多的肿瘤血管被破坏并提高抗血管治疗疗效。值得注意的是，虽然联合治疗能更强地抑制肿瘤血管生成、肿瘤生长，但肿瘤转移倾向也更趋明显。因为，有证据表明周细胞可在降低肿瘤的侵袭中发挥作用。

值得注意的是，一些针对已存在的肿瘤血管的药品被称为血管阻断剂（VDA）。这类药物或为黄酮类物质或为微管结合物，可破坏肿瘤内皮细胞的正常结构并导致血管萎缩和肿瘤坏死。虽然单药应用该物质还没有展现出巨大的前景，但因其影响血管再生，该药与抗血管生成治疗联合使用成为可能。小鼠模型已证实联合用药具有临床潜能。目前，VDA（康普瑞丁磷酸二钠，fosbretabulin）联合贝伐珠单抗治疗复发卵巢癌临床试验正在进行中。

无血管生成的侵袭方式

在使用 VEGF 抑制剂的恶性胶质瘤或 VEGF、HIF-1α 和 MMP9 等基因敲除的小鼠模型中，首次对这种机制进行了描述。尽管这种生长非常缓慢但更具侵袭性，常表现为在临近区域形成更多侵入性损伤。在该种生长方式中，肿瘤细胞不依赖新血管生成而是通过现存的血管向四周播散。与之类似，临床中观察到一些恶性胶质瘤患者在抗 VEGF 治疗后出现新发转移灶。该现象具体机制尚不清楚，正在研究中。

恶性胶质瘤的这种现象不是个例。抗血管生成治疗后肿瘤细胞的逃逸可能导致肿瘤侵袭性增加，这仍是现在一个重要的研究热点。人们需要进一步的研究明确其潜在的影响。比如，在临床前试验中评估肿瘤细胞转移潜能，以及如何建立耐药的小鼠模型。

生 物 指 标

在靶向治疗中，生物指标是预测肿瘤行为、评估肿瘤应答、把握药物药动学特点、探测肿瘤抵抗及发现药物毒副作用的重要指标。这些指标为评估疗效、选择治疗方案及剂量、提供个体化治疗及预测不良反应提供方法。不幸的是,这些指标都没有在抗血管生成治疗中证实。

高血压

高血压是最早发现的抗 VEGF 治疗中的不良反应。可能的机制包括:一氧化氮含量降低、毛细血管密度降低及肾血管性机制等。研究者认为高血压可能提示更好的抗肿瘤作用,具有预测价值。最近,一项覆盖近 500 名使用舒尼替尼治疗肾细胞癌患者的大型回顾性研究中的三组试验将高血压作为一个生物指标,研究表明,升高的血压与总生存率及无进展生存率密切相关,但这仍需要前瞻性研究来进一步证实。

循环中的蛋白质及肿瘤细胞

研究者也研究了可在循环中检测的因子。最直观也是最广泛研究的分子是 VEGF 本身。治疗前血浆中 VEGF 的水平与无进展生存相关,但其对药物类型的选择有无指导意义尚不清楚。研究表明其基线水平与疗效之间没有联系。循环中其他相关的因子,如 VEGF 家族及 VEGFR,其指标作用尚不清楚,仍需进一步的研究。除 VEGF 家族相关分子外,有研究证据表明直肠癌及卵巢癌患者在接受贝伐珠单抗治疗后(或肝细胞癌患者接受舒尼替尼治疗后),其循环中 IL-6 水平升高与不良预后有关。同时,研究者也尝试把抗血管生成治疗后循环中内皮细胞或其前体细胞的水平当作有效的指标。但其在循环中的数量较少,且对检测技术要求较高,限制了其广泛使用。

基因多态性

尽管目前循环中的 VEGF 水平尚未作为一种可行的生物指标,但其基因多态性可能成为有价值的预测指标。特别是 VEGF-2578AA 基因型,在转移性乳腺癌患者中被证明与贝伐珠单抗

联合化疗的生存获益有关。还有一项研究表明,IL-8 基因多态性导致蛋白质表达增加,有望成为疗效的预测因子,但仍需进一步的研究证明。

影像学指标

基于影像学检查的肿瘤血管参数测量已被用至临床试验,可对抗血管生成药物药效学进行评估。这些参数的改变是否可以作为预测性指标仍需进一步的研究,但这代表了抗血管生成治疗后生物标记中最激动人心的领域。

在肾细胞癌、肝细胞癌及高级别胶质瘤的临床研究中,这些参数大多来自计算机断层扫描机和 MRI 动态增强扫描。重要的是,肿瘤血管内对比剂浓度的动态变化可用来描述肿瘤内血流(K-trans)和血液/血浆体积比。现有的抗 VEGF 作用机制模型与上述参数变化也是一致的,比如通过对异常血管的正常化从而减少血流、血量以及引起肿瘤缺血。

尽管各研究方法不同,但也可看出一定趋势。在转移性肾细胞癌、高级别胶质瘤及复发和原发的卵巢癌中,抗血管生成治疗前的 K-trans 及其他指标的改变有一定的预测价值。这种预测价值(例如 CT 灌注扫描)目前已经在临床中使用,但仍需要在良好设计的、大型前瞻性及跨药物跨肿瘤类型的研究中进一步确认。

结　束　语

从 Folkman 最初的假说到新的治疗方法出现无疑是一项巨大成就。抗血管生成治疗可使很多患者从中获益,但其对生存时间的延长还不明显。大多数接受该类药物治疗的患者的生存获益仅以月计,而不是按年计算。对药物作用和肿瘤应答机制更深层次的理解有利于根据药物药动学特性和患者个体差异选择用药类型和用药方案。同时,对肿瘤的无应答和耐药机制的理解有助于发展靶向作用于这些机制的新的治疗方法。抗血管生成治疗在抗肿瘤治疗中具有相当大的前景,其应用范围有望进一步扩大。

参 考 文 献

1 Folkman MJ, Long DM, Becker FF. Growth and metastasis of tumor in organ culture. *Cancer*. 1963；16：453 – 467.

2 Folkman J. Tumor angiogenesis：therapeutic implications. *N Engl J Med*. 1971；285：1182 – 1186.

3 Hanahan D, Weinberg RA. Hallmarks of cancer：the next generation. *Cell*. 2011；144(5)：646 – 674.

4 http：//www.fda.gov/default.html. Accessed March 23, 2013.

5 Ebos JM, Kerbel RS. Antiangiogenic therapy：impact on invasion, disease progression, and metastasis. *Nat Rev Clin Oncol*. 2011；8(4)：210 – 221.

6 Weis SM, Cheresh DA. Tumor angiogenesis：molecular pathways and therapeutic targets. *Nat Med*. 2011；17(11)：1359 – 1370.

7 Carmeliet P. Angiogenesis in health and disease. *Nat Med*. 2003；9(6)：653 – 660.

8 Carmeliet P, Jain RK. Molecular mechanisms and clinical applications of angiogenesis. *Nature*. 2011；473(7347)：298 – 307.

9 Matsuo K, Lu C, Shazad MMK, et al. Role of pericytes in resistance to antiangiogenic therapy. In：Bagley R, ed. *The Tumor Microenvironment*. New York, NY：Springer；2010：311 – 324.

10 Frumovitz M, Sood AK. Vascular endothelial growth factor (VEGF) pathway as a therapeutic target in gynecologic malignancies. *Gynecol Oncol*. 2007；104(3)：768 – 778.

11 Shen R, Ye Y, Chen L, Yan Q, Barsky SH, Gao J. Precancerous stem cells can serve as tumor vasculogenic progenitors. *PLoS ONE*. 2008；3(2)：e1652.

12 Bussolati B, Grange C, Sapino A, Camussi G. Endothelial cell differentiation of human breast tumour stem/progenitor cells. *J Cell Mol Med*. 2009；13：309 – 319.

13 Bussolati B, Bruno S, Grange C, Ferrando U, Camussi G. Identification of a tumor-initiating stem cell population in human renal carcinomas. *FASEB J*. 2008；22：3696 – 3705.

14 Alvero AB, Fu HH, Holmberg J, et al. Stem-like ovarian cancer cells can serve as tumor vascular progenitors. *Stem Cells*. 2009；27：2405 – 2413.

15 Wang R, Chadalavada K, Wilshire J, et al. Glioblastoma stem-like cells give rise to tumour endothelium. *Nature*. 2010；468：829 – 833.

16 Ricci-Vitiani L, Pallini R, Biffoni M, et al. Tumour vascularization via endothelial differentiation of glioblastoma stem-like cells. *Nature*. 2010；468：824 – 828.

17 Senger DR, Galli SJ, Dvorak AM, Perruzzi CA, Harvey VS, Dvorak HF. Tumor cells secrete a vascular permeability factor that promotes accumulation of ascites fluid. *Science*. 1983；219(4587)：983 – 985.

18 Leung DW, Cachianes G, Kuang WJ, Goeddel DV, Ferrara N. Vascular endothelial growth factor is a secreted angiogenic mitogen. *Science*. 1989；246(4935)：1306 – 1309.

19 Armelin HA. Pituitary extracts and steroid hormones in the control of 3T3 cell growth (mouse fibroblasts/growth factor). *Proc Natl Acad Sci USA*. 1973；70(9)：2702 – 2706.

20 Gospodarowicz D. Localisation of a fibroblast growth factor and its effect along and with hydrocortisone on 3T3 cell growth. *Nature*. 1974；249(5453)：123 – 127.

21 Werner S, Grose R. Regulation of wound healing by growth factors and cytokines. *Physiol Rev*. 2003；83：835 – 870.

22 Turner N, Grose R. Fibroblast growth factor signalling：From development to cancer. *Nat Rev Cancer*. 2010；10(2)：116 – 129.

23 Andrae J, Gallini R, Betsholtz C. Role of platelet-derived growth factors in physiology and medicine. *Genes Dev*. 2008；22(10)：1276 – 1312.

24 Augustin HG, Young Koh G, Thurston G, Alitalo K. Control of vascular morphogenesis and homeostasis through the angiopoietin/tie system. *Nat Rev Mol Cell Biol*. 2009；10(3)：165 – 177.

25 Huang H, Bhat A, Woodnutt G, Lappe R. Targeting the ANGPT/TIE2 pathway in malignancy. *Nat Rev Cancer*. 2010；10(8)：575 – 585.

26 Dexter, JS. The analysis of a case of continuous variation in Drosophila by a study of its linkage relations. *Am Naturalist*. 1914；48(576)：712 – 758.

27 Morgan, TH. The theory of the gene. *Am Naturalist*. 1917；51(609)：513 – 544.

28 Artavanis-Tsakonas S, Rand MD, Lake RJ. Notch signaling：cell fate control and signal integration in development. *Science*. 1999；284(5415)：7706.

29　Phng L，Gerhardt H. Angiogenesis：a team effort coordinated by notch. *Dev Cell*. 2009；16(2)：196 - 208.

30　Desgrosellier JS，Cheresh DA. Integrins in cancer：biological implications and therapeutic opportunities. *Nat Rev Cancer*. 2010；10(1)：9 - 22.

31　www.clinicaltrials.gov. Accessed March 23，2013.

32　http：//www.cancer.gov/clinicaltrials. Accessed March 23，2013.

33　Shaked Y，Emmenegger U，Man S，et al. Optimal biologic dose of metronomic chemotherapy regimens is associated with maximum antiangiogenic activity. *Blood*. 2005；106：3058 - 3061.

34　Kerbel RS，Kamen BA. The anti-angiogenic basis of metronomic chemotherapy. *Nat Rev Cancer*. 2004；4：423 - 436.

35　Browder T，Butterfield CE，Kräling BM，et al. Antiangiogenic scheduling of chemotherapy improves efficacy against experimental drug-resistant cancer. *Cancer Res*. 2000；60：1878 - 1886.

36　Takahashi N，Haba A，Matsuno F，Seon BK. Antiangiogenic therapy of established tumors in human skin/severe combined immunodeficiency mouse chimeras by anti-endoglin (CD105) monoclonal antibodies，and synergy between anti-endoglin antibody and cyclophosphamide. *Cancer Res*. 2001；61：7846 - 7854.

37　Hamano Y，Sugimoto H，Soubasakos MA，et al. Thrombospondin-1 associated with tumor microenvironment contributes to low-dose cyclophosphamide-mediated endothelial cell apoptosis and tumor growth suppression. *Cancer Res*. 2004；64：1570 - 1574.

38　Katsumata N，Yasuda M，Takahashi F，et al. Dose-dense paclitaxel once a week in combination with carboplatin every 3 weeks for advanced ovarian cancer：a phase 3，open-label，randomised controlled trial. *Lancet*. 2009；374：1331 - 1338.

39　Fujiwara K，Aotani E，Hamano T，et al. A randomized phase Ⅱ/Ⅲ trial of 3 weekly intraperitoneal versus intravenous carboplatin in combination with intravenous weekly dose-dense paclitaxel for newly diagnosed ovarian，fallopian tube and primary peritoneal cancer. *Jpn J Clin Oncol*. 2011；41：278 - 282.

40　Moebus V，Schneeweiss A，du Bois A，et al. Ten year follow-up analysis of intense dose-dense adjuvant ETC (epirubicin，paclitaxel and cyclophosphamide) confirms superior DFS and OS benefit in comparison to conventional dosed chemotherapy in high-risk breast cancer patients with ≥ 4 positive lymph nodes. Paper presented at：San Antonio Breast Cancer Symposium，December 6，2012；Abstract S3 - S4.

41　Chen HX，Cleck JN. Adverse effects of anticancer agents that target the VEGF pathway. *Nat Rev Clin Oncol*. 2009；6(8)：465 - 477.

42　Maitland ML，Bakris GL，Black HR，et al. Initial assessment，surveillance，and management of blood pressure in patients receiving vascular endothelial growth factor signaling pathway inhibitors. *J Natl Cancer Inst*. 2010；102(9)：596 - 604.

43　Ranpura V，Pulipati B，Chu D，Zhu X，Wu S. Increased risk of high-grade hypertension with bevacizumab in cancer patients：a meta-analysis. *Am J Hypertens*. 2010；23(5)：460 - 468.

44　Wu S，Chen JJ，Kudelka A，Lu J，Zhu X. Incidence and risk of hypertension with sorafenib in patients with cancer：a systematic review and meta-analysis. *Lancet Oncol*. 2008；9：117 - 123.

45　Zhu X，Stergiopoulos K，Wu S. Risk of hypertension and renal dysfunction with an angiogenesis inhibitor sunitinib：systematic review and meta-analysis. *Acta Oncol*. 2009；48：9 - 17.

46　Steeghs N，Gelderblom H，Roodt JO，et al. Hypertension and rarefaction during treatment with telatinib，a small molecule angiogenesis inhibitor. *Clin Cancer Res*. 2008；14：3470 - 3476.

47　Stone RL，Sood AK，Coleman RL. Collateral damage：toxic effects of targeted antiangiogenic therapies in ovarian cancer. *Lancet Oncol*. 2010；11(5)：465 - 475.

48　Scappaticci FA，Fehrenbacher L，Cartwright T，et al. Surgical wound healing complications in metastatic colorectal cancer patients treated with bevacizumab. *J Surg Oncol*. 2005；91：173.

49　Burger RA，Brady MF，Rhee J，et al. Prospective investigation of risk factors for gastrointestinal adverse events in a phase Ⅲ randomized trial of bevacizumab in first-line therapy for advanced epithelial ovarian cancer，primary peritoneal cancer，or fallopian tube cancer：a Gynecologic Oncology Group study. Paper presented at：SGO 2011；Abstract 7.

50　Bergers G，Hanahan D. Modes of resistance to anti-angiogenic therapy. *Nat Rev Cancer*. 2008；8(8)：592 - 603.

51　Bottsford-Miller JN，Coleman RL，Sood AK. Resistance and escape from antiangiogenesis therapy：clinical implications and future strategies. *J Clin Oncol*. 2012；30(32)：4026 - 4034.

52　Pollard JW. Tumour-educated macrophages promote tumour progression and metastasis. *Nature Rev Cancer*. 2004；4：71 - 78.

53　Batchelor TT，Sorensen AG，di Tomaso E，et al. AZD2171，a pan-VEGF receptor tyrosine kinase inhibitor，normalizes tumor vasculature and alleviates edema in glioblastoma patients. *Cancer Cell*. 2007；11：83 - 95.

54　Ebos JM，Lee CR，Christensen JG，Mutsaers AJ，Kerbel RS. Multiple circulating proangiogenic factors induced by sunitinib malate are tumorindependent and correlate with antitumor efficacy. *Proc Natl Acad Sci USA*. 2007；104：17069－17074.

55 Relf M，LeJeune S，Scott PA，et al. Expression of the angiogenic factors vascular endothelial cell growth factor，acidic and basic fibroblast growth factor，tumor growth factor β-1，platelet-derived endothelial cell growth factor，placenta growth factor，and pleiotrophin in human primary breast cancer and its relation to angiogenesis. *Cancer Res*. 1997；57：963－969.

56 Shojaei F，Wu X，Malik AK，et al. Tumor refractoriness to anti-VEGF treatment is mediated by CD11b＋Gr1＋ myeloid cells. *Nat Biotechnol*. 2007；25：911－920.

57 Siemann DW，Shi W. Dual targeting of tumor vasculature：combining Avastin and vascular disrupting agents（CA4P or OXi4503）. *Anticancer Res*. 2008；28：2027－2031.

58 Blouw B，Song H，Tihan T，et al. The hypoxic response of tumors is dependent on their microenvironment. *Cancer Cell*. 2003；4：133－146.

59 Rubenstein JL，Kim J，Ozawa T，et al. Anti-VEGF antibody treatment of glioblastoma prolongs survival but results in increased vascular cooption. *Neoplasia*. 2000；2：306－314.

60 Du R，Lu KV，Petritsch C，et al. HIF1α induces the recruitment of bone marrow-derived vascular modulatory cells to regulate tumor angiogenesis and invasion. *Cancer Cell*. 2008；13：206－220.

61 Norden AD，Young GS，Setayesh K，et al. Bevacizumab for recurrent malignant gliomas：efficacy，toxicity，and patterns of recurrence. *Neurology*. 2008；70：779－787.

62 Jain RK，Duda DG，Willett CG，et al. Biomarkers of response and resistance to antiangiogenic therapy. *Nat Rev Clin Oncol*. 2009；6(6)：327－338.

63 Rini BI，Cohen DP，Lu DR，et al. Hypertension as a biomarker of efficacy in patients with metastatic renal cell carcinoma treated with sunitinib. *J Natl Cancer Inst*. 2011；103(9)：763－773.

64 Coleman RL，Duska LR，Ramirez PT，et al. Phase 1-2 study of docetaxel plus aflibercept in patients with recurrent ovarian，primary peritoneal，or fallopian tube cancer. *Lancet Oncol*. 2011；12(12)：1109－1117.

65 Schneider BP，Wang M，Radovich M，et al. Association of vascular endothelial growth factor and vascular endothelial growth factor receptor-2 genetic polymorphisms with outcome in a trial of paclitaxel compared with paclitaxel plus bevacizumab in advanced breast cancer：ECOG 2100. *J Clin Oncol*. 2008；26：4672－4678.

66 Schultheis AM，Lurje G，Rhodes KE，et al. Polymorphisms and clinical outcome in recurrent ovarian cancer treated with cyclophosphamide and bevacizumab. *Clin Cancer Res*. 2008；14：7554－7563.

67 Spannuth WA，Sood AK，Coleman RL. Angiogenesis as a strategic target for ovarian cancer therapy. *Nat Clin Pract Oncol*. 2008；5(4)：194－204. Available from：www. scopus. com Accessed March 23，2015.

第 7 章
表观遗传学及肿瘤的表观遗传学治疗

Omotayo Fasan，Patrick Boland，Patricia Kropf，and Jean-Pierre J. Issa
程澍　译，赵维莅　校

遗传学编码结构

　　人类遗传学编码由腺嘌呤（A）、胞嘧啶（C）、胸腺嘧啶（T）和鸟嘌呤（G）四种碱基组成的脱氧核糖核酸重复序列构成，以双链螺旋结构的形式存在。这些编码高度有序地包裹在一起形成更为复杂的结构。带负电荷的双链螺旋包绕带正电荷的组蛋白进行折叠。组蛋白以八聚体形式存在，每个八聚体包含一对 H2A - H2B 二聚体和由两个 H3 及 H4 组蛋白组成的四聚体。145～146 bp DNA 碱基缠绕一个组蛋白八聚体形成一个核小体。组蛋白的串珠结构为 10～11 nm。

　　核小体通过连接组蛋白（H1 或 H5）进一步聚集形成 30 nm 的染色质。染色体有两种存在形式——封闭而不具备转录活性的异染色质和具有转录活性的常染色质。

　　染色质以更加高度有序的结构进一步聚集形成染色体。表观遗传学改变可以发生在胞嘧啶核苷酸、组蛋白和染色质等各个结构。

DNA 甲基化

　　哺乳动物细胞 DNA 的主要甲基化靶点在胞嘧啶核苷酸，尤其是鸟嘌呤核苷酸后毗邻的位置（例如胞嘧啶磷酸鸟苷或者 CpG 二核苷酸）。甲基化是发生在胞嘧啶环 5′ 端的一种共价修饰。DNA 甲基化发生在细胞周期 S 期，由 DNA 甲基化酶（DNMT）催化提供甲基的 S - 腺苷甲硫氨酸（SAM）完成。CpG 二核苷酸广泛存在于整个基因组中，但在某些区域这种 CpG 二核苷酸会相对

更为集中，这些区域被称作 CpG 岛（CGI）。CGI 一般有 500～5 000 个碱基对长度，存在于人类半数以上基因的启动子区域和转录起始部位。在正常组织中，大约 70% 的 CpG 二核苷酸处于甲基化状态，而 CGI 则相对未被甲基化。在肿瘤组织中恰恰相反，CpG 二核苷酸普遍处于低甲基化水平，而启动子区域 CGI 存在过度甲基化。

　　启动子区域 CGI 的过度甲基化可以导致基因沉默。DNMT1 在成人细胞中的浓度远高于其他 DNMT，对半甲基化的 DNA 具有 5～30 倍的亲和力。它像清道夫一样在整个细胞分裂过程中维持着基因组甲基化水平的稳定性。除了维持和稳定已经建立的甲基化状态之外，DNMT1 本身还可以作为甲基提供者。DNMT2 实际上是一种 RNA 甲基转移酶。DNMT3A 和 DNMT3B 通常被认为是一种新的甲基转移酶，它们的功能是甲基化那些之前未被甲基化的 DNA。DNMT3A 和 DNMT3B 甲基化 CGI 后引起转录抑制，只有未被甲基化的 CGI 才能产生基因表达。

　　DNA 甲基化可以通过以下几种方式抑制转录过程：① 干扰转录因子结合。② 增强与转录抑制因子甲基胞嘧啶结合蛋白 - 1 和 2（MeCP - 1、MeCP - 2）的结合。③ 改变染色质结构使之始终处于非活化状态，从而阻止与其余转录因子的结合。

DNA 去甲基化

　　肿瘤组织相对于邻近正常组织常常表现为一种低甲基化状态，这是最早被证实的一种肿瘤表观遗传学改变之一。尽管一直以来研究热点都是 DNA 的甲基化和某些基因的超甲基化，但实际上

许多肿瘤的明显变化却是低甲基化。这种低甲基化可以按照特定顺序横跨整个基因组,但主要影响散在重复序列(IRS),如短分散重复序列(SINE),也叫 Alu 重复序列,长分散重复序列(LINE)以及基因启动子区域。LINE-1 低甲基化与肿瘤的晚期转移、进展以及恶性程度高级别等特性有关,并且与染色体突变、缺失、转位、倒置以及扩增等发生率增加相关。DNA 去甲基化可以是 DNA 复制过程中未能保持甲基化状态而造成的一种自然结果,但是肿瘤出现整体低甲基化水平的原因还不十分清楚。低甲基化理论上可以因 DNMT 失去功能或者去甲基化酶活化所导致。DNMT1 是维持甲基化状态的关键酶,在人神经胶质瘤中发现 DNMT1 功能紊乱可能促进肿瘤的发生。某些急性白血病也可以出现 DNMT1 突变。

甲基化的 CpG 能够在 5-甲基胞嘧啶经 TET(10-11 易位)家族酶作用后羟化变成 5-羟甲基胞嘧啶从而达到去甲基化。

TET 蛋白

TET(10-11 易位)蛋白名称是源于首次报道的作为 10 号和 11 号染色体易位后形成的 MLL 融合基因的伴随基因 *TET*1。在哺乳动物中存在三种 TET 蛋白,它们的功能是双加氧酶,催化 5-甲基胞嘧啶的连续氧化步骤。这一反应需要 Fe^{2+} 和 α-酮戊二酸作为辅因子生成 5-羟甲基胞嘧啶,后者是 DNA 去甲基化的中介。5-羟甲基胞嘧啶(5-HMC)氧化生成 5-胞嘧啶甲酰(5-FC),后者继续氧化生成 5-胞嘧啶羧基(5-CAC)。5-CAC 随后再被胸腺嘧啶-DNA 糖苷酶(TDG)分解清除。*TET*1、*TET*2 和 *TET*3 分别位于 10q21.3、4q24 和 2p13.1。多种癌症中存在 TET 蛋白突变;*TET*2 突变多见于髓系肿瘤。在急性髓系白血病中,*TET*2 突变提示预后不良,对阿扎胞苷等去甲基化药物敏感。

组蛋白修饰

组蛋白修饰发生在组蛋白的 N 末端。这种修饰包括赖氨酸乙酰化、赖氨酸甲基化、丝氨酸磷酸化、丝氨酸异常泛素化、类泛素化、ADP 核糖基化和糖基化。组蛋白尾端修饰可以影响组蛋白的稳定性以及吸引其他蛋白质的能力,促进致密异染色质形成,进而降低基因表达或者形成开放状态的常染色质,启动转录因子从而促进基因表达。

组蛋白甲基转移酶(HMT)可以是赖氨酸特异性(KMT)或者精氨酸特异性(RMT)。赖氨酸特异性 HMT 存在两种类型,包含或者不包含所谓的 Su(var)3-9 Enhancer of Zeste, Trithorax(SET)蛋白域。组蛋白赖氨酸三甲基化由组蛋白甲基转移酶催化,当发生在 H3K4、H3K36 和 H3K79 区域时促进基因表达,反之出现在 H3K9、H3K27 和 H3K40 区域则形成异染色质从而导致转录静默。值得一提的是,异染色质蛋白-1(HP-1)作为一种转录抑制因子能够与甲基化的 H3K9 结合促进异染色质形成而使得基因转录终止。组蛋白(H3、H4)赖氨酸或精氨酸残基的甲基化由 HMT 催化并以 SAM 作为甲基来源。

组蛋白乙酰转移酶(HAT)促进组蛋白尾端乙酰化引起基因表达,而经 HDAC 作用后形成异染色质抑制转录。

非编码 RNA

非编码 RNA 是一种核糖核酸分子,调节基因表达而不参与翻译。人类基因组产物中大约 97% 都是非蛋白 RNA,其中一部分是在转录或转录后水平调节基因组产物。它们在细胞核和胞浆中发挥功能,与转录分子相互作用,参与异染色质形成、抑制转录以及转录后的基因静默。具体作用机制是辅助未翻译的 3′ 端区域降解 mRNA 从而抑制基因表达。在真核细胞内发挥功能的三个小分子非编码 RNA 家族包括 miRNA、siRNA 以及 piwi-相互作用 RNA(piRNA)。成熟 miRNA 仅有 21~23 个核苷酸长度。miRNA 由长链 RNA 初级转录产物经由一个包含核内切酶 DROSHA 和一个名为 PASHA 的双链 RNA 结合环(DGCR8)构成的微处理复合体作用后生成。这个微处理复合体的产物是一种短的发夹

RNA,称作前 miRNA,之后在胞质核酸酶 DICER 的作用下进一步形成最终成熟的 miRNA。成熟 miRNA 随后被转运回细胞核成为 RNA 诱导的静默复合体(RISC)的一部分。它们与 mRNA 上的补充序列配对抑制降解与翻译。

多梳抑制复合体

多梳蛋白(PcG)是一种抑制基因转录的多蛋白复合体,包括多梳抑制复合体 1(PRC-1)和多梳抑制复合体-2(PRC-2)两大类。正常情况下其功能是在细胞发育和分化过程中调节系别选择,一旦失控会导致肿瘤的发生。在肿瘤细胞中 PcG 目标基因比非 PcG 基因发生甲基化的概率要高 12 倍。分化差及侵袭性高的肿瘤有可能含有更多甲基化的 PcG 目标基因。PcG 与 DNMT 协同引起促进分化和凋亡的基因产生静默,在其他因素的共同作用下导致细胞分化不良并进展为肿瘤。

PRC-2 由 4 个亚单位构成:SUZ12、EED、催化亚单位 Enhancer of Zeste homolog 2(EZH2)或 EZH1 以及 RbAp48,其主要功能是作为 HMT 使赖氨酸 27(K27)上的组蛋白 H3 发生三甲基化(H3K27me3)。含有染色质的 H3K27me3 是一种异染色质,不具有转录活性,无法完成基因表达。有趣的是,H3K27me3 也是一种表观遗传学调节分子,能够循环利用 DNMT,促进肿瘤细胞基因的初始甲基化。EZH2 在正常细胞中调节细胞分化,而在肿瘤细胞中功能缺失可以导致分化障碍和肿瘤进展。EZH2 可以使 E-钙黏附蛋白等抗转移基因和一些组织金属蛋白酶抑制剂产生静默。这种抑制作用导致细胞侵袭性生长并产生远处转移。在许多肿瘤中 EZH2 的过表达往往预示着疾病侵袭性高,预后差。

*ASXL*1(additional sex comb-like)基因也是蛋白质 PcG 家族成员之一,在细胞中的正常功能是与 calypso 直系同源的 BAP1 协同作为赖氨酸的去泛素化因子。这一作用可以引起 H2AK119ub 去泛素化抑制基因表达。*ASXL*1 同时还与 EZH2 和 SUZ12(PRC2 的亚单位)相互作用一起抑制 PRC2 转录。肿瘤细胞中 *ASXL*1 突变引起的功能缺失导致 H3K27me3 组蛋白标记遗失,基因重新获得表达。*ASXL*1 突变在髓系肿瘤中被认为是与疾病转化及不良预后相关。

IDH-1/2

IDH-1 和 IDH-2 的功能是催化三羧酸循环产生的异柠檬酸盐转变为 α-酮戊二酸盐。正常情况下该酶以同源二聚体形式存在。*IDH*-1/2 发生突变后仍能够与其野生型维持二聚体形式,产生异常构型的新生酶。突变的二聚体与底物的亲和力增加,催化 α-酮戊二酸盐还原为肿瘤代谢物 2-HG。细胞内 2-HG 的堆积通过抑制组蛋白去甲基化酶、低氧诱导因子(HIF)以及脯氨酰羟化酶改变了细胞的甲基化状态。*IDH*-1 和 *IDH*-2 突变通过抑制 TET1/2 诱导的去甲基化作用使细胞整体呈现过甲基化从而产生不良预后。

血液肿瘤的表观遗传学改变

在骨髓增殖性肿瘤(MPN)、MDS、AML、淋巴瘤以及骨髓瘤中都存在表观遗传学异常。这些改变涉及表观遗传学的方方面面,包括甲基化异常、组蛋白修饰以及 miRNA。基因启动子区域的过甲基化与 MDS 的发病机制存在密切关联。Figueroa 等人分析了 MDS 和继发性 AML 患者 14 000 个基因启动子的甲基化状态,并与正常人群和新发 AML 患者进行了比较。研究发现,在 MDS 和继发性 AML 患者中 WNT 和 MAPK 信号通路相关基因启动子区域甲基化水平明显增高。目前大多数血液肿瘤中均存在 DNA 甲基化异常。

20% 的初治 AML 患者存在 *DNMT*3*A* 突变,这些患者大多为中危 AML。在 MDS 患者中出现此类突变往往提示预后不佳,可能会迅速进展至 AML。AML 患者中存在 *DNMT*3*A* 突变者中位生存期(OS)为 12.3 个月,无此突变者 OS 为 41.1 个月。*TET*2 突变可见于 MDS、MPN 和

AML 患者,被认为是 MDS 和 MPN 的一种转化缺陷。*TET*2 突变尤其多见于慢性粒-单核细胞白血病(CMML)并与单核细胞升高相关。对于 *TET*2 突变的预后意义目前报道不一。一些学者认为提示不良预后,而另一些则认为与预后无关。AML、MDS 和 MPN 中 *IDH* - 1/2 突变主要发生在酶与底物异柠檬酸相结合的活性部位。这些杂合的错义突变很可能是功能突变的产物。如前所述,新生酶可以催化形成 2 - HG,后者通过包括抑制 TET2 在内的多种机制导致整体的过甲基化。对 ECOG E1900 研究中入组的 398 例 AML 患者的样本进行分析显示,*IDH* 突变与涉及髓系分化以及白血病发生的基因的过度甲基化有关。*TET*2 突变和 *IDH* - 1/2 突变是互斥的,这意味着白血病的发生可能存在共同通路,即 *TET*2 的异常调节与整体的过甲基化状态。*EZH*2 突变在髓系肿瘤中与不良预后相关,是一种错义突变,通常影响 EZH2 的 SET 催化域。这种功能缺失性突变提示 EZH2 在髓系疾病中可能是作为一种肿瘤抑制因子。但在淋巴瘤中 *EZH*2 突变导致功能获得,提示在此类疾病中 *EZH*2 则可能是一种致癌基因。大约 1/4 生发中心来源的弥漫大 B 细胞淋巴瘤(DLBCL)和部分滤泡性淋巴瘤在 Y641 残基位点存在一个特异性的重复出现的单等位基因活化的 *EZH*2 突变,这一突变有可能成为将来的治疗靶点。

在 MDS 和骨髓瘤等血液肿瘤中也存在 miRNA 的异常调节。10%~15% 的 MDS 患者存在 *EVI*1(嗜亲性病毒整合位点 1)原癌基因活化;临床前期数据显示,以骨髓衰竭为主要表现的 MDS 亚型与基因过甲基化后无法表达 miRNA - 124 有关。Wong 等报道,在 75% 的骨髓瘤细胞株中存在肿瘤抑制因子 miRNA - 34B 的表观遗传学静默。上述研究者认为,5% 的初诊患者存在 MIR34B/C 的过度甲基化,在疾病复发和进展期患者中这一比例可以高达 50%。采用阿扎胞苷治疗可以使 MIR34B/C 去甲基化后重新表达。目前常用的美法仑和硼替佐米等化疗药物也具有一定的表观遗传学调节作用。美法仑可以降低 c - myc 和 cyclin D1 基因位点的乙酰化水平(基因静默),提升 H3K9 的去甲基化水平(基因静默)。

乳腺肿瘤的表观遗传学改变

乳腺肿瘤中不同基因表达谱的分子学亚型在某种程度上都与激素受体和 HER2 的表达有关。与其他上皮性肿瘤一样,乳腺肿瘤也存在整体低甲基化的特征,但 BRCA - 1、E -钙黏附蛋白、TMS1 以及 ER 基因的启动子区域 CpG 岛存在过甲基化。有资料显示,DNA 甲基化状态与乳腺肿瘤的某些亚型相关。luminal A、luminal B 和 basal - like 亚型存在特有的甲基化模式。在 ER 阳性/luminal B 亚型中,肿瘤抑制因子 Ras 相关结构域蛋白 1 基因(*RASSF*1)和谷胱甘肽 S -转移酶 P1 基因(*GSTP*1)存在明显的甲基化。总体来讲,basal - like 亚型的乳腺肿瘤中 CpG 岛甲基化频率相对较低,导致基因组更加不稳定,转归更差。而在 ER 阴性的肿瘤组织中,转录起始部位邻近区域存在过甲基化使转录活性受到抑制。与卵巢肿瘤一样,大约 36.7% 的三阴乳腺肿瘤中 *BRCA*1 基因因甲基化而被灭活,这使得肿瘤对 PARP 抑制剂的敏感性增加。上述这些研究结果具有直接的临床转化价值,因而倍受关注。

肺癌的表观遗传学改变

表观遗传学改变可能影响体内环境及基因表达。在体外暴露于香烟冷凝物的正常气道细胞其组蛋白修饰呈现出时间和剂量依赖性,伴随 DNMT1 表达降低和 DNMT - 3B、MAGE - A3 表达的升高以及 WNT 信号通路活化和肿瘤抑制基因 *RASSF*1A 和 *RAR* -*beta* 的过甲基化。质谱分析显示,与不吸烟的正常人相比,吸烟的肺癌患者和慢性阻塞性肺疾病(COPD)患者 CDNK2A 和 MGMT 甲基化水平升高。一些研究表明,对于既往曾经或者现在有吸烟史的人群来说,吸烟可以改变体内的甲基化水平,暴露于二手烟的不吸烟者也会出现类似的改变。总体来讲,肺癌的表观遗传学改变主要表现为整体的低甲基化水平以及肿瘤常见的某些基因特异性启动子区域的过甲基化。肺癌中多个基因存在甲基化的异常改变，包括 $p16$、$RASSF1A$、APC、$RARB-2$、$CDH1$、$CDH13$、$DAPK$、$MGMT$、$ASC/TMS1$、$FHIT$、$hSRBC$、$TSLC1$、$DAL1$ 和 $PTEN$。有证据表明这些改变与肺癌的预后有关。在 Ⅰ 期的 NSCLC 患者中，多因素分析显示 $p16$、$CDH13$、$RASSF1A$ 和 APC 启动子区域甲基化与早期复发风险增高有关。最近一项关于术后 Ⅰ～Ⅱ 期 NSCLC 的回顾性研究发现，$PTEN$、$RASSF1$ 和 $DAPK$ 甲基化与复发时间缩短相关。上述研究结果有助于肺癌的早期诊断及治疗策略的改进。

结肠癌的表观遗传学改变

与肺癌一样，大部分结直肠癌存在整体的低甲基化和染色体的不稳定。30% 的结肠癌患者肿瘤组织中 CGI 甲基化水平升高，即存在所谓的 CIMP。CIMP 表型患者与老年、女性、吸烟史、家族史、右半结肠受累、MSI、黏蛋白分化以及 $BRAF$ 突变等因素相关。尽管在正常组织中也会出现过甲基化且与年龄相关，但是肿瘤组织中常常出现一些额外的过甲基化区域，CIMP 型肿瘤中基因的甲基化改变频率要高 3～5 倍。Toyota 等人首先提出了包含多个过甲基化基因的 CIMP 检测模块，随后其他研究者也有进一步报道。在微卫星不稳定性（MSI）被发现后不久，有报道显示大部分 MSI-H 患者存在过度甲基化导致的 $MLH1$ 基因静默而非体细胞突变引起的基因失活。

尽管早期的 MSI-H 患者经过手术切除后预后良好，但对 CIMP 表型患者的整体预后仍存有争议。总体来讲，非 MSI-H 表型的 CIMP 患者预后不佳。结肠癌 CIMP 亚型患者根据甲基化水平和相关的基因突变模式可以分为两个亚组（高 CIMP 和低 CIMP 或者 CIMP-1 和 CIMP-2），分别与 $BRAF$ 突变和 $KRAS$ 突变有关。有资料显示，某些 CIMP 型 CRC 以无蒂锯齿状腺瘤起病，更进一步支持这类 CRC 是一种具有独特生物学行为的亚型。纵观结肠癌的表达谱，基因过甲基化是一个突出的现象。在大多数结肠癌中，

包括 SOX17、肌醇-5-磷酸酶（SFRP1）和 WIF-1 在内的 WNT 通路的多个抑制因子存在表观静默。

与其他肿瘤一样，RASSF1A（RAS 信号通路的一种负性调节因子）和 CDNK2A/P16 常常被表观机制所静默。调节 EMT 和与转录调节以及 DNA 修复有关的通路也受到表观遗传学的影响。因此，甲基化诱导的基因静默在大多数 CRC 中是一种普遍现象。值得注意的是，在某些 CRC 中与甲基化调节有关的 $IDH1$、$IDH2$、MLL 和 UTX 等基因也存在突变，这些基因突变的意义尚待进一步研究。

CRC 中影响染色质结构的分子也存在诸多改变。多个 Ⅰ 类 HDAC 出现上调，36.4%、57.9% 和 72.95% 的患者分别存在 HDAC-1、HDAC-2 和 HDAC-3 的上调。在分化差的肿瘤中表达上升导致患者生存率下降。CRC 中有较高比例的患者存在第 3 类 HDAC 分子 SIRT1 的过表达，在某种程度上与 MSI-H 和 CIMP 亚型相关。结直肠的腺瘤和癌症中存在多种 miRNA 的上调或者下调。尽管 miRNA 调节的作用和影响尚不十分清楚，但在很大一部分结肠癌患者中发现 miRNA-137、miRNA-34-b、miRNA-34-c、miRNA-129-2 和 miRNA-9-1 的启动子区域存在过度甲基化。上述分子都嵌合在 CGIS 中，因而过度甲基化导致基因表达下降。

诊断学中的表观遗传学

由于正常组织与肿瘤的甲基化状态存在明显差异，因此 DNA 甲基化检测可以作为一种有效的诊断手段。表观遗传学改变（如整体的 DNA 低甲基化）通常出现在肿瘤早期，正常组织一般不会出现高水平的 CGI 甲基化（个别情况除外）。甲基化特异性聚合酶链式反应（MSP）能在 10 000 个细胞中检测出 1 个异常细胞，用于诊断具有极高的敏感性。MSP 是一种定性和半定量检测技术。其他常用的定量检测方法包括实时定量 MSP、重亚硫酸盐焦磷酸测序和甲基化特异性多重连接依赖性探针扩增（MSMLPA）。

目前应用的诊断检测技术包括：① 采用前列腺组织（敏感性 91%，特异性 88%）或者尿液（敏感性 75%，特异性 98%）检测谷胱甘肽 S-转移酶 P1 基因（*GSTP*1）甲基化状态诊断前列腺癌。② 采用肿瘤活检组织检测 O6-甲基鸟嘌呤 DNA 甲基转移酶基因（*MGMT*）甲基化状态预测胶质母细胞瘤患者对替莫唑胺的治疗反应。③ 采用血浆检测 septin 9 基因（*SEPT*9）甲基化状态诊断 CRC。④ 采用粪便标本检测波形蛋白甲基化状态诊断 CRC。除此之外，通过检测吸烟者痰液中的甲基化异常基因来诊断肺癌、通过检测阴道分泌物中的甲基化异常基因来诊断子宫内膜癌以及其他类似方法正在如火如荼地研究中。由于体液中含有丰富的 miRNA 并且正常组织和肿瘤组织的表达存在显著差异，因此或许有朝一日能够成为一种有效的诊断工具。

表观遗传学在治疗中的应用

DNA 甲基转移酶抑制剂

DNA 甲基转移酶抑制剂（DNMTi）可以是核苷类似物或非核苷类似物。核苷类 DNMT 抑制剂能够通过核苷转运子被送入细胞内。一旦进入细胞它们需要磷酸化转变为活性形式。核苷类似物 DNMTi 包括阿扎胞苷、地西他滨、zebularine、5-氟-2-脱氧胞苷和 SGI-110。

阿扎胞苷二磷酸在核糖核酸还原酶作用下转变为地西他滨二磷酸。SGI-110 是一种二核苷酸，具有比地西他滨更长的半衰期。地西他滨二磷酸在整合进 DNA 前会进一步磷酸化成地西他滨三磷酸。后者与 DNMT 之间通过不可逆的共价键结合形成庞大的 DNA-蛋白质复合物，随后被降解以清除 DNMT。DNA 合成产生低甲基化使得静默的基因被重新激活。DNMTi 作为一种有效的治疗手段已经成功地从实验室阶段进入临床应用。起初阿扎胞苷和地西他滨都被认为是胞核嘧啶类似物而被用作传统的细胞毒药物，但之后发现它们能够在细胞株中诱导多种新的表型，在体外具有去甲基化作用。然而并

非所有的胞核嘧啶类似物都存在这种作用，只有那些胞核嘧啶环 5′端被修饰的分子才具备这种性质。zebularine、5-氟-2-脱氧胞苷和 SGI-110 都存在 5′端修饰，但 zebularine 因为前期临床研究中的毒性反应而被终止使用。5-氟-2-脱氧胞苷和 SGI-110 目前都处在临床试验中。

目前地西他滨被 FDA 批准用于治疗初诊和相关性 MDS。常用的两种 FDA 批准的剂量方案分别是：15 mg/m² 静脉给药，每 8 小时 1 次，连续 3 日和 20 mg/m² 静脉给药，每日 1 次，连续 5 日，每 28 日为一周期。最常见的不良反应包括白细胞减少、中性粒细胞减少、粒细胞缺乏性发热、贫血以及血小板减少。尽管 FDA 没有批准地西他滨用于治疗 AML，但多项 II 期临床研究证实其对 AML 具有治疗作用。一项多中心、随机、开放性 III 期研究比较了地西他滨与支持治疗或者小剂量阿糖胞苷（LDAC）的有效性和安全性。结果显示，地西他滨 20 mg/m² 每日皮下注射，连续 10 日具有显著的 2 年生存优势。地西他滨组的中位 OS 是 7.7 个月（6.2～9.2 个月），而支持治疗/LDAC 组的中位 OS 是 5 个月，CR+缓解伴血小板不完全恢复（CRp）分别是 17.8% 和 7.8%。地西他滨最常见的不良反应是血液学毒性，大约 25% 的患者发生血小板减少和中性粒细胞减少。一项标志性的国际多中心 III 期研究评价了阿扎胞苷对高危 MDS 的疗效。入组患者随机接受阿扎胞苷每日 75 mg/m²，连续 7 日，每 28 日为一周期或者接受传统治疗（最佳支持治疗或 LDAC 或高强度治疗）。前者的中位 OS 为 24.5 个月（9.9 个月至未达到），而后者仅为 15 个月（5.6～24.1 个月）。2 年后阿扎胞苷治疗组中仍有半数患者存活，而传统治疗组中存活的患者仅为 1/4。该研究按照 FAB 标准纳入了 113 例骨髓原始细胞 20%～30% 的高危 MDS 患者。析因分析显示，阿扎胞苷对这些患者具有明确的治疗效果。阿扎胞苷组与传统治疗组患者的 2 年生存率分别为 50% 和 16%。

DNMTi 与其他药物的联合被认为是可行的并且已经进入临床应用，但需要警惕可能存在的某些问题。药物的去甲基活性依赖于被整合入

DNA 同时细胞存在持续不断的 DNA 合成,因此,靶向细胞周期 S 期以阻止细胞分裂的药物可能会拮抗子代细胞的去甲基化作用。例如,羟基脲作为血液肿瘤中常用的降低白细胞负荷药物就不适合与 DNMTi 联合,因为前者会引起细胞周期停止在 S 期。此外,羟基脲还能抑制核糖核苷还原酶,阻止阿扎胞苷二磷酸转变为地西他滨二磷酸。现已证实阿扎胞苷和地西他滨能够与 entinostat、伏立诺他(vorinostat,SAHA)和丙戊酸等组蛋白去乙酰化酶抑制剂联合。针对白血病的研究显示,两类药物联合具有可喜的治疗反应,但尚没有随机研究证实联合治疗具有生存优势。阿扎胞苷与 entinostat 联合在肺癌中可起到化疗增敏的作用,地西他滨与卡铂联合可成功治疗对铂类耐药的卵巢癌。地西他滨可能是通过对过甲基化基因的去甲基化作用使卵巢癌细胞重新恢复对铂类的敏感性从而发挥协同效应的。不过这种联合用药的不良反应是 Ⅰ 类变态反应的发生率有所增加。DNMTi 新的适应证以及联合用药还在持续研究当中,鉴于其具有免疫调节作用,故将来可尝试用于制备肿瘤疫苗和克服肿瘤免疫耐受。

组蛋白去乙酰化酶抑制剂

组蛋白去乙酰化酶抑制剂(HDACi)丁酸最早在 20 世纪 70 年代被发现,它能够在红、白细胞中诱导细胞分化。随后,研究发现细胞生长受抑似乎与细胞周期停止有关,而所谓的抑制性浓度正好处于产生组蛋白过度乙酰化所需浓度的范围之内。HDAC 受到抑制后导致组蛋白尾端持续乙酰化,促进常染色质形成,同时与转录因子持续的相互作用促进了基因的表达。HDACi 的作用并非仅限于影响组蛋白去乙酰化,更重要的是还对多种细胞核和胞浆蛋白的乙酰化及灭活产生影响。HDACi 能够通过内源性和外源性途径启动细胞凋亡,通过多种机制发挥免疫调节作用,下调诸如 VEGF 等促血管生成基因的表达从而产生抗血管生成效应。p53、E2F-1、STAT1 和 NF-KB 等转录因子能够被直接乙酰化,包括 Hsp90、

Ku70 和 α-微管蛋白在内的其他胞质蛋白也可以被乙酰化。上述分子被乙酰化后可以产生多种下游效应,例如,HDACi 通过阻断 HDAC6 导致 Hsp90 乙酰化引起 Akt、bcr-abl、c-kit、c-raf、ERBB1 和 ERBB2 等多种癌蛋白的释放和不稳定。

目前多种 HDACi 已进入临床研究,包括短链脂肪酸类 HDACi,如丁酸盐和丙戊酸(VPA)以及氧肟酸盐类 HDACi,包括泛 HDACi 伏立诺他、帕比司他(panobinostat,LBH589)、贝利司他(belinostat,PXD101)和 trichostatin A(TSA),但前者体内活性不高故而临床疗效甚微。上述药物常见的不良反应主要有乏力、血细胞减少和胃肠道症状。环四肽类,如缩酚酸肽活性谱较窄,仅作用于 Ⅰ 类 HDAC(HDAC1 和 HDAC2)。需注意的是,HDAC 抑制剂可能引起 QTc 延长等心脏毒性。前期资料显示 entinostat 的心脏毒性轻微,因此选择性使用某些 HDACi 能够尽量减少心脏不良事件的发生。

HDACi 单药治疗某些血液肿瘤取得了可喜的疗效,现已有两种药物获批用于治疗皮肤 T 细胞淋巴瘤(CTCL),romidepsin 也迅速被获批用于治疗外周 T 细胞淋巴瘤(PTCL)。伏立诺他在难治患者中的反应率为 29.7%,中位进展时间超过 299 日。

romidepsin 在难治性患者中的反应率达到 34%,中位疗效持续时间 13.7 个月。一项针对复发/难治 CTCL 患者的 Ⅱ 期研究显示,romidepsin 的客观缓解率(ORR)为 38%,中位无进展生存期(PFS)为 8.9 个月。在上述结果以及后续 Ⅱ 期研究数据的基础上,romidepsin 被快速获批。目前其他 HDACi 与别的药物联合治疗早期患者的研究正在进行中。HDACi 单药治疗其他血液肿瘤的作用非常有限。但近期有报道发现,帕比司他治疗难治性霍奇金淋巴瘤解剖学反应率达到 34%,代谢学反应率超过 50%。HDACi 在骨髓纤维化、多发性骨髓瘤以及 B 细胞淋巴瘤中也初步显示出一定作用。相反,除个别情况外,HDACi 在实体肿瘤中的疗效微乎其微。

HDACi 与其他药物的联合已经被广泛尝

试,疗效报道不一。鉴于 HDAC 调节的靶向分子纷繁复杂,因此与之具有潜在疗效的联合用药非常多,本章仅小结了其中的部分结果。临床前期数据显示,HDAC 与蛋白酶体抑制剂之间存在协同效应,这或许是最有前景的联合治疗方向之一。硼替佐米能够抑制 I 类 HDAC,通过 HR23B 机制抑制 HDAC 从而下调蛋白酶体活性。在复发难治性骨髓瘤患者中两类药物联合显示出一定的疗效。一项小样本的 I 期临床研究采用 romidepsin、ortezomib 与地塞米松联合获得了 72% 的治疗反应率,远远超过 romidepsin 或者硼替佐米单药的疗效,中位进展时间 7.2 个月。在众多的联合用药中,伏立诺他联合硼替佐米的报道尤其令人鼓舞。在结肠癌和原发脑肿瘤等实体瘤中也已经开始尝试硼替佐米与 HDAC 联合治疗。近期一项针对肺癌的 I 期研究显示,术前使用硼替佐米和伏立诺他的患者中 1/3 出现明显的肿瘤坏死,这一结果为后续的临床应用带来曙光。

目前认为,与激素受体表达缺失一样,表观遗传学可能影响乳腺肿瘤内分泌治疗的耐药性。多项表观遗传学相关治疗正在乳腺肿瘤中进行。伏立诺他对激素治疗耐药的 ER 阳性乳腺癌显示出良好的疗效。在一项 II 期研究中,伏立诺他与他莫昔芬联合治疗反应率为 19%(RECIST),临床获益率(疗效持续或者疾病稳定超过 24 个月)达到 40%。治疗反应率与基线 HDAC2 表达升高以及外周血单个核细胞过乙酰化相关。其他 HDACi 的联合治疗也正在如火如荼地开展中,entinostat 与 exemestane 联合显示出肯定的疗效。mTOR 抑制剂联合抗激素治疗近期被证实对该类患者有效,这一结果表明 HDACi 具有抑制 AKT 蛋白或者其他非组蛋白靶点的过乙酰化作用。综上所述,HDACi 目前正在被尝试与多种靶向药物进行联合,包括抗 HER2 抗体、TKI、mTOR 抑制剂、EGFR 抑制剂以及雄激素阻滞剂等。一项在曲妥珠单抗耐药乳腺癌患者中的 I 期研究结果证实了这种联合治疗的作用。近日,在一项针对化疗后进展肺癌患者的 II 期临床试验中,厄洛替尼 ± entinostat 取得了超乎寻常的效果。两组的 PFS 均不理想,但接受两药联合治疗

的患者中具有高 E-钙黏附蛋白水平的患者 OS 明显优于其他患者(9.4 个月对 5.4 个月,HR 0.35,$P = 0.03$)。过去认为,诱导 E-钙黏附蛋白会提高 EGFR-TKI 耐药肺癌细胞对 EGFR-TKI 的敏感性。但是,具有高 E-钙黏附蛋白水平的患者并不能从厄洛替尼单药治疗中获得进一步的疗效,而且即使具有 EGFR 活化突变的患者被剔除掉,上述治疗获益依旧持续存在。因此,联合治疗方案仍值得进一步探索。

总的来说,HDACi 药物与传统的细胞毒化疗药物联合收效甚微,反倒增加了不必要的血液学和消化道毒性反应。不过,近期一项 I 期临床研究采用大剂量伏立诺他联合 RICE 方案(利妥昔单抗、异环磷酰胺、卡铂、依托泊苷)治疗难治性淋巴瘤获得了 70% 的治疗反应率,提示 HDACi 联合细胞毒药物或许值得尝试。

EZH2 抑制剂

如前所述,EZH2 作为一种 HMT 可以促进 H3K27 三甲基化抑制转录。在一些肿瘤中 EZH2 的过表达或者突变导致肿瘤进展、疾病侵袭性增加。EZH2 抑制剂目前正在临床前期研究中。GSK 126 是一种选择性小分子 EZH2 抑制剂,它能够可逆性地竞争性结合 EZH2 的甲基提供者 SAM。

具有 Y641N、Y641F 和 A677G 突变的 DLBCL 细胞株对细胞生长抑制剂和细胞毒药物都最为敏感。一部分滤泡性淋巴瘤在 EZH2 的 SET 结构域存在 Tyr641(Y641N、Y641F)突变,可以作为 EZH2 抑制剂的作用靶点。

EZH2 抑制剂很快将进入 I 期临床试验,用于治疗具有 EZH2 突变的淋巴瘤。

总　　结

肿瘤中普遍存在表观遗传学异常,可以作为肿瘤治疗的有效靶点。多项临床研究已经证实改变 DNA 甲基化和组蛋白乙酰化水平能够治疗血液肿瘤,更多新的治疗靶点正在早期研究中。

参 考 文 献

1　Okano M，Bell DW，Haber DA，Li E. DNA methyltransferases DNMT3a and DNMT3b are essential for de novo methylation and mammalian development. *Cell*. 1999；99：247－257.

2　Yoder JA，Soman NS，Verdine GL，Bestor TH. DNA（cytosine-5）-methyltransferases in mouse cells and tissues. Studies with a mechanismbased probe. *J Mol Biol*. 1997；270：385－395.

3　Jurkowski TP，Meusburger M，Phalke S，et al. Human DNMT2 methylates tRNA（Asp）molecules using a DNA methyltransferase-like catalytic mechanism. *RNA*. 2008；14：1663－1670.

4　Singal R，Ginder GD. DNA methylation. *Blood*. 1999；93：4059－4070.

5　Chen RZ，Pettersson U，Beard C，Jackson-Grusby L，Jaenisch R. DNA hypomethylation leads to elevated mutation rates. *Nature*. 1998；395：89－93.

6　Esteller M. Epigenetics in cancer. *N Engl J Med*. 2008；358：1148－1159.

7　Hoffmann MJ，Schulz WA. Causes and consequences of DNA hypomethylation in human cancer. *Biochem Cell Biol*. 2005；83：296－321.

8　Hervouet E，Lalier L，Debien E，et al. Disruption of Dnmt1/PCNA/UHRF1 interactions promotes tumorigenesis from human and mice glial cells. *PLoS One*. 2010；5：e11333.

9　Guo JU，Su Y，Zhong C，Ming GL，Song H. Hydroxylation of 5-methylcytosine by TET1 promotes active DNA demethylation in the adult brain. *Cell*. 2011；145：423－434.

10　Williams K，Christensen J，Helin K. DNA methylation：TET proteinsguardians of CpG islands? *EMBO Rep*. 2012；13：28－35.

11　Ko M，Rao A. TET2：epigenetic safeguard for HSC. *Blood*. 2011；118：4501－4503.

12　Abdel-Wahab O，Mullally A，Hedvat C，et al. Genetic characterization of TET1，TET2，and TET3 alterations in myeloid malignancies. *Blood*. 2009；114：144－147.

13　Itzykson R，Kosmider O，Cluzeau T，et al. Impact of TET2 mutations on response rate to azacitidine in myelodysplastic syndromes and low blast count acute myeloid leukemias. *Leukemia*. 2011；25：1147－1152.

14　Bartova E，Krejci J，Harnicarova A，Galiova G，Kozubek S. Histone modifications and nuclear architecture：a review. *J Histochem Cytochem*. 2008；56：711－721.

15　Kouzarides T. Chromatin modifications and their function. *Cell*. 2007；128：693－705.

16　Murchison EP，Hannon GJ. miRNAs on the move：miRNA biogenesis and the RNAi machinery. *Curr Opin Cell Biol*. 2004；16：223－229.

17　Costa MC，Leitao AL，Enguita FJ. Biogenesis and mechanism of action of small non-coding RNAs：insights from the point of view of structural biology. *Int J Mol Sci*. 2012；13：10268－10295.

18　Bracken AP，Helin K. Polycomb group proteins：navigators of lineage pathways led astray in cancer. *Nat Rev Cancer*. 2009；9：773－784.

19　Schlesinger Y，Straussman R，Keshet I，et al. Polycomb-mediated methylation on Lys27 of histone H3 pre-marks genes for de novo methylation in cancer. *Nat Genet*. 2007；39：232－236.

20　Cao W，Ribeiro Rde O，Liu D. EZH2 promotes malignant behaviors via cell cycle dysregulation and its mRNA level associates with prognosis of patient with non-small cell lung cancer. *PLoS One*. 2012；7：e52984.

21　Chen YH，Hung MC，Li LY. EZH2：a pivotal regulator in controlling cell differentiation. *Am J Transl Res*. 2012；4：364－375.

22　Bachmann IM，Halvorsen OJ，Collett K，et al. EZH2 expression is associated with high proliferation rate and aggressive tumor subgroups in cutaneous melanoma and cancers of the endometrium，prostate，and breast. *J Clin Oncol*. 2006；24：268－273.

23　Bejar R，Stevenson KE，Caughey BA，et al. Validation of a prognostic model and the impact of mutations in patients with lower-risk myelodysplastic syndromes. *J Clin Oncol*. 2012；30：3376－3382.

24　Kleer CG，Cao Q，Varambally S，et al. EZH2 is a marker of aggressive breast cancer and promotes neoplastic transformation of breast epithelial cells. *Proc Natl Acad Sci USA*. 2003；100：11606－11611.

25　Wagener N，Macher-Goeppinger S，Pritsch M，et al. Enhancer of zeste homolog 2（EZH2）expression is an independent prognostic factor in renal cell carcinoma. *BMC Cancer*. 2010；10：524.

26　Abdel-Wahab O，Dey A. The ASXL-BAP1 axis：new factors in myelopoiesis，cancer and epigenetics. *Leukemia*. 2013；27：

10 - 15.

27 Gelsi-Boyer V, Brecqueville M, Devillier R, Murati A, Mozziconacci MJ, Birnbaum D. Mutations in ASXL1 are associated with poor prognosis across the spectrum of malignant myeloid diseases. *J Hematol Oncol*. 2012; 5: 12.

28 Chowdhury R, Yeoh KK, Tian YM, et al. The oncometabolite 2-hydroxyglutarate inhibits histone lysine demethylases. *EMBO Rep*. 2011; 12: 463 - 469.

29 Dang L, White DW, Gross S, et al. Cancer-associated IDH1 mutations produce 2-hydroxyglutarate. *Nature*. 2009; 462: 739 - 744.

30 Ward PS, Patel J, Wise DR, et al. The common feature of leukemiaassociated IDH1 and IDH2 mutations is a neomorphic enzyme activity converting alpha-ketoglutarate to 2-hydroxyglutarate. *Cancer Cell*. 2010; 17: 225 - 234.

31 Rakheja D, Konoplev S, Medeiros LJ, Chen W. IDH mutations in acute myeloid leukemia. *Human Pathol*. 2012; 43: 1541 - 1551.

32 Figueroa ME, Skrabanek L, Li Y, et al. MDS and secondary AML display unique patterns and abundance of aberrant DNA methylation. *Blood*. 2009; 114: 3448 - 3458.

33 Ley TJ, Ding L, Walter MJ, et al. DNMT3A mutations in acute myeloid leukemia. *N Eng J Med*. 2010; 363: 2424 - 2433.

34 Dickstein J, Senyuk V, Premanand K, et al. Methylation and silencing of miRNA-124 by EVI1 and self-renewal exhaustion of hematopoietic stem cells in murine myelodysplastic syndrome. *Proc Nat Acad Sci USA*. 2010; 107: 9783 - 9788.

35 Wong KY, Yim RL, So CC, Jin DY, Liang R, Chim CS. Epigenetic inactivation of the MIR34B/C in multiple myeloma. *Blood*. 2011; 118: 5901 - 5904.

36 Krejci J, Harnicarova A, Streitova D, et al. Epigenetics of multiple myeloma after treatment with cytostatics and gamma radiation. *Leukemia Res*. 2009; 33: 1490 - 1498.

37 Holm K, Hegardt C, Staaf J, et al. Molecular subtypes of breast cancer are associated with characteristic DNA methylation patterns. *Breast Cancer Res*. 2010; 12: R36.

38 Connolly R, Stearns V. Epigenetics as a therapeutic target in breast cancer. *J Mammary Gland Biol Neoplasia*. 2012; 17: 191 - 204.

39 Wen J, Fu J, Zhang W, Guo M. Genetic and epigenetic changes in lung carcinoma and their clinical implications. *Mod Pathol*. 2011; 24: 932 - 943.

40 Brzezianska E, Dutkowska A, Antczak A. The significance of epigenetic alterations in lung carcinogenesis. *Mol Biol Rep*. 2013; 40: 309 - 325.

41 Issa JP. CpG island methylator phenotype in cancer. *Nat Rev Cancer*. 2004; 4: 988 - 993.

42 Goel A, Boland CR. Epigenetics of colorectal cancer. *Gastroenterology*. 2012; 143: 1442.e1 - 1460.e1.

43 van Engeland M, Derks S, Smits KM, Meijer GA, Herman JG. Colorectal cancer epigenetics: complex simplicity. *J Clin Oncol*. 2011; 29: 1382 - 1391.

44 Woodson K, O'Reilly KJ, Hanson JC, Nelson D, Walk EL, Tangrea JA. The usefulness of the detection of GSTP1 methylation in urine as a biomarker in the diagnosis of prostate cancer. *J Urol*. 2008; 179: 508 - 511; discussion 511 - 502.

45 Christians A, Hartmann C, Benner A, et al. Prognostic value of three different methods of MGMT promoter methylation analysis in a prospective trial on newly diagnosed glioblastoma. *PLoS One*. 2012; 7: e33449.

46 Toth K, Sipos F, Kalmar A, et al. Detection of methylated SEPT9 in plasma is a reliable screening method for both left- and right-sided colon cancers. *PLoS One*. 2012; 7: e46000.

47 Chen WD, Han ZJ, Skoletsky J, et al. Detection in fecal DNA of colon cancer-specific methylation of the nonexpressed vimentin gene. *J Natl Cancer Inst*. 2005; 97: 1124 - 1132.

48 Taylor SM, Jones PA. Multiple new phenotypes induced in 10T1/2 and 3T3 cells treated with 5-azacytidine. *Cell*. 1979; 17: 771 - 779.

49 Issa JP, Kantarjian HM. Targeting DNA methylation. *Clin Cancer Res*. 2009; 15: 3938 - 3946.

50 Kantarjian HM, Thomas XG, Dmoszynska A, et al. Multicenter, randomized, open-label, phase III trial of decitabine versus patient choice, with physician advice, of either supportive care or low-dose cytarabine for the treatment of older patients with newly diagnosed acute myeloid leukemia. *J Clin Oncol*. 2012; 30: 2670 - 2677.

51 Fenaux P, Mufti GJ, Hellstrom-Lindberg E, et al. Efficacy of azacitidine compared with that of conventional care regimens in the treatment of higher-risk myelodysplastic syndromes: a randomised, open-label, phase III study. *Lancet Oncol*. 2009; 10: 223 - 232.

52 Wagner JM, Hackanson B, Lubbert M, Jung M. Histone deacetylase (HDAC) inhibitors in recent clinical trials for cancer therapy. *Clin Epigenetics*. 2010; 1: 117 - 136.

53 Bolden JE, Peart MJ, Johnstone RW. Anticancer activities of histone deacetylase inhibitors. *Nat Rev Drug Discov*. 2006; 5:

769－784.

54　Shah MH，Binkley P，Chan K，et al. Cardiotoxicity of histone deacetylase inhibitor depsipeptide in patients with metastatic neuroendocrine tumors. *Clin Cancer Res*. 2006；12：3997－4003.

55　Gryder BE，Sodji QH，Oyelere AK Targeted cancer therapy：giving histone deacetylase inhibitors all they need to succeed. *Future Med Chem*. 2012；4：505－524.

56　Piekarz RL，Frye R，Prince HM，et al. Phase 2 trial of romidepsin in patients with peripheral T-cell lymphoma. *Blood*. 2011；117：5827－5834.

57　Coiffier B，Pro B，Prince HM，et al. Results from a pivotal，open-label，phase Ⅱ study of romidepsin in relapsed or refractory peripheral T-cell lymphoma after prior systemic therapy. *J Clin Oncol*. 2012；30：631－636.

58　Deangelo DJ，Spencer A，Bhalla KN，et al. Phase Ⅰa/Ⅱ，2-arm，openlabel，dose-escalation study of oral panobinostat administered via 2 dosing schedules in patients with advanced hematologic malignancies. *Leukemia*. 2013；27（8）：1628－1636.

59　Harrison SJ，Quach H，Link E，et al. A high rate of durable responses with romidepsin，bortezomib，and dexamethasone in relapsed or refractory multiple myeloma. *Blood*. 2011；118：6274－6283.

60　Khan O，Fotheringham S，Wood V，et al. HR23B is a biomarker for tumor sensitivity to HDAC inhibitor-based therapy. *Proc Natl Acad Sci USA*. 2010；107：6532－6537.

61　Weber DM，Graef T，Hussein M，et al. Phase Ⅰ trial of vorinostat combined with bortezomib for the treatment of relapsing and/or refractory multiple myeloma. *Clin Lymphoma Myeloma Leuk*. 2012；12：319－324.

62　Jones DR，Moskaluk CA，Gillenwater HH，et al. Phase Ⅰ trial of induction histone deacetylase and proteasome inhibition followed by surgery in non-small-cell lung cancer. *J Thorac Oncol*. 2012；7：1683－1690.

63　Munster PN，Thurn KT，Thomas S，et al. A phase Ⅱ study of the histone deacetylase inhibitor vorinostat combined with tamoxifen for the treatment of patients with hormone therapy-resistant breast cancer. *Br J Cancer*. 2011；104：1828－1835.

64　Thurn KT，Thomas S，Moore A，Munster PN. Rational therapeutic combinations with histone deacetylase inhibitors for the treatment of cancer. *Future Oncol*. 2011；7：263－283.

65　Witta SE，Jotte RM，Konduri K，et al. Randomized phase Ⅱ trial of erlotinib with and without entinostat in patients with advanced nonsmall- cell lung cancer who progressed on prior chemotherapy. *J Clin Oncol*. 2012；30：2248－2255.

66　Budde LE，Zhang MM，Shustov AR，et al. A phase Ⅰ study of pulse highdose vorinostat（V）plus rituximab（R），ifosphamide，carboplatin，and etoposide（ICE）in patients with relapsed lymphoma. *Br J Haematol*. 2013；161（2）：183－191.

67　McCabe MT，Ott HM，Ganji G，et al. EZH2 inhibition as a therapeutic strategy for lymphoma with EZH2-activating mutations. *Nature*. 2012；492：108－112.

68　Morin RD，Johnson NA，Severson TM，et al. Somatic mutations altering EZH2（Tyr641）in follicular and diffuse large B-cell lymphomas of germinal-center origin. *Nat Genet*. 2010；42：181－185.

第8章
microRNA 在肿瘤中的作用

Gianpiero Di Leva and Carlo M. Croce

林志娟　译，徐兵　校

概　述

lin-4 和 let-7 是调控秀丽隐杆线虫时序发育模式的两个重要小分子 RNA。它们的发现首次证实 miRNA 在基因表达调控中起了重要作用。随后，科学家发现包括哺乳动物在内的其他物种体内存在 let-7 的同源物，调控基因的时空表达模式。这些同源物的发现提示 let-7 及其同源物在不同物种体内发挥相似的作用。随着研究的深入，lin-4 及 let-7 被证实是 miRNA 这一大家族中的成员。miRNA 是内源性小分子 RNA 的统称，广泛存在于线虫、果蝇以及哺乳动物体内。miRNA 是一类长度为 19～25 个核苷酸、有发夹结构的小分子 RNA，它们通过与 mRNA 上的 3′端非编码区的碱基互补配对结合，抑制 mRNA 的翻译，并通过核酸外切的作用方式降解 mRNA，从而负调控基因表达。在 2012 年发布的最新版 miRNA 数据库中，已收录 2 042 种人类 miRNA 及 1 281 种鼠类 miRNA。miRNA 在进化过程中显现出高度保守性（图 8.1a），同时它们还具有高度同源性，大约 55% 线虫 miRNA 可在人类中找到其同源物。这种高度的保守性和同源性提示 miRNA 在物种进化过程中发挥重要作用。大多数哺乳动物的 miRNA 具有不同亚型，这可能与基因复制有关（图 8.1b）。例如，人基因组中存在 12 个 let-7 基因簇，这些同源基因具有一段由 6 个核苷酸组成的保守序列（图 8.1b），它是与目标 mRNA 进行碱基配对的关键互补序列。然而，由于这些同源姐妹 miRNA 的表达方式不同，可能在体内发挥不同的作用。因此，需要进一步的研究来阐明这些不同亚型 miRNA 的独特功能。

大多数 miRNA 在基因组中的位置远离其标识的靶基因，提示 miRNA 代表一类独立的转录单位。这些独立 miRNA 有一半在基因组上成簇分布，并转录为具有多顺反子的初级转录产物（图 8.1c）。总体来说，miRNA 簇之间可以相互作用，而相互作用的 miRNA 之间不一定成簇存在（图 8.1c）。此外，约 1/4 的人类 miRNA 基因位于其他转录本的内含子中。这些 miRNA 的转录方向与 RNA 转录方向一致，说明这些内含子 miRNA 的转录启动位点不是他们自身的启动子，而是从内含子所在基因的启动子开始。在 miRNA 合成的经典过程中（图 8.1d），miRNA 首先在 RNA 聚合酶Ⅱ或 RNA 聚合酶Ⅲ作用下产生具有茎环结构（stem-loop）的初级 miRNA（pri-miRNA）。随后，在细胞核内被 RNase Ⅲ家族的 Drosha 酶形成的复合物裂解为前体 miRNA（pre-miRNA），后者经过 XPO5/RanGTP 系统转运至细胞质。在细胞质中，前体 miRNA 进一步经过 RNase Ⅲ家族的 Dicer 酶剪切，形成具有约 22 对碱基的双链 RNA。这个双链 RNA 由最终成熟的 miRNA 和与之互补的所谓 miRNA * 链组成。在双链 miRNA 中，5′末端碱基配对的单链与 Argonaute（Ago）蛋白结合最终产生成熟的 miRNA，而 miRNA * 链则被降解。Ago 蛋白是 RNA 沉默复合体（RISC）的主要成分，可促进 RISC 中 RNase H 酶的核苷酸内切活性。除了经典的内含子 miRNA，果蝇和哺乳动物体内还存在一小群 miRNA 样的 RNA。这些小 RNA 又称为 mirtron，它们的产生不需要 Drosha 酶的剪切（图 8.1c）。在完成剪接后，mirtron 的套索结构

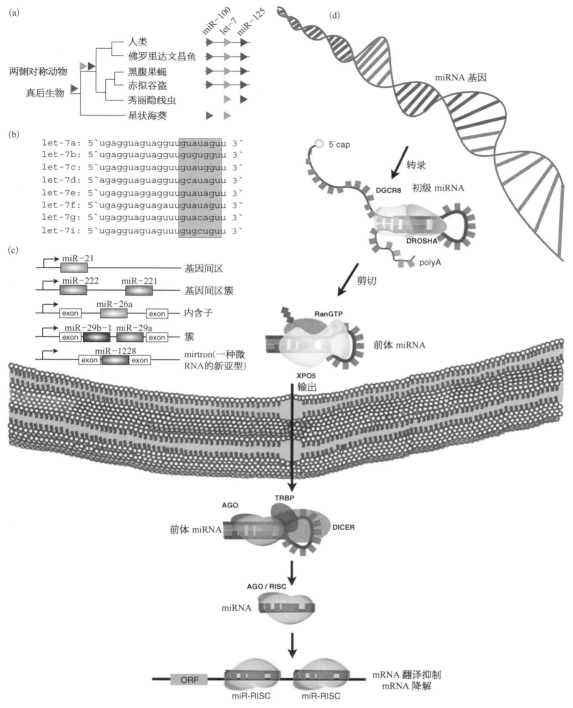

图 8.1　miRNA 生物学示意图（见彩插）

（a）系统进化树显示不同物种之间 miR-100、let-7 和 miR-125/lin-4 在基因组中的保守性。其中，人类基因组中 miR-100、let-7 和 miR-125/lin-4 簇分别位于 9、11 和 21 号染色体。（b）人类 let-7 家族成员，红色标识为 let-7 的种子区域，这一序列在所有成员中是一样的。（c）人类 miRNA 在基因组中的分布，图中展示基因间隔区和内含子区的单顺反子或多顺反子 miRNA，包括 mirtrons。（d）miRNA 基因于细胞核内在 RNA 聚合酶 II 作用下转录产生初级 miRNA，后者在 Drosha 的核糖核酸酶 III 作用下剪切为含有茎环结构的 60～70 nt 中间物，称为前体 miRNA。随后，前体 miRNA 通过 RAN-GTP 依赖的细胞核/质转运体 Exportin 5（Exp5）转运至细胞质。一旦前体 miRNA 进入细胞质后，被 Dicer 酶加工形成短的双链 RNA 复合体。长度 19～25 nt 成熟 miRNA 与 RNA 诱导沉默复合体（RISC）结合，通过靶向结合特定的 mRNA，导致 mRNA 的翻译受抑制或 mRNA 被降解，从而参与基因表达调控

(lariat - shaped)被解开,形成类似于前体 miRNA 的发夹结构,通过上述转运系统进入细胞质,经 Dicer 的剪切后形成成熟的 miRNA。

最早提示 miRNA 在人类肿瘤中的作用来源于它们在动物模型和肿瘤细胞中的功能研究。这里有几项研究可以帮助人们认识 miRNA 在这种病理过程中的意义。首先,线虫 lin - 4 和 let - 7 的缺失可出现一些肿瘤表象,如成虫细胞出现了早期胚胎发育特征——分化失败或反复进行细胞分裂。其次,在果蝇中发现 miRNA 可调节细胞增殖和凋亡,提示这些调节 RNA 与肿瘤相关通路有关联。最后,一项具有开创性的研究表明,在慢性淋巴细胞白血病患者中,miR - 15a/16 - 1 簇常常缺失,提示 miRNA 可能具有肿瘤抑制作用。上述发现激励了科学家们在肿瘤生物学各个领域中对 miRNA 进行了将近十年的集中深入研究。本章将讨论 miRNA 在肿瘤发生、发展中的作用,并阐述靶向 miRNA 的治疗策略在抗肿瘤研究中的现状和应用前景。

肿瘤 miRNA 的异常调节

基因表达谱分析显示,miRNA 几乎在所有肿瘤中表达失调。多数 miRNA 基因位于与肿瘤相关的变异染色体区域,如杂合性缺失(LOH)区域(miR - 15a/16 - 1)、扩增区域(如 miR - 17 - 92 簇,miR - 155)、断裂点区和脆性位点(如 let - 7 家族)。已公布的研究显示,肿瘤中某些 miRNA 表达上升(致癌基因,表 8.1)而某些 miRNA 表达下调(抑癌基因,表 8.2),这些变化与肿瘤的发生和相关表型息息相关。如上文所述,2002 年科学家首次证实 miRNA 与肿瘤的相关性,他们发现 68%慢性 B 淋巴细胞白血病(B - CLL)患者存在 miR - 15 和 miR - 16 的杂合性缺失。体外模型和患者样本均显示 miR - 15 和 miR - 16 的缺失,导致它们的靶基因——抗凋亡蛋白 BCL2 的表达无节制地增加,从而失去了对肿瘤的抑制作用。此外,基于基因测序筛查发现家族性 CLL 中存在 miR - 15a/16 - 1 基因突变,使得它们的初级或前体 miRNA 不能被剪切转变为成熟 miRNA,说明除了缺失外,突变也能导致 miRNA 的功能丧失。这种 miRNA 相关的遗传损伤在 CLL 中的重要作用进一步在小鼠模型中得到了验证,转基因新西兰黑鼠模型中 miR - 16 基因 3′端序列的点突变可导致 miR - 16 表达下调,出现类似于人类 CLL 的血液疾病。

表 8.1 致癌 miRNA

miR	染色体位置	靶 基 因	肿 瘤 类 型	侵袭性的影响
miR17 - 92	13(q31.3)	TSP - 1、CTGF	结肠癌	促进
		E2F2、E2F3	前列腺癌/伯基特淋巴瘤/睾丸癌	
		BIM	c - Myc 诱导的淋巴瘤	
		PTEN		
		HIF1α	肺癌	
		PTPRO	宫颈肿瘤	
		p63	髓系细胞	
		BIM	急性 T 细胞白血病	
		PTEN		
		PRKAA1		
		PPP2R5e		
		JAK1	上皮细胞	
		HBP1	乳腺癌	
		p21(WAF1)	RAS 诱导成纤维细胞的衰老	
		TGFβII	胶质母细胞瘤	
		SMAD4		
		MnSOD	前列腺癌	
		GPX2		
		TRXR2		

miR	染色体位置	靶 基 因	肿 瘤 类 型	侵袭性的影响
miR - 106a～363	X(q26.2)	*BIM*、*p*21	胃癌	—
miR - 106b～25	7(q22.1)	*E2F*1	前列腺癌	
		PTEN	前列腺癌	—
miR - 21	17(q23.1)	*PTEN*	胆管癌	促进
		*TPM*1	乳腺癌	
		*PDCD*4	乳腺癌	
		*SPRY*1		
		RECK、*TIMP*3	胆管癌	
		*p*63、*JMY*、*TOPORS*、*TP53BP*2、*DAXX*、*HNRPK*、*TGF*βR Ⅱ	胆管癌	
		*MARK*2	前列腺癌	
		ANP32A、*SMARCA*4	前列腺癌	
miR - 155	21(q21.3)	*SOCS*1	乳腺癌	—
		CEBPB、*PU.*1、*CUTL*1	乳腺癌	
		PICALM		
		*BACH*1、*ZIC*3		
		*ETS*1、*MEIS*1	乳腺癌	
		C - MAF	淋巴细胞	
		HGAL	弥漫大 B 细胞淋巴瘤	
		*JMJD*1*A*	鼻咽癌	
		*WEE*1	乳腺癌	
		*TP53INP*1	胰腺癌	
		*SMAD*1、*SMAD*5、*HIVEP*2、*CEBPB*、*RUNX*2、*MYO*10		
		*FOXO*3*a*	乳腺癌	
		*hMSH*2、*hMSH*6 和 *hMLH*1	结肠癌	
		*SMAD*5	弥漫大 B 细胞淋巴瘤	

表 8.2　抑癌 miRNA

miR	染色体位置	靶 基 因	肿 瘤 类 型	侵袭性的影响
miR - 15/16	13(q14.2)	*BCL*2	慢性淋巴细胞白血病	—
家族	3(q25.33)	*COX - 2*	结肠癌	
		COX - 2	滤泡淋巴瘤	
		*CEBP*β、*CDC25a*、*CCNE*1	成纤维细胞	
		VEGF、*VEGFR*2、*FGFR*1	成纤维细胞	
		*FGF*2、*FGFR*1	肿瘤相关成纤维细胞	
		*CCNE*1		
		*FGFR*1、*PI3KCa*、*MDM*4、*VEGFa*	多发性骨髓瘤	
		*WIP*1		
		BMI - 1	卵巢癌	
		*CCND*1、*CCND*2、*CCNE*1	肺癌	
miR - 31	9(p21.3)	*ITGA*5、*RDX*、*RhoA*、*FZD*3、*M - RIP*、*MMP*16	乳腺癌	抑制
		*SATB*2	肿瘤相关成纤维细胞	

miR	染色体位置	靶基因	肿瘤类型	侵袭性的影响
miR-34 家族	1(p36.22)	SIRT1	结肠癌	—
	11(q23.1)	BCL2、NOTCH、HMGA2		
		MYC	成纤维细胞	
		AXL	肺癌	
		MET	卵巢癌	
		NANOG、SOX2、MYCN	胚胎成纤维细胞	
		SNAIL	结肠癌	—
LET-7 家族	9(q22.32)	KRAS	肺癌	
	11(q24.1)	HMGA2		
	22(q13.31)	MYC	伯基特淋巴瘤	
	21(q21.1)	IMP-1		
	19(q13.41)	DICER		
	X(p11.22)	CDC-34	成纤维细胞	
	3(p21.1)	Ⅱ6	乳腺癌	
	12(q14.1)	E2F2、CCND2	前列腺癌	
		BCL-XL	肝癌	

Dalla-Favera 实验室通过 miR-15/16 敲除小鼠,进一步证实 miR-15 和 miR-16 的抗肿瘤效应。该研究表明,miR-15/miR-16 敲除的小鼠可出现多种类似 CLL 的淋巴细胞增殖性疾病,包括 CLL、CD5$^+$ 单克隆 B 淋巴细胞增多症以及 CD5$^-$ 非霍奇金淋巴瘤。miR-15a/16-1 的缺失可通过调控 Cyclin D3、Cyclin E、CDK6、CHK1 及 MCM5 等基因的表达,进而启动细胞周期运行,加速 B 细胞的增殖。miR-15/16-1 基因簇的缺失还见于其他肿瘤,如多发性骨髓瘤,前列腺癌。Bonci 和他的同事发现,85% 前列腺癌患者的 miR-15a/miR-16 水平显著下调。在 6 周龄成年的 BALB/c 雄性小鼠前列腺内注射 miR-15a 和 miR-16 的反义 RNA 寡核苷酸 (antagomirs) 可导致前列腺异常增生。同样敲除 miR-15a 和 miR-16 可增强未转化前列腺细胞的生存和增殖能力及其侵袭性,使细胞获得在 NOD-SCID 小鼠体内成瘤的能力。另外,Musumeci 及其同事的研究证实,前列腺癌周围组织中成纤维细胞的 miR-15 及 miR-16 表达下调。而增强成纤维细胞 miR-15 和 miR-16 表达,可通过转录后调控机制降低细胞 FGF-2 及其受体 FGFR-1 表达,从而抑制前列腺癌肿瘤细胞的增生和扩散。

除了 miR-15/16-1 簇,miR-34 也是一个在肿瘤中常发生缺失的 miRNA 家族。在这个家族中,miR-34a 位于染色体 1p36,而 miR-34b/c 位于染色体 11q23 族,它们的缺失见于神经母细胞瘤、乳腺癌、胰腺癌、肝癌及直肠癌等。在胃癌中,miR-34b/c 低表达与其基因启动子 CpG 岛的甲基化有关,而正常胃黏膜中该 CpG 岛区未发生甲基化。目前已证实,抑癌基因 p53 可转录激活 miR-34 家族表达,进而诱导细胞凋亡、衰老及细胞周期停滞。miR-34 可抑制多种基因的表达,包括癌基因(如 Notch-1、Notch-2、HMGA2、Myc)、细胞周期蛋白和细胞周期蛋白依赖性激酶、CD44、抗凋亡因子 BCL2 以及 p53 去乙酰化酶和 SIRT1。最近,科学家成功建立了 miR-34 家族基因敲除小鼠模型,经过 1 年的跟踪发现小鼠未出现明显的发育异常。与 p53 缺失小鼠模型不同,miR-34 家族基因敲除小鼠无论是自发,还是放射线或 c-MYC 诱导,均未表现出明显的肿瘤易感性。然而,miR-34 缺失的小鼠胚胎成纤维细胞因其诱导多能性相关基因 Sox2、N-Myc 及 Nanog 解除抑制,使得细胞的重编能力加快。如表 8.2 所示,还有很多 miRNA 被认为是肿瘤抑制因子,虽然它们能在体内或体外模型中抑制肿瘤的生长,然而他们当中许多真正的抗肿瘤作用机制还不明确,如 let-7 家族、miR-26、miR-143/145 簇、miR-181 家族、miR-200 家族及 miR-31。

大部分 miRNA 在肿瘤细胞中表达下调,然而一部分 miRNA 在肿瘤中表达升高,可促进或加速肿瘤生成,称为致癌 miRNA(oncomiR)。2005 年,Mendell 及其同事首次证实了第一个致癌 miR。他们发现,Myc 可直接诱导 miR-17/92 的表达。因此,他们建立了 myc 诱导的淋巴瘤小鼠模型,该模型造血细胞表达 miR-17/92,通过这一模型他们发现 miR-17/92 可直接抑制 CDKN1A 抑制物的生成和凋亡相关因子 PTEN、BCL2L11(也称为 BIM)的表达,从而发挥抗凋亡作用,促进肿瘤细胞生成。miR-17/92 在多种实体肿瘤中表达上调,如乳腺癌、胃癌、前列腺癌、肺癌及胰腺癌。在 miR-17/92 纯合缺失的小鼠模型中,B 细胞在祖 B 和前 B 阶段发生早期死亡,导致淋巴细胞减少,充分说明 miR-17/92 簇在 B 淋巴细胞发育中的重要性。

还有一个有代表性的致癌 miRNA 是 miR-21,它在迄今为止所分析过的大多数肿瘤类型中都过表达,如乳腺癌、胶质母细胞瘤、肝细胞癌、胆管癌、肺癌、舌鳞状细胞癌、食管癌、胃癌、结肠癌、慢性粒细胞白血病、宫颈癌以及前列腺癌。研究数据显示,miR-21 在调控肿瘤细胞增殖、凋亡及侵袭中起重要作用,这与它抑制许多重要肿瘤抑制因子表达有关,这些因子包括 PTEN、PDCD4、TPM-1、Tap-63、SPRY2 及 hMSH2。目前 Slack 建立了第一个 miR-21 过表达小鼠模型,其表达水平高出正常小鼠 15~30 倍。miR-21 过表达小鼠模型发生 B 细胞淋巴瘤,而当 miR-21 下降至正常水平的情况下,小鼠的肿瘤发生凋亡、退化,这种现象称为对致癌 miR"成瘾"(oncomiR addiction)。miR-21 发挥致癌作用还有一个证据来自 DMBA-TPA 诱导的皮肤癌模型,miR-21 缺失小鼠皮肤乳头状瘤的发生明显低于野生型小鼠。这是由于 miR-21 的缺失,使靶基因 Spry1、Pten 和 Pdcd4 表达上调,最终导致细胞增殖减弱和凋亡增加。

还有许多 miRNA 发挥致癌基因的作用,它

们参与肿瘤生长、浸润和耐药的调控(表 8.1)。这些 miRNA 包括 miR-155、miR-221 和 miR-222 簇,以及 miR-106/363 簇。

有趣的是,miRNA 还可存在于多种体液中,包括血清、血浆、唾液、羊水。血清中的 miRNA 水平与血液系统肿瘤和实体肿瘤的存在具有相关性,已有相关报道证明血清中的 miRNA 水平具有早期诊断和预测肿瘤的价值。许多研究表明,尽管 miRNA 可能遭受到 RNase 的消化或温度和 pH 的影响,但分泌性 miRNA 在体液中却具有超乎想象的稳定性。miRNA 的分泌机制尚不明确,目前主要存在如下三种学说:① 来自创伤后细胞、慢性炎症细胞、凋亡或坏死细胞、半衰期较短的细胞(如血小板)的渗漏。② 来自细胞膜囊泡的分泌,包括外泌体、脱落的囊泡及凋亡小体。③ 来自蛋白质-miRNA 复合物的分泌,如脂蛋白(高密度脂蛋白,HDL)和 Ago2 蛋白。有一项关于循环中 miRNA 功能的研究表明,肿瘤分泌的 miRNA 可与免疫细胞的 Toll 样受体相互作用,诱导产生肿瘤转移的相关炎症反应。这项研究有助于理解循环 miRNA 的功能,它不仅能发挥传统意义上的转录后基因调控的作用,还可作为受体激活信号引导肿瘤转移。

miRNA 在肿瘤治疗中的作用

对 miRNA 生物学作用的深入研究,有助于开发 miRNA 的模拟物或拮抗剂进行抗肿瘤治疗。鉴于 miRNA 在肿瘤细胞中的异常表达,因而那些通过调节 miRNA 活性的药物具有潜在的抗肿瘤效应。虽然目前直接输注 miRNA 存在一定的局限性,但 miRNA 的调节剂却是一个有应用前景的治疗药物。科学家们通过功能缺失或获得的方法研究证实:当正常组织能够耐受 miRNA 水平的变化,那么就可以通过操纵 miRNA 的水平,来改变病理状态下细胞和组织的行为。因此,针对 miRNA 的抑制剂或输注 miRNA 有望在不影响正常组织的情况下,发挥抗肿瘤效应。比如,对于那些存在内源性致癌 miRNA(如 miR-21、miR-155、miR-17/92)异常过表达的肿瘤,可

以使用与之互补的反义单链寡核苷酸作为miRNA 拮抗剂,或应用含有 miRNA 特异性结合位点的 mRNA 来捕获这些内源性致癌 miRNA。而对于存在抑癌 miRNA(如 let-7 家族、miR-34 家族、miR-15/16 和 miR-143/145)表达下调的肿瘤,则可应用外源性双链 miRNA 模拟物或表达特异性 miRNA 的 DNA 载体,进行替代治疗,以恢复 miRNA 在机体的正常水平。

由于致癌 miRNA 在肿瘤中的表达上调,因此可考虑应用反义寡核苷酸阻断其表达。反义寡核苷酸通过与成熟 miRNA 互补结合,介导miRNA 的降解或形成双链化学结构,从而起到竞争性抑制作用。为提高反义寡核苷酸的稳定性、亲和性及特异性,科学家们对反义寡核苷酸的化学结构进行了一些修饰。其中,对 $2'-O-$ 甲基的修饰可极大提高反义寡核苷酸对核酸酶的抗性和与 miRNA 的亲和性,能有效抑制肿瘤 miRNA的表达。另外,Krutzfeldt 等人使用一种称为"antagomirs"的药物,其抗肿瘤疗效获得大家广泛关注。这种 antagomirs 事实上是一种 $2'-O-$甲基修饰、胆固醇共轭和硫代磷酸酯键连接的单链 miRNA 类似物。一项研究显示肝脏中大量表达 miR-122,研究者选择针对 miR-122 的antagomirs 作为试验,将 antagomirs 从小鼠尾静脉注入,发现 antagomirs 能在肝脏中与 miR-122 特异性结合,并发挥持久有效的生物学作用。研究者还指出,除了脑组织以外,antagomirs 几乎在所有试验的组织中均具有很高的生物利用度和抑制活性。LNA 也是一种重要的 miRNA 抑制物,它的分子结构中的核糖环被一种连接 $2'-O$原子和 $4'-C$ 原子的亚甲基桥紧密锁住。由于亚甲基桥这样的"分子锁"作用,使得 LNA 寡核苷酸具有前所未有的高亲和力、特异性和水溶性。LNA 已在几个体外研究中成功被用于抑制特定miRNA 的活性。在灵长动物体内输注 LNA 寡核苷酸也显示出良好的安全性和有效性。研究者按 10 mg/kg 量于非洲绿猴体内输注 3 次特异性抗 miR-122 的 LNA,获得了对肝内 miR-122有效持久的抑制效应,同时未出现任何 LNA 相关的毒副作用和组织病理学改变。Elmen 等人

将 LNA 和硫代修饰结合起来,观察是否能进一步提高 LNA 的亲和力和有效性。在小鼠模型中,与胆固醇共轭的 miR-122 antagomir 相比,即使低剂量的硫代修饰 LNA 也显示出更强的miRNA 抑制效应。

还有一种具有代表性的 miRNA 抑制方法被称为"海绵"的 mRNA,它是一种类似于显性失活的方法。这种海绵 mRNA 含有多个与特异性miRNA 结合的位点,因而能捕获 miRNA,通过与其特异互补相结合方式抑制 miRNA 的活性。Valastyan 等人关于 miRNA 与乳腺癌转移的相关性研究,是一个应用海绵 miRNA 的典型例子。研究中,作者发现 miR-31 在侵袭性乳腺癌中显著下调。他们将携带表达 miR-31 特异性海绵mRNA 的逆转录病毒或无关序列导入非侵袭性乳腺癌细胞,并将细胞植入小鼠的乳腺脂肪垫。研究结果显示,对照组未出现转移征象,而植入miR-31 海绵 mRNA 的肿瘤转移至肺部并形成10 个以上的病灶。这一结果证实 miR-31 是乳腺癌转移的抑制因子。科学家们应用同样的方法证实 miR-10b 和 miR-9 可促进乳腺癌转移。此外,这种 miRNA 海绵还可用于模拟 miRNA或 miRNA 簇基因缺失状态。比如,将 miR-15a和 miR-16 海绵通过逆转录病毒的方式导入前列腺癌细胞,结果显示当 miR-15/16 被抑制,癌细胞显示出很强的增殖活性。虽然这种"海绵"技术对研究 miRNA 的功能起了很大的帮助,但是从治疗层面上来讲,反义寡核苷酸技术更有优势,因为改进和设计新型反义寡核苷酸化学结构更快捷、方便,而且更容易被运载至细胞或组织中。

基于 miRNA 的替代治疗有望将抑癌 miRNA应用于肿瘤的治疗中。在此之前,科学家很早就开始研究针对那些编码蛋白质的抑癌基因缺失的相关替代治疗,但这一治疗策略在实际临床应用中还有相当一段距离。这一技术的主要障碍在于——传递表达编码蛋白质的媒介需要较大的DNA 质粒或病毒载体,这种分子物质很难被传输到细胞内。而 miRNA 不同于蛋白质,其序列短及分子量小,容易进入细胞内,而且只要进入胞质内即可发挥作用,其传递技术和方法与 siRNA 相

似。miRNA 用于治疗肿瘤最主要的理论基础在于单个 miRNA 即可控制多个癌基因和多条肿瘤相关信号通路。鉴于这一理论特点,即使 miRNA 对每个目标蛋白抑制效应都很弱,但当一系列的目标蛋白同时被抑制时也能产生显著的生物学效应。miRNA 模拟物还有一个优势在于其序列和结构与肿瘤中缺失的抑癌 miRNA 相似,因此,它能与目标 mRNA 结合,发挥与抑癌 miRNA 同样的作用。

miRNA 替代治疗的经典案例当属 let - 7 家族 miRNA。Slack 实验室发现 let - 7 在正常肺组织中高表达,而在肺癌细胞中过表达 let - 7 可终止细胞周期、减少肿瘤细胞分裂和在免疫缺陷小鼠体内生长。同时他们建立了 $K - ras\,G12D$ 突变的肺癌小鼠模型,通过从小鼠鼻腔内灌注携带 let - 7 的腺病毒,发现 let - 7 可抑制 $K - ras\,G12D$ 小鼠肺部肿瘤的生长。还有一个展现 miRNA 替代治疗价值的例子是 miR - 29 家族。Garzon 等人证实,miR - 29b 通过下调 Mcl - 1 抗凋亡蛋白,诱导 AML 细胞凋亡,抑制白血病细胞在体内、体外的增殖。这一数据提示 miR - 29b 具有肿瘤抑制作用,同时为应用 miR - 29b 寡核苷酸作为提高 AML 疗效的治疗策略提供理论依据。

miRNA 模拟物可同时攻击多种致病基因,因而被认为是一种强有力的肿瘤杀伤性武器。然而,它的潜在毒副作用也备受关注,尤其是当这种用于治疗的 miRNA 在机体正常细胞内蓄积的时候。这种毒副作用可能是由于外源性 miRNA 的输入使得体内 RISC 过载,由此竞争性抑制内源性 miRNA,过度激活细胞信号,从而降低正常细胞的活性。虽然这些假说理论上成立,但迄今为止尚无充分证据证实 miRNA 模拟物的这种毒副作

用。相反,研究表明向小鼠体内注射抑癌 miRNA 未对正常组织和细胞造成损伤,提示正常组织对 miRNA 模拟物具有良好的耐受性。值得注意的是,这些研究中 miRNA 序列在人和鼠是完全相同的,因而对正常组织无毒副作用不能归咎于 miRNA 的不同源性。因此,造成正常组织对 miRNA 的耐受性优于肿瘤组织的可能原因如下:① miRNA 模拟物将激活或抑制的信号通路早已被内源性的 miRNA 激活或抑制。② 输入的治疗性 miRNA 模拟物对正常细胞产生的效应远低于正常细胞自身的效应。③ 正常细胞不依赖于致癌信号,因此能很快从治疗量 miRNA 的损伤中恢复过来。④ 当 miRNA 模拟物存在时,正常细胞具有自我调节的能力,而肿瘤细胞并不具备这一能力。随着 miRNA 治疗的研究逐步向临床应用迈进,人们需要更加深入了解 miRNA 在正常细胞中的作用和评估它对人体的潜在毒性。

结　论

miRNA 作为一类编码蛋白基因表达的关键调控因子,其地位近年越来越受到重视。鉴于 miRNA 在肿瘤发生、发展中的重要作用,人们可以将 miRNA 的功能和技术运用到肿瘤的治疗。尽管目前对 miRNA 研究取得了令人瞩目的成果并因此开启了 miRNA 治疗的新时代,但要真正将 miRNA 从基础研究发展到临床运用仍然还有很大差距,需要大量的临床前期实验和转化研究来提高 miRNA 的疗效和降低副作用。只有更深入了解 miRNA 在肿瘤中的作用和设计更精确的 miRNA 调节分子,miRNA 介导的治疗才有望为治愈肿瘤提供新动力。

参 考 文 献

1　Grosshans H, Slack F. Micro-RNAs: small is plentiful. *J Cell Biol*. 2002; 156(1): 17 - 21.

2　Pasquinelli AE, Reinhart BJ, Slack F, et al. Conservation of the sequence and temporal expression of let-7 heterochronic regulatory RNA. *Nature*. 2000; 408(6808): 86 - 89.

3　Smallridge R. A small fortune. *Nat Rev Mol Cell Biol*. 2001; 2(12): 867.

4　Bartel DP. MicroRNAs: genomics, biogenesis, mechanism, and function. *Cell*. 2004; 116(2): 281 - 297.

5　Eulalio A, Huntzinger E, Izaurralde E. Getting to the root of miRNA-mediated gene silencing. *Cell*. 2008; 132(1): 9 - 14.

6　Kim VN, Han J, Siomi MC. Biogenesis of small RNAs in animals. *Nat Rev Mol Cell Biol*. 2009; 10(2): 126 - 139.

7　Ruby JG，Jan CH，Bartel DP. Intronic microRNA precursors that bypass Drosha processing. *Nature*. 2007；448(7149)：83 - 86.

8　Croce CM. Causes and consequences of microRNA dysregulation in cancer. *Nat Rev Genet*. 2009；10(10)：704 - 714.

9　Mendell JT，Olson EN. MicroRNAs in stress signaling and human disease. *Cell*. 2012；148(6)：1172 - 1187.

10　Ambros V. MicroRNA pathways in flies and worms：growth，death，fat，stress，and timing. *Cell*. 2003；113(6)：673 - 676.

11　Calin GA. Dumitru CD，Shimizu M，et al. Frequent deletions and downregulation of micro-RNA genes miR15 and miR16 at 13q14 in chronic lymphocytic leukemia. *Proc Natl Acad Sci USA*. 2002；99(24)：15524 - 15529.

12　Esquela-Kerscher A，Slack FJ. Oncomirs — microRNAs with a role in cancer. *Nat Rev Cancer*. 2006；6(4)：259 - 269.

13　Calin GA，Croce CM. MicroRNA signatures in human cancers. *Nat Rev Cancer*. 2006；6(11)：857 - 866.

14　Calin GA，Sevignani C，Dumitru CD，et al. Human microRNA genes are frequently located at fragile sites and genomic regions involved in cancers. *Proc Natl Acad Sci USA*. 2004；101(9)：2999 - 3004.

15　Cimmino A，Calin GA，Fabbri M，et al. miR-15 and miR-16 induce apoptosis by targeting BCL2. *Proc Natl Acad Sci USA*. 2005；102(32)：11755 - 11760.

16　Calin GA，Ferracin M，Cimmino A，et al. A microRNA signature associated with prognosis and progression in chronic lymphocytic leukemia. *N Engl J Med*. 2005；353(17)：1793 - 1801.

17　Raveche ES，Salerno E，Scaglione BJ，et al. Abnormal microRNA-16 locus with synteny to human 13q14 linked to CLL in NZB mice. *Blood*. 2007；109(12)：5079 - 5086.

18　Klein U，Lia M，Crespo M，et al. The DLEU2/miR-15a/16-1 cluster controls B cell proliferation and its deletion leads to chronic lymphocytic leukemia. *Cancer Cell*. 2010；17(1)：28 - 40.

19　Roccaro AM，Sacco A，Thompson B，et al. MicroRNAs 15a and 16 regulate tumor proliferation in multiple myeloma. *Blood*. 2009；113(26)：6669 - 6680.

20　Bonci D，Coppola V，Musumeci M，et al. The miR-15a-miR-16-1 cluster controls prostate cancer by targeting multiple oncogenic activities. *Nat Med*. 2008；14(11)：1271 - 1277.

21　Musumeci M，Coppola V，Addario A，et al. Control of tumor and microenvironment cross-talk by miR-15a and miR-16 in prostate cancer. *Oncogene*. 2011；30(41)：4231 - 4242.

22　Cannell IG，Bushell M. Regulation of Myc by miR-34c. *Cell Cycle*. 2010；9(14)：2726 - 2730.

23　Suzuki H，Yamamoto E，Nojima M，et al. Methylation-associated silencing of microRNA-34b/c in gastric cancer and its involvement in an epigenetic field defect. *Carcinogenesis*. 2010；31(12)：2066 - 2073.

24　Ji Q，Hao X，Nojima M，et al. MicroRNA miR-34 inhibits human pancreatic cancer tumor-initiating cells. *PLoS One*. 2009；4(8)：e6816.

25　Christoffersen NR，Shalgi R，Frankel LB，et al. p53-independent upregulation of miR-34a during oncogene-induced senescence represses MYC. *Cell Death Differ*. 2008；17(2)：236 - 245.

26　Liu C，Kelnar K，Liu B，et al. The microRNA miR-34a inhibits prostate cancer stem cells and metastasis by directly repressing CD44. *Nat Med*. 2011；17(2)：211 - 215.

27　Cole KA，Attiyeh EF，Mosse YP，et al. A functional screen identifies miR-34a as a candidate neuroblastoma tumor suppressor gene. *Mol Cancer Res*. 2008；6(5)：735 - 742.

28　Yamakuchi M，Ferlito M，Lowenstein CJ. miR-34a repression of SIRT1 regulates apoptosis. *Proc Natl Acad Sci USA*. 2008；105(36)：13421 - 13426.

29　Choi YJ，Lin C，Ho JJ，et al. miR-34miRNAs provide a barrier for somatic cell reprogramming. *Nat Cell Biol*. 2011；13：1353 - 1360.

30　Concepcion CP，Han YC，Mu P，et al. Intact p53-dependent responses in miR-34-deficient mice. *PLoS Genet*. 2012；8(7)：e1002797.

31　Johnson SM，Grosshans H，Shingara J. RAS is regulated by the let-7 microRNA family. *Cell*. 2005；120(5)：635 - 647.

32　Kota J，Chivukula RR，O'Donnell KA，et al. Therapeutic microRNA delivery suppresses tumorigenesis in a murine liver cancer model. *Cell*. 2009；137(6)：1005 - 1017.

33　Chen L，Zheng J，Zhang Y，et al. Tumor-specific expression of microRNA-26a suppresses human hepatocellular carcinoma growth via cyclin-dependent and -independent pathways. *Mol Ther*. 2011；19(8)：1521 - 1528.

34　Kent OA，Chivukula RR，Mullendore M，et al. Repression of the miR-143/145 cluster by oncogenic Ras initiates a tumor-promoting feedforward pathway. *Genes Dev*. 2010；24(24)：2754 - 2759.

35　Pekarsky Y，Santanam U，Cimmino A，et al. Tcl1 expression in chronic lymphocytic leukemia is regulated by miR-29 and miR-181. *Cancer Res*. 2006；66(24)：11590 - 11593.

36　Peter ME. Let-7 and miR-200 microRNAs：guardians against pluripotency and cancer progression. *Cell Cycle*. 2009；8(6)：

843 – 852.

37 Valastyan S, Reinhardt F, Benaich N, et al. A pleiotropically acting microRNA, miR-31, inhibits breast cancer metastasis. *Cell*. 2009; 137(6): 1032 – 1046.

38 Kumar MS, Lu J, Mercer KL, Golub TR, Jacks T. Impaired microRNA processing enhances cellular transformation and tumorigenesis. *Nat Genet*. 2007; 39(5): 673 – 677.

39 O'Donnell KA, Wentzel E, Zeller KI, Dang CV, Mendell JT. c-Myc-regulated microRNAs modulate E2F1 expression. *Nature*. 2005; 435(7043): 839 – 843.

40 Ivanovska I, Ball AS, Diaz RL, et al. MicroRNAs in the miR-106b family regulate p21/CDKN1A and promote cell cycle progression. *Mol Cell Biol*. 2008; 28(7): 2167 – 2174.

41 Mu P, Han YC, Betel D, et al. Genetic dissection of the miR-17～92 cluster of microRNAs in Myc-induced B-cell lymphomas. *Genes Dev*. 2009; 23(24): 2806 – 2811.

42 Koralov SB, Muljo S, Galler GR, et al. Dicer ablation affects antibody diversity and cell survival in the B lymphocyte lineage. *Cell*. 2008; 132(5): 860 – 874.

43 Volinia S, Calin GA, Liu CG, et al. A microRNA expression signature of human solid tumors defines cancer gene targets. *Proc Natl Acad Sci USA*. 2006; 103(7): 2257 – 2261.

44 Ventura A, Young AG, Winslow MM, et al. Targeted deletion reveals essential and overlapping functions of the miR-17 through 92 family of miRNA clusters. *Cell*. 2008; 132(5): 875 – 886.

45 Huang GL, Zhang XH, Guo GL, Huang KT, Yang KY, Hu XQ. Expression of microRNA-21 in invasive ductal carcinoma of the breast and its association with phosphatase and tensin homolog deleted from chromosome expression and clinicopathologic features. *Zhonghua Yi Xue Za Zhi*. 2008; 88(40): 2833 – 2837.

46 Qian B, Katsaros D, Lu L, et al. High miR-21 expression in breast cancer associated with poor disease-free survival in early stage disease and high TGF-beta1. *Breast Cancer Res Treat*. 2009; 117(1): 131 – 140.

47 Corsten MF, Miranda R, Krichevsky AM, Weissleder R, Shah K. MicroRNA-21 knockdown disrupts glioma growth in vivo and displays synergistic cytotoxicity with neural precursor cell delivered S-TRAIL in human gliomas. *Cancer Res*. 2007; 67(19): 8994 – 9000.

48 Gabriely G, Wurdinger T, Kesari S, et al. MicroRNA 21 promotes glioma invasion by targetingmatrix metalloproteinase regulators. *Mol Cell Biol*. 2008; 28(17): 5369 – 5380.

49 Meng F, Henson R, Wehbe-Janek H, Ghoshal K, Jacob ST, Patel T. MicroRNA-21 regulates expression of the PTEN tumor suppressor gene in human hepatocellular cancer. *Gastroenterology*. 2007; 133(2): 647 – 658.

50 Selaru FM, Olaru AV, Kan T, et al. MicroRNA-21 is overexpressed in human cholangiocarcinoma and regulates programmed cell death 4 and tissue inhibitor of metalloproteinase 3. *Hepatology*. 2009; 49(5): 1595 – 1601.

51 Markou A, Tsaroucha EG, Kaklamanis L, Fotinou M, Georgoulias V, Lianidou ES. Prognostic value of mature microRNA-21 and microRNA-205 overexpression in non-small cell lung cancer by quantitative realtime RT-PCR. *Clin Chem*. 2008; 54(10): 1696 – 1704.

52 Li J, Huang H, Sun L, et al. MiR-21 indicates poor prognosis in tongue squamous cell carcinomas as an apoptosis inhibitor. *Clin Cancer Res*. 2009; 15(12): 3998 – 4008.

53 Hummel R, Hussey DJ, Michael MZ, et al. MiRNAs and their association with locoregional staging and survival following surgery for esophageal carcinoma. *Ann Surg Oncol*. 2011; 18(1): 253 – 260.

54 Zhang Z, Li Z, Gao C, et al. miR-21 plays a pivotal role in gastric cancer pathogenesis and progression. *Lab Invest*. 2008; 88(12): 1358 – 1366.

55 Asangani IA, Rasheed SA, Nikolova DA, et al. MicroRNA-21 (miR-21) post-transcriptionally downregulates tumor suppressor Pdcd4 and stimulates invasion, intravasation and metastasis in colorectal cancer. *Oncogene*. 2008; 27(15): 2128 – 2136.

56 Li Y, Zhu X, Gu J, et al. Anti-miR-21 oligonucleotide sensitizes leukemic K562 cells to arsenic trioxide by inducing apoptosis. *Cancer Sci*. 2010; 101(4): 948 – 954.

57 Yao Q, Xu H, Zhang QQ, Zhou H, Qu LH. MicroRNA-21 promotes cell proliferation and down-regulates the expression of programmed cell death 4 (PDCD4) in HeLa cervical carcinoma cells. *Biochem Biophys Res Commun*. 2009; 388(3): 539 – 542.

58 Folini M, Gandellini P, Longoni N, et al. miR-21: an oncomir on strike in prostate cancer. *Mol Cancer*. 2010; 9: 12.

59 Zhu S, Si ML, Wu H, Mo YY. MicroRNA-21 targets the tumor suppressor gene tropomyosin 1 (TPM1). *J Biol Chem*. 2007; 282(19): 14328 – 14336.

60 Papagiannakopoulos T, Shapiro A, Kosik KS. MicroRNA-21 targets a network of key tumor-suppressive pathways in

glioblastoma cells. *Cancer Res*. 2008；68(19)：8164 - 8172.

61　Sayed D，Rane S，Lypowy J，et al. MicroRNA-21 targets Sprouty2 and promotes cellular outgrowths. *Mol Biol Cell*. 2008；19(8)：3272 - 3282.

62　Valeri N，Gasparini P，Braconi C，et al. MicroRNA-21 induces resistance to 5-fluorouracil by down-regulating human DNA MutS homolog 2 (hMSH2). *Proc Natl Acad Sci USA*. 2010；107(49)：21098 - 21103.

63　Medina PP，Nolde M，Slack FJ. OncomiR addiction in an in vivo model of microRNA-21-induced pre-B-cell lymphoma. *Nature*. 2010；467(7311)：86 - 90.

64　Ma X，Kumar M，Choudhury SN，et al. Loss of the miR-21 allele elevates the expression of its target genes and reduces tumorigenesis. *Proc Natl Acad Sci USA*. 2011；108(25)：10144 - 10149.

65　Cortez MA，Bueso-Ramos C，Ferdin J，et al. MicroRNAs in body fluids — the mix of hormones and biomarkers. *Nat Rev Clin Oncol*. 2011；8(8)：467 - 477.

66　Boeri M，Verri C，Conte D，et al. MicroRNA signatures in tissues and plasma predict development and prognosis of computed tomography detected lung cancer. *Proc Natl Acad Sci USA*. 2011；108(9)：3713 - 3718.

67　Mitchell PS，Parkin RK，Kroh EM，et al. Circulating microRNAs as stable blood-based markers for cancer detection. *Proc Natl Acad Sci USA*. 2008；105(30)：10513 - 10518.

68　Valadi H，Ekström K，Bossios A，Sjöstrand M，Lee JJ，Lötvall JO. Exosome-mediated transfer of mRNAs and microRNAs is a novel mechanism of genetic exchange between cells. *Nat Cell Biol*. 2007；9(6)：654 - 659.

69　Zernecke A，Bidzhekov K，Noels H，et al. Delivery of microRNA-126 by apoptotic bodies induces CXCL12-dependent vascular protection. *Sci Signal*. 2009；2(100)：ra81.

70　Arroyo JD，Chevillet JR，Kroh EM，et al. Argonaute2 complexes carry a population of circulating microRNAs independent of vesicles in human plasma. *Proc Natl Acad Sci USA*. 2011；108(12)：5003 - 5008.

71　Turchinovich A，Weiz L，Langheinz A，Burwinkel B. Characterization of extracellular circulating microRNA. *Nucleic Acids Res*. 2011；39(16)：7223 - 7233.

72　Fabbri M，Paone A，Calore F，et al. MicroRNAs bind to Toll-like receptors to induce prometastatic inflammatory response. *Proc Natl Acad Sci USA*. 2012；109(31)：E2120 - E2126.

73　Leung AK，Sharp PA. MicroRNA functions in stress responses. *Mol Cell*. 2010；40(2)：205 - 215.

74　Lennox KA，Behlke MA. A direct comparison of anti-microRNA oligonucleotide potency. *Pharm Res*. 2010；27(9)：1788 - 1799.

75　Lennox KA，Behlke MA. Chemical modification and design of anti-miRNA oligonucleotides. *Gene Ther*. 2011；18(12)：1111 - 1120.

76　Krützfeldt J，Rajewsky N，Braich R，et al. Silencing of microRNAs in vivo with 'antagomirs'. *Nature*. 2005；1438(7014)：226 - 230.

77　Veedu RN，Wengel J. Locked nucleic acids：promising nucleic acid analogs for therapeutic applications. *Chem Biodivers*. 2010；7(3)：536 - 542.

78　Elmen J，Lindow M，Schütz S，et al. LNA-mediated microRNA silencing in non-human primates. *Nature*. 2008；452(7189)：896 - 899.

79　Ebert MS，Sharp PA. Emerging roles for natural microRNA sponges. *Curr Biol*. 2010；20(19)：R858 - R861.

80　Ma L，Young J，Prabhala H，et al. miR-9，a MYC/MYCN-activated microRNA，regulates E-cadherin and cancer metastasis. *Nat Cell Biol*. 2010；12(3)：247 - 256.

81　Henry JC，Azevedo-Pouly AC，Schmittgen TD. MicroRNA replacement therapy for cancer. *Pharm Res*. 2011；28(12)：3030 - 3042.

82　Johnson CD，Esquela-Kerscher A，Stefani G，et al. The let-7 microRNA represses cell proliferation pathways in human cells. *Cancer Res*. 2007；67(16)：7713 - 7722.

83　Esquela-Kerscher A，Trang P，Wiggins JF，et al. The let-7 microRNA reduces tumor growth in mouse models of lung cancer. *Cell Cycle*. 2008；7(6)：759 - 764.

84　Garzon R，Heaphy CE，Havelange V，et al. MicroRNA 29b functions in acute myeloid leukemia. *Blood*. 2009；114(26)：5331 - 5341.

85　Castoldi M，Vujic Spasic M，Altamura S，et al. The liver-specific microRNA miR-122 controls systemic iron homeostasis in mice. *J Clin Invest*. 2011；121(4)：1386 - 1396.

第 9 章
急性髓系白血病

Ofir Wolach and Richard M. Stone
蔡文治 译,陈苏宁 校

概　述

　　AML 是一类异质性恶性造血干细胞疾病。AML 是成人最常见的白血病类型,据报道 2013 年美国共有近 14 500 例新发病例。AML 发病率随年龄增加而增加,中位发病年龄将近 70 岁。尽管人们对白血病发生发展机制的认识取得了巨大的进步,AML 患者生存结局仍然不容乐观,大部分患者死于原发疾病。近期,瑞典一项基于人群的研究结果显示,44 岁以下年轻患者 5 年生存率为 50%～60%,而 65 岁以上患者 5 年生存率不到 10%。虽然过去 10 年里年轻患者的生存有所改善,但老年患者生存情况不尽如人意,主要是因为疾病相关特征如耐药,或宿主相关因素如年龄、功能状态或伴随疾病。年龄、染色体核型、特定基因突变是最强有力的结局预测指标,被用于判断预后和指导治疗。近期一个研究小组采用了全基因组和全外显子测序方法详细描述了 AML 的分子学特征,结果显示,每个 AML 患者平均存在 13 个基因突变,其中 5 个是能够导致疾病发生的"驱动"突变,而大部分患者存在至少一个这样的关键突变。人们对一些突变,如 FLT3 - ITD 和 NPM1 突变与预后的相关性建立了较好

的认识,而其他类型突变的预后价值,以及多种突变之间的复杂交互作用仍然处于积极的研究阶段。

　　年轻、无其他伴随疾病的 AML 患者治疗方案包括以蒽环类和阿糖胞苷为基础的大剂量化疗,随后可行异基因造血干细胞移植(alloSCT)。老年、一般身体状况欠佳的患者通常无法从高强度细胞毒治疗中获益,以获得更好的生存,因为这些治疗措施总是与治疗相关疾病或死亡紧密相联。尽管在随机对照试验中,相对低强度治疗措施如去甲基化药物(5 - 阿扎胞苷和地西他滨),以及新型化疗药物如氯法拉滨不能有力地延长老年 AML 患者生存,这些药物常常单独使用或联合其他药物应用于老年 AML 患者。

　　遗传信息的不断丰富,对白血病细胞生存和增殖通路认识的日益加深,以及包括 mAb 和富集嵌合 T 细胞受体在内的干预能力的技术性进展,创造了许多以前无法实现的 AML 治疗途径。靶向凋亡通路、激酶激活级联通路中的特定分子,以及细胞代谢、细胞周期调控、调节蛋白的核转运和骨髓微环境中白血病细胞的信号交流过程都是临床前期试验和临床试验探索的热点。下面,作者总结了 AML 靶向治疗的主要进展和不断发展的治疗措施(表 9.1)。

表 9.1　AML 靶向治疗

化 合 物	类别/机制	开发/研究状态	临 床 活 性	参考文献
单克隆抗体				
吉妥单抗	抗 CD33 抗体偶联 Calicheamicin	Ⅲ期随机对照试验	低/中危 AML 和 APL 中有效	7 - 19
SGN - CD33A	抗 CD33 抗体偶联 Pyrrolobenzodiazepine	Ⅰ期临床试验(正在进行中)	NA	22,23

化 合 物	类别/机制	开发/研究状态	临 床 活 性	参考文献
单克隆抗体				
Lintuzumab-225 actinium	抗 CD33 抗体偶联放射性核素锕	Ⅰ/Ⅱ期临床试验(正在进行中)	安全,耐受性好;早期临床试验显示有效性	20,21
AMG330	抗 CD33 和 CD3ε 的 BiTE	临床前期试验	NA	25
布妥昔单抗	抗 CD30 单克隆抗体偶联抗有丝分裂剂 monomethyl auristatin E	Ⅰ期临床试验(正在进行中)	NA	
CSL360	嵌合型抗 CD123	Ⅰ期临床试验	安全,耐受性好;早期临床试验未显示显著抗白血病效应	26
IPH2101	抗抑制性 KIR 单克隆抗体	Ⅰ期临床试验	安全,耐受性好;初步结果令人振奋	32
CT-011	抗 PD-1 抗体	缓解期患者在Ⅰ期临床试验中,同时联合树突状细胞疫苗	NA	
伊匹木单抗(ipilimumab)	抗 CTLA-4 抗体	Ⅰ期临床试验(正在进行中)	NA	37
法尼基转移酶抑制剂				
tipifarnib	法尼基转移酶抑制剂	单药治疗,Ⅲ期临床试验;联合治疗,Ⅱ期临床试验	单药治疗不能改善生存;联合治疗初步结果令人振奋	40-44
酪氨酸激酶抑制剂				
达沙替尼	KIT 抑制剂	Ⅱ期临床试验(正在进行中)	联合化疗缓解率高;长期疗效有待观察。不能预防 MRD 阳性的 CBF-AML 复发	49-51
索拉非尼	FLT3 抑制剂	联合化疗,Ⅲ期正在进行/已完成;联合新药,Ⅱ期临床试验	不改善 OS;改善年轻患者 EFS	56-64
lestaurtinib	FLT3 抑制剂	与挽救性化疗联用Ⅲ期临床试验已完成;治疗初诊 AML 患者Ⅲ期临床试验尚在进行中	与挽救性化疗联用对复发 AML 患者无效	65,66
midostaurin	FLT3 抑制剂	Ⅲ期临床试验已完成,正在等待结果	Ⅱ期临床试验中,单药治疗能获得骨髓和血液学缓解;联合化疗的Ⅲ期临床试验结果尚未报道	67-69
quizartinib	FLT3 抑制剂	Ⅱ期临床试验	单药治疗复发难治者疗效显著;1/3 患者获得 alloSCT 机会	71-76
crenolanib	FLT3 抑制剂	Ⅱ期临床试验	安全,耐受性好;初步结果令人振奋	77-79
selumetinib(AZD6244)	MEK 抑制剂	Ⅱ期临床试验	FLT3-ITD 阴性患者反应一般	45
GSK212	MEK 抑制剂	Ⅰ/Ⅱ期临床试验	RAS 突变患者疗效(包括 CR)显著	46
抗凋亡信号通路、肿瘤代谢、细胞信号转导通路抑制剂				
AG120	IDH1 抑制剂	Ⅰ期临床试验(正在进行中)	NA	
AG-221	IDH2 抑制剂	Ⅰ期临床试验(正在进行中)	安全,耐受性好;初步结果令人振奋	83
OTX-015	bromodomain 抑制剂	Ⅰ期临床试验	安全,耐受性好;初步结果令人振奋	84
EPZ-5676	DOT1L 抑制剂	Ⅰ期临床试验	安全,耐受性好;治疗 MLL 重排白血病初步结果令人振奋	85
ABT-199	BCL-2 抑制剂	Ⅱ期临床试验(正在进行中)	NA	89,90
RG7112	MDM2 抑制剂	Ⅰ期临床试验	初步结果显示单药或联合阿糖胞苷治疗前景广阔	84,85
selinexor(KPT-330)	选择性核转运抑制剂	Ⅰ期临床试验(正在进行中)	Ⅰ期临床试验中,毒副作用可控,疗效显著	96
plerixafor	CXCR4 抑制剂	Ⅰ/Ⅱ期临床试验	联合挽救性化疗的早期临床试验显示有效	99
PF-04449913	Hedgehog 通路抑制剂	Ⅰ期临床试验	安全,耐受性好;初步结果令人振奋	101

化　合　物	类别/机制	开发/研究状态	临　床　活　性	参考文献
嵌合抗原受体及疫苗				
CAR T 细胞	抗 CD123 CAR T 细胞	临床前期试验	NA	103
CAR T 细胞	抗 CD44v6 CAR T 细胞	临床前期试验	NA	104
CAR T 细胞	抗 LeY CAR T 细胞	Ⅰ期临床试验(正在进行中)	毒副作用可控;初步结果令人振奋	105
WT1 疫苗	靶向 WT1 的多肽或 DC 负载疫苗	Ⅰ/Ⅱ期临床试验	毒副作用可控;对复发难治患者及作为 CR 患者维持治疗方案均有效	108

注：NA，未知；MRD，微小残留病灶；alloSCT，异基因造血干细胞移植；DC，树突状细胞；EFS，无事件生存。

单克隆抗体

白血病细胞表达一系列不同的表面分子,可用于定义谱系(AML 对 ALL)。这些分子能够与血循环中的抗体结合,因此使用单克隆抗体靶向这些表面分子是一种具有吸引力的治疗方法。"裸"抗体或自然抗体通常通过补体介导的补体依赖的细胞毒作用(CDC)、ADCC 和直接细胞毒作用靶向杀伤恶性细胞。类似地,工程抗体也能对恶性细胞发挥细胞毒作用(如同放化疗)。此外,靶向免疫系统组分、促进对白血病细胞攻击作用的抗体也是一种不断发展的治疗方法。

抗 CD33 抗体

CD33 是一个分子量为 67 kDa 的跨膜糖蛋白,生理功能未知,主要存在于髓系细胞中,大约 90%AML 患者原始细胞表面表达 CD33 抗原。吉妥单抗(GO；Mylotarg)由人源化抗 CD33 的 IgG4 单克隆抗体与半合成化的刺孢霉素结合而成,后者是一种强有力的细胞毒性的蒽环类抗生素。

在 3 项Ⅱ期临床试验(共纳入 142 例患者,年龄分布 43~73 岁)基础之上,GO 于 2000 年通过 FDA 认证,用于单药治疗老年复发 AML。CR 为 16%,CRp 接近 30%。60 岁以上患者 CR 和 CRp 分别为 15%和 26%,非复发生存(RFS)时间为 17 个月。2010 年,GO 因为 SWOG0106 研究的结果而从市场撤回,这一研究中,637 例年轻(18~60 岁)AML 患者随机分配到标准方案化疗组[阿糖胞苷联合柔红霉素(60 mg/m²)]或者在诱导治疗第 4 日加入 6 mg/m² GO 的类似治疗组(柔红霉素 45 mg/m²)。高剂量阿糖胞苷巩固治疗后的 CR 患者随后随机分配到 GO 治疗组和观察组,两组患者 CR 或 5 年生存率(GO 治疗组 46%对对照组 50%,$P = 0.85$)均无显著差异。GO 治疗组治疗相关死亡率为 5%,对照组为 1%。GO 在 SWOG0106 研究中疗效有限,治疗相关死亡率更高,同时有研究报道 GO 可导致严重肝脏毒性和肝窦阻塞综合征,因此 GO 退出市场。然而,一些后续前瞻性临床试验中关于疗效和安全性的分析数据对 GO 退出市场的决定提出质疑。MRC AML 15 临床试验中,1 113 例年轻 AML 患者接受三种诱导方案,并在诱导第 1 日随机加入 GO 3 mg/m² 治疗。随后,所有患者进一步被随机分配到含 GO 的三种巩固治疗方案中。虽然 GO 不影响 AML 患者整体缓解率和生存率,但基于细胞遗传学的分析结果显示,良好预后核型患者联合使用 GO 具有显著生存优势,中等预后核型患者具有优势趋势,不良预后核型则没有优势。MRC AML 16 临床试验中,中位年龄为 67(51~84)岁的 1 115 例老年患者接受柔红霉素/阿糖胞苷或者柔红霉素/氯法拉滨为基础的诱导方案,并在诱导第 1 日随机加入 GO 3 mg/m² 治疗。虽然 CR/CRp(两组都大约为 70%)和治疗相关死亡率无显著差异,但 GO 使用组可显著提高 3 年无复发生存率(GO 使用组 76%对非 GO 使用组 68%)和总体生存率(GO 使用组 25%对非 GO 使用组 20%)。与 AML 15 临床试验不同的是,在老年患者中,所有核型患者都能从 GO 使用中获益。还有一个支持联合使用 GO 的是法国 ALFA - 0701 随机Ⅲ期临床试验,该研究共纳入年龄分布在 50～70 岁（中位年龄 62 岁）的 280 例患者，随机接受标准诱导和巩固治疗方案或在诱导治疗第 1、3、7 日和两次巩固的第 1 日联合共 5 个剂量的 GO 3 mg/m² 治疗。采用这种分段服用方法，两组 CR/CRp 相似，但 GO 使用组 2 年无事件生存（EFS，40.8% 对 17.1%）、总体生存（53.2% 对 41.9%）和无复发生存（50.3% 对 22.7%）显著提高而相关毒性和死亡风险没有上升。其他临床试验未能证明化疗联合使用 GO 具有治疗优势。英国 LRF AML 14 和 NCRI AML 16 试验研究了 GO 对于不能接受大剂量化疗的高危老年 AML 患者的作用，495 例患者随机分配到 GO 5 mg/m² 联合低剂量阿糖胞苷使用组，均在每个疗程第 1 日使用，共持续 4 个疗程。GO 显著提高了缓解率（GO 使用组 30% 对对照组 17%），但一年总体生存（大约 25%）无明显优势。近期 EORTC 和 GIMEMA Consortium AML 17 临床试验报道了 GO 序贯使用方法，该研究中，472 例老年（中位年龄 67 岁，61～75 岁）AML 患者随机采用大剂量诱导和巩固治疗方案，或在诱导化疗前第 1、15 日，直至 28 日（取决于患者对 GO 的反应）联合使用 GO 6 mg/m²。取得 CR/CRp 的 GO 使用组患者继续在每个巩固治疗阶段使用 GO 3 mg/m²。GO 使用组 OS 稍有下降（GO 使用组 7.1 个月对对照组 10 个月，$P = 0.07$），主要是因为 GO 使用组大部分为 70 岁以上老年患者，其在 30 日、60 日死亡率有所增加（60 日死亡率，GO 使用组 22% 对对照组 18%）。这些随机试验互为矛盾的结果表明，GO 的疗效和毒性受到宿主相关因素如疾病危险度、年龄以及药物剂量和使用时机的影响。GO 联合使用新型制剂如表观遗传学修饰的新方法是近期临床试验研究的热点。

在急性早幼粒细胞白血病（APL）中，GO 对分子学复发者具有显著疗效，和三氧化二砷（ATO）及全反式维 A 酸（ARTA）联用对血液学复发患者亦有显著活性，或者在高危患者中作为起始治疗方案的辅助用药发挥降低肿瘤负荷的作用。

林妥珠单抗是一种人源化的抗 CD33 抗体，在一个Ⅲ期随机临床试验中，共纳入 191 例复发难治 AML（RR‑AML）患者，结果显示其与 MEC（米托蒽醌、依托泊苷、阿糖胞苷）联合使用对患者生存没有优势。目前，林妥珠单抗偶联放射性核素铜正在老年高危 AML 患者中进行Ⅰ期临床试验，与低剂量阿糖胞苷联合使用，初步报告显示林妥珠单抗具有较高安全性以及抗白血病效应。SGN‑CD33 A 是由人源化抗 CD33 抗体偶联新型人工合成的连接 DNA 的吡咯开苯并吖庚三烯（pyrrolobenzodiazepine）二聚体而成的新型复合制剂，正在Ⅰ期临床试验中。在临床前期研究模型中，本药比 GO 更有效，在多药耐药的细胞株中具有良好活性。

还有一种免疫疗法是募集患者自身 T 细胞，并使其重新靶向白血病细胞。以 T 细胞作为效应细胞的双特异性抗体（BiTE）是一种合成抗体，可以连接细胞毒性 T 细胞与肿瘤细胞表面抗原。博纳吐单抗采用这种方法，具有 CD19 和 CD3ε 双特异性，在 ALL 中取得了令人鼓舞的早期临床试验结果。近期，AMG330，一种靶向 CD33 和 CD3ε 的新型 BiTE 复合物被证实在体外原代 AML 细胞培养中有效。

非抗 CD33 抗体

CD123 是 IL‑3R 的 α 亚单位，被证实在 AML 原始细胞中异常过表达，包括在 CD34⁺CD38⁻ 的白血病干细胞。继这些令人鼓舞的体外实验数据之后是一些复合制剂的Ⅰ期研究，包括一种嵌合抗 CD123 的"裸"抗体以及连接毒素的单链抗体片段如白喉毒素。双亲和重靶向抗体（DART）是一种对 CD123 和 CD3 均有特异性的人工合成抗体，有两条独立肽链连接而成，其中一条为一种抗体的 V^H 链，另一条为另一种抗体的 V^L 链。目前，这种方法在 AML 小鼠模型中的数据令人振奋。

135 例 AML/MDS 患者中 1/3 可通过流式细胞术检测出 CD30 表达，26 例 AML 骨髓活检标本中 1/2 可通过免疫组化检测出 CD30 表达，且与 FLT3 阳性具有显著关联，因此，将 CD30 作为 AML 治疗靶点越来越受到关注。布妥昔单抗由抗 CD30 单克隆抗体与抗有丝分裂剂 monomethyl auristatin E 偶联而成，通过 FDA 认证用于治疗霍奇金淋巴瘤和间变性大细胞淋巴瘤，目前正在

Ⅰ期临床试验之中,与挽救性化疗联合用于治疗 CD30 阳性的复发 AML 患者(NCT01830777)。

免疫系统抗体

还有一种 AML 免疫治疗的有趣手段是通过靶向非白血病抗原从而提高针对白血病细胞的免疫反应。NK 细胞是固有免疫系统的成分,在清除肿瘤细胞中发挥重要作用。NK 细胞的识别和细胞毒性作用可以通过一系列复杂的抑制型或激活型受体来调节。当与配体结合时,KIR 抑制 NK 细胞的激活,此外,之前的观点也表明,KIR 抑制与抗白血病作用有关。IPH2101 是一种抗抑制性 KIR 的单克隆抗体,正在Ⅰ期临床试验中,用于治疗 23 例首次完全缓解的老年 AML 患者。患者对 IPH2101 耐受性较好,20 例可评估的患者中,PFS、RFS 和 OS 分别为 7.7 个月、10.8 个月和 12.7 个月,而 OS 的提高呈现出剂量依赖性。

PD-L1 和 PD-L2 与 T 细胞上 PD-1 的相互作用为负性调控机制,抑制 T 细胞活化。肿瘤细胞通常表达 PD-L1 和 PD-L2,从而逃脱 T 细胞介导的细胞凋亡。而进展期肿瘤患者在应用抗 PD-1 或抗 PD-L1 抗体治疗后,却观察到显著临床疗效。在一项研究中,18% 初诊 AML 患者 PD-L1 高表达;在另一项研究中,通过抗体阻断 PD-L1 能够降低肿瘤负荷,延长 AML 小鼠的生存。一项正在进行的Ⅰ期临床试验评估了 AML-DC 融合疫苗联合使用抗 PD-1 的人源化单克隆抗体 CT-011,在治疗缓解期 AML 患者中的安全性问题(NCT01096602)。

还有一种抑制 T 细胞对肿瘤细胞杀伤作用的负性调控分子是细胞毒 T 淋巴细胞相关抗原 4(CTLA-4)。针对这种抗原的完全人源化单克隆抗体伊匹木单抗(ipilimumab),在恶性黑色素瘤中显示出显著的临床疗效。针对复发难治 AML 患者的Ⅰ期临床试验也在进行之中(NCT01757639、NCT00060372、NCT01822509)。

靶向 AML 增殖驱动因子

使用深度测序技术研究 AML 分子基因组学

时发现了一些驱动白血病进程的基因突变。与 AML 发病机制相关的基因突变可以分为九大类:涉及转录因子的融合基因、抑癌基因、DNA 甲基化相关基因、信号通路基因、染色质修饰基因、髓系转录因子基因、连接复合物基因、剪切体复合物基因和 NPM1。AML 中与细胞转导信号激活和细胞增殖通路相关的基因突变(如 RAS、FLT3、c-KIT)是 AML 治疗措施的焦点,也是下文讨论的重点。

RAS 抑制剂

MAPK 信号通路在细胞增殖、分化、黏附和凋亡中发挥关键作用。Ras 基因家族包括 H-ras、N-ras、K-ras,编码小鸟嘌呤核苷酸结合 GTP 酶蛋白,为细胞内信号转导通路中的关键分子。1/3 的人类肿瘤存在 Ras 基因的激活突变。在 AML 中,大约 10% 患者存在 N-ras 突变。Ras 基因编码的蛋白质发挥生物学功能需要经翻译后的脂质修饰,法尼基转移酶(FT)正是参与这一过程的一种酶,而 FT 抑制剂(FTI),即 tipifarnib,是许多 AML 临床试验的焦点。tipifarnib 在高危组 AML 患者中的Ⅰ期和Ⅱ期临床试验结果显示,ORR 为 11%~23%,缓解率为 4%~14%,有趣的是缓解情况和 Ras 突变状态无关。Ⅲ期试验中,457 例老年 AML 患者(70 岁以上)随机接受 600 mg,每日 2 次 tipifarnib 治疗,连续服药 21 日,28 日为 1 个疗程,或接受最佳支持治疗(BSC),两组 OS 无明显差异(中位生存时间,干预组 107 日对 BSC 组 109 日)。在英国 AML 16 试验中,低剂量阿糖胞苷联合使用 tipifarnib 不能提高老年 AML 患者生存。tipifarnib 与依托泊苷联用具有协同作用,在Ⅱ期试验中能提高反应率(CR 25%)。这个研究同时发现了一种双基因模式,RASGRP1/APTX 表达比例能够预测患者对 tipifarnib 的反应性。

MEK 抑制剂

抑制 RAS/RAF/MEK/ERK 信号通路中 RAS 下游 TK 基因是 AML 临床研究的热点。selumetinib(AZD6244)是一种有效的高选择性、非 ATP 竞争性的口服 MEK 抑制剂，正在 47 例高危 AML 中进行 Ⅱ 期临床试验。selumetinib 100 mg，2 次/日，持续口服，被证实具有较好的安全性和耐受性。患者对 selumetinib 的反应性一般（1 例 PR，5 例骨髓缓解），且只对无 FLT3 - ITD 突变患者有效，同时其反应程度与 KIT 基因特定位点的多态性相关。MEK 抑制剂 GSK212 目前在 Ⅰ/Ⅱ 期临床试验中，45 例复发难治髓系恶性肿瘤患者口服 GSK212 治疗，其中 42 例为 AML。皮疹及腹泻是主要的副作用，骨髓抑制并未发生。13 例 RAS 突变患者有显著反应，包括 3 例 CR/CRp 在内 ORR 为 31%，而 RAS 野生型患者反应性较差（非 CR 的 ORR 为 8%）。

KIT 抑制剂

KIT（CD117）是 Ⅲ 型酪氨酸激酶受体（RTK）家族成员之一，在正常造血过程中发挥必不可少的作用。通常情况下，干细胞因子（SCF）作为配体与 CD117 受体结合，促进受体二聚化及 KIT 自身磷酸化，进而激活下游信号通路如 Ras/MAPK、PI3K、Src 激酶和 JAK/STAT。KIT 基因激活型突变能够影响大约 1/3 的核心结合因子 AML（CBF - AML）。KIT 突变主要集中在 17 号外显子（编码活化环）和 8 号外显子（编码受体的细胞外段）。大量回顾性分析研究评估了 KIT 突变的预后价值。其对 CBF - AML 患者，特别是 KIT 基因 17 号外显子突变的 t（8；21）患者生存有不利影响。目前，KIT 突变对临床决策的影响尚不明确。根据最新的美国国家综合癌症网络（NCCN）共识，存在 KIT 突变的 CBF - AML 患者将从预后良好组归为中等预后组。由于 KIT 突变能够促进白血病细胞增殖、影响患者预后，且 KIT 基因在非突变的 CBF - AML 患者中也高表达，因此抑制 KIT 基因是一个很有吸引力的治疗目标。事实上，达沙替尼作为一种有效的 KIT 抑制剂，在体外试验能够抑制表达野生型和突变型 KIT 基因的细胞增殖。也有一些研究报道了达沙替尼对伴有突变型 KIT 的 CBF - AML 的疗效。CALGB 10801 Ⅲ 期临床试验评估了达沙替尼每日 100 mg 联合化疗，并将达沙替尼作为维持

治疗方案的安全性和有效性（无论是否存在 KIT 突变）。61 例患者（19～85 岁）接受标准诱导和巩固化疗方案，每一疗程化疗结束后患者立即口服达沙替尼治疗并维持一年。最初疗效和毒性数据显示，缓解率为 90%（年轻和老年患者分别为 93% 和 79%），令人鼓舞，而毒副作用也在可控范围之内。在另外的报道中，26 例血液学缓解，但分子学未缓解或复发的 CBF - AML 患者口服达沙替尼单药治疗。达沙替尼不能阻止这些患者向血液学复发进展，与未使用达沙替尼的患者相比复发率没有降低。为了更好地判断 KIT 抑制剂在 CBF - AML 中的作用，更多临床试验仍在进行之中。

FLT3 抑制剂

FLT3 受体属于 Ⅲ 型 RTK 家族，表达于正常造血细胞中，激活与细胞增殖、分化和存活相关的一系列下游信号通路。大约 1/3 AML 患者存在 FLT3 激活型突变。最常见的激活型突变为在跨膜区的内部串联重复（FLT3 - ITD），与高复发率和较差预后相关。FLT3 - ITD 突变比例被证实与患者预后相关，而 ITD 长度是否影响生存尚且没有定论。FLT3 酪氨酸激酶区（TK）的单个氨基酸置换突变（最常发生在密码子 D835 和 I836 位置）在 AML 中的发生率为 4.8%～7.7%，其预后价值尚不清楚。近年来，许多 FLT3 抑制剂均被用于临床前期试验和临床试验。大部分制剂是 ATP 嘌呤类似物，通过与 TK 区的 ATP 结合位点结合发挥作用。各种类型的 FLT3 抑制剂为口服制剂，在特异性、有效性和安全性上各有不同。一些报道描述了在不同类型 AML 中，FLT3 抑制剂作为单药治疗或联合其他药物的疗效。

索拉非尼是一种多效激酶抑制剂，对 FLT3、KIT、N - ras 和 RAF 激酶均有抑制活性，在 AML 治疗中均发挥作用。索拉非尼已通过 FDA 认证用于治疗进展期肾细胞癌和肝细胞癌，其作用机制被认为是对 VEGFR 的抑制作用。一些研究显示索拉非尼对 FLT3 - ITD 阳性的 RR - AML 具有显著临床疗效。Metzelder 等人回顾性分析 65 例 FLT3 - ITD 阳性的 RR - AML 患

者,其中 29 例为移植后复发。在这一研究中,索拉非尼单药治疗的血液学缓解率为 37%,CR/CRi 为 23%,完全分子学缓解率为 15%。与非移植复发患者相比较,移植后复发患者对索拉非尼治疗耐药率更低、缓解期更长,说明索拉非尼可能能够发挥协同作用,提高移植物抗白血病效应。还有一项研究结果则不尽如人意,16 例移植后复发患者接受索拉非尼治疗,只有 3 例获得 PR 而没有 1 例获得 CR。近期索拉非尼 Ⅰ 期临床试验结果显示,其作为 *FLT-ITD* 突变的 AML 患者移植后维持治疗措施具有相当好的安全性和疗效。索拉非尼与其他药物联用也在试验之中。Ravandi 和他的同事进行的一项 Ⅰ/Ⅱ 期临床试验研究了 55 例年轻 AML 患者联合索拉非尼和去甲氧柔红霉素、阿糖胞苷为基础的化疗,与接受传统化疗的对照组相比较,这一联合方案在短期而言疗效相当且具有较好的安全性。值得一提的是,FLT3-ITD 阳性患者获得了相当高的 CR(14/15)。欧洲白血病研究联盟进行的一项 Ⅲ 期临床试验随机将 201 例初诊老年(60~80 岁)AML 患者,无论是否存在 FLT3 突变,分配到标准 DA 方案诱导治疗组联合安慰剂对照组或索拉非尼 400 mg,每日 2 次试验组,索拉非尼自化疗结束第 3 日开始到下一次化疗的前 3 日结束。CR 患者再被随机分配接受一年的索拉非尼维持治疗。联合使用索拉非尼不能提高 EFS 和 OS,且与更高的早期死亡率相关(索拉非尼治疗组 17% 对对照组 7%,$P = 0.052$)。同样地,低剂量阿糖胞苷联合使用索拉非尼对老年高危 AML 患者亦无优势。化疗很有可能引起 FLT3 配体过表达,进而干扰索拉非尼对 FLT3 的抑制作用。近期,德国开展的 Ⅲ 期随机、安慰剂对照临床试验研究了 267 例年轻(18~60 岁)AML 患者,无论其是否存在 FLT3 突变,接受标准诱导和巩固化疗方案联合索拉非尼序贯治疗。与对照组相比,联合索拉非尼治疗组缓解率相似,但 3 年 EFS(40% 对 20%)和 RFS(56% 对 38%)均显著提高。有趣的是,这些优势结果并不能提高 OS,很大程度上是因为该研究中高危组患者在完全缓解 1 期即接受 alloSCT 治疗。5-氮杂胞苷联合索拉非尼的疗效也令人鼓

舞。在一项 Ⅱ 期临床试验中,43 例复发难治 AML(93% 患者存在 FLT3-ITD 突变)接受 5-氮杂胞苷 75 mg/m^2,连续 7 日,1~2 个月一个循环周期,联合索拉非尼 400 mg,每日 2 次持续治疗。ORR 为 46%,CR/CRi 为 43%。中位缓解时间为 2.3 个月,部分患者缓解时间可长达一年之久。有趣的是,包含化疗的联合治疗方案引起的特征性 FLT3 配体激增效应在这一方案中被削弱了。

lestaurtinib 也是一种多激酶抑制剂,对 FLT3 受体有抑制作用。lestaurtinib Ⅰ/Ⅱ 期临床试验显示其对高危组 AML 患者,无论其 FLT3 为野生型或突变型,均具有显著疗效。接下来,一项随机试验评估了挽救性化疗联合使用 lestaurtinib 在 FLT3 突变的复发 AML 患者中的治疗价值。研究结果显示联用 lestaurtinib 对改善生存无显著优势。一些相关研究表明大部分患者并不能实现对 FLT3 的靶向抑制,很大程度上是因为前文提到的 FLT3 配体激增效应。

midostaurin(PKC412)也是一种 FLT3 抑制剂,大样本 Ⅲ 期随机对照临床试验正在进行之中。midostaurin 能够有效抑制多种酪氨酸激酶,如 FLT3(包括 FLT3-ITD 和 TKD)、KIT 和 PDGFR,在多种克隆性造血性疾病如 AML 和侵袭性肥大细胞增多症中的疗效正在评估之中。在一项 ⅡB 临床试验中,95 例复发难治或不适合化疗的初诊 AML 患者接受 midostaurin 50 或 100 mg,每日 2 次单药治疗。超过 2/3 的 *FLT*3 突变型、42% 的 *FLT*3 野生型患者有原始细胞的减少,虽然只有 1 例 *FLT*3 突变型患者获得骨髓缓解。一项 ⅠB 期剂量探索性临床试验结果显示 midostaurin 联合标准诱导和巩固治疗方案具有较高的安全性和有效性,midostaurin 50 mg,每日 2 次,口服 14 日,耐受性良好、疗效显著。CALGB 10603(RATIFY)是一项随机、安慰剂对照研究,将初诊年轻 AML 患者随机分配到安慰剂对照组或 midostaurin 试验组,midostaurin 50 mg,每日 2 次,口服 14 日,28 日为一周期,并维持治疗一年。近期该研究刚刚结题,结果令人期待。与其他 FLT3 抑制剂一样,早期临床研究结果显示,

midostaurin 与其他新型药物如去甲基化药物和 mTOR 抑制剂联用具有较为理想的有效性/毒性模式。

quizartinib 为一种双芳基脲衍生物，是一种高效的非蛋白结合 FLT3 抑制剂，一些早期临床研究结果已被报道。一项剂量递增性 I 期临床试验（$n = 76$）显示，quizartinib 最大耐受剂量为每日 200 mg，更大剂量将会发生 III 级 QT 间期延长。quizartinib 每日 18 mg 低剂量治疗时，30% 患者能获得缓解或原始细胞显著减少（*FLT3 - ITD* 突变型和 *FLT3* 野生型分别为 53% 和 14%）。一项大型 II 期临床试验纳入了两组共 333 例患者，其中女性持续口服 quizartinib 每日 90 mg，男性为每日 135 mg。组 1 由 134 例 60 岁以上难治或在一线治疗一年内复发的 AML 患者组成，组 2 纳入了 18 岁以上难治或接受包括移植在内的二线治疗后依然复发的 AML 患者。组 1 中，*FLT3* 突变型和野生型的复合缓解率（CRc = CR + CRi + CRp）分别为 54% 和 32%，中位 OS 时间分别为 25.3 周和 19 周。组 2 中，*FLT3* 突变型和野生型的复合缓解率则分别为 44% 和 34%，中位 OS 时间分别为 23.1 周和 25.6 周。组 2 中 1/3 患者在 quizartinib 治疗后成功桥接 alloSCT。对这组患者进一步分组分析，结果显示无论移植前缓解程度如何，至少获得 PR 后再进行移植的 FLT3 - ITD 阳性患者 1 年 OS 为 39%。相反，获得 CRc 或 PR 但没有进行 alloSCT 的患者 1 年 OS 分别为 25% 和 5%。*FLT3* 野生型患者经 quizartinib 和 alloSCT 挽救性治疗，移植前获得 CRc 或 PR 的患者 1 年 OS 分别为 78% 和 50%。此外，有研究显示，quizartinib 能提高 70 岁以上患者 CRc，而毒性也在可控范围内。一些 I/II 期临床试验正在研究 quizartinib 联合使用化疗或去甲基化药物的疗效。

一种对 quizartinib 或其他 FLT3 抑制剂耐药的常见机制是，激酶区激活型点突变（即 D835 或 F691L）导致了耐药性。到目前为止，所研究的包括 quizartinib 在内的大部分 FLT3 抑制剂都是 II 型酪氨酸激酶抑制剂，只能与 FLT3 非活化型受体结合，当激酶区发生突变时，非活化型受体

稳定性受到破坏，疗效也相应受到限制。近期，一些体外实验显示了 crenolanib 在 FLT3 抑制剂耐药细胞系和异体移植模型中的作用。crenolanib 是 I 型酪氨酸激酶抑制剂，与 FLT3 活化型和非活化型均能结合，因此能够逆转激酶区激活型突变导致的耐药性。

靶向细胞凋亡通路、细胞周期调控和癌细胞代谢

近期研究明确了细胞周期失调和癌细胞代谢在保持和扩大恶性白血病克隆中的重要作用。这些相互关联的细胞内信号通路或许能成为抗白血病治疗新的靶点。

异柠檬酸脱氢酶是一种能催化异柠檬酸生成 α-酮戊二酸（α-KG）的酶，为多种细胞代谢功能所必须，同时影响细胞表观遗传学调控。高达 20% AML 患者存在 *IDH*1 和 *IDH*2 编码基因突变。大部分突变发生在酶活性中心的精氨酸残基（*IDH*1 为 R132，*IDH*2 为 R140 和 R172）这一重要的位点上，改变 IDH 的催化活性。突变的 IDH 酶将 α-KG 转化为"癌代谢物" 2-HG，竞争性抑制双加氧酶。*IDH* 基因上只有一个等位基因发生突变才能产生这种癌代谢物，其中野生型酶催化 α-KG 生成，而突变型 *IDH* 基因编码的新的酶催化 α-KG 转化为 2-HG。2-HG 的累积与表观遗传学失调和白血病的进展均相关。事实上，多项研究显示，血液、骨髓和尿液中的 2-HG 含量与 IDH 突变状态紧密关联，且会随着对化疗的反应而减低。IDH1 和 IDH2 抑制剂能够阻滞 IDH 突变细胞生长，降低 2-HG 含量。IDH1 和 IDH2 抑制剂 AG-120 和 AG-221 对高危组进展期 AML 患者的作用正在早期临床试验之中，初步结果显示单药治疗具有显著疗效（NCT01915498、NCT02074839）。其他一些以表观遗传学调控为靶点的靶向治疗措施也在进行临床前期或早期临床试验，初步结果令人鼓舞，其中包括 bromodomain（识别乙酰化组蛋白）抑制剂和组蛋白甲基转移酶 DOT1L（参与 MLL 重排白血病的发生发展）抑制剂。

细胞凋亡通路的阻断在肿瘤生成中发挥核心作用,以此为靶点是肿瘤治疗进展的一项有吸引力的策略。B 细胞淋巴瘤/白血病 2(BCL-2)蛋白家族通过线粒体途径调控细胞凋亡。BCL-2 与促凋亡蛋白的 BH3 结构域结合,防止线粒体外膜通透性增加,从而抑制细胞凋亡,这是血液系统恶性肿瘤抗凋亡机制的主要模式。ABT-199 是一种强效、选择性的 BCL-2 抑制剂,在非霍奇金淋巴瘤和伴肿瘤溶解综合征,即反映药物诱导凋亡有效的 CLL 治疗中具有广阔前景。ABT-199 在临床前期研究中显示出显著疗效。近期有研究报道,进展期 AML 患者口服 ABT-199 单药治疗,18%(5/28)患者可获得 CR/CRi。有意思的是,缓解患者中很多具有 IDH 突变(NCT01994837)。

还有一种可作为治疗靶点的凋亡通路是 *p53* 通路。*p53* 是一类抑癌基因,当细胞发生 DNA 损伤时促进细胞凋亡。虽然 *TP53* 基因突变在人类肿瘤中占据相当大的比例,但其失活突变仅仅发生在 5%～10% 的 AML 患者中。小鼠双微粒体 2(MDM2)蛋白通过促进对 *p53* 的 E_3 泛素化降解负性调控 *p53* 基因的活化。MDM2 过表达在 AML 发病中发挥重要作用,MDM2 抑制剂如 Nutlin-3 和 MI219 能促进人类原始粒细胞的凋亡。这种促凋亡效应几乎只出现在野生型 *TP53* 患者中。*TP53* 基因突变对 MDM2 抑制剂具有耐药性,尽管其对极少数 *p53* 突变 AML 患者有效。MDM2 抑制剂可与细胞毒性药物协同作用,提高其疗效,FLT3-ITD 突变原始细胞尤其对 MDM2 抑制剂敏感。在一项Ⅰ期临床研究中,116 例不同类型的进展期白血病患者(84 例为复发难治 AML)口服 MDM2 拮抗剂 RG7112。40%AML 患者血液学反应提高,16% 患者获得 CR。大部分有效者都为 *p53* 野生型。ⅠB 期临床试验对 RG7112 联合低剂量阿糖胞苷进行了评估。16 例不适合进行大剂量化疗的初诊 AML 患者接受 RG7112 联合低剂量阿糖胞苷、27 例复发难治 AML 患者接受 RG7112 联合大剂量阿糖胞苷治疗。前一组总体反应率和 CR 分别为 43% 和 21%,后一组则分别为 52% 和 17%。

p53、其他抑癌蛋白以及多种细胞周期调控

蛋白都是通过核输出受体家族识别含富亮氨酸核输出信号的蛋白实现核浆穿梭。exoportin-1(也被称作 XPO1/CRM1)是一类核输出受体,其过表达是 AML 的独立预后因素。在 AML 细胞系和小鼠模型中抑制 exoportin-1 活性能够促进 p53 诱导的细胞凋亡。selinexor(KPT-330)是核转运蛋白(SINE)的选择性抑制剂,能够抑制 exoportin-1 活性,目前正在Ⅰ期临床研究中(NCT01607892)。48 例复发难治 AML 患者接受 selinexor 治疗,初步结果显示 18% 患者能够获得 CR/CRi,毒性也在可控范围之内。

趋化因子受体 CXCR4 及其配体间质细胞衍生因子-1(SDF-1/CXCR12)在白血病原始细胞和骨髓微环境的交互中发挥重要作用。恶性肿瘤细胞中 CXCR4 表达量增高,促进 AML 原始细胞在骨髓龛中的生存和停留,与 FLT3 表达和患者不良结局相关。小分子 CXCR4 拮抗剂如 plerixafor(AMD3100)、AMD3465 和 BKT140 能够通过阻断骨髓基质细胞和白血病细胞相互作用而抑制白血病细胞的增殖。CXCR4 拮抗剂也能在部分程度上削弱基质细胞对化疗引起的 AML 细胞凋亡的保护作用,从而提高细胞对细胞毒治疗的敏感性。一项Ⅰ/Ⅱ期临床研究验证了这一概念,46 例复发难治 AML 患者接受米托蒽醌、依托泊苷和阿糖胞苷与 CXCR4 抑制剂 plerixafor 联合治疗,CR/CRi 为 46%。相关研究结果显示,进入外周血的原始细胞增加了两倍。一些正在进行的Ⅰ/Ⅱ期临床试验正在评估 plerixafor 联合化疗或其他药物在高危组 AML 治疗中的价值。

Hedgehog(Hh)信号转导通路被认为在保持和扩大白血病干细胞腔以及 AML 耐药中发挥重要作用。PF-04449913 是一种口服复合制剂,通过与平滑蛋白结合抑制 Hh 信号转导通路。一项Ⅰ期临床试验评估了 PF-04449913 的安全性和耐受性,该研究共纳入 32 例不同髓系恶性肿瘤患者,其中 2 例发生 3 级毒副作用(胃肠道出血和肺毒性)。18 例 AML 中 1 例患者获得 CR,5 例患者原始细胞显著减少。PF-04449913 联合化疗(NCT01546038)及用于移植后复发患者

（NCT01841333）的研究均在 II 期临床试验中。

嵌合抗原受体和疫苗

嵌合抗原受体为人工 T 细胞受体，包含胞外抗原结合区和与之相连的跨膜区及一个 T 细胞信号单元，抗原结合区由单克隆抗体单链可变区组成，能够特异性地与肿瘤细胞抗原结合，T 细胞信号单元通常情况下是 CD3 - ξ。二代 CAR 还包含 T 细胞共刺激分子（如 CD28、OX40 或 4 - 1BB）的胞内区。如此构建的受体与肿瘤抗原特异性结合，活化 T 细胞，最终导致肿瘤细胞溶解。这一技术最初用于治疗 CLL，紧接着是 ALL，在早期临床研究中显示出广阔的前景。一项研究指出，患者来源的 T 细胞能够改造成表达抗 CD123 的 CAR，特异性溶解自身的白血病细胞。Pizzitola 和他的同事对将细胞因子诱导的杀伤细胞（一类 CD3$^+$CD56$^+$ 免疫效应 T 细胞）作为抗 CD33 或 CD123 CAR 效应细胞进行了研究，在小鼠模型中显示出较强的抗白血病效应。进一步研究表明，与抗 CD33 CAR 相比，以 CD123 抗原为靶点对正常造血干细胞的毒副作用更小，因此更有优势。其他 AML 相对特异性抗原如 CD44v6 和 LeY 抗原也作为 CAR 的靶点在研究之中。在一项 I 期临床试验中，LeY 抗原是 CAR T 细胞的靶点。4 名患者在氟达拉滨（fludarabine）化疗之后接受抗 LeY 抗原的自身 CAR T 细胞治疗。CAR T 细胞在体内存活长达数月，而毒副作用在可控范围内，临床疗效显著。

针对白血病特异性或相关抗原的 T 细胞自体免疫通常在 alloSCT 后发生，也是移植物抗白血病效应不可或缺的部分。使用肽或 DC 疫苗诱导 T 细胞对这些抗原产生反应是目前的研究热点。为了最大限度提高针对白血病相关抗原免疫治疗的有效性和安全性，必须满足以下几个标准：抗原在白血病细胞上经常性或特异性表达，抗原对白血病克隆的形成和发展有促进作用，存在显著的免疫应答。Wilm 肿瘤 1（WT1）就是其中一种具有代表性的，并且研究较为深入的抗原。WT1 是一类与细胞增殖、分化和凋亡有关的转录因子，具有相对特异性，在白血病细胞中高表达而在正常组织（性腺、肾脏和脾脏）中表达量较低。WT1 具有很强的免疫原性，能够最大限度地激活 CD8、CD4 和体液免疫应答。疫苗通常是一类抗原衍生肽，DC 负载一段肽链或编码 WT1 全长的 mRNA。对不同类型 AML，早期临床试验显示出 WT1 疫苗具有较好的安全性和潜在的有效性。

总　　结

过去 10 年对关注 AML 患者的人来说是令人激动的一段时间。AML 突变谱的描绘，对肿瘤信号转导通路，以及免疫系统和肿瘤微环境在诱导和维持肿瘤克隆形成中作用的认识的巨大进步，将在不久的将来革新 AML 的治疗措施。大量新型靶向药物和技术上的突破使得人们能够以患者特异性遗传学突变、促进白血病发生的信号通路为基础，对患者进行个体化治疗。尽管这些预想前景广阔，大部分新药仍然处于早期临床试验阶段。此外，当前研究显示，即使有这些新药，耐药仍然是主要问题，或许需要联合治疗得以解决。

参 考 文 献

1　National Comprehensive Cancer Network. Acute Myelois Leukemia（Version 1. 2014）. http：//www. nccn. org/professionals/physiciangls/pdf/aml.pdf. Accessed February 16，2014.

2　Dohner H，Estey EH，Amadori S，et al. Diagnosis and management of acute myeloid leukemia in adults：recommendations from an international expert panel，on behalf of the European LeukemiaNet. *Blood*. 2010；115(3)；453 - 474.

3　Juliusson G，Lazarevic V，Horstedt AS，et al. Acute myeloid leukemia in the real world：why population-based registries are needed. *Blood*. 2012；119(17)；3890 - 3899.

4　Cancer Genome Atlas Research Network. Genomic and epigenomic landscapes of adult de novo acute myeloid leukemia. *N Engl J Med*. 2013；368(22)；2059 - 2074.

5　Patel JP, Gonen M, Figueroa ME, et al. Prognostic relevance of integrated genetic profiling in acute myeloid leukemia. *N Engl J Med*. 2012; 366(12); 1079 – 1089.

6　Gasiorowski RE, Clark GJ, Bradstock K, Hart DN. Antibody therapy for acute myeloid leukaemia. *Br J Haematol*. 2014; 164(4); 481 – 495.

7　Hutter ML, Schlenk RF. Gemtuzumab ozogamicin in non-acute promyelocytic acute myeloid leukemia. *Expert Opin Biol Ther*. 2011; 11(10); 1369 – 1380.

8　Bross PF, Beitz J, Chen G, et al. Approval summary: gemtuzumab ozogamicin in relapsed acute myeloid leukemia. *Clin Cancer Res*. 2001; 7(6); 1490 – 1496.

9　Petersdorf SH, Kopecky KJ, Slovak M, et al. A phase 3 study of gemtuzumab ozogamicin during induction and postconsolidation therapy in younger patients with acute myeloid leukemia. *Blood*. 2013; 121(24); 4854 – 4860.

10　Wadleigh M, Richardson PG, Zahrieh D, et al. Prior gemtuzumab ozogamicin exposure significantly increases the risk of veno-occlusive disease in patients who undergo myeloablative allogeneic stem cell transplantation. *Blood*. 2003; 102(5); 1578 – 1582.

11　Burnett AK, Hills RK, Milligan D, et al. Identification of patients with acute myeloblastic leukemia who benefit from the addition of gemtuzumab ozogamicin: results of the MRC AML15 trial. *J Clin Oncol*. 2011; 29(4); 369 – 377.

12　Burnett AK, Russell NH, Hills RK, et al. Addition of gemtuzumab ozogamicin to induction chemotherapy improves survival in older patients with acutemyeloid leukemia. *J Clin Oncol*. 2012; 30(32); 3924 – 3931.

13　Castaigne S, Pautas C, Terre C, et al. Effect of gemtuzumab ozogamicin on survival of adult patients with de-novo acute myeloid leukaemia (ALFA-0701): a randomised, open-label, phase 3 study. *Lancet*. 2012; 379(9825); 1508 – 1516.

14　Burnett AK, Hills RK, Hunter AE, et al. The addition of gemtuzumab ozogamicin to low-dose Ara-C improves remission rate but does not significantly prolong survival in older patients with acute myeloid leukaemia: results from the LRF AML14 and NCRI AML16 pick-awinner comparison. *Leukemia*. 2013; 27(1); 75 – 81.

15　Amadori S, Suciu S, Stasi R, et al.; UK National Cancer Research Institute AML Working Group. Sequential combination of gemtuzumab ozogamicin and standard chemotherapy in older patients with newly diagnosed acute myeloid leukemia: results of a randomized phase Ⅲ trial by the EORTC and GIMEMA consortium (AML-17). *J Clin Oncol*. 2013; 31(35); 4424 – 4430.

16　Walter RB, Medeiros BC, Gardner KM, et al. Gemtuzumab ozogamicin in combination with vorinostat and azacitidine in older patients with relapsed or refractory acute myeloid leukemia: a phase Ⅰ/Ⅱ study. *Haematologica*. 2014; 99(1); 54 – 59.

17　Lo-Coco F, Cimino G, Breccia M, et al. Gemtuzumab ozogamicin (Mylotarg) as a single agent for molecularly relapsed acute promyelocytic leukemia. *Blood*. 2004; 104(7); 1995 – 1999.

18　Aribi A, Kantarjian HM, Estey EH, et al. Combination therapy with arsenic trioxide, all-trans retinoic acid, and gemtuzumab ozogamicin in recurrent acute promyelocytic leukemia. *Cancer*. 2007; 109(7); 1355 – 1359.

19　Ravandi F, Estey E, Jones D, et al. Effective treatment of acute promyelocytic leukemia with all-trans-retinoic acid, arsenic trioxide, and gemtuzumab ozogamicin. *J Clin Oncol*. 2009; 27(4); 504 – 510.

20　Feldman EJ, Brandwein J, Stone R, et al. Phase Ⅲ randomized multicenter study of a humanized anti-CD33 monoclonal antibody, lintuzumab, in combination with chemotherapy, versus chemotherapy alone in patients with refractory or first-relapsed acute myeloid leukemia. *J Clin Oncol*. 2005; 23(18); 4110 – 4116.

21　Jurcic GH, Ravandi F, Pagel JM, et al. Phase Ⅰ Trial Of The Targeted Alpha-Particle Nano-Generator Actinium-225 (225 Ac) -Lintuzumab (Anti-CD33) In Combination With Low-Dose Cytarabine (LDAC) For Older Patients With Untreated Acute Myeloid Leukemia (AML) [abstract]. *Blood*. 2013; 122; 1460.

22　Stein EM, Stein A, Walter RB, Fathi AT, Lancet JE, Kovacsovics TJ, Advani AS, DeAngelo DJ, O'Meara MM, Zhao B, Kennedy DA, Erba HP: Interim analysis of a phase 1 trial of sgn-cd33a in patients with cd33-positive acute myeloid leukemia (aml) [abstract]. *Blood* 2014; 124; 623.

23　Kung Sutherland MS, Walter RB, Jeffrey SC, et al. SGN-CD33 A: a novel CD33-targeting antibody-drug conjugate using a pyrrolobenzodiazepine dimer is active in models of drug-resistant AML. *Blood*. 2013; 122(8); 1455 – 1463.

24　Topp MS, Kufer P, Gokbuget N, et al. Targeted therapy with the T-cell-engaging antibody blinatumomab of chemotherapy-refractory minimal residual disease in B-lineage acute lymphoblastic leukemia patients results in high response rate and prolonged leukemia-free survival. *J Clin Oncol*. 2011; 29(18); 2493 – 2498.

25　Laszlo GS, Gudgeon CJ, Harrington KH, et al. Cellular determinants for preclinical activity of a novel CD33/CD3 bispecific T-cell engager (BiTE) antibody, AMG 330, against human AML. *Blood*. 2014; 123(4); 554 – 561.

26　Roberts AW, He S, Ritchie D, et al. A phase Ⅰ study of anti-CD123 monoclonal antibody (mAb) CSL360 targeting leukemia stem cells (LSC) in AML [abstract]. *J Clin Oncol*. 2010; 28(15); e13012.

27　Frankel A, Liu JS, Rizzieri D, Hogge D. Phase Ⅰ clinical study of diphtheria toxin-interleukin 3 fusion protein in patients with acute myeloid leukemia and myelodysplasia. *Leuk Lymphoma*. 2008; 49(3); 543－553.

28　AL Hussaini MH, Ritchey J, Rettig MP, et al. Targeting CD123 in leukemic stem cells using dual affinity re-targeting molecules (DARTs®) [abstract]. *Blood*. 2013; 122; 360.

29　Zheng W, Medeiros LJ, Hu Y, et al. CD30 expression in high-risk acute myeloid leukemia and myelodysplastic syndromes. *Clin Lymphoma Myeloma Leuk*. 2013; 13(3); 307－314.

30　Fathi AT, Preffer FI, Sadrzadeh H, et al. CD30 expression in acute myeloid leukemia is associated with FLT3-internal tandem duplication mutation and leukocytosis. *Leuk Lymphoma*. 2013; 54(4); 860－863.

31　Lion E, Willemen Y, Berneman ZN, Van Tendeloo VF, Smits EL. Natural killer cell immune escape in acute myeloid leukemia. *Leukemia*. 2012; 26(9); 2019－2026.

32　Vey N, Bourhis JH, Boissel N, et al. A phase 1 trial of the antiinhibitory KIR mAb IPH2101 for AML in complete remission. *Blood*. 2012; 120(22); 4317－4323.

33　Zhang L, Gajewski TF, Kline J. PD-1/PD-L1 interactions inhibit antitumor immune responses in a murine acute myeloid leukemia model. *Blood*. 2009; 114(8); 1545－1552.

34　Topalian SL, Hodi FS, Brahmer JR, et al. Safety, activity, and immune correlates of anti-PD-1 antibody in cancer. *N Engl J Med*. 2012; 366(26); 2443－2454.

35　Berthon C, Driss V, Liu J, et al. In acutemyeloid leukemia, B7-H1 (PDL1) protection of blasts from cytotoxic T cells is induced by TLR ligands and interferon-gamma and can be reversed using MEK inhibitors. *Cancer Immunol Immunother*. 2010; 59(12); 1839－1849.

36　Hodi FS, O'Day SJ, McDermott DF, et al. Improved survival with ipilimumab in patients with metastatic melanoma. *N Engl J Med*. 2010; 363(8); 711－723.

37　Davids MS, Kim HT, Costello CL, Avigan D, Chen Y-B, Armand P, Alyea EP, Hedlund J, McSweeney PA, Liguori R, Ritz J, Ball ED, Bashey A, Soiffer RJ; A multicenter phase i study of ctla-4 blockade with ipilimumab for relapsed hematologic malignancies after allogeneic hematopoietic cell transplantation [abstract]. *Blood* 2014; 124; 3964.

38　Tsimberidou AM, Chandhasin C, Kurzrock R. Farnesyltransferase inhibitors; where are we now? *Expert Opin Investig Drugs*. 2010; 19(12); 1569－1580.

39　Bacher U, Haferlach T, Schoch C, Kern W, Schnittger S. Implications of NRAS mutations in AML; a study of 2502 patients. *Blood*. 2006; 107(10); 3847－3853.

40　Erba HP, Othus M, Walter RB, et al. Four different regimens of farnesyltransferase inhibitor tipifarnib in older, untreated acute myeloid leukemia patients; North American Intergroup phase Ⅱ study SWOG S0432. *Leuk Res*. 2014; 38(3); 329－333.

41　Lancet JE, Gojo I, Gotlib J, et al. A phase 2 study of the farnesyltransferase inhibitor tipifarnib in poor-risk and elderly patients with previously untreated acute myelogenous leukemia. *Blood*. 2007; 109(4); 1387－1394.

42　Harousseau JL, Martinelli G, Jedrzejczak WW, et al.; FIGHT-AML-301 Investigators. A randomized phase 3 study of tipifarnib compared with best supportive care, including hydroxyurea, in the treatment of newly diagnosed acute myeloid leukemia in patients 70 years or older. *Blood*. 2009; 114(6); 1166－1173.

43　Burnett AK, Russell NH, Culligan D, et al.; AML Working Group of the UK National Cancer Research Institute. The addition of the farnesyltransferase inhibitor, tipifarnib, to low dose cytarabine does not improve outcome for older patients with AML. *Br J Haematol*. 2012; 158(4); 519－522.

44　Karp JE, Vener TI, Raponi M, et al. Multi-institutional phase 2 clinical and pharmacogenomic trial of tipifarnib plus etoposide for elderly adults with newly diagnosed acute myelogenous leukemia. *Blood*. 2012; 119(1); 55－63.

45　Jain N, Curran E, Iyengar NM, et al. Phase Ⅱ study of the oral MEK inhibitor selumetinib in advanced acute myelogenous leukemia; a University of Chicago phase Ⅱ consortium trial. *Clin Cancer Res*. 2014; 20(2); 490－498.

46　Borthakur G, Popplewell L, Kirschbaum MH, et al. Phase Ⅰ/Ⅱ trial of the MEK1/2 inhibitor GSK1120212 (GSK212) in patients (pts) with relapsed/refractory myeloid malignancies; Evidence of activity in pts with RAS mutation [abstract]. *J Clin Oncol*. 2011; 29(15); 6506.

47　Paschka P, Dohner K. Core-binding factor acutemyeloid leukemia; can we improve on HiDAC consolidation? *Hematology Am Soc Hematol Educ Program*. 2013; 2013; 209－219.

48　Wang YY, Zhao LJ, Wu CF, et al. C-KIT mutation cooperates with fulllength AML1-ETO to induce acute myeloid leukemia in mice. *Proc Natl Acad Sci USA*. 2011; 108(6); 2450－2455.

49　Chevalier N, Solari ML, Becker H, et al. Robust in vivo differentiation of t (8; 21)-positive acute myeloid leukemia blasts to neutrophilic granulocytes induced by treatment with dasatinib. *Leukemia*. 2010; 24(10); 1779－1781.

50　Marcucci G, Geyer S, Zhao J, et al. Adding the KIT inhibitor dasatinib (DAS) to standard induction and consolidation therapy for newly diagnosed patients（pts）with core binding factor（CBF）acute myeloid leukemia（AML）：initial results of the CALGB 10801（Alliance）study［abstract］. *Blood*. 2013；122：357.

51　Boissel N，Jourdan E，Pigneux A，et al. Single-agent dasatinib does not prevent hematological relapse in patients with core binding factor（CBF）acute myeloid leukemia（AML）in first complete remission，but persistent or re-appearing molecular minimal residual disease-results of the DASA-CBF trial from the French AML intergroup［abstract］. *Blood*. 2011；118：2608

52　Pratz KW，Luger SM. Will FLT3 inhibitors fulfill their promise in acute meyloid leukemia? *Curr Opin Hematol*. 2014；21(2)：72-78.

53　Gale RE，Green C，Allen C，et al.；Medical Research Council Adult Leukaemia Working Party. The impact of FLT3 internal tandem duplication mutant level，number，size，and interaction with NPM1 mutations in a large cohort of young adult patients with acute myeloid leukemia. *Blood*. 2008；111(5)：2776-2784.

54　Stirewalt DL，Kopecky KJ，Meshinchi S，et al. Size of FLT3 internal tandem duplication has prognostic significance in patients with acute myeloid leukemia. *Blood*. 2006；107(9)：3724-3726.

55　Bacher U，Haferlach C，Kern W，Haferlach T，Schnittger S. Prognostic relevance of FLT3-TKD mutations in AML：the combination matters — an analysis of 3082 patients. *Blood*. 2008；111(5)：2527-2537.

56　Metzelder SK，Schroeder T，Finck A，et al. High activity of sorafenib in FLT3-ITD-positive acute myeloid leukemia synergizes with allo-immune effects to induce sustained responses. *Leukemia*. 2012；26(11)：2353-2359.

57　Sharma M，Ravandi F，Bayraktar UD，et al. Treatment of FLT3-ITD-positive acute myeloid leukemia relapsing after allogeneic stem cell transplantation with sorafenib. *Biol Blood Marrow Transplant*. 2011；17(12)：1874-1877.

58　Chen YB，Li S，Lane AA，Connolly C，Del Rio C，Valles B，Curtis M，Ballen K，Cutler C，Dey BR，El-Jawahri A，Fathi AT，Ho VT，Joyce A，McAfee S，Rudek M，Rajkhowa T，Verselis S，Antin JH，Spitzer TR，Levis M，Soiffer R：Phase i trial of maintenance sorafenib after allogeneic hematopoietic stem cell transplantation for fms-like tyrosine kinase 3 internal tandem duplication acute myeloid leukemia. *Biology of blood and marrow transplantation: journal of the American Society for Blood and Marrow Transplantation* 2014；20：2042-2048.

59　Ravandi F，Cortes JE，Jones D，et al. Phase Ⅰ/Ⅱ study of combination therapy with sorafenib，idarubicin，and cytarabine in younger patients with acute myeloid leukemia. *J Clin Oncol*. 2010；28(11)：1856-1862.

60　Serve H，Krug U，Wagner R，et al. Sorafenib in combination with intensive chemotherapy in elderly patients with acute myeloid leukemia：results from a randomized，placebo-controlled trial. *J Clin Oncol*. 2013；31(25)：3110-3118.

61　Macdonald DA，Assouline SE，Brandwein J，et al. A phase Ⅰ/Ⅱ study of sorafenib in combination with low dose cytarabine in elderly patients with acute myeloid leukemia or high-risk myelodysplastic syndrome from the National Cancer Institute of Canada Clinical Trials Group：trial IND. 186. *Leuk Lymphoma*. 2013；54(4)：760-766.

62　Ravandi F，Alattar ML，Grunwald MR，et al. Phase 2 study of azacytidine plus sorafenib in patients with acute myeloid leukemia and FLT-3 internal tandem duplication mutation. *Blood*. 2013；121(23)：4655-4662.

63　Sato T，Yang X，Knapper S，et al. FLT3 ligand impedes the efficacy of FLT3 inhibitors in vitro and in vivo. *Blood*. 2011；117(12)：3286-3293.

64　Röllig C，Müller-Tidow C，Hüttmann A，Noppeney R，Kunzmann V，Baldus CD，Brandts CH，Krämer A，Schäfer-Eckart K，Neubauer A，Krause SW，Giagounidis A，Aulitzky WE，Bornhäuser M，Schaich M，Parmentier SB，Thiede C，von Bonin M，Schetelig J，Kramer M，Serve H，Berdel WE，Ehninger G：Sorafenib versus placebo in addition to standard therapy in younger patients with newly diagnosed acute myeloid leukemia：Results from 267 patients treated in the randomized placebocontrolled sal-soraml trial［abstract］. *Blood* 2014；124：6.

65　Knapper S，Burnett AK，Littlewood T，et al. A phase 2 trial of the FLT3 inhibitor lestaurtinib（CEP701）as first-line treatment for older patients with acute myeloid leukemia not considered fit for intensive chemotherapy. *Blood*. 2006；108(10)：3262-3270.

66　Levis M，Ravandi F，Wang ES，et al. Results from a randomized trial of salvage chemotherapy followed by lestaurtinib for patients with FLT3 mutant AML in first relapse. *Blood*. 2011；117(12)：3294-3301.

67　Fischer T，Stone RM，Deangelo DJ，et al. Phase ⅡB trial of oral Midostaurin（PKC412），the FMS-like tyrosine kinase 3 receptor（FLT3）and multi-targeted kinase inhibitor，in patients with acute myeloid leukemia and high-risk myelodysplastic syndrome with either wildtype or mutated FLT3. *J Clin Oncol*. 2010；28(28)：4339-4345.

68　Stone RM，Fischer T，Paquette R，et al. Phase Ⅰ B study of the FLT3 kinase inhibitor midostaurin with chemotherapy in younger newly diagnosed adult patients with acute myeloid leukemia. *Leukemia*. 2012；26(9)：2061-2068.

69　Stone RM，Dohner H，Ehninger G，et al. CALGB 10603（RATIFY）：A randomized phase Ⅲ study of induction （daunorubicin/cytarabine）and consolidation（high-dose cytarabine）chemotherapy combined with midostaurin or placebo in treatment-naive patients with FLT3 mutated AML [abstract]. *J Clin Oncol*. 2011；29(15)：TPS199.

70 Pratz KW, Sato T, Murphy KM, et al. FLT3-mutant allelic burden and clinical status are predictive of response to FLT3 inhibitors in AML. *Blood*. 2010；115(7)：1425 - 1432.

71 Cortes JE, Kantarjian H, Foran JM, et al. Phase Ⅰ study of quizartinib administered daily to patients with relapsed or refractory acute myeloid leukemia irrespective of FMS-like tyrosine kinase 3-internal tandem duplication status. *J Clin Oncol*. 2013；31(29)：3681 - 3687.

72 Cortes JE, Perl AE, Dombret H, et al. Final results of a Phase 2 openlabel, monotherapy efficacy and safety study of quizartinib (AC220) in patients ≥60 years of age with FLT3 ITD positive or negative relapsed/refractory acute myeloid leukemia [abstract]. *Blood*. 2012；120：48.

73 Levis MJ, Perl AE, Dombret H, et al. Final results of a phase 2 openlabel, monotherapy efficacy and safety study of quizartinib (AC220) in patients with FLT3-ITD positive or negative relapsed/refractory acute myeloid leukemia after second-line chemotherapy or hematopoietic stem cell transplantation [abstract]. *Blood*. 2012；120：673.

74 Cortes JE, Perl AE, Dombret H, et al. Response rate and bridging to hematopoietic stem cell transplantation (HSCT) with quizartinib (AC220) in patients with FLT3-ITD positive or negative relapsed/refractory AML after second-line chemotherapy or previous bone marrow transplant [abstract]. *J Clin Oncol*. 2013；31(15)：7012.

75 Perl AE, Dohner H, Rousselot PH, et al. Efficacy and safety of quizartinib (AC220) in patients age ≥70 years with FLT3-ITD positive or negative relapsed/refractory acute myeloid leukemia (AML) [abstract]. *J Clin Oncol*. 2013；31(15)：7023.

76 Borthakur G, Kantarjian HM, O'Brien S, Garcia-Manero G, Jabbour E, Daver N, Kadia TM, Gborogen R, Konopleva M, Andreeff M, Ravandi F, Cortes JE：The combination of quizartinib with azacitidine or low dose cytarabine is highly active in patients (pts) with flt3-itd mutated myeloid leukemias：Interim report of a phase i/ii trial [abstract]. *Blood* 2014；124：388., 2014.

77 Fathi AT. Emergence of crenolanib for FLT3-mutant AML. *Blood*. 2013；122(22)：3547 - 3548.

78 Zimmerman EI, Turner DC, Buaboonnam J, et al. Crenolanib is active against models of drug-resistant FLT3-ITD-positive acute myeloid leukemia. *Blood*. 2013；122(22)：3607 - 3615.

79 Randhawa JK, Kantarjian HM, Borthakur G, Thompson PA, Konopleva M, Daver N, Pemmaraju N, Jabbour E, Kadia TM, Estrov Z, Ramachandran A, Paradela J, Andreef M, Levis M, Ravandi F, Cortes JE：Results of a phase ii study of crenolanib in relapsed/refractory acute myeloid leukemia patients (pts) with activating flt3 mutations [abstract]. *Blood* 2014；124：389.

80 Levis M. Targeting IDH：the next big thing in AML. *Blood*. 2013；122(16)：2770 - 2771.

81 Fathi AT, Sadrzadeh H, Borger DR, et al. Prospective serial evaluation of 2-hydroxyglutarate, during treatment of newly diagnosed acute myeloid leukemia, to assess disease activity and therapeutic response. *Blood*. 2012；120(23)：4649 - 4652.

82 Emadi A, Jun SA, Tsukamoto T, et al. Inhibition of glutaminase selectively suppresses the growth of primary AML cells with IDH mutations. *Exp Hematol*. 2014；42(4)：247 - 251.

83 Stein E, Tallman M, Pollyea DA, et al. Clinical safety and activity in a phase Ⅰ trial of AG-221, a first in class, potent inhibitor of the IDH2-mutant protein, in patients with IDH2 mutant positive advanced hematologic malignancies [abstract]. *Blood* 2014；124：115.

84 Dombret H, Preudhomme C, Berthon C, Raffoux E, Thomas X, Vey N, Gomez-Roca C, Ethell M, Yee K, Bourdel F, Herait P, Michallet M, Recher C, Roumier C, Quesnel B：A phase 1 study of the bet-bromodomain inhibitor otx015 in patients with advanced acute leukemia [abstract]. *Blood* 2014；124：117.

85 Stein EM, Garcia-Manero G, Rizzieri DA, Savona M, Tibes R, Altman JK, Jongen-Lavrencic M, Döhner H, Armstrong S, Pollock RM, Waters NJ, Legler M, Thomson B, Daigle S, McDonald A, Campbell C, Olhava E, Hedrick EE, Lowenberg B, Copeland RA, Tallman MS：The dot1l inhibitor epz-5676：Safety and activity in relapsed/refractory patients with mll-rearranged leukemia [abstract]. *Blood* 2014；124：387.

86 Davids MS, Letai A. ABT-199：taking dead aim at BCL-2. *Cancer Cell*. 2013；23(2)：139 - 41.

87 Davids MS, Roberts AW, Anderson MA, et al. The BCL-2-specific BH3-mimetic ABT-199 (GDC-0199) is active and well-tolerated in patients with relapsed non-Hodgkin lymphoma：interim results of a phase Ⅰ study [abstract]. *Blood*. 2012；120：304.

88 Souers AJ, Leverson JD, Boghaert ER, et al. ABT-199, a potent and selective BCL-2 inhibitor, achieves antitumor activity while sparing platelets. *Nat Med*. 2013；19(2)：202 - 208.

89 Pan R, Hogdal LJ, Benito JM, et al. Selective BCL-2 inhibition by ABT-199 causes on target cell death in acute myeloid leukemia. *Cancer Discov*. 2014；4(3)：362 - 375.

90　Konopleva M, Pollyea DA, Potluri J, et al. A Phase 2 Study of ABT-199 (GDC-0199) in Patients with Acute Myelogenous Leukemia (AML) [abstract]. *Blood*. 2014; 124(21): 118.

91　Kojima K, Konopleva M, Samudio IJ, et al. MDM2 antagonists induce p53-dependent apoptosis in AML: implications for leukemia therapy. *Blood*. 2005; 106(9): 3150 – 3159.

92　Long J, Parkin B, Ouillette P, et al. Multiple distinct molecular mechanisms influence sensitivity and resistance to MDM2 inhibitors in adult acute myelogenous leukemia. *Blood*. 2010; 116(1): 71 – 80.

93　Andreeff M, Kelly KR, Yee K, et al. Results of the phase 1 trial of RG7112, a small-molecule MDM2 antagonist, in acute leukemia [abstract]. *Blood*. 2012; 120: 675.

94　Martinelli G, Assouline S, Kasner M, et al. Phase 1b study of the MDM2 antagonist RG7112 in combination with 2 doses/schedules of cytarabine [abstract]. *Blood*. 2013; 122: 498.

95　Kojima K, Kornblau SM, Ruvolo V, et al. Prognostic impact and targeting of CRM1 in acute myeloid leukemia. *Blood*. 2013; 121(20): 4166 – 4174.

96　Yee k. W. L, savona m, sorensen m, et al. A phase 1 dose-escalation study of the oral selective inhibitor of nuclear export (sine) kpt-330 (selinexor) in patients (pts) with relapsed/refractory acute myeloid leukemia (aml) [abstract]. *J clin oncol* 2014; 32(15): 7032

97　Peled A, Tavor S. Role of CXCR4 in the pathogenesis of acute myeloid leukemia. *Theranostics*. 2013; 3(1): 34 – 39.

98　Zhang Y, Patel S, Abdelouahab H, et al. CXCR4 inhibitors selectively eliminate CXCR4-expressing human acute myeloid leukemia cells in NOG mouse model. *Cell Death Dis*. 2012; 3: e396.

99　Uy GL, Rettig MP, Motabi IH, et al. A phase 1/2 study of chemosensitization with the CXCR4 antagonist plerixafor in relapsed or refractory acute myeloid leukemia. *Blood*. 2012; 119(17): 3917 – 3924.

100　Irvine DA, Copland M. Targeting hedgehog in hematologic malignancy. *Blood*. 2012; 119(10): 2196 – 2204.

101　Jamieson C, Cortes JE, Oehler V, et al. Phase 1 dose-escalation study of PF-04449913, an oral hedgehog (Hh) inhibitor, in patients with select hematologic malignancies [abstract]. *Blood*. 2011; 118: 424.

102　Mardiros A, Brown CE, Budde LE, et al. Acute myeloid leukemia therapeutics: CARs in the driver's seat. *Oncoimmunology*. 2013; 2(12): e27214.

103　Pizzitola I, Anjos-Afonso F, Rouault-Pierre K, et al. chimeric antigen receptors against CD33/CD123 antigens efficiently target primary acute myeloid leukemia cells in vivo. *Leukemia*. 2014. 28(8): 1596 – 605.

104　Casucci M, Nicolis di Robilant B, Falcone L, et al. CD44v6-targeted T cells mediate potent antitumor effects against acute myeloid leukemia and multiple myeloma. *Blood*. 2013; 122(20): 3461 – 3472.

105　Ritchie DS, Neeson PJ, Khot A, et al. Persistence and efficacy of second generation CAR T cell against the LeY antigen in acute myeloid leukemia. *Mol Ther*. 2013; 21(11): 2122 – 2129.

106　Anguille S, Van Tendeloo VF, Berneman ZN. Leukemia-associated antigens and their relevance to the immunotherapy of acute myeloid leukemia. *Leukemia*. 2012; 26(10): 2186 – 2196.

107　Cheever MA, Allison JP, Ferris AS, et al. The prioritization of cancer antigens: a national cancer institute pilot project for the acceleration of translational research. *Clin Cancer Res*. 2009; 15(17): 5323 – 5337.

108　Van Driessche A, Berneman ZN, Van Tendeloo VF. Active specific immunotherapy targeting the Wilms' tumor protein 1 (WT1) for patients with hematological malignancies and solid tumors: lessons from early clinical trials. *Oncologist*. 2012; 17(2): 250 – 259.

第 10 章
靶向和功能成像

Jian Q. (Michael) Yu, Drew A. Torigian, and Abass Alavi

相瑜 译，郭涛 校

概　　述

在美国和世界其他地区，癌症是一种主要的公众健康问题，目前，美国1/4的死亡原因为肿瘤性疾病。影像学检查在肿瘤学里伴演着重要角色，并且在肿瘤筛查、诊断和初始分期、预后评估、治疗计划、疗效评价、再分期以及监测中发挥重要作用。正因如此，影像学检查可能能降低癌症的发病率、死亡率和改善生存。用于评估肿瘤患者的影像学技术可大致分为结构影像学和功能影像学。结构影像学需要评估正常组织/器官以及在这些结构内恶性病灶的形态学特征或对比增强的大体变化程度。目前，计算机断层成像（CT）、磁共振成像（MRI）和超声成像（US）是用于肿瘤学结构成像的代表性成像技术。然而，在分子、亚细胞或细胞水平上功能或代谢的异常改变可能会早于大体结构或造影增强出现改变前而发生。更重要的是，大体结构异常可以是非特异性的，且常可见于非肿瘤性疾病。另外，肿瘤的生物学过程、生理和分子特征的相关数据并不能通过结构成像获得。

因此，结构成像缺乏全面了解病变特征或监测其变化的必要信息。为改善肿瘤疾病的评估，能对体内生理和生化过程进行可视化、定量化的功能成像显得非常有必要。功能成像可通过CT、MRI、US和PET、单光子发射计算机断层成像（SPECT）、光学成像（OI）实现，且常和结构成像联合应用，以获得最佳信息。功能成像的模式大致可分为评估肿瘤的生理状态模式和评估肿瘤的分子靶点及过程模式。本章将对以非侵入性方式评估肿瘤生理状态和分子靶点及过程的多种可用的功能成像方式的挑选进行评述。

肿瘤生理状态的功能成像

灌注成像

肿瘤血管生成是实体肿瘤生长、增殖和转移的基本过程。灌注成像可对肿瘤新生血管的功能状态进行无创体内评估。在可提供肿瘤血管生成信息的影像学技术中，CT灌注成像和动态对比增强磁共振成像（DCE-MRI）因其具有以下优点而被广泛研究。第一，CT和MRI已被广泛用于常规肿瘤成像，因此灌注研究能相对容易结合。第二，CT和MRI能够提供良好的结构细节，因此能够获得高分辨率的可靠测量。第三，CT和MRI灌注测量已证实与血管新生的组织学标志物相关。

CT灌注成像和DCE-MRI是通过获得注射造影剂（CT灌注成像常用含碘造影剂，DCE-MRI则常用含钆的分子化合物）前、中、后的连续图像而实现。CT增强值的变化与碘浓度间存在直接线性关系，因而对定量分析所必需的动脉输入可通过所在视野的一支动脉而直接测量出。所以CT灌注成像可获得血容量、血流量、平均通过时间和通透性等灌注指标的绝对定量。而MRI信号强度变化和顺磁性造影剂浓度间的关系不易界定，因为这种造影剂可影响周围组织水质子的弛豫特性，从而间接诱导信号强度改变。因此，DCE-MRI定量在技术上更具挑战性。DCE-MRI可通过动态T_2^*加权或动态T_1加权的方法进行。动态 T_2^* 加权成像是基于这样一种现象：造影剂首次通过组织时由于局部磁化率（T_2^*）效应（T_2^* 加权是由于 T_2 加权和磁场不均匀性共同导致）可引起瞬时信号下降，因而能提供有关肿瘤的相对灌注值的信息，这可能与肿瘤分级和血管密度有关。动态 T_1 加权成像是利用造影剂的 T_1 缩短效应，当造影剂通过血管进入细胞外间隙时可引起信号强度增加，并能提供有关血管通透性、毛细血管表面积及渗漏空间的信息，这可能与微血管密度、肿瘤分级、血管内皮生长因子表达有关。在多种类型肿瘤已证实 CT 灌注成像和 DCE-MRI 可用于对肿瘤的检测、特性描述、分级、分期、预后评估、治疗反应评价和再分期，也可用于抗血管新生治疗的开发。

弥散成像

弥散加权成像（DWI）是一种以非侵入性方式可视化和定量生物组织中水分子随机微观运动（即布朗运动）而不使用造影剂的 MRI 技术。导致水分子弥散能力改变的病理过程可应用 DWI 评估。例如，肿瘤细胞数的增加可引起细胞外容积减少，而细胞外空间弯曲度增加可致水分子流动性降低。另外，坏死和凋亡过程可导致细胞膜完整性丢失和细胞数减少，进而使细胞外空间水分子的比例增加，水分子流动阻力减小。目前，DWI 最常用于急性缺血性脑卒中的诊断，因 Na^+ K^+ ATP 酶泵功能障碍致水从细胞外净移向细胞内，水分子运动的阻力相对更大。应感谢技术的进步，现在可以在脑部以外进行 DWI，其在肿瘤学方面的应用正引起广泛关注。由于 DWI 可以抑制正常结构背景中很多不需要的信号，所以病变能被显示出更好的效果。因而，DWI 可能用于肿瘤的检测和分期。例如，最近的研究报道，在非小细胞肺癌患者中，全身 DWI（结合常规 MRI）的总体诊断性至少能与 ^{18}F-氟代脱氧葡萄糖（FDG）-PET 对区域淋巴结（N）分期和远处转移（M）分期相当。

DWI 还有一个重要特征是，它可通过测量表观弥散系数（ADC）对组织中水分子的扩散率定量化，从而可能提供关于组织结构的间接信息。

ADC 测量值可用于明确肿瘤特征和治疗反应的早期评估。例如，据报道，ADC 测量值可使星型胶质细胞脑肿瘤的分期更为便利。其他研究表明，在鉴别肺部良恶性病变时，ADC 测量值至少与 FDG-PET 中的标准化摄取值（SUV）相当。另一项最近的研究报道指出，术前病灶的 ADC 及从 FDG-PET 获取的最大 SUV 与一些预后因素有关，并且在乳腺癌患者中可能具有预测预后的类似潜力。还有一个 DWI 有希望的应用是早期治疗反应评估。例如，一种基于三维像素的定量 DWI 方法［也叫扩散参数反应图（PRM$_{ADC}$）］，能可视化表达并计算治疗期间肿瘤内各区域扩散系数的变化。相较传统的大小变化标准或单独应用 PRM$_{ADC}$，PRM$_{ADC}$ 联合传统放射反应标准可显著提高放射治疗 3 周后高级别脑胶质瘤患者治疗反应的预测。PRM$_{ADC}$ 方法在制定更加个体化的治疗计划方面是一个巨大的进步，尽管其在脑部以外的应用在技术上更具挑战性。不过已有研究显示 PRM$_{ADC}$ 作为头颈肿瘤、乳腺癌和前列腺癌骨转移治疗反应预测的早期生物标志物的可行性。总之，DWI 在肿瘤成像的潜在应用方面极具前景。

有趣的是，体内水分子的扩散并不总是各向同性的。特别是在神经系统表现为各向异性，垂直于神经纤维走行方向最低，在平行方向最高。扩散张量成像（DTI）即利用这种各向异性，在六个或者更多方向应用扩散编码梯度来完成。例如，DTI 可用于肿瘤累及白质束时的治疗前评估、术中可视化和重要白质束的定位，以避免损伤正常组织。

弹性成像

弹性成像是涉及组织力学性能的成像。大部分弹性成像方法是应用某种形式的压力或对组织的机械刺激，进而测量组织反应，并计算出反映机械学特性的参数。用于测量组织反应的横断面成像模式包括 US 和 MRI。然而，基于 US 的弹性成像有一定局限性，因为它需要一个合适的声窗，且由于超声波在组织中穿透力有限而导致测量深度受限。

磁共振弹性成像（MRE）通过诱发组织中声学频率的谐波震动，并对组织中这些震动的传播成像来计算组织力学参数。目前，MRE 最重要的临床应用是无创性评估肝纤维化和肝硬化，因病变肝脏硬度明显高于正常肝脏的硬度。不过 MRE 的应用也可能扩展至肿瘤特征描述。例如，乳腺恶性病变的硬度高于良性病变和正常乳腺组织。同样，相比单用动态对比增强 MRI，MRE 在评估乳腺病变方面可提供重要诊断价值，在敏感性 100％时，特异性可提高 20％。MRE 在肿瘤学的应用非常引人注目，但是还需要更进一步的研究才能将其应用于常规临床实践中。

功能性淋巴结显像

肿瘤患者的管理中，淋巴结的准确评估至关重要，因为淋巴结状态有着重要的治疗和预后意义。目前的横断面成像方法，如 US、CT 和常规 MRI，都是基于非敏感和非特异性的大小标准，因而无法达到描述淋巴结状况的所需精度。正在研发的功能成像技术就是要克服这些局限。

前哨淋巴结定位是目前最常用的功能性淋巴结成像方法。这种方法的基本原理是前哨淋巴结能准确反映原发肿瘤区域淋巴结引流状态。这一假设已在恶性黑色素瘤、乳腺癌和阴茎癌中得到证实。前哨淋巴结定位通常应用放射性示踪剂（如 ^{99m}Tc-硫胶体、^{99m}Tc-硫胶体锑抗，或 ^{99m}Tc-胶体）和亚甲蓝染料。在肿瘤周围皮下注射后，放射性粒子将滞留在前哨淋巴结，而蓝色染料通常进入次级淋巴结。随后，通过利用术前淋巴显影、术中 γ-检测探针，和（或）术中蓝染淋巴结可视化鉴别出前哨淋巴结。然而，前哨淋巴结显像并不能直接检测受累淋巴结，而是指导手术探查肿瘤最可能播散到的淋巴结区域。还有一个缺陷是仅能评估原发肿瘤附近的淋巴结。并且，前哨淋巴结内肿瘤的快速生长可能会引起传入淋巴管堵塞，致使通过淋巴结的淋巴回流可能会转向下一个引流淋巴结，导致最先受累的前哨淋巴结被漏诊。后续章节中将介绍的 FDG-PET，具有较前哨淋巴结定位更重要的优势是因其能直接靶向淋巴结内的肿瘤细胞，由于静脉注射的 FDG 通过

动脉血流供应到达淋巴结，所以淋巴管堵塞和随后的淋巴回流转向并不会影响 FDG-PET 对转移性淋巴结的诊断。因此，在这些情况下，常规的前哨淋巴结成像可与全身 FDG-PET 淋巴结显像互补应用。

还有一种无创性检测淋巴结转移的功能成像技术是超顺磁性氧化铁（USPIO）增强 MRI。USPIO 粒子是非靶向造影剂，可漏入间质并通过淋巴系统到达淋巴网状内皮细胞，进而在正常大小的淋巴结中检测到微转移病灶。正常淋巴结摄入 USPIO 粒子后引起局部磁场不均匀，导致它们在 T_2^* 加权成像中"黑"（即相对平扫成像显示出非常低的信号强度）。而转移淋巴结不摄入 USPIO 粒子，在 T_2^* 加权成像中仍为"白"色（即相对平扫成像显示出中等信号强度）。一项包括 38 项 USPIO 增强 MRI 对不同肿瘤淋巴结分期诊断能力研究的临床荟萃分析发现：USPIO 增强 MRI 的总体敏感性和特异性（分别为 88％和 96％）均高于 MRI 平扫敏感性和特异性（分别为 63％和 93％）。尽管 USPIO 增强 MRI 具有潜在应用价值，但与 FDG-PET 不同，其只能间接反映淋巴结内的肿瘤病灶。因此，评估非肿瘤过程累及淋巴结的特异性可能不是很理想。还有一些重要的问题是，USPIO 造影剂尚未被 FDA 和欧盟医药管理局（EMEA）批准于人类使用，因此到目前为止，这些造影剂的实用性非常有限。当 USPIO 造影剂可被更广泛应用时，在临床研究中比较 USPIO 增强 MRI 与 FDG-PET 对淋巴结的分期将是非常有趣的。

上文介绍过的 DWI 也是可用于描述淋巴结特征的功能成像技术。不论其组织学类型，淋巴结在 DWI 中都表现为高信号强度结构，是因其相对较长的 T_2 弛豫时间和受阻的水分子扩散率所致。在 DWI 中，评估淋巴结信号强度或通过 ADC 测量扩散率可能有助于描述淋巴结特征，因为不同病理过程可能导致与细胞数、细胞内结构、坏死和灌注改变相关的扩散率不同。一些研究报道，转移性淋巴结的 ADC 值显著低于非转移性淋巴结，且不依赖大小标准。可以这样解释：恶性组织一般表现为细胞数多、核质比增大、大分子

蛋白增加,导致细胞外和细胞内部分的扩散率降低。然而转移性和非转移性淋巴结的 ADC 值有重叠。同时,一些研究报道,转移性和非转移性淋巴结的 ADC 值并没有显著差异。还有一个问题是,较小淋巴结的 ADC 测量值由于空间分辨率不足、图像失真和部分容积效应而不太可靠。因此,ADC 测量值对淋巴结的评估价值仍值得商榷。

肿瘤分子靶点和过程的功能成像

特异性受体靶点的分子成像

生长抑素受体成像

受体靶向成像,包括肿瘤受体成像,是一种有吸引力的非侵入性成像方式。生长抑素受体(SSTR)在许多肿瘤中(如神经内分泌癌、肺癌、乳腺癌和淋巴瘤)过表达,且具有组织学亚型特异性。已经发现有 5 种通过 G 蛋白跨膜结构域发挥作用的受体亚型(SSTR1~5)。以前最常用的显像剂是用于 SPECT 成像的[111]In - pentetreotide,尽管靶向 SSTR 的放射性示踪剂也为 PET 成像开发,如[68]Ga - DOTA - Phe[1] - Tyr[3] - octreotide([68]Ga - DOTATOC)和 Gluc - Lys[(^{18}F)FP - TOCA]。这些 PET 放射性示踪剂对于评估 SSTR 阳性患者(如神经内分泌肿瘤,尤其是类癌患者)具有很好的价值。[68]Ga - DOTATOC 似乎是一个颇有前景的用于 SSTR 显像的 PET 放射性示踪剂,甚至在小脑膜瘤中也可应用,并可提供良好的成像质量和极高的肿瘤背景比,相较[111]In - pentetreotide SPECT,Gluc - Lys[(^{18}F)FP - TOCA]- PET 能检测出两倍多的病灶,并且有不同观测者间近乎完美的一致性。

[68]Ga - DOTA - Tyr[3] - Thr[8] - octreotide([68]Ga - DOTATATE)(一种选择性 SSTR2 配体)和[68]Ga - DOTA - 1 - NaI[3] - octreotide([68]GaDOTANOC)(有 SSTR 2、3、5 亲和力)是一些目前正处于临床评估阶段的新型 SSTR PET 显像剂。一项最近的研究表明,应用[68]Ga -

DOTANOC 可识别未知来源的神经内分泌型肿瘤的原发病灶。来自同一中心的另一项前瞻性研究也提示,这种放射性示踪剂对嗜铬细胞瘤和副神经节瘤患者的评价具有高度敏感性和特异性,并且似乎要优于[131]I - MIBG 显像。

雌激素受体成像

乳腺癌中 ER 表达可作为评价患者预后和抗雌激素治疗反应的指标。目前,抗雌激素治疗依赖于体外免疫组化分析乳腺癌活检标本的 ER 表达情况。然而,体外方法不能区分功能性和非功能性受体。通过应用[18]F 标记的放射性雌激素类似物进行 PET 显像,靶向 ER 的放射性示踪剂因此可用于体内无创性评估肿瘤的功能性 ER 状态,16α -[18]F -氟雌二醇- 17β(FES)因其有良好的生物分布性而常用于此。FES 显示出良好的应用前景,因其可对原发及转移的乳腺癌患者功能性 ER 状态进行定量。原发肿瘤对 FES 的摄取量与体外分析的 ER 表达状态相关。FES 也能提供足够高的图像质量,对 ER 阳性肿瘤患者高度敏感性地显示其转移病灶。除了帮助筛选适合行抗雌激素治疗的患者,FES - PET 还较 FDG - PET 在治疗开始后 7~10 日提示他莫昔芬更快速的治疗反应。

肿瘤过程分子成像

临床医师和科学家们一直致力于研发可提高不同肿瘤诊断和监测效果的 PET 示踪剂,以及探查体内肿瘤发展的生物学和病理生理学过程等多个方面。现有的很多示踪剂都是短半衰期放射性核素标记的,如[11]C(半衰期约 20 min)、[13]N(半衰期约 10 min)和[15]O(约 2 min),需要现场回旋加速器。因此,这些放射性示踪剂通常仅在大的学术机构用于研究。然而,鉴于[18]F(半衰期更长,约 2 h)可用于化合物放射性标记,[18]F 标记的放射性示踪剂通常可运送至全球范围内的 PET 中心常规临床使用。与肿瘤相关的各种分子靶点(如上所述)、生物学过程和疾病控制点,可通过应用众多可提供的 PET 示踪剂来进行研究。在以下章节,作者将重点介绍可用 PET 和其他功能成像技术在体内定量检测的一些常见的肿瘤过程,如葡萄糖和氨基酸代谢、细胞增殖、氧化/缺氧、血管新生和细胞凋亡。

葡萄糖代谢

FDG 是世界范围内最常应用的 PET 示踪剂，并且在美国被 FDA 批准用于临床。FDG-PET（通常用于 PET/CT，以后很可能用于 PET/MRI）因其具有通用性和高诊断性能，即具有高度敏感性对病灶精准定位，常被视为评估癌症患者的"一站式"技术。其在 1976 年于美国宾夕法尼亚大学医院应用葡萄糖类似物首次对人类进行测试。FDG 通过葡萄糖转运体（如 GLUT-1）进入细胞，随后被己糖激酶磷酸化，而这两者在肿瘤细胞中都呈高表达。这种过表达的蛋白质以及肿瘤细胞中葡萄糖-6-磷酸酶水平下降或缺失，使得代谢产物[18]F 标记的 6-磷酸-2-氟-2-脱氧-D-葡萄糖不能通过糖酵解途径继续代谢而导致其细胞内聚集。肿瘤细胞在低血清胰岛素状态下持续的 FDG 摄取，使其成为肿瘤成像理想的 PET 示踪剂。由于 FDG-PET 能提供独特的功能性分子信息，在不同肿瘤患者的管理中其能与结构影像学技术相互补充。这项强大的成像技术最有用的几个方面是改善了疾病分期、治疗计划和疗效监测。

氨基酸代谢

结合了氨基酸类似物，如蛋氨酸、酪氨酸和 L-二羟基苯丙氨酸（L-DOPA，左旋多巴）的 PET 成像可评估肿瘤中更具特异性的放射性示踪剂的摄取，因为已知 FDG-PET 在炎性细胞和肉芽组织中可表现为非特异性摄取。例如，Rau 等人在动物模型中对比了酪氨酸类似物 O-(2-[18]F-氟代乙基)-L-酪氨酸（[18]F-FET）、[11]C-蛋氨酸（MET）和 FDG，结果表明在急性或慢性炎性病灶部位并不摄取 FET。

脑肿瘤 MET-PET 成像的优点与脑部对 MET 呈低摄取背景相关。但 MET 主要的缺点是[11]C 同位素的半衰期约 20 min，因此成像需要现场回旋加速器。Jacobset 等人发现其检测胶质瘤的敏感性为 91%，且与增强 MRI 相比，其可检测出更大的肿瘤体积，这可能对制定放疗计划产生影响。在一项更早的关于外周肿瘤 FET-PET

和 FDG-PET 的对比研究中，发现 FET 在头颈部鳞状细胞癌聚积，而腺癌和淋巴瘤并未表现 FET 的明显摄取。[18]F-6-氟代二羟基苯丙氨酸（FDOPA）是一种 L-DOPA 的类似物，在基底神经节的多巴胺能神经元中聚积，可用于研究神经内分泌肿瘤，如类癌、胰岛细胞癌、髓样甲状腺癌、黑色素瘤和脑肿瘤。这种放射性示踪剂也可用于评价低级别、复发性脑部肿瘤，以及低级别肿瘤和坏死的鉴别。

细胞增殖成像

细胞增殖是肿瘤的一个特点，3'-脱氧-3'-[18]F 氟代胸苷（[18]F-FLT），一种胸腺嘧啶脱氧核苷类似物，是被开发用于评估体内肿瘤细胞增殖状态的 PET 示踪剂的一种（图 10.1）。细胞 FLT 的摄取反映胸苷激酶-1（TK1，一种参与 DNA 补救合成途径的酶）的活性，其活性在增殖细胞中增强，并与细胞增殖的 Ki-67 相关。TK1 磷酸化 FLT 生成带负电荷的单磷酸化 FLT，导致其在细胞内的聚积。FLT-PET 已被用于多种恶性肿瘤的评估，如神经胶质瘤、肺癌、食管癌、结直肠癌、乳腺癌、喉癌、黑色素瘤、淋巴瘤和组织肉瘤。目前大部分数据提示 FLT 不是一种理想的肿瘤分期生物标志物，因为在特定的时间里只有较少的细胞在进行复制，而且通常肝脏和骨髓对 FLT 的摄取较高。然而，FLT-PET 最有希望的是用于早期评价肿瘤治疗反应。此外，在某些情况下，FLT-PET 可能较 FDG-PET 对肿瘤有更强的特异性，因为 FDG 可非特异性地累积在感染或炎症病灶。

氧化成像

肿瘤乏氧是影响肿瘤患者预后的重要因素，并且无创定量分析氧合状态和恶性组织中乏氧与否是非常有趣的。乏氧肿瘤细胞通常较常氧肿瘤细胞更能抵抗放疗和化疗。因此，利用功能成像定量检测肿瘤的低氧状况可能对选择并制定个体化放疗和（或）化疗方案有价值（图 10.2）。

目前应用乏氧 PET 示踪剂的许多临床试验正在进行之中，比如[18]F-氟代硝基咪唑（[18]F-FMISO）、[18]F-氟代氨氯酶素糖苷（[18]F-FAZA）、[18]F 放射性标记的 2-(2-硝基-1-咪唑)-N-(2,

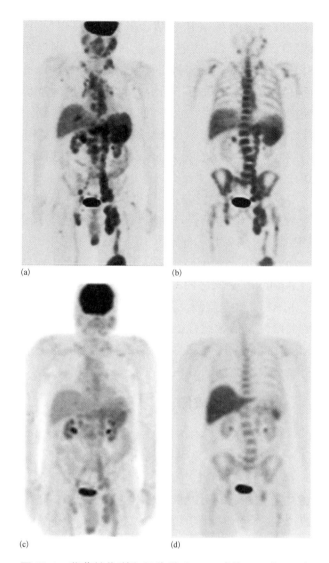

(a) (b)

(c) (d)

图 10.1 葡萄糖代谢和细胞增殖 PET 成像。 一名 73 岁男性套细胞淋巴瘤患者全身 FEG－PET 和 FLT－PET 成像治疗前后的评估。冠状最大强度投影（MIP）成像显示淋巴结链内多个 FDG 和 FLT 活跃的病变。治疗前 24 h 行 FDG(a) 和 FLT(b) 扫描，治疗后 FDG(c) 和 FLT(d) 扫描。治疗后病灶内代谢和细胞增殖减少

2,3,3,3 五氟丙基)-乙酰胺(^{18} F－EF5)、^{18} F－HX4、^{60}Cu(Ⅱ)-二乙酰-二(N^4-甲基氨基硫脲)(^{60}Cu－ATSM)和 ^{64}Cu－ATSM，还有 ^{124}I-碘代吡喃半乳糖苷－2-硝基咪唑(^{124}I－IAZGP)。^{18}F－FMISO 是研究最广泛的评估肿瘤乏氧状态的 PET 示踪剂，因其是第一个用于 PET 成像的放射性标记的硝基咪唑类化合物。硝基咪唑类化合物在细胞内进行化学还原反应，并且在慢性缺氧条件下，它们可共价结合大分子，后者主要是含巯基

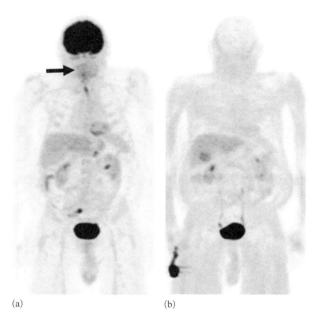

(a) (b)

图 10.2 葡萄糖代谢和乏氧 PET 成像。 一名 76 岁男性喉癌患者放化疗联合治疗后全身 FDG－PET(a) 和全身 18F－HX4－PET(b) 冠状面成像。中颈部（箭头所示）FDG 呈轻度摄取状态，是治疗后炎症反应所致，不摄取 ^{18}F－HX4 表明肿瘤处于非缺氧状态。自 PET 成像以来，患者目前已存活大约 3 年

的蛋白质，导致其滞留在乏氧组织中。这些放射性示踪剂已被用来评价包括肺癌、脑肿瘤、头颈部肿瘤和宫颈癌在内的恶性肿瘤，其目的是制定治疗计划和预测其转归。例如，宫颈癌对 ^{60}Cu－ATSM 的吸收率与无进展生存期和总生存率呈负相关，可用于预测肿瘤复发和局部淋巴结转移的可能性。

多种功能磁共振成像(fMRI)技术也可用于非侵入性方法研究肿瘤氧化状态并监测治疗相关的肿瘤变化。这些技术包括血氧水平依赖性(BOLD)fMRI、overhauser 增强 MRI 和电子顺磁共振成像(EPRI)。

血管新生成像

血管新生是涉及新生血管生长的生理过程。许多肿瘤有增强的血管新生能力，并且也有一些靶向针对此过程以控制或消除肿瘤的药物。最常研究的血管新生 PET 示踪剂与精氨酸-甘氨酸-天冬氨酸肽链(RGD)有关，包括 ^{18}F－Galacto－RGD、^{18}F－RGD－K5、^{64}Cu－1,4,7,10-四氮杂环十二烷-N,N′,N″,N‴-四羧酸(^{64}Cu－DOTA－

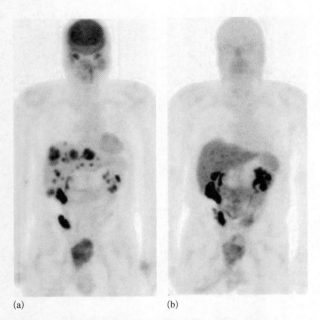

(a)　　　　　　　　(b)

图 10.3　葡萄糖代谢和血管新生 PET 成像。一名 60 岁胃肠道间质瘤肝转移的男性患者全身 FDG－PET(a)和全身 ^{18}F－RGD－K5－PET(b)冠状MIP 成像。多发 FDG 活跃的肝转移灶及转移灶内 ^{18}F－RGD－K5 摄取减少表明缺乏血管新生。患者对抗血管新生治疗无反应,行 PET 成像检查后数月即因肿瘤进展而去世

RGD)和 ^{68}Ga－DOTA－RGD。包含 RGD 的肽段与参与血管新生的活化内皮细胞上的 $\alpha_v\beta_3$ 整合素通常都有亲和力。例如,^{18}F－Galacto－RGD 的摄取与 $\alpha_v\beta_3$ 的表达和组织学中观察到的微血管密度相关。因此,这些放射性示踪剂可能用于制定个体化治疗方案及恶性肿瘤抗血管新生治疗疗效的监测,因为活化的内皮细胞对抗血管新生治疗敏感,而静止的内皮细胞对其抵抗(图 10.3)。

这些示踪剂的一个缺点在于它们既可与肿瘤细胞又可与肿瘤相关血管内皮细胞上的 $\alpha_v\beta_3$ 整合素结合。为了解决这一问题并更特异性地靶向血管内皮细胞,可基于靶向内皮细胞受体,如在血管新生过程中内皮细胞上过表达的血管内皮细胞生长因子受体,这类显像剂目前正在研发中。

　　凋亡成像

细胞凋亡是程序性细胞死亡过程,因此缺失这种能力的细胞可发生致癌转化。有一些信号转导通路参与细胞凋亡,用于非侵入性评估肿瘤凋亡的主要化合物是膜联蛋白 Annexin V 及其衍生物。Annexin V 是一种凋亡早期与细胞膜外层

磷脂酰丝氨酸高亲和力结合的蛋白,可以 ^{99m}Tc 或 ^{124}I、^{18}F 或 ^{64}Cu 放射性标记,在体内分别应用 SPECT 或 PET 进行凋亡早期成像。这些示踪剂已在动物模型中进行了研究,可非侵入性地准确检测并定量细胞凋亡水平,使其或可用于早期治疗疗效评估的目的。半胱天冬酶可能也可作为体内细胞凋亡显像的靶点,因其也涉及细胞凋亡途径。

基于超顺磁性铁造影剂和其他顺磁性造影剂与纳米粒子载体结合,以特异性靶向特定分子或感兴趣的生物过程,也已应用 MRI 进行了研究。例如,Schellen－berger 等人用纳米粒子共轭结合 Annexin V 来靶向凋亡过程,用于非侵入性基于 MRI 的肿瘤监测。然而,这些方法应用 MRI 的局限性包括敏感性低的低信噪比(SNR)、缺乏标准化的成像序列和参数、缺乏标准化的定量分析方法及造影剂的潜在毒性。

磁共振波谱成像

磁共振波谱(MRS)是一种分子成像技术,可从一个给定的组织中分离出它的化学组分的 MRI 信号。这可能是由于一个原子核受到的磁场被同一分子中周边原子产生的磁场轻微"屏蔽"或改变了,引起"化学位移"或磁共振频率的微小改变。作为核共振频率的函数,MRI 显示的信号幅度形成一个波谱,在分子内和分子间具有不同化学环境的特定类型的原子核在特征化学位移位置形成峰。因此,可以在常规 MRI 检查的同时,定量分析感兴趣的组织内或器官内小分子化合物的数量、类型和定位。无论是在感兴趣的组织或器官的一个点还是多个点,这些数据通常都显示为一个网格的化学复合物丰度谱。这种谱通常是由旋转的原子核(自旋)而来,多数是 ^{1}H,因为组织中水含量丰富。

^{1}H MRS 能准确定量评估组织代谢物如肌酐、氨基酸、胆碱、核酸、乳酸和脂质的空间分布。虽然没有特异性,但是一些 MRS 的发现在肿瘤中很常见。例如,由于膜合成增加,可能出现细胞膜代谢物如磷酸胆碱浓度增加;由于糖酵解代谢通路增强,乳酸浓度可能增加;也可能遇到正常组

织代谢产物浓度降低（如脑组织中的 N－乙酰天冬氨酸或前列腺组织中的柠檬酸盐）。

在研究和临床实践中，^{1}H MRS 最常应用于脑部，因为此部位较躯体的其他部分运动相对较少。例如，^{1}H MRS 可用于描述脑部肿瘤特征（包括鉴别化脓性脑脓肿和囊性或坏死性脑肿瘤，以及鉴别脑胶质瘤和孤立脑转移灶）和胶质瘤分期。与单独使用结构成像相比，^{1}H MRS 也可更准确提供肿瘤细胞浸润状况，这对于制定治疗计划意义重大。此外，^{1}H MRS 还可用于预测患者预后。例如，当 ^{1}H MRS 显示存在大面积异常代谢时，多形胶质母细胞瘤患者中位生存期明显缩短。^{1}H MRS 也可用于评价颅外肿瘤，包括乳腺、胰腺、肾上腺、子宫颈、前列腺、骨和软组织相关的肿瘤。

在较高的磁场强度（＞1.5 T）中进行 MRI 检查是一个日益增加的趋势，因为 SNR 随着磁场强度的增加而呈线性增加。较高的磁场强度对于 MRS 可能也是有利的。首先，在一个给定的体积中，每单位扫描时间可以检测到更多的信号强度；其次，利于区分出波谱中几条谱线的频散（化学位移）也增加了。化学位移的增加可能不仅能提高化合物测定的准确性，而且可以检测出其他可作为肿瘤生物标志物的化合物。尽管仍有一些技术难关需要攻克，但是第一个在 7.0 T 磁场强度中进行 MRS 的研究证明其颇有前景，并且证实了在较高磁场强度中进行 MRS 的理论优势。例如，一项对志愿者在 4.0～7.0 T 中进行脑部 ^{1}H MRS 的比较研究报道，在 7.0 T 中，谱宽增加了 50%，导致 7.0 T 较 4.0 T 的波谱分辨率增加了 14%。此外，相比 4.0 T，在 7.0 T 中代谢物定量对较低的 SNR 不太敏感，并且代谢物定量的精准度和对含量较低代谢物的检测能力大幅增加。由于在 7.0 T 中波谱分辨率增加，因此仅需要 4.0 T 波谱的一半 SNR 即可得到同样的量化精度。还有一项研究表明，前列腺 7.0 T ^{1}H MRS 检查是可行的，并且可以检测多胺、柠檬酸、肌酸、胆碱，有希望改善前列腺癌的体内检测、定位和评价。其他有关使用 7.0 T ^{1}H MRS 评价身体其他部位肿瘤的研究目前也正在进行中。

其他可用于 MRS 的核素包括 ^{13}C、^{19}F、^{23}Na 和 ^{31}P。磷是许多细胞过程的基础，例如能量代谢和细胞膜形成，因此通过 ^{31}P MRS 可能进一步深入了解一些细胞过程，如细胞能量代谢、组织氧化状态、pH 和膜翻转。例如，^{31}P MRS 可用于鉴别前列腺癌和良性前列腺肥大。它还可以鉴别良恶性头颈部肿瘤、预测治疗反应以及显示头颈部癌的治疗效果。一项研究报道，^{31}P MRS 治疗前检测非霍奇金淋巴瘤中磷脂酰胆碱和磷脂酰乙醇胺含量可预测治疗的长期反应和到治疗失败的时间，特别是与国际预后指数结合时。

还有一项令人振奋的进展是超极化造影剂应用于分子和代谢 MR 成像。超极化是一种增强核群在磁场中自旋极化差异的方法的统称。因为信号强度和 SNR 与极化水平线性相关，所以超极化使得杂原子核（即除了 ^{1}H 以外的原子核）可视化成为可能，后者在体内通常是低丰度存在的。虽然所有的杂原子核都可被超极化，但目前只有 ^{13}C 被用于体内 MRI 实验。这是由于其具有较高的旋磁比，进而增加了敏感性，并且由于专用线圈可被调谐到 ^{13}C 的频率。通过超极化可获得明显增强的信号强度，使得注射没有背景信号的超极化 ^{13}C 造影剂后在极短期内即检测到新形成的 ^{13}C 复合物成为可能。这使代表细胞代谢关键步骤的分子可视化成为可能，从而在细胞水平直接检测生理/病理变化。应用化学位移成像序列，在同一解剖区域一种以上的分子可能被可视化。例如，动物研究表明，静脉注射 ^{13}C 超极化丙酮酸后在时间窗＜1 min 时，可以获得丙酮酸、乳酸、丙氨酸的成像地图，并且报道，肿瘤比正常组织有着更高的乳酸浓度，且乳酸 SNR 的水平与组织学分级相关。超极化 ^{13}C 丙酮酸技术也可用于体外检测肿瘤治疗疗效和淋巴瘤的动物研究，因为肿瘤治疗后丙酮酸向乳酸的转化减少。除了 ^{13}C 丙酮酸以外，可能在分子水平增加对肿瘤生物学的理解和改善对恶性病变评估的其他一些超极化 ^{13}C 分子目前正在研究；但是，基于 MRS 分子成像技术在常规临床实践中被广泛接受的一个重要前提是采集与分析方案的标准化。

结　　论

多种功能成像技术可用于肿瘤的生理、分子靶点和生物学过程的体内可视化和定量。功能成像与结构成像相结合,可提高肿瘤学研究的效率和效果,帮助确认疾病分子标志物和肿瘤疗效评价的新终点,并且通过提高肿瘤筛查、诊断、分期、预后评估、制定治疗计划、疗效评估、再分期和监测,来减少肿瘤相关发病率和死亡率。因此,熟悉及应用功能成像技术对在临床肿瘤学和研究方面取得最佳结果是必需的。

参 考 文 献

1　Siegel R，Naishadham D，Jemal A. Cancer statistics. *CA Cancer J Clin*. 2012；62(1)：10‐29.

2　Kwee TC，Basu S，Saboury B，Alavi A，Torigian DA. Functional oncoimaging techniques with potential clinical applications. *Front Biosci（Elite Ed）*. 2012；4：1081‐1096.

3　Torigian DA，Huang SS，Houseni M，Alavi A. Functional imaging of cancer with emphasis on molecular techniques. *CA Cancer J Clin*. 2007；57(4)：206‐224.

4　Barentsz J，Takahashi S，Oyen W，et al. Commonly used imaging techniques for diagnosis and staging. *J Clin Oncol*. 2006；24(20)：3234‐3244.

5　Zaidi H，Montandon ML，Alavi A. The clinical role of fusion imaging using PET，CT，and MR imaging. *Magn Reson Imaging Clin N Am*. 2010；18(1)：133‐149.

6　Townsend DW. Dual-modality imaging：combining anatomy and function. *J Nucl Med*. 2008；49(6)：938‐955.

7　Folkman J. Tumor angiogenesis：therapeutic implications. *N Engl J Med*. 1971；285(21)：1182‐1186.

8　Brix G，Griebel J，Kiessling F，Wenz F. Tracer kinetic modelling of tumour angiogenesis based on dynamic contrast-enhanced CT and MRI measurements. *Eur J Nucl Med Mol Imaging*. 2010；37（Suppl 1）：S30‐S51.

9　Leach MO，Morgan B，Tofts PS，et al. Imaging vascular function for early stage clinical trials using dynamic contrast-enhanced magnetic resonance imaging. *Eur Radiol*. 2012；22(7)：1451‐1464.

10　Stejskal E，Tanner J. Spin diffusion measurements：spin echoes in the presence of a time-dependent field gradient. *J Chem Phys*. 1965；42：288‐292.

11　Padhani AR，Liu G，Koh DM，et al. Diffusion-weighted magnetic resonance imaging as a cancer biomarker：consensus and recommendations. *Neoplasia*. 2009；11(2)：102‐125.

12　Kwee TC，Takahara T，Ochiai R，et al. Whole-body diffusion-weighted magnetic resonance imaging. *Eur J Radiol*. 2009；70(3)：409‐417.

13　Taouli B，Koh DM. Diffusion-weighted MR imaging of the liver. *Radiology*. 2010；254(1)：47‐66.

14　Merino JG，Warach S. Imaging of acute stroke. *Nat Rev Neurol*. 2010；6(10)：560‐571.

15　Nomori H，Mori T，Ikeda K，et al. Diffusion-weighted magnetic resonance imaging can be used in place of positron emission tomography for N staging of non-small cell lung cancer with fewer false-positive results. *J Thorac Cardiovasc Surg*. 2008；135(4)：816‐822.

16　Ohno Y，Koyama H，Onishi Y，et al. Non-small cell lung cancer：wholebody MR examination for M-stage assessment — utility for whole-body diffusion-weighted imaging compared with integrated FDG PET/CT. *Radiology*. 2008；248(2)：643‐654.

17　Takenaka D，Ohno Y，Matsumoto K，et al. Detection of bone metastases in non-small cell lung cancer patients：comparison of whole-body diffusion-weighted imaging（DWI），whole-body MR imaging without and with DWI，whole-body FDG-PET/CT，and bone scintigraphy. *J Magn Reson Imaging*. 2009；30(2)：298‐308.

18　Murakami R，Hirai T，Sugahara T，et al. Grading astrocytic tumors by using apparent diffusion coefficient parameters：superiority of a oneversus two-parameter pilot method. *Radiology*. 2009；251(3)：838‐845.

19　Mori T，Nomori H，Ikeda K，et al. Diffusion-weighted magnetic resonance imaging for diagnosing malignant pulmonary nodules/masses：comparison with positron emission tomography. *J Thorac Oncol*. 2008；3(4)：358‐364.

20　Ohba Y，Nomori H，Mori T，et al. Is diffusion-weighted magnetic resonance imaging superior to positron emission tomography with fludeoxyglucose F 18 in imaging non-small cell lung cancer? *J Thorac Cardiovasc Surg*. 2009；138(2)：439‐445.

21　Nakajo M，Kajiya Y，Kaneko T，et al. FDG PET/CT and diffusion-weighted imaging for breast cancer：prognostic value of maximum standardized uptake values and apparent diffusion coefficient values of the primary lesion. *Eur J Nucl Med Mol Imaging*. 2010；37(11)：2011-2020.

22　Hamstra DA，Rehemtulla A，Ross BD. Diffusion magnetic resonance imaging：a biomarker for treatment response in oncology. *J Clin Oncol*. 2007；25(26)：4104-4109.

23　Hamstra DA，Galban CJ，Meyer CR，et al. Functional diffusion map as an early imaging biomarker for high-grade glioma：correlation with conventional radiologic response and overall survival. *J Clin Oncol*. 2008；26(20)：3387-3394.

24　Galban CJ，Mukherji SK，Chenevert TL，et al. A feasibility study of parametric response map analysis of diffusion-weighted magnetic resonance imaging scans of head and neck cancer patients for providing early detection of therapeutic efficacy. *Transl Oncol*. 2009；2(3)：184-190.

25　Ma B，Meyer CR，Pickles MD，et al. Voxel-by-voxel functional diffusion mapping for early evaluation of breast cancer treatment. *Inf Process Med Imaging*. 2009；21：276-287.

26　Lee KC，Bradley DA，Hussain M，et al. A feasibility study evaluating the functional diffusion map as a predictive imaging biomarker for detection of treatment response in a patient with metastatic prostate cancer to the bone. *Neoplasia*. 2007；9(12)：1003-1011.

27　Beaulieu C. The basis of anisotropic water diffusion in the nervous system — a technical review. *NMR Biomed*. 2002；15(7-8)：435-455.

28　Hagmann P，Jonasson L，Maeder P，Thiran JP，Wedeen VJ，Meuli R. Understanding diffusion MR imaging techniques：from scalar diffusion-weighted imaging to diffusion tensor imaging and beyond. *Radiographics*. 2006；26（Suppl 1）：S205-S223.

29　Nimsky C，Ganslandt O，Hastreiter P，et al. Preoperative and intraoperative diffusion tensor imaging-based fiber tracking in glioma surgery. *Neurosurgery*. 2005；56(1)：130-137；discussion 138.

30　Nimsky C，Ganslandt O，Hastreiter P，et al. Intraoperative diffusiontensor MR imaging：shifting of whitematter tracts during neurosurgical procedures — initial experience. *Radiology*. 2005；234(1)：218-225.

31　Nimsky C，Ganslandt O，Hastreiter P，et al. Preoperative and intraoperative diffusion tensor imaging-based fiber tracking in glioma surgery. *Neurosurgery*. 2007；61（Suppl 1）：178-185；discussion 186.

32　Mariappan YK，Glaser KJ，Ehman RL. Magnetic resonance elastography：a review. *Clin Anat*. 2010；23(5)：497-511.

33　Muthupillai R，Lomas DJ，Rossman PJ，Greenleaf JF，Manduca A，Ehman RL. Magnetic resonance elastography by direct visualization of propagating acoustic strain waves. *Science*. 1995；269(5232)：1854-1857.

34　Huwart L，Sempoux C，Vicaut E，et al. Magnetic resonance elastography for the noninvasive staging of liver fibrosis. *Gastroenterology*. 2008；135(1)：32-40.

35　Krouskop TA，Younes PS，Srinivasan S，Wheeler T，Ophir J. Differences in the compressive stress-strain response of infiltrating ductal carcinomas with and without lobular features — implications for mammography and elastography. *Ultrason Imaging*. 2003；25(3)：162-170.

36　Sinkus R，Siegmann K，Xydeas T，Tanter M，Claussen C，Fink M. MR elastography of breast lesions：understanding the solid/liquid duality can improve the specificity of contrast-enhanced MR mammography. *Magn Reson Med*. 2007；58(6)：1135-1144.

37　Kwee TC，Basu S，Torigian DA，Saboury B，Alavi A. Defining the role of modern imaging techniques in assessing lymph nodes for metastasis in cancer：evolving contribution of PET in this setting. *Eur J Nucl Med Mol Imaging*. 2011；38(7)：1353-1366.

38　Boland GM，Gershenwald JE. Sentinel lymph node biopsy in melanoma. *Cancer J*. 2012；18(2)：185-191.

39　Cheng G，Kurita S，Torigian DA，Alavi A. Current status of sentinel lymph-node biopsy in patients with breast cancer. *Eur J Nucl Med Mol Imaging*. 2011；38(3)：562-575.

40　Sadeghi R，Gholami H，Zakavi SR，Kakhki VR，Tabasi KT，Horenblas S. Accuracy of sentinel lymph node biopsy for inguinal lymph node staging of penile squamous cell carcinoma：systematic reviewand metaanalysis of the literature. *J Urol*. 2012；187(1)：25-31.

41　Lam TK，Uren RF，Scolyer RA，Quinn MJ，Shannon KF，Thompson JF. False-negative sentinel node biopsy because of obstruction of lymphatics by metastatic melanoma：the value of ultrasound in conjunction with preoperative lymphoscintigraphy. *Melanoma Res*. 2009；19(2)：94-99.

42　Goyal A，Douglas-Jones AG，Newcombe RG，Mansel RE. Effect of lymphatic tumor burden on sentinel lymph node biopsy in breast cancer. *Breast J*. 2005；11(3)：188-194.

43　Leijte JA，van der Ploeg IM，Valdes Olmos RA，Nieweg OE，Horenblas S. Visualization of tumor blockage and rerouting of lymphatic drainage in penile cancer patients by use of SPECT/CT. *J Nucl Med*. 2009；50(3)：364-367.

44　Weissleder R，Elizondo G，Wittenberg J，Lee AS，Josephson L，Brady TJ. Ultrasmall superparamagnetic iron oxide：an intravenous contrast agent for assessing lymph nodes with MR imaging. *Radiology*. 1990；175(2)：494-498.

45　Will O，Purkayastha S，Chan C，et al. Diagnostic precision of nanoparticle-enhanced MRI for lymph-node metastases：a metaanalysis. *Lancet Oncol*. 2006；7(1)：52-60.

46　Vandecaveye V，De Keyzer F，Vander Poorten V，et al. Head and neck squamous cell carcinoma：value of diffusion-weighted MR imaging for nodal staging. *Radiology*. 2009；251(1)：134-146.

47　Kim JK，Kim KA，Park BW，Kim N，Cho KS. Feasibility of diffusion-weighted imaging in the differentiation of metastatic from nonmetastatic lymph nodes：early experience. *J Magn Reson Imaging*. 2008；28(3)：714-719.

48　Eiber M，Beer AJ，Holzapfel K，et al. Preliminary results for characterization of pelvic lymph nodes in patients with prostate cancer by diffusion-weighted MR-imaging. *Invest Radiol*. 2010；45(1)：15-23.

49　Nakai G，Matsuki M，Inada Y，et al. Detection and evaluation of pelvic lymph nodes in patients with gynecologic malignancies using body diffusion-weighted magnetic resonance imaging. *J Comput Assist Tomogr*. 2008；32(5)：764-768.

50　Lin G，Ho KC，Wang JJ，et al. Detection of lymph node metastasis in cervical and uterine cancers by diffusion-weighted magnetic resonance imaging at 3T. *J Magn Reson Imaging*. 2008；28(1)：128-135.

51　Meisetschlager G，Poethko T，Stahl A，et al. Gluc-Lys（[18F] FP)-TOCA PET in patients with SSTR-positive tumors：biodistribution and diagnostic evaluation compared with [111In] DTPA-octreotide. *J Nucl Med*. 2006；47(4)：566-573.

52　Naswa N，Sharma P，Kumar A，et al. Ga-DOTANOC PET/CT in patients with carcinoma of unknown primary of neuroendocrine origin. *Clin Nucl Med*. 2012；37(3)：245-251.

53　Naswa N，Sharma P，Nazar AH，et al. Prospective evaluation of Ga-DOTA-NOC PET-CT in phaeochromocytoma and paraganglioma：preliminary results from a single centre study. *Eur Radiol*. 2012；22(3)：710-719.

54　Sundararajan L，Linden HM，Link JM，Krohn KA，Mankoff DA. 18F-Fluoroestradiol. *Semin Nucl Med*. 2007；37(6)：470-476.

55　Eubank WB，Mankoff DA. Evolving role of positron emission tomography in breast cancer imaging. *Semin Nucl Med*. 2005；35(2)：84-99.

56　Dehdashti F，Mortimer JE，Trinkaus K，et al. PET-based estradiol challenge as a predictive biomarker of response to endocrine therapy in women with estrogen-receptor-positive breast cancer. *Breast Cancer Res Treat*. 2008；113(3)：509-517.

57　Linden HM，Stekhova SA，Link JM，et al. Quantitative fluoroestradiol positron emission tomography imaging predicts response to endocrine treatment in breast cancer. *J Clin Oncol*. 2006；24(18)：2793-2799.

58　Chopra A，Shan L，Eckelman WC，et al. Molecular imaging and contrast agent database（MICAD)：evolution and progress. *Mol Imaging Biol*. 2011；14(1)：4-13.

59　Alavi A，Kung JW，Zhuang H. Implications of PET based molecular imaging on the current and future practice of medicine. *Semin Nucl Med*. 2004；34(1)：56-69.

60　Hillner BE，Siegel BA，Shields AF，et al. The impact of positron emission tomography（PET）on expected management during cancer treatment：findings of the National Oncologic PET Registry. *Cancer*. 2009；115(2)：410-418.

61　Rau FC，Weber WA，Wester HJ，et al. O-(2-[(18) F] Fluoroethyl)-Ltyrosine（FET)：a tracer for differentiation of tumour from inflammation in murine lymph nodes. *Eur J Nucl Med Mol Imaging*. 2002；29(8)：1039-1046.

62　Jacobs AH，Thomas A，Kracht LW，et al. 18F-fluoro-L-thymidine and 11C-methylmethionine as markers of increased transport and proliferation in brain tumors. *J Nucl Med*. 2005；46(12)：1948-1958.

63　Pauleit D，Stoffels G，Schaden W，et al. PET with O-(2-18 F-fluoroethyl)-L-tyrosine in peripheral tumors：first clinical results. *J Nucl Med*. 2005；46(3)：411-416.

64　Jager PL，Chirakal R，Marriott CJ，Brouwers AH，Koopmans KP，Gulenchyn KY. 6-L-18F-fluorodihydroxyphenylalanine PET in neuroendocrine tumors：basic aspects and emerging clinical applications. *J Nucl Med*. 2008；49(4)：573-586.

65　Chen W，Silverman DH，Delaloye S，et al. 18F-FDOPA PET imaging of brain tumors：comparison study with 18F-FDG PET and evaluation of diagnostic accuracy. *J Nucl Med*. 2006；47(6)：904-911.

66　Salskov A，Tammisetti VS，Grierson J，Vesselle H. FLT：measuring tumor cell proliferation in vivo with positron emission tomography and 3′-deoxy-3′-[(18) F] fluorothymidine. *Semin Nucl Med*. 2007；37(6)：429-439.

67　Bading JR，Shields AF. Imaging of cell proliferation：status and prospects. *J Nucl Med*. 2008；49（Suppl 2)：64S-80S.

68　Barwick T，Bencherif B，Mountz JM，Avril N. Molecular PET and PET/CT imaging of tumour cell proliferation using F-18 fluoro-L-thymidine：a comprehensive evaluation. *Nucl Med Commun*. 2009；30(12)：908-917.

69　Soloviev D，Lewis D，Honess D，Aboagye E. [(18) F] FLT：an imaging biomarker of tumour proliferation for assessment of tumour response to treatment. *Eur J Cancer*. 2012；48(4)：416-424.

70　Wilson WR，Hay MP. Targeting hypoxia in cancer therapy. *Nat Rev Cancer*. 2011；11(6)：393－410.

71　Kirkpatrick JP，Cardenas-Navia LI，Dewhirst MW. Predicting the effect of temporal variations in PO2 on tumor radiosensitivity. *Int J Radiat Oncol Biol Phys*. 2004；59(3)：822－833.

72　Krohn KA，Link JM，Mason RP. Molecular imaging of hypoxia. *J Nucl Med*. 2008；49 (Suppl 2)：129S－148S.

73　Rasey JS，Grunbaum Z，Magee S，et al. Characterization of radiolabeled fluoromisonidazole as a probe for hypoxic cells. *Radiat Res*. 1987；111(2)：292－304.

74　Dehdashti F，Grigsby PW，Mintun MA，Lewis JS，Siegel BA，Welch MJ. Assessing tumor hypoxia in cervical cancer by positron emission tomography with 60Cu-ATSM：relationship to therapeutic responsea preliminary report. *Int J Radiat Oncol Biol Phys*. 2003；55(5)：1233－1238.

75　Pacheco-Torres J，Lopez-Larrubia P，Ballesteros P，Cerdan S. Imaging tumor hypoxia by magnetic resonance methods. *NMR Biomed*. 2011；24(1)：1－16.

76　Dobrucki LW，de Muinck ED，Lindner JR，Sinusas AJ. Approaches to multimodality imaging of angiogenesis. *J Nucl Med*. 2010；1：66S－79S.

77　Beer AJ，Haubner R，Sarbia M，et al. Positron emission tomography using ［18F］Galacto-RGD identifies the level of integrin alpha (v) beta3 expression in man. *Clin Cancer Res*. 2006；12(13)：3942－3949.

78　Reshef A，Shirvan A，Akselrod-Ballin A，Wall A，Ziv I. Small-molecule biomarkers for clinical PET imaging of apoptosis. *J Nucl Med*. 2010；51(6)：837－840.

79　Hu S，Kiesewetter DO，Zhu L，et al. Longitudinal PET imaging of doxorubicin-induced cell death with (18) F-Annexin V. *Mol Imaging Biol*. 2012；14(6)：762－770.

80　De Saint-Hubert M，Wang H，Devos E，et al. Preclinical imaging of therapy response using metabolic and apoptosis molecular imaging. *Mol Imaging Biol*. 2011；13(5)：995－1002.

81　Nguyen QD，Smith G，Glaser M，Perumal M，Arstad E，Aboagye EO. Positron emission tomography imaging of drug-induced tumor apoptosis with a caspase-3/7 specific ［18F］-labeled isatin sulfonamide. *Proc Natl Acad Sci USA*. 2009；106(38)：16375－16380.

82　Caruthers SD，Winter PM，Wickline SA，Lanza GM. Targeted magnetic resonance imaging contrast agents. *Methods Mol Med*. 2006；124：387－400.

83　Schellenberger EA，Hogemann D，Josephson L，Weissleder R. Annexin V-CLIO：a nanoparticle for detecting apoptosis by MRI. *Acad Radiol*. 2002；9 (Suppl 2)：S310－S311.

84　Aisen AM，Chenevert TL. MR spectroscopy：clinical perspective. *Radiology*. 1989；173(3)：593－599.

85　Mountford C，Lean C，Malycha P，Russell P. Proton spectroscopy provides accurate pathology on biopsy and in vivo. *J Magn Reson Imaging*. 2006；24(3)：459－477.

86　Sharma U，Mehta A，Seenu V，Jagannathan NR. Biochemical characterization of metastatic lymph nodes of breast cancer patients by in vitro 1H magnetic resonance spectroscopy：a pilot study. *Magn Reson Imaging*. 2004；22(5)：697－706.

87　Kurhanewicz J，Vigneron DB，Nelson SJ. Three-dimensional magnetic resonance spectroscopic imaging of brain and prostate cancer. *Neoplasia*. 2000；2(1－2)：166－189.

88　Hollingworth W，Medina LS，Lenkinski RE，et al. A systematic literature review of magnetic resonance spectroscopy for the characterization of brain tumors. *AJNR Am J Neuroradiol*. 2006；27(7)：1404－1411.

89　Majos C，Aguilera C，Alonso J，et al. Proton MR spectroscopy improves discrimination between tumor and pseudotumoral lesion in solid brain masses. *AJNR Am J Neuroradiol*. 2009；30(3)：544－551.

90　Stadlbauer A，Gruber S，Nimsky C，et al. Preoperative grading of gliomas by usingmetabolite quantification with high-spatial-resolution proton MR spectroscopic imaging. *Radiology*. 2006；238(3)：958－969.

91　Laprie A，Catalaa I，Cassol E，et al. Proton magnetic resonance spectroscopic imaging in newly diagnosed glioblastoma：predictive value for the site of postradiotherapy relapse in a prospective longitudinal study. *Int J Radiat Oncol Biol Phys*. 2008；70(3)：773－781.

92　Park I，Tamai G，Lee MC，et al. Patterns of recurrence analysis in newly diagnosed glioblastoma multiforme after three-dimensional conformal radiation therapy with respect to pre-radiation therapy magnetic resonance spectroscopic findings. *Int J Radiat Oncol Biol Phys*. 2007；69(2)：381－389.

93　Oh J，Henry RG，Pirzkall A，et al. Survival analysis in patients with glioblastoma multiforme：predictive value of choline-to-N-acetylaspartate index，apparent diffusion coefficient，and relative cerebral blood volume. *J Magn Reson Imaging*. 2004；19(5)：546－554.

94　Bartella L，Morris EA，Dershaw DD，et al. Proton MR spectroscopy with choline peak as malignancy marker improves positive predictive value for breast cancer diagnosis：preliminary study. *Radiology*. 2006；239(3)：686－692.

95 Cho SG，Lee DH，Lee KY，et al. Differentiation of chronic focal pancreatitis from pancreatic carcinoma by in vivo proton magnetic resonance spectroscopy. *J Comput Assist Tomogr*. 2005；29(2)：163 – 169.

96 Faria JF，Goldman SM，Szejnfeld J，et al. Adrenal masses：characterization with in vivo proton MR spectroscopy — initial experience. *Radiology*. 2007；245(3)：788 – 797.

97 Mahon MM，Williams AD，Soutter WP，et al. 1H magnetic resonance spectroscopy of invasive cervical cancer：an in vivo study with ex vivo corroboration. *NMR Biomed*. 2004；17(1)：1 – 9.

98 Swindle P，McCredie S，Russell P，et al. Pathologic characterization of human prostate tissue with proton MR spectroscopy. *Radiology*. 2003；228(1)：144 – 151.

99 Wang CK，Li CW，Hsieh TJ，Chien SH，Liu GC，Tsai KB. Characterization of bone and soft-tissue tumors with in vivo ¹H MR spectroscopy：initial results. *Radiology*. 2004；232(2)：599 – 605.

100 Schick F. Whole-body MRI at high field：technical limits and clinical potential. *Eur Radiol*. 2005；15(5)：946 – 959.

101 Tkac I，Oz G，Adriany G，Ugurbil K，Gruetter R. In vivo 1H NMR spectroscopy of the human brain at high magnetic fields：metabolite quantification at 4T vs. 7T. *Magn Reson Med*. 2009；62(4)：868 – 879.

102 Klomp DW，Bitz AK，Heerschap A，Scheenen TW. Proton spectroscopic imaging of the human prostate at 7T. *NMR Biomed*. 2009；22(5)：495 – 501.

103 Narayan P，Jajodia P，Kurhanewicz J，et al. Characterization of prostate cancer，benign prostatic hyperplasia and normal prostates using transrectal 31phosphorus magnetic resonance spectroscopy：a preliminary report. *J Urol*. 1991；146(1)：66 – 74.

104 Shukla-Dave A，Poptani H，Loevner LA，et al. Prediction of treatment response of head and neck cancers with P-31 MR spectroscopy from pretreatment relative phosphomonoester levels. *Acad Radiol*. 2002；9(6)：688 – 694.

105 Arias-Mendoza F，Smith MR，Brown TR. Predicting treatment response in non-Hodgkin's lymphoma from the pretreatment tumor content of phosphoethanolamine plus phosphocholine. *Acad Radiol*. 2004；11(4)：368 – 376.

106 Viale A，Reineri F，Santelia D，et al. Hyperpolarized agents for advanced MRI investigations. *Q J Nucl Med Mol Imaging*. 2009；53(6)：604 – 617.

107 Ross BD，Bhattacharya P，Wagner S，Tran T，Sailasuta N. Hyperpolarized MR imaging：neurologic applications of hyperpolarized metabolism. *AJNR Am J Neuroradiol*. 2010；31(1)：24 – 33.

108 Golman K，Zandt RI，Lerche M，Pehrson R，Ardenkjaer-Larsen JH. Metabolic imaging by hyperpolarized 13C magnetic resonance imaging for in vivo tumor diagnosis. *Cancer Res*. 2006；66(22)：10855 – 10860.

109 Albers MJ，Bok R，Chen AP，et al. Hyperpolarized 13C lactate，pyruvate，and alanine：noninvasive biomarkers for prostate cancer detection and grading. *Cancer Res*. 2008；68(20)：8607 – 8615.

110 Larson PE，Bok R，Kerr AB，et al. Investigation of tumor hyperpolarized ［1 – 13C］-pyruvate dynamics using time-resolved multiband RF excitation echo-planar MRSI. *Magn Reson Med*. 2010；63(3)：582 – 591.

111 Day SE，Kettunen MI，Gallagher FA，et al. Detecting tumor response to treatment using hyperpolarized 13C magnetic resonance imaging and spectroscopy. *Nat Med*. 2007；13(11)：1382 – 1387.

第 2 篇

血液系统恶性肿瘤的靶向治疗

第 11 章
慢性髓系白血病的靶向治疗

Elias Jobbour and Jorge Cortes
章茜茜　译,唐晓文　校

概　　述

　　白血病的遗传学及分子生物学特征的进展增强了人们拓展白血病靶向治疗的能力。当前最吸引人眼球的是 CML 的相关研究。慢性髓系白血病是一种髓系增殖性肿瘤,发病率平均$(1\sim2)/10$万成人,占成人初诊白血病的 15%。美国大约有 5 000 例,并呈逐年上升趋势(自 2000 年起年死亡率低至 1%$\sim$2%);据估计 2013 年大约有 8 万例,并且将在 2030 年达到平台期,约为 18 万例。CML 发病机制的核心即 9 号染色体 *Abelson* 基因(*ABL*)与 22 号染色体断裂点聚集区域基因(*BCR*)融合。这一 *BCR* - *ABL* 融合基因编码产生的肿瘤蛋白,实质上是一种活化的酪氨酸激酶,通过下游通路如 RAS、RAF、JUN 激酶,MYC 和 STAT 促进 CML 细胞生长和复制。上述结果通过异常凋亡信号产生了非细胞因子依赖的细胞周期,从而导致了白血病的发生。

　　直到 2000 年,对于 CML 的治疗仍局限于细胞周期非特异性药物如白消安(马利兰)、羟基脲和 α 干扰素(IFN - α)。IFN - α 可产生有限的完全细胞遗传学缓解率(CCyR)(10%$\sim$25%),并提高生存率,但 IFN 有限的疗效和明显的毒性反应阻碍了 IFN 的临床应用。异基因造血干细胞移植是一种治愈性治疗手段,但存在较高并发症发生率和死亡率,仅适用于全身状况和重要脏器功能良好,有合适供体的 CML 患者。

　　小分子 TKI 的出现使得 CML 治疗领域出现巨变,TKI 可强烈干扰 BCR - ABL 蛋白和 ATP 的结合,从而阻止恶性克隆性细胞的增殖。这种

"靶向"方法显著改变了 CML 的自然病程,10 年总体生存率从大约 20% 上升至 80%$\sim$90%。

　　本章节将会讨论 CML 的一线和挽救性治疗以及正在研究的治疗耐药型 CML 的新药。

CML 的一线治疗选择

　　三种 TKI:伊马替尼、达沙替尼和尼洛替尼均可购得用于 CML 的一线治疗。当前指南推荐对于 CML 慢性期(CML - CP)患者的一线治疗,这 3 种 TKI 都是绝佳的选择(表 11.1)。

伊马替尼

　　甲磺酸伊马替尼(Gleevec, Novartis Pharmaceutical Corporation, NJ, USA),是第一个获得 FDA 批准用于 CML - CP 患者的 TKI。伊马替尼可竞争性结合 BCR - ABL 酪氨酸激酶催化部位的 ATP 结合位点,使得 Abl 激酶不能与 ATP 结合,从而失去催化活性,抑制细胞信号转导蛋白磷酸化。甲磺酸伊马替尼不仅可有效抑制 BCR - ABL 激酶活性,而且能阻止 PDGFR 和 C - KIT 酪氨酸激酶活性。

　　IFN - α 和 STI571 的国际随机化研究(IRIS)被认为是 TKI 治疗 CML 的里程碑式的临床试验。研究者将 1 106 名患者随机分为 2 组,一组口服伊马替尼每日 400 mg,另一组予 IFN - α 和皮下注射低剂量阿糖胞苷。中位随访 19 个月后,接受伊马替尼的患者相关预后明显优于接受 IFN 和阿糖胞苷治疗的患者,尤其是 CCyR(74% 对 9%,$P<0.001$)和疾病免于进展至加速期(AP)或急变期(BP)(99% 对 93%,$P<0.001$)。IRIS 研究

表 11.1 批准用于 CML 一线治疗的络氨酸激酶抑制剂的主要 Ⅲ 期实验总结

实 验	治 疗	患者人数	最 初 终 点	随 访 数 据		
				MMR(%)	PFS(%)	OS(%)
IRIS			18 个月 PFS(%)		6 年/8 年	6 年/8 年
	伊马替尼 400 mg 每日 4 次	553	97		93/92	88/85
	IFN + 阿糖胞苷	553	91(P＜0.001)			
ENESTnd			12 个月 MMR(%)		5 年	
	尼洛替尼 300 mg 每日 2 次	282	44	77	92	93.6
	尼洛替尼 400 mg 每日 2 次	281	43	77	95.3(P = 0.03,和 伊马替尼组比)	96(P = 0.04,与 伊马替尼组比)
	伊马替尼 400 mg 每日 4 次	283	22(P＜0.001 各组对照均是)	60(P＜0.000 1, 各组均是)	91.1	91.6
DASISION			12 个月 CCyR(%)		4 年	
	达沙替尼 100 mg 每日 4 次	259	77	74	90	92.9
	伊马替尼 400 mg 每日 4 次	260	伊马替尼：60(P＜0.000 1) 第二终点反应：12 个月 MMR,达沙替尼,46 伊马替尼：23(P＜0.000 1)	46	90.2	92.1

注：疾病免于进展至加速期或急变期；IFN,干扰素；MMR,主要分子学缓解；PFS,无进展生存率；OS,总体生存率。

中心的 8 年随访结果表明伊马替尼的治疗反应也是持久的。预计 EFS 为 81%,如果仅考虑 CML 相关死亡事件,则 OS 为 93%。

尽管伊马替尼组结果令人瞩目,然而 8 年随访期间仅有 55%患者仍坚持口服伊马替尼,表明对于治疗失败或对伊马替尼不耐受患者有必要探寻其他治疗方法,因此二代 TKI 药物的合理开发成为必然。

达沙替尼

DASISION 临床试验是一个 Ⅲ 期、随机对照研究,对比初诊 CML 患者接受每日单次伊马替尼 400 mg 和每日单次达沙替尼 100 mg 治疗结果。如果出现根据方案界定的对于两种药物治疗反应不佳的患者,允许中途增加剂量。试验的主要研究终点是 12 个月的完全细胞遗传学缓解率(cCCyR)。共 519 名患者按 1∶1 比例随机分组。达沙替尼组 12 个月时获得 cCCyR 的患者明显多于伊马替尼组的患者(77% 对 66%,P = 0.007)。还有很多次要研究终点两组也有显著不同,达沙替尼组优于伊马替尼组。近期发表的该试验 3 年

随访结果显示与伊马替尼相比,达沙替尼在治疗的早期即可诱导出更快、更深层次的治疗反应。例如,3 个月时,与伊马替尼组患者相比,达沙替尼组有更多患者 BCR－ABL 转录水平≤10%(84% 对 64%,P＜0.000 1)。无论哪组达到这个阈值水平,均可预见能获得较长 EFS 和更长的 OS。正如预期所见,达沙替尼组更易发生胸腔积液(19% 对＜1%)。

在一项多中心试验中,多个北美协作组织将初诊的 CML 患者随机分为达沙替尼组(100 mg,每日 1 次)或伊马替尼组(400 mg,每日 1 次)。与 DASISION 研究的结果相似,达沙替尼组患者获得 CCyR 的比例明显高于伊马替尼组患者(84% 对 69%,P = 0.04)。值得注意的是,只有一半左右的患者样本能够用于主要观察终点细胞遗传学的检测,这表明许多临床医师更倾向于通过分子水平的监测来评估患者病情,或者采用外周血标本而不是骨髓标本进行检测。除了这个缺陷之外,对于那些已经进行了密集细胞遗传学检测的患者,结果与 DASISION 试验结果几乎一样,达沙替尼组存在明显的药物毒性反应,两组 3 到 4

级不良反应的发生率显著不同（58%达沙替尼组，35%伊马替尼组）。两组大部分的差异源于达沙替尼所致的血液学毒性。

尼洛替尼

和达沙替尼数据相似，在大型国际化的随机对照研究（ENESTnd study）中，尼洛替尼也是直接与伊马替尼进行对比。该研究的主要研究终点为12个月的主要分子学反应率（MMR）。在一个3组的随机对照研究中，846名患者随机分组，一组接受伊马替尼每日400 mg（$n=283$），一组为尼洛替尼400 mg，每日2次（挽救治疗的剂量，$n=281$），一组为尼洛替尼300 mg，每日2次（$n=282$）。主要研究终点，即12个月的主要分子学缓解率，显示尼洛替尼组明显高于伊马替尼组。最少的4年随访结果表明2组尼洛替尼的早期治疗反应率优于伊马替尼组。24个月CCyR累计发生率尼洛替尼300 mg，每日2次组为87%，尼洛替尼400 mg，每日2次组为85%，伊马替尼400 mg，每日组为77%，48个月主要分子学缓解率分别为76%、73%、56%（$P<0.0001\%$）。48个月BCR-ABL转录水平$<0.0032\%$（IS;大致相当于BCR-ABL转录水平减少4.5 log水平）分别为40%、37%和23%（$P<0.0001\%$）。疾病进展至加速期或急变期的发生率分别为3.2%、2.1%和6.7%（$P<0.02$），预计4年的EFS分别为95%、97%和93%，预计4年生存率3组间无统计学差异（分别为94%、97%、93%）。与伊马替尼相比，尼洛替尼引起的水钠潴留、腹泻、头痛、肌肉痉挛、恶心呕吐及中性粒细胞减少的发生率较低。但其头痛、皮疹、瘙痒及高血糖的发生率较高，还有发生率虽低（<2%）但不可忽视的胰腺炎可能、缺血性心脏病（4%～5%对1%伊马替尼组）及外周动脉闭塞性疾病（1.4%～1.8%对0伊马替尼组）的发生。基于ENESTnd study的研究结果，2010年FDA批准尼洛替尼300 mg，口服每日2次用于CML的一线治疗。

伯舒替尼

第三代TKI，伯舒替尼同样在慢性期初诊CML患者中用来与伊马替尼进行比较。研究者们征集了502名患者，分别给予伯舒替尼每日500 mg或伊马替尼每日400 mg，为获得预期疗效，两组随后均增加剂量。主要研究终点为12个月的CCyR，其结果与其他二代TKI临床试验相似。和既往研究不同的是，在第一年的时候伯舒替尼疗效并不优于伊马替尼，两组的CCyR相似（70%对68%，$P=0.60$）。尽管主要研究终点并未达到，但伯舒替尼组确实获得更高MMR，使得试验结果有点难以解释。两组治疗无反应患者人数比预想的要多，原因是他们在第一次基线评估之前就中断了治疗，这可能是导致低CCyR的潜在原因。

其他治疗策略

其他一线治疗的方法包括使用更高剂量的伊马替尼或TKI联合其他药物，例如干扰素。在酪氨酸激酶抑制剂优化和选择研究（TOPS）中，患者随机分组，一组给予伊马替尼400 mg每日1次，一组给予伊马替尼400 mg每日2次。每日400 mg的患者如果出现预先界定的反应不佳时，可以逐渐递增剂量。主要研究终点为12个月时的MMR，次要研究终点为获得细胞遗传学缓解及达到MMR和细胞遗传学缓解的时间。尽管高剂量组获得CCyR和MMR更快，但两组比例接近且在12个月的时候无统计学差异。因此，延长随访时间对于明确早期疗效的取得对预后的长期影响是必要的。

对于CML患者而言，干扰素作为一个有趣的治疗方法再次出现，并且聚乙二醇化形式的干扰素可减少药物使用频率，提高患者耐受水平。在一项法国人实施的Ⅲ期随机对照研究中，患者被分到4个治疗组（伊马替尼每日400 mg，伊马替尼每日600 mg，伊马替尼每日400 mg＋干扰素α-2a或者伊马替尼每日400 mg＋皮下注射阿糖胞苷）。患者最初接受干扰素α-2a每周90 μg，然而由于毒性呈现较高的治疗中断率，随后剂量调整为每周45 μg。第12个月的时候，四组的CCyR相似，干扰素α-2a组确实呈现较高MMR

以及更深的分子学反应,但是随访结果尚不能充分证明是否对长期预后有影响。其他研究发现干扰素的使用并未显著提高细胞遗传学反应率及 MMR。

一线治疗的选择

目前所有三种 TKI——伊马替尼、尼洛替尼及达沙替尼对于 CML 患者均是可采用的一线治疗。TKI 的选择取决于患者和临床医师的偏好、患者既往史及相关合并症(例如糖尿病、胰腺炎、心肺疾病、肺动脉高压)。在美国,目前药物价格及报销覆盖比例并未倾向于某一特定的 TKI。肿瘤学实践越来越趋向于选择尼洛替尼和达沙替尼,而非伊马替尼,因为前两者可获得较好的早期疗效,尤其是早期较低的 CML 转化率。在某些新兴国家,由于 TKI 高昂的价格,可能会转变治疗模式至使用特定的 TKI,甚至在一些患者及国家医疗体系均不能负担 TKI 费用时,一线选择异基因造血干细胞移植(总共一次花费在 30～10 000 美元)。伊马替尼可能在 2015 年的非营利处方中出现,但价格未知,可能会降低(每年 2 000～10 000 美元)。因此一线 TKI 治疗的选择可取决于非盈利的伊马替尼与达沙替尼、盈利的伊马替尼的不同价格对比、生存率的长期数据结果(5～8年)、无转化生存率(TFS)及三种 TKI 的 EFS。鉴于伊马替尼预计 8 年生存率为 93%(仅考虑 CML 相关死亡率)及高效的新一代 TKI 作为挽救治疗,达沙替尼和尼洛替尼与伊马替尼一线治疗相比,可能生存优势并不显著,这种情况下,应密切监测疾病细胞遗传学复发可能,及时换用二代 TKI 治疗。

TKI 耐药的治疗

TKI 耐药的常见机制包括 BCR‐ABL 激酶区域的点突变,损伤特定 TKI 的活性。二代 TKI 可克服大多数对伊马替尼耐药的突变,尽管已出现导致白血病对达沙替尼和(或)尼洛替尼耐药的新型突变。一个重要的突变,T315I 突变,被称为"守门员"突变,表现出对除了普纳替尼之外的所有 TKI 耐药。

在判定一名患者对伊马替尼耐药且需要调整治疗方案之前,应当排除治疗的依从性以及药物间相互作用等原因。伊马替尼依从率在 75%～90% 波动;低依从率与不良预后有关。一项 87 名 CML‐CP 患者研究中,给予伊马替尼每日 400 mg,依从率等于或低于 90% 导致 MMR 仅为 28%,而依从率大于 90% 的患者 MMR 可达 94%($P<0.001$)。完全分子学反应率(CMR)分别为 0 和 44%($P=0.002$);当依从率低于 80% 或更低时,则未检测到分子学反应。低依从率见于年轻患者、有治疗不良反应的患者及需要增加剂量的患者。

第二代 TKI

尼洛替尼和达沙替尼最初被批准用于作为初次治疗失败的 CML 患者的二线挽救治疗(包括伊马替尼治疗失败)。伊马替尼治疗失败后采用二线治疗如尼洛替尼、达沙替尼及伯舒替尼治疗结果总结在表 11.2。从中可发现几个重要的结果。第一,二线治疗可提高对于伊马替尼疗效不佳患者的治疗反应率,包括 MMR。第二,增加伊马替尼剂量可提高对于标准剂量伊马替尼疗效不佳患者的治疗反应率,但转换为二线药物治疗更有效。若干研究对比了二线药物尼洛替尼或达沙替尼与高剂量伊马替尼(400 mg,每日 2 次)疗效,证实与高剂量 TKI 相比,新型 TKI 可产生更高的完全血液学反应率(CHR)、CCyR 及 MMR。新型 TKI 药物 PFS 也较高。此外,早期改为二代 TKI 比晚期改用二代 TKI 更有效。一项回顾性汇总分析表明,伊马替尼耐药或伊马替尼不能耐受而改用二线药物达沙替尼的患者,早期改用达沙替尼(早期干预组,即丢失主要细胞遗传学反应 MCyR)与晚期改用达沙替尼组(晚期干预组,即丢失 CHR)相比,早期干预组可产生更高 CHR、CCyR 及 MMR,2 年 EFS、TFS 和 OS 也优于晚期干预组。

伯舒替尼最初用于治疗伊马替尼耐药或不耐

表 11.2　TKI 治疗失败后 2 代和 3 代 TKI 治疗的重要 II 期临床实验总结

反应	达沙替尼				尼洛替尼				伯舒替尼			普纳替尼		
反应百分比	CP N=387	AP N=174	MyBP N=109	LyBP N=48	CP N=321	AP N=137	MyBP N=105	LyBP N=31	CP N=146	AP N=51	BP N=38	CP N=271	AP N=79	BP
中位随访时间（月数）	15	4	12+	12+	24	9	3	3	7	6	3	11	13	6
伊马替尼抵抗（%）	74	93	91	88	70	80	82	82	69	NR	NR	96	NR	NR
血液学反应（%）	—	79	50	40	94	56	22	19	85	54	36	NR	NR	NR
CHR	91	45	27	29	76	31	11	13	81	54	36	NR	MaHR:57	MaHR:34
NEL	—	19	7	6	—	12	1	0	0	NR	NR	NR	NR	NR
细胞遗传学反应（%）	NR	44	36	52	—	NR	NR	NR	—	NR	NR	NR	NR	NR
完全	49	32	26	46	34	20	29	32	46	27	35	46	55	36
部分	11	7	7	6	13	12	10	16	13	20	18	NR	NR	NR
存活率（%）（12个月）	96	82	50	50	87	67	42	42	NR	60	50	91	42	35

注：CP，慢性期；AP，加速期；MyBP，髓系急变期；LyBP，淋系急变期；CHR，完全血液学反应；MaHR，主要血液学反应；BP，急变期；NEL，无白血病证据；NR，未报道。

受患者。在剂量爬坡试验中,500 mg 每日 1 次被选中作为Ⅱ期剂量,对于未达到预定结果的患者剂量倾向于增加至 600 mg 每日 1 次。一项重要的Ⅱ期临床试验纳入了 288 名患者,超过 2/3 的患者存在伊马替尼耐药,主要研究终点为 6 个月 MCyR,31% 经治患者 6 个月时均获得 MCyR。在随访的任意时间,41% 患者获得 CCyR。除 T315I 突变以外,伯舒替尼对大多数常见的导致对伊马替尼耐药的突变均保持活性。无论患者是伊马替尼耐药还是不耐受,其治疗反应均相似。伯舒替尼最常见的毒性反应为腹泻、恶心、呕吐及皮疹。84% 患者出现腹泻,9% 的患者出现了 3 级不良事件(未提及 4 级事件),其他常见不良反应包括骨髓抑制和肝功能异常。

第三代 TKI

帕纳替尼是一种三代 TKI,是第一种可以针对 T315I 突变 CML 患者的靶向药物。其抑制 BCR - ABL 激酶活性的强度是伊马替尼的 500 倍以上。Ⅱ期 PACE 试验的结果支持帕纳替尼的使用,该试验对象为 499 名事先经过多种治疗的 CML 患者或 Ph 阳性的 ALL 患者,这些患者要么对达沙替尼或尼洛替尼耐药,或者不耐受,要么出现 T315I 突变,均可以加入该临床试验。帕纳替尼的服用方法是 45 mg 每日 1 次。根据疾病分期及是否伴有 T315I 突变将患者分层。267 名慢性期接受普纳替尼治疗的 CML 患者,56% 患者在 12 个月的时候获得 MCyR,其中 70% 慢性期患者伴有 T315I 突变($n = 45$)。帕纳替尼治疗前接受较少种类 TKI 的患者可获得更好的治疗反应。最常见的不良反应有皮疹、皮肤干燥及腹痛。PACE 研究中其他常见毒副作用包括高血压和胰腺炎。药物相关严重不良反应包括动脉血栓,据报道随着帕纳替尼使用的时间延长,动脉血栓发生率也会逐渐增加。这一严重不良事件使得美国暂停了帕纳替尼的销售,同时若干个临床试验暂停及做出修正。只有重新修订标签和限制已获得的项目,才能允许制造商恢复其销售。

高三尖杉酯碱

高三尖杉酯碱,一类高三尖杉酯的半合成类似物,是一种一流的三尖杉碱,可以作为蛋白合成抑制剂通过降低多种肿瘤蛋白水平包括 BCR - ABL 从而诱导白血病细胞凋亡。2 项Ⅱ期临床试验的数据表明皮下注射高三尖杉酯,1.25 mg/m^2,每日 2 次,连续 2 周,每 4 周 1 个疗程,直至出现治疗反应时再改为每 4 周注射 1 周,81 例既往使用 2 种以上的 TKI 均未获得缓解的慢性期 CML 患者最终有 20% 获得 MCyR,10% CCyR。中位反应持续时间为 17.7 个月,中位生存时间为 34 个月。3~4 级副作用包括 37%~67% 患者出现可逆的血细胞减少。该数据最终使得 FDA 于 2012 年批准高三尖杉酯用于治疗 CML。

TKI 有治疗反应及治疗失败的定义,治疗的方法和选择

监测 CML 患者对 TKI 治疗的反应对于判断患者预后是非常重要的。根据血液学、细胞遗传学及分子学的结果来评估对 TKI 的治疗反应。血液学反应即白细胞计数和脾肿大均恢复正常。细胞遗传学反应即中期细胞中费城染色体阳性(Ph＋)细胞百分比,而分子学反应的评估是通过定量反转录酶聚合酶链反应(qRT - PCR)衡量 BCR - ABL 转录水平,最好是用国际范围(IS)来表示。在 IS 中,MMR 指 BCR - ABL 转录水平≤0.1%,即比标准基线低 3 log。CMR 指的是欧洲白血病网(ELN)的建议及《美国国家综合癌症网络肿瘤临床实践指南(NCCN 指南)》中规定具有足够敏感性 qRT - PCR 仍未能检测到 BCR - ABL 转录本(例如 4.5 log)。然而,随着更敏感 PCR 测定方法的出现,4、4.5 甚至 5 log BCR - ABL 的减少都可以检测到,由此引出问题:CMR 的真正含义及转录水平低于 MMR 是否有意义。

治疗失败指的是根据 ELN 和《NCCN 指南》推荐定义,在特定的时间点未达到特定的标准。2 种指南的主要区别在于 ELN 重在强调治疗失败及治疗反应不佳,同时包括额外的反应类别(警

表 11.3　治疗反应或治疗失败的标准及不同治疗方案

时间（月）	伊 马 替 尼	二 代 TKI
3～6	MCyR；BCR - ABL 转录水平≤10%（IS）	CCyR；BCR - ABL 转录水平≤1%（IS）
12	CCyR；BCR - ABL 转录水平≤1%（IS）	CCyR；BCR - ABL 转录水平≤1%（IS）
更久	CCyR；BCR - ABL 转录水平≤1%（IS）	CCyR；BCR - ABL 转录水平≤1%（IS）

注：MCyR，主要细胞遗传学反应（Ph≤35%）；CCyR，完全细胞遗传学反应（Ph＝0）；IS，国际指数。MCyR，BCR - ABL≤10%（IS）；CCyR，BCR - ABL≤1%（IS）。

告），而《NCCN 指南》并未正式强调反应不佳，但更强调在特定时间点的治疗反应。不过，这些指南都在不断更新。对于我们而言，一个关于治疗反应或治疗失败的简洁图表可能会更加实用（表 11.3）。

若干研究均证实，使用 TKI 治疗的 CML 患者，在 12 个月或者迟于 12 个月的时候获得 CCyR［中期 Ph＋ 为 0；BCR - ABL 转录水平（IS）≤1%］的患者，其生存显著优于获得较低治疗反应的患者。因此，获得 CCyR 是目前 TKI 治疗的首要研究终点。BCR - ABL 转录水平≤0.1%（IS）与 EFS 轻度提高及 CCyR 可能较长持续时间有关，但并没有显著的生存优势。获得完全分子学反应（检测不到 BCR - ABL 转录本）仅为临床试验停止治疗提供可能。未获得主要分子学反应或未获得完全分子学反应不需要更换另一种 TKI 治疗或者考虑 alloSCT。一线 TKI 治疗的早期疗效评估（3～6 个月）表明伊马替尼治疗后 3～6 个月获得 MCyR 患者有较好的预后（即中期 Ph＋ ≤35%，或 BCR - ABL 转录水平≤10%）。这也意味着若未获得 MCyR 结果的患者可考虑换用第二代 TKI，没有研究表明从伊马替尼换用第二代 TKI 可改善患者预后。当尼洛替尼或达沙替尼用于一线治疗时，TKI 治疗 3～6 个月获得 CCyR 可改善预后。

目前，伊马替尼治疗失败（需更换治疗方案）应严格定义为伊马替尼以最佳治疗剂量（根据明显的副作用或不能耐受调整剂量；核实治疗依从性）治疗 6 个月后未获得 MCyR 及 12 个月后未获得 CCyR 或在任何时间出现细胞遗传学或血液学复发。随着二代 TKI 作为一线治疗方案，TKI 治疗失败指的是治疗 3～6 个月未获得 CCyR 或未获得 BCR - ABL 转录水平≤1%。该

类患者（＜10%）尽管 3～5 年的生存率保持在 90% 左右，但 EFS 较低，优于或等于接受 alloSCT 的患者。尽管一线 TKI 治疗 3～6 个月早期治疗反应参数可预见不同预后，但是在相应时间点早期更改治疗方案并未证实可以提高长期预后。

如之前讨论的那样，使用伊马替尼治疗失败的 CML 患者可采用新一代 TKI 治疗。使用达沙替尼或尼洛替尼作为一线药物治疗失败的 CML 患者，如果其 CML 克隆呈现 T315I 突变则可应用帕纳替尼进行挽救治疗。如果该突变阴性，应当考虑其他 TKI 治疗、alloSCT、皮下注射高三尖杉酯碱或联合治疗模式包括 TKI 联合其他药物（羟基脲、阿糖胞苷、地西他滨）。

TKI 能安全地停用吗

停用伊马替尼试验（STIM）尝试研究持续 CMR 2 年以上 CML 患者停用伊马替尼后复发的风险。最新更新的数据表明，100 名患者中位随访时间为 50 个月且密切监测分子学复发的证据。共有 61% 患者出现分子学复发，其中 95% 发生在停用伊马替尼 7 个月时。重新服用伊马替尼后几乎所有患者均再次获得 CMR。一名患者却无法再次获得细胞遗传学反应，需要改用达沙替尼治疗。低 Sokal 评分和使用伊马替尼治疗超过 60 个月的患者可预见治疗中断后可获得持续的 CMR。

STIM 试验结果已经被其他大型 CML 研究团队证实。TWISTER 研究随访 40 名超过 2 年未检测到微小残留病变患者停用伊马替尼的结果，从停用伊马替尼开始至少随访了 15 个月（中位 43 个月）。整个研究过程中，40 例患者中有 22

例出现分子学复发,将近 70% 分子学复发发生在停用药物后 6 个月内。同样地,患者重新使用 TKI 药物可再次获得深层次的分子学缓解。有趣的是,高度敏感、患者特异性 PCR 在部分患者停用 TKI 治疗若干年后仍可检测到原始 CML 克隆。这意味着没有必要完全消除病灶从而使患者获得功能性治愈。

既往的研究对象异质性较大,尤其是有的患者使用伊马替尼前接受过干扰素治疗。之前是否接受干扰素治疗对停用 TKI 后维持深层分子学缓解的结果一直存在争议。因此,法国的研究小组实施了一项针对 STIM 的随访研究,研究对象为既往只接受伊马替尼治疗的 CML 患者(STIM2)。入选标准与 STIM1 采用的标准相似。124 名患者确认停用伊马替尼治疗,中位随访 12 个月时,48 例患者出现分子学复发,94% 发生在停用 TKI 6 个月以内。所有患者保持对伊马替尼或二代 TKI 治疗敏感。该项及其他研究表明 BCR - ABL 转录水平低的患者可继续停药治疗,只是需要加强密切监测。近来,法国研究者们系统性地强调了,若患者基因转录水平大于 0.1%(例如,失去 MMR),重新使用 TKI 是安全、有效的。

总之,以上数据表明停用 TKI 可行,甚至有些患者可完全治愈。然而,当前停用 TKI 治疗应当只适用于临床试验的情况下。

总结及未来前景

随着 DASISION 和 ENESTnd 实验数据的更新,出现了 CML - CP 患者的一线治疗选择的问题。基于获得更快、更高 CCyR,MMR 和 CMR 以及较低倾向转化至 AP 或 BC,使用二代 TKI 药物作为一线治疗是合理的。对于进展至 AP/BC 的患者,治疗方案是有限的且总体预后较差。因此,一线治疗的首要目标是阻止疾病进展。然而二代 TKI 价格昂贵,已报道可出现严重不良反应。直到 2015 年,非盈利药物伊马替尼易获得,而且大多数患者对于伊马替尼治疗反应尚佳。因此,未来研究需确认可预见哪些患者能从二代 TKI 中获益的基线因素。新的治疗方法将会单独检验或者和 TKI 联合以持续改善患者的预后。今后将继续寻求所有患者治愈的方法,安全永久性停用 TKI 治疗的标准将会得到更多关注。

参 考 文 献

1　Huang X，Cortes J，Kantarjian H. Estimations of the increasing prevalence and plateau prevalence of chronic myeloid leukemia in the era of tyrosine kinase inhibitor therapy. *Cancer*. 2012；118(12)：3123 - 3127.

2　Rowley JD. Letter：a new consistent chromosomal abnormality in chronic myelogenous leukaemia identified by quinacrine fluorescence and Giemsa staining. *Nature*. 1973；243(5405)：290 - 293.

3　Mandanas RA，Leibowitz DS，Gharehbaghi K，et al. Role of p21 RAS in p210 Bcr-Abl transformation of murine myeloid cells. *Blood*. 1993；82(6)：1838 - 1847.

4　Okuda K，Matulonis U，Salgia R，Kanakura Y，Druker B，Griffin JD. Factor independence of human myeloid leukemia cell lines is associated with increased phosphorylation of the proto-oncogene Raf-1. *Exp hematol*. 1994；22(11)：1111 - 1117.

5　Raitano AB，Halpern JR，Hambuch TM. The Bcr-Abl leukemia oncogene activates Jun kinase and requires Jun for transformation. Proceedings of the National Academy of Sciences of the United States of America. 1995；92(25)：11746 - 11750.

6　Sawyers CL，Callahan W，Witte ON. Dominant negative MYC blocks transformation by ABL oncogenes. *Cell*. 1992；70(6)：901 - 910.

7　Shuai K，Halpern J，ten Hoeve J，Rao X，Sawyers CL. Constitutive activation of STAT5 by the BCR-ABL oncogene in chronic myelogenous leukemia. *Oncogene*. 1996；13(2)：247 - 254.

8　Carlesso N，Frank DA，Griffin JD. Tyrosyl phosphorylation and DNA binding activity of signal transducers and activators of transcription (STAT) proteins in hematopoietic cell lines transformed by Bcr/Abl. *J Exp Med*. 1996；183(3)：811 - 820.

9　Ilaria RL Jr，Van Etten RA. P210 and P190 (BCR/ABL) induce the tyrosine phosphorylation and DNA binding activity of multiple specific STAT family members. *J Biol Chem* . 1996；271(49)：31704 – 31710.

10 Silver RT，Woolf SH，Hehlmann R，et al. An evidence-based analysis of the effect of busulfan, hydroxyurea, interferon, and allogeneic bone marrow transplantation in treating the chronic phase of chronic myeloid leukemia：developed for the American Society of Hematology. *Blood* . 1999；94(5)：1517 – 1536.

11 Druker BJ，Tamura S，Buchdunger E，et al. Effects of a selective inhibitor of the Abl tyrosine kinase on the growth of Bcr-Abl positive cells. *Nat Med* . 1996；2：561 – 566.

12 Deininger M，O'Brien SG，Guilhot F，et al. International randomized study of interferon vs. STI571 (IRIS) 8-year follow up：sustained survival and low risk for progression of events in patients with newly diagnosed chronic myeloid leukemia in chronic phase (CML-CP) treated with imatinib. *Blood* (*ASH Annual Meeting Abstracts*). 2009；114：Abstract 1126.

13 O'Brien SG，Guilhot F，Larson RA，et al.；IRIS Investigators. Imatinib compared with interferon and low-dose cytarabine for newly diagnosed chronic-phase chronic myeloid leukemia. *N Engl J Med* . 2003；348(11)：994 – 1004.

14 Kantarjian H，Shah NP，Hochhaus A，et al. Dasatinib versus imatinib in newly diagnosed chronic-phase chronic myeloid leukemia. *N Engl J Med* . 2010；362：2260 – 2270.

15 Jabbour E，Kantarjian HM，Saglio G，et al. Early response with dasatinib or imatinib in chronic myeloid leukemia：3-year follow-up from a randomized phase 3 trial (DASISION). *Blood* . 2014；123(4)：494 – 500.

16 Radich JP，Kopecky KJ，Appelbaum FR，et al. A randomized trial of dasatinib 100 mg versus imatinib 400 mg in newly diagnosed chronic-phase chronic myeloid leukemia. *Blood* . 2012；120(19)：3898 – 3905.

17 Saglio G，Kim DW，Issaragrisil S，et al.；ENESTnd Investigators. Nilotinib versus imatinib for newly diagnosed chronic myeloid leukemia. *N Engl J Med* . 2010；362(24)：2251 – 2259.

18 Larson RA，Hochhaus A，Clark RE，et al. Nilotinib vs imatinib in patients with newly diagnosed Philadelphia chromosome-positive chronic myeloid leukemia in chronic phase：ENESTnd 3-year follow up. *Leukemia* . 2012；26(10)：2197 – 2203.

19 Cortes JE，Kim DW，Kantarjian HM，et al. Bosutinib versus imatinib in newly diagnosed chronic-phase chronic myeloid leukemia：results from the BELA trial. *J Clin Oncol* . 2012；30(28)：3486 – 3492.

20 Cortes JE，Baccarani M，Guilhot F，et al. Phase Ⅲ，randomized，openlabel study of daily imatinib mesylate 400 mg versus 800 mg in patients with newly diagnosed，previously untreated chronic myeloid leukemia in chronic phase using molecular end points：tyrosine kinase inhibitor optimization and selectivity study. *J Clin Oncol* . 2010；28(3)：424 – 430.

21 Preudhomme C，Guilhot J，Nicolini FE，et al.；SPIRIT Investigators；France Intergroupe des Leucémies Myéloïdes Chroniques (Fi-LMC). Imatinib plus peginterferon alfa-2 a in chronic myeloid leukemia. *N Engl J Med* . 2010；363(26)：2511 – 2521.

22 Cortes J，Quintas-Cardama A，Jones D，et al. Immune modulation of minimal residual disease in early chronic phase chronic myelogenous leukemia：a randomized trial of frontline high-dose imatinib mesylate with or without pegylated interferon alpha-2b and granulocyte-macrophage colony-stimulating factor. *Cancer* . 2011；117(3)：572 – 580.

23 Hehlmann R，Lauseker M，Jung-Munkwitz S，et al. Tolerability-adapted imatinib 800 mg/d versus 400 mg/d versus 400 mg/d plus interferonalpha in newly diagnosed chronic myeloid leukemia. *J Clin Oncol* . 2011；29：1634 – 1642.

24 Marin D，Bazeos A，Mahon FX，et al. Adherence is the critical factor for achieving molecular responses in patients with chronic myeloid leukemia who achieve complete cytogenetic responses on imatinib. *J Clin Oncol* . 2010；28(14)：2381 – 2388.

25 Darkow T，Henk HJ，Thomas SK，et al. Treatment interruptions and nonadherence with imatinib and associated healthcare costs：a retrospective analysis among managed care patients with chronic myelogenous leukaemia. *Pharmacoeconomics* . 2007；25(6)：481 – 496.

26 Noens L，van Lierde MA，De Bock R，et al. Prevalence，determinants，and outcomes of nonadherence to imatinib therapy in patients with chronic myeloid leukemia：the ADAGIO study. *Blood* . 2009；113(22)：5401 – 5411.

27 Jabbour E，Kantarjian HM，Jones D，et al. Imatinib mesylate dose escalation is associated with durable responses in patients with chronic myeloid leukemia after cytogenetic failure on standard-dose imatinib therapy. *Blood* . 2009；113(10)：2154 – 2160.

28 Garcia-Gutierrez JV，Herrera P，Abalo LL，Rey MD，Calbacho M. Impact of second-generation tyrosine kinase inhibitors as second line treatment for patients with chronic myeloid leukemia. *Blood* (*ASH Annual Meeting Abstracts*). 2011；118：Abstract 3780.

29 Goh HG，Jootar S，Kim HJ，Sohn SK，Park JS，Kim SH. Efficacy of nilotinib versus high-dose imatinib in early chronic phase CML patients who have suboptimal molecular responses to standard-dose imatinib (RENICE multicenter study). *Blood* (*ASH Annual Meeting Abstracts*). 2011；118：Abstract 2765.

30 Kantarjian H, Pasquini R, Levy V, et al. Dasatinib or high-dose imatinib for chronic-phase chronic myeloid leukemia resistant to imatinib at a dose of 400 to 600 milligrams daily: two-year follow-up of a randomized phase 2 study (START-R). *Cancer*. 2009; 115(18): 4136 - 4147.

31 Yeung DT, Osborn M, White DL, Branford S, Kornhauser M, Slader C. Upfront imatinib therapy in CML patients with rapid switching to nilotinib for failure to achieve molecular targets or intolerance achieves high overall rates of molecular response and a low risk of progression — an update of the TIDEL-II trial. *Blood* (*ASH Annual Meeting Abstracts*). 2011; 118: Abstract 451.

32 Quintas-Cardama A, Cortes JE, O'Brien S, et al. Dasatinib early intervention after cytogenetic or hematologic resistance to imatinib in patients with chronic myeloid leukemia. *Cancer*. 2009; 115(13): 2912 - 2921.

33 Cortes JE, Kantarjian HM, Brummendorf TH, et al. Safety and efficacy of bosutinib (SKI-606) in chronic phase Philadelphia chromosome-positive chronic myeloid leukemia patients with resistance or intolerance to imatinib. *Blood*. 2011; 118(17): 4567 - 4576.

34 O'Hare T, Shakespeare WC, Zhu X, et al. AP24534, a pan-BCR-ABL inhibitor for chronic myeloid leukemia, potently inhibits the T315I mutant and overcomes mutation-based resistance. *Cancer cell*. 2009; 16(5): 401 - 412.

35 Zhou T, Commodore L, Huang WS, et al. Structural mechanism of the pan-BCR-ABL inhibitor ponatinib (AP24534): lessons for overcoming kinase inhibitor resistance. *Chem Biol Drug Des*. 2011; 77(1): 1 - 11.

36 Cortes JE, Kim DW, Pinilla-Ibarz J, et al.; PACE Investigators. A phase 2 trial of ponatinib in Philadelphia chromosome-positive leukemias. *N Engl J Med*. 2013; 369: 1783 - 1796.

37 Quintas-Cardama A, Kantarjian H, Cortes J. Homoharringtonine, omacetaxine mepesuccinate, and chronic myeloid leukemia circa 2009. *Cancer*. 2009; 115(23): 5382 - 5393.

38 Wetzler M, Kantarjian H, Nicolini FE, et al. Pooled safety analysis of omacetaxine mepesuccinate in patients with chronic myeloid leukemia (CML) resistant to tyrosine-kinase inhibitors (TKIs). *J Clin Oncol*. 2012; 30 (suppl.): Abstract 6604.

39 Baccarani M, Deininger MW, Rosti G, et al. European LeukemiaNet recommendations for the management of chronic myeloid leukemia: 2013. *Blood*. 2013; 122(6): 872 - 884.

40 O'Brien S, Radich JP, Abboud CN, et al.; National comprehensive cancer network. Chronic myelogenous leukemia, Version 1. 2014. *J Natl Compr Canc Netw*. 2013; 11(11): 1327 - 1340.

41 Hughes T, Deininger M, Hochhaus A, et al. Monitoring CML patients responding to treatment with tyrosine kinase inhibitors: review and recommendations for harmonizing current methodology for detecting BCR-ABL transcripts and kinase domain mutations and for expressing results. *Blood*. 2006; 108(1): 28 - 37.

42 Kantarjian H, Cortes J. Considerations in the management of patients with Philadelphia chromosome-positive chronic myeloid leukemia receiving tyrosine kinase inhibitors. *J Clin Oncol*. 2011; 29: 1512 - 1516.

43 Cortes JE, De Souza CA, Lopez JL, et al. Switching to nilotinib in patients with chronic myeloid leukemia in chronic phase with suboptimal cytogenetic response on imatinib: first results of the LASOR trial. *Blood* (*ASH Annual Meeting Abstracts*). 2013; 122: 95.

44 Leber B, Cervantes F, Spector N, et al. Achievement and maintenance of deeper molecular response by switching to nilotinib in patients with chronic myeloid leukemia in chronic phase with residual disease on longterm imatinib: ENESTcmr 36-month follow up. *Blood* (*ASH Annual Meeting Abstracts*). 2013; 122: 94.

45 Jabbour E, Kantarjian HM, O'Brien S, et al. Front-line therapy with second-generation tyrosine kinase inhibitors in patients with early chronic phase chronic myeloid leukemia: what is the optimal response? *J Clin Oncol*. 2011; 29: 4260 - 4265.

46 Mahon FX, Rea D, Guilhot J, et al.; Intergroupe Français des Leucémies Myéloïdes Chroniques. Discontinuation of imatinib in patients with chronic myeloid leukaemia who have maintained complete molecular remission for at least 2 years: the prospective, multicenter Stop Imatinib (STIM) trial. *Lancet Oncol*. 2010; 11(11): 1029 - 1035.

47 Mahon FX, Rea D, Guilhot J, et al. Long term follow-up after imatinib cessation for patients in deep molecular response: the updated results of the STIM1 study. *Blood* (*ASH Annual Meeting Abstracts*). 2013; 122: 255.

48 Ross DM, Branford S, Seymour JF, et al. Safety and efficacy of imatinib cessation for CML patients with stable undetectable minimal residual disease: results from the TWISTER study. *Blood*. 2013; 122(4): 515 - 522.

49 Mahon FX, Nicolini FE, Noel MP, et al. Preliminary report of the STIM2 study: a multicenter stop imatinib trial for chronic phase chronic myeloid leukemia de novo patients on imatinib. *Blood* (*ASH Annual Meeting Abstracts*). 2013; 122: 654.

50 Rousselot P, Charbonnier A, Cony-Makhoul P, et al. Loss of major molecular response as a trigger for restarting tyrosine kinase inhibitor therapy in patients with chronic-phase chronic myelogenous leukemia who have stopped imatinib after durable undetectable disease. *J Clin Oncol*. 2014; 32(5): 424 - 430.

第 12 章
急性淋巴细胞白血病的靶向治疗

Nitin Jain, Susan O'Brien, and Farhad Ravandi-Kashani

邱兰兰　译，王莉莉　校

概　述

随着对 ALL 分子致病机制的不断深入了解，多种新的 ALL 治疗模式已经出现。联合化疗一直是 ALL 治疗的基石。然而，尽管成人 ALL 目前的诱导化疗方案可使完全缓解率高达 80%～90%，但其无病生存率（DFS）却无法达到儿童 ALL 通常所能达到的 80%～85%。成人 ALL 的 3 年 DFS 通常为 40%～45%，5 年 DFS 通常为 30%～35%。耐药克隆的出现导致疾病复发是当前成人 ALL 治疗中面临的主要难题，且并未证明进一步增加化疗方案的强度对其有效。复发或难治的 ALL 患者预后极差，进一步治疗的转归取决于第一次 CR 的持续时间以及先前的治疗反应。二次（或二次以上）复发的患者极少数可再获得第三次 CR，仅有不到 10% 的患者可以再 CR 并且中位生存时间通常少于 6 个月。alloSCT 是复发后唯一可能有效的治疗手段，且通常只能在治疗反应较好（最好能达到 CR）的患者中实施。即使是第一次复发的患者，能够得到持久的治疗反应进而有足够的时间来确定供者并进行 alloSCT 的比例也极少（<25%）。因此，探索新的治疗策略显然很有必要。

ALL 的预后评估

根据临床和生物学危险因素对患者进行预后评估，有助于对缓解后的治疗决策做出正确的选择。已知的预后不良危险因素包括年龄>60 岁、初诊白细胞计数（WBC）升高［>30 000/μl（B-ALL），>100 000/μl（T-ALL）］、祖 B 细胞（pro-B-cell）或者前体 T 细胞（early T-cell）免疫表型、t(4；11)(q21：q23)易位和其他 MLL 重排、亚二倍体或者复杂核型。伴有 Ph 染色体异常以前曾被认为是疾病的高危因素，但随着 TKI 的应用，其预后得到了明显改善。初始治疗后 3～6 个月的微小残留病（MRD）水平已被证实是一种非常有效的预后评估方法。近来报道的一些遗传学异常（IKAROS 缺失/突变、CRLF2 过表达、JAK 2 突变、Ph 样基因表达谱）与不良预后相关，且可能有助于对患者进行进一步预后分层。

表面抗原作为治疗靶点

Raponi 等人运用流式细胞术评估了 B 细胞型 ALL 幼稚细胞的表面标志物表达水平。CD19 在所有 451 例 B 系 ALL 患者中均表达。CD20 的表达随着 B 细胞的成熟而不断增加，其在祖 B 细胞型（pro-B）ALL 患者中阳性表达为 0，在普通 B 细胞型（B-common）ALL 中占 30%，在前 B 细胞型（pre-B）ALL 中占 46%，在成熟 B 细胞型 ALL 中占 100%。CD22 在 93% 的患者中表达。这些表面抗原中，有一些目前已被研发作为治疗靶点（图 12.1）。

CD20。Thomas 等人最先报道了利妥昔单抗（一种抗 CD20 单克隆抗体）在 ALL 患者中的应用。该研究在每位患者的最初四个周期 hyper-CVAD 化疗中均使用了两剂利妥昔单抗。在年轻组患者中（年龄<60 岁），联用利妥昔单抗明显改善了其 3 年 OS（75%，与历史对照的 47% 相比，$P = 0.003$）。德国 ALL 研究组（GMALL）证

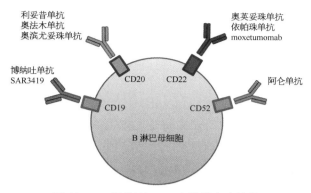

图 12.1　B 细胞型 ALL 中的单克隆抗体

实了上述结论。在传统概念上,CD20 表达阳性的界定值是白血病幼稚细胞的 CD20 表达>20%,但由于激素(ALL 化疗方案中的常规用药)能够上调 CD20 的表达,故 CD20 表达水平较低的患者仍有可能受益于抗 CD20 单克隆抗体的应用。Dworzak 等报道,儿童 B－ALL 样本中,CD20 的表达在治疗前为 45%,诱导治疗后为 81%,CD20 阳性表达明显增加。在体外研究中发现,CD20 表达上调可明显增加利妥昔单抗的细胞毒作用。此结论值得进一步研究。

奥法木单抗是靶向 CD20 不同抗原表位的另一种单克隆抗体,体外研究发现,该单克隆抗体在促进补体依赖的 CDC 上比利妥昔单抗更强。Jabbour 等在一项初步研究中报道,使用 hyper－CVAD 联合奥法木单抗治疗的 17 例患者的 CR 为 94%。1 年的 CR 维持率和 OS 分别为 100% 和 95%。这些初步数据结果令人鼓舞。

奥滨尤妥珠单抗(obinutuzumab,GA101)是将 Fc 段糖基化的人源化 Ⅱ 型 CD20 单克隆抗体,该单克隆抗体可引起抗体直接诱导的白血病细胞的死亡、ADCC 增强、CDC 减弱。在临床前研究中发现,奥滨尤妥珠单抗在动物模型中引起的 B 细胞消耗及人淋巴瘤生长抑制作用较利妥昔单抗更有效。最近报道的 CLL11 临床试验表明,在 CLL 患者中,奥滨尤妥珠单抗-苯丁酸氮芥相比于利妥昔单抗-苯丁酸氮芥能产生更高的 ORR,改善 PFS。基于这些数据,奥滨尤妥珠单抗联合苯丁酸氮芥现在已被批准用于未经治疗的 CLL 患者。在 CD20 阳性的 ALL 患者中对奥滨尤妥珠单抗联合化疗的疗效进行评估将成为今后的极大兴趣所在。

CD19。CD19 在 B－ALL 中均有表达。一种新的靶向 B 细胞的方法通过 BiTE 抗体实现。博纳吐单抗是一种新型抗体(BiTE 抗体),可使患者的 T 细胞靶向至表达 CD19 的 B 细胞,并引起细胞毒性 T 细胞反应。这一方法首先在一项以根除 ALL 患者 MRD 为目的的 GMALL 研究中进行了尝试,20 例可评估的患者中有 16 例达到 MRD 阴性。一项正在实施中的运用单药博纳吐单抗治疗成人复发/难治 B－ALL 的 Ⅱ 期临床试验也于近期报道了其初步结果。博纳吐单抗持续静脉给药 28 日,随后 14 日为无治疗间隔。对此治疗有反应的患者可再进行 3 个周期治疗或者进行骨髓移植。25 例可评估的患者中有 17 例(68%)获得了血液学 CR/CRp。有趣的是,在 6 例复发的患者中有 3 例复发时 CD19 为阴性。在复发/难治的患者中采用博纳吐单抗单药治疗能获得 68% 的 CR/CRp,疗效是显著的,其结果令人鼓舞。

SAR3419 是一种可靶向 CD19 的抗体-药物偶联物。抗体-药物偶联物由 IgG1 抗体 huB4 和类美坦素 DM4 偶联而成,后者可强有力地抑制微管蛋白聚合和微管组装。在最初的一项 Ⅰ 期研究中,针对 B 细胞淋巴瘤复发的患者每 3 周应用一次 SAR3419 治疗。最常见的药物相关毒性是眼毒性,可发生于 44% 的患者。眼的最初症状为视力模糊,最常见的病理发现为双侧角膜上皮病变。在可评估疗效的 35 例患者中,26 例(74%)患者肿瘤缩小,其中有 6 例患者获得了部分或完全缓解。在剂量递增的第二个 Ⅰ 期研究中,基于较低剂量下更频繁用药能够提高抗肿瘤活性和耐受性的假设,对每周使用一次 SAR3419 的治疗方案进行了评估。眼副作用的发生率降低,有 55% 的患者肿瘤缩小。针对 ALL 复发患者使用每周一次 SAR3419 治疗方案的 Ⅱ 期研究,目前正在招募患者(NCT01440179)。

CD22。在 ALL 中>90% 的患者有 CD22 表达。奥英妥珠单抗是一种可结合到 calecheamicin 毒素上的 CD22 单克隆抗体,其单药治疗对复发/难治的 ALL 患者显示有效。在一项 Ⅱ 期研究中,每3～4周给予患者静注一次奥英妥珠单抗（1.8 mg/m²），总共有49例患者接受了治疗，中位治疗疗程为2个疗程（1～5个疗程），ORR为57%（CR 18%，骨髓CR 39%）。24%的患者有1～2级胆红素升高，4%的患者有3级胆红素升高。55%的患者血清转氨酶有1～2级增高，2%的患者有3级增高。体外试验中更频繁的药物暴露可获得更好疗效，以这一发现为基础又开发了每周方案（0.8 mg/m²第1日，0.5 mg/m²第8日和第15日，每3～4周为1个疗程）。在每周方案中，ORR为53%（与每3周方案的57%ORR接近），可逆性1～2级胆红素升高和3～4级胆红素升高的发生率分别为3%和0，可逆性1～2级和3～4级肝酶增高的发生率分别有21%和6%。因此，每周方案与每3周方案疗效相似，而毒性较每3周方案有所改善。针对第一次或第二次复发的ALL患者，应用奥英妥珠单抗治疗的每周方案与研究者选择的化疗方案对比的Ⅲ期临床试验正在进行中（NCT01564784）。使用奥英妥珠单抗联合减低强度化疗（mini-hyper-CVAD）的治疗方案也被用于了初诊老年B-ALL的患者。值得注意的是，在此治疗方案中去除了蒽环类药物，而且其他细胞毒药物的剂量也减低了50%或更多。在Jain等报道的初步研究结果中，总共有15例患者接受了治疗，其CR/CRp为93%，1年DFS和OS分别为83%和93%，治疗的耐受性较好。这些结果要好于使用单纯化疗的同类患者。在临床前期研究中已证明，奥英妥珠单抗联合利妥昔单抗治疗可使药效增强，因此在复发/难治的CD20⁺/CD22⁺非霍奇金淋巴瘤患者中，一项关于奥英妥珠单抗联合利妥昔单抗的Ⅰ/Ⅱ期研究正在进行。FL和DLBCL患者使用利妥昔单抗（375 mg/m²，每4周）联合剂量递增的奥英妥珠单抗（从0.8 mg/m²到1.8 mg/m²，每4周）治疗。奥英妥珠单抗的MTD（联合利妥昔单抗）为每4周1.8 mg/m²。最常见的3～4级不良事件为血小板减少（31%）和中性粒细胞减少（22%）。在MTD水平，复发FL患者和DLBCL患者的治疗反应率分别为87%和74%。

依帕珠单抗是一种靶向CD22的人源化非共轭单克隆抗体，对部分ALL患者显示有效。在一项儿童肿瘤组的初步研究中，应用依帕珠单抗联合标准剂量的再诱导化疗方案治疗了15例复发的儿童ALL患者，并对疗效进行了评估。CD22表面抗原快速转阴，且15例患者中有9例患者获得CR。Advani等将依帕珠单抗联合氯法拉宾和阿糖胞苷治疗复发/难治的成人B-ALL（Southwestern Oncology Group S0910），其CR/计数未完全恢复的CR（CRi）为52%，较先前单纯使用氯法拉宾/阿糖胞苷的反应率（17%）明显提高。目前还有一种类型的依帕珠单抗（共轭到SN-38上，SN-38是一种来源于前体药物伊立替康的拓扑异构酶Ⅰ抑制剂）已被研发。

moxetumomab pasudotox是一种重组免疫毒素，由抗CD22单克隆抗体的Fv片段和假单胞菌外毒素A的一个38 kDa的片段PE38组成。moxetumomab pasudotox是一种改良的较前代重组免疫毒素BL22更具活性的形式，可使复发/难治的毛细胞白血病（HCL）获得CR。应用moxetumomab pasudotox治疗复发/难治HCL患者的Ⅰ期研究中，共招募了28例患者，未见有DLT，其ORR为86%，其中46%获得CR。一项关于moxetumomab pasudotox治疗复发/难治的儿童CD22⁺ B-ALL的Ⅰ期研究中，使用剂量为5 μg/kg、10 μg/kg、20 μg/kg、30 μg/kg或者40 μg/kg，隔日1次，共6剂，每21日重复一次。共有21例患者接受了治疗。最常见的治疗相关不良事件为体重增加、转氨酶增加、低白蛋白血症。ORR为29%（CR，24%）。目前一项关于moxetumomab pasudotox治疗复发/难治的成人ALL的Ⅰ/Ⅱ期临床试验正在招募患者（NCT01891981）。

CD52。CD52在几乎所有正常和恶性的B淋巴细胞、T淋巴细胞、单核细胞、巨噬细胞中均表达。粒细胞、血小板、红细胞和造血干细胞通常缺乏CD52表达。阿仑单抗是一种靶向CD52的人源化非共轭单克隆抗体。在一项Ⅰ/Ⅱ期研究（CALGB 10102）中，24例处于CR1的ALL患者给予了阿仑单抗治疗以期根除MRD。运用克隆特异性PCR连续监测MRD，24例患者中有11

例为 MRD 阳性,其中 8 例患者 MRD 下降中位值达到 1Log。病毒感染,特别是 CMV 的再激活,最为常见。阿仑单抗作为单药治疗复发/难治的儿童和成人 ALL,其治疗效果有限。而阿仑单抗和利妥昔单抗的联合应用在 NOD - SCID 小鼠模型中呈现出了协同作用。

BCR - ABL 阳性 ALL

费城染色体[t9;22](q34;q11](Ph+)是成人 ALL 患者最常见的细胞遗传学异常,在老年 ALL 患者中,50% 以上携带 Ph + 染色体。在 TKI 引入前,Ph + ALL 患者预后极差,中位生存时间不足 1 年。在过去的 10 年中,TKI 治疗已成为 ALL 患者的主要治疗方法。Thomas 等将伊马替尼联合 hyper - CVAD 化疗,发现其与单纯使用 hyper - CVAD 治疗的历史对照相比明显改善了 3 年 CR 持续率和 OS(分别为 68% 对 24% 和 54% 对 15%,$P<0.001$)。二代 TKI 达沙替尼是 BCR - ABL 和 SRC 激酶的双重抑制剂,比伊马替尼的活性约增加 325 倍。不同于伊马替尼的是,达沙替尼可穿透血脑屏障,因此对中枢神经系统(CNS)能起到更好的保护作用。达沙替尼联合 hyper - CVAD 化疗同样可改善 Ph + ALL 患者的预后。Ravandi 等针对 Ph + ALL 的 63 例初诊患者和 9 例事先进行过 1 个或 2 个周期化疗的患者使用了达沙替尼联合 hyper - CVAD 的治疗方案。93% 的患者获得 MMR,65% 的患者获得完全分子学缓解(CMR),94% 的患者 MRD 达到阴性,中位 DFS 和 OS 分别为 31 个月和 44 个月。多项研究都已证实了上述结论,早期 TKI 治疗现已成为 Ph + ALL 的标准治疗。

尼洛替尼属于二代 TKI,有研究将其与多药化疗联合运用治疗 Ph + ALL 的初诊患者。总共招募了 91 例患者入组,有 90% 患者获得 CHR,累积的主要细胞遗传学缓解(MCR)率为 84%,2 年 OS 预期值为 70%。

三代 TKI 帕纳替尼联合 hyper - CVAD 化疗作为 ALL 患者一线治疗的研究目前正在进行。Jabbour 等对 30 例患者的疗效进行了初步报道,

在治疗 1 个或 2 个周期后,所有患者均获得完全细胞遗传学缓解,MMR 为 93%,CMR 为 70%。流式细胞术检测发现,90% 患者达到 MRD 阴性。20% 的患者有血栓栓塞性不良事件。帕纳替尼联合 hyper - CVAD 化疗的这些前期数据很令人鼓舞,尽管也要考虑到血栓栓塞性并发症发生率的增加。

对于达沙替尼联合低强度化疗治疗老年(≥55 岁)Ph + ALL 患者的疗效亦进行了研究。诱导治疗采用达沙替尼 140 mg 每日 1 次联合长春新碱及地塞米松每周 1 次。巩固治疗采用达沙替尼 100 mg 每日 1 次,在第 1、3、5 周期应用甲氨蝶呤和门冬酰胺酶,在第 2、4、6 周期应用阿糖胞苷。71 例患者中位年龄 69 岁(58～83 岁)。诱导后 CR 为 90%,MMR 为 55.7%。中位 RFS 和 OS 时间分别为 22.1 个月和 27.1 个月。初诊时伴随额外细胞遗传学异常的患者 RFS 较差。其复发多数与 T15I 突变有关。

Ph 样 ALL

2009 年,在儿童 B - ALL 患者中发现一类亚群,其基因表达特征与 BCR - ABL 阳性 ALL 相似,但是并不携带费城染色体。这些患者常有 IKZF1 转录因子的缺失,此现象在 BCR - ABL 阳性 ALL 中亦多见。这类病例被归类为"Ph 样 ALL",约占儿童 B - ALL 的 15%,在青少年及年轻成人 ALL 中占 20%～25%,在成人 ALL 中所占比例更高(高达 30%)。Ph 样 ALL 患者的疾病复发率非常高,OS 很短。

德国和荷兰研究组使用 Affymetrix 芯片检测了 190 例初诊儿童 ALL 患者(154 例 B - ALL,36 例 T - ALL)的基因表达谱。110 个基因探针分层聚类,将 B - ALL 主要亚群分为不同的组别:ETV6 - RUNX1[TEL - AML1,t(12;21)(p13.1;q22)];超二倍体(>50 条染色体);TCF3(E2A)重排,如 TCF3 - PBX1[t(1;19)(q23;p13)];MLL 重排;BCR - ABL1。有 44 例患者未归入任一组已知的基因亚群里,被列为 B 细胞其他类。44 例患者中,有 30 例患者(占全部 B -

ALL 患者的 19%，占 B 细胞其他类的 68%）的基因表达谱与 BCR - ABL1 阳性 ALL 患者相似。这些患者被称为 Ph 样 ALL，其预后极差（5 年 DFS 为 59%，相比于其余 B - ALL 的 84%，P = 0.01）。

多达半数的 Ph 样 ALL 患者可发生 CRLF2 基因重排，该基因定位于染色体 Xp22.3/Yp11.3 的假常染色体区域。CRLF2 基因既可易位至免疫球蛋白重链增强子区域 14q32.33（形成 IGH - CRLF2），也可在 CRLF2 近端形成局域性区域缺失导致 P2RY8 - CRLF2 融合转录本的表达。CRLF2 编码细胞因子受体样因子 2［又名胸腺基质淋巴细胞生成素（TSLP）受体］，该因子是一种淋巴细胞信号受体分子，可与白细胞介素 - 7 受体（IL - 7R）α 形成异二聚体复合物，并与 TSLP 结合。IL - 7 - TSLP 受体信号通路在淋系发育中发挥重要作用。此两种细胞因子的受体都是二聚体，分别由 IL - 2RG（白细胞介素 - 2 受体 γ，是多种细胞因子受体共有的 γ 链，包括 IL - 2、IL - 4、IL - 7、IL - 9、IL - 15）和 CRLF2 与 IL - 7R 形成异二聚体。TSLP - CRLF2 信号通路在 T 细胞和树突细胞发育、炎症反应、过敏性疾病以及促进 B 淋巴细胞增殖方面发挥着重要作用。TSLP 由炎症反应部位的上皮细胞产生，激活髓样树突状细胞和 Th2 发生免疫反应。TSLP 受体分别与 IL - 7R 和 CRLF2 结合并使 JAK1 和 JAK2 磷酸化，进而激活信号转导与转录激活因子（STAT5）。

Mulligan 等最先在 B - ALL 患者中，包括一些儿童唐氏综合征相关的 ALL（DS - ALL）中，证实了染色体 Xp22.3/Yp11.3 的假常染色体区域 1（PAR1）可发生缺失。进一步分析表明，PAR1 区域的缺失可从 CRLF2 第 1 外显子近端上游延伸至 P2RY8 第 1 内含子，从而形成 P2RY8 - CRLF2 融合转录本。所有患者的断裂点位置均一致并可运用 RT - PCR 检测到融合基因。流式细胞术检测发现，这些患者细胞表面 CRLF2 的表达也增加。DS - ALL 患者中 53%（40/75）有 P2RY8 - CRLF2 融合，而 IGH2 - CRLF2 易位则少见（1/75），该易位也可导致 CRLF2 表达增加。重要的是，P2RY8 - CRLF2 融合与 JAK2 突变有关（32%，相对于无 P2RY8 - CRLF2 融合患者的 4%），该突变通常发生在 JAK2 假激酶区域的 JAK2R683 位点。与骨髓增殖性疾病中常见的 JAK2 V617F 纯合性异常不同，B - ALL 中的 JAK 基因异常通常为杂合性，而且并不发生于 JAK2 V617F 位点。在 Ba/F3 - IL - 7R 细胞中，共表达 P2RY8 - CRLF2 和 JAK 突变体可导致 JAK - STAT 通路的持续激活以及不依赖于细胞因子的细胞增殖，使用 JAK 抑制剂或 shRNA 敲除 CRLF2 后可逆转上述细胞转化作用。

Harvey 等在 COG P9906 研究中对 207 例使用剂量增强 BFM 方案治疗的"高危"B - ALL 儿童患者进行了评估。其中 29 例患者（14%）有 CRLF2 的过表达（2/3 为 IGH2 - CRLF2 易位；1/3 为 P2RY8 - CRLF2 易位）。值得注意的是，在非选择性的儿童 B - ALL 患者中 CRLF2 过表达发生率仅为 5%，而在高危 ALL 患者中，CRLF2 过表达的发生率较高（14%）。西班牙裔患者似乎更易发生 CRLF2 过表达现象（35%，相对于其他种族的 7%，$P<0.001$）。IKZF1 异常更常见于 CRLF2 过表达的患者（81%，相对于无 CRLF2 过表达患者中的 22%，$P<0.001$）。JAK 突变亦更常见于 CRLF2 过表达的患者（69%，相对于无 CRLF2 过表达患者中的 1%，$P<0.001$）。CRLF2 异常的患者较 CRLF2 无异常的患者 4 年 RFS 明显偏差（35.3% 对 71.3%；P = 0.001）。CRLF2 的不同重排类型（易位或缺失）之间预后无明显差异。CRLF2 异常的患者中约 62% 有 Ph 样基因表达谱。

Chen 等针对 COG 试验中（P9905 和 P9906）纳入的大样本儿童 ALL 患者数据（$n = 1061$）进行了分析评估。定量 RT - PCR 检测发现，1 061 例患者中共有 186 例（17.5%）存在 CRLF2 过表达。高危组（HR，年龄 ≥10 岁或者初诊 WBC ≥ 50 000/μl）中 CRLF2 过表达占 19%，标危组（SR，年龄 1～9.99 岁，初治 WBC<50 000/μl）中 CRLF2 过表达占 16.2%。CRLF2 mRNA 过表达的 186 例 ALL 患者在诱导结束后 MRD 阳性率较高（30% 对 21.3%，P = 0.016），复发率较高（38.2% 对 22.1%，$P<0.001$）。CRLF2 mRNA

过表达的患者细胞中包括所有的 *CRLF2* 基因组异常（*IGH2 - CRLF2*，*P2RY8 - CRLF2*，和 CRLF2 F232C），几乎都有 *JAK* 突变（39 例中的 37 例），而且 *IKZF*1 缺失和突变的发生率亦较高（43.3% 相对于 18.9%，*P* ＜0.001）。另外，和其他研究组报道一致的是，*CRLF2* 过表达的 ALL 患者缺少常见的 ALL 相关的前哨细胞遗传学异常。此研究中一项意外的发现是，仅有 53% 的 *CRLF2* 过表达患者（占所有 ALL 的 9%）存在 *CRLF2* 基因重排（*P2RY8 - CRLF2*：*IGH2 - CRLFa* = 2.1：1）。在 RFS 的多因素分析中发现，有四个变量（NCI 危险度、MRD、*CRLF2* 高表达以及 *IKZF*1 缺失/突变）具有独立的预后意义。

　　Yoda 等对成人 B - ALL 中 *CRLF2* 过表达的情况进行了分析，发现 5.9%（15/254）的患者有 *CRLF2* 过表达现象。如在儿童患者中报道的一样，*CRLF2* 表达仅限于不伴有已知的重现性染色体异常患者［在不伴有重现性染色体异常的患者中占 12.5%（15/120）；在伴有重现性染色体异常的 134 例患者中未见 *CRLF2* 表达］。此外还发现，在 14 例 *CRLF2* 过表达的患者中有 3 例（21%）存在 *CRLF2* 点突变（CRLF2 F232C，CRLF2 711 T ＞ G）。*CRLF2 F232C* 是一个功能获得型突变，导致半胱氨酸残基发生持续二聚化，进而引起持续的信号转导。他们还发现，*CRLF2 F232C* 突变与 *JAK* 突变是相互排斥的，提示这些突变可能在相同通路中发挥作用。在这些研究对象中，所有 *JAK* 突变的患者均有 *CRLF2* 过表达。他们还筛选了 T - ALL 和 CLL 的患者，未见有 *CRLF2* 过表达现象。

　　在 UKALLXⅡ/ECOG2993 试验中，通过荧光原位杂交（FISH）分析，对 454 例可获得样本的患者（15～60 岁）进行了 CRLF2 调控异常的评估。CRLF2 调控异常的发生率为 5%（2/3 为 *IGH2 - CRLF2* 易位；1/3 为 *P2RY8 - CRLF2*）。多数患者中，CRLF2 调控异常与其他的原发染色体异常无关。CRLF2 调控异常的患者 WBC 计数较高，具有较差的 5 年 RFS（30%，相对于所有患者中的 55%，*P* = 0.02）及 5 年 OS（21%，相对于所有患者中的 43%，*P* = 0.03）。

IL7R 为淋系正常发育必需基因。*IL7R* 的功能缺失型突变可导致 T 淋巴细胞完全缺乏但 B 和 NK 细胞存在，引起常染色体隐性遗传重症联合免疫缺陷病。IL - 7R 可以和 IL2RG 构成异二聚体形成 IL - 7 受体，或者和 CRLF2 构成异二聚体形成 TSLP 受体。据 Shochat 等报道，在过表达 CRLF2 的儿童 B - ALL 患者中有 6%（8/133）可发生 *IL7R* 的功能获得型突变，而在剩余的其他 B - ALL 患者中仅有 0.6%（1/153）发生此类突变。他们还发现，半胱氨酸的存在对功能获得型的表型至关重要。生物化学和功能试验表明，这些 *IL7R* 突变是激活性突变，使淋巴祖细胞获得细胞因子非依赖性生长的能力。8 例患者中有 3 例同时伴有 *JAK*2 突变。而 Chen 等的报道则与之不同，他们发现在儿童 B - ALL 患者中有 1.5% 的患者（5/335）存在 *IL7R* 突变。令人惊讶的是，在 5 例突变患者中仅有 1 例患者为 *CRLF2* 过表达，因此在 *CRLF2* 过表达的患者中 *IL7R* 突变发生率为 0.7%（1/141）。而有趣的是，*IL7R* 突变在儿童 T - ALL 中发生率为 10.5%（30/295）。这些异常（*JAK* 突变、*CRLF2* 过表达、*IL7R* 突变）可导致 JAK - STAT 信号通路激活，因此 JAK 抑制剂如鲁索替尼可能对此具有治疗作用。

　　对 15 例 Ph 样 ALL 患者进行转录组和全基因组测序，发现了一些能激活细胞因子受体和酪氨酸信号的遗传学异常，其中 12 例患者未见 CRLF2 重排现象。这些最常见的重排导致融合基因的形成，进而引起酪氨酸激酶的调控异常（*NUP214 - ABL1*、*ETV6 - ABL1*、*RANBP2 - ABL1*、*RCSD1 - ABL1*、*BCR - JAK2*、*PAX5 - JAK2*、*STRN3 - JAK2*、*EBF1 - PDGFRB*）以及细胞因子受体的调控异常（*IGH - EPOR*）。在近 20% 的 Ph 样患者中进行 mRNA 测序分析，并未发现有融合基因存在，但在这组患者中证实了可激活信号通路的序列突变（例如 *FLT3* 和 *IL7R* 的激活性突变）和结构改变（例如 *SH2B3* 的局域性缺失，该基因又称为 LNK，可抑制 JAK 信号）的存在。这些不同的基因异常激活了特定的信号通路，尤其是 *ABL*1 和 *PDGFRB*（两者都可能被

TKI 达沙替尼所抑制）以及 JAK‐STAT 信号通路（*JAK* 突变，以及 *JAK* 融合如 *BCR‐JAK*2、*PAX*5‐*JAK*2、*STRN*3‐*JAK*，这些可能被 JAK 抑制剂鲁索替尼所抑制）。在临床前期的细胞系和异种移植模型实验中证实，这些重排可激活信号通路，而且在体内实验中发现，Ph 样 ALL 异种移植物对 TKI 高度敏感。近期有报道显示，*EBF*1‐*PDGFRB* 阳性的难治 ALL 患者对伊马替尼尤为敏感，而 *RCSD*1‐*ABL* 阳性 ALL 患者对达沙替尼敏感，这些都高度提示了 TKI 治疗对 Ph 样 ALL 患者具有潜在的临床应用价值。

PI3K/AKT/mTOR 信号通路抑制剂和 B 细胞受体抑制剂

PI3K/AKT/mTOR 信号通路的持续激活是 B‐ALL 的一大特征。依维莫司是口服的 mTOR 活性抑制剂，有研究在复发/难治的 ALL 患者中对其联合 hyper‐CVAD 化疗的疗效进行了观察。依维莫司每日 5 mg 或 10 mg 连续用药。依维莫司每日 5 mg 被确定为 MTD。一项涉及 20 例患者的初步报告显示，其 CR/CRi 是 35%。剂量限制性毒性（DLT）为 3 级黏膜炎。依鲁替尼（ibrutinib）是 B 细胞受体抑制剂，同样正在复发/难治的 B‐ALL 患者中探索其疗效。

嵌合抗原受体疗法

CAR 免疫疗法是一个活跃的令人兴奋的研究领域。CAR 是一种新型的合成受体，由抗原结合域（通常来自靶向肿瘤单克隆抗体的融合可变重链和轻链结构域）与跨膜结构域融合而成，而后者又连接着一个或多个胞质信号域。该合成受体被表达于自体（当前最常见的策略）或异体 T 细胞。将这些表面带有 CAR 的 T 细胞输注到患者体内后，这些 T 细胞会去积极寻找肿瘤抗原并裂解肿瘤细胞。CD19 CAR 在 B‐ALL 患者中呈现出显著的活性，其治疗复发/难治患者的 CR 大于 80%。Davila 等报道了 16 例复发/难治 B‐ALL 患者使用靶向 CD19 的 CAR T 细胞治疗的结果。其总体 CR 为 88%，其中多数患者可过渡到 alloSCT。而细胞因子释放综合征目前仍是 CAR T 细胞输注的潜在问题。靶向 CD19 的治疗还可导致 B 细胞发育不全，患者需要每个月进行免疫球蛋白补充治疗。其他新型表面受体如 ROR1，目前正在 CLL 中进行研究，该受体可选择性表达在恶性 B 细胞中而不表达于正常 B 细胞。

T‐ALL

与 B‐ALL 有多个治疗靶点正在研究有所不同，T‐ALL 的药物/靶向研究的数量十分有限。

T‐ALL 中 Notch 的抑制

Notch 信号通路是一个在进化过程中高度保守的信号转导通路，是干细胞向 T 细胞分化过程中的必要保证。Notch 蛋白合成的初期是一个单链前体蛋白，随后在高尔基体内被裂解成为两个亚基，两个亚基分别通过 N 端和 C 端的异源二聚化结构域（HD）形成非共价结合。Notch 信号转导是通过配体受体相互结合启动的，这一结合诱发了由 ADAM 型（一种去整合蛋白和金属蛋白酶）金属蛋白酶介导的位于 S2 位点（靠近跨膜区结构域）的第二次蛋白裂解，随后又在 γ‐分泌酶的介导下，位于跨膜区结构域内的 S3 位点处发生第三次裂解。最后一次蛋白裂解使 Notch 受体的胞内段（NICD）得以释放并迁移至核内，与转录因子 CSL（CBF1，Suppressor of hairless，Lag‐1）结合，并通过募集 mastermind 样蛋白（MAML）等共激活因子，将 CSL 从转录抑制因子转变成转录激活因子。NCID 被 E_3 泛素连接酶（包括 Fbw7）进行多聚泛素化修饰后，进而被蛋白酶体识别并降解。Ellisen 等在研究 t（7；9）（q34；q34.3）易位时，最先报道了 Notch 参与 T‐ALL 的发生。Weng 等报道，在 T‐ALL 中 56% 患者存在 *NOTCH*1 的激活性突变，多数突变发生在 HD 区域。在 GRAALL‐2003 和 LALA‐894

试验中，Asnafi 等发现 *NOTCH*1 和 *FBXW*7 的突变发生率为 72%（48% 为单纯 *NOTCH*1 突变，9% 为单纯 *FBXW*7 突变，15% 为两者均突变）。他们的研究还发现，存在 *NOTCH*1/*FBXW*7 突变的患者有较好的 PFS 和 OS。在一项 Ⅰ 期试验中，给予复发/难治的 T‑ALL 患者口服 γ‑分泌酶抑制剂 MK‑0752，结果显示临床疗效甚微，而且还产生了明显的 GI 毒性，包括腹泻和结肠炎。GI 毒性是 Notch 抑制剂在小肠的靶向效应，可使上皮细胞转化为杯状细胞而非肠上皮细胞。一项关于 γ 分泌酶抑制剂 Ⅳ（BMS‑906024，每周给药 1 次）的 Ⅰ 期试验目前正在进行（NCT01363817）。其他 Notch 通路抑制剂如抗 Notch 受体抗体等正处在临床前研究阶段。

早期前体 T 细胞 ALL

2009 年，St. Jude 研究组报道了一组基因表达谱具有髓系特征的 T‑ALL 亚组。该亚组起源于早期前体 T 细胞（ETP），是一类刚从骨髓到达胸腺的、保留了向多系分化潜能的细胞。10%～15% 的儿童 T‑ALL 患者以及 7%～10% 的成人 T‑ALL 患者具有 ETP 表型。ETP ALL 具有如下免疫表型特征：① CD1a 阴性（<5%）。② CD8 阴性（<5%）。③ CD5 弱表达（<75%）。④ 具有一个或多个髓系/干细胞标志物（>25%），如 CD117、CD34、HLA‑DR、CD13、CD33、CD11b、

CD65。ETP ALL 患者较非 ETP ALL 患者预后明显偏差（St. Jude 数据：10 年 OS，19% ETP ALL 对 84% 非 ETP T‑ALL，$P<0.000\ 1$；10 年复发率，72% ETP ALL 对 10% 非 ETP T‑ALL，$P<0.000\ 1$）。Neumann 等报道了 GMALL 研究组中成人患者的数据分析结果，其中 ETP ALL 占所有成人 T‑ALL 患者的 7.4%。而且还发现，其 FLT3 突变发生率为 35%（D835 突变为 ITD 的 2 倍），DNMT3A 突变发生率为 14%。鉴于 ETP ALL 患者中 FLT3 存在高频突变，因此 FLT3 抑制剂可能对此组 T‑ALL 患者有一定疗效。另外，鉴于此类患者伴有髓系基因表达谱特征，因此可以考虑应用以髓系方案为基础的化疗方案。携带 *FLT*3 突变的 ETP ALL 患者具有特定的免疫表型：CD2⁺、CD5⁻、CD34⁺、CD117⁺、CD13⁺、CD33⁻。

结　论

由于对 ALL 疾病生物学的认识取得了显著进展，不断研发出了一些新的治疗策略。一项正在进行的 Ⅲ 期临床试验中，几种"靶向治疗"药物（奥英妥珠单抗、双特异抗体）的临床数据前景非常乐观。CAR 治疗是一项很有前景的治疗方法，研究人员正期待其长期随访数据。将这些新的治疗策略纳入到一线方案，特别是对于成年患者的治疗，是研究工作的重中之重。

参 考 文 献

1　Pui CH, Evans WE. A 50-year journey to cure childhood acute lymphoblastic leukemia. *Semin Hematol*. 2013；50(3)：185‑196.

2　Inaba H, Greaves M, Mullighan CG. Acute lymphoblastic leukaemia. *Lancet*. 2013；381(9881)：1943‑1955.

3　Faderl S, Thomas DA, O'Brien S, et al. Augmented hyper-CVAD based on dose-intensified vincristine, dexamethasone, and asparaginase in adult acute lymphoblastic leukemia salvage therapy. *Clin Lymphoma Myeloma Leuk*. 2011；11(1)：54‑59.

4　Faderl S, O'Brien S, Pui CH, et al. Adult acute lymphoblastic leukemia：concepts and strategies. *Cancer*. 2010；116(5)：1165‑1176.

5　Campana D. Minimal residual disease monitoring in childhood acute lymphoblastic leukemia. *Curr Opin Hematol*. 2012；19(4)：313‑318.

6　Mullighan CG. Genomic characterization of childhood acute lymphoblastic leukemia. *Semin Hematol*. 2013；50(4)：314‑324.

7　Raponi S, De Propris MS, Intoppa S, et al. Flow cytometric study of potential target antigens（CD19，CD20，CD22，CD33）for antibody-based immunotherapy in acute lymphoblastic leukemia：analysis of 552 cases. *Leuk Lymphoma*. 2011；

52(6)：1098 - 1107.

8　Thomas DA，O'Brien S，Faderl S，et al. Chemoimmunotherapy with a modified hyper-CVAD and rituximab regimen improves outcome in de novo Philadelphia chromosome-negative precursor B-lineage acute lymphoblastic leukemia. *J Clin Oncol*. 2010；28(24)：3880 - 3889.

9　Hoelzer D，Huettmann A，Kaul F，et al. Immunochemotherapy with rituximab improves molecular CR rate and outcome in CD20 + B-lineage standard and high risk patients：results of 263 CD20 + patients studied prospectively in GMALL study 07/2003. *Blood（ASH Annual Meeting Abstracts）*. 2010；116：Abstract 170.

10　Dworzak MN，Schumich A，Printz D，et al. CD20 up-regulation in pediatric B-cell precursor acute lymphoblastic leukemia during induction treatment：setting the stage for anti-CD20 directed immunotherapy. *Blood*. 2008；112(10)：3982 - 3988.

11　Pawluczkowycz AW，Beurskens FJ，Beum PV，et al. Binding of submaximal C1q promotes complement-dependent cytotoxicity（CDC）of B cells opsonized with anti-CD20 mAbs ofatumumab（OFA）or rituximab（RTX）：considerably higher levels of CDC are induced by OFA than by RTX. *J Immunol*. 2009；183(1)：749 - 758.

12　Jabbour E，Hagop K，Thomas D，et al. Phase II study of the hyper-CVAD regimen in combination with ofatumumab as frontline therapy for adults with CD-20 positive acute lymphoblastic leukemia（ALL）. *Blood*. 2013；122(21)：2664.

13　Mossner E，Brunker P，Moser S，et al. Increasing the efficacy of CD20 antibody therapy through the engineering of a new type II anti-CD20 antibody with enhanced direct and immune effector cell-mediated B-cell cytotoxicity. *Blood*. 2010；115(22)：4393 - 4402.

14　Herter S，Herting F，Mundigl O，et al. Preclinical activity of the type II CD20 antibody GA101（obinutuzumab）compared with rituximab and ofatumumab in vitro and in xenograft models. *Mol Cancer Ther*. 2013；12(10)：2031 - 2042.

15　Goede V，Fischer K，Busch R，et al. Obinutuzumab plus chlorambucil in patients with CLL and coexisting conditions. *N Engl J Med*. 2014；370(12)：1101 - 1110.

16　Bargou R，Leo E，Zugmaier G，et al. Tumor regression in cancer patients by very low doses of a T cell-engaging antibody. *Science*. 2008；321(5891)：974 - 977.

17　Topp MS，Kufer P，Gokbuget N，et al. Targeted therapy with the T-cell-engaging antibody blinatumomab of chemotherapy-refractory minimal residual disease in B-lineage acute lymphoblastic leukemia patients results in high response rate and prolonged leukemia-free survival. *J Clin Oncol*. 2011；29(18)：2493 - 2498.

18　Topp MS，Gokbuget N，Zugmaier G，et al. Long-term follow-up of hematologic relapse-free survival in a phase 2 study of blinatumomab in patients with MRD in B-lineage ALL. *Blood*. 2012；120(26)：5185 - 5187.

19　Topp M，Goekbuget N，Zugmaier G，et al. Effect of anti-CD19 BiTE blinatumomab on complete remission rate and overall survival in adult patients with relapsed/refractory B-precursor ALL. *American Society of Clinical Oncology Annual Meeting Abstracts*. 2012；30：6500a.

20　Younes A，Kim S，Romaguera J，et al. Phase I multidose-escalation study of the anti-CD19 maytansinoid immunoconjugate SAR3419 administered by intravenous infusion every 3 weeks to patients with relapsed/refractory B-cell lymphoma. *J Clin Oncol*. 2012；30(22)：2776 - 2782.

21　Ribrag V，Dupuis J，Tilly H，et al. A dose-escalation study of SAR3419，an anti-CD19 antibody maytansinoid conjugate，administered by intravenous infusion once weekly in patients with relapsed/refractory B-cell non-Hodgkin lymphoma. *Clin Cancer Res*. 2014；20(1)：213 - 220.

22　Kantarjian H，Thomas D，Jorgensen J，et al. Inotuzumab ozogamicin，an anti-CD22-calecheamicin conjugate，for refractory and relapsed acute lymphocytic leukaemia：a phase 2 study. *Lancet Oncol*. 2012；13(4)：403 - 411.

23　O'Brien S，Thomas DA，Jorgensen JL，et al. Experience with 2 dose schedules of inotuzumab ozogamicin，single Dose，and weekly，in refractory-relapsed acute lymphocytic leukemia（ALL）. *Blood（ASH Annual Meeting Abstracts）*. 2012；120：671a.

24　Jain N，O'Brien S，Thomas DA，et al. Inotuzumab ozogamicin in combination with low-intensity chemotherapy（mini-hyper-CVD）as frontline therapy for older patients（≥60 years）with acute lymphoblastic leukemia（ALL）. *Blood*. 2013；122(21)：1432.

25　DiJoseph JF，Dougher MM，Kalyandrug LB，et al. Antitumor efficacy of a combination of CMC-544（inotuzumab ozogamicin），a CD22-targeted cytotoxic immunoconjugate of calicheamicin，and rituximab against non-Hodgkin's B-cell lymphoma. *Clin Cancer Res*. 2006；12(1)：242 - 249.

26　Fayad L，Offner F，Smith MR，et al. Safety and clinical activity of a combination therapy comprising two antibody-based targeting agents for the treatment of non-Hodgkin lymphoma：results of a phase I/II study evaluating the immunoconjugate inotuzumab ozogamicin with rituximab. *J Clin Oncol*. 2013；31(5)：573 - 583.

27　Raetz EA，Cairo MS，Borowitz MJ，et al；Children's Oncology Group Pilot Study. Chemoimmunotherapy reinduction with

158

epratuzumab in children with acute lymphoblastic leukemia in marrow relapse：a Children's Oncology Group Pilot Study. *J Clin Oncol*. 2008；26(22)：3756 – 3762.

28　Advani AS，McDonough S，Coutre S，et al. SWOG S0910：a phase 2 trial of clofarabine/cytarabine/epratuzumab for relapsed/refractory acute lymphocytic leukaemia. *Br J Haematol*. 2014；165(4)：504 – 509.

29　Advani AS，Gundacker HM，Sala-Torra O，et al. Southwest Oncology Group Study S0530：a phase 2 trial of clofarabine and cytarabine for relapsed or refractory acute lymphocytic leukaemia. *Br J Haematol*. 2010；151(5)：430 – 434.

30　Sharkey RM，Govindan SV，Cardillo TM，Goldenberg DM. Epratuzumab-SN-38：a new antibody-drug conjugate for the therapy of hematologic malignancies. *Mol Cancer Ther*. 2012；11(1)：224 – 234.

31　Alderson RF，Kreitman RJ，Chen T，et al. CAT-8015：a second-generation pseudomonas exotoxin A-based immunotherapy targeting CD22-expressing hematologic malignancies. *Clin Cancer Res*. 2009；15(3)：832 – 839.

32　Kreitman RJ，Tallman MS，Robak T，et al. Phase Ⅰ trial of anti-CD22 recombinant immunotoxin moxetumomab pasudotox (CAT-8015 or HA22) in patients with hairy cell leukemia. *J Clin Oncol*. 2012；30(15)：1822 – 1828.

33　Wayne AS，Bhojwani D，Silverman LB，et al. A novel anti-CD22 immunotoxin，moxetumomab pasudotox：phase Ⅰ study in pediatric acute lymphoblastic leukemia (ALL). *ASH Annual Meeting Abstracts*. 2011；118(21)：248.

34　Ginaldi L，De Martinis M，Matutes E，et al. Levels of expression of CD52 in normal and leukemic B and T cells：correlation with in vivo therapeutic responses to Campath-1 H. *Leuk Res*. 1998；22(2)：185 – 191.

35　Stock W，Sanford B，Lozanski G，et al. Alemtuzumab can be incorporated into front-line therapy of adult acute lymphoblastic leukemia (ALL)：final phase I results of a cancer and leukemia group B study (CALGB 10102). *Blood*. 2009 (114)：838a.

36　Angiolillo AL，Yu AL，Reaman G，Ingle AM，Secola R，Adamson PC. A phase Ⅱ study of Campath-1 H in children with relapsed or refractory acute lymphoblastic leukemia：a Children's Oncology Group report. *Pediatr Blood Cancer*. 2009；53(6)：978 – 983.

37　Tibes R，Keating MJ，Ferrajoli A，et al. Activity of alemtuzumab in patients with CD52-positive acute leukemia. *Cancer*. 2006；106(12)：2645 – 2651.

38　Nijmeijer BA，van Schie ML，Halkes CJ，Griffioen M，Willemze R，Falkenburg JH. A mechanistic rationale for combining alemtuzumab and rituximab in the treatment of ALL. *Blood*. 2010；116(26)：5930 – 5940.

39　Liu-Dumlao T，Kantarjian H，Thomas DA，O'Brien S，Ravandi F. Philadelphia-positive acute lymphoblastic leukemia：current treatment options. *Curr Oncol Rep*. 2012；14(5)：387 – 394.

40　Dombret H，Gabert J，Boiron JM，et al.；Groupe d'Etude et de Traitement de la Leucémie Aiguë Lymphoblastique de l'Adulte (GETLALA Group). Outcome of treatment in adults with Philadelphia chromosome-positive acute lymphoblastic leukemia — results of the prospective multicenter LALA-94 trial. *Blood*. 2002；100(7)：2357 – 2366.

41　Kantarjian HM，Cortes JE，O'Brien S，et al. Long-term survival benefit and improved complete cytogenetic and molecular response rates with imatinib mesylate in Philadelphia chromosome-positive chronic-phase chronic myeloid leukemia after failure of interferon-alpha. *Blood*. 2004；104(7)：1979 – 1988.

42　Thomas DA，Faderl S，Cortes J，et al. Treatment of Philadelphia chromosome-positive acute lymphocytic leukemia with hyper-CVAD and imatinib mesylate. *Blood*. 2004；103(12)：4396 – 4407.

43　Ravandi F，O'Brien S，Thomas D，et al. First report of phase 2 study of dasatinib with hyper-CVAD for the frontline treatment of patients with Philadelphia chromosome-positive (Ph +) acute lymphoblastic leukemia. *Blood*. 2010；116(12)：2070 – 2077.

44　Ravandi F，O'Brien S，Garris R，et al. Final report of single-center study of chemotherapy plus dasatinib for the initial treatment of patients with Philadelphia chromosome-positive acute lymphoblastic leukemia. *Blood* (*ASH Annual Meeting Abstracts*). 2013；122：3914a.

45　Bassan R，Rossi G，Pogliani EM，et al. Chemotherapy-phased imatinib pulses improve long-term outcome of adult patients with Philadelphia chromosome-positive acute lymphoblastic leukemia：Northern Italy Leukemia Group protocol 09/00. *J Clin Oncol*. 2010；28(22)：3644 – 3652.

46　Fielding AK，Rowe JM，Buck G，et al. UKALLXII/ECOG2993：addition of imatinib to a standard treatment regimen enhances long-term outcomes in Philadelphia positive acute lymphoblastic leukemia. *Blood*. 2014；123(6)：843 – 850.

47　Foa R，Vitale A，Vignetti M，et al.；GIMEMA Acute Leukemia Working Party. Dasatinib as first-line treatment for adult patients with Philadelphia chromosome-positive acute lymphoblastic leukemia. *Blood*. 2011；118(25)：6521 – 6528.

48　Lilly MB，Ottmann OG，Shah NP，et al. Dasatinib 140 mg once daily versus 70 mg twice daily in patients with Ph-positive acute lymphoblastic leukemia who failed imatinib：results from a phase 3 study. *Am J Hematol*. 2010；85(3)：164 – 170.

49　Kim DY，Joo YD，Kim S，et al. Nilotinib combined with multi-agent chemotherapy for adult patients with newly diagnosed

Philadelphia chromosome-positive acute lymphoblastic leukemia: final results of prospective multicenter phase 2 study. *Blood*（*ASH Annual Meeting Abstracts*）. 2013；122：55a.

50 Jabbour E, Kantarjian H, Thomas DA, et al. Phase II study of combination of hyper-CVAD with ponatinib in front line therapy of patients（pts）with Philadelphia chromosome（Ph）positive acute lymphoblastic leukemia（ALL）. *Blood*（*ASH Annual Meeting Abstracts*）. 2013；122：2663a.

51 Rousselot P, Coudé MM, Huguet F, et al. Dasatinib（Sprycel ® ）and low intensity chemotherapy for first-line treatment in patients with de novo Philadelphia positive ALL aged 55 and over: final results of the EWALLPh-01 study. *Blood*（*ASH Annual Meeting Abstracts*）. 2012；120：666a.

52 Den Boer ML, van Slegtenhorst M, De Menezes RX, et al. A subtype of childhood acute lymphoblastic leukaemia with poor treatment outcome: a genome-wide classification study. *Lancet Oncol*. 2009；10(2)：125 – 134.

53 Mullighan CG, Su X, Zhang J, et al.; Children's Oncology Group. Deletion of IKZF1 and prognosis in acute lymphoblastic leukemia. *N Engl J Med*. 2009；360(5)：470 – 480.

54 Mullighan CG, Miller CB, Radtke I, et al. BCR-ABL1 lymphoblastic leukaemia is characterized by the deletion of Ikaros. *Nature*. 2008；453(7191)：110 – 114.

55 Loh ML, Zhang J, Harvey RC, et al. Tyrosine kinome sequencing of pediatric acute lymphoblastic leukemia: a report from the Children's Oncology Group TARGET Project. *Blood*. 2013；121(3)：485 – 488.

56 Roberts KG, Li Y, Payne-Turner D, et al. Genomic characterization and experimental modeling of BCR-ABL1-like acute lymphoblastic leukemia. *ASH Annual Meeting Abstracts*. 2013(825a).

57 Harvey RC, Mullighan CG, Chen IM, et al. Rearrangement of CRLF2 is associated with mutation of JAK kinases, alteration of IKZF1, Hispanic/Latino ethnicity, and a poor outcome in pediatric B-progenitor acute lymphoblastic leukemia. *Blood*. 2010；115(26)：5312 – 5321.

58 Harvey RC, Mullighan CG, Wang X, et al. Identification of novel cluster groups in pediatric high-risk B-precursor acute lymphoblastic leukemia with gene expression profiling: correlation with genome-wide DNA copy number alterations, clinical characteristics, and outcome. *Blood*. 2010；116(23)：4874 – 4884.

59 Cario G, Zimmermann M, Romey R, et al. Presence of the P2RY8-CRLF2 rearrangement is associated with a poor prognosis in non-high-risk precursor B-cell acute lymphoblastic leukemia in children treated according to the ALL-BFM 2000 protocol. *Blood*. 2010；115(26)：5393 – 5397.

60 Mullighan CG, Collins-Underwood JR, Phillips LA, et al. Rearrangement of CRLF2 in B-progenitor- and Down syndrome-associated acute lymphoblastic leukemia. *Nat Genet*. 2009；41(11)：1243 – 1246.

61 Russell LJ, Capasso M, Vater I, et al. Deregulated expression of cytokine receptor gene, CRLF2, is involved in lymphoid transformation in B-cell precursor acute lymphoblastic leukemia. *Blood*. 2009；114(13)：2688 – 2698.

62 Roberts KG, Morin RD, Zhang J, et al. Genetic alterations activating kinase and cytokine receptor signaling in high-risk acute lymphoblastic leukemia. *Cancer Cell*. 2012；22(2)：153 – 166.

63 Hertzberg L, Vendramini E, Ganmore I, et al. Down syndrome acute lymphoblastic leukemia, a highly heterogeneous disease in which aberrant expression of CRLF2 is associated with mutated JAK2: a report from the International BFM Study Group. *Blood*. 2010；115(5)：1006 – 1017.

64 Yoda A, Yoda Y, Chiaretti S, et al. Functional screening identifies CRLF2 in precursor B-cell acute lymphoblastic leukemia. *Proceedings of the National Academy of Sciences of the United States of America*. 2010；107(1)：252 – 257.

65 Liu YJ, Soumelis V, Watanabe N, et al. TSLP: an epithelial cell cytokine that regulates T cell differentiation by conditioning dendritic cell maturation. *Annu Rev Immunol*. 2007；25：193 – 219.

66 Ziegler SF, Liu YJ. Thymic stromal lymphopoietin in normal and pathogenic T cell development and function. *Nat Immunol*. 2006；7(7)：709 – 714.

67 Isaksen DE, Baumann H, Trobridge PA, Farr AG, Levin SD, Ziegler SF. Requirement for stat5 in thymic stromal lymphopoietin-mediated signal transduction. *J Immunol*. 1999；163(11)：5971 – 5977.

68 Rochman Y, Kashyap M, Robinson GW, et al. Thymic stromal lymphopoietin-mediated STAT5 phosphorylation via kinases JAK1 and JAK2 reveals a key difference from IL-7-induced signaling. *Proceedings of the National Academy of Sciences of the United States of America*. 2010；107(45)：19455 – 19460.

69 Mullighan CG, Goorha S, Radtke I, et al. Genome-wide analysis of genetic alterations in acute lymphoblastic leukaemia. *Nature*. 2007；446(7137)：758 – 764.

70 Malinge S, Ben-Abdelali R, Settegrana C, et al. Novel activating JAK2 mutation in a patient with Down syndrome and B-cell precursor acute lymphoblastic leukemia. *Blood*. 2007；109(5)：2202 – 2204.

71 Bercovich D, Ganmore I, Scott LM, et al. Mutations of JAK2 in acute lymphoblastic leukaemias associated with Down's

syndrome. *Lancet*. 2008；372(9648)：1484 - 1492.

72　Gaikwad A, Rye CL, Devidas M, et al. Prevalence and clinical correlates of JAK2 mutations in Down syndrome acute lymphoblastic leukaemia. *Br J Haematol*. 2009；144(6)：930 - 932.

73　Kearney L, Gonzalez De Castro D, Yeung J, et al. Specific JAK2 mutation (JAK2R683) and multiple gene deletions in Down syndrome acute lymphoblastic leukemia. *Blood*. 2009；113(3)：646 - 648.

74　Mullighan CG, Zhang J, Harvey RC, et al. JAK mutations in highrisk childhood acute lymphoblastic leukemia. *Proceedings of the National Academy of Sciences of the United States of America*. 2009；106(23)：9414 - 9418.

75　Chen IM, Harvey RC, Mullighan CG, et al. Outcome modeling with CRLF2, IKZF1, JAK, and minimal residual disease in pediatric acute lymphoblastic leukemia：a Children's Oncology Group study. *Blood*. 2012；119(15)：3512 - 3522.

76　Moorman AV, Schwab C, Ensor HM, et al. IGH@ translocations, CRLF2 deregulation, and microdeletions in adolescents and adults with acute lymphoblastic leukemia. *J Clin Oncol*. 2012；30(25)：3100 - 3108.

77　Puel A, Ziegler SF, Buckley RH, Leonard WJ. Defective IL7R expression in T(-)B(+)NK(+) severe combined immunodeficiency. *Nat Genet*. 1998；20(4)：394 - 397.

78　Shochat C, Tal N, Bandapalli OR, et al. Gain-of-function mutations in interleukin-7 receptor-alpha (IL7R) in childhood acute lymphoblastic leukemias. *J Exp Med*. 2011；208(5)：901 - 908.

79　Maude SL, Tasian SK, Vincent T, et al. Targeting JAK1/2 and mTOR in murine xenograft models of Ph-like acute lymphoblastic leukemia. *Blood*. 2012；120(17)：3510 - 3518.

80　Bersenev A, Wu C, Balcerek J, et al. Lnk constrains myeloproliferative diseases in mice. *J Clin Invest*. 2010；120(6)：2058 - 2069.

81　Tal N, Shochat C, Geron I, Bercovich D, Izraeli S. Interleukin 7 and thymic stromal lymphopoietin：from immunity to leukemia. *Cell Mol Life Sci*. 2014；71(3)：365 - 378.

82　Lengline E, Beldjord K, Dombret H, Soulier J, Boissel N, Clappier E. Successful tyrosine kinase inhibitor therapy in a refractory B-cell precursor acute lymphoblastic leukemia with EBF1-PDGFRB fusion. *Haematologica*. 2013；98(11)：e146 - e148.

83　Weston BW, Hayden MA, Roberts KG, et al. Tyrosine kinase inhibitor therapy induces remission in a patient with refractory EBF1-PDGFRB-positive acute lymphoblastic leukemia. *J Clin Oncol*. 2013；31(25)：e413 - e416.

84　De Braekeleer E, Douet-Guilbert N, Rowe D, et al. ABL1 fusion genes in hematological malignancies：a review. *Eur J Haematol*. 2011；86(5)：361 - 371.

85　Mustjoki S, Hernesniemi S, Rauhala A, et al. A novel dasatinibsensitive RCSD1-ABL1 fusion transcript in chemotherapy-refractory adult pre-B lymphoblastic leukemia with t(1；9)(q24；q34). *Haematologica*. 2009；94(10)：1469 - 1471.

86　Inokuchi K, Wakita S, Hirakawa T, et al. RCSD1-ABL1-positive B lymphoblastic leukemia is sensitive to dexamethasone and tyrosine kinase inhibitors and rapidly evolves clonally by chromosomal translocations. *Int J Hematol*. 2011；94(3)：255 - 260.

87　Neri LM, Cani A, Martelli AM, et al. Targeting the PI3K/Akt/mTOR signaling pathway in B-precursor acute lymphoblastic leukemia and its therapeutic potential. *Leukemia*. 2014；28(4)：739 - 748.

88　Daver N, Kantarjian HM, Thomas DA, et al. A phase Ⅰ/Ⅱ study of hyper-CVAD plus everolimus in patients with relapsed/refractory acute lymphoblastic leukemia. *Blood*. 2013；122(21)：3916.

89　Kim E, Koehrer S, Rosin NY, et al. Bruton's tyrosine kinase inhibitor ibrutinib interferes with constitutive and induced pre-B cell receptor signaling in B-cell acute lymphoblastic leukemia. *Blood*. 2013；122(21)：1399.

90　Davila ML, Riviere I, Wang X, et al. Efficacy and toxicity management of 19 - 28z CAR T cell therapy in B cell acute lymphoblastic leukemia. *Sci Transl Med*. 2014；6(224)：224ra225.

91　Brentjens RJ, Davila ML, Riviere I, et al. CD19-targeted T cells rapidly induce molecular remissions in adults with chemotherapy-refractory acute lymphoblastic leukemia. *Sci Transl Med*. 2013；5(177)：177ra138.

92　Grupp SA, Kalos M, Barrett D, et al. Chimeric antigen receptor-modified T cells for acute lymphoid leukemia. *N Engl J Med*. 2013；368(16)：1509 - 1518.

93　Radtke F, Wilson A, Stark G, et al. Deficient T cell fate specification in mice with an induced inactivation of Notch1. *Immunity*. 1999；10(5)：547 - 558.

94　Radtke F, Fasnacht N, Macdonald HR. Notch signaling in the immune system. *Immunity*. 2010；32(1)：14 - 27.

95　Ellisen LW, Bird J, West DC, et al. TAN-1, the human homolog of the Drosophila notch gene, is broken by chromosomal translocations in T lymphoblastic neoplasms. *Cell*. 1991；66(4)：649 - 661.

96　Weng AP, Ferrando AA, Lee W, et al. Activating mutations of NOTCH1 in human T cell acute lymphoblastic leukemia. *Science*. 2004；306(5694)：269 - 271.

97　Asnafi V，Buzyn A，Le Noir S，et al. NOTCH1/FBXW7 mutation identifies a large subgroup with favorable outcome in adult T-cell acute lymphoblastic leukemia（T-ALL）：a Group for Research on Adult Acute Lymphoblastic Leukemia（GRAALL）study. *Blood*. 2009；113(17)：3918-3924.

98　Deangelo DJ，Stone RM，Silverman LB，et al. A phase Ⅰ clinical trial of the notch inhibitor MK-0752 in patients with T-cell acute lymphoblastic leukemia/lymphoma（T-ALL）and other leukemias *American Society of Clinical Oncology Annual Meeting Abstracts*. 2006；24(18S)：6585.

99　van Es JH，van Gijn ME，Riccio O，et al. Notch/gamma-secretase inhibition turns proliferative cells in intestinal crypts and adenomas into goblet cells. *Nature*. 2005；435(7044)：959-963.

100　Wu Y，Cain-Hom C，Choy L，et al. Therapeutic antibody targeting of individual Notch receptors. *Nature*. 2010；464(7291)：1052-1057.

101　Moellering RE，Cornejo M，Davis TN，et al. Direct inhibition of the NOTCH transcription factor complex. *Nature*. 2009；462(7270)：182-188.

102　Groth C，Fortini ME. Therapeutic approaches to modulating Notch signaling：current challenges and future prospects. *Semin Cell Dev Biol*. 2012；23(4)：465-472.

103　Coustan-Smith E，Mullighan CG，Onciu M，et al. Early T-cell precursor leukaemia：a subtype of very high-risk acute lymphoblastic leukaemia. *Lancet Oncol*. 2009；10(2)：147-156.

104　Neumann M，Heesch S，Schlee C，et al. Whole-exome sequencing in adult ETP-ALL reveals a high rate of DNMT3A mutations. *Blood*. 2013；121(23)：4749-4752.

105　Zhang J，Ding L，Holmfeldt L，et al. The genetic basis of early T-cell precursor acute lymphoblastic leukaemia. *Nature*. 2012；481(7380)：157-163.

106　Neumann M，Coskun E，Fransecky L，et al. FLT3 mutations in early T-cell precursor ALL characterize a stem cell like leukemia and imply the clinical use of tyrosine kinase inhibitors. *PloS one*. 2013；8(1)：e53190.

107　Neumann M，Heesch S，Gokbuget N，et al. Clinical and molecular characterization of early T-cell precursor leukemia：a high-risk subgroup in adult T-ALL with a high frequency of FLT3 mutations. *Blood Cancer J*. 2012；2(1)：e55.

Preetesh Jain and Susan O'Brien

王筱淇 译，张曦 校

第 13 章
慢性淋巴细胞白血病

背　景

随着对肿瘤细胞致病途径及生物学进一步的了解，癌症治疗开启了癌症靶向治疗的新纪元。日新月异的生物工程和 X 线晶体技术有助于靶向治疗药物的发展。自 1997 年以来，肿瘤靶向药物的出现，如治疗淋巴系统恶性肿瘤的抗 CD20 单克隆抗体利妥昔单抗和治疗 CML 的 BCR-ABL 酪氨酸激酶抑制剂伊马替尼已改善患者预后，从而改变白血病的自然病程。对于 CLL 而言，常用的靶向治疗方法包括抗 CD20 单抗联合化疗（化学免疫疗法，CIT），以及最近批准的 Bruton 酪氨酸激酶（BTK）抑制剂依鲁替尼用于复发患者的治疗。

CLL 是一种单克隆 B 细胞疾病，具有特定的免疫表型［CD5、CD19 和 CD23 强阳性，而表面免疫球蛋白（sIg）CD22、CD79b 和 FMC-7 弱阳性或阴性；κ 或 λ 轻链限制性表达］。CLL 多发于老年人，中位诊断年龄 72 岁。CLL 具有高度异质性。临床、免疫表型、细胞遗传学和分子特征有助于 CLL 患者的预后评估。对 B 细胞受体信号通路在 CLL 细胞生长中起到关键作用的认识推动了针对通路中重要激酶的新型靶向药物的研发进展，包括 BTK、PI3K 和脾酪氨酸激酶（SYK）。除 BCR 信号通路，其他促进 CLL 细胞生长、生存和趋化的机制包括抗凋亡 BCL-2 蛋白的过度表达以及微环境因子诸如趋化因子-趋化因子受体相互作用（CXCR4-CXCL12）。

CLL 分子生物学特征

除了临床分期，还可以借助几个因素评估 CLL 患者的预后，包括使用 FISH 分析细胞遗传学风险、免疫球蛋白重链可变（IGHV）区的突变状态、可变重链（VH）基因使用模式、BCR 分型、CD38 和 Zap-70 的表达水平以及血清 β_2 微球蛋白水平。

此外，CLL 细胞的全基因组测序揭示了 CLL 细胞存在重现性基因突变，如 TP53、NOTCH1、SF3B1、XPO-1 和 BIRC3。对其他多种预后因素的详细介绍将会在其他章节予以探讨。在本章中，作者将主要介绍 CLL 细胞中成为靶向药物治疗靶点的生物学特征。

单克隆抗体直接作用 CLL 细胞表面抗原表位的机制

CLL 细胞的表面抗原是靶向治疗的潜在靶点。这些抗原包括 CD20、CD52、CD37、CD40、PD1 和 CD200。mAb 的细胞毒性可以通过不同的机制来介导。

*补体依赖的细胞毒作用。*由补体级联（C1q）的活化作用开始，抗原-抗体相互作用引发的膜攻击复合物（MAC）形成和细胞最终裂解。

*ADCC。*经单克隆抗体介导免疫效应细胞（NK 细胞和巨噬细胞），并通过释放细胞毒蛋白、颗粒酶 B 和穿孔素导致细胞裂解。

*细胞直接死亡。*经交联抗体的动员介导活化跨膜蛋白，与 Src 激酶交互作用，最终导致细胞直接死亡。

163

表 13.1　Ⅰ型和Ⅱ型单克隆抗体(mAb)的差异

项　目	Ⅰ型 mAb	Ⅱ型 mAb
脂质筏	使 CD20 于脂质筏稳定表达并激活补体	不诱导 CD20 表达于脂质筏
CDC	高 CDC	低 CDC
ADCC	较低	较高
细胞-细胞溶酶体介导的直接接触细胞死亡	需要通过抗体交联引起细胞凋亡	主要作用方式
B 细胞耗竭	较少	较多
举例	利妥昔单抗、奥法木单抗(ofatumumab)、veltuzumab、ocrelizumab、ocaratuzumab 和 PRO-131921	奥滨尤妥珠单抗(GA-101)

适应性免疫应答/免疫效应。CD20 交叉提呈至 T 细胞(CD4 和 CD8)、促进树突状细胞提取肿瘤抗原从而形成了一种被动而持久的抗肿瘤细胞免疫反应。

抗 CD20 单克隆抗体是治疗 CLL 最常用的单克隆抗体。CD20 单克隆抗体有两种类型：Ⅰ型与Ⅱ型。Ⅰ型和Ⅱ型单克隆抗体之间的差异见表 13.1。

CD20 抗原。CD20 抗原是一种表达于正常 B 细胞及大于 90%B 细胞恶性肿瘤细胞的膜表面蛋白，相比于其他 B 细胞恶性肿瘤和正常 B 细胞来说，CD20 抗原在 CLL B 细胞上的表达较弱。

CD52 抗原。CD52 抗原是一种糖基化的膜结合糖蛋白，在 B 和 T 淋巴细胞、单核细胞、嗜酸性粒细胞、巨噬细胞和树突状细胞上强表达，在粒细胞、血小板、红细胞和浆细胞上缺失。

正在研究中的靶向治疗 CLL 的其他抗原包括：

CD37 抗原。一种跨膜蛋白，主要表达于 B 细胞(前 B 细胞和成熟 B 细胞)，在 T 细胞、NK 细胞和单核细胞上的表达较弱。

CD40 抗原。这种跨膜蛋白表达于未成熟和成熟 B 细胞上，在 CLL 细胞上高度表达。CD40 属于肿瘤坏死因子受体家族蛋白。CD40 与 CD40 配体(CD40L)的结合可激活 B 细胞中的 PI3K 和 NFkB 通路从而预防 CLL 细胞凋亡。

PD-1/PD-L1(程序性死亡-1 抗原及其配体)和 CD200 抗原。这些蛋白质表达于 CLL 细胞和 T 细胞上，并通过上调调节性 T 细胞和抑制 CD8$^+$ T 细胞生成 IFN-γ，介导对抗肿瘤免疫的抑制作用。

CLL 中的 BCR 信号通路

BCR 信号通路的慢性激活与恶性 B 淋巴细胞增殖之间的相关性最初在 DLBCL 中报道。活化的 BCR 信号复合物对于 CLL 细胞的生长和存活是至关重要的。CLL 细胞中的 BCR 信号通路激酶见图 13.1。

BCR 是一种跨膜受体复合物，包括胞外部分——由两条重链及两条可与抗原结合的轻链组成的 sIg 受体，胞质部分由 CD79a 和 CD79b 形成的异源二聚体(分别为 Igα 及 Igβ)组成。sIg 属于 sIgM，与 IgD、IgG 或 IgE 相比，对 CLL B 细胞的刺激作用较强。刺激 BCR 通过各种激酶触发下游的信号级联通路，反过来又激活了 NFkB，最后导致 CLL 细胞增殖。

易变性(V)、多样性(D)和连接(J)基因片段的多种组合导致了 BCR 结构的异质性。然而，在大于 20%CLL 病例中呈现相同的 sIg 重链及轻链(定型)，表明存在 CLL 的 B 细胞可共同识别的抗原。可以与 CLL 衍生抗体结合的候补抗原包括真菌抗原 β-1-6-葡聚糖、氧化的低密度脂蛋白(LDL)、病毒以及凋亡细胞暴露的非肌性肌球蛋白重链ⅡA(MYHⅡA)。最近的两份报告表明，CLL 细胞可以通过 VH 基因片段区域框架内(FR2)的抗原表位与选定 HCDR3(互补决定区 3)序列的 Ag 结合位点段以及 CLL BCR 的自我识别位点 FR3 区之间相互作用，自主显示出 BCR 信号。sIg 结构成分的改变能够有效地预测疾病的临床过程。sIg 重链体细胞突变状态将 CLL 患者分为突变群体与未突变群体，这两种群体的临床过程是不同的。此外，BCR 信号通路相

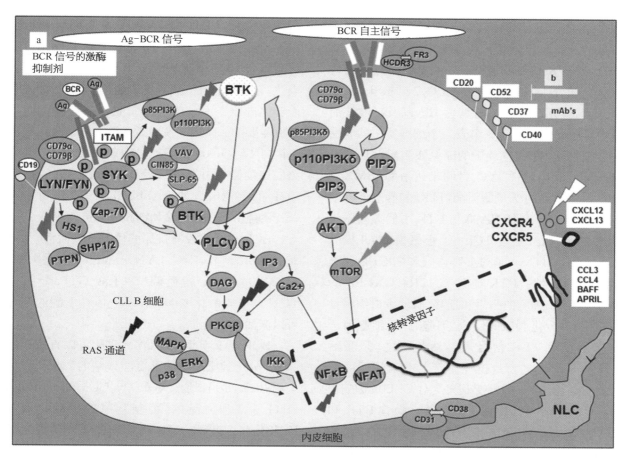

图 13.1　B 细胞受体（BCR）信号转导途径和 CLL 的 B 细胞治疗靶点（如图所示的闪电符号）。BCR 信号途径和治疗靶点：CLL 中的 BCR 信号可发生于外部抗原（Ag）或通过识别在表面免疫球蛋白（sIg）上的 HCDR3 区域轻链 FR3 的内部抗原表位。自主刺激直接激活了磷脂酰肌醇－3－激酶（PI3K）途径，而依赖于抗原的信号刺激了其他信号分子，如图所示（见正文的主要内容）。显示了趋化因子、趋化因子受体、内皮细胞和哺育样细胞（NLC）的相互作用。（a）BCR 信号的激酶抑制剂。闪电符号（粉红色）表明主要激酶 LYN、SYK、BTK、p110PI3kδ 和 p110PI3K，其他亚型（γ、α、β）是 BCR 信号通路的治疗靶点。每一级的信号级联和特异性抑制剂都在本文中进行讨论。（b）单克隆抗体（mAb）（用黄色标示）——用于研制单克隆抗体的常见表面抗原表位包括 CD20、CD52、CD37 和 CD40。其他潜在的相关治疗靶点包括 mTOR/Akt 通路抑制剂（绿色闪电符号表示），CXCR4 受体抑制剂（白色闪电符号表示），RAS/MAPK 激酶通路抑制剂（黑色闪电符号表示），蛋白激酶 Cβ（PKCβ）和 NFkB（分别用蓝色和棕色闪电符号表示）

关基因如 SYK 和 NFkB 在淋巴结中高表达，被认为是 CLL 细胞增殖区。

BCR 信号传递。与抗原结合后 BCR 的交联作用导致了 SRC 家族激酶（LYN、FYN 和 BLK）在 CD79 异源二聚体的 ITAM 磷酸化（免疫受体酪氨酸活化基序）。反过来又通过对接蛋白 1（DOK1）和包含 SH2 结构域的 SFRP1 依次将 SYK 磷酸化。磷酸化的 LYN 也激活造血细胞特异的 LYN 底物－1（HS－1）和像 VAV1 这样的细胞骨架激活物，VAV1 能够促进细胞骨架的组织生长、造血和 BCR 信号传播。

SYK－BTK 活化（图 13.1）。SYK 是一种非受体型酪氨酸激酶，与 Zap－70 具有相同的 SH2 结构域。CLL 细胞中 Zap－70 过度表达与 BCR 信号通路增强有关系，并与 IGHV 未突变状态和更具侵袭性的临床进程有着很强关联。SYK 的活化导致了 CIN－85 的募集（cbl－关联蛋白）和衔接分子 B 细胞连接蛋白（BLNK）的磷酸化，也称为分子量为 65 kDa 的含有 SH2 结构域的白细胞蛋白（SLP65）；这个小型复合物可触发中间酶——BTK 和磷脂酶 Cγ2（PLCγ2）。

BTK 活化需要 BTK－PH 域（PH 结构域）与

PIP3 结合；随后 BTK 转位至细胞膜，在 BTK 激酶域的 551 酪氨酸位点由 LYN 或 SYK 激酶磷酸化，并在 SH3 结构域的 223 酪氨酸位点自动磷酸化。随后活化的 BTK 使 PLCγ2 磷酸化，并促进其脂肪酶活性[PIP2 转变为 IP3 以及二酰甘油（DAG）]。BTK 属于一组表达于细胞质中的非受体肝细胞癌（TEC）家族中的酪氨酸激酶。TEC 家族的其他成员包括 TEC、骨髓表达激酶（BMX）、IL-2、可诱导的 T 细胞激酶（ITK）和静息淋巴细胞激酶（RLK）。siRNA 抑制 BTK 可促进人原代 CLL 细胞凋亡，延缓 TCL-1 小鼠模型 CLL 的疾病进展。BTK 可通过多种方式影响 CLL 细胞的生物学特性。BTK 通过 CXCR4/CXCR5 受体参与 CLL 细胞的归巢和迁移、肌动蛋白细胞骨架组织、对分化刺激的反应、细胞黏附、细胞因子的产生以及 TLR 信号通路活化，尤其是激活 TLR9，从而促进自身抗体生产。本章的后面部分将会讨论 BTK 的突变及突变对 CLL 的影响。

PLCγ2 和 PI3K 的下游信号。随着 BTK 和 PLCγ2 被激活，PLCγ2 裂解 PIP2 为 IP3（三磷酸肌醇）和 DAG，后者作为第二信使调节胞内钙离子水平并触发下游 RAS-RAF 激酶、有丝分裂原激活蛋白（MAP）激酶和蛋白激酶 C β（PKCβ），反过来激活核转录因子 NFkB。PIP3 产生细胞质激酶如 BTK、AKT 和 PLCγ，形成一个更接近细胞膜的小型 BCR 信号复合物。活化的 PI3Kδ 能够使 AKT 磷酸化。AKT 能抑制糖原合成酶 3（GSK3），后者降解 MCL1（CLL 细胞中主要的抗凋亡蛋白）。PI3K 类 IA 亚型是 CLL 的关键。PI3K 的调节亚基 p85 与磷酸酪氨酸基序结合后可激活 p110 催化亚基。P110δ 亚型在白细胞上表达；它是唯一具有脂质结合域的 P110 亚型并且能够促进癌变。p110α 和 δ 亚型都是 B 细胞生长所需要的。基因突变或磷酸酶和张力蛋白同源基因（PTEN）的降低表达可引起 PI3K-AKT 通路的持续激活并促进 B 细胞增殖。此外，激活 PI3K 的其他因素如 BAFF、CD40、TLR 可影响 CLL 细胞的增殖、迁移和钙离子动员。

BCR 也能在没有抗原的情况下被激活，为补充的 BCR 信号，不受 LYN-SYK 磷酸化影响，可以通过 PI3K 途径调节。Ras GTPase 蛋白 TC21 与非磷酸化 CD79 异二聚体在下游的结合可以激活 PI3K。

BCR 的正负调节。LYN 激酶可以直接通过 CD19 分子胞质尾中的酪氨酸残基的磷酸化直接上调 PI3K，也可以通过对 CD22、CD5 和 FCγRⅡB（IgG 低亲和力受体）抑制基序的磷酸化抑制 BCR 信号。此外，BCR 内化和酪氨酸磷酸酶活性（SHP1、SHP2）缺陷也可以阻断 BCR 信号。

BCR 信号通路并非完全线性的信号通路。BTK、PI3K、Lyn 和 SYK 激酶也参与调节趋化因子-趋化因子受体相互作用、整合素信号、细胞黏附和肌动蛋白细胞骨架的活性（LYN-HS1 轴）。表 13.2 总结了参与 BCR 信号的主要激酶。这些信号也会受到 CLL 中不同微环境因素的影响，比之前所认识的更复杂。

表 13.2　与 CLL 治疗相关激酶的总结

项　目	LYN	SYK	BTK	p110 PI3Kδ
激酶类型	SRC 家族 TK	接近 Zap-70 的非受体 TK	TEC 家族 TK	脂激酶、催化亚基
表达	造血细胞、神经组织、肝脏和脂肪组织	造血细胞和其他组织	B 细胞和其他造血细胞除外 T 细胞	白细胞
底物	CD79a、Cd79b、SYK、CD22、磷酸酶	CIN-85、SLP-65 或 BLNK、BTK、PLCγ2、VAV1	PLCγ2、PKCβ	PIP2
涉及的主要通路	BCR、CD40、CD19、FcγRⅡB	BCR、BTK、PLCγ2	BCR、NFkB、PI3K、CXCR4-CXCL12 轴	BCR、TLR、BAFF 受体、TNF（肿瘤坏死因子）受体、CD40
效应	BCR 信号、正负调控、与 HS-1 形成细胞骨架组织	BCR 信号、趋化因子、整合素信号、TLR、C 型凝集素信号通路	BCR 信号、钙释放、NFkB 活化、趋化因子、整合素信号	BCR 信号、归巢、迁移和细胞增殖
抑制剂	巴氟替尼（bafetinib）、达沙替尼（dasatinib）、博舒替尼（bosutinib）	fostamatinib、GS-9973、PRT062607	依鲁替尼、CC-292、ONO-4059、达沙替尼、CG-1746	Idelalisib、GS-9820、duvelisib（IPI-145；也能阻断 PI3Kγ）

CLL 中其他潜在的治疗靶点

除了 BCR 信号通路，CLL 细胞的存活和生长还受到微环境因素和细胞凋亡固有缺陷的影响。对上述病理机制的干预为研制 CLL 新型靶向治疗药物提供了机会。

凋亡通路。CLL 细胞呈现凋亡缺陷。促凋亡蛋白如 BH3-only 蛋白——Bax、Bak、BAD、BIM、NOXA、PUMA 和抗凋亡蛋白如 BCL-2、BCL-xL、MCL1 之间的不平衡，在 CLL 细胞存活、抗药性、疾病进展过程中发挥作用。各种因素促进 CLL 细胞中抗凋亡蛋白表达——由于微小核糖核酸 15 及 16 的下调引起 BCL-2 蛋白的过度表达，CD40L 可增加 CLL 淋巴结中 MCL1 蛋白水平从而抑制促凋亡蛋白，PI3K 信号可通过 AKT 的磷酸化提升 MCL1 水平。另外，死亡受体配体表达增强、肿瘤坏死因子相关凋亡诱导配体（TRAIL），或小分子抑制 X 连锁凋亡抑制剂（XIAP）可诱导 CLL 细胞凋亡。因此，抑制抗凋亡蛋白（BCL-2、MCL1）被认为是杀死 CLL 细胞的有效途径。

CLL 微环境中的趋化因子-趋化因子受体相互作用。CLL 细胞表达趋化因子和细胞因子受体，其所处的微环境是由单核细胞来源的滋养层细胞、T 细胞、黏附分子、细胞因子和趋化因子形成的网络。这个错综复杂的网状组织负责 CLL 细胞在各种组织（外周血、骨髓、淋巴结、脾）中的生长、生存以及耐药性。此外，CLL 细胞也分泌趋化因子如 CCL3 和 CCL4，这些趋化因子通过促进黏附分子和哺育样细胞（nurse-like cell, NLC）的生长保护 CLL 细胞。趋化因子及其受体为 CLL 细胞从组织和外周血迁移与运输提供信号。趋化因子 CXCL12 由基质细胞分泌，其受体 CXCR4（CD184）在 CLL 细胞上表达。激活的 CXCL12-CXCR4 轴可以通过促进肌动蛋白聚合、趋化性和组织归巢诱导与内皮细胞的黏附从而促进 CLL 细胞增殖。任何对这一网络的干预能明显影响 CLL 细胞的生长。抑制 CXCR4 受体的药物可促进 CLL 细胞从保护性的组织微环境中进入外周血，并且阻断 CLL 细胞与滋养层

NLC 的相互作用。

CLL 细胞周期的改变。肿瘤细胞的细胞周期可通过 CDK 进行调节。一些激酶如 CDK 7、8、9 也可以调节转录并提高细胞中抗凋亡蛋白的水平。抑制 CDK 是治疗 CLL 患者的一种潜在方法。

治疗 CLL 的靶向治疗药物

新型单克隆抗体疗效

与单独化疗（FC）相比，抗 CD20 单克隆抗体利妥昔单抗联合 FC（氟达拉滨和环磷酰胺）（FCR 化疗）显著改善了患者的预后。利妥昔单抗是一种嵌合的（鼠/人）抗 CD20 单克隆抗体。部分患者在应用利妥昔单抗后会出现毒性反应及过敏反应。新型人源化抗 CD20 单克隆抗体包括奥法木单抗（ofatumumab）和奥滨尤妥珠单抗（GA-101）。利妥昔单抗的疗效将在其他章节进行详细论述。

奥法木单抗是完全人源化（IgG1κ）Ⅰ型 CD20 单克隆抗体，获得美国 FDA 的批准，可以用于氟达拉滨和阿仑单抗（alemtuzumab）治疗难治性 CLL 患者（FA-ref）。相比于利妥昔单抗，奥法木单抗的特性能够增强其临床疗效。奥法木单抗可以结合 CD20 外环第 163～166 位氨基酸残基组成的一个特定抗原表位，更接近于细胞膜。奥法木单抗和上述位点的结合能够促进脂质筏的形成，这反过来能增强 C1q 的活性，引起更强的 CDC 效应。实验室研究也证实了奥法木单抗对 CDC 的介导作用超过利妥昔单抗，即使是在 CD20 低表达的 B 细胞中（类似于 CLL 细胞）。奥法木单抗对耐利妥昔单抗细胞株或敏感细胞株、淋巴瘤异种移植物及 B 细胞非霍奇金淋巴瘤患者原代肿瘤细胞有较强的细胞毒效应。

奥法木单抗在 CLL 患者中疗效

406 关键研究。该试验评估了在淋巴结肿大（淋巴结直径 > 5 cm）氟达拉滨耐药[淋巴结肿大，氟达拉滨耐药（BFR）; $n = 111$]或双重耐药（FA; $n = 95$）的患者中使用奥法木单抗的安全性和有效

性。中期数据已公布,最后的结果在 2010 年报道。每周一次静脉输注(IV)奥法木单抗持续 8 周(第 1 周剂量,300 mg;第 2～8 周剂量,2 000 mg),之后每月 1 次直至满 12 个月(2 000 mg)。总体而言,BFR 组 55% 的患者、FA-耐药组 59% 的患者既往使用过利妥昔单抗。ORR 分别为 44% 和 51%。有反应毕竟为局限,BFR 组中仅一人 CR。两个组的 PFS 平均为 5.5 个月。BFR 组的 OS 为 17.4 个月,FA-耐药组的总生存期为 14.2 个月。63% 的患者都会有输液反应,大多数为 1～2 级。奥法木单抗的耐受性良好,没有发生预期以外的毒性反应或抗人抗体(HAHA)的形成。奥法木单抗获 FDA 批准可用于治疗 FA 难治性 CLL 患者。

本研究的一项 ad hoc 分析评估了先前使用的利妥昔单抗的疗效。对利妥昔单抗治疗过的 117 例(其中 98 名患者是利妥昔单抗难治性患者)和未治疗过的 89 例患者进行了评估。利妥昔单抗治疗的患者、难治性患者和未使用过的患者的 ORR 分别为 43%、44% 和 53%。各自的中位 PFS 分别为 5.3 个月、5.5 个月和 5.6 个月,总生存期分别为 15.5 个月、15.5 个月和 20.2 个月。从最后一次的利妥昔单抗治疗到开始使用奥法木单抗的时间间隔越长,OS 期越长($P = 0.024$)。毒性反应在各亚组间无差异。此外,奥法木单抗与其他 TKI、来那度胺和化疗的联合使用也进行了研究。奥法木单抗的其他试验见表 13.3 总结。目前还不清楚临床诊疗中奥法木单抗是否能够取代利妥昔单抗,但奥法木单抗单药治疗 CLL 比利妥昔单抗更具疗效且毒性更小。

表 13.3　奥法木单抗在 CLL 中的临床试验

用药方案	N	ORR(%)	CR(%)	备注
奥法木单抗单独用药	33	44	0	RR 患者,27/33 的患者在第 1 周予 1 次 500 mg 输注,在第 2～4 周每周 1 次予 2 000 mg 输注。大多数药物毒性反应为 1～2 级,只有 3 个患者(9%)达到 3～4 级。下一次治疗的中位时间是 1 年,中位 PFS 为 3.5 个月
奥法木单抗联合大剂量糖皮质激素	10	20	0	高风险氟达拉滨耐药的 CLL[静脉输注甲泼尼龙(MP)]1 gm/m², 每 28 日 1 次。高感染率
奥法木单抗联合地塞米松	32	69	16	RR 患者。1～6 治疗周期——地塞米松(40 mg 1～4 日及 15～18 日)联合奥法木单抗第 1 治疗周期 2 000 mg,2～6 周期 1 000 mg。3/4 级药物毒性反应包括细菌感染(25%)、奥法木单抗输液相关的不良反应(9%)、中性粒细胞减少症(9%)、高血糖(6%)和贫血(3%)
奥法木单抗单独用药	66	55 和 36	5 和 4	未经治疗的 CLL 患者。对于 ≥65 岁的老年患者或拒绝氟达拉滨为基础化疗的 18～64 岁的患者予每周 1 次共 8 周两种剂量水平的奥法木单抗:2 000 mg(队列 1)和 1 000 mg(队列 2)。依据国际慢性淋巴细胞白血病工作组(iWCLL)标准,队列 1 和队列 2 的反应率分别为 55% 和 26%,CR 分别为 5% 和 4%。奥法木单抗(ofatumumab)维持治疗 2 年。副作用罕见。中性粒细胞减少症是 3/4 级血液学不良事件中最常见的(10 例)
奥法木单抗联合氟达拉滨及环磷酰胺(O-FC)作为一线用药	61	77 和 73	32 和 50	奥法木单抗 500 mg($n=31$)或 1 000 mg($n=30$)联合 FC 共 6 个治疗周期。常见的药物毒性反应包括中性粒细胞减少症(48%)、感染(38%)、恶心(41%)、血小板减少(26%)及皮疹(25%)。联合 O-FC 的毒性反应与 FCR 类似
奥法木单抗联合喷司他丁及环磷酰胺(O-FC)作为一线用药	48	96	46	第 1 周期第 1 日使用 300 mg 剂量的奥法木单抗,第 2 日使用剂量为 1 000 mg,第 2～6 周期每周期第 1 日 100 mg,3 周为 1 周期。3 级血液学不良反应发生率 27%,3～4 级非血液学不良反应发生率为 23%
奥法木单抗+苯丁酸氮芥联合用药对苯丁酸氮芥作为一线用药	221 226	82 对 69	14 对 1	奥法木单抗联合苯丁酸氮芥,可提高药物反应性,PFS(22.1 对 13 个月),维持长期 MRD 阴性(12% 对 4%),不考虑年龄及最小药物毒性的话可接受。可用于合并其他疾病的患者
在 RR CLL 患者中联合使用奥法木单抗及依鲁替尼	27	100	0	最小副作用。在第 2 个治疗周期的第 1 日加入 300 mg 剂量的奥法木单抗,接着第 2 和第 3 治疗周期每周的用药剂量为 2 000 mg,在第 5～8 个治疗周期的第 1 日起每日摄入 420 mg 依鲁替尼。两名患者进展
在 RR CLL 患者中联合使用奥法木单抗及 idelalisib 或利妥昔单抗及 idelalisib	39	83	8	每日 2 次服用 150 mg idelalisib 联合输注奥法木单抗或利妥昔单抗共计 12 次。经过强效预处理的患者可达到持久的病情控制

奥滨尤妥珠单抗（GA－101）在 CLL 患者中的疗效

奥滨尤妥珠单抗（GA－101）是 Ⅱ 型人源化 IgG1 单克隆抗体，糖基化后在 Fc 区缺乏糖基（岩藻糖基化 FC），从而增强了单克隆抗体的 ADCC 效应。它能诱导细胞直接死亡并促进细胞吞噬但不会将 CD20 稳定于脂质筏（同利妥昔单抗）（表 13.1）。一期研究中奥滨尤妥珠单抗在 13 名复发或难治性 CLL 患者中显示良好的疗效（ORR 63% 和 B 细胞的迅速消耗）且耐受性良好。

最近，德国Ⅲ期临床试验（CLL11 试验）中奥滨尤妥珠单抗联合苯丁酸氮芥、单独使用苯丁酸氮芥、利妥昔单抗联合苯丁酸氮芥分别用来治疗未接受过治疗的 CLL 老年患者。患者的中位年龄为 73 岁。在第 1 治疗周期的第 1、8、15 日静脉输注（IV）奥滨尤妥珠单抗 1 000 mg，在 2～6 治疗周期的第 1 日静脉输注（IV）1 000 mg。相比苯丁酸氮芥单独用药（$n=118$），奥滨尤妥珠单抗联合苯丁酸氮芥用药（$n=238$）显著延长了 PFS 和 OS（PFS，26.7 个月和 11.1 个月；两组中位 OS 未达到；死亡风险比，0.41；95%CI，0.23～0.74；$P=0.002$）。同样，相比利妥昔单抗和苯丁酸氮芥结合用药（$n=330$），奥滨尤妥珠单抗和苯丁酸氮芥联合用药（$n=333$）提高了 PFS（$P<0.001$），提高了 CR（21% 和 7%）。奥滨尤妥珠单抗获得 FDA 批准与苯丁酸氮芥联用治疗初治 CLL 患者。Ⅰ～Ⅱ期临床试验（Galton 试验）中，奥滨尤妥珠单抗与化疗药物——氟达拉滨、环磷酰胺（FC）（$n=21$）或苯达莫司汀（bendamustine，B）（$n=20$）联合用药治疗复发 CLL 患者。奥滨尤妥珠单抗-FC 与奥滨尤妥珠单抗-B 最常见 3～4 级不良事件分别为中性粒细胞减少症（43/55%）、输液反应（29/10%）和感染（19/5%）。ORR 为 62/90%，2/4 达到 CR。在淋巴系统恶性肿瘤中，奥滨尤妥珠单抗与 BCL-2 拮抗剂、BTK 和 PI3Kδ 抑制剂的联合用药仍在研究中。奥滨尤妥珠单抗具有可观的疗效，尤其是在具有合并症的老年患者中。

其他 CD20 单克隆抗体的研究进展

ublituximab。在 FC 区低岩藻糖含量的嵌合单克隆抗体，与利妥昔单抗相比，可提高FcγRⅢa 结合率，提高 ADCC。在 Ⅰ 期临床试验中，复发或难治性 CLL 患者（$n=11$）ORR 达 45%，药物毒性易控。

veltuzumab。解离速率较低的 Ⅰ 型人源化 IgG1，与利妥昔单抗相比，其与靶细胞解离速率较慢。在 Ⅰ/Ⅱ 期治疗难治性或复发性 NHL 患者的试验中，与利妥昔单抗有类似疗效（ORR 为 44%），但用药剂量较少，药物毒性类似。

ocrelizumab。Ⅰ 型人源化单克隆抗体，相较于利妥昔单抗增强了 CD16 黏附性，减弱了 CDC 效应。在 Ⅰ/Ⅱ 期治疗复发或难治性滤泡性淋巴瘤的患者试验中具有一定疗效。

ocaratuzumab 和 PRO－131921。两个均为改良 FC 结构域的 Ⅰ 型人源化 IgG1 糖基化单克隆抗体，改良 FC 结构域后提高了 FCγRⅢa 黏附性和 ADCC 效应。这些单克隆抗体应用到 NHL 和 CLL 患者的 Ⅰ/Ⅱ 期临床试验。

抗 CD52 单克隆抗体阿仑单抗

一种针对 CD52 抗原的人源化单克隆抗体，CD52 抗原存在于 B 和 T 淋巴细胞中。阿仑单抗具有显著的药物毒性。由于 T 细胞的减少，它易诱发严重感染和病毒再激活如巨细胞病毒。巨大肿块疾病的患者对阿仑单抗治疗反应性欠佳。试验评估了其作为一线治疗及对于复发/难治性患者的疗效。前者包括单药应用与苯丁酸氮芥的疗效比较，与 FCR 方案联合及小剂量下与 FC 方案联合的疗效；后者则为与糖皮质激素、来那度胺和化疗联用的疗效。由于药物毒性以及使用激酶抑制剂具有更明显的疗效，其在 CLL 患者留作同情用药（译者注：同情用药是指允许尚未进入临床试验的药物让患者使用）。

抗 CD37 单克隆抗体 otlertuzumab（TRU－016）

是一种基于模块化蛋白质技术的蛋白质。这种蛋白质类似于单克隆抗体但有单链而单链没有恒定的重链区-1。由于这种结构上的差异，它的 BCR 信号模式也不同。它被认为是一种小模块化免疫药物（small modular immunopharmaceutical SMIP），对 Ⅰ 期临床试验的 83 位 CLL 患者都有疗效，ORR 达 23%（所有 PR）。在初治患者中呈现更好的疗效。otlertuzumab 药物毒性最小。它还与苯达莫司汀和利妥昔单抗联合用药。其他研发中的抗 CD37 单克隆抗体包括 37.1、37.2、IMGN - 529 和 β 辐射体[177]Lu - tetulomab。

其他单克隆抗体

抗 CD40 单克隆抗体 lucatumumab（HCD122）是一个完全人源化的单克隆抗体。在对 CLL 复发患者的Ⅰ期临床试验中，lucatumumab 单一用药呈现出了最小的活性。26 名患者中 17 名患者的病情稳定。抗 CD40 单克隆抗体还有一个例子是 dacetuzumab（SGN - 40），在Ⅰ期临床试验中呈现出最小活性。

BCR 信号通路激酶抑制剂的临床疗效

近年来 BCR 信号通路激酶抑制剂的发展成为 CLL 治疗范畴的转变。这些药物的骨髓毒性小，可口服，对化疗耐药的患者包括 17p 缺失的患者均有明显的疗效。

这些药物常见的一项临床表现就是"淋巴细胞重新分配"引起绝对淋巴细胞计数在治疗初期数小时内增加，可以持续数周，并伴有淋巴结肿大和脾大。这种现象是由于快速（摄入药物＜24 小时）释放和存在于淋巴结的保护组织区域的 CLL 细胞动员到外周血。这些药物干扰 CLL 细胞与趋化因子受体交互作用及其归巢，导致了淋巴细胞增多。一项研究表明，IGHV 突变和带有大包块病变（bulky disease）的患者经依鲁替尼治疗后呈现更显著和持久的淋巴细胞数增加；淋巴细胞重新分配不是病情恶化的征兆。

依鲁替尼——BTK 抑制剂

目前，依鲁替尼是唯一市面上出售的 BCR 激酶抑制剂。依鲁替尼（前称 PCI - 32765）是一种不可逆抑制剂，它与 BTK 激酶结构域的 ATP 结合位点内 481 位半胱氨酸相结合。依鲁替尼可与其他 TEC 激酶（BMX、ITK 和 BLK）产生交叉反应。

Ⅱ期临床试验评估了使用依鲁替尼治疗复发/难治性 CLL/小淋巴细胞淋巴病（SLL）共计 85 例患者（2013 年更新至 117 例）。其中大多数患者为高危患者（IGHV 无突变和细胞遗传学显示 del17p）。患者每日口服 420 mg（$n = 51$）、840 mg（$n = 34$）的依鲁替尼。两组患者中 ORR 均为 71%（ASH2013 更新为 88%）。疗效评估是根据 2008 年国际慢性淋巴细胞白血病工作组（iWCLL）规范，除外淋巴细胞增多不作为疾病进展的标志。疗效不受多数高危因素的影响。依鲁替尼治疗期间血清 IgA 水平升高。依鲁替尼药物耐受性良好。最常见的副作用就是腹泻，见于 49 例患者，其次是上呼吸道感染见于 33 例患者以及疲乏无力见于 32 例患者。3～4 级的血液系统不良反应见于 6%～15% 的患者。36%（$n = 31$）患者在中位随访期 21 个月后中断了治疗。在 26 个月，PFS 为 75%，OS 为 83%。依鲁替尼 420 mg 在 2014 年 2 月迅速获得 FDA 批准用于治疗经治的 CLL 患者。2014 年 7 月，美国 FDA 补充批准依鲁替尼可用于治疗携带 17p 缺失的 CLL 患者。

依鲁替尼的疗效和安全性同样在年龄≥65 岁的初治 CLL 患者中进行评估。共 31 名患者每日口服 420 mg 依鲁替尼（$n = 27$）或每日口服 840 mg（$n = 4$），ORR 为 71%（CR 为 13%，伴有肿块 PR 3%，其余 PR 为 55%），而 13% 达到 PR 的患者出现淋巴细胞增多，10% 的患者病情稳定。3 级腹泻见于 13% 的患者，3 级感染见于 10% 的患者，3～4 级白细胞和血小板减少在各一个患者中观察到。

Ⅱ期临床试验研究了依鲁替尼联合利妥昔单抗用药治疗 40 例高危 CLL 患者。39 例可评估的患者中，87% 达到 PR，8% 达到 CR。del17p 或 TP53 突变的患者 ORR 为 90%。患者对联合用药耐受性良好，其中 6 例患者发生过肺炎。患者的日常生活质量显著提高，并且加用利妥昔单抗能够有效降低淋巴细胞数目。

其他依鲁替尼在 CLL 患者中应用的临床试验包括依鲁替尼联用苯达莫司汀和利妥昔单抗

（BR）（ORR，30 例 CLL 复发患者中达 93%）。依鲁替尼（$n = 195$）与奥法木单抗（$N = 196$）的疗效在复发/难治性 CLL 患者（RESONATE）试验中进行比较。与奥法木单抗相比，依鲁替尼能显著提高药物有效率、PFS 和 OS。其他正在进行的试验包括依鲁替尼治疗 del17p 患者的疗效、老年患者中苯丁酸氮芥（RESONATE-2）与依鲁替尼比较的随机试验、初治的 CLL 患者中依鲁替尼联合利妥昔单抗（IR）与 FCR 比较的随机试验、老年初治 CLL 患者中 IR、BR 及依鲁替尼单药比较的随机试验。复发性 CLL 的其他试验主要评估依鲁替尼和来那度胺或奥法木单抗联用的疗效。

依鲁替尼较 FCR 的潜在优势可能在于对不良遗传学 del17p 的患者疗效显著，最小的骨髓毒性、复发患者可获长期缓解以及 CLL 老年患者对药物良好的耐受性。但是和 FCR 相比，依鲁替尼的长期随访受限。

BTK 突变和依鲁替尼耐药

BTK 抑制剂（依鲁替尼，CC-292）在 ATP 结合位点与 481 位半胱氨酸相结合。最近，两个研究小组报道了在依鲁替尼治疗期间疾病进展（未转换）的 CLL 患者中检测到 BTK 突变。其中在基线及疾病进展后均进行过外周血全外显子测序的有 6 例患者。6 名患者中，5 名 BTK（C481S）基因 481 位点的半胱甘酸被丝氨酸取代。而第 6 名患者检测出 BTK 酶底物，PLCγ2 上色氨酸取代精氨酸的突变（R665W）。6 名患者中无一发生 BTK 基线突变。6 名患者中的 1 名患者同时检测出 C281S 和 PLCγ2（R665W，L845F 和 S707Y）两种突变。进一步实验表明这些突变阻止了依鲁替尼不可逆性结合 BTK。此外，本研究表明依鲁替尼治疗过程中出现持久的淋巴细胞增多的患者并没有检测到 BTK 突变。还有一项研究对 3 名患者进行评估，1 名患者检测出 PLCγ2 突变，而另外两名患者没有 C481S 突变的证据。在 CLL 患者中检测 BTK 突变是很有必要的，因为这些突变的存在不仅能够解释依鲁替尼治疗期间某些患者对依鲁替尼耐药导致疾病进展的原因，而且进

一步证明了 BCR 信号通路在 CLL 病理生理学中的重要意义。

其他新型 BTK 抑制剂

CC-292（前称 AVL-292）。CC-292 是作用于 BTK C481 位点上的不可逆性小分子抑制剂。CC-292 的 I 期临床试验对 4 个剂量水平（750 mg 每日，1 000 mg 每日，375 mg 每日 2 次，500 mg 每日 2 次）在 83 例复发/难治性 CLL 患者中进行检测。接受每日 2 次剂量的患者淋巴结消退（nodal response）更为明显（375 mg，67%；500 mg，62%），总 PR 为 40%。CC-292 的药物耐受性良好；副作用包括 3~4 级中性粒细胞减少症（21%）、血小板减少（15%）、肺炎（10%）和贫血（8%）。最常见的治疗相关副作用是腹泻（60%）、疲乏和中性粒细胞减少症。CC-292 与来那度胺联合用药仍在研究中。

ONO-4059。为可逆的 BTK 抑制剂，通过在 223 酪氨酸位点阻断自磷酸化作用。I 期临床试验（20~320 mg 剂量递增研究）显示 19 例复发/难治性 CLL 患者 ORR 为 89%。7 例伴有 del17p 患者 ORR 为 71%。大部分的患者中可见淋巴结肿块缩小。该药物耐受性良好，毒性反应少见。

ACP-196。一种新型的 BTK 抑制剂。针对复发 CLL 患者的 I 期临床试验正在进行中（www.clinicaltrials.gov，NCT02029443）。

其他临床前研究中的 BTK 抑制剂。CGI-1746 可逆地结合到非磷酸化 BTK 的 ATP 结合位点并使其以无活性形式稳定存在。它不与其他的 TEC 族激酶交叉反应表明其脱靶效应较少，并且不受 BTK C481 位点突变的影响。其他 BTK 抑制剂如 GDC-0834、LFM-A13 和 CNX-774 正处于临床前试验中。

idelalisib——p110 PI3Kδ 抑制剂

此种药物抑制 PI3Kδ 的 p110 催化亚基。p110 抑制 PI3K 的 δ 异构体促进了 CLL 细胞凋亡，阻滞了微环境信号的传递以及促存活因子——CCL3 和 CCL4 的分泌，减低 AKT 磷酸化

并影响了 CLL 细胞的趋化作用。Ⅰ期临床试验对多个剂量水平（50～350 mg 每日 1 次或 2 次）在 54 例复发/难治性 CLL 患者中进行检测。ORR 为 72%，包括 33%PR 伴淋巴细胞增多。13 例 del17p 患者的 ORR 为 54%。所有患者的中位 PFS 为 15.8 个月。idelalisib 不影响血清免疫球蛋白水平或 T 细胞数量。最常见的 3～4 级副作用为肺炎（20%）、中性粒细胞减少伴发热（11%）和腹泻（6%）。

idelalisib 的关键研究是一项Ⅲ期临床试验中，比较 idelalisib 150 mg 每日 2 次联合利妥昔单抗（$n = 110$）和利妥昔单抗联合安慰剂（$n = 110$）对复发/难治性 CLL 高危患者的疗效。ORR 分别为 81% 和 13%，淋巴结消退率分别为 93% 和 4%。6 个月时，idelalisib 和利妥昔单抗联用的 PFS 为 93%，利妥昔单抗联用安慰剂组为 46%。与单用利妥昔单抗相比，idelalisib 联合利妥昔单抗用药的中位 OS 显著延长（12 个月 92% 对 80%）。idelalisib 联合利妥昔单抗组 3～4 级药物毒性反应为中性粒细胞减少症（34%）、血小板减少（10%）、转氨酶升高（5%）、腹泻（4%）和发热（3%）。其他正在进行的研究包括 idelalisib 联合奥法木单抗；idelalisib，苯达莫司汀和利妥昔单抗；以及 idelalisib 联合利妥昔单抗或苯丁酸氮芥。

IPI‑145（duvelisib）——p110 PI3Kδ/γ 抑制剂

此种药物第Ⅰ阶段的剂量递增试验在 52 例复发/难治性 CLL 患者和 15 例初治的老年 CLL 患者中进行检测。IPI‑145 剂量：28 名患者，≤25 mg，每日 2 次口服；24 名复发 CLL 患者，75 mg，每日 2 次口服；初治 CLL 患者（≥65 岁或 del17p/TP53 突变），25 mg，每日 2 次口服。ORR 为 48%，观察患者淋巴结消退率为 89%。疗效和 IPI‑145 剂量以及 del17p/TP53 突变无关。该药物的耐受性良好——3 级中性粒细胞减少见于 17% 的患者，3 级贫血见于 12% 的患者，3 级腹泻见于 6% 的患者中。IPI‑145 正在进行Ⅲ期临床试验（25 mg，每日 2 次），比较其与奥法木

单抗用于治疗复发 CLL 患者的疗效差异。

AMG‑319——p110 PI3Kδ 抑制剂

此种药物的Ⅰ期临床试验在 28 例复发/难治性 CLL（42% 带有 del17p）患者中检测。该药物的耐受性良好，每日剂量可达 400 mg。≥3 级的治疗相关副作用（$n > 1$）分别是结肠炎（11% 的患者）、中性粒细胞减少症（11%）、白细胞增多（7%）。一名患者在治疗剂量 25 mg 时出现 3 级溶血性贫血。在所有剂量水平中均可观察到淋巴结肿块的迅速缩小。

TGR‑1202

此种药物为新一代 PI3Kδ 抑制剂。Ⅰ期临床试验在复发/难治性血液恶性肿瘤患者中进行（ASCO 2014，Abstract 2513）。证明了在复发/难治性 CLL 患者每日剂量≥800 mg 的淋巴结肿块反应率为 78%。和其他 PI3K 抑制剂相反，TGR‑1202 不具肝毒性，因此可每日单剂量用药。

与 BTK 抑制剂类似，PI3K 同工酶抑制剂具有一定优势，包括口服生物利用度和对大包块有显著疗效，即使是对于高危 CLL 患者。值得注意的是，某些接受 PI3K 抑制剂治疗的患者会出现结肠炎/腹泻和（或）肺炎。PI3Kδ 缺陷小鼠模型获得的数据可以解释这些患者发生结肠炎的原因。其主要是由于 Th1/Th7 相关性促炎因子增加以及巨噬细胞功能改变。其他仍在研究中的 PI3K 抑制剂包括 GS‑9820 和 SAR‑245408。

fostamatinib——SYK 抑制剂

用于复发 CLL 患者的 fostamatinib 的临床试验是 BCR 激酶信号抑制剂中第一个被报道的。fostamatinib 是一种活性代谢物 R406 的口服前药，一种 SYK 和其他激酶的竞争性激酶抑制剂。Ⅰ/Ⅱ期研究报告了 fostamatinib 治疗 11 例复发 CLL 患者的疗效（ORR，55%）。剂量限制性毒性为 3 级中性粒细胞减少症（33%）和腹泻（17%）。

GS‑9973——选择性 SYK 抑制剂

是一种可口服的选择性 SYK 抑制剂，Ⅱ期临

床试验在 44 例复发 CLL 患者中进行检测。64%的患者观察到淋巴结肿块缩小。药物耐受性良好。GS-9973 联合 idelalisib 可协同作用于 CLL 细胞。GS-9973 联合 idelalisib 的 Ⅱ 期临床试验已启动,但由于肺炎发病率高而中止。

CLL 患者临床试验中的其他激酶抑制剂

mTOR 抑制剂[依维莫司(everolimus)、替西罗莫司(temsirolimus)]。依维莫司在复发 CLL 患者中进行了试验。试验中 70% 患者可观察到淋巴细胞重新分配伴淋巴结肿块缩小。然而,免疫抑制、肺炎以及其他感染并发症限制了 CLL 患者中依维莫司的进一步试验。

LYN 激酶抑制剂[达沙替尼(dasatinib)、bafetinib]。达沙替尼是 ABL 和 SRC 家族激酶的双重抑制剂。达沙替尼在 15 例复发/难治性 CLL 患者中试验,ORR 为 20%;27% 的患者肿块淋巴结缩小。达沙替尼联合氟达拉滨治疗 20 例患者 PR 达 16.7%。主要的毒性反应为骨髓抑制。

临床前研究中的不同种类激酶抑制剂

Moloney 鼠白血病病毒的前病毒整合位点(PIM)激酶抑制剂。能够通过抑制 MCL1 和阻断 CXCR4 受体诱导 CLL 细胞凋亡。

AXL 激酶抑制剂。临床前研究表明,AXL 激酶抑制剂可促进细胞凋亡并抑制 CLL 细胞迁移。

酪氨酸激酶受体样孤儿受体(ROR1)。此分子在 CLL 细胞高度表达,是单克隆抗体及细胞免疫毒素的作用靶点。

PKCβ 抑制剂。rottlerin 和 enzastaurin 已在 CLL 细胞中进行试验,证实具有体外作用活性。

酪蛋白激酶抑制剂 CX-4945。一种选择性 CK 抑制剂,临床前数据显示对 CLL 细胞活性增强。

BCL-2 拮抗剂

多种 BCL-2 拮抗剂已在复发 CLL 的患者中试验,疗效适中。oblimersen 是人工合成的 18 个碱基的单链 DNA 寡核苷酸,可下调 BCL-2 mRNA 表达。oblimersen 在复发 CLL 患者中进行了研究。在氟达拉滨敏感的患者和那些联合 oblimersen 与氟达拉滨和环磷酰胺用药达到 CR/PR 的患者中,观察到显著 5 年的生存获益。navitoclax(ABT-263)和 obatoclax 是广泛 BCL-2 抑制剂。可以抑制 BCL-2 和 Bcl-xL;obatoclax 也抑制 MCL1。navitoclax 在复发性 CLL 患者中的疗效适中;初步研究表明,navitoclax 联合利妥昔单抗使用并继续维持治疗时有效率为 70%。由于 navitoclax 抑制 BCL-xL 导致血小板减少,navitoclax 的进一步研究已停止。在 navitoclax 基础上将结构变化并替换吲哚环,开发出了可口服的化合物 ABT-199。

ABT-199

一种能口服的选择性 BCL-2 拮抗剂,并不降低血小板。最近报道了 ABT-199 在复发/难治 CLL 患者($n=67$)的 Ⅰ 期临床试验结果。52% 的患者为氟达拉滨难治性,37% 的患者具有 del17p。ORR 为 84%(CR 为 23%,PR 为 61%)。带有 del17p 患者和氟达拉滨难治性患者的 ORR 分别为 82% 和 89%。部分患者 CR 期间 MRD 持续阴性。3～4 级肿瘤溶解综合征(9%)是与此类药物值得注意的毒性反应。其他的 3～4 级毒性反应包括中性粒细胞减少症(36%)、贫血(9%)和血小板减少(9%)。还有一个 Ⅰ b 期临床试验联合 ABT-199 与利妥昔单抗用药治疗复发/难治性 CLL($n=37$)。在 18 例完成治疗的患者中,CR 为 39%,PR 为 39%。7 例达到 CR 的患者中 5 例 MRD 阴性。最常见的 3～4 级毒性反应包括中性粒细胞减少症(43%)、血小板减少(16%)和贫血(11%)。

ABT-199 进一步的研究仍在进行之中,以确定药物最佳剂量并减小毒性反应。ABT-199 与奥滨尤妥珠单抗联合用药疗效在评估中。

alvocidib(flavopiridol)、dinaciclib——CDK 抑制剂

这些药物的 Ⅰ 期和 Ⅱ 期临床试验在复发/难

治性 CLL 患者中进行。alvocidib 是一种广泛的 CDK 抑制剂，对 del17p 及淋巴结肿大的患者能有效缩小淋巴结肿块，但是会引起严重的急性肿瘤溶解综合征（48%），其中 20% 患者需要透析；腹泻和细胞因子释放综合征也同样常见。复发 CLL 患者（$n = 64$）的 II 期研究中，ORR 为 53%（CR 为 1%，PR 为 47%，伴有淋巴结肿大 PR 为 5%）。疗效与高危因素（del17p 和大包块）无关。还有一项临床试验在 9 例复发高危 CLL 患者中联用 alvocidib 与环磷酰胺和利妥昔单抗。9 例患者中的 7 例有疗效（CR，$n = 3$）。这种方案耐受性良好且药物毒性反应可控。dinaciclib 是相对选择性 CDK 抑制剂（选择性抑制 CDK，1、2、5 和 9）。剂量递增试验纳入 52 例高危复发/难治性 CLL 患者。常见不良反应包括白细胞减少、贫血、血小板减少和肿瘤溶解的代谢表现（15% 患者）。包括 del17p 患者（57%）在内 ORR 为 58%。其他 CDK 抑制剂包括 seliciclib 和 SNS‐032 尚在研究中。

plerixafor——CXCR4 拮抗剂

这些药物可拮抗来源于 NLC 的可溶性因子 CXCL12 对 CLL 细胞（表达 CD184 或 CXCR4 受体）的保护作用。plerixafor 可以将 CLL 细胞从组织中动员进入外周血。在 14 例复发 CLL 患者的 I 期临床试验中，利妥昔单抗联合 plerixafor 得到了 36% 的有效率（全都达到 PR）。CLL 患者中联用来那度胺（免疫调节剂）和 plerixafor 尚在研究中。

CLL 其他新的治疗药物

selinexor（KPT‐330）核输出信号选择性抑制剂

2011 年有研究报道了采用全外显子测序进行 CLL 基因组的综合分析，指出 363 名 CLL 患者中 4 个频发突变基因（OTCH1、YD88、LH‐1 和 XPO‐1）的存在。XPO‐1 突变与 IgVH 基因有关。输出蛋白把肿瘤抑制蛋白运输到细胞核外。

selinexor 是输出蛋白的选择性口服抑制剂。体外试验的数据表明，selinexor 可以阻断 BCR 信号通路和 CLL B 细胞的活化。在 18 例复发/难治性 NHL/CLL 患者的 I 期临床试验中，selinexor 使 80% 患者的结节肿块缩小。一位伴有 Richter 综合征的患者经 selinexor 治疗后淋巴结肿块缩小 60%，随后接受了干细胞移植。该分子的进一步研究仍在进行中。

IL‐21 细胞因子

IL‐21 对 CLL 细胞有促凋亡作用，CLL 细胞表达 IL‐21 受体。I 期临床试验中重组 IL‐21 联用利妥昔单抗治疗 11 例复发 CLL 患者。ORR 为 40%。药物毒性反应轻微、可控，主要包括流感样症状和疲乏。

总　　结

近年来随着靶向 BCR 激酶抑制剂如依鲁替尼和 idelalisib 的发现，CLL 的治疗模式已经改变。依鲁替尼和 idelalisib 的强大优势包括口服生物利用度高、药物耐受性好、毒副作用轻，即使具有高危预后指标的患者也能受益。FCR 联合 CIT 在 del17p/TP53 突变患者中作用有限并且有一定的骨髓毒性。由于多数 CLL 患者是老年人并伴有合并症，激酶抑制剂的问世比起常规 CIT 在老年患者中具有显著的优势。不过，只有少数患者使用激酶抑制剂可以达到 CR，因此联用利妥昔单抗和化疗的各项临床试验正在进行，以提高疗效。由于迄今为止数据都是来自复发 CLL 患者，接下来的一系列临床试验将评估 BCR 激酶抑制剂是否可以替换一线药物 CIT。ABT‐199 是一种靶向 BCL‐2 拮抗剂。该药物治疗难治性 CLL 患者疗效显著，部分患者达到持续 MDR 阴性的 CR。然而肿瘤溶解综合征需要重视。嵌合抗原受体 T 细胞免疫治疗 CLL 仍在研究中。未来 CLL 的治疗前景光明，数项临床前和临床研究正在进行中，以发现更多的靶向药物来改善患者的预后，提高患者的生活质量。

参 考 文 献

1　Maloney DG, Grillo-Lopez AJ, White CA, et al. IDEC-C2B8 (Rituximab) anti-CD20 monoclonal antibody therapy in patients with relapsed low-grade non-Hodgkin's lymphoma. *Blood*. 1997; 90(6): 2188 - 2195.

2　O'Brien SG, Guilhot F, Larson RA, et al. Imatinib compared with interferon and low-dose cytarabine for newly diagnosed chronic-phase chronic myeloid leukemia. *N Engl J Med*. 2003; 348: 994 - 1004.

3　Hallek M, Fischer K, Fingerle-Rowson G, et al. German Chronic Lymphocytic Leukaemia Study Group. Addition of rituximab to fludarabine and cyclophosphamide in patients with chronic lymphocytic leukaemia: a randomised, open-label, phase 3 trial. *Lancet*. 2010; 376(9747): 1164 - 1174.

4　Keating MJ, O'Brien S, Albitar M, et al. Early results of a chemoimmunotherapy regimen of fludarabine, cyclophosphamide, and rituximab as initial therapy for chronic lymphocytic leukemia. *J Clin Oncol*. 2005; 23(18): 4079 - 4088.

5　Byrd JC, Furman RR, Coutre SE, et al. Targeting BTK with ibrutinib in relapsed chronic lymphocytic leukemia. *N Engl J Med*. 2013; 369(1): 32 - 42.

6　Hallek M, Cheson BD, Catovsky D, et al. International Workshop on Chronic Lymphocytic Leukemia. Guidelines for the diagnosis and treatment of chronic lymphocytic leukemia: a report from the International Workshop on Chronic Lymphocytic Leukemia updating the National Cancer Institute-Working Group 1996 guidelines. *Blood*. 2008; 111(12): 5446 - 5456.

7　National Cancer Institute. SEER cancer statistics review (1975 - 2007). 2013. http://seer.cancer.gov/csr/1975_2007/. Accessed October 2, 2014.

8　Stevenson FK, Krysov S, Davies AJ, Steele AJ, Packham G. B-cell receptor signaling in chronic lymphocytic leukemia. *Blood*. 2011; 118: 4313 - 4320.

9　Young RM, Staudt LM. Targeting pathological B cell receptor signalling in lymphoid malignancies. *Nat Rev Drug Discov*. 2013; 12: 229 - 243.

10　Ponader S, Chen SS, Buggy JJ, et al. The Bruton tyrosine kinase inhibitor PCI-32765 thwarts chronic lymphocytic leukemia cell survival and tissue homing in vitro and in vivo. *Blood*. 2012; 119: 1182 - 1189.

11　Herman SE, Gordon AL, Hertlein E, et al. Bruton tyrosine kinase represents a promising therapeutic target for treatment of chronic lymphocytic leukemia and is effectively targeted by PCI-32765. *Blood*. 2011; 117: 6287 - 6296.

12　Woyach JA, Bojnik E, Ruppert AS, et al. Bruton's tyrosine kinase (BTK) function is important to the development and expansion of chronic lymphocytic leukemia (CLL). *Blood*. 2014; 123(8): 1207 - 1213.

13　Honigberg LA, Smith AM, Sirisawad M, et al. The Bruton tyrosine kinase inhibitor PCI-32765 blocks B-cell activation and is efficacious in models of autoimmune disease and B-cell malignancy. *Proc Natl Acad Sci U S A*. 2010; 107(29): 13075 - 13080.

14　Hendriks RW, Yuvaraj S, Kil LP. Targeting Bruton's tyrosine kinase in B cell malignancies. *Nat Rev Cancer*. 2014; 14(4): 219 - 232.

15　Davis RE, Ngo VN, Lenz G, et al. Chronic active B-cell-receptor signalling in diffuse large B-cell lymphoma. *Nature*. 2010; 463(7277): 88 - 92.

16　Herman SE, Gordon AL, Wagner AJ, et al. Phosphatidylinositol 3-kinase-delta inhibitor CAL-101 shows promising preclinical activity in chronic lymphocytic leukemia by antagonizing intrinsic and extrinsic cellular survival signals. *Blood*. 2010; 116(12): 2078 - 2088.

17　Hoellenriegel J, Meadows SA, Sivina M, et al. The phosphoinositide 3'-kinase delta inhibitor, CAL-101, inhibits B-cell receptor signaling and chemokine networks in chronic lymphocytic leukemia. *Blood*. 2011; 118(13): 3603 - 3612.

18　Kang S, Denley A, Vanhaesebroeck B, Vogt PK. Oncogenic transformation induced by the p110beta, -gamma, and -delta isoforms of class I phosphoinositide 3-kinase. *Proc Natl Acad Sci U S A*. 2006; 103(5): 1289 - 1294.

19　Srinivasan L, Sasaki Y, Calado DP, et al. PI3 kinase signals BCR-dependent mature B cell survival. *Cell*. 2009; 139(3): 573 - 586.

20　Clayton E, Bardi G, Bell SE, et al. A crucial role for the p110delta subunit of phosphatidylinositol 3-kinase in B cell development and activation. *J Exp Med*. 2002; 196(6): 753 - 763.

21　Cheng AM, Rowley B, Pao W, Hayday A, Bolen JB, Pawson T. Syk tyrosine kinase required for mouse viability and B-cell development. *Nature*. 1995; 378(6554): 303 - 306.

22　Gobessi S, Laurenti L, Longo PG, et al. Inhibition of constitutive and BCR-induced Syk activation downregulates Mcl-1 and induces apoptosis in chronic lymphocytic leukemia B cells. *Leukemia*. 2009；23：686－697．

23　Buchner M, Baer C, Prinz G, et al. Spleen tyrosine kinase inhibition prevents chemokine- and integrin-mediated stromal protective effects in chronic lymphocytic leukemia. *Blood*. 2010；115(22)：4497－506．

24　Young RM, Hardy IR, Clarke RL, et al. Mouse models of non-Hodgkin lymphoma reveal Syk as an important therapeutic target. *Blood*. 2009；113(11)：2508－2516．

25　Hoellenriegel J, Coffey GP, Sinha U, et al. Selective, novel spleen tyrosine kinase (Syk) inhibitors suppress chronic lymphocytic leukemia B-cell activation and migration. *Leukemia*. 2012；26(7)：1576－1583．

26　Pleyer L, Egle A, Hartmann TN, Greil R. Molecular and cellular mechanisms of CLL：novel therapeutic approaches. *Nat Rev Clin Oncol*. 2009；6(7)：405－418．

27　Cramer P, Hallek M. Prognostic factors in chronic lymphocytic leukemia-what do we need to know? *Nat Rev Clin Oncol*. 2011；8(1)：38－47．

28　Dohner H, Stilgenbauer S, Benner A, et al. Genomic aberrations and survival in chronic lymphocytic leukemia. *N Engl J Med*. 2000；343 (26)：1910－1916．

29　Damle RN, Wasil T, Fais F, et al. Ig V gene mutation status and CD38 expression as novel prognostic indicators in chronic lymphocytic leukemia. *Blood*. 1999；94(6)：1840－1847．

30　Hamblin TJ, Davis Z, Gardiner A, Oscier DG, Stevenson FK. Unmutated Ig V(H) genes are associated with a more aggressive form of chronic lymphocytic leukemia. *Blood*. 1999；94(6)：1848－1854．

31　Tobin G, Thunberg U, Johnson A, et al. Chronic lymphocytic leukemias utilizing the VH3-21 gene display highly restricted Vlambda2-14 gene use and homologous CDR3s：implicating recognition of a common antigen epitope. *Blood*. 2003；101(12)：4952－4957．

32　Messmer BT, Albesiano E, Efremov DG, et al. Multiple distinct sets of stereotyped antigen receptors indicate a role for antigen in promoting chronic lymphocytic leukemia. *J Exp Med*. 2004；200(4)：519－525．

33　Stamatopoulos K, Belessi C, Moreno C, et al. Over 20% of patients with chronic lymphocytic leukemia carry stereotyped receptors：pathogenetic implications and clinical correlations. *Blood*. 2007；109(1)：259－270．

34　Crespo M, Bosch F, Villamor N, et al. ZAP-70 expression as a surrogate for immunoglobulin-variable-regionmutations in chronic lymphocytic leukemia. *N Engl J Med*. 2003；348(18)：1764－1775．

35　Hallek M, Wanders L, Ostwald M, et al. Serum beta(2)-microglobulin and serum thymidine kinase are independent predictors of progression-free survival in chronic lymphocytic leukemia and immunocytoma. *Leuk Lymphoma*. 1996；22(5－6)：439－447．

36　Stilgenbauer S, Schnaiter A, Paschka P, et al. Genemutations and treatment outcome in chronic lymphocytic leukemia：results from the CLL8 trial. *Blood*. 2014；123(21)：3247－3254．

37　Gaidano G, Foa R, Dalla-Favera R. Molecular pathogenesis of chronic lymphocytic leukemia. *J Clin Invest*. 2012；122(10)：3432－3438．

38　Puente XS, Pinyol M, Quesada V, et al. Whole-genome sequencing identifies recurrent mutations in chronic lymphocytic leukaemia. *Nature*. 2011；475(7354)：101－105．

39　Jeromin S, Weissmann S, Haferlach C, et al. SF3B1 mutations correlated to cytogenetics and mutations in NOTCH1, FBXW7, MYD88, XPO1 and TP53 in 1160 untreated CLL patients. *Leukemia*. 2014；28(1)：108－117．

40　Quesada V, Ramsay AJ, Lopez-Otin C. Chronic lymphocytic leukemia with SF3B1 mutation. *N Engl J Med*. 2012；366(26)：2530．

41　Rossi D, Rasi S, Spina V, et al. Integrated mutational and cytogenetic analysis identifies new prognostic subgroups in chronic lymphocytic leukemia. *Blood*. 2013；121(8)：1403－1412．

42　Baliakas P, Hadzidimitriou A, Sutton LA, et al. Recurrent mutations refine prognosis in chronic lymphocytic leukemia. *Leukemia*. 2015；29(2)：329－336．

43　Chiorazzi N. Implications of new prognostic markers in chronic lymphocytic leukemia. *Hematology Am Soc Hematol Educ Program*. 2012；2012：76－87．

44　Middleton O, Cosimo E, Dobbin E, et al. Complement deficiencies limit CD20 monoclonal antibody treatment efficacy in CLL. *Leukemia*. 2015；29(1)：107－114．

45　Di Gaetano N, Cittera E, Nota R, et al. Complement activation determines the therapeutic activity of rituximab in vivo. *J Immunol*. 2003；171(13)：1581－1587．

46　Uchida J, Hamaguchi Y, Oliver JA, et al. The innate mononuclear phagocyte network depletes B lymphocytes through Fc receptor-dependent mechanisms during anti-CD20 antibody immunotherapy. *J Exp Med*. 2004；199(12)：1659－1669．

47　Ivanov A, Beers SA, Walshe CA, et al. Monoclonal antibodies directed to CD20 and HLA-DR can elicit homotypic adhesion followed by lysosome-mediated cell death in human lymphoma and leukemia cells. *J Clin Invest*. 2009；119(8)：2143 - 2159.

48　Mossner E，Brunker P，Moser S，et al. Increasing the efficacy of CD20 antibody therapy through the engineering of a new type II anti-CD20 antibody with enhanced direct and immune effector cell-mediated B-cell cytotoxicity. *Blood*. 2010；115：4393 - 4402.

49　Honeychurch J，Alduaij W，Azizyan M，et al. Antibody-induced nonapoptotic cell death in human lymphoma and leukemia cells is mediated through a novel reactive oxygen species-dependent pathway. *Blood*. 2012；119(15)：3523 - 3533.

50　Abes R，Gelize E，Fridman WH，Teillaud JL. Long-lasting antitumor protection by anti-CD20 antibody through cellular immune response. *Blood*. 2010；116(6)：926 - 934.

51　Dalle S，Reslan L，Besseyre de Horts T，et al. Preclinical studies on the mechanism of action and the anti-lymphoma activity of the novel anti-CD20 antibody GA101. *Mol Cancer Ther*. 2011；10：178 - 185.

52　Beers SA，Chan CH，French RR，Cragg MS，Glennie MJ. CD20 as a target for therapeutic type Ⅰ and Ⅱ monoclonal antibodies. *Semin Hematol*. 2010；47：107 - 114.

53　Cragg MS，Morgan SM，Chan HT，et al. Complement-mediated lysis by anti-CD20 mAb correlates with segregation into lipid rafts. *Blood*. 2003；101(3)：1045 - 1052.

54　Chan HT，Hughes D，French RR，et al. CD20-induced lymphoma cell death is independent of both caspases and its redistribution into triton X-100 insoluble membrane rafts. *Cancer Res*. 2003；63(17)：5480 - 5489.

55　Ivanov A，Krysov S，Cragg MS，Illidge T. Radiation therapy with tositumomab（B1）anti-CD20 monoclonal antibody initiates extracellular signal-regulated kinase/mitogen-activated protein kinase-dependent cell death that overcomes resistance to apoptosis. *Clin Cancer Res*. 2008；14(15)：4925 - 4934.

56　Rossmann ED，Lundin J，Lenkei R，Mellstedt H，Osterborg A. Variability in B-cell antigen expression：implications for the treatment of B-cell lymphomas and leukemias with monoclonal antibodies. *Hematol J*. 2001；2(5)：300 - 306.

57　Ginaldi L，DeMartinis M，Matutes E，et al. Levels of expression of CD52 in normal and leukemic B and T cells：correlation with in vivo therapeutic responses to Campath-1H. *Leuk Res*. 1998；22(2)：185 - 191.

58　Schwartz-Albiez R，Dorken B，Hofmann W，Moldenhauer G. The B cell-associated CD37 antigen（gp40 - 52）. Structure and subcellular expression of an extensively glycosylated glycoprotein. *J Immunol*. 1988；140(3)：905 - 914.

59　Damle RN，Ghiotto F，Valetto A，et al. B-cell chronic lymphocytic leukemia cells express a surface membrane phenotype of activated，antigen-experienced B lymphocytes. *Blood*. 2002；99(11)：4087 - 4093.

60　Romano MF，Lamberti A，Tassone P，et al. Triggering of CD40 antigen inhibits fludarabine-induced apoptosis in B chronic lymphocytic leukemia cells. *Blood*. 1998；92(3)：990 - 995.

61　Cuni S，Perez-Aciego P，Perez-Chacon G，et al. A sustained activation of PI3K/NF-kappaB pathway is critical for the survival of chronic lymphocytic leukemia B cells. *Leukemia*. 2004；18(8)：1391 - 1400.

62　Riches JC，Davies JK，McClanahan F，et al. T cells from CLL patients exhibit features of T-cell exhaustion but retain capacity for cytokine production. *Blood*. 2013；121(9)：1612 - 1621.

63　Kretz-Rommel A，Bowdish KS. Rationale for anti-CD200 immunotherapy in B-CLL and other hematologic malignancies：new concepts in blocking immune suppression. *Expert Opin Biol Ther*. 2008；8(1)：5 - 15.

64　Lanham S，Hamblin T，Oscier D，Ibbotson R，Stevenson F，Packham G. Differential signaling via surface IgM is associated with VH gene mutational status and CD38 expression in chronic lymphocytic leukemia. *Blood*. 2003；101(3)：1087 - 1093.

65　Agathangelidis A，Darzentas N，Hadzidimitriou A，et al. Stereotyped B-cell receptors in one-third of chronic lymphocytic leukemia：a molecular classification with implications for targeted therapies. *Blood*. 2012；119(19)：4467 - 4475.

66　Fais F，Ghiotto F，Hashimoto S，et al. Chronic lymphocytic leukemia B cells express restricted sets of mutated and unmutated antigen receptors. *J Clin Invest*. 1998；102(8)：1515 - 1525.

67　Tobin G，Thunberg U，Karlsson K，et al. Subsets with restricted immunoglobulin gene rearrangement features indicate a role for antigen selection in the development of chronic lymphocytic leukemia. *Blood*. 2004；104(9)：2879 - 2885.

68　Hoogeboom R，van Kessel KP，Hochstenbach F，et al. A mutated B cell chronic lymphocytic leukemia subset that recognizes and responds to fungi. *J Exp Med*. 2013；210(1)：59 - 70.

69　Lanemo Myhrinder A，Hellqvist E，Sidorova E，et al. A new perspective：molecular motifs on oxidized LDL，apoptotic cells，and bacteria are targets for chronic lymphocytic leukemia antibodies. *Blood*. 2008；111(7)：3838 - 3848.

70　Hwang KK，Trama AM，Kozink DM，et al. IGHV1-69 B cell chronic lymphocytic leukemia antibodies cross-react with HIV-1 and hepatitis C virus antigens as well as intestinal commensal bacteria. *PLoS One*. 2014；9：e90725.

71　Chu CC，Catera R，Zhang L，et al. Many chronic lymphocytic leukemia antibodies recognize apoptotic cells with exposed nonmuscle myosin heavy chain IIA：implications for patient outcome and cell of origin. *Blood*. 2010；115(19)：

3907 - 3015.

72　Duhren-von Minden M，Ubelhart R，Schneider D，et al. Chronic lymphocytic leukaemia is driven by antigen-independent cell-autonomous signalling. *Nature*. 2012；489(7415)：309 - 312.

73　Binder M，Muller F，Frick M，et al. CLL B-cell receptors can recognize themselves：alternative epitopes and structural clues for autostimulatory mechanisms in CLL. *Blood*. 2013；121(1)：239 - 241.

74　Herishanu Y，Perez-Galan P，Liu D，et al. The lymph node microenvironment promotes B-cell receptor signaling，NF-kappaB activation，and tumor proliferation in chronic lymphocytic leukemia. *Blood*. 2011；117(2)：563 - 574.

75　ten Hacken E，Scielzo C，Bertilaccio MT，et al. Targeting the LYN/HS1 signaling axis in chronic lymphocytic leukemia. *Blood*. 2013；121(12)：2264 - 2273.

76　Mocsai A，Ruland J，Tybulewicz VL. The SYK tyrosine kinase：a crucial player in diverse biological functions. *Nat Rev Immunol*. 2010；10(6)：387 - 402.

77　Oellerich T，Bremes V，Neumann K，et al. The B-cell antigen receptor signals through a preformed transducer module of SLP65 and CIN85. *EMBO J*. 2011；30(17)：3620 - 3634.

78　Weber M，Treanor B，Depoil D，et al. Phospholipase C-gamma2 and Vav cooperate within signaling microclusters to propagate B cell spreading in response to membrane-bound antigen. *J Exp Med*. 2008；205(4)：853 - 868.

79　Kim YJ，Sekiya F，Poulin B，Bae YS，Rhee SG. Mechanism of B-cell receptor-induced phosphorylation and activation of phospholipase C-gamma2. *Mol Cell Biol*. 2004；24(22)：9986 - 9999.

80　de Gorter DJ，Beuling EA，Kersseboom R，et al. Bruton's tyrosine kinase and phospholipase Cgamma2 mediate chemokine-controlled B cell migration and homing. *Immunity*. 2007；26(1)：93 - 104.

81　Spaargaren M，Beuling EA，Rurup ML，et al. The B cell antigen receptor controls integrin activity through Btk and PLCgamma2. *J Exp Med*. 2003；198(10)：1539 - 1550.

82　Kubo T，Uchida Y，Watanabe Y，et al. Augmented TLR9-induced Btk activation in PIR-B-deficient B-1 cells provokes excessive autoantibody production and autoimmunity. *J Exp Med*. 2009；206(9)：1971 - 1982.

83　Petro JB，Khan WN. Phospholipase C-gamma2 couples Bruton's tyrosine kinase to the NF-kappaB signaling pathway in B lymphocytes. *J Biol Chem*. 2001；276(9)：1715 - 1719.

84　Petro JB，Rahman SM，Ballard DW，Khan WN. Bruton's tyrosine kinase is required for activation of IkappaB kinase and nuclear factor kappaB in response to B cell receptor engagement. *J Exp Med*. 2000；191(10)：1745 - 1754.

85　Nore BF，Vargas L，Mohamed AJ，et al. Redistribution of Bruton's tyrosine kinase by activation of phosphatidylinositol 3-kinase and Rhofamily GTPases. *Eur J Immunol*. 2000；30(1)：145 - 154.

86　Maurer U，Charvet C，Wagman AS，Dejardin E，Green DR. Glycogen synthase kinase-3 regulates mitochondrial outer membrane permeabilization and apoptosis by destabilization of MCL-1. *Mol Cell*. 2006；21(6)：749 - 760.

87　Miletic AV，Anzelon-Mills AN，Mills DM，et al. Coordinate suppression of B cell lymphoma by PTEN and SHIP phosphatases. *J Exp Med*. 2010；207(11)：2407 - 2420.

88　Baracho GV，Miletic AV，Omori SA，Cato MH，Rickert RC. Emergence of the PI3-kinase pathway as a central modulator of normal and aberrant B cell differentiation. *Curr Opin Immunol*. 2011；23(2)：178 - 183.

89　Ramadani F，Bolland DJ，Garcon F，et al. The PI3K isoforms p110alpha and p110delta are essential for pre-B cell receptor signaling and B cell development. *Sci Signal*. 2010；3(134)：ra60.

90　Lam KP，Kuhn R，Rajewsky K. In vivo ablation of surface immunoglobulin on mature B cells by inducible gene targeting results in rapid cell death. *Cell*. 1997；90(6)：1073 - 1083.

91　Delgado P，Cubelos B，Calleja E，et al. Essential function for the GTPase TC21 in homeostatic antigen receptor signaling. *Nat Immunol*. 2009；10(8)：880 - 888.

92　Contri A，Brunati AM，Trentin L，et al. Chronic lymphocytic leukemia B cells contain anomalous Lyn tyrosine kinase，a putative contribution to defective apoptosis. *J Clin Invest*. 2005；115(2)：369 - 378.

93　Xu Y，Harder KW，Huntington ND，Hibbs ML，Tarlinton DM. Lyn tyrosine kinase：accentuating the positive and the negative. *Immunity*. 2005；22(1)：9 - 18.

94　Rickert RC. New insights into pre-BCR and BCR signalling with relevance to B cell malignancies. *Nat Rev Immunol*. 2013；13：578 - 591.

95　Herishanu Y，Katz BZ，Lipsky A，Wiestner A. Biology of chronic lymphocytic leukemia in different microenvironments：clinical and therapeutic implications. *Hematol Oncol Clin North Am*. 2013；27：173 - 206.

96　Billard C. Apoptosis inducers in chronic lymphocytic leukemia. *Oncotarget*. 2014；5(2)：309 - 325.

97　Calin GA，Dumitru CD，Shimizu M，et al. Frequent deletions and down-regulation of micro-RNA genes miR15 and miR16 at 13q14 in chronic lymphocytic leukemia. *Proc Natl Acad Sci U S A*. 2002；99(24)：15524 - 15529.

98 Smit LA，Hallaert DY，Spijker R，et al. Differential Noxa/Mcl-1 balance in peripheral versus lymph node chronic lymphocytic leukemia cells correlates with survival capacity. *Blood*. 2007；109(4)：1660－1668.

99 Campas C，Cosialls AM，Barragan M，et al. Bcl-2 inhibitors induce apoptosis in chronic lymphocytic leukemia cells. *Exp Hematol*. 2006；34(12)：1663－1669.

100 Zucchetto A，Benedetti D，Tripodo C，et al. CD38/CD31，the CCL3 and CCL4 chemokines，and CD49 d/vascular cell adhesion molecule-1 are interchained by sequential events sustaining chronic lymphocytic leukemia cell survival. *Cancer Res*. 2009；69(9)：4001－4009.

101 ten Hacken E，Burger JA. Molecular pathways：targeting the microenvironment in chronic lymphocytic leukemia-focus on the B-cell receptor. *Clin Cancer Res*. 2014；20(3)：548－556.

102 Stamatopoulos B，Meuleman N，De Bruyn C，et al. AMD3100 disrupts the cross-talk between chronic lymphocytic leukemia cells and a mesenchymal stromal or nurse-like cell-based microenvironment：preclinical evidence for its association with chronic lymphocytic leukemia treatments. *Haematologica*. 2012；97(4)：608－615.

103 Blachly JS，Byrd JC. Emerging drug profile：cyclin-dependent kinase inhibitors. *Leuk Lymphoma*. 2013；54(10)：2133－2143.

104 Sehn LH，Assouline SE，Stewart DA，et al. A phase 1 study of obinutuzumab induction followed by 2 years of maintenance in patients with relapsed CD20-positive B-cell malignancies. *Blood*. 2012；119：5118－51125.

105 Goede V，Fischer K，Busch R，et al. Obinutuzumab plus chlorambucil in patients with CLL and coexisting conditions. *N Engl J Med*. 2014；370(12)：1101－1110.

106 Wierda WG，Kipps TJ，Mayer J，et al. Hx-CD20-406 Study Investigators. Ofatumumab as single-agent CD20 immunotherapy in fludarabinerefractory chronic lymphocytic leukemia. *J Clin Oncol*. 2010；28：1749－1755.

107 Wierda WG，Kipps TJ，Durig J，et al. 407 Study Investigators. Chemoimmunotherapy with O-FC in previously untreated patients with chronic lymphocytic leukemia. *Blood*. 2011；117(24)：6450－6458.

108 Jain P，O'Brien S. Anti-CD20 monoclonal antibodies in chronic lymphocytic leukemia. *Expert Opin Biol Ther*. 2013；13：169－182.

109 Teeling JL，Mackus WJ，Wiegman LJ，et al. The biological activity of human CD20 monoclonal antibodies is linked to unique epitopes on CD20. *J Immunol*. 2006；177(1)：362－371.

110 Teeling JL，French RR，Cragg MS，et al. Characterization of new human CD20 monoclonal antibodies with potent cytolytic activity against non-Hodgkin lymphomas. *Blood*. 2004；104(6)：1793－1800.

111 Rafiq S，Butchar JP，Cheney C，et al. Comparative assessment of clinically utilized CD20-directed antibodies in chronic lymphocytic leukemia cells reveals divergent NK cell，monocyte，and macrophage properties. *J Immunol*. 2013；190(6)：2702－2711.

112 Barth MJ，Hernandez-Ilizaliturri FJ，Mavis C，et al. Ofatumumab demonstrates activity against rituximab-sensitive and -resistant cell lines，lymphoma xenografts and primary tumour cells from patients with B-cell lymphoma. *Br J Haematol*. 2012；156(4)：490－498.

113 Li B，Zhao L，Guo H，et al. Characterization of a rituximab variant with potent antitumor activity against rituximab-resistant B-cell lymphoma. *Blood*. 2009；114(4)：5007－5015.

114 Wierda WG，Kipps TJ，Mayer J，et al. Final analysis from the international trial of single-agent ofatumumab in patients with fludarabine-refractory chronic lymphocytic leukemia. *ASH Annual Meeting Abstracts*. 2010；116：921.

115 Wierda WG，Gupta IV，Lisby S，and Österborg A；On behalf of the Hx-CD20-406 Study Investigators. Pretreatment characteristics correlated with outcomes in patients with fludarabine-refractory CLL treated with ofatumumab：final response analysis. *Ann Oncol*. 22(suppl. 2)：Abstract.

116 Wierda WG，Padmanabhan S，Chan GW，et al. Hx-CD20-406 Study Investigators. Ofatumumab is active in patients with fludarabine-refractory CLL irrespective of prior rituximab：results from the phase 2 international study. *Blood*. 2011；118(19)：5126－5129.

117 Coiffier B，Lepretre S，Pedersen LM，et al. Safety and efficacy of ofatumumab，a fully human monoclonal anti-CD20 antibody，in patients with relapsed or refractory B-cell chronic lymphocytic leukemia：a phase 1－2 study. *Blood*. 2008；111(3)：1094－1100.

118 Teichman ML，Ho Viet Q.，Balducci，et al. Efficacy of ofatumumab and high-dose methylprednisolone for the treatment of relapsed or refractory chronic lymphocytic leukemia (CLL). *ASH Annual Meeting Abstracts*. 2011；118：4619.

119 Brychtova Y，Panovska A，Trizuljak J，et al. Ofatumumab added to dexamethasone in patients with relapsed or refractory chronic lymphocytic leukemia. Results from a phase Ⅱ study of the Czech leukemia study group for life. *Blood*. 2013；122：2877.

120 Flinn IW, Harwin WN, Ward P, et al. Phase II Trial of ofatumumab (OFA) for older patients and patients who refuse fludarabine-based regimens with previously untreated chronic lymphocytic leukemia (CLL) or small lymphocytic lymphoma (SLL). *ASH Annual Meeting Abstracts*. 2012; 120; 719.

121 Shanafelt T, Lanasa MC, Call TG, et al. Ofatumumab-based chemoimmunotherapy is effective and well tolerated in patients with previously untreated chronic lymphocytic leukemia (CLL). *Cancer*. 2013; 119(21); 3788 – 3796.

122 Hillmen P, Robak T, Janssens A, et al. Chlorambucil plus ofatumumab versus chlorambucil alone in previously untreated patients with chronic lymphocytic leukaemia (COMPLEMENT 1); a randomised, multicentre, open-label phase 3 trial. *E Pub -Lancet*. 2015.

123 Jaglowski SM JJ, Flynn JM, Andritsos LA, Maddocks KJ, Blum KA. A phase I b/II study evaluating activity and tolerability of BTK inhibitor PCI-32765 and ofatumumab in patients with chronic lymphocytic leukemia/small lymphocytic lymphoma (CLL/SLL) and related diseases. *J Clin Oncol*. 2012; 30, suppl. ASCO Abstract 6508.

124 De Vos S, Leonard JP, Barrientos JC, et al. A phase 1 study of the selective PI3Kδ inhibitor Idelalisib (GS-1101) in combination with therapeutic anti-CD20 antibodies (Rituximab or Ofatumumab) in patients with relapsed or refractory chronic lymphocytic leukemia. *Blood*. 2013; 122; 4180.

125 Herter S, Herting F, Mundigl O, et al. Preclinical activity of the type II CD20 antibody GA101 (obinutuzumab) compared with rituximab and ofatumumab in vitro and in xenograft models. *Mol Cancer Ther*. 2013; 12(10); 2031 – 2042.

126 Mao Z, Quintanilla-Martinez L, Raffeld M, et al. IgVH mutational status and clonality analysis of Richter's transformation; diffuse large B-cell lymphoma and Hodgkin lymphoma in association with B-cell chronic lymphocytic leukemia (B-CLL) represent 2 different pathways of disease evolution. *Am J Surg Pathol*. 2007; 31(10); 1605 – 1614.

127 O'Brien S, Kingsley CD, Eradat H, et al. Safety and efficacy of obinutuzumab (GA101) with fludarabine/cyclophosphamide (G-FC) or bendamustine (G-B) in the initial therapy of patients with chronic lymphocytic leukemia (CLL); results from the phase 1b Galton trial (GAO4779g). *Blood*. 2013; 122; 523.

128 Le Garff-Tavernier M, Herbi L, deRomeuf C, et al. Antibody-dependent cellular cytotoxicity of the optimized anti-CD20 monoclonal antibody ublituximab on chronic lymphocytic leukemia cells with the 17p deletion. *Leukemia*. 2014; 28; 230 – 233.

129 Cazin B, Lepretre S, Coiffier B, et al. Multicentre phase I study with an 8-dose regimen of single agent anti-CD20 monoclonal antibody LFBR603 in patients with relapsed chronic lymphocytic leukemia (CLL). *ASH Annual Meeting Abstracts*. 2011; 118; 2862.

130 Goldenberg DM, Rossi EA, Stein R, et al. Properties and structure-function relationships of veltuzumab (hA20), a humanized anti-CD20 monoclonal antibody. *Blood*. 2009; 113(5); 1062 – 1070.

131 Morschhauser F, Leonard JP, Fayad L, et al. Humanizedanti-CD20 antibody, veltuzumab, in refractory/recurrent non-Hodgkin's lymphoma; phase I / II results. *J Clin Oncol*. 2009; 27(5); 3346 – 3353.

132 Morschhauser F, Marlton P, Vitolo U, et al. Results of a phase I / II study of ocrelizumab, a fully humanized anti-CD20 mAb, in patients with relapsed/refractory follicular lymphoma. *Ann Oncol*. 2010; 21; 1870 – 1876.

133 Cheney CM, Stephens DM, Mo X, et al. Ocaratuzumab, an Fcengineered antibody demonstrates enhanced antibody-dependent cell-mediated cytotoxicity in chronic lymphocytic leukemia. *MAbs*. 2014; 6; 748 – 754.

134 Bowles JA, Wang SY, Link BK, et al. Anti-CD20 monoclonal antibody with enhanced affinity for CD16 activates NK cells at lower concentrations and more effectively than rituximab. *Blood*. 2006; 108(8); 2648 – 2654.

135 Hillmen P, Skotnicki AB, Robak T, et al. Alemtuzumab compared with chlorambucil as first-line therapy for chronic lymphocytic leukemia. *J Clin Oncol*. 2007; 25(35); 5616 – 5623.

136 Parikh SA, Keating MJ, O'Brien S, et al. Frontline chemoimmunotherapy with fludarabine, cyclophosphamide, alemtuzumab, and rituximab for high-risk chronic lymphocytic leukemia. *Blood*. 2011; 118(8); 2062 – 2068.

137 Geisler CH, van T'Veer MB, Jurlander J, et al. Frontline lowdose alemtuzumab with fludarabine and cyclophosphamide prolongs progression-free survival in high-risk chronic lymphocytic leukemia; a randomized trial. *Blood*. 2014; 123(21); 3255 – 3262.

138 Lozanski G, Heerema NA, Flinn IW, et al. Alemtuzumab is an effective therapy for chronic lymphocytic leukemia with p53 mutations and deletions. *Blood*. 2004; 103(9); 3278 – 3281.

139 Fiegl M, Stauder R, Steurer M, et al; Austrian Collaborative Study Group on Alemtuzumab in Chronic Lymphocytic Leukemia, in cooperation with The Czech Leukemia Study Group for Life, CELL. Alemtuzumab in chronic lymphocytic leukemia; final results of a large observational multicenter study in mostly pretreated patients. *Ann Hematol*. 2014; 93; 267 – 277.

140 Robak T, Robak P. Anti-CD37 antibodies for chronic lymphocytic leukemia. *Expert Opin Biol Ther*. 2014; 14(5);

651 – 661.

141 Byrd JC，Pagel JM，Awan FT，et al. A phase 1 study evaluating the safety and tolerability of otlertuzumab，an anti-CD37 mono-specific ADAPTIR therapeutic protein in chronic lymphocytic leukemia. *Blood*. 2014；123(9)：1302 – 1308.

142 Byrd JC，Kipps TJ，Flinn IW，et al. Phase Ⅰ study of the anti-CD40 humanized monoclonal antibody lucatumumab (HCD122) in relapsed chronic lymphocytic leukemia. *Leuk Lymphoma*. 2012；53(11)：2136 – 2142.

143 Furman RR，Forero-Torres A，Shustov A，Drachman JG. A phase Ⅰ study of dacetuzumab (SGN-40，a humanized anti-CD40 monoclonal antibody) in patients with chronic lymphocytic leukemia. *Leuk Lymphoma*. 2010；51(2)：228 – 235.

144 Chang BY，Francesco M，De Rooij MF，et al. Egress of CD19(+)CD5(+) cells into peripheral blood following treatment with the Bruton tyrosine kinase inhibitor ibrutinib in mantle cell lymphoma patients. *Blood* 2013；122(14)：2412 – 2424.

145 Woyach JA，Smucker K，Smith LL，et al. Prolonged lymphocytosis during ibrutinib therapy is associated with distinct molecular characteristics and does not indicate a suboptimal response to therapy. *Blood*. 2014；123(12)：1810 – 1817.

146 de Rooij MF，Kuil A，Geest CR，et al. The clinically active BTK inhibitor PCI-32765 targets B-cell receptor- and chemokine-controlled adhesion and migration in chronic lymphocytic leukemia. *Blood*. 2012；119(11)：2590 – 2594.

147 Herman SE，Niemann CU，Farooqui M，et al. Ibrutinib-induced lymphocytosis in patients with chronic lymphocytic leukemia：correlative analyses from a phase Ⅱ study. *Leukemia*. 2014；28(11)：2188 – 2196.

148 Furman RR，Fowler N，Coutre SE，et al. The Bruton's tyrosine kinase (BTK) inhibitor ibrutinib (PCI-32765) monotherapy demonstrates long-term safety and durability of response in chronic lymphocytic leukemia (CLL)/small lymphocytic lymphoma (SLL) patients in an open-label extension study. *Blood*. 2013；122(26)：4163.

149 Cheson BD，Byrd JC，Rai KR，et al. Novel targeted agents and the need to refine clinical end points in chronic lymphocytic leukemia. *J Clin Oncol*. 2012；30(23)：2820 – 2822.

150 Farooqui M，Jones J，Valdez J，et al. Inpatientswithchronic lymphocytic leukemia (CLL) ibrutinib effectively reduces clonal IgM paraproteins and serum free light chains while increasing normal IgM，IgA serum levels，suggesting a nascent recovery of humoral immunity. *Blood*. 2013；122：4182.

151 O'Brien S，Furman RR，Coutre SE，et al. Ibrutinib as initial therapy for elderly patients with chronic lymphocytic leukaemia or small lymphocytic lymphoma：an open-label，multicentre，phase 1b/2 trial. *Lancet Oncol*. 2014；15：48 – 58.

152 Keating MJ，Wierda WG，Hoellenriegel J，et al. Ibrutinib in combination with Rituximab (iR) is well tolerated and induces a high rate of durable remissions in patients with high-risk chronic lymphocytic leukemia (CLL)：new，updated results of a phase II trial in 40 patients. *Blood*. 2013；122：675.

153 Barrientos JC，Barr PM，Flinn I，et al. Ibrutinib in combination with bendamustine and rituximab is active and tolerable in patients with relapsed/refractory CLL/SLL：final results of a phase 1b study. *Blood*. 2013；122：525.

154 Byrd JC，Brown JR，O'Brien S，et al. RESONATE Investigators. Ibrutinib versus ofatumumab in previously treated chronic lymphoid leukemia. *N Engl J Med*. 2014；371(3)：213 – 223.

155 Woyach JA，Furman RR，Liu TM，et al. Resistance mechanisms for the Bruton's tyrosine kinase inhibitor ibrutinib. *N Engl J Med*. 2014；370(24)：2286 – 2294.

156 Landau D，Hoellenriegel J，Sougnez C，et al. Clonal evolution in patients with chronic lymphocytic leukemia (CLL) developing resistance to BTK inhibition. *Blood*. 2013；122(7)：866.

157 Harb WA，Hill BT，Gabrilove J，et al. Phase 1 study of single agent CC-292，a highly selective bruton's tyrosine kinase (BTK) inhibitor，in relapsed/refractory chronic lymphocytic leukemia (CLL). *Blood*. 2013；122：1630.

158 Karlin L，Rule S，Shah N，et al. A phase Ⅰ study of the oral btk inhibitor ONO-4059 in patients with relapsed/refractory and high risk chronic lymphocytic leukaemia (CLL). *Blood*. 2013；122：676.

159 Fiorcari S，Brown WS，McIntyre BW，et al. The PI3-kinase delta inhibitor idelalisib (GS-1101) targets integrin-mediated adhesion of chronic lymphocytic leukemia (CLL) cell to endothelial and marrow stromal cells. *PLoS One*. 2013；8：e83830.

160 Lannutti BJ，Meadows SA，Herman SE，et al. CAL-101，a p110delta selective phosphatidylinositol-3-kinase inhibitor for the treatment of B-cell malignancies，inhibits PI3K signaling and cellular viability. *Blood*. 2011；117(2)：591 – 594.

161 Brown JR，Byrd JC，Coutre SE，et al. Idelalisib，an inhibitor of phosphatidylinositol 3-kinase p110delta，for relapsed/refractory chronic lymphocytic leukemia. *Blood*. 2014；123：3390 – 3397.

162 Furman RR，Sharman JP，Coutre SE，et al. Idelalisib and rituximab in relapsed chronic lymphocytic leukemia. *N Engl J Med*. 2014；370(11)：997 – 1007.

163 Patel M，Kahl BS，Horwitz SM，et al. Preliminary safety and efficacy of IPI-145，a potent inhibitor of phosphoinositide-3-Kinase-δ，γ，in patients with chronic lymphocytic leukemia. *Blood*. 2013；122：677.

164　Glenn M，Mato AR，Allgood SD，et al. First-in-human study of AMG 319，a highly selective，small molecule inhibitor of PI3Kδ，in adult patients with relapsed or refractory lymphoid malignancies. *Blood*. 2013；122：678.

165　Uno JK，Rao KN，Matsuoka K，et al. Altered macrophage function contributes to colitis in mice defective in the phosphoinositide-3 kinase subunit p110δ. *Gastroenterology*. 2010；139(5)：1642 - 1653.

166　Friedberg JW，Sharman J，Sweetenham J，et al. Inhibition of Syk with fostamatinib disodium has significant clinical activity in non-Hodgkin lymphoma and chronic lymphocytic leukemia. *Blood*. 2010；115(13)：2578 - 2585.

167　Sharman JP，KLM，Boxer M，et al. Phase 2 trial of GS-9973，a selective Syk inhibitor，in chronic lymphocytic leukemia (CLL). *J Clin Oncol*. 2014；32：5s (suppl.；abstract 7007).

168　Burke RT，Meadows S，Loriaux MM，et al. A potential therapeutic strategy for chronic lymphocytic leukemia by combining Idelalisib and GS-9973，a novel spleen tyrosine kinase (Syk) inhibitor. *Oncotarget*. 2014；5(4)：908 - 915.

169　Barr PM，Saylors GB，Spurgeon SEF，et al. Phase 2 trial of GS-9973，a selective syk inhibitor，and idelalisib (idela) in chronic lymphocytic leukemia (CLL) and non-Hodgkin lymphoma (NHL). *J Clin Oncol*. 2014；32：5s (suppl.；abstract 7059).

170　Zent CS，LaPlant BR，Johnston PB，et al. The treatment of recurrent/refractory chronic lymphocytic leukemia/small lymphocytic lymphoma (CLL) with everolimus results in clinical responses and mobilization of CLL cells into the circulation. *Cancer*. 2010；116(9)：2201 - 2207.

171　Amrein PC，Attar EC，Takvorian T，et al. Phase Ⅱ study of dasatinib in relapsed or refractory chronic lymphocytic leukemia. *Clin Cancer Res*. 2011；17(9)：2977 - 2986.

172　Kater AP，Spiering M，Liu RD，et al. Dasatinib in combination with fludarabine in patients with refractory chronic lymphocytic leukemia：a multicenter phase 2 study. *Leuk Res*. 2014；38(1)：34 - 41.

173　Decker S，Finter J，Forde AJ，et al. PIM kinases are essential for chronic lymphocytic leukemia cell survival (PIM2/3) and CXCR4-mediated microenvironmental interactions (PIM1). *Mol Cancer Ther*. 2014；13(5)：1231 - 1245.

174　Chen LS，Redkar S，Bearss D，Wierda WG，Gandhi V. Pim kinase inhibitor，SGI-1776，induces apoptosis in chronic lymphocytic leukemia cells. *Blood*. 2009；114(19)：4150 - 4157.

175　Ghosh AK，Secreto C，Boysen J，et al：The novel receptor tyrosine kinase Axl is constitutively active in B-cell chronic lymphocytic leukemia and acts as a docking site of nonreceptor kinases：implications for therapy. *Blood*. 2011；117(6)：1928 - 1937.

176　Boysen J，Sinha S，Price-Troska T，et al. The tumor suppressor axis p53/miR-34a regulates Axl expression in B-cell chronic lymphocytic leukemia：implications for therapy in p53-defective CLL patients. *Leukemia*. 2014；28(2)：451 - 455.

177　Daneshmanesh AH，Hojjat-Farsangi M，Khan AS，et al. Monoclonal antibodies against ROR1 induce apoptosis of chronic lymphocytic leukemia (CLL) cells. *Leukemia*. 2012；26(6)：1348 - 1355.

178　Hudecek M，Schmitt TM，Baskar S，et al. The B-cell tumor-associated antigen ROR1 can be targeted with T cells modified to express a ROR1-specific chimeric antigen receptor. *Blood*. 2010；116(22)：4532 - 4541.

179　Lutzny G，Kocher T，Schmidt-Supprian M，et al. Protein kinase c-beta-dependent activation of NF-kappaB in stromal cells is indispensable for the survival of chronic lymphocytic leukemia B cells in vivo. *Cancer Cell*. 2013；23(1)：77 - 92.

180　Ringshausen I，Oelsner M，Weick K，Bogner C，Peschel C，Decker T. Mechanisms of apoptosis-induction by rottlerin：therapeutic implications for B-CLL. *Leukemia*. 2006；20(3)：514 - 520.

181　Prins RC，Burke RT，Tyner JW，Druker BJ，Loriaux MM，Spurgeon SE. CX-4945，a selective inhibitor of casein kinase-2 (CK2)，exhibits anti-tumor activity in hematologic malignances including enhanced activity in chronic lymphocytic leukemia when combined with fludarabine and inhibitors of the B-cell receptor pathway. *Leukemia*. 2013；27(10)：2094 - 2096.

182　O'Brien S，Moore JO，Boyd TE，et al. 5-year survival in patients with relapsed or refractory chronic lymphocytic leukemia in a randomized，phase III trial of fludarabine plus cyclophosphamide with or without oblimersen. *J Clin Oncol*. 2009；27(31)：5208 - 5212.

183　O'Brien SM，Claxton DF，Crump M，et al. Phase Ⅰ study of obatoclax mesylate (GX15 - 070)，a small molecule pan-Bcl-2 family antagonist，in patients with advanced chronic lymphocytic leukemia. *Blood*. 2009；113(2)：299 - 305.

184　Eradat H，Grosicki S，Catalono J，et al. Preliminary results of a phase Ⅱ open-Label，randomized study of the BH3 mimetic protein navitoclax (ABT-263) with or without rituximab for treatment of previously untreated B-cell chronic lymphocytic leukemia. *ASH Annual Meeting Abstracts*. 2012；120：190.

185　Souers AJ，Leverson JD，Boghaert ER，et al. ABT-199，a potent and selective BCL-2 inhibitor，achieves antitumor activity while sparing platelets. *Nat Med*. 2013；19(2)：202 - 208.

186　Davids MS，Pagel JM，Kahl BS，et al. Bcl-2 Inhibitor ABT-199 (GDC-0199) monotherapy shows anti-tumor activity including complete remissions in high-risk relapsed/refractory（R/R）chronic lymphocytic leukemia（CLL）and small lymphocytic lymphoma（SLL）. *Blood*. 2013；122：872.

187　Ma S. SJF，Lanasa MC，Kipps TJ，Barrientos JC，Davids MS. et al. ABT-199（GDC-0199）combined with rituximab（R）in patients（pts）with relapsed/refractory（R/R）chronic lymphocytic leukemia（CLL）：interim results of a phase 1b study. *J Clin Oncol*. 2014；32：5s（suppl.；abstract 7013）.

188　Lin TS，Ruppert AS，Johnson AJ，et al. Phase Ⅱ study of flavopiridol in relapsed chronic lymphocytic leukemia demonstrating high response rates in genetically high-risk disease. *J Clin Oncol*. 2009；27(35)：6012－6018.

189　Stephens DM，Ruppert AS，Maddocks K，et al. Cyclophosphamide, alvocidib（flavopiridol）, and rituximab, a novel feasible chemoimmunotherapy regimen for patients with high-risk chronic lymphocytic leukemia. *Leuk Res*. 2013；37(10)：1195－1199.

190　Andritsos LA，Jones JA，Johnson AJ，et al. Dinaciclib（SCH 727965）is a novel cyclin-dependent kinase（CDK）inhibitor that exhibits activity in patients with relapsed or refractory chronic lymphocytic leukemia（CLL）. *Blood*. 2013；122：871.

191　Burger M，Hartmann T，Krome M，et al. Small peptide inhibitors of the CXCR4 chemokine receptor（CD184）antagonize the activation, migration, and antiapoptotic responses of CXCL12 in chronic lymphocytic leukemia B cells. *Blood*. 2005；106(5)：1824－1830.

192　Andritsos L，Byrd J，Hewes B，Kipps T，Johns D，Burger J. Preliminary results from a phase I dose escalation study to determine the maximum tolerated dose of plerixafor in combination with rituximab in patients with relapsed chronic lymphocytic leukemia. *Haematologica*. 2010；95(suppl. 2)：321，Abstracts 0772，2010.

193　Zhong Y，El-Gamal D，Dubovsky JA，et al. Selinexor suppresses downstream effectors of B-cell activation, proliferation and migration in chronic lymphocytic leukemia cells. *Leukemia*. 2014；28(5)：1158－1163.

194　Gutierrez M，Shah BD，Gabrail NY，et al. Preliminary evidence of anti tumor activity of selinexor（KPT-330）in a phase I trial of a first-in-class oral selective inhibitor of nuclear export（SINE）in patients（pts）with relapsed/refractory non Hodgkin's lymphoma（NHL）and chronic lymphocytic leukemia（CLL）. *Blood*. 2013；122：90.

195　Gowda A，Roda J，Hussain SR，et al. IL-21 mediates apoptosis through up-regulation of the BH3 familymember BIM and enhances both direct and antibody-dependent cellular cytotoxicity in primary chronic lymphocytic leukemia cells in vitro. *Blood*. 2008；111：4723－4730.

196　Timmerman JM，Byrd JC，Andorsky DJ，et al. A phase I dose-finding trial of recombinant interleukin-21 and rituximab in relapsed and refractory low grade B-cell lymphoproliferative disorders. *Clin Cancer Res*. 2012；18(20)：5752－5760.

第 14 章
多发性骨髓瘤

Giada Bianchi and Kenneth C. Anderson

张轶文　译，施菊妹　校

多发性骨髓瘤作为肿瘤性免疫球蛋白的工厂：生物学和临床意义

蛋白质合成在多发性骨髓瘤发生过程中的重要性

MM 是美国第二常见的血液系统肿瘤，2015年新发 26 850 例，并且 11 240 例死于该病，主要影响老年人，诊断时中位年龄为 69 岁。MM 由意义未明的单克隆丙种球蛋白病（MGUS）进展而来，MGUS 是一种常见的癌前疾病状态，并且每年有 1% 的风险进展为 MM 或者其他相关肿瘤。MM 最终的肿瘤形成是由于骨髓微环境中处于生发中心后期的 B 淋巴细胞发生了增殖（图 14.1），尤其是定位于骨髓中的长寿命浆细胞发生了恶性转化，而且它们仍然保留合成大量单克隆性免疫球蛋白或仅轻链蛋白的能力。这些异常蛋白质可以通过血清和（或）尿蛋白电泳，免疫固定电泳和（或）血清游离轻链分析检测到。在生理性 B 淋巴细胞增殖过程中，转录因子 X-box 结合蛋白 1（XBP-1）是正常分泌免疫球蛋白的浆细胞分化过程中所必需的一种转录因子。UPR 是真核细胞对于来自升高的从头合成的未折叠蛋白质和（或）错误折叠蛋白质应激所产生的一种适应性反应，在生物进化上高度保守。在 UPR 信号通路中，其中一条关键的信号通路是由其分支跨膜蛋白 IRE-1α 介导的，该酶同时具有蛋白激酶和核酸内切酶的功能。sXBP-1 作为 XBP-1 的剪接形式，是 IRE-1α 的终末效应器。

已观察到如果在小鼠的 B 细胞前体细胞中强制性表达 sXBP-1，会导致 MM 样疾病发生。sXBP-1 不仅高表达于原代 MM 细胞中，而且与总生存期差相关。这一发现引起了人们将 sXBP-1 作为 MM 治疗靶点的兴趣。

质量控制机制涉及 DNA 复制、RNA 转录和蛋白质翻译，已经成为肿瘤治疗中新的分子靶点。MM 代表分泌性肿瘤的一种模式，完整的内质网质量控制系统是确保新合成的蛋白质正确折叠和（或）降解，以及避免蛋白质毒性应激所必需的。这套系统包括 UPR 分支、分子伴侣以及内质网相关蛋白质降解（ERAD）。在接下来的讨论中，介导这些过程的蛋白质中已经有数个被鉴定为抗 MM 治疗的分子靶点（图 14.2）。

干扰未折叠蛋白反应和内质网质量控制

XBP-1 是目前唯一已知的 IRE-1α 核糖核酸内切酶的底物，该酶的活化是反式自身磷酸化以及激活 c-Jun N-端激酶（JNK）信号通路所必需。目前正致力于研发特异性抑制 IRE-1α 核糖核酸内切酶活性的抑制剂，但同时需避免损伤它的激酶活性，否则会因为 JNK 通路被抑制反而引起相反的抗凋亡效应。STF-083010 和 MKC-3946 是 IRE-1α 核糖核酸内切酶活性的抑制剂，当它们单用或与硼替佐米联用时，在 MM 小鼠模型中表现出显著的抑制活性，是未来临床发展中一种很有前景的分子药物。

分子伴侣抑制剂，尤其是热休克蛋白 90（HSP90），已经在 MM 中进行了验证。由于 HSP90 与原癌基因的构象和信号通路相关联，如酪氨酸激酶受体、细胞周期分子、转录因子、抗凋亡蛋白等，因此阻断 HSP90 可能同时抑制多个靶点。在

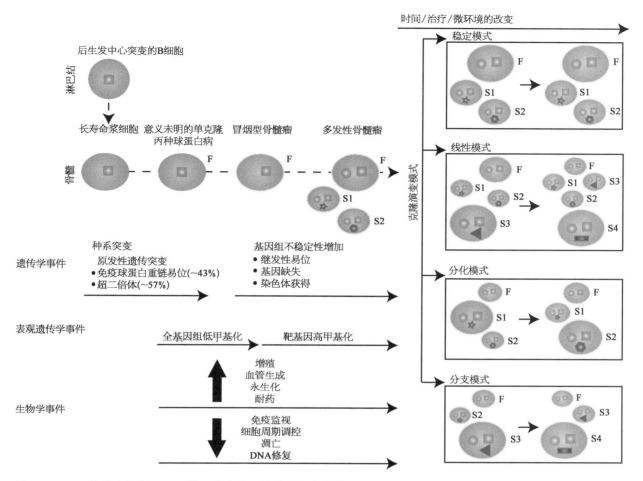

图 14.1　MM 的发病机制。MM 是一种定位于骨髓的长寿命浆细胞发生转化而形成的癌症，由 MGUS 和冒烟型 MM 这两种癌前病变进展而来。假说认为起始的致癌事件发生在生发中心的 Ig 同型转换以及体细胞高频突变的过程中。本图简要概述了在肿瘤演变过程中伴随的遗传学、表观遗传学和生物学事件，以及近年来已经得到证实的不同 MM 克隆演变模式，这些克隆演变的基因复杂性进行性增加从而累积达到 MM 白血病期。缩写：F，创始克隆；S，亚克隆；修改权限获得参考文献 106 许可

临床应用中，HSP90 的抑制剂 tanespimycin（17 - AAG、KOS - 953）单药用于 MM 和实体肿瘤时并没有取得客观的临床缓解，然而与硼替佐米联用时 ORR 却达到了 27%。但是第二代 HSP90 抑制剂 geldanamycin 衍生物却因无法耐受的毒性反应而被停止研究，特别是转氨酶升高和肝功能衰竭。间苯二酚衍生物 NVP - AUY922（VER52296）和 KW - 2478 在体外实验中单用或者与硼替佐米联用均显示出很有潜力的抗 MM 活性，目前与硼替佐米联用的治疗方案正在进行 Ⅰ / Ⅱ 期临床试验。

阻断泛素-蛋白酶体系统

天然的蛋白质如果不能够取得稳定的三级/

四级构象，对于细胞内部的稳态是一种威胁并且迅速地被清除。在真核细胞中，大部分错误折叠蛋白质的降解是由泛素-蛋白酶体系统（UPS）来处理的（图 14.2）。蛋白酶体是一个 ATP 依赖的多催化中心复合体，该复合体由一个 20S 的核心和两侧各一个 19S 的调节帽组成，其中 20S 核心部分由两条外侧的七聚体 α 环和两条内侧的具有催化活性的七聚体 β 环组成。在 γ 干扰素驱动组装的过程中，胱天蛋白酶样（C - L、β - 1）、胰蛋白酶样（T - L、β - 2）及糜蛋白酶样（CT - L、β - 5）的蛋白酶水解位点可被它们各自的诱导亚基（β1i 或 LMP2、β2i 或 MECL - 1，以及 β51 或 LMP7）所取代，从而形成免疫蛋白酶体，大量地表达于 MM 细胞中。

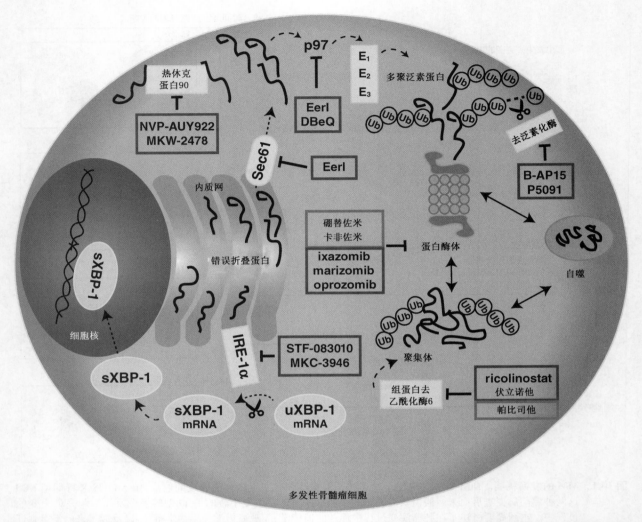

图 14.2　MM 中涉及蛋白质合成、折叠和降解的分子靶标。该图总结了在蛋白质合成、折叠和降解过程中已经被证实的分子靶标,尤其是泛素-蛋白酶体通路和蛋白水解旁路。绿色边框表示 FDA 批准的药物,红色边框表示目前正在评估的临床试验药物。缩写:E_1,泛素活化酶;E_2,泛素结合酶;E_3,泛素连接酶;Ub,泛素;DUB,去泛素化酶

蛋白酶体抑制剂(PI)最初是作为蛋白水解的生化工具来研究的,后来发现在体外它具有强大的抗肿瘤活性,特别是对 MM 细胞。尽管研究者最初曾经担心 PI 的治疗指数,但是硼替佐米作为第一个应用于临床的 PI,已经被证实在大剂量预处理的 MM 患者中效果显著。同时它的毒性反应可耐受,主要表现为周围神经病和周期性血小板减少症。硼替佐米可逆地抑制蛋白酶体的糜蛋白酶样和胱天蛋白酶样活性。在 MM 中,硼替佐米可以通过多种机制来诱导肿瘤细胞凋亡和细胞周期阻滞,包括剪切 caspase-8 和 caspase-9;通过稳定 NF-κB 抑制因子(IκB)来抑制经典 NF-κB 信号通路;诱导 JNK 信号通路和 UPR 终末分支。最近有研究表明,在体外实验中多泛素化蛋白的积聚与细胞对 PI 的敏感性相关,这与蛋白质毒性应激作为 PI 有效发挥抗 MM 作用的分子机制相符合。

APEX 临床试验是一项比较硼替佐米与地塞米松联合治疗复发/难治 MM 患者的随机Ⅲ期临床试验。该试验结果表明:尽管治疗组与对照组有大量患者交叉,接受 PI 治疗的 MM 患者 ORR 仍达到 43%,并且将中位 OS 延长了 6 个月(从 23.7 个月提升至 29.8 个月)。硼替佐米和美法仑及泼尼松联用作为 MM 的一线治疗方案,可将患者的中位 OS 从 43.1 个月提升至 56.4 个月。2008 年硼替佐米被 FDA 批准用于 MM 的一线

治疗,而且硼替佐米与免疫调节药物(IMiD)及激素联用的方案,无论是对适合移植还是不适合移植的 MM 患者,均是一线治疗的基础。

完整的 UPS 对 MM 细胞的生存具有关键性作用,第二代 PI 的研发旨在从广度和深度上进一步地抑制催化亚单位、增强药效、改善副作用和(或)口服生物利用度(表 14.1)。在这些第二代药物中,卡非佐米(carfilzomib)于 2012 年被 FDA 批准用于治疗硼替佐米及 IMiD 至少两种药物联用后仍有进展的 MM 患者。卡非佐米是一种肽环氧酮药

物,能不可逆地抑制蛋白酶体的 $\beta 5$ 及 $\beta 5i$ 亚单位。一项关于卡非佐米治疗复发/难治 MM 的开放性单臂 II 期临床研究结果显示 ORR 为 23.7%,中位 OS 为 15.6 个月。这个结果使得卡非佐米得以被批准治疗复发/难治的 MM 患者。该药导致的外周神经病的发生率仅 12.4%,且严重程度大部分为 1～2 级,但是,卡非佐米可能会引起严重的,甚至可能致命的心脏意外事件,如充血性心力衰竭、心脏停搏及心肌梗死。目前有四个 III 期临床试验正在进行中,以验证 II 期临床研究的结果。

表 14.1　不同蛋白酶体抑制剂的比较

名　称	别　名	制　造　商	化学结构	作用靶点	抑制模式	给药途径	临床研发
硼替佐米	PS－341 万珂	千年:武田肿瘤公司,剑桥,马萨诸塞州	硼酸	CT－L,C－L	可逆	静脉注射/ 皮下注射	FDA 批准的 一线药物
卡非佐米	PX－171 kyprolis	奥尼克斯制药公司,南圣弗朗西斯科,加利福尼亚州	环氧酮	CT－L	不可逆	静脉注射	FDA 批准的 三线药物
ixazomib	MLN－9708	千年:武田肿瘤公司,剑桥,马萨诸塞州	硼酸	CT－L,C－L	可逆	静脉注射/ 口服	III 期临床试验
marizomib	NPI－0052 salinosporamide A	Triphase Accelerator 公司,圣地亚哥,加利福尼亚州	内酰胺/β－ 内酯	CT－L,T－ L,C－L	不可逆	静脉注射	I/II 期临 床试验
oprozomib	ONX－0912 PR－047	奥尼克斯制药公司,南圣弗朗西斯科,加利福尼亚州	环氧酮	CT－L	不可逆	口服	I/II 期临 床试验

注:本表提供了 FDA 已批准的和临床试验中的蛋白酶体抑制剂在化学和药理特性上的比较。CT－L,糜蛋白酶样;C－L,半胱天冬酶样;T－L,胰蛋白酶样。

oprozomib 是一种口服利用、由卡非佐米衍生的 PI。目前该药与 IMiD 及地塞米松联用的 I/II 期临床试验正在进行。临床前研究表明,oprozomib 沿袭了卡非佐米对蛋白酶体活性抑制的强度及范围,并且显示出与卡非佐米相似的细胞毒性模式。

MLN9708 也是一种可口服的 PI,其化学结构与硼替佐米有关,能可逆并特异地抑制蛋白酶体的糜蛋白酶样及胱天蛋白酶样活性。前 I/II 期临床试验也证实了 MLN970 单用或与来那度胺和地塞米松联用治疗初诊和复发/难治 MM 患者的有效性。一项名为 TOURMALINE－MM1 的 III 期临床试验,目前正在评估复发/难治 MM 患者是否能够从 MLN970 联合来那度胺和地塞米松的治疗方案中获益。

NPI－0052 是一种 β-内酯-γ-内酰胺类的 PI,该药靶向蛋白酶体的全部三个催化亚单位。

在临床前研究中,对于即便是来自硼替佐米耐药的原代 MM 细胞,NPI－0052 亦表现出非常有潜力的抑制活性。若干个在实体和血液系统恶性肿瘤中进行的 I 期临床试验也证实了 NPI－0052 耐受性好,并且尚未发现该药会导致周围神经病的证据。目前正在评估单用 NPI－0052 或与泊马度胺(pomalidomide)和地塞米松联用治疗难治/复发 MM 患者的 I 期和 I/II 期临床试验结果。

去泛素化酶(deubiquitinating enzymes,DUB)通过移除蛋白底物的泛素来调节蛋白酶体介导的降解和泛素介导的信号通路,在维持 UPS 稳态的过程中发挥着关键作用。目前已认识到在若干种疾病包括癌症的致病过程中,存在着去泛素化酶的功能失调。大约有 100 种人类 DUB 被鉴定出,可针对不同下游蛋白的特异性,这使得该酶成为肿瘤学中引人注目的分子靶点。B－AP15 和 P5091 在临床前研究中已经被证实是有效的

抗 MM 药物,其中前者是 USP14（ubiquitin specific protease）和 UCHL5 DUB 的选择性抑制剂,后者是 USP7 的抑制剂。这两种药物可以诱导包括来自硼替佐米耐药患者的原代 MM 细胞和多个 MM 细胞系的肿瘤细胞发生凋亡,并且在体外实验中发现它们与地塞米松、HDAC 抑制剂伏立诺他和来那度胺具有协同作用。

还有一个有吸引力的 MM 治疗靶点是利用小分子化合物在药理学水平上阻断 ERAD。Eeyarestatin I（Eer I）是 Sec61 的小分子抑制剂,可以阻断下游蛋白质从内质网到蛋白酶体的逆向转运。Eer I 还可以靶向抑制 PAD 和 ATX3 分子的去泛素化,提供了一个有效治疗癌症的分子机制。此外,Eer I 可以诱导不同组织学亚型的肿瘤细胞发生凋亡,并且与硼替佐米具有协同作用,支持了其在 MM 中的潜在应用价值。

阻断旁路蛋白质水解途径可以作为克服 PI 耐药的一个策略

真核细胞尚备有其他的蛋白质水解途径,它们与蛋白酶体协同工作来处理那些发生错误折叠/衰老的蛋白质,从而避免蛋白质积聚所造成的蛋白质毒性作用（图 14.2）。

在 MM 中,蛋白酶体的抑制可诱导肿瘤细胞自噬以及聚集体的形成,这可能是 PI 耐药的机制之一。微管相关蛋白 HDAC6 是一种二类 HDAC,对于蛋白质毒性应激中聚集体的形成是必需的。ACY-1215 是 HDAC6 选择性抑制剂,在临床前研究中发现可以阻断 MM 细胞中聚集体的形成,并且与硼替佐米具有协同作用。I/II 期临床试验的初步结果显示,在大剂量预处理的 MM 患者中,ACY-1215 单用或与硼替佐米/地塞米松或来那度胺/地塞米松联合应用的方案显示出良好的治疗前景的药物活性。HDAC 是介导核心组蛋白去乙酰化的酶家族,可以从表观遗传上抑制基因表达;同时也介导其他涉及重要细胞过程的非组蛋白蛋白质的去乙酰化。HDAC 通常在肿瘤中过表达,这使得它们成为一个有吸引力的药物靶点。

Pan-HDAC 抑制剂帕比司他（LBH-589）以及 I 类和 IIb 类 HDAC 抑制剂伏立诺他与 PI 和 IMiD 联用的治疗方案已经通过评估。一项 III 期随机多中心临床试验比较了联用伏立诺他、硼替佐米与单用硼替佐米的疗效,结果显示治疗组获得了轻度但是有显著统计学意义的 PFS 优势（7.6 个月对 6.8 个月,$P = 0.0100$）。在接受伏立诺他治疗的患者中观察到严重的血液系统不良事件,尤其是 3～4 级血小板减少症（见于 45% 患者）。另外一项伏立诺他与来那度胺、地塞米松联用的 I 期临床试验也报告了类似的毒性反应,但从临床有效性的角度考虑,初步的数据还是乐观的。

帕比司他也表现出类似的血细胞减少副作用,尤其是血小板减少症,以及腹泻和疲倦。这些分别在帕比司他与硼替佐米联用的一项 Ib 期临床试验,以及帕比司他与硼替佐米/地塞米松联用的 II 期临床试验中得到了证实。这两项临床研究均显示出大有前景的 ORR（前者为 73.3%,后者为 34.5%）,包括在硼替佐米难治性患者中的反应。一项 III 期临床试验对比了联用帕比司他和硼替佐米与单用硼替佐米的疗效,结果表明前者可使 PFS 增加 4 个月（12 个月对 8 个月,$P < 0.0001$）,并且接近完全缓解率（nCR）达到 28%,而后者仅 16%（$P = 0.00006$）。基于以上结果,帕比司他被 FDA 批准与硼替佐米和地塞米松联用作为曾经接受过硼替佐米和 IMiD 治疗的 MM 患者的第三线治疗方案。

自噬在 MM 中的作用仍存在争议。大自噬是一种非凋亡死亡途径,它是一种蛋白水解装置,尤其是与聚集体的清除相关。基于上述机制,在 MM 中进行了 mTOR 通路抑制剂的研究,特别是 mTORC1 通路的抑制剂,这是一种自噬诱导剂,但临床结果却令人大失所望。目前的研究焦点已经转移到自噬抑制剂,它可以进一步加剧 MM 细胞中的蛋白质毒性作用。

更开阔的视野：骨髓龛中的 MM

骨髓微环境在 MM 发生以及促进 MM 进展中的作用

在过去 10 年里,人们已经认识到肿瘤微环境在促进肿瘤进展和转移中发挥重要的作用。MM细胞优先归巢并且通过 CXCR4/SDF－1α 趋化因子轴停留在一个特殊的骨髓龛中。低氧是骨髓微环境的基础状态，有证据表明 MM 中 HIF－1α 的表达增加，高表达的 HIF－1α 与肿瘤细胞的存活、运输以及新生血管的形成相关联，这为 HIF 及其下游信号分子抑制剂在 MM 中的作用提供了评估框架。骨髓微环境无论是以直接或旁分泌形式与细胞内组分相互作用，还是与细胞外基质相互联系，对于 MM 细胞的存活、增殖以及治疗耐药性都是至关重要的(图 14.3)。

肿瘤细胞通过增强破骨细胞活性和降低成骨细胞活性来诱导骨代谢的不平衡，在 MM 相关性骨病的发生和促进 MM 细胞存活与增殖的发病机制中扮演着主要角色。促破骨细胞因子(RANKL)与促成骨细胞因子(OPG)，两者之间的失衡是 MM 相关性骨病发生的机制之一。

与其他恶性肿瘤相似，由于细胞毒淋巴细胞和 DC 的功能缺陷(包括定位于骨髓的浆细胞 DC)，MM 的免疫监视功能受损，但是调节性 T 细胞(T_{reg})和辅助性 T 细胞(T_{H17})的功能却增强，最终导致肿瘤的免疫耐受、增殖和存活。

免疫调节药物

沙利度胺最初应用于抗 MM 治疗是基于抗血管生成的特点，但是很快证实是其在骨髓龛中发挥的作用具有更加复杂的分子机制，尤其是对免疫系统的调节作用。来那度胺和泊马度胺是第二代沙利度胺的衍生物，它们具有更加显著的免疫调节活性，因此被称作免疫调节药物。

ImiD 具有多种效应，如诱导直接的 caspase－8 介导的细胞毒作用和细胞周期阻滞；干扰 MM 细胞与骨髓基质细胞间的相互作用；抑制促生存因子(pro-survival cytokines)和生长因子的产生；通过激活自然杀伤细胞和 $CD8^+$ T 细胞来恢复免疫监视功能。cereblon (CRBN)是 E_3 泛素连接酶的组分之一，目前已证实泛素连接酶复合体是沙利度胺引起"海豹肢"畸形的分子靶点。近期研究表明来那度胺是通过介导转录因子 Ikaros (IKZF1) 和 Aiolos (IKZF3) 的降解来发挥抗

MM 的作用。来那度胺可以与损伤特异性 DNA 结合蛋白 1(DDB1)和 CRBN 结合来调节 E_3 泛素连接酶复合体的活性，从而导致泛素化和蛋白酶体介导的 IKZF1 和 IKZF3 降解。此外，来那度胺免疫调节的特点还体现在可以通过诱导 T 淋巴细胞产生 IL－2 来耗竭这些转录因子。

IMiD 作为高效的抗 MM 药物，通常与硼替佐米/地塞米松一起包含在治疗 MM 的一线方案中。沙利度胺联合地塞米松是 FDA 批准 MM 的一线治疗，来那度胺则作为二线治疗(表 14.2)。一项Ⅱ期临床试验对比了单用泊马度胺与泊马度胺联合低剂量地塞米松治疗 MM 的疗效，ORR 分别为 18% 和 33%；即使是对来那度胺和硼替佐米耐药的患者，OS 也能分别达到 13.6 个月和 16.5 个月。基于以上研究结果，2013 年 12 月泊马度胺获得 FDA 的快速审批，可以应用于接受包括硼替佐米和来那度胺在内的二线药物治疗后仍然进展的患者。一项对比泊马度胺联合低剂量地塞米松与单用地塞米松的Ⅲ期临床试验证实了泊马度胺在复发/难治 MM 患者中的安全性和有效性。最近的 FIRST 研究结果显示，对于不适合移植的 MM 患者，持续给予来那度胺、地塞米松所获得的 PFS 和 OS 要优于 72 周的来那度胺、地塞米松或美法仑、泼尼松、沙利度胺这两种方案，而且并不增加不良反应的发生率。因此 FDA 批准该组合作为不适合移植 MM 患者的一线方案。

除诱导和巩固治疗之外，来那度胺还可作为自体干细胞移植(ASCT)后和接受常规治疗患者的维持治疗，可以延长这些患者的生存时间。在接受来那度胺治疗的患者中，第二肿瘤的发生率升高，特别是血液系统肿瘤。最近的一项荟萃分析结果显示，上述风险的增加主要涉及口服美法仑/来那度胺治疗的患者，因此建议应避免这种给药组合。

免疫治疗的分子靶标

在接受异基因造血干细胞移植和供者淋巴细胞输注(DLI)的患者中，PFS 获得了延长。这为增强免疫监视作为有效的抗 MM 治疗的设想提供了证据。相对于其他有效的药物治疗，alloSCT

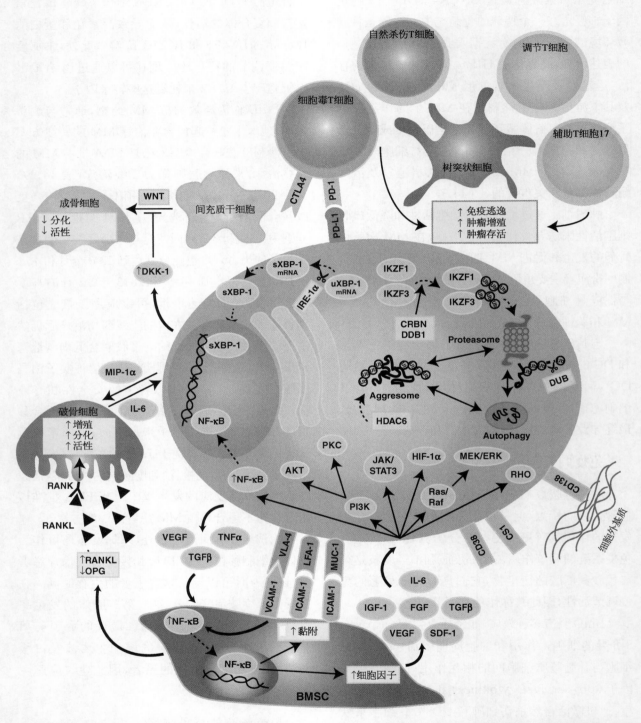

图 14.3　简要描绘了 MM 细胞(位于中心的大蓝细胞包括细胞核、内质网和蛋白水解途径),以及它与骨髓基质细胞(浅棕色)、破骨细胞(红色)和成骨细胞(绿色)之间的密切关系,同时也展示了与 MM 免疫逃逸相关的免疫细胞。浅粉色椭圆形代表关键的信号分子和细胞因子,浅粉色方框代表近年来获得批准的分子靶向治疗。修改权限获得参考文献 106 许可

表 14.2 FDA 批准的 MM 靶向治疗

名 称	类 别	给药途径	主 要 副 作 用	注 意 事 项	FDA 批准的 MM 适应证
硼替佐米（PS－341，万珂）	蛋白酶体抑制剂	静脉注射/皮下注射	周围神经病 血细胞减少 疲劳	不宜妊娠 无须根据肾功能调节剂量 皮下注射显著减少周围神经病的发生率	一线治疗（2008）
沙利度胺（thalomid）	免疫调节剂	口服	周围神经病 与其他方案联用时增加静脉血栓栓塞的风险 困倦 皮疹 便秘 致畸性	联用时需预防静脉血栓栓塞 建议采用两种有效的避孕方法或禁欲 无须根据肾功能调节剂量	与地塞米松联合作为一线治疗（2006）
来那度胺（revlimid）	免疫调节剂	口服	骨髓抑制 疲劳 与其他方案联用时增加静脉血栓栓塞的风险 增加第二原发性肿瘤的风险 可能致畸性	联用时需预防静脉血栓栓塞 建议采用两种有效的避孕方法或禁欲 肌酐清除率<60 ml/(m² · min)时需调整剂量 应避免与口服美法仑联用，因其会增加第二肿瘤风险	与地塞米松联合作为二线治疗（2006）
卡非佐米（PX－171，kyprolis）	蛋白酶体抑制剂	静脉注射	心脏骤停 充血性心力衰竭 心肌缺血 肺炎 急性肾衰竭 发热 疲劳 潜在致畸性	不宜妊娠 无须根据肾功能调节剂量	硼替佐米和免疫调节药物应用之后的三线治疗（2012）
泊马度胺（pomalyst）	免疫调节剂	口服	骨髓抑制 疲劳 恶心 腹泻 与其他方案联用时可能增加静脉血栓栓塞的风险 可能致畸性	联用时需预防静脉血栓发生 建议两种有效的避孕方法或禁欲 无须根据肾功能调节剂量	硼替佐米和免疫调节药物应用之后的三线治疗（2013）
帕比司他	组蛋白去乙酰化酶抑制剂	口服	腹泻 疲劳 恶心 周围性水肿 血细胞减少 肝毒性 心律失常	妊娠分类 D 建议避免妊娠 经风险评估和处理策略（REMS）组织批准后才可使用：该组织计划帮助医务工作者进行沟通并告知严重的、潜在的药物副作用	硼替佐米和免疫调节药物应用之后的三线治疗（2015）

注：本表总结了 FDA 批准用于 MM 的 6 种分子靶向治疗的主要副作用及相关临床注意事项。

仍然保持显著的治疗相关死亡率，因此并不推荐作为 MM 的常规治疗。但是细胞免疫治疗，尤其是位于骨髓瘤微环境中的抗原提呈细胞，如 DC 疫苗和（或）T 细胞亚群的调节，已在 MM 中进行了研究。

细胞毒 T 细胞的活化是一个复杂的过程，通常需要双信号，一个是通过 T 细胞受体产生的抗原介导的刺激信号，另一个是通过多种表面分子传输的共刺激信号。这个过程可以通过不同表面共受体的参与来调节，这些共受体或者具有刺激功能，或者具有抑制功能。CTLA－4 和 PD－1（程序性死亡因子－1）是两种具有抑制性功能的共受体，针对这两种受体的药物已经被开发并成功应用于临床，大部分是用在实体肿瘤中。与其他肿瘤类似，MM 细胞过表达 PD－1 的配体（PD－L1），而骨髓 T 细胞 PD－1 的表达也是增高的。目前正在对单用 CTLA－4、PD－1 和 PD－L1 的抑制剂或联合其他免疫治疗如 DC 疫苗等开展临床试验。

骨髓微环境中的分子靶标

SDF-1α 的选择性拮抗剂 AMD3100 (plerixafor,普乐沙福),最初是作为骨髓中干细胞的动员剂而研发的,后来因为发现 CXCR4/SDF-1α 轴在将 MM 细胞滞留在骨髓龛,并促使其增殖和运输的过程中发挥作用,才被评估可用于抗 MM 的治疗。临床前研究显示 AMD3100 增强了 MM 细胞对硼替佐米和标准化疗药物(如地塞米松、美法仑、阿霉素)的敏感性。普乐沙福联合硼替佐米治疗复发/难治 MM 的一项 Ⅰ/Ⅱ 期临床研究正在进行。

低氧激活的前体药物 TH-302 通过降低 MM 细胞的增殖和新生血管生成来发挥抗 MM 作用,其有效性在 MM 小鼠模型中已经得到证实。一项 TH-302 联合地塞米松和硼替佐米的 Ⅰ/Ⅱ 期临床试验正在进行。

抑制 MM 细胞-破骨细胞(MM-OC)的相互作用,作为既能阻止骨相关性事件,又能阻止 MM 细胞增殖和生存的一种手段而备受关注。近年来,双磷酸盐已被证明可以改善 MM 患者的生存时间,并提示该药通过阻断 OC-MM 之间不良相互作用而发挥直接的抗 MM 作用。与前述相反,BHQ-880 是针对 dickkopf-1(DKK-1)的阻断性抗体,它可以促进成骨细胞(OB)的分化和激活,在临床前模型中发现可抑制 MM 细胞的生长。目前正在开展 BHQ-880 联合唑磷酸盐治疗 MM 的 Ⅰ/Ⅱ 期临床试验。

MM 细胞特有的分子靶标

免疫治疗的表面分子靶标

许多 MM 细胞高表达的表面分子均作为单克隆抗体的靶点进行过研究和评估。目前最新的临床研究是埃罗妥珠单抗(elotuzumab),靶标是高表达 MM 细胞表面的糖蛋白 CS1。在体外实验中,埃罗妥珠单抗引起 ADCC,直接增强 NK 细胞的功能,抑制 MM 与骨髓干细胞的相互作用,并且

与来那度胺具有协同作用。虽然单用埃罗妥珠单抗的疗效甚微,但是联合来那度胺、地塞米松或硼替佐米、地塞米松的 Ⅰ/Ⅱ 期临床试验却卓有成效。尤其是在难治/复发 MM 患者中,埃罗妥珠单抗、来那度胺、地塞米松联用的治疗方案 ORR 高达 82%,而且随访 16.4 个月后仍未达到中位疾病进展时间(time to progression,TTP)。上述结果为该组合的 Ⅲ 期临床试验提供了体系结构。

达雷木单抗(daratumumab)是一种以 CD38 为靶标的单抗,它通过 ADCC、CDC 以及直接的细胞毒作用来发挥抗 MM 的活性,并在临床前试验中被证实卓有成效。达雷木单抗联合来那度胺、地塞米松的临床 Ⅰ/Ⅱ 期试验初步结果显示,所有接受治疗的患者至少获得部分缓解,其中 50% 为非常好甚至更好的缓解,这一结果令人备受鼓舞。

免疫偶联物,如 BT062,由 CD138 单抗与美登木素 DM4 偶联;BB10901(huN901),由抗 CD56 单抗与 DM1 偶联;仅当它们与抗原结合及内化后才会释放具有高效细胞毒性的化疗药物,因此可选择性地靶向 MM 细胞。目前正在对这两种药物单用或联合来那度胺、地塞米松开展 Ⅰ 期临床试验。

影响 MM 细胞存活与增殖的关键信号分子

MM 中发生改变的几条信号通路已经成为靶向治疗研究的焦点,其中靶向 AKT 和 c-JUN 通路的抑制剂处于临床研究的最前沿(表 14.3)。

在 MM 细胞中,持续活化的 AKT 信号通过激活其下游的一系列效应分子,如 mTOR 和 NF-κB,导致肿瘤的增殖和耐药。与骨髓干细胞的接触,以及暴露于某些化合物如硼替佐米,可以增强 AKT 通路的激活,这也是 MM 产生耐药的机制之一。AKT 的抑制剂 perifosine 可引起显著的抗 MM 细胞毒活性,并且与传统的化疗药物和硼替佐米具有协同作用。除了下调 AKT,也有报道 perifosine 发挥效应的机制是通过诱导 JNK 以及下调生存素信号通路。一项 Ⅱ 期临床试验表明,perifosine 与硼替佐米联用分别在硼替佐米难治/复发 MM 中获得了 32% 和 65% 的反应率,这个结果为该组合的 Ⅲ 期临床试验提供了研究框架。

表 14.3　Ⅲ 期临床试验中的分子靶向治疗

类别	名　称	临床试验注册号	试验名称	试　验　设　计	主要终点	预期完成时间
蛋白酶体抑制剂	ixazomib（MLN9708）	NCT01564537	TOURMALINE-MM1	ixazomib/来那度胺/地塞米松与安慰剂/来那度胺/地塞米松在复发/难治 MM 患者中的比较	无进展生存期	2014 年6 月
		NCT01850524	C16014	ixazomib/来那度胺/地塞米松与安慰剂/来那度胺/地塞米松在不适合移植的初诊的 MM 患者中的比较	无进展生存期	2018 年6 月
	oprozomib（ONX-0912）	NCT01999335	OPZ007	oprozomib/泊马度胺/地塞米松与安慰剂/泊马度胺/地塞米松在复发/难治 MM 患者中的比较	无进展生存期	2016 年6 月
	卡非佐米（PX-171）	NCT01568866	ENDEAVOR	卡非佐米/地塞米松与硼替佐米/地塞米松在复发性 MM 患者中的比较	无进展生存期	2016 年1 月
		NCT01818752	CLARION	卡非佐米/美法仑/泼尼松与硼替佐米/美法仑/泼尼松在不适合移植的新诊断 MM 患者中的比较	无进展生存期	2016 年4 月
		NCT01080391	ASPIRE	卡非佐米/来那度胺/地塞米松与来那度胺/地塞米松在复发/难治 MM 患者中的比较	无进展生存期	2014 年12 月
		NCT01302392	FOCUS	卡非佐米与最佳支持治疗在用尽所有治疗方案的复发/难治 MM 患者中的比较	无进展生存期	2014 年6 月
		NCT01863550	E1A11	卡非佐米/来那度胺/地塞米松与硼替佐米/来那度胺/地塞米松, 后续短期或长期来那度胺维持治疗在新诊断 MM 患者中的比较	总生存期	2016 年5 月
免疫调节剂	泊马度胺	NCT01311687	NIMBUS	泊马度胺/低剂量地塞米松与高剂量地塞米松在复发/难治 MM 患者中的比较	无进展生存期	2013 年3 月
		NCT01734928	OPTIMISM	泊马度胺/硼替佐米/地塞米松与硼替佐米/地塞米松在复发/难治 MM 患者中的比较	无进展生存期	2015 年1 月
信号分子抑制剂	马赛替尼	NCT01470131	AB06002	马赛替尼/硼替佐米/地塞米松与安慰剂/硼替佐米/地塞米松作为二线治疗在复发 MM 患者中的比较	无进展生存期	2013 年4 月
	aplidin	NCT01102426	ADMYRE	aplidin/地塞米松与地塞米松单用在复发/难治 MM 患者中的比较	无进展生存期	2014 年6 月
单克隆抗体	埃罗妥珠单抗	NCT01239797	ELOQUENT-2	埃罗妥珠单抗/来那度胺/地塞米松与安慰剂/来那度胺/地塞米松在复发/难治 MM 患者中的比较	无进展生存期	2017 年8 月
	达雷木单抗	NCT02076009	CR103663	达雷木单抗/来那度胺/地塞米松与安慰剂/来那度胺/地塞米松在复发/难治 MM 患者中的比较	无进展生存期	2017 年5 月

　　在体外实验中, 来自海洋生物的 plitidepsin（aplidin）分子通过激活 p38 和 JNK 信号通路引起显著的抗 MM 细胞毒作用。一项 Ⅱ 期临床试验显示单用 plitidepsin 时抗肿瘤活性有限（ORR 仅为 13%）, 而 plitidepsin 与地塞米松联用时 ORR 则显著升高至 22%。因此, 目前对该联用方案的 Ⅲ 期临床试验正在进行评估。

　　酪氨酸激酶抑制剂马赛替尼（masitinib, AB1010）联合硼替佐米、地塞米松的 Ⅲ 期临床试验也正在进行评估。马赛替尼靶向广泛的癌基因谱, 包括 c-Kit、PDGFR、FGFR-3 和 Lyn, 上述基因均与 MM 细胞的增殖及存活有关。

　　其他在临床研究中具有吸引力的靶标如: 肌腱膜纤维肉瘤癌基因同源物 MAF（musculoaponeurotic fibrosarcoma oncogene homolog）是一种 B-ZIP 转录因子, 通常在 MM 中过表达; JAK2（Janus-associated kinase 2）和其下游的转录因子 STAT3（signal transducer and activator of transcription 3）; 极光激酶（aurora kinase）A 和 B; 纺锤体驱动蛋白（kinesin spindle, KSP）; 核转

运,CDK 和 BTK 也被发现具有抗 MM 和破骨细胞的活性。

结 论 和 展 望

对于 MM 患者来说,过去的 20 年是激动人心的。在此期间,FDA 批准了 9 种新药,使 OS 延长了 2～3 倍。如今,DNA 测序技术的临床应用为揭示癌细胞的遗传特征,以及开发以突变模式为指导的更加特异的治疗方法提供了机会。新靶标的确定也为 MM 新型靶向治疗提供了研究框架。随着不断前进的脚步,我们的目标是要进一步了解从 MGUS 演变为 MM 这个过程背后的病因机制,并且明确参与其中的关键分子。这样即使 MM 不可治愈,我们也可以提供有效且特异的治疗方法使 MM 转变为一种慢性疾病。

参 考 文 献

1 Siegel RL, Miller KD, Jemal A. Cancer statistics, 2015. *CA Cancer J Clin*. 2015.

2 Kyle RA, Therneau TM, Rajkumar SV, et al. A long-term study of prognosis in monoclonal gammopathy of undetermined significance. *N Engl J Med*. 2002; 346(8): 564-569.

3 Martinez-Lopez J, Fulciniti M, Barrio S, et al. Deep sequencing reveals oligoclonality at the immunoglobulin locus in multiple myeloma patients. American Society of Hematology (ASH) Annual Meeting. *Blood*. 2013; 401.

4 Anderson KC, Carrasco RD. Pathogenesis of myeloma. *Annu Rev Pathol*. 2011; 6: 249-274.

5 Reimold AM, Iwakoshi NN, Manis J, et al. Plasma cell differentiation requires the transcription factor XBP-1. *Nature*. 2001; 412(6844): 300-307.

6 Iwakoshi NN, Lee AH, Vallabhajosyula P, Otipoby KL, Rajewsky K, Glimcher LH. Plasma cell differentiation and the unfolded protein response intersect at the transcription factor XBP-1. *Nat Immunol*. 2003; 4(4): 321-329.

7 Carrasco DR, Sukhdeo K, Protopopova M, et al. The differentiation and stress response factor XBP-1 drives multiple myeloma pathogenesis. *Cancer Cell*. 2007; 11(4): 349-360.

8 Sontag EM, Vonk WI, Frydman J. Sorting out the trash: the spatial nature of eukaryotic protein quality control. *Curr Opin Cell Biol*. 2014; 26: 139-146.

9 Cenci S, van Anken E, Sitia R. Proteostenosis and plasma cell pathophysiology. *Curr Opin Cell Biol*. 2011; 23(2): 216-222.

10 Walter P, Ron D. The unfolded protein response: from stress pathway to homeostatic regulation. *Science*. 2011; 334(6059): 1081-1086.

11 Papandreou I, Denko NC, Olson M, et al. Identification of an Ire1alpha endonuclease specific inhibitor with cytotoxic activity against human multiple myeloma. *Blood*. 2011; 117(4): 1311-1314.

12 Mimura N, Hideshima T, Gorgun G, et al. Targeting IRE1 alpha-XBP1 pathway is a novel therapeutic strategy in multiple myeloma. *Blood*. 2010; 116(21): 1659.

13 Hartl FU, Bracher A, Hayer-Hartl M. Molecular chaperones in protein folding and proteostasis. *Nature*. 2011; 475(7356): 324-332.

14 Richardson PG, Chanan-Khan AA, Lonial S, et al. Tanespimycin and bortezomib combination treatment in patients with relapsed or relapsed and refractory multiple myeloma: results of a phase 1/2 study. *Br J Haematol*. 2011; 153(6): 729-740.

15 Garcia-Carbonero R, Carnero A, Paz-Ares L. Inhibition of HSP90 molecular chaperones: moving into the clinic. *Lancet Oncol*. 2013; 14(9): e358-e369.

16 Stuhmer T, Zollinger A, Siegmund D, et al. Signalling profile and antitumour activity of the novel Hsp90 inhibitor NVP-AUY922 in multiple myeloma. *Leukemia*. 2008; 22(8): 1604-1612.

17 Nakashima T, Ishii T, Tagaya H, et al. New molecular and biological mechanism of antitumor activities of KW-2478, a novel nonansamycin heat shock protein 90 inhibitor, in multiple myeloma cells. *Clin Cancer Res*. 2010; 16(10): 2792-2802.

18 Yewdell JW, Anton LC, Bennink JR. Defective ribosomal products (DRiPs): a major source of antigenic peptides for MHC class I molecules? *J Immunol*. 1996; 157(5): 1823-1826.

19 Goldberg AL. Functions of the proteasome: the lysis at the end of the tunnel. *Science*. 1995; 268(5210): 522-523.

20 Neefjes J, Jongsma ML, Paul P, Bakke O. Towards a systems understanding of MHC class I and MHC class II antigen presentation. *Nat Rev Immunol*. 2011; 11(12): 823-836.

21　Adams J. Theproteasome: a suitable antineoplastic target. *Nat Rev Cancer*. 2004; 4(5): 349-360.

22　Orlowski RZ, Stinchcombe TE, Mitchell BS, et al. Phase Ⅰ trial of the proteasome inhibitor PS-341 in patients with refractory hematologic malignancies. *J Clin Oncol*. 2002; 20(22): 4420-4427.

23　Kisselev AF, Goldberg AL. Proteasome inhibitors: from research tools to drug candidates. *Chem Biol*. 2001; 8(8): 739-758.

24　Hideshima T, Mitsiades C, Akiyama M, et al. Molecular mechanisms mediating antimyeloma activity of proteasome inhibitor PS-341. *Blood*. 2003; 101(4): 1530-1534.

25　Bianchi G, Oliva L, Cascio P, et al. The proteasome load versus capacity balance determines apoptotic sensitivity of multiple myeloma cells to proteasome inhibition. *Blood*. 2009; 113(13): 3040-3049.

26　Richardson PG, Sonneveld P, Schuster M, et al. Extended follow-up of a phase 3 trial in relapsed multiple myeloma: final time-to-event results of the APEX trial. *Blood*. 2007; 110(10): 3557-3560.

27　San Miguel JF, Schlag R, Khuageva NK, et al. Persistent overall survival benefit and no increased risk of second malignancies with bortezomib-melphalan-prednisone versus melphalan-prednisone in patients with previously untreated multiple myeloma. *J Clin Oncol*. 2013; 31(4): 448-455.

28　Kumar SK, Mikhael JR, Buadi FK, et al. Management of newly diagnosed symptomatic multiple myeloma: updated mayo stratification of myeloma and risk-adapted therapy (mSMART) consensus guidelines. *Mayo Clin Proc*. 2009; 84(12): 1095-1110.

29　Orlowski RZ. Novel agents for multiple myeloma to overcome resistance in phase Ⅲ clinical trials. *Semin Oncol*. 2013; 40(5): 634-651.

30　Kuhn DJ, Chen Q, Voorhees PM, et al. Potent activity of carfilzomib, a novel, irreversible inhibitor of the ubiquitin-proteasome pathway, against preclinical models of multiple myeloma. *Blood*. 2007; 110(9): 3281-3290.

31　Siegel DS, Martin T, Wang M, et al. A phase 2 study of single-agent carfilzomib (PX-171-003-A1) in patients with relapsed and refractory multiple myeloma. *Blood*. 2012; 120(14): 2817-2825.

32　clinicaltrials.gov [Internet].

33　Chauhan D, Singh AV, Aujay M, et al. A novel orally active proteasome inhibitor ONX 0912 triggers in vitro and in vivo cytotoxicity in multiple myeloma. *Blood*. 2010; 116(23): 4906-4915.

34　Avet-Loiseau H, Attal M, Moreau P, et al. Genetic abnormalities and survival in multiple myeloma: the experience of the Intergroupe Francophone du Myelome. *Blood*. 2007; 109(8): 3489-3495.

35　Richardson PG, Hofmeister CC, Rosenbaum CA, et al. Twice-weekly oral MLN9708 (ixazomib citrate), an investigational proteasome inhibitor, in combination with lenalidomide (Len) and dexamethasone (Dex) in patients (Pts) with newly diagnosed multiple myeloma (MM): final phase 1 results and phase 2 data. American Society of Hematology (ASH) Annual Meeting. *Blood*. 2013; 535.

36　Kumar SK, Roy V, Reeder C, et al. Phase 2 trial of single agent MLN9708 in patients with relapsed multiple myeloma not refractory to bortezomib. American Society of Hematology (ASH) Annual Meeting. *Blood*. 2013; 1944.

37　Millward M, Price T, Townsend A, et al. Phase 1 clinical trial of the novel proteasome inhibitor marizomib with the histone deacetylase inhibitor vorinostat in patients with melanoma, pancreatic and lung cancer based on in vitro assessments of the combination. *Invest New Drugs*. 2012; 30(6): 2303-2317.

38　Chauhan D, Catley L, Li G, et al. A novel orally active proteasome inhibitor induces apoptosis in multiple myeloma cells with mechanisms distinct from Bortezomib. *Cancer Cell*. 2005; 8(5): 407-419.

39　Komander D, Clague MJ, Urbe S. Breaking the chains: structure and function of the deubiquitinases. *Nat Rev Mol Cell Biol*. 2009; 10(8): 550-563.

40　Fraile JM, Quesada V, Rodriguez D, Freije JM, Lopez-Otin C. Deubiquitinases in cancer: new functions and therapeutic options. *Oncogene*. 2012; 31(19): 2373-2388.

41　Tian Z, D'Arcy P, Wang X, et al. A novel small molecule inhibitor of deubiquitylating enzyme USP14 and UCHL5 induces apoptosis in multiple myeloma and overcomes bortezomib resistance. *Blood*. 2014; 123(5): 706-716.

42　Chauhan D, Tian Z, Nicholson B, et al. A small molecule inhibitor of ubiquitin-specific protease-7 induces apoptosis in multiple myeloma cells and overcomes bortezomib resistance. *Cancer Cell*. 2012; 22(3): 345-358.

43　Wang Q, Mora-Jensen H, Weniger MA, et al. ERAD inhibitors integrate ER stress with an epigenetic mechanism to activate BH3-only protein NOXA in cancer cells. *Proc Natl Acad Sci U S A*. 2009; 106(7): 2200-2205.

44　Driscoll JJ, Chowdhury RD. Molecular crosstalk between the proteasome, aggresomes and autophagy: translational potential and clinical implications. *Cancer Letters*. 2012; 325(2): 147-154.

45　Hoang B, Benavides A, Shi Y, Frost P, Lichtenstein A. Effect of autophagy on multiple myeloma cell viability. *Mol*

Cancer Ther. 2009；8(7)：1974-1984.

46 Catley L，Weisberg E，Kiziltepe T，et al. Aggresome induction by proteasome inhibitor bortezomib and alpha-tubulin hyperacetylation by tubulin deacetylase (TDAC) inhibitor LBH589 are synergistic in myeloma cells. *Blood*. 2006；108(10)：3441-3449.

47 Kawaguchi Y，Kovacs JJ，McLaurin A，Vance JM，Ito A，Yao TP. The deacetylase HDAC6 regulates aggresome formation and cell viability in response to misfolded protein stress. *Cell*. 2003；115(6)：727-738.

48 Santo L，Hideshima T，Kung AL，et al. Preclinical activity，pharmacodynamic and pharmacokinetic properties of a selective HDAC6 inhibitor，ACY-1215，in combination with bortezomib in multiple myeloma. *Blood*. 2012.

49 Yee A，Vorhees P，Bensinger WI，et al. ACY-1215，a selective histone deacetylase (HDAC) 6 inhibitor，in combination with lenalidomide and dexamethasone (dex)，is well tolerated without dose limiting toxicity (DLT) in patients (Pts) with multiple myeloma (MM) at doses demonstrating biologic activity：interim results of a phase 1b trial. American Society of Hematology (ASH) Annual Meeting. *Blood*；2013. 3190.

50 Raje N，Vogl DT，Hari PN，et al. ACY-1215，a selective histone deacetylase (HDAC) 6 inhibitor：interim results of combination therapy with bortezomib in patients with multiple myeloma (MM). American Society of Hematology (ASH) Annual Meeting. *Blood*；2013. 759.

51 Bolden JE，Peart MJ，Johnstone RW. Anticancer activities of histone deacetylase inhibitors. *Nat Rev Drug Discov*. 2006；5(9)：769-784.

52 Dimopoulos M，Siegel DS，Lonial S，et al. Vorinostat or placebo in combination with bortezomib in patients with multiple myeloma (VANTAGE 088)：a multicentre，randomised，double-blind study. *Lancet Oncol*. 2013；14(11)：1129-1140.

53 Siegel DS，Richardson P，Dimopoulos M，Moreau P，Mitsiades C，Weber D，et al. Vorinostat in combination with lenalidomide and dexamethasone in patients with relapsed or refractory multiple myeloma. *Blood Cancer J*. 2014；4：e202.

54 Richardson PG，Schlossman RL，Alsina M，et al. PANORAMA 2：panobinostat in combination with bortezomib and dexamethasone in patients with relapsed and bortezomib-refractory myeloma. *Blood*. 2013；122(14)：2331-2337.

55 San-Miguel JF，Richardson PG，Gunther A，Sezer O，Siegel D，Blade J，et al. Phase I b study of panobinostat and bortezomib in relapsed or relapsed and refractory multiple myeloma. *J Clin Oncol*. 2013；31(29)：3696-3703.

56 San-Miguel JF，Hungria VT，Yoon SS，Beksac M，Dimopoulos MA，Elghandour A，et al. Panobinostat plus bortezomib and dexamethasone versus placebo plus bortezomib and dexamethasone in patients with relapsed or relapsed and refractory multiple myeloma：a multicentre，randomised，double-blind phase 3 trial. *Lancet Oncol*. 2014；15(11)：1195-1206.

57 Puissant A，Robert G，Auberger P. Targeting autophagy to fight hematopoietic malignancies. *Cell Cycle*. 2010；9(17)：3470-3478.

58 Gera J，Lichtenstein A. The mammalian target of rapamycin pathway as a therapeutic target in multiple myeloma. *Leuk Lymphoma*. 2011；52(10)：1857-1866.

59 Yuko M，Santo L，Cirstea DD，et al. Inhibition of autophagy by ACY-1215，a selective HDAC6 inhibitor accelerates carfilzomib-induced cell death in multiple myeloma. American Society of Hematology (ASH) Annual Meeting. *Blood*；2013. 4431.

60 Quail DF，Joyce JA. Microenvironmental regulation of tumor progression and metastasis. *Nat Med*. 2013；19(11)：1423-1437.

61 Aggarwal R，Ghobrial IM，Roodman GD. Chemokines in multiple myeloma. *Exp Hematol*. 2006；34(10)：1289-1295.

62 Martin SK，Diamond P，Gronthos S，Peet DJ，Zannettino AC. The emerging role of hypoxia，HIF-1 and HIF-2 in multiple myeloma. *Leukemia*. 2011；25(10)：1533-1542.

63 Hideshima T，Mitsiades C，Tonon G，Richardson PG，Anderson KC. Understanding multiple myeloma pathogenesis in the bone marrow to identify new therapeutic targets. *Nat Rev Cancer*. 2007；7(8)：585-598.

64 Abe M，Hiura K，Wilde J，et al. Osteoclasts enhance myeloma cell growth and survival via cell-cell contact：a vicious cycle between bone destruction and myeloma expansion. *Blood*. 2004；104(8)：2484-2491.

65 Giuliani N，Bataille R，Mancini C，Lazzaretti M，Barille S. Myeloma cells induce imbalance in the osteoprotegerin/osteoprotegerin ligand system in the human bone marrow environment. *Blood*. 2001；98(13)：3527-3533.

66 Brown RD，Pope B，Murray A，et al. Dendritic cells from patients with myeloma are numerically normal but functionally defective as they fail to up-regulate CD80 (B7-1) expression after huCD40LT stimulation because of inhibition by transforming growth factor-beta1 and interleukin-10. *Blood*. 2001；98(10)：2992-2998.

67 Chauhan D，Singh AV，Brahmandam M，et al. Functional interaction of plasmacytoid dendritic cells with multiple myeloma cells：a therapeutic target. *Cancer Cell*. 2009；16(4)：309-323.

68 Favaloro J，Brown R，Aklilu E，et al. Myeloma skews regulatory T and pro-inflammatory T helper 17 cell balance in favor

of a suppressive state. *Leuk Lymphoma*. 2014；55(5)：1090 - 1098.

69 Davies F，Baz R. Lenalidomide mode of action：linking bench and clinical findings. *Blood Rev*. 2010；24(suppl. 1)：S13 - S19.

70 Ito T，Ando H，Suzuki T，et al. Identification of a primary target of thalidomide teratogenicity. *Science*. 2010；327(5971)：1345 - 1350.

71 Kronke J，Udeshi ND，Narla A，et al. Lenalidomide causes selective degradation of IKZF1 and IKZF3 in multiple myeloma cells. *Science*. 2014；343(6168)：301 - 305.

72 Lu G，Middleton RE，Sun H，et al. Themyeloma drug lenalidomide promotes the cereblon-dependent destruction of Ikaros proteins. *Science*. 2014；343(6168)：305 - 309.

73 Stewart AK，Richardson PG，San-Miguel JF. How I treat multiple myeloma in younger patients. *Blood*. 2009；114(27)：5436 - 5443.

74 Richardson PG，Siegel DS，Vij R，et al. Pomalidomide alone or in combination with low-dose dexamethasone in relapsed and refractory multiple myeloma：a randomized phase 2 study. *Blood*. 2014；123(12)：1826 - 1832.

75 San Miguel J，Weisel K，Moreau P，et al. Pomalidomide plus low-dose dexamethasone versus high-dose dexamethasone alone for patients with relapsed and refractory multiple myeloma（MM-003）：a randomised，open-label，phase 3 trial. *Lancet Oncol*. 2013；14(11)：1055 - 1066.

76 Benboubker L，Dimopoulos MA，Dispenzieri A，et al. Lenalidomide and dexamethasone in transplant-ineligible patients with myeloma. *N Engl J Med*. 2014；371(10)：906 - 917.

77 Attal M，Lauwers VC，Marit G，Caillot D，Facon T，Hulin C，et al. Maintenance treatment with lenalidomide after transplantation for myeloma：final analysis of the IFM 2005 - 02. *Blood*. 2010；116(21)：141.

78 Palumbo A，Hajek R，Delforge M，et al. ；MM-015 Investigators. Continuous lenalidomide treatment for newly diagnosed multiple myeloma. *N Engl J Med*. 2012；366(19)：1759 - 1769.

79 Palumbo A，Bringhen S，Kumar SK，et al. Second primary malignancies with lenalidomide therapy for newly diagnosed myeloma：a metaanalysis of individual patient data. *Lancet Oncol*. 2014；15(3)：333 - 342.

80 Cook G，Bird JM，Marks DI. In pursuit of the allo-immune response in multiple myeloma：where do we go from here? *Bone Marrow Transplant*. 2009；43(2)：91 - 99.

81 Arnason J，Avigan D. Evolution of cellular immunotherapy：from allogeneic transplant to dendritic cell vaccination as treatment for multiple myeloma. *Immunotherapy*. 2012；4(10)：1043 - 1051.

82 Baxter AG，Hodgkin PD. Activation rules：the two-signal theories of immune activation. *Nat Rev Immunol*. 2002；2(6)：439 - 446.

83 Gorgun G，Samur MK，Cowens KB，et al. Lenalidomide enhances immune checkpoint blockade induced immune response in multiple myeloma. *Clin Cancer Res*. 2015；CCR-15-0200.

84 Pardoll DM. The blockade of immune checkpoints in cancer immunotherapy. *Nat Rev Cancer*. 2012；12(4)：252 - 264.

85 Rosenblatt J，Glotzbecker B，Mills H，et al. PD-1 blockade by CT-011，anti-PD-1 antibody，enhances ex vivo T-cell responses to autologous dendritic cell/myeloma fusion vaccine. *J Immunother*. 2011；34(5)：409 - 418.

86 Hideshima T，Chauhan D，Hayashi T，et al. The biological sequelae of stromal cell-derived factor-1alpha in multiple myeloma. *Mol Cancer Ther*. 2002；1(7)：539 - 544.

87 Azab AK，Runnels JM，Pitsillides C，et al. CXCR4 inhibitor AMD3100 disrupts the interaction of multiple myeloma cells with the bone marrow microenvironment and enhances their sensitivity to therapy. *Blood*. 2009；113(18)：4341 - 4351.

88 Hu J，Handisides DR，Van Valckenborgh E，et al. Targeting the multiple myeloma hypoxic niche with TH-302，a hypoxia-activated prodrug. *Blood*. 2010；116(9)：1524 - 1527.

89 Raje N，Roodman GD. Advances in the biology and treatment of bone disease in multiple myeloma. *Clin Cancer Res*. 2011；17(6)：1278 - 1286.

90 Fulciniti M，Tassone P，Hideshima T，et al. Anti-DKK1 mAb（BHQ880）as a potential therapeutic agent for multiple myeloma. *Blood*. 2009；114(2)：371 - 379.

91 Lonial S，Kaufman J，Laubach J，Richardson P. Elotuzumab：a novel anti-CS1 monoclonal antibody for the treatment of multiple myeloma. *Expert Opin Biol Ther*. 2013；13(12)：1731 - 1740.

92 Jakubowiak AJ，Benson DM，Bensinger W，et al. Phase Ⅰ trial of anti-CS1 monoclonal antibody elotuzumab in combination with bortezomib in the treatment of relapsed/refractory multiple myeloma. *J Clin Oncol*. 2012；30(16)：1960 - 1965.

93 Lonial S，Vij R，Harousseau JL，Facon T，Moreau P，Mazumder A，et al. Elotuzumab in combination with lenalidomide and low-dose dexamethasone in relapsed or refractory multiple myeloma. *J Clin Oncol*. 2012；30(16)：1953 - 1959.

94 de Weers M, Tai YT, van der Veer MS, et al. Daratumumab, a novel therapeutic human CD38 monoclonal antibody, induces killing of multiple myeloma and other hematological tumors. *J Immunol*. 2011; 186(3): 1840 - 1848.

95 Plesner T, Arkenau T, Lokhorst H, et al. Preliminary safety and efficacy data of daratumumab in combination with lenalidomide and dexamethasone in relapsed or refractory multiple myeloma. American Society of Hematology (ASH) Annual Meeting. *Blood*; 2013. 1986.

96 Ikeda H, Hideshima T, Fulciniti M, et al. The monoclonal antibody nBT062 conjugated to cytotoxic Maytansinoids has selective cytotoxicity against CD138-positive multiple myeloma cells in vitro and in vivo. *Clin Cancer Res*. 2009; 15(12): 4028 - 4037.

97 Tassone P, Gozzini A, Goldmacher V, et al. In vitro and in vivo activity of the maytansinoid immunoconjugate huN901-N2′-deacetyl-N2′-(3-mercapto-1-oxopropyl)-maytansine against CD56 + multiple myeloma cells. *Cancer Res*. 2004; 64(13): 4629 - 4636.

98 Harvey RD, Lonial S. PI3 kinase/AKT pathway as a therapeutic target in multiple myeloma. *Future Oncol*. 2007; 3(6): 639 - 647.

99 Hideshima T, Catley L, Yasui H, et al. Perifosine, an oral bioactive novel alkylphospholipid, inhibits Akt and induces in vitro and in vivo cytotoxicity in human multiple myeloma cells. *Blood*. 2006; 107(10): 4053 - 4062.

100 Richardson PG, Wolf J, Jakubowiak A, et al. Perifosine plus bortezomib and dexamethasone in patients with relapsed/refractory multiple myeloma previously treated with bortezomib: results of a multicenter phase I/II trial. *J Clin Oncol*. 2011; 29(32): 4243 - 4249.

101 Mitsiades CS, Ocio EM, Pandiella A, et al. Aplidin, a marine organismderived compound with potent antimyeloma activity in vitro and in vivo. *Cancer Res*. 2008; 68(13): 5216 - 5225.

102 Dubreuil P, Letard S, Ciufolini M, et al. Masitinib (AB1010), a potent and selective tyrosine kinase inhibitor targeting KIT. *PloS one*. 2009; 4(9): e7258.

103 Tai YT, Chang BY, Kong SY, et al. Bruton tyrosine kinase inhibition is a novel therapeutic strategy targeting tumor in the bone marrow microenvironment in multiple myeloma. *Blood*. 2012; 120(9): 1877 - 1887.

104 Ramakrishnan V, Kimlinger T, Haug J, et al. TG101209, a novel JAK2 inhibitor, has significant in vitro activity in multiple myeloma and displays preferential cytotoxicity for CD45 + myeloma cells. *Am J Hematol*. 2010; 85(9): 675 - 686.

105 Bolli N, Avet-Loiseau H, Wedge DC, et al. Heterogeneity of genomic evolution and mutational profiles in multiple myeloma. *Nat Commun*. 2014; 5: 2997.

106 Bianchi G and Anderson KC. Understanding biology to tackle the disease: Multiple myeloma from bench to bedside, and back. *CA Cancer J Clin*. 2014; 64(6): 422 - 444.

第 15 章

基因组学对多发性骨髓瘤及淋巴瘤靶向治疗的影响

Jens G. Lohr and Birgit Knoechel

王梦瑶 译，牛挺 校

血液肿瘤的基因组学及其创造合理治疗的潜力

伊马替尼靶向治疗 CML 的成功激起了人们对研发针对明确分子靶点的合理治疗的兴趣。而针对 BCR - ABL 易位的治疗常常被认为是一个将明确的基因异常与特定的治疗干预联系到一起的典范。从最初伊马替尼治疗 CML 以来，一些对伊马替尼耐药的突变（如 T315I）都已得到了描述并随着时间推移在治疗中不断出现。许多对耐药患者仍有效的新型酪氨酸激酶抑制剂已被研制出来。

因此，总体上，肿瘤的基因型代表了一种复杂的可预测特定治疗反应的生物标志物。现代基因分型技术如深度测序使人们可以以一种全面的方式检测基因体突变、异位和拷贝数的变化。自从十余年前人类基因组被首次破译，二代测序技术已经在多种肿瘤中积累了大量可用的基因数据，其中也包括 MM 和 DLBCL。DLBCL 是一种侵袭性非霍奇金淋巴瘤，在美国每年约有 20 000 例新发患者。虽然大多数患者可以通过化疗-免疫治疗治愈，但是复发难治性患者的疗效一般很差。在美国每年有 25 000 多例 MM 新发病例（http：//seer.cancer.gov）。过去使用常规的抗增殖药物治疗 MM 成效甚微。随着蛋白酶体抑制剂硼替佐米（bortezomib）的研发及其在临床试验中的整合应用，MM 患者在总生存期方面已经取得了巨大进步。这促进了其他蛋白酶体抑制剂如卡非佐米（carfilzomib）和表 15.1 中列出的其他药物的发展。免疫调节药物如沙利度胺、来那度胺和近期的泊马度胺（pomalidomide）也属于重要的 MM 标准治疗药物。有趣的是，尽管人们早就知道免疫调节药物在 MM 治疗中有效，但直到最近它们的分子靶点才得以描述。蛋白酶体抑制剂、免疫调节药物和糖皮质激素的联合治疗在 MM 患者中取得了 80% 或以上的有效率。

表 15.1　目前临床试验中的 MM 及 DLBCL 分子靶点及相关治疗策略

多发性骨髓瘤		
靶点	小分子抑制剂	
Akt	afuresertib	GSK2141795
BET	GSK525762	CPI - 0610
BRAF	维罗非尼	
BTK	ACP - 196	
MET，RET，VEGFR，KIT，FLT - 3，TIE - 2，AXL，TRKB	卡博替尼	
CDKs	dinaciclib	帕博西尼（palbociclib）
CK2	silmitasertib	
Dual HDAC/PI3K	CUDC - 907	

多发性骨髓瘤靶点				
HDAC	ACY-1215	AR-42	CXD101	帕比司他
热休克蛋白90	ganetespib			
STAT3	OPB-31121			
MEK1/MEK2	曲美替尼(trametinib)			
mTOR	CC-223	依维莫司(everolimus)		
pan-Pim kinase	LGH447			
PI3K	BYL719			
蛋白酶体	ixazomib	marizomib	oprozomib	
IGF-1-R	linsitinib			
靶点	抗体			
CD138	BT-062			
CD38	达雷木单抗	MOR03087		
CS1	埃罗妥珠单抗			
DKK1	DKN-01			
ICAM-1（CD54）	BI-505			
PD-1	派姆单(pembrolizumab)	pidilizumab		
IL-6	siltuximab			
弥漫大B细胞淋巴瘤				
靶点	小分子抑制剂			
Akt	MK2206			
Bcl-2	GDC-0199			
BTK	ACP-196	CC-292	依鲁替尼	
组蛋白去乙酰化酶（HDAC）	贝利司他	帕比司他	AR-42	
EZH2	E7438	GSK2816126		
mTOR	CC-223	依维莫司(everolimus)		
PI3K	BKM120			
Syk	GS-9973	TAK-659		
Dual ALK/EGFR	AP26113			
PARP	veliparib			
靶点	抗体			
CD20	奥滨尤妥珠单抗	奥法木单抗	veltuzumab	
PD-L1	MEDI4736			
PD-1	nivolumab			
CTLA-4	伊匹木单抗			
靶点	嵌合抗原受体			
CD19	抗CD19CAR T细胞			
CD20	抗CD20CAR 自体T细胞			

　　注：截至2014年8月，在美国国立卫生研究院注册的针对MM、恶性浆细胞肿瘤和其他相关疾病的临床试验已有500多个，它们正在招募患者或即将开放。DLBCL也是250多个临床试验的研究主题（www.clinical trials.gov）。很多临床试验集中于针对明确靶点的小分子抑制剂和抗细胞表面分子的抗体，将其作为单药使用或联合治疗。MM和DLBCL中的治疗策略存在大量重叠。而仅有一小部分目前进入临床试验研究的治疗策略在本文中列出。部分列出的抑制剂靶向一个以上的蛋白，而一些抗体则与细胞毒性药物进行连接。本文列出的靶点名称代表了基因命名委员会批准的名称或常用的蛋白家族名称。

　　尽管已经取得了以上进展，MM仍然是一种不可治愈性疾病，在疾病的治疗过程中最终会出现耐药。这种现象可以用具有耐药基因体细胞突变的MM克隆的过度增殖进行解释，而这些突变已知在其他类型的肿瘤中介导对特定药物的耐药。在某些恶性肿瘤中，耐药突变出现在已知的药物靶点基因内（如EGFR、BCRABL），但任何赋予癌细胞竞争优势的遗传事件都代表了一个潜在的耐药基因。因此，对癌症基因组的深入认识有助于人们发现原癌基因和耐药基因，从而由基因指向新的治疗靶点。鉴于MM及DLBCL的临床结局尚不乐观，目前仍有着对定义疾病相关潜在基因异常并将其转化为合理的新治疗手段的巨大需求。

对 DLBCL 和 MM 患者标本进行深度测序发现了许多新的高度突变的基因。各个独立研究组发现的突变基因间存在大量的重叠,说明这些可重现的并可复制的突变很可能是肿瘤驱动基因。多种计算方法已被研发出用于识别突变基因,这些突变基因赋予肿瘤细胞竞争优势并代表了特定的治疗靶点。这些方法考虑到了以下因素:患者中特定基因的流行频率、实验确定的核心信号通路中基因突变的富集程度以及对保守基因区域的(基因)突变热点的识别。尽管在过去化合物的抗癌能力常常在其作用靶点之前被发现(常是巧合),但对肿瘤基因组基础认识的不断深入为研发针对特定基因异常的靶向药物奠定了基础。

MM 和 DLBCL 临床试验中的靶向药物

截至 2014 年 8 月,在美国国立卫生研究院登记的有 567 个正在招募或即将开放的临床试验,它们着重纳入或包含了 MM 及其他恶性浆细胞肿瘤的患者(www.clinicaltrials.gov)以及 261 个纳入 DLBCL 患者的临床试验。其中很大一部分临床试验包含了具有明确分子靶点的药物,这些药物以肿瘤细胞中鉴定的重现基因异常的或特征化的原癌基因信号通路为基础(表 15.1)。除了小分子抑制剂,抗体也代表了一类重要的靶向治疗。在未来的几年中,随着人们对疾病遗传和分子基础认识的不断扩展,这样合理设计的靶向药物也将不断增加。

DLBCL 中抑制 BTK 的应用

慢性活动性 B 细胞受体信号通路在活化 B 细胞样(activated B cell-like,ABC)亚型 DLBCL 中发挥了重要作用,SRC 家族激酶 SYK、BTK 参与激活了下游 NF-κB、PI3K 促生存信号通路。在 DLBCL 中已经发现了 SYK 酪氨酸激酶的体细胞突变,将其抑制对 DLBCL 患者有所帮助。

BTK 抑制剂依鲁替尼已经在 DLBCL 的临床试验中取得了令人满意的效果,尤其在对其他化疗耐药的 ABC DLBCL 患者中疗效良好。化疗响应在 CD79B ITAM 突变的 ABC DLBLC 中更常见,其中包括了同时有 MYD88 L265P 突变的病例,但不包括仅有 MYD88 L265P 或 CARD11 突变的患者。这些数据说明重现性突变是一种可以对 BTK 抑制剂治疗反应进行有效预测的生物标记物。目前数个不同的 BTK 抑制剂正在临床试验中。

MM 中抑制 BRAF 及 MEK 的应用

二代测序发现了 MM 存在重现的 BRAF 原癌基因体细胞突变,此后在多个 MM 患者队列中得到了验证。其中多数是 V600E 的错义突变或在其他位点聚集的突变,约在 6% 的 MM 患者中出现。临床前数据显示,有 BRAF 突变的 MM 细胞系较没有突变的细胞系对 BRAF 抑制剂更为敏感。用 BRAF 抑制剂治疗一例具有 BRAF V600E 突变的 MM 患者,取得了快速而持久的应答。而该患者此前对多种标准治疗方案耐药。具有 BRAF 突变的 MM 患者出现髓外病变的概率更高,总体生存期更短。这些数据指出 BRAF 突变在 MM 患者中不仅是一个有预测价值的生物标志物,同时也是一个很有潜力的治疗靶点。其他数据提示在 MM 中 BRAF/MEK/ERK 信号通路常常活化,甚至在 BRAF 突变阴性的情况下。因此,MEK 抑制剂的使用已在治疗 MM 的临床试验中积极开展,但是遗传改变在这些治疗中能否被用作一个可靠的预测性生物标志物仍有待进一步确认。

DLBCL 中抑制 EZH2 的应用

在 DLBCL 中,EZH2 常常突变并导致功能的获取。虽然 EZH2 突变目前在 MM 中尚未被描述,但不同于正常浆细胞,EZH2 在 MM 细胞中高表达,并可能在 MM 细胞体外增殖中发挥促进作用。EZH2 是多梳抑制复合物 2(polycomb repressive complex 2,PRC2)的组成成员之一,PRC2 可使组蛋白 H3 的赖氨酸残基 K27(H3K27)

甲基化。EZH2 在淋巴瘤的发生中发挥重要作用。EZH2 在正常生发中心 B 细胞中高表达。在生发中心，EZH2 引发了 B 细胞离开生发中心所需基因启动子结构域的二价染色质形成。因而，通过抑制这些基因的表达，生发中心的 B 细胞被保持在一种生理情况下去分化的状态。在生发中心亚型 DLBCL 的小鼠模型中，EZH2 突变引起分化阻滞，进而导致生发中心的异常增生，最终在 BCL2 高表达的情况下加速了淋巴瘤生成。

两种近期研发的 EZH2 抑制剂 GSK126 和 EPZ－6438（E7438）目前已进入早期临床试验研究。GSK126 是一种抑制 EZH2 甲基转移酶活性的小分子抑制剂，可以抑制 *EZH2* 突变淋巴瘤细胞系的体外扩增和异种移植模型的体内生长。EPZ－6438 可以抑制 *EZH2* 突变和非突变淋巴瘤细胞 H3K27 位点的甲基化。EPZ－6438 具有细胞毒性效应并能导致突变细胞系的凋亡。用 EPZ－6438 治疗 *EZH2* 突变的小鼠，在抑制肿瘤生长方面取得了显著而持久的效果，甚至在停止治疗后作用仍可持续。基于这些数据，EZH2 抑制剂的转化应用将会对具有 *EZH2* 功能突变的患者提高疗效带来巨大的希望。

MM 中 CDK 抑制剂的应用

细胞周期调控因子，包括 CDK，在 MM 中的作用都已得到了研究。例如，不同于多靶点 CDK 抑制剂 seliciclib 可以引发细胞死亡，体外抑制 CDK4/6 可以调节生长阻滞，但不能引起 MM 细胞死亡。这说明需要抑制细胞周期的多个靶点来克服原癌基因驱动通路的过度作用。两种 CDK 抑制剂［dinaciclib，帕博西尼（palbociclib），表 15.1］目前已经在 MM 的临床试验中分别与硼替佐米和来那度胺联合使用。值得注意的是，作为一组基因，细胞周期调控因子，包括细胞周期蛋白 D1［Cyclin D1（CCND1）］和周期蛋白依赖性激酶抑制分子 1B［Cyclin-dependent kinase inhibitor 1B，CDK1B（*CDKN1B*，p27Kip1）］是 MM 中突变最为显著的基因簇。带有一个或多个细胞周期调控相关基因的 MM 患者可能对 CDK 抑制剂更为敏感是一个有吸引力的假设。对不同基因亚组 MM 患者应用 CDK 抑制剂治疗后的治疗反应进行细致分析将进一步阐明这个问题。

其他靶向治疗

如表 15.1 概述，许多小分子药物目前已进入临床试验研究，其中一部分针对潜在的基因改变。例如 *BCL2/JH* 的重排可以促进 BCL2 蛋白的表达以及 DLBCL 细胞的存活，这是应用 Bcl－2 抑制剂（治疗）的基本原理。其他复合物靶向过度活化的信号通路，这些信号通路在多种肿瘤中驱动细胞生长。这些化合物中包含了 PI3K、AKT 和 mTOR 的抑制剂，基因缺陷相关的信号通路的活化在 DLBCL 和 MM 中的作用仍有很多未知。除了基因缺陷，表观遗传学靶点和生物标志物也在引起关注。例如，近期已经在 DLBCL 中研究了抑制 bromodomain and extra-terminal domain（BET）蛋白的效应。BET 抑制剂已经在多种不同的恶性血液肿瘤中进行了研究。确定遗传或表观遗传学变异和靶向治疗药物之间的关系对未来的临床试验至关重要。

免疫治疗

除了针对明确靶点的小分子药物，抗体也对淋巴系统肿瘤的治疗有着巨大影响。利妥昔单抗是一种针对 B 细胞 CD20 抗原表位的嵌合抗体，它已成功地成为多种 B 系恶性肿瘤标准治疗方案的一部分。目前进行研究的 MM 及 DLBCL 治疗抗体主要是针对肿瘤细胞或肿瘤来源的前体细胞系表面特异性表达或过表达的表位抗原。例如，包括 DLBCL 在内，CD138 和 CD38 在恶性浆细胞表面高表达，而 CD19 和 CD20 则表达于 B 细胞。其他针对表面抗原的治疗手段包括 CAR T 细胞。通过抑制某些在生理情况下下调免疫反应的小分子以实现对免疫系统的非特异性刺激，从而期望促进抗肿瘤的免疫反应，这也是另一种目前正在 MM 和 DLBCL 中进行研究的治疗策略。很容易想到的是，肿瘤对治疗的反应是由个体患者体内特定肿瘤细胞群的基因图谱决定的。但迄今为止，能调控这些治疗手段成功作用的特定基因仍未可知。

基因组学提出的新的治疗挑战

在 MM 或 DLBCL 的单药治疗中并不常见像酪氨酸激酶抑制剂治疗 CML 那样显著而持久的治疗反应,可以通过多种原因对此进行解释。第一,在 MM 或 DLBCL 的患者个体中,存在不止一种赋予肿瘤细胞生长优势的基因异常。多种基因驱动事件可以同时在肿瘤细胞中发生。在相同的细胞中,多种基因驱动事件的同时出现可以激活具有相似下游效应的多个旁路途径,最终促进细胞生长并导致耐药。驱动突变也可以发生在一个患者体内不同的肿瘤细胞中。例如带有 *BRAF* 基因功能获得性突变的 MM 细胞可以与带有 *KRAS* 或 *NRAS* 突变的肿瘤细胞出现在同一患者体内。在这种情况下,用 BRAF 抑制剂进行治疗成功的可能性难以预测,因为 BRAF 抑制剂治疗可以有效地靶向 *BRAF* 突变的亚克隆,但不能减少 *KRAS* 或 *NRAS* 突变亚克隆的细胞数目。这种个体体内的遗传异质性以及药物敏感和耐药克隆共存的情况使得靶向治疗更为复杂。

第二,靶向单个分子的化合物极少是完全特异的,脱靶效应会导致正常组织的不良反应,限制耐受剂量导致治疗靶点仅仅被部分抑制。第三,正如其他肿瘤的突变谱一样,由于可重现基因变异和结构改变数量巨大,靶向 MM 及 DLBCL 患者个体基因突变可能仅在部分情况下可行。因此,目前很期待将基因改变按不同的信号通路进行分类。靶向几个通路而非多个独立的突变将会成为更加切实可行的治疗方式。

耐药的亚克隆可能在治疗起始的时候已经出现,但只有随着时间推移达到检测阈值的时候才能被发现,这一事实使基于高通量基因型分析的"精准治疗"变得更加困难。此外,也存在非遗传耐药机制,通过表观遗传学改变或来自肿瘤微环境的存活信号(如细胞因子或细胞间相互作用)进行调节。对于 MM、DLBCL 和其他大多数恶性肿瘤,多种耐药机制的结合可能是单药治疗响应率差以及标准治疗后复发的原因。

提高初始治疗响应率和减少耐药的策略正在积极地研究中。在许多情况下,MM 之前常经历 MGUS 阶段,MGUS 之后会转变为冒烟型骨髓瘤(smoldering myeloma)。因此,易于想到的是,在 MGUS 或冒烟型骨髓瘤阶段进行早期治疗可以抑制耐药亚克隆的生长,这种治疗方法目前正在临床试验中进行探索。此外,多种靶向药物的组合可以同时抑制过多的原癌基因信号通路从而增强疗效。

认识 MM 和 DLBCL 的基因基础以及耐药发生的遗传演化是将基因组数据与特定药物作用机制连接到一起的重要研究焦点。涉及这些问题的数据将在不久的将来不断积累并在靶向治疗中发挥必不可少的作用。在少数情况下,基因改变和相应药物之间存在直接的对应关系(如 *BRAF V600E* - BRAF 抑制剂),但在 MM 和 DLBCL 中仍需更加全面地阐明这种关系。精准医疗的成功将取决于建立基于基因组数据的可靠的预测性生物标志物的能力。

参 考 文 献

1　Druker BJ. Translation of the Philadelphia chromosome into therapy for CML. *Blood*. 2008；112(13)：4808 - 4817.

2　Koboldt DC, Steinberg KM, Larson DE, Wilson RK, Mardis ER. The next-generation sequencing revolution and its impact on genomics. *Cell*. 2013；155(1)：27 - 38.

3　Morin RD, Mendez-Lago M, Mungall AJ, et al. Frequent mutation of histone-modifying genes in non-Hodgkin lymphoma. *Nature*. 2011；476(7360)：298 - 303.

4　Lohr JG, Stojanov P, Lawrence MS, et al. Discovery and prioritization of somatic mutations in diffuse large B-cell lymphoma(DLBCL) by whole-exome sequencing. *Proc Natl Acad Sci U S A*. 2012；109(10)：3879 - 3884.

5　Zhang J, Grubor V, Love CL, et al. Genetic heterogeneity of diffuse large B-cell lymphoma. *Proc Natl Acad Sci U S A*. 2013；110(4)：1398 - 1403.

6　Chapman MA, Lawrence MS, Keats JJ, et al. Initial genome sequencing and analysis of multiple myeloma. *Nature*. 2011；

471(7339): 467 - 472.

7   Lohr JG, Stojanov P, Carter SL, et al. Widespread genetic heterogeneity in multiple myeloma: implications for targeted therapy. *Cancer Cell*. 2014; 25(1): 91 - 101.

8   Bolli N, Avet-Loiseau H, Wedge DC, et al. Heterogeneity of genomic evolution and mutational profiles in multiple myeloma. *Nat Commun*. 2014; 5: 2997.

9   Roschewski M, Staudt LM, Wilson WH. Diffuse large B-cell lymphoma-treatment approaches in the molecular era. *Nat Rev Clin Oncol*. 2014; 11(1): 12 - 23.

10 Palumbo A, Anderson K. Multiple myeloma. *N Engl J Med*. 2011; 364(11): 1046 - 1060.

11 Lu G, Middleton RE, Sun H, et al. The myeloma drug lenalidomide promotes the cereblon-dependent destruction of Ikaros proteins. *Science*. 2014; 343(6168): 305 - 309.

12 Ito T, Ando H, Suzuki T, et al. Identification of a primary target of thalidomide teratogenicity. *Science*. 2010; 327(5971): 1345 - 1350.

13 Krönke J, Udeshi ND, Narla A, et al. Lenalidomide causes selective degradation of IKZF1 and IKZF3 in multiple myeloma cells. *Science*. 2014; 343(6168): 301 - 305.

14 Richardson PG, Weller E, Lonial S, et al. Lenalidomide, bortezomib, and dexamethasone combination therapy in patients with newly diagnosed multiple myeloma. *Blood*. 2010; 116(5): 679 - 686.

15 Chabner BA, Roberts TG. Timeline: chemotherapy and the war on cancer. *Nat Rev Cancer*. 2005; 5(1): 65 - 72.

16 Young RM, Staudt LM. Targeting pathological B cell receptor signalling in lymphoid malignancies. *Nat Rev Drug Discov*. 2013; 12(3): 229 - 243.

17 Friedberg JW, Sharman J, Sweetenham J, et al. Inhibition of Syk with fostamatinib disodium has significant clinical activity in non-Hodgkin lymphoma and chronic lymphocytic leukemia. *Blood*. 2010; 115(13): 2578 - 2585.

18 Chavez JC, Sahakian E, Pinilla-Ibarz J. Ibrutinib: an evidence-based review of its potential in the treatment of advanced chronic lymphocytic leukemia. *Core Evid*. 2013; 8: 37 - 45.

19 Fowler N, Davis E. Targeting B-cell receptor signaling: changing the paradigm. *Hematology Am Soc Hematol Educ Prog*. 2013; 2013: 553 - 560.

20 Andrulis M, Lehners N, Capper D, et al. Targeting the BRAF V600E mutation in multiple myeloma. *Cancer Discov*. 2013; 3(8): 862 - 869.

21 Chang-Yew Leow C, Gerondakis S, Spencer A. MEK inhibitors as a chemotherapeutic intervention in multiple myeloma. *Blood Cancer J*. 2013; 3: e105.

22 Croonquist PA, Van Ness B. The polycomb group protein enhancer of zeste homolog 2 (EZH 2) is an oncogene that influences myeloma cell growth and the mutant ras phenotype. *Oncogene*. 2005; 24(41): 6269 - 6280.

23 Béguelin W, Popovic R, Teater M, et al. EZH2 is required for germinal center formation and somatic EZH2 mutations promote lymphoid transformation. *Cancer Cell*. 2013; 23(5): 677 - 692.

24 McCabe MT, Ott HM, Ganji G, et al. EZH2 inhibition as a therapeutic strategy for lymphoma with EZH2-activating mutations. *Nature*. 2012; 492(7427): 108 - 112.

25 Knutson SK, Kawano S, Minoshima Y, et al. Selective inhibition of EZH2 by EPZ-6438 leads to potent antitumor activity in EZH2-mutant non-Hodgkin lymphoma. *Mol Cancer Ther*. 2014; 13(4): 842 - 854.

26 Huang X, Di Liberto M, Jayabalan D, et al. Prolonged early G(1) arrest by selective CDK4/CDK6 inhibition sensitizes myeloma cells to cytotoxic killing through cell cycle-coupled loss of IRF4. *Blood*. 2012; 120(5): 1095 - 1106.

27 Raje N, Kumar S, Hideshima T, et al. Seliciclib (CYC202 or Rroscovitine), a small-molecule cyclin-dependent kinase inhibitor, mediates activity via down-regulation of Mcl-1 in multiple myeloma. *Blood*. 2005; 106(3): 1042 - 1047.

28 Chapuy B, McKeown MR, Lin CY, et al. Discovery and characterization of super-enhancer-associated dependencies in diffuse large B cell lymphoma. *Cancer Cell*. 2013; 24(6): 777 - 790.

29 Maus MV, Grupp SA, Porter DL, June CH. Antibody-modified T cells: CARs take the front seat for hematologic malignancies. *Blood*. 2014; 123(17): 2625 - 2635.

第 16 章
骨髓增生异常综合征靶向治疗

Guillermo Montalbán-Bravo and Guillermo García-Manero

林佩佩　译，佟红艳　校

骨髓增生异常的生物学特征

骨髓增生异常是一组造血干细胞疾病

MDS 起源于造血干细胞的克隆性扩增，发生在早期祖细胞的遗传突变及表观遗传学改变使其具有不同程度向 AML 转化的倾向。在小鼠动物模型上开展的实验在该方面取得了一定的研究成果。Nilsson 等人测定了 5q 综合征和正常 HSC 表达图谱的相似度。Pellagati 等发现多种信号通路在 CD34$^+$ MDS 细胞中的调节异常，其中有些是干细胞生物学中重要的调节途径例如 Wnt/β-catenine、EVI-1 及血小板生成素信号传导通路。他们研究总结了 CD34$^+$ MDS 细胞各个遗传学亚型中不同的信号通路模式，包括细胞凋亡途径。形态学和分子学的数据资料也支持该研究结果：在 MDS 的发生发展过程中，细胞凋亡增加。Will 等也在 MDS 造血干细胞的遗传突变及表观遗传学改变上做了相关的研究，结果提示不同的细胞通路中甲基化水平不一致。克隆性祖细胞的增殖速率加快伴随着分化障碍和凋亡增加，这是骨髓增生异常的重要特征。该现象的分子机制尚未完全清楚，MDS 细胞凋亡速率增加的启动因素复杂，与不同的机制相关，包括造血干细胞衰老（氧化应激及细胞因子调控障碍所致），静止态的造血干细胞减少并伴随髓系偏移（skewing）状态增加，甲基化水平降低，MDS 造血干细胞中 Fas 配体（FasL）及肿瘤坏死因子相关凋亡诱导配体（TRAIL）过表达。微环境也在促进凋亡的状态中发挥重要作用，主要通过增加 IL-6 和肿瘤坏死因子-α 的水平，以及上调造血干细胞钙网蛋白（一种前巨噬细胞的表面分子）的表达。

MDS 及 AML 转化中常见突变通路

近几十年来，许多团队致力于研究骨髓增生异常的突变图谱。现已发现了疾病发生、发展过程中一些传导通路的作用。MDS 中常见突变基因以及在疾病发展中的作用见表 16.1。89.5% 的 MDS 患者存在至少 1 个基因突变，部分患者体内出现高达 12 个基因突变。尽管单个基因突变是 MDS 重要发病机制之一，突变获得的克隆性及类型也是 MDS 发生发展过程中的重要特征。当前证据表明，基因突变的积累是疾病谱及最终向 AML 转变的关键。造血干细胞具有自我更新和分化潜能，起始突变存在于造血干细胞中，其中 45%～85% 患者的干细胞存在剪切体复合物蛋白编码基因（SF3B1、SRSF2、U2AF1、ZRSR2）的突变，10%～30% 发生 DNA 甲基化调控子编码基因（TET2、IDH、DNMT3A）的突变。这些基因突变可导致一些细胞克隆具有生物学优势，而这些克隆在骨髓中增生，并且由于分化障碍和凋亡增加从而使骨髓象出现增生异常及血球减少的特征。部分亚克隆会继续积累其他基因突变，涉及染色质和转录调控因子编码基因（EZH2、ASXL1），进一步导致分化障碍，并获得转录因子（RUNX1、ETV6），蛋白激酶信号传导途径（FLT3、RAS），以及细胞生长因子调控因子（TP53）的基因突变，导致骨髓原始细胞比例增高，异常增殖并最终向 AML 转化。越来越多证据表明，这些体细胞突变使 MDS 细胞具有向白血病转变的趋势。DNMT3A 和 TET2 基因突变的小鼠模型具有白血病转化的

图 16.1　MDS 中常见突变基因

分子信号通路	基因	突变频率(%)	临床表型及相关突变	预　　后
RNA 剪切	$SF3B1$	10~30	常见于 RARS/RARS－T（80%）；与 DNMT3A$_{mt}$ 共存	总生存率较高，较少 AML 转化
	$SRSF2$	10~20	常见于老年男性，RCMD/RAEB；在 CMML 中与 $TET2$ 共突变	总生存率较低，易 AML 转化
	$U2AF1$	5~10	常见于 RCMD 和 RAEB，以及 del(20q) 和 ASXL1$_{mt}$ 的患者	易 AML 转化
	$ZRSR2$	3~10	绝大多数为男性，症状以中性粒细胞减少为主；与 $TET2$ 突变相关	未明
DNA 甲基化	$TET2$	20~30	见于 MDS 各分型；通常为起始突变；在 CMML 中突变频率较高（50%~60%）	去甲基化药物有效，对总生存率无影响
	$IDH1/IDH2$	5~10	TET2$_{mt}$ 相互排斥；见于正常染色体核型的 RCMD/RAEB	预后不良
	$DNMT3A$	3~13	见于 MDS 各分型；在 RARS 中与 $SF3B1$ 共同突变	预后不良，易转白（RARS 中 SF3B1$_{mt}$ 共同存在时转白率降低）
组蛋白修饰	$ASXL1$	10~20	常见于 RCMD/RAEB；在 CMML 中突变频率较高（40%）	预后不良，易转白
	$EZH2$	6~8	常见于 RCMD/RAEB、MDS/MPN 7 号单体相关综合征（单亲二倍体）	预后不良
转录因子和细胞周期调控因子	$RUNX1$	~10	常见于 RCMD、RAEB 和 tMDS；症状以血小板减少症为主	预后不良，易转白
	$BCOR$	<5	常见于 RCMD/RAEB	预后不良
	$ETV6$	1~3	未明	预后不良
	$TP53$	5~10	常见于进展阶段、5q 综合征（20%）、复杂细胞遗传学改变等	总生存率较低，易 AML 转化 TP53 突变的 5q 综合征对雷那度胺的反应不佳
蛋白激酶信号传导途径	$NRAS$	6~17	见于 MDS 各分型，在 CMML 中突变频率较高	易 AML 转化
	CBL	1~3	常见于 CMML，MDS/MPN	未明
	$FLT3－ITD$	1~3	MDS 向 AML 转化	易转白
	$JAK2$	<5	常见于 RARS－T(50%~70%) 和 CMML(10%)	未明
	KIT	<1	常见于高危 MDS	易转白
	$NF1$	<5	见于 MDS 各分型	未明
DNA 复制	$SETBP1$	<5	常见于进展的 MDS 或 CMML	总生存率较低，易 AML 转化

来源：数据来自参考文献 6、7、8。

注：RARS，难治性贫血伴环形铁幼粒细胞；RARS－T，难治性贫血伴环形铁幼粒细胞伴血小板增多；RCMD，难治性血细胞减少伴多系增生异常；RAEB，难治性贫血伴原始细胞增多；CMML，慢性粒-单核细胞白血病。

趋势（干细胞分化障碍和自我更新能力增强），该实验结果表明这些基因突变与白血病前期的造血干细胞密切相关，而这些突变通过高通量测序也能在正常人群中检测到。一些基因突变，例如转录调控因子编码基因（$EZH2$、$ASXL1$）及剪切体复合物蛋白编码基因突变是继发性 AML 特有的，而初发 AML 细胞内未检测到以上突变，这进一步支持 MDS 向 AML 进展的概念。不同的信号通路能赋予白血病细胞克隆完全不同的生物学优势，并使其发生不同形式的骨髓增生异常。由此可见，MDS 中分子信号通路的改变并非独立事件，而是相互影响的过程。

骨髓增生异常的表观遗传学调控

基因表达的表观遗传学调控，包括 DNA 甲基化修饰、组蛋白修饰、蛋白转录后修饰（选择性剪切）、miRNA 介导调控，是 MDS 发生发展过程中的重要机制。当表观遗传调控因子（TET2 或

DNMT3A 等)出现基因突变时,MDS CD34$^+$ 细胞出现甲基化修饰改变,即 3%～5% 的启动相关 CpG 岛发生异常的高度甲基化。这些甲基化改变可发生在疾病的早期,而且使疾病向白血病转化的概率增高。启动子甲基化导致基因组学的改变,继而出现细胞分化成熟障碍,与骨髓细胞扩增相关的基因(如 HOX 基因)表达不断上调。功能丧失突变使 TET2 基因破坏或者 IDH 突变产生的肿瘤代谢物 2-HG 的抑制作用,与 HOXA 基因的甲基化改变及表达上调有一定的关联,继而导致骨髓细胞扩增。类似的情况也发生在以下基因突变:DNMT3A,调控组蛋白修饰的抑制性多梳蛋白复合体 1(PRC 1)成员 ASXL1,及 PRC 2 核心蛋白编码基因 EZH2,也会导致髓系细胞分化障碍和增生活跃及干细胞扩增。由此可见,表观遗传学调控异常影响细胞分化和增殖,是 MDS 疾病发生发展过程中的重要特征,与疾病转化进展相关。

当前 MDS 标准治疗

过去几年去甲基化药物的出现使 MDS 的治疗方案多了一些选择。在这之前,治疗方法极其局限。在治疗方案实施之前,疾病危险度的判断是至关重要的。在临床中,预后评估系统例如国际预后评分系统(IPSS)被广泛应用。根据骨髓原始细胞比例、细胞遗传学改变和血细胞减少系数,这个高度可重复性系统将患者划分为 4 个组别:低危,中危-Ⅰ,中危-Ⅱ及高危组。修订版(IPSS-R)将患者进一步分为五个危险度分级。虽然预后评估系统将危险度分为 4 组,但 MDS 治疗方案的制定主要根据两个分组:低危组(包括 IPSS 低危和中危-Ⅰ组)和高危组(包括 IPSS 中危-Ⅱ及高危组)。治疗方案概括如图 16.1 所示。

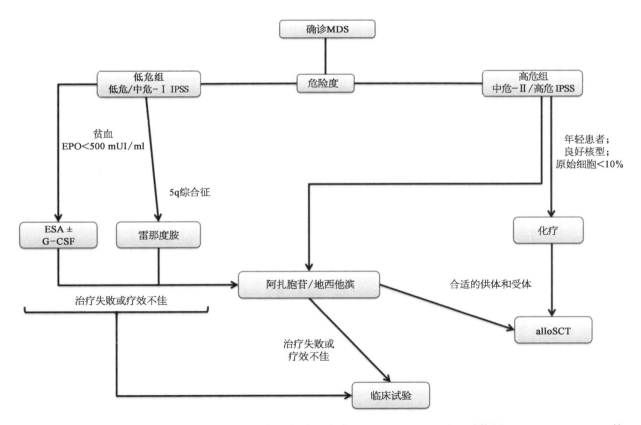

图 16.1　MDS 当前标准治疗流程。低危 MDS:促红细胞生成素(EPO)<500 mUI/ml 时使用 ESA±G-CSF。5q 综合征的患者可以应用雷那度胺。疗效不佳时可使用去甲基化药物(HMA)或者纳入临床试验。高危 MDS:符合移植条件的患者,可以考虑 HMA 预处理后进行同种异基因造血干细胞移植,复发或疗效不佳时可纳入临床试验

对于低危患者,治疗目标主要是控制外周血细胞减少症状和降低输血依赖。治疗方案主要为生长因子支持治疗,如使用粒细胞集落刺激因子(G-CSF)和红细胞生长刺激剂(ESA),5q综合征患者也可以使用雷那度胺,上述治疗失败后可考虑去甲基化药物。低危患者中,特别是低内源性红细胞生成素水平和低输血负荷的患者,使用ESA能够减少输血依赖。ESA与G-CSF联合应用能提高刚开始对ESA不敏感患者的反应率。因此,ESA治疗8周后症状无明显改善可考虑与G-CSF的联合应用。在过去几年里,减少有不良预后特征的低危MDS患者向高危MDS进展成为研究热点。因此,一些研究低剂量阿扎胞苷和地西他滨疗效的临床试验正在开展中。雷那度胺能够增加5q综合征患者血红蛋白水平,减少输血依赖(影响低危MDS总生存率的重要预后因素),提高总生存率。近来一些研究团队在探究雷那度胺作用机制方面取得了一些令人关注的研究成果。RPS14(一种核糖体蛋白)单倍剂量不足使游离核糖体聚集,抑制MDM2,增加游离P53,导致红系祖细胞凋亡,最终使5q综合征患者红细胞生成减少。miR-145和miR-146a单倍剂量不足使TRAF6和IL-6R表达上调,表现为血小板增多症、中性粒细胞减少症、巨核细胞发育不良。抑癌基因*EGR*1、*APC*、*SPARC*和*DIAPH*的缺失使MDS细胞克隆具有增殖和生存优势。而雷那度胺可以作用于以上不同分子途径并且使之逆转。

异基因干细胞移植并不作为较低危患者常规推荐治疗,这是因为与较低危患者预期的生存时间相比,即使采用降低强度的预处理方案,移植相关总生存率仍较低(移植相关死亡率较高导致)。

较高危患者的治疗目标为抑制白血病细胞克隆,控制外周血细胞减少症状,提高总生存期,降低AML转化率。对于这部分患者,去甲基化药物被视为治疗的利器。与最佳支持治疗或者类似AML的化疗方案相比,它在降低转白率和提高总生存率方面取得更加令人满意的疗效。去甲基化药物在高危MDS中的作用一直被研究,并被审批作为标准治疗。阿扎胞苷和地西他滨均通过降解DNMT1、去甲基化作用诱导分化及P53非依赖性细胞凋亡途径发挥作用。去甲基化药物为高危MDS患者的治疗提供了一条新的诊疗思路,但是患者最终反应不佳仍是一个很大的挑战,而该现象的生物学过程仍未清楚。化疗作为另一治疗方案,存在完全缓解率较低和反应持续时间较短等问题。由于其毒副作用较大,化疗主要应用于年轻、原始细胞＞10%和预后良好核型,并且符合异基因干细胞移植条件的患者。异基因移植是治愈MDS患者的唯一途径,高达50%的患者移植后可长期无病生存。因此在有合适供体的情况下,对于满足移植指征的高危MDS患者可以选择异基因移植。目前移植的时机仍有争议。有证据表明高危MDS早期移植较为理想,因为能减少在移植前转化为AML的情况发生。移植前通过几个疗程的治疗控制恶性克隆性细胞并达到细胞遗传学缓解,能够减少MDS特别是预后不良核型患者的复发概率。移植前需个性化评估每个患者疾病的危险度、核型、合适的供体及治疗的反应情况,从而选择理想的移植时机。临床研究发现移植后使用阿扎胞苷在降低疾病的复发率方面有可观的疗效。

MDS新的治疗靶点

过去几十年对MDS的发病机制有了进一步的认识,为了提高治疗水平,众多靶向治疗也逐渐发展。在本章,作者将讨论低危和高危MDS中一些分子机制的认识(图16.2)。

p38 MAPK激酶抑制剂:SCIO-469和ARRY-614

p38 MAPK信号传导通路参与了一些重要的细胞机制,包括凋亡、转录调控、细胞因子的产生及细胞周期进程。该信号通路主要由IFN、TNF-α、TGF-β等细胞生长因子激活。p38 MAPK信号改变会导致这一通路过度活化,并通过抑制BCL-XL和过表达细胞因子进而促进细胞凋亡,骨髓增生异常中也被发现存在这一改变。而抑制p38 MAPK的过度激活能够恢复MDS祖

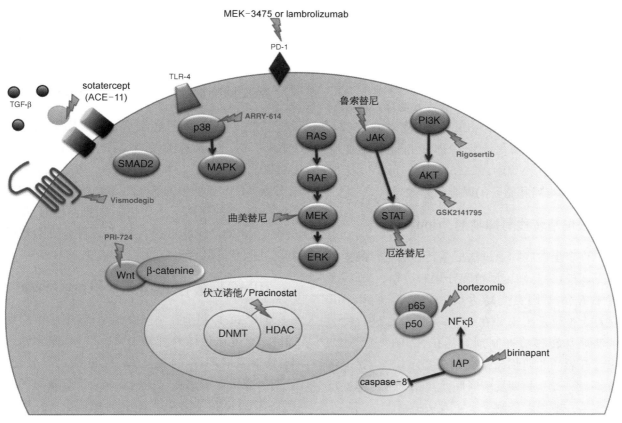

图 16.2　新型信号传导抑制剂在 MDS 中主要分子作用靶点

细胞的正常造血功能。基于此发现，该通路的抑制剂被研发出来。SCIO－469 是首个在低危及中危-ⅠMDS 患者进行多中心Ⅰ～Ⅱ期临床实验并取得一定结果的分子药物。ARRY－614 是 p38 MAPK 及 Tie2 的双重抑制剂。Ⅰ～Ⅱ期临床实验结果提示，对 ESA、雷那度胺或者去甲基化药物治疗失败的低危及中危-ⅠMDS 患者，ARRY－614 具有应用价值。

TGF-β 调节剂：sotatercept 或 ACE－11

TGF-β 在细胞增殖和生长中发挥重要作用。众所周知，MDS 患者骨髓中 TGF-β 的水平增加。有证据表明 TGF-β 在 MDS 前体细胞持续性激活和过表达，进而通过 SMAD2 信号传导通路抑制红细胞生成，诱导红系幼稚细胞凋亡。激活素受体配体捕获试剂是阻断上述通路最有应用前景的化合物。sotatercept（ACE－11）是激活素受体 type-ⅡA 和人 IgG1Fc 段的融合蛋白，能够结合激活素受体，限制 TGF-β 结合，抑制 SMAD2 活化。目前已有临床试验在低危 MDS 患者中开展以探索 sotatercept 的疗效（NCT01736683）。

NF-κβ 抑制剂：bortezomib

NF-κβ 信号传导通路的活化是低危和高危 MDS 的发病机制之一。在低危 MDS 中，骨髓微环境信号传导通过不同的细胞因子例如 IL-8、慢性炎症、TLR 家族、TRAF6 和 MYD88 等诱导 NF-κβ 激活，进而通过 JMJD3 抑制红细胞生成。基于此理论，一项关于蛋白酶体抑制剂 bortezomib 的临床试验在 p65 活化的低危 MDS 中开展（NCT01891968）。在高危 MDS 和 AML 细胞中，NF-κβ 信号通路高度活化，p65/p50 复合物诱导细胞增殖并上调一系列抗凋亡蛋白如 BCL2、BIRC2/BIRC3 和 CFLAR。一项评估 bortezomib 和贝利司他（组蛋白去乙酰化酶抑制剂）联合治疗效果的临床试验正在高危 MDS 和难治 AML 中开展（NCT01075425）。

多酶抑制剂：rigosertib

体外 rigosertib 单药处理 8 号染色体三倍体嵌合的 MDS CD34$^+$ 细胞，能够一定程度地抑制 Polo 样激酶和 PI3K/AKT 激酶信号传导通路。两项临床试验分别在 MDS 和 AML 患者（NCT01926587），以及 MDS 去甲基化治疗后进展并且原始细胞增多的患者（NCT01928537）中开展，以探究 rigosertib 与阿扎胞苷的联合治疗效果。

法尼基转移酶抑制剂：tipifarnib

许多蛋白底物通过法尼基转移酶进行翻译后水平调控，参与细胞增殖和分化的过程。MDS 患者中 RAS 基因突变高达 6%～17%。tipifarnib 是首个被研发出来并在 MDS 和 AML 进行试验的法尼基转移酶抑制剂。其在 82 例高危 MDS 患者开展的 Ⅱ 期临床试验结果提示 15% 完全缓解率（17/82），长期反应时间达 11.5 个月，毒性反应多为一般患者所耐受。

SMAC 激动剂：birinapant

虽然在低危 MDS 细胞中凋亡增加，而进行性凋亡逃逸伴细胞增生是高危 MDS 和 AML 转化的重要生物学特征。凋亡抑制蛋白（IAP）的下调是癌症细胞凋亡逃逸的机制之一。IAP 被内源性拮抗剂 SMAC 调节。birinapant 是一种 SMAC 模拟拮抗剂，能够通过抑制 TNF 来阻断 TRAF2 介导的 NF-κβ 活化，从而抑制 IAP 活动，最终恢复 caspase-8 依赖的凋亡活动。一项 Ⅰ～Ⅱ 期临床试验正在初治、复治或者甲基化治疗失败的 MDS 患者中开展，以研究 birinapant 与阿扎胞苷的联合作用（NCT01828346）。

MEK 抑制剂：GSK1120212 或者曲美替尼（trametinib）

如前所述，高达 17% 的 MDS 患者有 RAS 基因突变。Ras/Raf/MEK/ERK 信号传导通路的激活导致 MDS 细胞增殖。曲美替尼是一种 MEK 抑制剂，其单药在 RAS$_{mt}$ MDS 患者中进行的试验结果提示 31% 总缓解率和 23% 完全缓解率。一项探究曲美替尼与 GSK2141795（一种 AKT 抑制剂）联合治疗的临床试验在 RAS$_{mt}$ MDS 患者中开展（NCT01907815）。

JAK 抑制剂：鲁索替尼（ruxolitinib）

大约 5% MDS 患者有 JAK2 基因突变。而 RARS-T 患者的突变率高达 50%～70%，CMML 患者也有 10% 的突变率。考虑到 JAK2 在这类 MDS 亚型中的潜在驱动作用，可以此类推 JAK 抑制剂的作用。一项临床试验在伴有 JAK 突变的 MDS/MPN 患者中进行，以探究鲁索替尼和阿扎胞苷的联合治疗效果（NCT01787487）。

HDAC 抑制剂：伏立诺他和 pracinostat

HDAC 抑制剂在 AML 和 MDS 中已被广泛研究。伏立诺他体外处理 AML 和 MDS 原始细胞，能够阻滞周期、抑制生长、促进凋亡和分化。近期研究伏立诺他和阿扎胞苷联合治疗效果的 Ⅱ 期临床试验在 MDS 患者中的结果可观，提示 70% 总反应率和 20% 完全缓解率。pracinostat 也是一种 HDAC 抑制剂，最初和阿扎胞苷联合应用在 9 例高危 MDS 患者中进行临床 Ⅱ 期试验，结果提示 89% 总反应率和 78% 完全缓解/不完全血液学恢复完全缓解，56% 患者有完全细胞遗传学缓解。该结果启动了一项在高危 MDS 和 AML 中探究 pracinostat 和阿扎胞苷联合治疗效果的临床 Ⅱ 期试验（NCT01912274）。

PD-1 抑制剂：MK-3475 或 lambrolizumab

PD-1 和配体 PD-L1 均为膜蛋白，参与淋巴细胞功能的发挥。去甲基化过程中出现 PD-1 富集的现象，这有可能是一部分 MDS 患者去甲基化治疗失败的一个原因。为了探究 PD-1 抑制剂的作用，抗 PD-1 抗体（MK-3475 或 lambrolizumab）的临床试验在阿扎胞苷或地西他滨治疗失败的 MDS 患者中进行（NCT01953692）。

EGFR 抑制剂：厄洛替尼

临床前期试验发现，在 AML 和 MDS 细胞中，EGFR 抑制剂可诱导细胞凋亡并抑制细胞增生。因此在 MDS 患者中进行了 Ⅱ 期临床试验，结果提示 17%总缓解率（包括 13%完全缓解率）。目前一项试验正在 AML 和阿扎胞苷治疗失败后转白的 MDS 患者中开展（NCT01664897）。

Wnt 和 Hedgehog 抑制剂：PRI－724 和 vismodegib

抑制一些重要通路包括 Wnt/β－catenine 和 Hedgehog 途径，是靶向治疗白血病干细胞的新领域。一些化合物由此研发并在癌症包括 MDS 中进行研究。两项临床试验在 AML 和 MDS 患者中分别探究 Wnt 抑制剂 PRI－724（NCT01606579）和

Hedgehog 抑制剂 vismodegib（NCT01880437）的作用。

总　　结

过去几十年里对 MDS 分子学发病机制有了进一步认识，并且在治疗上有重要进展。然而 MDS 不同特征之间相互关系的机制有很多未明的地方。为了制定最佳的治疗方案，对该疾病分子通信的充分理解是至关重要的。MDS 是一组众多分子机制参与的极具异质性的疾病，在接下来的几年里最终需要制定个性化的治疗方案。

参 考 文 献

1　Nilsson L，Edén P，Olsson E，et al. The molecular signature of MDS stem cells supports a stem-cell origin of 5q myelodysplastic syndromes. *Blood*. 2007；110(8)：3005－3014.

2　Pellagatti A，Cazzola M，Giagounidis A，et al. Deregulated gene expression pathways in myelodysplastic syndrome hematopoietic stem cells. *Leukemia*. 2010；24(4)：756－764.

3　Will B，Zhou L，Vogler TO，et al. Stem and progenitor cells in myelodysplastic syndromes show aberrant stage-specific expansion and harbor genetic and epigenetic alterations. *Blood*. 2012；120(10)：2076－2086.

4　Raza A，N Galili. The genetic basis of phenotypic heterogeneity in myelodysplastic syndromes. *Nat Rev Cancer*. 2012；12(12)：849－859.

5　Karlic H，Herrmann H，Varga F，et al. The role of epigenetics in the regulation of apoptosis in myelodysplastic syndromes and acute myeloid leukemia. *Crit Rev Oncol Hematol*. 2014；90(1)：1－16.

6　Haferlach T，Nagata Y，Grossmann V，et al. Landscape of genetic lesions in 944 patients with myelodysplastic syndromes. *Leukemia*. 2014；28(2)：241－247.

7　Cazzola M，Della Porta MG，Malcovati L. The genetic basis of myelodysplasia and its clinical relevance. *Blood*. 2013；122(25)：4021－4034.

8　Kulasekararaj AG，Mohamedali AM，GJ Mufti. Recent advances in understanding the molecular pathogenesis of myelodysplastic syndromes. *Br J Haematol*. 2013；162(5)：587－605.

9　Yoshida K，Sanada M，Shiraishi Y，et al. Frequent pathway mutations of splicing machinery in myelodysplasia. *Nature*. 2011；478(7367)：64－69.

10　Papaemmanuil E，Gerstung M，Malcovati L，et al. Chronic Myeloid Disorders Working Group of the International Cancer Genome Consortium. Clinical and biological implications of driver mutations in myelodysplastic syndromes. *Blood*. 2013；122(22)：3616－3627；quiz 3699.

11　Corces-Zimmerman MR，Majeti R. Pre-leukemic evolution of hematopoietic stem cells：the importance of early mutations in leukemogenesis. *Leukemia*. 2014；28(12)：2276－2282.

12　Lindsley RC，et al. Acute myeloid leukemia ontogeny is defined by distinct somatic mutations. *Blood*. 2015. 125(9)：1367－1376.

13　Issa JP. The myelodysplastic syndrome as a prototypical epigenetic disease. *Blood*. 2013；121(19)：3811－3817.

14　Li Z，Cai X，Cai CL，et al. Deletion of Tet2 in mice leads to dysregulated hematopoietic stem cells and subsequent development of myeloid malignancies. *Blood*. 2011；118(17)：4509－4518.

15　Moran-Crusio K，Reavie L，Shih A，et al. Tet2 loss leads to increased hematopoietic stem cell self-renewal and myeloid transformation. *Cancer Cell*. 2011；20(1)：11－24.

16　Jost E，Lin Q，Weidner CI，et al. Epimutations mimic genomic mutations of DNMT3A in acute myeloid leukemia. *Leukemia*. 2014；28(6)：1227－1234.

17 Wang J, Li Z, He Y, et al. Loss of Asxl1 leads to myelodysplastic syndrome-like disease in mice. *Blood*. 2014; 123(4): 541 - 553.

18 Kamminga LM, Bystrykh LV, de Boer A, et al. The Polycomb group gene Ezh2 prevents hematopoietic stem cell exhaustion. *Blood*. 2006; 107(5): 2170 - 2179.

19 Greenberg P, Cox C, LeBeau MM, et al. International scoring system for evaluating prognosis in myelodysplastic syndromes. *Blood*. 1997; 89(6): 2079 - 2088.

20 Greenberg PL, Tuechler H, Schanz J, et al. Revised international prognostic scoring system for myelodysplastic syndromes. *Blood*. 2012; 120(12): 2454 - 2465.

21 Garcia-Manero G. Myelodysplastic syndromes: 2014 update on diagnosis, risk-stratification, and management. *Am J Hematol*. 2014; 89(1): 97 - 108.

22 Malcovati, L, et al. Diagnosis and treatment of primary myelodysplastic syndromes in adults: recommendations from the European LeukemiaNet. *Blood*. 2013; 122(17): 2943 - 2964.

23 List A, Dewald G, Bennett J, et al. Myelodysplastic Syndrome-003 Study Investigators. Lenalidomide in the myelodysplastic syndrome with chromosome 5q deletion. *N Engl J Med*. 2006; 355(14): 1456 - 1465.

24 List AF, Bennett JM, Sekeres MA, et al. MDS-003 Study Investigators. Extended survival and reduced risk of AML progression in erythroid-responsive lenalidomide-treated patients with lower-risk del(5q) MDS. *Leukemia* 2014; 28(5): 1033 - 1040.

25 Giagounidis A, Mufti GJ, Fenaux P, Germing U, List A, MacBeth KJ. Lenalidomide as a disease-modifying agent in patients with del(5q) myelodysplastic syndromes: linking mechanism of action to clinical outcomes. *Ann Hematol*. 2014; 93(1): 1 - 11.

26 Cutler CS, Lee SJ, Greenberg P, et al. A decision analysis of allogeneic bone marrow transplantation for the myelodysplastic syndromes: delayed transplantation for low-risk myelodysplasia is associated with improved outcome. *Blood*. 2004; 104(2): 579 - 585.

27 Koreth J, Pidala J, Perez WS, et al. Role of reduced-intensity conditioning allogeneic hematopoietic stem-cell transplantation in older patients with de novo myelodysplastic syndromes: an international collaborative decision analysis. *J Clin Oncol*. 2013; 31(21): 2662 - 2670.

28 Fenaux P, Mufti GJ, Hellstrom-Lindberg E, et al. International Vidaza High-Risk MDS Survival Study Group. Efficacy of azacitidine compared with that of conventional care regimens in the treatment of higher-risk myelodysplastic syndromes: a randomised, open-label, phase III study. *Lancet Oncol*. 2009; 10(3): 223 - 232.

29 Silverman LR, Demakos EP, Peterson BL, et al. Randomized controlled trial of azacitidine in patients with the myelodysplastic syndrome: a study of the cancer and leukemia group B. *J Clin Oncol*. 2002; 20(10): 2429 - 2440.

30 Steensma DP, Baer MR, Slack JL, et al. Multicenter study of decitabine administered daily for 5 days every 4 weeks to adults with myelodysplastic syndromes: the alternative dosing for outpatient treatment (ADOPT) trial. *J Clin Oncol*. 2009; 27(23): 3842 - 3848.

31 Hollenbach PW, Nguyen AN, Brady H, et al. A comparison of azacitidine and decitabine activities in acute myeloid leukemia cell lines. *PLoS One*. 2010; 5(2): e9001.

32 Jabbour E, Garcia-Manero G, Batty N, et al. Outcome of patients with myelodysplastic syndrome after failure of decitabine therapy. *Cancer*. 2010; 116(16): 3830 - 3834.

33 Chang C, Storer BE, Scott BL, et al. Hematopoietic cell transplantation in patients with myelodysplastic syndrome or acute myeloid leukemia arising from myelodysplastic syndrome: similar outcomes in patients with de novo disease and disease following prior therapy or antecedent hematologic disorders. *Blood*. 2007; 110(4): 1379 - 1387.

34 Van Gelder M, Schetelig J, Volin L, et al. Monosomal karyotype predicts poor outcome for MDS/sAML patients with chromosome 7 abnormalities after allogeneic stem cell transplantation for MDS/sAML. A study of the MDS subcommittee of the chronic leukemia working party of the European group for blood and marrow transplantation (EBMT). *ASH Annual Meeting Abstracts*. 2009; 114(22): 293.

35 de Lima M, Giralt S, Thall PF, et al. Maintenance therapy with lowdose azacitidine after allogeneic hematopoietic stem cell transplantation for recurrent acute myelogenous leukemia or myelodysplastic syndrome: a dose and schedule finding study. *Cancer*. 2010; 116(23): 5420 - 5431.

36 Schroeder T, Czibere A, Platzbecker U, et al. Azacitidine and donor lymphocyte infusions as first salvage therapy for relapse of AML or MDS after allogeneic stem cell transplantation. *Leukemia*. 2013; 27(6): 1229 - 1235.

37 Chang L, Karin M. Mammalian MAP kinase signalling cascades. *Nature*. 2001; 410(6824): 37 - 40.

38 Schaeffer HJ, Weber MJ. Mitogen-activated protein kinases: specific messages from ubiquitous messengers. *Mol Cell Biol*.

1999；19(4)：2435 - 2444.

39　Kitagawa M，et al. Overexpression of tumor necrosis factor (TNF)-alpha and interferon (IFN)-gamma by bone marrow cells from patients with myelodysplastic syndromes. *Leukemia*. 1997；11(12)：2049 - 2054.

40　Katsoulidis E，et al. Role of the p38 mitogen-activated protein kinase pathway in cytokine-mediated hematopoietic suppression in myelodysplastic syndromes. *Cancer Res*. 2005；65(19)：9029 - 9037.

41　Peng H，et al. A systematic modeling study on the pathogenic role of p38 MAPK activation in myelodysplastic syndromes. *Mol Biosyst*. 2012；8(4)：1366 - 1374.

42　Navas TA，Mohindru M，Estes M，et al. Inhibition of overactivated p38 MAPK can restore hematopoiesis in myelodysplastic syndrome progenitors. *Blood*. 2006；108(13)：4170 - 4177.

43　Sokol L，Cripe L，Kantarjian H，et al. Randomized，dose-escalation study of the p38alpha MAPK inhibitor SCIO-469 in patients with myelodysplastic syndrome. *Leukemia*. 2013；27(4)：977 - 980.

44　Garcia-Manero G，Sekeres MA，List AF，et al. Phase 1 dose-escalation/expansion study of ARRY-614 in patients with IPSS low/int-1 risk myelodysplastic syndromes. *Blood*. 2013；122(21)：387.

45　Wang Z，Tang X，Xu W，et al. The different immunoregulatory functions on dendritic cells between mesenchymal stem cells derived from bone marrow of patients with low-risk or high-risk myelodysplastic syndromes. *PLoS One*. 2013；8(3)：e57470.

46　Wei Y，Dimicoli S，Bueso-Ramos C，et al. Toll-like receptor alterations in myelodysplastic syndrome. *Leukemia*. 2013；27(9)：1832 - 1840.

47　Wei Y，Chen R，Dimicoli S，et al. Global H3K4me3 genome mapping reveals alterations of innate immunity signaling and overexpression of JMJD3 in human myelodysplastic syndrome CD34 + cells. *Leukemia*. 2013；27(11)：2177 - 2186.

48　Olnes MJ，Shenoy A，Weinstein B，et al. Directed therapy for patients with myelodysplastic syndromes (MDS) by suppression of cyclin D1 with ON 01910. Na. *Leuk Res*. 2012；36(8)：982 - 989.

49　Fenaux P，Raza A，Mufti GJ，et al. A multicenter phase 2 study of the farnesyltransferase inhibitor tipifarnib in intermediate- to high-risk myelodysplastic syndrome. *Blood*. 2007；109(10)：4158 - 4163.

50　Benetatos CA，Mitsuuchi Y，Burns JM，et al. Birinapant (TL32711)，a bivalent SMAC mimetic，targets TRAF2-associated cIAPs，abrogates TNF-induced NF-kappaB activation，and is active in patient-derived xenograft models. *Mol Cancer Ther*. 2014；13(4)：867 - 879.

51　Silva G，doso BA，Belo H，Almeida AM. Vorinostat induces apoptosis and differentiation in myeloid malignancies：genetic and molecular mechanisms. *PLoS One*. 2013；8(1)：e53766.

52　Silverman LR，Verma A，Odchimar-Reissig R，et al. A phase Ⅱ trial of epigenetic modulators vorinostat in combination with azacitidine (azaC) in patients with the myelodysplastic syndrome (MDS)：initial results of study 6898 of the New York Cancer Consortium. *Blood*. 2013；122(21)：386.

53　Quintas-Cardama，A.，Kantarjian HM，Ravandi F，et al. Very high rates of clinical and cytogenetic response with the combination of the histone deacetylase inhibitor pracinostat (SB939) and 5-azacitidine in high-risk myelodysplastic syndrome. *ASH Annual Meeting Abstracts*. 2012；120(21)：3821.

54　Yang H，Bueso-Ramos C，DiNardo C，et al. Expression of PD-L1，PD-L2，PD-1 and CTLA4 in myelodysplastic syndromes is enhanced by treatment with hypomethylating agents. *Leukemia*. 2014；28(6)：1280 - 1288.

55　Komrokji RS，Padron E，Yu D，et al. Erlotinib for treatment of myelodysplastic syndromes：a phase Ⅱ clinical study. *ASH Annual Meeting Abstracts*. 2010；116(21)：1854.

56　Chen K，Huang YH，Chen JL. Understanding and targeting cancer stem cells：therapeutic implications and challenges. *Acta Pharmacol Sin*. 2013；34(6)：732 - 740.

第 17 章
淋巴瘤及其靶向治疗

Sonali M. Smith and Julie M. Vose
房莹 译，王黎 校

概　述

霍奇金和非霍奇金淋巴瘤是一系列复杂的成熟 B 细胞和 T 细胞淋巴组织增生性恶性疾病。如今世界卫生组织依据淋巴瘤 60 多种独特的临床病理亚型将其划分为几十种不同类型。每一位患者的预后和治疗都极大地依赖于精确的诊断，然而在治疗上多沿用化疗这种非靶向性的、全身性的治疗方法。但在过去的 10 年中人们显著提升了对淋巴瘤生成的认识，并发现了新的靶点，从而推进了个体化治疗。

目前所有在研发中的药物都强调其治疗靶点应广泛适用于多个亚型（例如蛋白酶抑制剂 PI3K/Akt/mTOR）以及针对特定亚群淋巴瘤［B 细胞抗原受体（BCR）信号、CD20、ALK］。此章重点关注具有临床应用前景的特定靶向治疗方案。

淋巴瘤中作为靶点的表面抗原

几十年来，对于淋巴瘤表面抗原的认识一直被广泛地应用于临床分型和诊断。例如，CD20 作为成熟 B 细胞的标志，它的表达勾画出了 B 细胞从未成熟 B 细胞分化结束直至终末分化为浆细胞前的整个过程。

利妥昔单抗

利妥昔单抗是基因工程研发的第一个被批准用于癌症治疗的抗 CD20 单克隆抗体。1997 年 FDA 批准其用于复发的 CD20 阳性的惰性淋巴瘤。如今不仅在惰性淋巴瘤而且在侵袭性淋巴瘤及一些诸如风湿性关节炎的非恶性疾病中也都有应用。现在有许多研究均已阐明利妥昔单抗可与多种化疗药物联合应用，最新研究表明利妥昔单抗可与其他单克隆抗体和靶向药物联合使用。

布妥昔单抗

这是一种抗体与药物的偶联剂，由蛋白酶可裂解的连接桥连接了抗 CD30 的抗体及一甲基澳瑞他汀 E，一种有效的抗微管蛋白药物（图 17.1）。该药在 CD30 阳性的淋巴瘤患者中进行了临床 I 期的研究，反应率为 38%。两个在复发的霍奇金淋巴瘤和间变大细胞性淋巴瘤患者中进行的临床 II 期研究，分别显示了 75% 和 86% 的总体反应率。该药现正在进行联合标准化疗应用于复发的 CD30 阳性淋巴瘤患者，以及初治的 CD30 阳性淋巴瘤患者一线治疗的研究。

许多其他的偶联或非偶联药物的抗体，如 CD19、CD22、CD40 和 CD79a 的抗体现在正在进行临床研究中。还有一个具有前景的治疗手段是双特异性抗体，能同时瞄准一个肿瘤抗原（比如 CD19）和一个效应细胞（比如一个 T 细胞），从而将靶点与免疫系统通过物理连接紧密联系在一起。这种"双特异 T 细胞合成（BiTE）"的分子是由两个不同抗体的结合抗原结合部位形成一个复合体，这种复合体目前正在进行恶性淋巴瘤的临床研究。

信号传导通路

B 细胞抗原受体信号传导通路

B 细胞抗原受体（BCR）对于正常和恶性 B 细胞的生存都至关重要，最近它被认为是淋巴瘤的一个理想靶点。BCR 是一个复合体，它包含膜结合球蛋白（IgD 或 IgM）、一个短的胞内结构域、

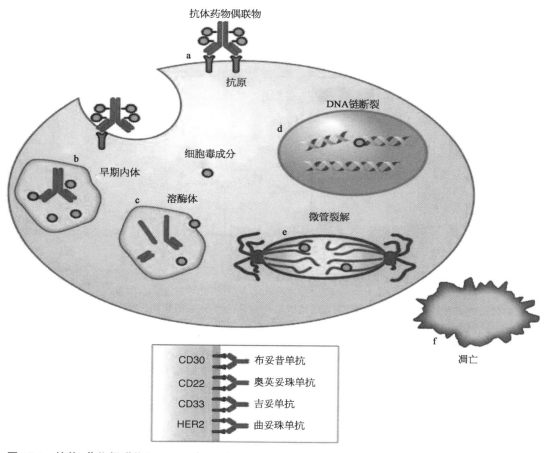

图 17.1 抗体-药物偶联物（ADC）。来源：转载于 SieversandSenter2013，参考文献 1 得到审稿者的许可

以及一系列非共价结合的信号蛋白（Igα/Igβ 异质二聚体）。Igα 和 Igβ 分别又称 CD79a 和 CD79b。一个完整的 BCR 对于 B 细胞的生存和进入生发中心是必需的。紧张型 BCR（不依赖配体）的信号传导对 B 细胞的生存至关重要，这反映在 BCR 缺乏的小鼠模型中所有 B 细胞都被清除了；另外，BCR 的缺失也标志着细胞的凋亡。

尽管紧张型 BCR 信号与 B 细胞生存息息相关，但通常 B 细胞的激活需要抗原与配体结合，继而引发一系列胞内事件，该过程需要若干激酶，包括 SRC 家族成员 LYN 和 SYK。大量下游激酶的招募和聚集，导致三个主要信号通路的激活，主要有布鲁顿酪氨酸激酶（BTK）、磷脂酶 C - γ2（PLCγ2）和 PI3K。其中 PI3K 的作用尤其重要，因为组成性的 PI3K 信号传导可以挽救丧失 BCR 功能或 BCR 缺失的 B 细胞。

恶性 B 细胞对完整 BCR 的依赖更加突出，因而在此基础上许多新的靶向药物正在投入临床

试验。尤其是抗 SYK、BTK 和 PI3K 药物正在进行积极的研究并有了令人振奋的早期数据。图 17.2 将概述该潜在的靶向治疗路径。

SYK 抑制剂

在许多临床前模型中已显著反映了 Syk 在维持淋巴瘤 BCR 信号中的作用，同时与许多淋巴瘤的亚型，包括 DLBCL、套细胞淋巴瘤（MCL），以及 FL 有一定的相关性。Scr 家族激酶在许多淋巴瘤细胞株以及小鼠模型上呈组成性表达，SYK 对于临床前模型中的 DLBCL 和 FL 细胞的存活也十分重要。不同的淋巴瘤亚型的 Syk 表达模式亦不相同。

fostamatinib disodium（R788）是一种口服有效的具高度特异性的 Syk 抑制剂。在首次人体Ⅰ/Ⅱ期临床试验中，中性粒细胞减少、腹泻以及血小板减少均表现出剂量限制性毒性。在 68 例接受过强化疗的淋巴瘤患者中，包括Ⅱ期临床的患者，总体反应率因组织学而异，从 FL 患者的

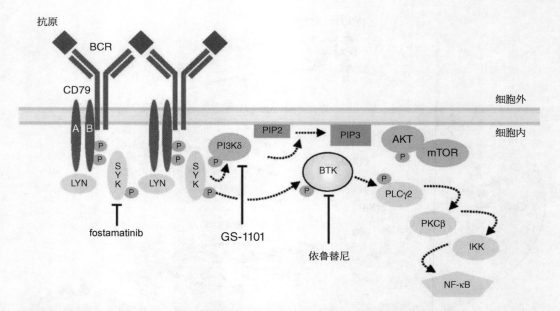

图 17.2 抗体依赖的 B 细胞抗原受体(BCR)信号通路以及靶向它的小分子抑制剂。抗原的结合诱导了 BCR 与其共受体 CD79 A 和 B 的聚合,并被酪氨酸激酶 LYN 和 SYK 磷酸化。SYK 激活了磷脂酰肌醇－3－激酶(PI3Kδ),后者使 4,5 二磷酸-磷脂酰肌醇(PIP2)转化为 3,4,5－三磷酸磷脂酰肌醇(PIP3)。PIP3 起到细胞质内激酶布鲁顿酪氨酸激酶(BTK)和 AKT 停靠点的作用。BTK 磷酸化随后活化了磷脂酶 Cγ2(PLCγ2),由此产生一系列第二信使来激活蛋白酶 Cβ(PKCβ)。PKCβ 磷酸化 IκB 激酶(IKK)激活核因子 κB(NF－κB),作为翻译因子来调节许多存活分子的基因表达。图片表明了该激酶可被具有潜在临床前景的小分子所抑制。来源:转载于 Wiester 2013,© 2013,参考文献 15 经美国临床肿瘤学会许可

10%到 CLL 患者的 55%。后者的发现较为有趣,因为其他的研究均已显示在 CLL 中 Syk 的实际表达最少,而 Lyn 的表达却是增多的。

达沙替尼(BMS－354825)是一种特异性不及 fostamatinib 的口服激酶抑制剂,该药抑制一系列包括 BCR－ABL、SRC、c－KIT、PDGF 受体以及 EPH 受体激酶在内的激酶家族。能抑制纳摩尔级 Syk 与 Lyn 的活性,并在小鼠淋巴瘤体内模型中显示出治疗作用。Vose 等的报道称,在接受过多种强化疗的复发淋巴瘤患者中,包括 B 细胞和 T 细胞淋巴瘤,总体反应率为 32%。最常见毒副作用就是骨髓抑制和胸腔积液。

BTK 抑制剂

BCR 信号的早期下游分子为 Tec 激酶(酪氨酸蛋白激酶),即 BTK。BTK 对 B 细胞成熟的重要性显示在,遗传性基因突变导致 X 连锁丙种球蛋白缺乏综合征中成熟 B 细胞几近缺失和低水平的免疫球蛋白。与 Syk 相似,BTK 同样增强 BCR 的信号传导。BTK 的激活导致了自身磷酸化,并磷酸化、激活 PI3K/Akt 通路以及激活 IkB

激酶。无偏差的对 DLBCL 的活化 B 细胞亚型进行筛选,发现 BTK 是其重要组成部分。目前有至少两种 BTK 抑制剂正在研发中,包括 PCI－32765 和 AVL－292,尽管大部分成熟的数据都源于 PCI－32765。

PCI－32765(依鲁替尼)是目前研发的第一种 BTK 抑制剂,具有令人振奋的临床治疗前景。依鲁替尼之所以能在众多潜在 BTK 抑制剂中投入研发是基于其在化学筛选中表现出的特异性和有效性。Ⅰ 期临床试验使用一种剂量水平递增的独特设计,基于达到三种剂量水平的目标,该剂量水平使超过 90%的患者可接受 BTK,直到出现剂量限制性毒性。在 47 例接受过强化疗的各种淋巴瘤亚型患者中,总体反应率超过 40%,包括数例完全缓解的患者。毒性轻微,无累积血液毒性或其他安全隐患。9 例套细胞淋巴瘤患者 7 例有反应,促进了在该亚型进行后续 Ⅱ 期开放性试验。总的来说,111 例经过强化疗的套细胞淋巴瘤患者每日接受 560 mg 依鲁替尼并依据之前硼替佐米的应用与否进行分组。总体反应率

为 68%，中位随访时间 15 个月，中位缓解时间为 17.5 个月。

尽管靶向 BCR 的治疗是令人兴奋的，然而，人们也清楚地认识到一部分淋巴瘤是"BCR 依赖性的"，而另一部分不是。近期，一项石蜡包埋组织的定量免疫荧光研究显示了令人鼓舞的结果，那就是可以根据活化的 BCR 信号来区分弥漫大 B 细胞淋巴瘤的亚型，这将进一步促进该药的个体化应用。

关于 BCR 信号组成最后要说明的是，许多下游激酶也在 T 细胞淋巴瘤，显然不具备 BCR 的亚型，在治疗方面同样可作为重要靶点。尤其是 Syk，在 T 细胞淋巴瘤的临床前模型中是过表达的，Syk 抑制剂可使其凋亡并减少增殖。这也许是因为一个独特的肿瘤融合基因（ITK-SYK），这凸显了淋巴瘤病因学和基因学方面存在各种潜在的治疗靶点。

PI3K/Akt/mTOR 通路抑制剂

同 BTK 一样，PI3K 位于 BCR 信号通路网络的近端，但是它同样可以不依赖 BCR 而在细胞增殖、运动、转移以及细胞生长和细胞生存等方面发挥重要作用。PI3K、*PIK3CA* 基因在许多肿瘤中存在体细胞突变，从而演变成一个重要的癌基因。它们有四种亚型（α、β、γ 和 δ），但仅 δ 亚型在人类白细胞中表达。

GS-1101（旧称 CAL-101），或 idelalisib，是一种口服有效的 PI3K 抑制剂，对 p110δ 亚型具有高度选择性。idelalisib 的半抑制浓度（IC_{50}）远高于其他 PI3K 亚型并抑制其他一系列近百种激酶（包括 mTOR 激酶）。在抗多种人源细胞株的体外试验中，该药物对 B 细胞恶性肿瘤较髓细胞株具有更高活性。此外，idelalisib 成功地在慢性淋巴细胞白血病和套细胞淋巴瘤中下调了 pAkt。

idelalisib 单药对 B 细胞恶性肿瘤有效，包括套细胞淋巴瘤和其他类型。在一组惰性套细胞淋巴瘤（$n = 15$）和慢性淋巴细胞白血病（$n = 54$）的 I 期临床试验中，idelalisib 的剂量逐步从 50 mg 每日 2 次升至 350 mg 每日 2 次，连续 28 日为一个疗程，另一组为每日顿服（300 mg）加以评估。这些接受过强化疗的患者在进入临床试验前平均

接受过 5 种治疗方案。76% 的套细胞淋巴瘤患者接受过硼替佐米，硼替佐米目前被 FDA 批准用于治疗复发性套细胞淋巴瘤。在此情况下，单药 idelalisib 彰显了显著的效力，21 例套细胞淋巴瘤患者中有 17 例出现了肿瘤缩小，并且 21 例患者中有 10 例（48%）达到了完全或者部分缓解，中位无进展生存期达 4 个周期。最常见的 3 级或者 4 级不良事件就是肝脏转氨酶的一过性升高，发生率为 27%。目前，使用 idelalisib 联合化疗（苯达莫司汀）、免疫治疗（利妥昔单抗）以及免疫调节剂（来那度胺）的多项研究正在进行中。

mTOR 是 PI3K 下游另一个重要的激酶，它通过控制 mRNA 翻译起始来调控细胞大小和代谢。在淋巴瘤中，mTOR 信号通路常常是异常激活的，对不同亚型来说都是一个重要的潜在靶点。第一代 mTOR 抑制剂（MTI）主要是西罗莫司的前体药物或类似物，并已用于套细胞淋巴瘤（控制 Cyclin D1 mRNA 的翻译）以及其他亚型淋巴瘤的治疗试验。替西罗莫司和依维莫司的有效率在 30%～50%，尤其在套细胞淋巴瘤和滤泡性淋巴瘤中治疗反应较好。基于 III 期临床试验"低剂量""高剂量"替西罗莫司和"研究者选择方案"的疗效比较，替西罗莫司如今已被欧洲批准用于复发性套细胞淋巴瘤的治疗。在研发 MTI 中一个主要难题在于其缓解持续时间相对较短并有一系列对机制的解释。特别是存在一个反馈性 Akt 的异位激活是 MTI 耐药的一种重要机制。此外，mTOR 激酶位于两个部分（称为 mTORC1 和 mTORC2）；第一代 MTI 抑制 mTORC1 使 mTORC2 活性增加来激活 Akt。这使得第二代 MTI 小分子 ATP 抑制剂作用于 mTOR 蛋白内部起到抑制 mTOR 的作用。

蛋白酶体抑制剂

泛素蛋白酶体系统是以高度保守的方式调控胞内蛋白水平以及蛋白质的降解。聚泛素化蛋白转运到蛋白酶体中，多种蛋白水解酶介导蛋白裂解生成寡肽从而使之得以有效清除。通过抑制泛素蛋白酶系统调节细胞周期蛋白，凋亡和抗凋亡蛋白等其他蛋白对于抗肿瘤治疗具有非常重要的意义。

硼替佐米是第一种蛋白酶体抑制剂，目前已被 FDA 批准用于治疗复发性或难治性套细胞淋巴瘤。基于 I 期临床试验，及后续的 4 个复发性套细胞淋巴瘤的 II 期临床试验，结果表明硼替佐米有效率为 30%～35%，中位无进展生存期为 6～10 个月。尽管耐受良好，限制硼替佐米长期使用的主要不良事件是感觉运动神经病变，目前最大规模 PINNA - CLE 试验中有一半患者发生。对 PINNA - CLE 试验中的套细胞淋巴瘤样本进行相关分析，结果表明 NFkB p65 高表达和 PSMA 低表达预示着更高的反应率，更长的无进展时间或总体生存时间，或许还可以发现一个具有效益-风险比有利的患者亚型组。

在一些研究中，硼替佐米与其他生物制剂合用，如利妥昔单抗，或者化疗，包括苯达莫司汀。一项约有 700 名复发性滤泡性淋巴瘤患者的 III 期临床试验显示了无进展生存期的提升，从单用利妥昔单抗为期 11 个月的无进展生存期提高到利妥昔单抗联合硼替佐米的 12.8 个月；尽管这在数据上具有重要性，但这种差异不具有临床意义。近期，硼替佐米已被整合入化疗方案并与苯达莫司汀和利妥昔单抗联用在合作研究组中进行前瞻性的临床研究。更前沿的蛋白酶体抑制剂具有诸多潜在优势，包括不可逆地结合蛋白酶体，更方便的剂量以及不同的毒性特点或许便于其加入现有的非霍奇金淋巴瘤的治疗方案中。卡非佐米作为第二代蛋白酶体抑制剂在多发性骨髓瘤的治疗中具有卓越的有效谱。重要的是，周围神经病变并不常见而且病变程度轻微。目前仍有诸多的临床试验正在进行蛋白酶体抑制剂在淋巴瘤治疗中的方案开发。

尽管蛋白酶体通路对许多淋巴瘤亚型的生成十分重要，然而与发病机制联系最紧密的当属弥漫大 B 细胞淋巴瘤的活化 B 细胞亚型（ABC - DLBCL）。基因表达谱清晰地显示了 ABC - DLBCL 的分子差异，以 NFκB 靶向的基因上调为特征。小干扰 RNA 对 ABC - DLBCL 细胞株的特定毒性作用突出了其对 NFkB 信号的独特依赖性。基于以上观察，许多研究正在评估硼替佐米对淋巴瘤尤其是对 ABC - DLBCL 的作用。

淋巴瘤的表观靶向治疗

尽管表观基因的靶向治疗在髓系恶性肿瘤的治疗中大获成功，但胞嘧啶甲基化在淋巴瘤生成中具有重要的作用这一理论仅在最近才被认可。反复异常的甲基化不仅可以区分良恶性淋巴增生，而且可以确定独特的淋巴瘤亚型。例如在套细胞淋巴瘤中甲基化的五种基因（SOX9、HOXA9、AHR、NR2F2、ROBO1）与组织增生和临床效果有关。临床应用低甲基化药物以及 HDACi 逆转和（或）修饰获得性的甲基化已用于多项淋巴瘤的新临床试验研究中。

将组蛋白去乙酰化酶抑制剂应用于皮肤和系统性 T 细胞淋巴瘤已成为最成功的典范。罗咪酯肽是一种有效的二环类选择性抑制 1 类 HDACi，FDA 已批准其用于复发性外周 T 细胞淋巴瘤的治疗。在 130 例复发性外周 T 细胞淋巴瘤患者中，总体有效率达 25%。伏立诺他是一种口服并批准用于蕈样肉芽肿的 HDACi。HDACi 最常见的不良事件是乏力、血细胞减少、恶心。目前以上药物处于多种联合治疗的临床试验阶段。

靶向淋巴瘤微环境

来那度胺

该药物具有多种抗癌效应，包括抑制血管生成，增强 T 细胞和 NK 细胞功能以及免疫调节的作用（图 17.3）。它的治疗效果在非霍奇金淋巴瘤的多个临床试验中得到验证。在一项复发的侵袭性非霍奇金淋巴瘤的临床试验中，总体有效率达 35%，中位无进展生存期为 4 个月。关键性套细胞淋巴瘤- 001 试验评价了来那度胺单药对于复发性套细胞淋巴瘤患者的疗效。总体反应率达 28%（37/134）（完全缓解率，8%）。中位缓解期为 16.6 个月。鉴于试验结果，FDA 批准来那度胺用于治疗复发性套细胞淋巴瘤。来那度胺的主要毒性是血细胞减少、血栓形成、乏力、腹泻和极少数患者出现第二肿瘤。来那度胺经常联合利妥昔单抗、化疗和（或）其他靶向药物应用。其他免疫调节药物同样被研发出来以改变微环境，但目

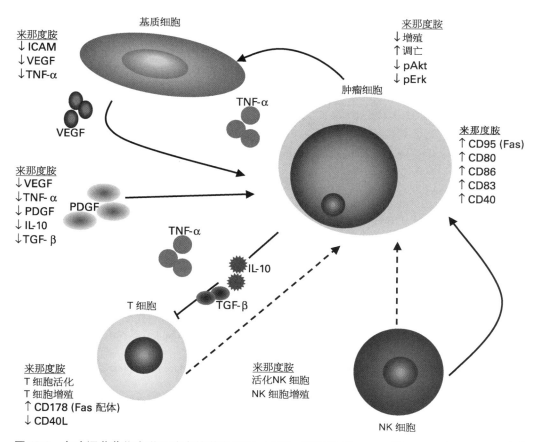

基质细胞

来那度胺
↓ICAM
↓VEGF
↓TNF-α

来那度胺
↓增殖
↑调亡
↓pAkt
↓pErk

肿瘤细胞

TNF-α

VEGF

来那度胺
↓VEGF
↓TNF-α
↓PDGF
↓IL-10
↓TGF-β

来那度胺
↑CD95 (Fas)
↑CD80
↑CD86
↑CD83
↑CD40

PDGF

TNF-α

IL-10

T 细胞

TGF-β

来那度胺
T 细胞活化
T 细胞增殖
↑CD178 (Fas 配体)
↓CD40L

来那度胺
活化NK 细胞
NK 细胞增殖

NK 细胞

图 17.3 免疫调节药物在淋巴瘤中的潜在作用。 来源：转载于 Chanan‐KhanandCheson2008，参考文献 78 经美国临床肿瘤协会批准

前均未被批准用于非霍奇金淋巴瘤的治疗。

特定癌基因

间变性淋巴瘤激酶

Morris 等在 1994 年首次描述了因间变性淋巴瘤激酶（ALK）基因和 NPM 基因的独特异位而形成的一种不常见的外周 T 细胞淋巴瘤亚型，称之为间变性大细胞淋巴瘤。ALK 实际上可以与多种伴侣基因结合。它在淋巴瘤和实体肿瘤，包括非小细胞肺癌、神经母细胞瘤中，具有转化潜能。除 ALK 阳性的间变性大细胞淋巴瘤之外，ALK 出现于一种罕见的特殊侵袭性大 B 细胞淋巴瘤变异型。ALK 阳性间变性大细胞淋巴瘤和 ALK 阳性大 B 细胞淋巴瘤在生物学和临床上的表现不同。ALK 阳性的间变性大细胞淋巴瘤的主要基因改变在于 t(2;5)，与其他的 T 细胞淋巴瘤患者相比，大多数患者的预后相对较好。与之相对应的 ALK 阳性的大 B 细胞淋巴瘤的基因病变为 t(2;17)(p23;q23)，涉及网格蛋白基因；这种罕见的疾病预后不良，往往化疗耐药，中位生存期小于 1 年。

克唑替尼是一种口服的 ALK 和 c‐MET 抑制剂，目前已批准用于 ALK 重排的非小细胞肺癌的治疗。至今，仅有克唑替尼在淋巴瘤案例的个别治疗报道，该药在难治性患者中获得令人满意的疗效。目前正在进行一系列临床试验以期进一步评估其疗效。

总　　结

随着近期许多淋巴瘤靶点的发现推进了许多新一代的药物进入临床试验。大部分的新型药物需经过合理选择，并基于对淋巴瘤生成更为深刻的理解进行设计。将新型靶向药物融入现有的治疗模式中存在着许多挑战，包括区分淋巴瘤亚型、高度重复所致的潜在抵抗性以及避免与现有药物的交叉毒性。理想条件下,应该建立一个可以依据患者个体来识别相关通路和靶向的系统,但这对大多数非霍奇金淋巴瘤亚型来说还有待进一步阐明。毫无疑问,当前的新药研发有望拓宽淋巴瘤患者的治疗选择,以期最终对所有患者提供个体化和靶向治疗。

参 考 文 献

1 Sievers EL, Senter PD. Antibody-drug conjugates in cancer therapy. *Annu Rev Med*. 2013; 64: 15 - 29. doi: 10.1146/annurev-med-050311 - 201823.

2 Younes A, Bartlett NL, Leonard JP, et al. Brentuximab vedotin (SGN-35) for relapsed CD30-positive lymphomas. *N Engl J Med*. 2010; 363(19): 1812 - 1821.

3 Pro B, Advani R, Brice P, et al. Brentuximab vedotin (SGN-35) in patients with relapsed or refractory systemic anaplastic large cell lymphoma: Results of a phase II study. *J Clin Onc*. 2012; 30(19): 2190 - 2196.

4 Younes A, Gopal AK, Smith SE, et al. Results of a pivotal phase II study of Brentuximab vedotin for patients with relapsed or refractory Hodgkin's lymphoma. *J Clin Onc*. 2012; 30(18): 2183 - 2189.

5 Nagorsen D, Bargou R, Ruttinger D, Kufer P, Baeuerle PA, Zugmaier G. Immunotherapy of lymphoma and leukemia with T-cell engaging BiTE antibody blinatumomab. *Leuk Lymphoma*. 2009; 50(6): 886 - 891.

6 Treanor B. B-cell receptor: from resting state to activate. *Immunology*. 2012; 136(1): 21 - 27.

7 Monroe JG. ITAM-mediated tonic signalling through pre-BCR and BCR complexes. *Nat Rev Immunol*. 2006; 6(4): 283 - 294.

8 Kraus M, Alimzhanov MB, Rajewsky N, Rajewsky K. Survival of resting mature B lymphocytes depends on BCR signaling via the Iglalpha/beta heterodimer. *Cell*. 2004; 117(6): 787 - 800.

9 Patterson HC, Kraus M, Kim YM, Ploegh H, Rajewsky K. The B cell receptor promotes B cell activation and proliferation through a non-ITAM tyrosine in the Igalpha cytoplasmic domain. *Immunity*. 2006; 25(1): 55 - 65.

10 Reichlin A, Gazumyan A, Nagaoka H, et al. A B cell receptor with two Igalpha cytoplasmic domains supports development of mature but anergic B cells. *J Exp Med*. 2004; 199(6): 855 - 865.

11 Lam KP, Kuhn R, Rajewsky K. In vivo ablation of surface immunoglobulin on mature B cells by inducible gene targeting results in rapid cell death. *Cell*. 1997; 90(6): 1073 - 1083.

12 Saijo K, Schmedt C, Su IH, et al. Essential role of Src-family protein tyrosine kinases in NF-kappaB activation during B cell development. *Nat Immunol*. 2003; 4(3): 274 - 279.

13 Woyach JA, Johnson AJ, Byrd JC. The B-cell receptor signaling pathway as a therapeutic target in CLL. *Blood*. 2012; 120(6): 1175 - 1184.

14 Srinivasan L, Sasaki Y, Calado DP, et al. PI3 kinase signals BCR-dependent mature B cell survival. *Cell*. 2009; 139: 573 - 586.

15 Wiestner A. Targeting B-cell receptor signaling for anticancer therapy: the Bruton's tyrosine kinase inhibitor ibrutinib induces impressive responses in B-cell malignancies. *J Clin Oncol*. 2013; 31(1): 128 - 130.

16 Young RM, Hardy IR, Clarke RL, et al. Mouse models of non-Hodgkin lymphoma reveal Syk as an important therapeutic target. *Blood*. 2009; 113(11): 2508 - 2516.

17 Chen L, Monti S, Juszczynski P, et al. SYK-dependent tonic B-cell receptor signaling is a rational treatment target in diffuse large B-cell lymphoma. *Blood*. 2008; 111(4): 2230 - 2237.

18 Ke J, Chelvarajan RL, Sindhava V, et al. Anomalous constitutive Src kinase activity promotes B lymphoma survival and growth. *Mol Cancer*. 2009; 8: 132.

19 Cheng S, Coffey G, Zhang XH, et al. SYK inhibition and response prediction in diffuse large B-cell lymphoma. *Blood*. 2011; 118(24): 6342 - 6352.

20 Fruchon S, Kheirallah S, Al Saati T, et al. Involvement of the Syk-mTOR pathway in follicular lymphoma cell invasion and angiogenesis. *Leukemia*. 2012; 26(4): 795 - 805.

21 Leseux L, Hamdi SM, Al Saati T, et al. Syk-dependent mTOR activation in follicular lymphoma cells. *Blood*. 2006; 108(13): 4156 - 4162.

22 Ponzoni M, Uccella S, Mian M, et al. Syk expression patterns differ among B-cell lymphomas. *Leuk Res*. 2010; 34(9): e243 - e245.

23 Friedberg JW, Sharman J, Sweetenham J, et al. Inhibition of Syk with fostamatinib disodium has significant clinical

activity in non-Hodgkin lymphoma and chronic lymphocytic leukemia. *Blood*. 2010；115(13)：2578 - 2585.

24　Contri A，Brunati AM，Trentin L，et al. Chronic lymphocytic leukemia B cells contain anomalous Lyn tyrosine kinase，a putative contribution to defective apoptosis. *J Clin Invest*. 2005；115(2)：369 - 378.

25　Dargart JL，Fish K，Gordon LI，Longnecker R，Cen O. Dasatinib therapy results in decreased B cell proliferation，splenomegaly，and tumor growth in a murine model of lymphoma expressing Myc and Epstein-Barr virus LMP2 A. *Antiviral Res*. 2012；95(1)：49 - 56.

26　William BM，Hohenstein M，Loberiza FR，et al. Phase Ⅰ / Ⅱ Study of Dasatinib In Relapsed or Refractory Non-Hodgkin's Lymphoma (NHL). *Blood*. 2010；116.

27　Satterthwaite AB，Willis F，Kanchanastit P，et al. A sensitized genetic system for the analysis of murine B lymphocyte signal transduction path-ways dependent on Bruton's tyrosine kinase. *Proc Natl Acad Sci U S A*. 2000；97(12)：6687 - 6692

28　Tsukada S，Saffran DC，Rawlings DJ，et al. Deficient expression of a B cell cytoplasmic tyrosine kinase in human X-linked agammaglobulinemia. *Cell*. 1993；72(2)：279 - 290.

29　Vetrie D，Vorechovsky I，Sideras P，et al. The gene involved in X-linked agammaglobulinaemia is a member of the src family of protein-tyrosine kinases. *Nature*. 1993；361(6409)：226 - 233.

30　Khan WN，Alt FW，Gerstein RM，et al. Defective B cell development and function in Btk-deficient mice. *Immunity*. 1995；3(3)：283 - 299.

31　Petro JB，Rahman SM，Ballard DW，et al. Bruton's tyrosine kinase is required for activation of IkappaB kinase and nuclear factor kappaB in response to B cell receptor engagement. *J Exp Med*. 2000；191(10)：1745 - 1754.

32　Davis RE，Ngo VN，Lenz G，et al. Chronic active B-cell-receptor signalling in diffuse large B-cell lymphoma. *Nature*. 2010；463(7277)：88 - 92.

33　Honigberg LA，Smith AM，Sirisawad M，et al. The Bruton tyrosine kinase inhibitor PCI-32765 blocks B-cell activation and is efficacious in models of autoimmune disease and B-cell malignancy. *Proc Natl Acad Sci U S A*. 2010；107(29)：13075 - 13080.

34　Fowler N，Sharman J，Smith SM，et al. The Btk inhibitor，PCI-32765，induces durable responses with minimal toxicity in patients with relapsed/refractory B-cell malignances：results from a phase Ⅰ study. *Blood*. 2010；116.

35　Wang ML，Rule S，Martin P，et al. Targeting BTK with Ibruitinib in relapsed or refractory mantle-cell lymphoma. *N Engl J Med*. 2013；369：507 - 516.

36　Juszczynski P，Chen L，O'Donnell E，et al. BCL6 modulates tonic BCR signaling in diffuse large B-cell lymphomas by repressing the SYK phosphatase，PTPROt. *Blood*. 2009；114(26)：5315 - 5321.

37　Bogusz AM，Baxter RH，Currie T，et al. Quantitative Immunofluorescence Reveals the Signature of Active B Cell Receptor Signaling in Diffuse Large B Cell Lymphoma. *Clin Cancer Res*. 2012；18(22)：6122 - 6135.

38　Wilcox RA，Sun DX，Novak A，et al. Inhibition of Syk protein tyrosine kinase induces apoptosis and blocks proliferation in T-cell non-Hodgkin's lymphoma cell lines. *Leukemia*. 2010；24(1)：229 - 232.

39　Pechloff K，Holch J，Ferch U，et al. The fusion kinase ITK-SYK mimics a T cell receptor signal and drives oncogenesis in conditional mouse models of peripheral T cell lymphoma. *J Exp Med*. 2010；207(5)：1031 - 1044.

40　Dierks C，Adrian F，Fisch P，et al. The ITK-SYK fusion oncogene induces a T-cell lymphoproliferative disease in mice mimicking human disease. *Cancer Res*. 2010；70：6193 - 6204.

41　Yuan TL，Cantley LC. PI3 K pathway alterations in cancer：variations on a theme. *Oncogene*. 2008；27：5497 - 5510.

42　Lannutti BJ，Meadows SA，Herman SE，et al. CAL-101，a p110delta selective phosphatidylinositol-3-kinase inhibitor for the treatment of B-cell malignancies，inhibits PI3 K signaling and cellular viability. *Blood*. 2011；117(2)：591 - 594.

43　Furman R BJ，Brow JR，et al. CAL-101，an isoform-selective inhibitor of phosphatidylinositol 3-kinase P110，demonstrates clinical activity and pharmacodynamic effects in patients with relapsed or refractory chronic lymphocytic leukemia. *Blood* (*ASH Annual Meeting Abstracts*). 2010；116.

44　Kahl BS，Byrd JC，Flinn IW，et al. Clinical safety and activity in a phase 1 study of CAL-101，an isoform-selective inhibitor of phosphatidylinositol 3-kinase P110，in patients with relapsed or refractory non-Hodgkin lymphoma. *Blood*. 2010；116.

45　Webb H，Chen H，Yu HS，et al. Clinical pharmacokinetics of CAL-101，a p110 isoform-selective PI3 K inhibitor，following single- and multipledose administration in healthy volunteers and patients with hematological malignancies. *Blood*. 2010；116.

46　Fingar DC，Blenis J. Target of rapamycin (TOR)：an integrator of nutrient and growth factor signals and coordinator of cell growth and cell cycle progression. *Oncogene*. 2004；23(18)：3151 - 3171.

47　Laplante M，Sabatini DM. mTOR signaling in growth control and disease. *Cell*. 2012；149(2)：274 - 293.

48 Smith SM, van Besien K. mTOR inhibition in lymphoma: a rational and promising strategy. *Letters in Drug Design and Discovery*. 2007; 4: 224 – 231.

49 Smith SM. Targeting mTOR in mantle cell lymphoma: current and future directions. *Best Pract Res Clin Haematol*. 2012; 25: 175 – 183.

50 Ansell SM, Geyer SM, Kurtin P, et al. Anti-tumor activity of mTOR inhibitor temsirolimus for relapsed mantle cell lymphoma: A phase II trial in the North Central Cancer Treatment Group. *J Clin Oncol*. 2006; 18: A7532.

51 Hess G, Herbrecht R, Romaguera J, et al. Phase III study to evaluate temsirolimus compared with investigator's choice therapy for the treatment of relapsed or refractory mantle cell lymphoma. *J Clin Oncol*. 2009; 27(23): 3822 – 3829.

52 Witzig TE, Geyer SM, Ghobrial I, et al. Phase II trial of single-agent temsirolimus (CCI-779) for relapsed mantle cell lymphoma. *J Clin Oncol*. 2005; 23(23): 5347 – 5356.

53 Smith SM, van Besien K, Karrison T, et al. Temsirolimus has activity in non-mantle cell non-Hodgkin's lymphoma subtypes: The University of Chicago phase II consortium. *J Clin Oncol*. 2010; 28: 4740 – 4746.

54 Petrich AM, Leshchenko V, Kuo PY, et al. Akt inhibitors MK-2206 and nelfinavir overcome mTOR inhibitor resistance in diffuse large B-cell lymphoma. *Clin Cancer Res*. 2012; 18(9): 2534 – 2544.

55 Orlowski RZ, Kuhn DJ. Proteasome inhibitors in cancer therapy: lessons from the first decade. *Clin Cancer Res*. 2008; 14(6): 1649 – 1657.

56 Belch A, Kouroukis CT, Crump M, et al. A phase II study of bortezomib in mantle cell lymphoma: the National Cancer Institute of Canada Clinical Trials Group trial IND.150. *Ann Oncol*. 2007; 18(1): 116 – 121.

57 Fisher RI, Bernstein SH, Kahl BS, et al. Multicenter phase II study of bortezomib in patients with relapsed or refractory mantle cell lymphoma. *J Clin Oncol*. 2006; 24(30): 4867 – 4874.

58 Goy A, Bernstein SH, Kahl BS, et al. Bortezomib in patients with relapsed or refractory mantle cell lymphoma: updated time-to-event analyses of the multicenter phase 2 PINNACLE study. *Ann Oncol*. 2009; 20(3): 520 – 525.

59 Goy A, Younes A, McLaughlin P, et al. Phase II study of proteasome inhibitor bortezomib in relapsed or refractory B-cell non-Hodgkin's lymphoma. *J Clin Oncol*. 2005; 23(4): 667 – 675.

60 O'Connor OA, Wright J, Moskowitz C, et al. Phase II clinical experience with the novel proteasome inhibitor bortezomib in patients with indolent non-Hodgkin's lymphoma and mantle cell lymphoma. *J Clin Oncol*. 2005; 23(4): 676 – 684.

61 Kane RC, Farrell AT, Sridhara R, Pazdur R. United States Food and Drug Administration approval summary: bortezomib for the treatment of progressive multiple myeloma after one prior therapy. *Clin Cancer Res*. 2006; 12(10): 2955 – 2960.

62 Goy A, Bernstein SH, McDonald A, et al. Potential biomarkers of bortezomib activity in mantle cell lymphoma from the phase 2 PINNACLE trial. *Leuk Lymphoma*. 2010; 51: 1269 – 1277.

63 De Vos S, Dakhil SR, McLaughlin P, et al. Bortezomib plus rituximab in patients with indolent non-hodgkin's lymphoma (NHL): a phase 2 study. *Blood*. 2005; 106: 17 Abstract.

64 Coiffier B, Osmanov EA, Hong Xiaonan, et al.; LYM-3001 study investigators. Bortzomib plus rituximab versus rituximab alone in pateints with relapsed, rituximab-naïve or rituximab-sensitve, follicular lymphoma: a randomised phase 3 trial. *Lancet Onc*. 2011; 12(8): 773 – 784.

65 Fowler N, Kahl BS, Lee P, et al. Bortezomib, bendamustine, and rituximab in patients with relapsed or refractory follicular lymphoma: the phase II VERTICAL study. *J Clin Oncol*. 2011; 29(25): 3389 – 3395.

66 Friedberg JW, Vose JM, Kelly JL, et al. The combination of bendamustine, bortezomib, and rituximab for patients with relapsed/refractory indolent and mantle cell non-Hodgkin lymphoma. *Blood*. 2011; 117(10): 2807 – 2812.

67 Sehn LH, MacDonald D, Rubin S, et al. Bortezomib ADDED to R-CVP is safe and effective for previously untreated advanced-stage follicular lymphoma: a phase II study by the National Cancer Institute of Canada Clinical Trials Group. *J Clin Oncol*. 2011; 29(25): 3396 – 3401.

68 Chang JE, Peterson C, Choi S, et al. VcR-CVAD induction chemotherapy followed by maintenance rituximab in mantle cell lymphoma: a Wisconsin Oncology Network study. *Br J Haematol*. 2011; 155(2): 190 – 197.

69 Siegel DS, Martin T, Wang M, et al. A phase 2 study of single-agent carfilzomib (PX-171 – 003-A1) in patients with relapsed and refractory multiple myeloma. *Blood*. 2012; 120(14): 2817 – 2825.

70 Rui L, Schmitz R, Ceribelli M, Staudt LM. Malignant pirates of the immune system. *Nat Immunol*. 2011; 12(10): 933 – 940.

71 Lam LT, Davis RE, Pierce J, et al. Small molecule inhibitors of IkappaB kinase are selectively toxic for subgroups of diffuse large B-cell lymphoma defined by gene expression profiling. *Clin Cancer Res*. 2005; 11(1): 28 – 40.

72 Shaknovich R, Melnick A. Epigenetics and B-cell lymphoma. *Curr Opin Hematol*. 2011; 18(4): 293 – 299.

73 Shaknovich R, Geng H, Johnson NA, et al. DNA methylation signatures definemolecular subtypes of diffuse large B-cell

lymphoma. *Blood*. 2010；116(20)：e81 - e89.

74　Eberle FC，Rodriguez-Canales J，Wei L，et al. Methylation profiling of mediastinal gray zone lymphoma reveals a distinctive signature with elements shared by classical Hodgkin's lymphoma and primarymediastinal large B-cell lymphoma. *Haematologica*. 2011；96(4)：558 - 566.

75　Enjuanes A，Fernandez V，Hernandez L，et al. Identification of methylated genes associated with aggressive clinicopathological features in mantle cell lymphoma. *PLoS One*. 2011；6(5)：e19736.

76　Coiffer B，Pro B，Prince HM，et al. Results from a Pivotal，Open-label，phase Ⅱ study of romidepsin in relapsed or refractory peripheral T-cell lymphoma after prior systemic therapy. *J Clin Onc*. 2012；30(6)：631 - 636.

77　Olsen EA，Kim YH，Kuzel TM，et al. Phase Ⅱ B Multicenter trial of vorinostat in patients with persistent，progressive，or treatment refractory cutaneous T-cell lymphoma. *J Clin Onc*. 2007；25(21)：3109 - 3115.

78　Chanan-Khan AA，Cheson BD. Lenalidomide for the treatment of B-cell malignancies. *J Clin Oncol*. 2008；26(9)：1544 - 1552.

79　Wiernik PH，Lossos，IS，Tuscano JM，et al. Lenalidomide monotherapy in relapsed or refractory aggressive non-Hodgkin lymphoma. *J Clin Onc*. 2008；26：4952 - 4957.

80　Goy A，Sinha R，Williams ME，et al. Phase Ⅱ multicenter study of singleagent lenalidomide in subjects with mantle cell lymphoma who relapsed or progressed after or were refractory to bortezomib：The MCL-001 "EMERGE" study. *J Clin Onc*. 2013；31(29)：3688 - 3695.

81　Morris SW，Kirstein MN，Valentine MB，et al. Fusion of a kinase gene，ALK，to a nucleolar protein gene，NPM，in non-Hodgkin's lymphoma. *Science*. 1994；263(5151)：1281 - 1284.

82　Morales La Madrid A，Campbell N，Smith S，Cohn SL，Salgia R. Targeting ALK：a promising strategy for the treatment of non-small cell lung cancer，non-Hodgkin's lymphoma，and neuroblastoma. *Target Oncol*. 2012；V(3)：199 - 210.

83　Laurent C，Do C，Gascoyne RD，et al. Anaplastic lymphoma kinasepositive diffuse large B-cell lymphoma：a rare clinicopathologic entity with poor prognosis. *J Clin Oncol*. 2009；27(25)：4211 - 4216.

84　Gascoyne RD，Lamant L，Martin-Subero JI，et al. ALK-positive diffuse large B-cell lymphoma is associated with Clathrin-ALK rearrangements：report of 6 cases. *Blood*. 2003；102(7)：2568 - 2573.

85　Vose J，Armitage J，Weisenburger D；International T-Cell Lymphoma Project. International peripheral T-cell and natural killer/T-cell lymphoma study：pathology findings and clinical outcomes. *J Clin Oncol*. 2008；26(25)：4124 - 4130.

86　Gambacorti-Passerini C，Messa C，Pogliani EM. Crizotinib in anaplastic large-cell lymphoma. *N Engl J Med*. 2011；364(8)：775 - 776.

第 3 篇

实体肿瘤的靶向治疗

第18章
脑肿瘤

Shiao-Pei Weathers，Barbara J. O'Brien，John F. de Groot，and W. K. Alfred Yung

唐洋　程熠　译，邱红　袁响林　校

概　　述

原发性脑肿瘤的发病率较其他实体肿瘤罕见，但其死亡率与发病率并不相称，位居癌症相关死亡率的前10名。胶质瘤占所有脑肿瘤的30%，占恶性原发性脑肿瘤的80%。胶质瘤包括星形细胞瘤、室管膜瘤和少突胶质细胞瘤。星形细胞瘤其浸润性的特征严重影响手术切除疗效。世界卫生组织（WHO）根据星形细胞瘤生物学侵袭性相关的组织学特性（即核分裂象、坏死、血管增生），将其划分为四大类：毛细胞型星形细胞瘤（WHO Ⅰ级）、弥漫性星形细胞瘤（WHO Ⅱ级）、间变性星形细胞瘤（WHO Ⅲ级）和胶质母细胞瘤（WHO Ⅳ级）。

胶质母细胞瘤分为原发性或继发性。原发性胶质母细胞瘤占所有胶质母细胞瘤的95%，表现为进展期肿瘤；而继发性胶质母细胞瘤往往由前期的低级别肿瘤进展而来，约占所有胶质母细胞瘤的5%。原发性和继发性胶质母细胞瘤的区别关键在于分子遗传学变异方面的差异。目前最新临床试验数据显示，即使采用包括手术、放疗和化疗在内的最佳综合治疗措施，患者仅能获得14～16个月的中位生存期，2年生存率仅为26%～33%。胶质母细胞瘤所具有的致命杀伤力迫使人们在传统治疗手段之外急需制订新的治疗方法，以改善患者的预后。迄今为止，该疾病缺乏有效治疗方法的主要原因在于胶质母细胞瘤分子异质性极大。这是基于阻断肿瘤细胞存活和其依赖的生长因子关键信号通路研发工作所面临的巨大挑战。

预测和预后因素

通过对比标准化治疗敏感患者亚群和标准化治疗耐受但可能从其他治疗方法中获益的患者亚群，可以找出能够预测胶质瘤患者生存的分子标记，从而优化个体化治疗。对于标准治疗耐受的患者亚群，分子表达谱分析将有助于识别潜在的可针对性治疗的目标。虽然目前很难发现可能有效的预后预测分子指标，但最近一些脑胶质瘤研究还是找到了几个具有明显预测意义的分子指标。在间变性少突胶质细胞瘤中，染色体1p和19q等位基因的缺失（1p19q LOH）已经成为化疗有效性和生存期延长的重要分子标志，1p19q缺失因此成为重要的预后因子标志。此外，最近研究也证实1p19q LOH是预测化疗有效性的重要分子标志。由EORTC和RTOG发起的两个研究也显示，间变性少突胶质细胞瘤患者具有1p19q LOH时，放疗+化疗相比于单纯放疗治疗其治疗效果显著较好，而1p19q杂合性缺失患者联合治疗无生存获益。

对于胶质母细胞瘤患者，尚未完全发现一个真正的预测因子。但是，两种分子标志已被确定为重要的预后因素。O-6-甲基鸟嘌呤-DNA甲基转移酶（MGMT）是一种DNA修复蛋白，可以修复由烷基化剂（如替莫唑胺等）引起的损伤，并被认为是肿瘤对烷化剂产生抗性的主要机制。MGMT基因启动子甲基化导致酶的表达下降，潜在增强了肿瘤细胞对烷化剂的敏感性。在回顾性分析中，这种现象被认为是患者从放疗和替莫唑胺治疗中获益的原因。然而，目前尚缺乏大型前瞻性的研究结果证实上述结果。不仅如此,临床上观察到缺乏 MGMT 启动子甲基化的肿瘤患者似乎也能从替莫唑胺治疗中受益。

异柠檬酸脱氢酶(IDH)基因突变目前被认为是胶质瘤一个积极的预后因素,突变患者相比于 *IDH* 野生型患者生存期显著增加,但至今尚无针对这一基因的靶向治疗。*IDH* 突变与患者总生存期之间存在统计学意义上显著的正相关。在低级别胶质瘤、间变性胶质瘤及胶质母细胞瘤中,*IDH* 突变状态似乎是最重要的预后指标。

因此,瞄准这一突变及其造成的分子或代谢效应进行治疗可能是可行的。小分子 *IDH*1 突变体特异性抑制剂正在研究当中。所有这些发现都提示,分子诊断技术正显著影响着患者的临床治疗。

分子谱研究

近年来,大规模分子谱研究使得人们对神经胶质瘤肿瘤生物学的理解有了长足进步。胶质母细胞瘤被美国国立卫生研究院(NIH)癌症基因组图谱(TCGA)选定为先期进行分子谱研究的前三种癌症之一,而且是目前分子谱研究最为深入的癌症类型。这些分子谱研究结果发现了许多与胶质瘤预后相关的分子,并且发现了一系列胶质瘤细胞分子谱中的异常,这些异常有可能成为新治疗方法研发的潜在的靶标。TCGA 已经建立了完善的综合目录,囊括了一系列驱动胶质瘤发生的基因组异常。此外,TCGA 尝试对胶质瘤中出现的分子异常谱系进行编目,从而使得每种分子亚类的胶质瘤都可由它自己的基因组指纹被准确识别。基于共同的基因组、表观基因组和转录组特征的分析产生了 4 个子类肿瘤,被称为前神经亚型、神经亚型、经典亚型和间质亚型。图 18.1 揭示了胶质母细胞瘤的分子亚型和它们的基因组分子学关联。

前神经亚型更常见于年轻患者,并且主要是Ⅱ级和Ⅲ级胶质瘤。这种亚型通常与血小板来源生长因子受体(PDGFR)扩增和 *IDH*1 突变相关联。间质亚型与神经纤维瘤病 1(NF1)基因缺失或突变、频繁的 *TP*53 基因缺失、ink4a/arf 缺失和间质标记(如 MET)表达相关。经典亚型被认为与 *PTEN* 缺失、无 *TP*53 突变和扩增、表皮生长因子受体(EGFR)的活化性突变相关。另外,TCGA 的谱系研究已经新鉴定出一个胶质母细胞瘤亚型,该亚型具有典型 DNA 启动子甲基化异常,被称为胶质瘤-CpG 岛甲基化表型(G-CIMP)。G-CIMP 肿瘤属于前神经亚型。它们具有独一无二的分子表型特征,包括 *IDH*1 高频突变和特征性拷贝数改变。相比其他亚型,G-CIMP 肿瘤确诊时患者年龄相对较轻,且预后较好。

虽然肿瘤亚类并不影响治疗方案的选择,但分子亚类的鉴定已经激起了人们的热情。胶质瘤分子谱研究成果将来会用于指导患者的治疗手段分层以及针对具体亚型的靶向治疗研发策略。为了改善患者的治疗效果,未来需要针对某一个患者的肿瘤内分子异常研发针对性的治疗方法。

驱动疾病进展的信号通路

对胶质母细胞瘤的分子学研究已帮助人们更加深入地了解了肿瘤发生的生物学机制,以及导致肿瘤发生和持续性生长的驱动性因素。通过 TCGA 对肿瘤基因组分析,人们已经发现,胶质母细胞瘤在 3 个相互交错的核心信号通路上存在改变,即 RTK/RAS/PI3K 信号通路(在 88% 胶质母细胞瘤中有改变)、TP53 信号通路(在 87% 的胶质母细胞瘤有改变)和 RB 信号通路(在 78% 的胶质母细胞瘤中有改变)。绝大多数肿瘤组织中能检出这些信号通路改变,这些改变被推测可能是胶质瘤发生的关键因素,可能成为潜在治疗靶点。在 TCGA 研究队列中,肿瘤细胞 *ARF* 缺失、*MDM* 扩增和 *TP*53 突变等分子学异常均可导致 TP53 信号通路失活。在 RTK/PI3K 通路中,*PTEN* 缺失和突变、*EGFR*、*ERBB*2、*PDGFRA* 以及 *MET* 畸变均很常见。而 RB 信号通路的调节异常大多数与染色体 9p21 区域 *CDKN*2A/*CDKN*2B 基因的缺失共同发生,其次是 *CDK*4 基因的扩增。这些信号通路的发现无疑具有重要生物学意义,随着进一步测序研究的开展,许多其他的分子通路改变也会被逐渐发现。

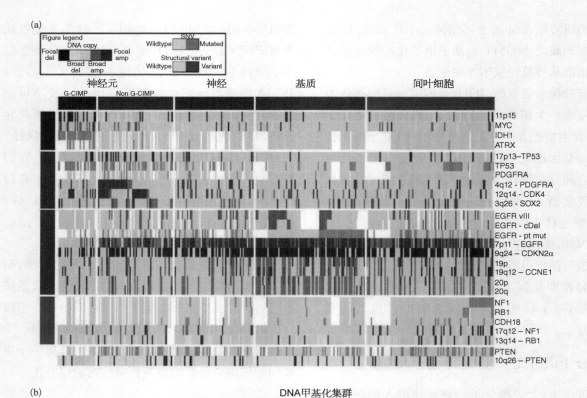

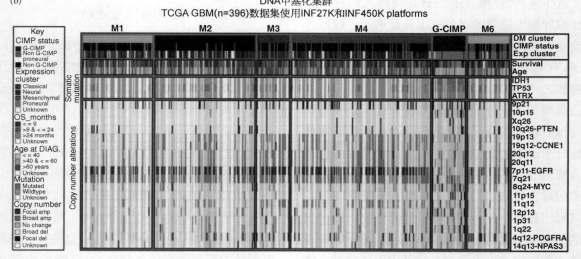

图 18.1　**GBM 的分子子类及其基因组分子学关联**（见彩插）。基因组改变及患者生存期与 GBM 5 个分子亚型有关。DNA 甲基化谱与分子表达谱被用于对 332 个 GBM 患者进行分类，这些患者样本具有原始 DNA 和全基因组扩增 DNA，并通过全外显子测序和 DNA 拷贝数分析。最显著基因组关联是通过卡方检验鉴定，其中 *P* 值利用 Benjamini‑Hochberg 方法对多重检验进行校正。Brennan 等人于2013 年提出（经 Elsevier 授权的第 14 篇参考文献）

脑胶质瘤的分子靶标

神经胶质瘤的分子靶向治疗由于分子谱研究深入而进展神速。这些研究鉴定出一系列肿瘤特异性分子异常和驱动疾病进展的关键细胞内信号传导途径。已经鉴定出的多个胶质瘤相关的分子

学异常将成为潜在的可针对性治疗的靶标。图18.2 展示了胶质母细胞瘤中的信号通路异常。

作为治疗靶点分子应具有以下特征。理想情况下，靶点分子应高度并且特异性表达于肿瘤细胞上，与正常组织相比表达程度差异大，对肿瘤存活、增殖和侵袭至关重要，并参与胶质瘤的发生机

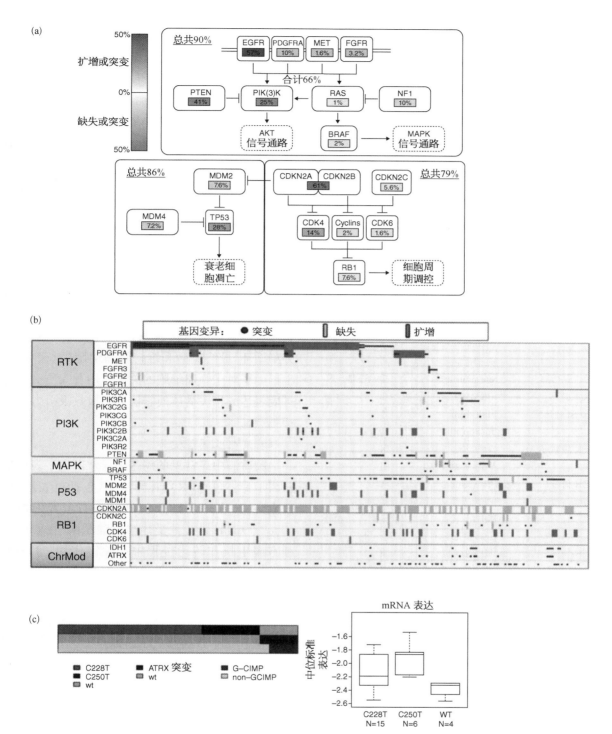

图 18.2　GBM 肿瘤的信号通路改变(见彩插)。总结了 PI3K/MAPK、TP53 和 RB 信号通路的总体变异比率

制。虽然大多数靶点分子并不能具备所有这些理想特性,但几个参与胶质瘤细胞生长和侵袭的关键调控分子已被确定为脑胶质瘤潜在的治疗靶点。此外,药物如何有效穿透血脑屏障并保持治疗性药物浓度,同时避免出现严重的系统性和(或)中枢神经系统毒性,也成为影响靶向治疗研发的复杂因素。

肿瘤能够以一种冗余的方式利用多种细胞信号通路促进增殖及存活,因而仅通过靶向单个分子或信号途径的治疗可能无效。肿瘤细胞针对那些存活极其关键的信号路径已经建立的多种方式以保持向其核心下游效应分子发送的信号通量。

因此,未来研发靶向治疗的挑战在于,由于多种相互交错的信号通路为肿瘤细胞提供了多种机制逃避治疗打击,因此确定哪些连带的信号路径需要被一并被抑制非常关键。表 18.1 总结了一些治疗性分子靶点。

表 18.1　治疗的分子靶点

靶　点	药　物	临床实验进展
EGFR	吉非替尼	I / II
	厄洛替尼	I / II
	拉帕替尼	I / II　II
	西妥昔单抗	I / II
	^{125}I-单抗 425	I / II
	nimotuzamab	I / II
	EMD 55900	
PDGF	伊马替尼	II / III
	舒尼替尼	I
	凡德他尼	I
PKC	enzataurin	I / II / III
PI3K	BKM120	I / II
Farneysl 转移酶	tipifarnib	I
	lonafarnib	I
MAPK 级联/RAF	索拉非尼	II
	TLN - 4601	II
mTOR 信号	依维莫司	I
	西罗莫司	I / II
	雷帕霉素	I
SRC	达沙替尼	I / II
VEGF	贝伐珠单抗	II
VEGFR	帕唑帕尼	II
	瓦他拉尼	I
	西地尼布	II
整合素	西仑吉肽	II
HDAC	伏立诺他	I / II
	罗米地辛	I / II
蛋白酶体	硼替佐米	I
内皮素 A 受体	阿曲生坦	I
基质金属蛋白酶	马立马司他	II

治　疗　靶　点

细胞表面生长因子受体

在胶质瘤中,目前已发现多个生长因子受体常出现过表达,这些受体被怀疑驱动了胶质瘤肿瘤的发生和进展。这些生长因子受体也因此成为颇具吸引力的药物开发靶点。这些受体主要通过受体酪氨酸激酶起作用,并在细胞表面上与效应分子、第二信使和其他细胞内信号传导途径介导因子(包括 Ras/RAF/MAPK 和 PI3K 通路因子)相互作用。其结果是,次级信号通路进一步激活下游更多效应分子,最终增强肿瘤细胞的存活、增殖、迁移和侵袭、逃避凋亡、血管生成和耐药能力。参与神经胶质瘤形成和进展的核心生长因子途径包括 EGFR、PDGFR、血管内皮生长因子(VEGF)、转化生长因子受体- α(TGFR - α)、转化生长因子受体- β(TGFR - β)和成纤维细胞生长因子受体(FGFR)介导的信号通路。另外,胶质瘤细胞可大量分泌生长因子,通过结合细胞表面过度表达的生长因子受体,建立自分泌和旁分泌循环,最终刺激和维持肿瘤细胞生长。这些生长因子对于肿瘤细胞的关键作用及胶质瘤细胞过度表达的相关受体使它们成为极具吸引力的治疗靶点。

表皮生长因子受体

胶质瘤中最常见的癌基因异常发生于表皮生长因子受体(EGFR),其异常率(包括过表达、扩增或突变)在原发性胶质母细胞瘤患者中约为 60%。EGFR 是一种受体酪氨酸激酶,在胶质母细胞瘤生长和转化过程中起关键作用。EGFR 表达与肿瘤细胞的增殖、细胞迁移、侵袭和耐药能力增强密切相关。胶质瘤表皮生长因子受体通路可以通过多种机制,在主要的信号途径(包括 MAPK 级联信号路径和 PI3K/Akt 信号路径)的介导下,最终促进细胞的增殖和存活。有些胶质母细胞瘤也能分泌配体分子 EGF 和 TGF - α,利用自分泌和旁分泌循环造成受体和下游信号通路的持续性活化。EGFR 扩增及过表达在胶质瘤中最为常见,但有相对较高比例的一部分肿瘤同时表现出一种独特的突变类型,被命名为 EGFRvⅢ。EGFRvⅢ突变表明该基因第 2～7 号外显子出现部分缺失,从而导致该受体与胞外配体结合域的缺失,这个结合域是配体用于持续性激活受体的。EGFRvⅢ型突变在大约 40% 的具有 EGFR 扩增的肿瘤细胞中存在。由于 EGFR 扩增、EGFRvⅢ突变及其他 EGFR 分子胞外域突变在胶质瘤中的发生频率相对较高，使得 EGFR 和其下游信号通路成为胶质瘤治疗上引人注目的靶点。此外，EGFR 在胶质瘤细胞中广泛表达，EGFR 过表达与患者不良预后密切相关（即更差的总体生存期和更快的疾病进展），并且 EGFR 不参与正常细胞的关键生理过程。

目前已有 EGFR 的可逆和不可逆抑制剂，而后者更能够有效地结合和抑制表皮生长因子受体胞外结构域的突变体产生的无活性构象。不幸的是，在临床试验中使用第一代单剂小分子酪氨酸激酶抑制剂吉非替尼（ZD1839，易瑞沙）和埃罗替尼（OSI-779，特罗凯）在治疗胶质母细胞瘤时基本不成功，即使这些患者存在 EGFR 基因过表达或存在 EGFRvⅢ突变也未能从治疗中获益。虽然患者对这些药物耐受性好，但令人失望的是，这些药物均未带来治疗获益。一种针对 EGFR 的单克隆抗体（西妥昔单抗、爱必妥，ImClone 系统公司）也被证实疗效有限。这一现象可能与药物难以有效透过血脑屏障有关。

第一代用于治疗胶质瘤的 EGFR 抑制剂之所以缺乏成功范例，可能与肿瘤组织周围药物浓度不够，导致药物不足以在足够长时间里抑制受体的激活有关，也和肿瘤相应耐药通路的快速活化有关。抑制 EGFR 疗法已使人们对肿瘤细胞在这一重要信号通路上的耐药机制有了进一步认识。持续性激活性突变体 EGFRvⅢ在体外试验及临床实际中均使得肿瘤对 EGFR 抑制剂更为敏感，但前提是肿瘤抑制蛋白 PTEN 保持完好。PTEN 是决定 EGFR 酪氨酸激酶抑制剂疗效的一个重要因素。在胶质母细胞瘤患者和临床前模型中均显示，EGFRvⅢ表达和 PTEN 缺失将导致肿瘤对 EGFR 酪氨酸激酶抑制剂产生抗性，这是由于 PI3K 信号通路的信号通量被维持在稳定水平。PDGFRα 和 c-MET 是受体酪氨酸激酶，参与 PI3K 的活化途径，在 EGFR 扩增的肿瘤组织中可被一并激活。下一代酪氨酸激酶抑制剂，如阿法替尼、达克替尼（dacomitinib）和尼妥珠单抗等具有可逆的 EGFR 抑制效应，目前正处于开发和测试阶段。

临床前研究提示，拉帕替尼（GW572016，葛兰素史克公司，美国）作为表皮生长因子受体的不可逆抑制剂，相比于前期开发的酪氨酸激酶抑制剂（如厄洛替尼）具有治疗优势。最近 EGFR 抑制剂试验研究表明，以胞内结构域为靶点的 EGFR 抑制剂，如拉帕替尼，可能具有更好药效。一项评估已知 EGFRvⅢ状态的胶质母细胞瘤患者联合应用抗血管生成剂帕唑帕尼和拉帕替尼组合的Ⅰ、Ⅱ期临床研究提示，该药物组合仅具有有限的抗肿瘤活性。药代动力学数据表明，第二阶段评估时患者暴露于拉帕替尼的药物浓度未达到治疗浓度。因此，拉帕替尼的亚治疗浓度可能是造成患者临床结局较差的原因之一。这一研究结论更加强调了改进给药剂量策略从而提升肿瘤组织内部的拉帕替尼浓度的重要性。目前多项研究正在评估脉冲式、间歇性给予更高剂量拉帕替尼的给药策略的疗效。

血小板源性生长因子受体

血小板源性生长因子受体（PDGFR）是另一种被认为能够驱动胶质瘤发生的生长因子通路。PDGFR 的激活导致其下游 Ras、RAF、MAPK 和 PI3K/Akt 信号通路的激活。这些效应可促进肿瘤细胞存活、增殖、侵袭和抗细胞凋亡能力。PDGF 最初被发现是一种对成纤维细胞、神经胶质细胞和平滑肌细胞有效的丝裂原，临床前期研究也发现 PDGF 可刺激肿瘤生长和血管生成。与其他受体酪氨酸激酶类似，在脑部原发性肿瘤细胞中，配体（PDGF）和受体（PDGFR）均被发现存在过表达现象。这提示自分泌和旁分泌循环机制可导致肿瘤细胞表面该受体的持续性激活。低级别和高级别星状细胞瘤中均发现有 PDGF 和 PDGFR 过表达，这提示在胶质瘤的发生发展过程中，PDGF 信号通路扮演着极为重要的角色。此外，胶质母细胞瘤的前神经亚型往往与 PDGFR 基因的扩增联系在一起，未来该亚型肿瘤患者可选择特异性 PDGFR 抑制剂进行治疗。

目前有一系列 PDGFR 抑制剂正处于研究之中，伊马替尼（STI-571，格列卫，诺华制药公司）是一种 PDGFR、c-Kit、BCR-ABL 的抑制剂。其对 BCR-ABL 酪氨酸激酶的抑制效果使得目前 Ph（＋）CML 患者的治疗效果发生了革命性变化，并且成为癌症靶向治疗的"研发模范"。尽管伊马替尼在临床前期试验中对于胶质瘤细胞系具有一定效果，但临床单药和联合治疗却表现不佳。关于抗 PDGFR‐alpha 亚基的单克隆抗体 IMC3G3（即 ramucirumab）在复发性胶质母细胞瘤治疗的一项Ⅱ期临床试验正在进行中（Clinical Trials。编号：NCT00895180）。第二代多位点酪氨酸激酶抑制剂，如 tandutinib 和 dasatinib，正在进行临床试验，但结果似乎并不能说明 PDGFR 在未来有潜力成为治疗胶质母细胞瘤的靶点。

成纤维细胞生长因子受体

成纤维细胞生长因子受体（FGFR）信号通路近期作为一个潜在的可操作靶点备受关注。通过阻碍 FGFR 信号可以抑制肿瘤血管生成。FGFR 信号通路的失调可上调（RAS 依赖性）Ras/MAPK 途径和（RAS 非依赖性）PI3K/Akt 通路基因。FGFR 似乎是一个合理的治疗靶标，但 FGFR 与许多正常细胞的生物学过程密切相关，因此其潜在毒性让人担心。最近研究成果发现，一个少见亚型的胶质母细胞瘤携带有致癌染色体异位，使得 FGFR 家族基因（FGFR1 或 FGFR3）酪氨酸激酶编码结构域与 TACC 家族基因（TACC1 或 TACC3）的酸性卷曲螺旋结构域相互融合。FGFR‐TACC 融合蛋白被发现在小鼠大脑中具有致癌活性。在临床前研究中，口服 FGFR 抑制剂能够延长携带颅内 FGFR3‐TACC3 融合基因驱动的胶质瘤小鼠的生存时间。近期已开展一系列临床试验，专门针对这种独特融合蛋白的复发性胶质母细胞瘤治疗。然而，这一亚型的肿瘤发生率极低（大约 3%），使得如何筛选合适患者纳入治疗并从治疗中获益成为一种挑战。

Ras/MAPK

Ras/MAPK（丝裂原活化蛋白激酶）途径是受体酪氨酸激酶 EGFR 和 PDGFR 活化的关键信号通路。Ras 作为第二信使蛋白是重要的信号转导效应分子。在 25% 的肿瘤中 Ras 的致癌性突变可导致该通路的过度激活。很大比例的

胶质母细胞瘤（88%）Ras 通路激活，这种下游通路受下列因素激活：受体酪氨酸激酶激活、NF1 基因突变或纯合缺失（大约 18%）、PTEN 基因突变或纯合缺失（大约 35%）、PIK3CA 基因突变（大约 15%）、Ras 基因突变（2%）、AKT 基因扩增（2%）、FOXO 基因突变（约 1%）。这些现象提示，抑制 Ras 依赖的信号途径可能成为一种有效疗法。Ras 激活需要几个步骤：Ras 蛋白必须被法尼基化，然后由法尼基转移酶激活，随后被募集到细胞膜上。Ras 激活的一系列下游分子包括 Raf 蛋白，后者又能激活几条 MAPK 通路。Ras/MAPK 信号途径能够增强细胞增殖能力，在细胞迁移中也扮演重要角色。

Ras 因为几大原因已经成为潜在的胶质瘤治疗可靶向的目标。最重要的是，Ras 被许多受体酪氨酸激酶激活。Ras 在胶质瘤细胞中被激活，通过抑制 Ras 能够使胶质瘤生长受到极大抑制。利用药物抑制 Ras 活性的方法是非直接的。法尼基转移酶可以被抑制，但 Ras 本身不可被抑制。两种法尼基转移酶抑制剂［FTI，即 tipifarnib（R111577，ZARNESTRA，强生公司）］和 lonafarnib（SCH66336，SARASAR，先灵葆雅），被研究作为胶质瘤患者潜在的治疗药物。对于 tipifarnib 的初步研究似乎是非常有希望，但不幸的是，结果显示对胶质母细胞瘤的治疗仅仅具有轻微效果。lonafarnib 的初步研究已经取得一些可喜成果，但还需要进一步评估其对胶质瘤的疗效。总的来说，Ras 蛋白对于细胞信号转导和胶质瘤生长具有至关重要的作用，使得它成为脑胶质瘤治疗的一个非常有吸引力的目标，靶向 Ras 的治疗技术开发在持续进行中。

MAPK 级联信号通路涉及多个蛋白激酶，包括 Raf 蛋白，其参与了 MEK 的磷酸化和活化，然后激活 MAPK。索拉非尼（BAY43‐9006，拜耳）是 Raf 激酶抑制剂和 VEGFR 抑制剂。虽然作为单一药剂其活性非常有限，但它仍然在药物组合治疗中被进一步加以评估。目前靶向 Raf 的临床试验结果前途不大，但仍有几种新 MEK 抑制剂正在研究，这些药物能够有效地抑制胶质母细胞瘤中的信号通路。MEK 抑制剂 MSC1936369B 与

PI3K/mTOR 抑制剂 SAR245409 联用的方法目前正在进行评估（Clinical Trial。编号：NCT01390818）。

PI3K/Akt 信号通路

受体酪氨酸激酶的活化还可经由复杂的第二信使信号级联分子，包括 Akt 和西罗莫司（雷帕霉素）哺乳动物靶蛋白（mTOR）激活 PI3K 途径。PI3K 在癌细胞生长、增殖和凋亡调节中发挥关键作用。PI3K 信号途径的激活性遗传学变异发生于几乎 90% 的胶质母细胞瘤中，这些变异包括 EGFR 或其他 RTK 的扩增和（或）突变、PIK3CA 或 PIK3RA 突变或 PTEN 缺失。PI3K 途径的活化与神经胶质瘤预后不良相关。Akt 磷酸化非常常见，并且是生长因子受体信号的主要通路分子。肿瘤抑制磷酸酶和张力同源基因（PTEN）是一个表皮生长因子受体通路的重要调节分子，可拮抗 PI3K 信号通路。PTEN 功能丧失可导致 PI3K 途径的持续性激活，这一现象至少在 35% 的胶质母细胞瘤中被检出。此外，PTEN 缺失与在神经胶质瘤细胞中更高的 Akt 活化水平有关。更高水平 Akt 随之会激活下游靶标分子，其对于肿瘤细胞的存活及增殖信号至关重要。

肿瘤细胞 PI3K/AKT 信号传导路径的超激活状态使得 PI3K 及其关键下游效应分子 AKT 成为胶质母细胞瘤的极具吸引力的治疗靶点。目前 PI3K 和 AKT 的抑制剂正处于研发中。虽然 PI3K 途径仍然是一个有趣的治疗靶标，但早期研究却因药物具有不可接受的毒性使结果变得复杂，可能原因在于这些途径对正常细胞维持稳态作用巨大，使得在癌症治疗中抑制 Akt 很难不影响其他许多正常生物学过程。两种抑制剂 perifosine（keryx）——Akt 抑制剂及 LY294002-PI3K 抑制剂，目前正在评估之中，但不幸的是这些药物毒性很强。当前更多治疗胶质母细胞瘤的选择性抑制剂处于早期临床试验中，其中包括 PI3K/AKT 通路上游和下游靶点的抑制剂、直接抑制 PI3K 和 mTOR 的抑制剂。最近也已经开发了 PI3K 的血脑屏障渗透性抑制剂，如 BKM120（诺华）和 GDC-0084（Genentech），治疗复发性胶质母细胞瘤患者 I 期及 II 期临床试验正在进行中。

mTOR 可由 Akt 和 Ras 两个通路激活，是促进细胞存活增殖的一个重要下游靶标分子。mTOR 通过 PI3K/Akt 信号通路激活下游效应分子介导了细胞增殖信号。生长因子过表达和 PTEN 缺失增强了 mTOR 的激活。mTOR 抑制剂包括西罗莫司（雷帕霉素，Rapamune，惠氏）、西罗莫司脂化物（CCI－779，惠氏）、AP23573（Ariad 制药公司）和依维莫司（Rad－001，Certican，诺华公司）。这些药物在胶质瘤细胞系中可以抑制胶质母细胞瘤增殖。

在携带 PTEN 缺失型突变复发性胶质母细胞瘤患者使用雷帕霉素进行新辅助化疗的 I 期临床试验中，患者在按计划进行肿瘤切除之前口服西罗莫司，首要目标在于确定 mTOR 靶向抑制药物的合适剂量并且评估其对于肿瘤细胞的抗增殖效应。在疾病复发时，携带 PTEN 缺失型肿瘤的患者在外科切除之前接受 10 日的西罗莫司治疗，剂量采取三者中一种（2 mg/kg、5 mg/kg、10 mg/kg，每日 2 次）。研究结果显示，所有患者肿瘤内部的西罗莫司药物浓度均达到了体外试验抑制 mTOR 所需的水平，但是患者体内抑制 mTOR 的程度差异极大，而且与用药剂量无关。体内肿瘤细胞增殖抑制程度与细胞内 mTORC1 信号通路的抑制显著相关。mTORC1 的抑制率达到 50% 以上时，可以显著抑制肿瘤细胞增殖，而抑制率在 50% 以下时无法获得细胞抑制效应。

mTOR 抑制剂在胶质母细胞瘤患者中单药使用和与 EGFR 抑制剂联合使用的尝试被证明是无效的。虽然这些结果令人沮丧，但 mTOR 抑制剂可为一部分胶质母细胞瘤患者带来治疗获益，这部分患者的肿瘤细胞中具有较高的 mTOR 信号通路的下游激活分子。另一方面，需要开展肿瘤细胞对于 mTOR 信号通路抑制剂的逃逸机制方面的研究，以便更深入理解 mTOR 信号通路在胶质母细胞瘤中所发挥的作用。

蛋白激酶 C

蛋白激酶 C（PKC）是神经胶质瘤的另一个重

要信号传导途径。PKC 属于蛋白酪氨酸激酶家族，是几个受体酪氨酸激酶（如 EGFR 和 PDGFR）的下游信号通路。PKC 的过度激活并非继发于 PKC 突变，而是由上游激酶激活所导致，这与 RAS 蛋白上所观察到的现象类似。PKC 已被证明对脑胶质瘤生长以及新生血管极为重要。PKC 激活除了导致 Ras 激活之外，还导致其他效应分子如 Raf 及 MAPK 分子的磷酸化。PKC 激活通过 Ras/细胞外信号调节 Ras/MAPK 通路诱导信号转导，在肿瘤细胞存活、增殖、侵袭中均扮演重要作用。然而目前对于胶质母细胞瘤的 PKC 靶向治疗手段还很有限。他莫昔芬，一种能够抑制 PKC 的雌激素受体拮抗剂，在临床试验中没能带来任何治疗获益。enzastaurin（LY317615，礼来公司）是一种 PKC 抑制剂，在胶质瘤细胞中具有抗血管生成和抗肿瘤作用，可通过 PI3K/Akt 途径抑制信号转导。虽然这种药物的初步研究似乎颇有前景，但随后一项Ⅲ期临床试验失败。

TP53

TP53 是胶质母细胞瘤中另一个非常关键的信号转导途径。TP53 功能的丧失，无论是突变还是纯合缺失都会导致肿瘤细胞具有生存优势，导致胶质瘤细胞的克隆性增殖和脑肿瘤的进展。TP53 通路的失活可见于 *TP53* 基因的突变、*ARF* 基因的缺失（55%）、*MDM2* 的扩增（11%）及 MDM4 的扩增（4%）。*TP53* 基因作为抑癌基因，能编码一种蛋白质从而将细胞周期阻滞在 G_1 期和（或）G_2 期，并在细胞 DNA 损伤时促进细胞凋亡。当前，没有有效治疗手段能够恢复 TP53 蛋白及其功能，这导致 *TP53* 不是一个能够靶向的分子。

Rb 信号通路

Rb 是胶质母细胞瘤的另一个关键信号通路。Rb 蛋白能作为细胞周期的检查点，直到被 CyclinD、CDK4 和 CDK66 磷酸化。大约 77% 的胶质母细胞瘤中存在 Rb 通路异常，这主要是由 CDK4 或 CDK6（14%）扩增、*CDKN2A/CDKN2B* 缺失（55% 和 53%）引起的。正在研发新的药物以干扰该通路下游的相关分子。目前正在评估 CDK4/6 抑制剂 PD0332991 和 LY83583 对于治疗携带 Rb 通路异常的胶质母细胞瘤患者的疗效。

血管内皮生长因子受体和血管生成

快速生长的肿瘤依靠释放生长因子来促进新血管形成，这个过程被称为血管生成。血管生成在实体瘤的进展和维持中起到至关重要的作用，而内皮细胞增殖是胶质母细胞瘤的病理学标志。促血管发生的细胞因子之一，VEGF 表达在胶质母细胞瘤中是血管生成最重要的调节因子。在胶质母细胞瘤中，经常能检测出促血管生成因子的高表达及抗血管生成抑制因子的低表达等基因异常。VEGF 表达和其他促血管生成细胞因子使胶质母细胞瘤瘤体内肿瘤血管异常生长：走行盘曲、高渗透性、内径增大、基底膜异常增厚。这种异常的肿瘤血管被认为增加了肿瘤缺氧，并且阻碍了细胞毒化疗药物进入肿瘤内部。VEGF 通过胶质瘤细胞分泌进入肿瘤微环境，并进一步激活 PI3K/Akt、Ras/MAPK 途径，进而激活细胞内级联信号转导，导致内皮细胞的增殖、迁移和存活。

VEGF 作为血管生成的重要调节因子，成为肿瘤治疗中吸引人的靶点。许多研究已经显示，VEGF 和其受体可被 VEGF 单克隆受体拮抗或被 VEGFR-2 小分子抑制剂抑制。其他胶质母细胞瘤血管生成调节因子包括 PDGF、血管生成素（Ang1 和 Ang2）及其受体（Tie-2、bFGH、HIF-1alpha 和 HGF）以及 Notch 信号通路。

贝伐珠单抗是一种重组的、人源化单克隆中和性抗体，可通过结合 VEGF 阻止其与 VEGF 受体结合，从而抑制 VEGF 信号传导通路。它在 2009 年 5 月通过 FDA 加速审批，作为单药可用于二线治疗完成包括手术切除、放射疗法和替莫唑胺在内的一线治疗后进展的胶质母细胞瘤患者。贝伐珠单抗是目前唯一被批准的治疗胶质母细胞瘤的抗血管生成药物。在早期的无对照临床研究中，该药物表现出令人印象深刻的影像学缓解和无进展生存期延长。单臂Ⅱ期临床试验的结果显示，泛血管内皮生长因子受体 VEGFR－2 酪氨酸激酶抑制剂西地尼布（AZD2171，阿斯利康）和抗 VEGF－A 抗体贝伐珠单抗（阿瓦斯汀，基因泰克/罗氏）似乎有前途。这些药物随后进入Ⅲ期临床试验以评估在复发性（西地尼布）和初诊（贝伐珠单抗）胶质母细胞瘤患者中的效果，结果发现对患者整体生存没有影响。

最近完成的两个针对两种药物 AVAglio 和 RTOG 0825 的大型随机Ⅲ期临床试验研究结果表明，对于初诊胶质母细胞瘤的患者，贝伐珠单抗治疗联合标准放疗和替莫唑胺治疗相比于标准治疗组尽管稍微延长了无进展生存期，但并没有改善总生存期。VEGF 抑制剂在胶质母细胞瘤等多种癌症类型上没有显示出持续性的临床及影像学获益，这些获益通常只有数月。最初所观察到的临床和影像学效应很可能是抗 VEGF 药物产生的一种抗渗透效应造成的。当人们清醒地认识到，抗－VEGF 通路药物只能获得以月份为单位的短暂的临床和影像学获益，肿瘤最终还是无可避免地进入进展期。这促使人们更加努力地去进一步阐明肿瘤对于抗血管生成药物疗法产生抵抗性的耐药机制。这种抗血管生成药物带来的初期迅速而明显的影像学缓解提示，这类药物并没有内在的抗肿瘤活性，其治疗益处主要是减轻脑水肿后带来的继发效应，以及可能具有提升其他治疗效果的潜能。

抗血管生成药物疗效不持久，令人失望。在胶质瘤患者治疗评估时，一些复杂因素同样需要被仔细考量。其中包括评估肿瘤治疗疗效的困难、难以确定患者最佳的生物学给药方案以及疗程长度。目前研究人员正在努力去理解肿瘤对于抗－VEGF 疗法产生耐药性的具体机制，从而改善当前治疗手段。适应性（逃逸性）抵抗和内在（早已存在的）无应答机制已被发现是肿瘤对抗血管生成治疗产生耐药性的两种模式，每种模式都有几种产生机制。适应性机制包括肿瘤细胞激活和（或）上调旁路促血管生成信号途径，募集骨髓来源的促血管生成细胞，增加管周细胞对于肿瘤血管的覆盖，以及激活和提升肿瘤细胞的侵袭和

转移能力等。另外研究人员还提出，基于临床试验中所观察到的现象，有些胶质母细胞瘤相关血管本身就对抗血管生成治疗具有天然抵抗性。这类患者在使用 VEGF 通路抑制剂后，其肿瘤组织区域没有观察到 MRI 对比增强消减。一种患者亚群在使用贝伐珠单抗、索拉非尼、舒尼替尼的临床试验中被发现没有表现出任何暂时的影像学反应或临床获益，这类患者特征在于治疗后没有证据表明肿瘤的血管渗透率下降，没有肿瘤生长的中断，没有肿瘤生长速度的延缓，没有观察到生活质量改善，生存期亦没有延长。这种缺乏应答被推测可能与肿瘤表达多种高水平的（除 VEGF 之外的）促血管生成因子有关，如胎盘生长因子等，或是由于肿瘤血管生成是完全不依赖 VEGF 的。

目前关于抗血管生成治疗的研究结果十分令人失望，没有给患者带来生存期的改善，但血管生成抑制剂可能在高级别胶质瘤的治疗中扮演一定的角色。未来的研究将需要扩展我们对于 VEGF 抑制剂作用机制的理解，确定最佳的生物剂量，鉴定出最有可能获得持久临床获益的患者亚群。目前抗血管生成治疗缺乏持久性应答，因此进一步研究如何最好地将抗血管生成治疗整合入当前的治疗模式从而优化放化疗效果显得非常重要。

组蛋白去乙酰抑制

表观遗传变化造成的基因表达改变可能会影响肿瘤生长。组蛋白可将 DNA 组装为核小体单位。在基因表达的调节中，乙酰化（由组蛋白乙酰转移酶介导）和脱乙酰化（由组蛋白脱乙酰酶 HDAC 介导）起着关键作用。在胶质瘤中，组蛋白相关生物学过程存在异常。抑制组蛋白脱乙酰酶已经成为另一个脑胶质瘤治疗的潜在靶点，并正处于研发中。正在进行进一步评估 HDAC 抑制剂，包括 LBH589、丙戊酸、缩酚酸和伏立诺他（suberolylanilidehydroxamic acid，SAHA）的疗效。

联合治疗

迄今为止，尽管临床前研究数据看似充满前

景,单一试剂分子靶向疗法在很大程度上是无效的。胶质瘤的分子异质性使得靶向治疗的发展非常具有挑战性。这种异质性既表现在肿瘤间,亦表现在肿瘤内。并且这种一致性随着肿瘤持续的分子变化而更加复杂。胶质母细胞瘤的复发是不可避免的,并且当前缺乏有效的挽救性治疗。在诊断时获得的肿瘤组织的分子谱特征与复发时肿瘤组织的分子谱特征具有显著差异,这归因于基因组的累积性改变。这一现象被最近一项配对胶质瘤样本的突变研究所证实。本研究对 23 例从同一患者中获取的初发低级别胶质瘤标本(组织学主要表现为星形细胞状)和对应的复发性肿瘤标本进行分析,结果显示,在 43% 的病例中,至少一半的初发肿瘤携带的突变在复发时无法被检出。其中包括肿瘤驱动性突变 TP53、ATRX、SMARCA4 和 BRAF。评估替莫唑胺对复发性肿瘤突变谱的影响的研究也揭示,超突变的肿瘤往往携带 RB 和 Akt - mTOR 信号路径中的驱动性突变。这种随着时间流逝肿瘤基因组谱系特征持续演进的特性,使得对于这种进展性疾病特异性的靶向治疗的研发尤为困难。

细胞内信号转导的复杂性和冗余性导致肿瘤的靶向治疗进一步复杂化。之所以单药治疗的有效性有限,可能是因为肿瘤能够以一种冗余的方式利用多种细胞通路。这凸显了未来研究需要有针对性地研究多种靶向疗法相结合的治疗方式,以及研发更多的靶向及弱靶向治疗药物。多种药物联合使用也许能够削弱肿瘤对治疗产生耐药的能力。

展　望

个性化医学

肿瘤学中的个体化医疗运动已经出现,这种运动也可描述为针对具体患者的治疗优化。理想情况下,对于肿瘤本身和患者的医学评估将使医师采取最佳的治疗方式(基于肿瘤的特征)和给药策略(根据患者的特征)。这种全面的对肿瘤生物学及患者特征的理解将使医师能够设计最佳的

(有效的)治疗方法。然而,随着对疾病(胶质母细胞瘤)和患者的异质性的认知逐渐深入,这一观念受到了极大挑战。胶质母细胞瘤相比于其他肿瘤来说,相对罕见性,临床试验入组人数有限,试验进展缓慢,这都使情况变得更加复杂。研发胶质母细胞瘤靶向治疗需要进行大规模的分子谱筛查以确定治疗目标。即使鉴定出一个可操作的靶点,治疗是否能够成功也依赖于相关药物是否被恰当地运用于携带正确分子或通路靶标的肿瘤患者亚群中。

胶质母细胞瘤患者不是一种同质性的患者群体,仅有部分患者表现出对标准治疗的应答。胶质母细胞瘤患者分子谱内部的异质性是巨大的,从而导致具有非常相似的分子异常模式的患者人数不多。胶质母细胞瘤患者已经被鉴定出许多基因变异,但许多突变仅仅发生于一小部分患者。即使是胶质母细胞瘤最常见的突变,如 EGFR 扩增,也仅仅出现在不到一半的胶质母细胞瘤患者中。

在临床试验中实施靶向治疗

鉴于目前已知的胶质母细胞瘤异质性,必须进行创新性的临床试验设计来满足临床及分子学因素的需要。将这些因素整合纳入临床试验设计可加快胶质母细胞瘤靶向治疗的研发过程。应该有一个多层次机构的协作,在临床试验中前瞻性地在患者的血液和肿瘤组织中进行基因检测。

小样本量是胶质母细胞瘤靶向治疗评估的一个显著挑战。如上所述,由于胶质母细胞瘤特异性分子异常很罕见,因此更加强调了需要尽可能多的患者进行分子谱分型。尽管针对某一特定分子异常入组的患者数目很少,但若经过合理的筛选,少数患者仍然可以满足验证临床获益的需求。

结　束　语

胶质母细胞瘤是最致命的癌症,其侵袭性导致手术无法根治,是对放疗和化疗最不敏感的肿瘤。目前标准的、综合治疗最多只能在胶质母细胞瘤亚群带来中等生存获益。开发有效的胶质母

细胞瘤治疗方法面临很大的挑战,这归因于肿瘤的发病率相对较低、分子具有异质性。胶质母细胞瘤是现在最具有分子特征的肿瘤。基因组分析进一步推动了我们对胶质母细胞瘤复杂分子背景的认识,也加快了我们对其分子异质性的了解,以在未来靶向治疗中寻找潜在合理的靶点。药理抑制剂和调节剂目前正在积极研究中。今后的研究应集中于联合治疗。胶质母细胞瘤治疗的转化需要我们更加深入了解此异质性疾病,开发创新性疗法,寻找和利用其分子漏洞,从而设计创新性临床试验。多中心、多机构的研究者与临床工作者合作努力也是十分必要的。

参 考 文 献

1　Dolecek TA, Propp JM, Stroup NE, Kruchko C. CBTRUS statistical report: primary brain and central nervous system tumors diagnosed in the United States in 2005 - 2009. *Neuro Oncol*. 2012; 14(Suppl 5): v1 - 49.

2　Louis DN, Ohgaki H, Wiestler OD, et al. The 2007 WHO classification of tumours of the central nervous system. *Acta Neuropathol*. 2007; 114(2): 97 - 109.

3　Parsons DW, Jones S, Zhang X, et al. An integrated genomic analysis of human glioblastoma Multiforme. *Science*. 2008; 321(5897): 1807 - 1812.

4　Ohgaki H, Kleihues P. The definition of primary and secondary glioblastoma. *Clin Cancer Res*. 2013; 19(4): 764 - 772.

5　Stupp R, Mason WP, vanden Bent MJ, et al. National Cancer Institute of Canada Clinical Trials Group. Radiotherapy plus concomitant and adjuvant temozolomide for glioblastoma. *N Engl J Med*. 2005; 352(10): 987 - 996.

6　Gilbert M, Wang M, Aldape KD, et al. Dose-dense temozolomide for newly diagnosed glioblastoma: a randomized phase III clinical trial. *J Clin Oncol*. 2013; 31(32): 4085 - 4091.

7　Cairncross JG, Ueki K, Zlatescu MC, et al. Specific genetic predictors of chemotherapeutic response and survival in patients with anaplastic oligodendrogliomas. *J Natl Cancer Inst*. 1998; 90(19): 1473 - 1479.

8　Ino Y, Betensky RA, Zlatescu MC, et al. Molecular subtypes of anaplastic oligodendroglioma: implications for patient management at diagnosis. *Clin Cancer Res*. 2001; 7(4): 839 - 845.

9　Esteller M, Garcia-Foncillas J, Andion E, et al. Inactivation of the DNA-repair gene MGMT and the clinical response of gliomas to alkylating agents. *N Engl J Med*. 2000; 343(23): 1350 - 1354.

10　Hegi ME, Diserens AC, Gorlia T, et al. MGMT gene silencing and benefit from temozolomide in glioblastoma. *N Engl J Med*. 2005; 352(10): 997 - 1003.

11　Yan H, Parsons DW, Jin G, et al. IDH1 and IDH2 mutations in gliomas. *N Engl J Med*. 2009; 360(8): 765 - 773.

12　Hartmann C, Hentschel B, Wick W, et al. Patients with IDH1 wild type anaplastic astrocytomas exhibit worse prognosis than IDH1-mutated glioblastomas, and IDH1 mutation status accounts for the unfavorable prognostic effect of higher age: implications for classification of gliomas. *Acta Neuropathol*. 2010; 120(6): 707 - 718.

13　Verhaak RG, Hoadley KA, Purdom E, et al. Cancer Genome Atlas Research Network. Integrated genomic analysis identifies clinically relevant subtypes of glioblastoma characterized by abnormalities in PDGFRA, IDH1, EGFR, and NF1. *Cancer Cell*. 2010; 17(1): 98 - 110.

14　Brennan CW, Verhaak RG, McKenna A, et al. TCGA Research Network. The somatic genomic landscape of glioblastoma. *Cell*. 2013; 155(2): 462 - 477.

15　The Cancer Genome Atlas Research Network. Comprehensive genomic characterization defines human glioblastoma genes and core pathways. *Nature*. 2008; 455(7216): 1061 - 1068.

16　Noushmehr H, Weisenberger DJ, Diefes K, et al. Cancer Genome Atlas Research Network. Identification of a CpG island methylator phenotype that defines a distinct subgroup of glioma. *Cancer Cell*. 2010; 17(5): 510 - 522.

17　Kleihues P, W.K. Cavenee, and International Agency for Research on Cancer. *Pathology and Genetics of Tumours of the Nervous System*. World Health Organization Classification of Tumours. Lyon: IARC Press; 2000: 314 p.

18　Thaker NG, Pollack IF, Molecularly targeted therapies for malignant glioma: rationale for combinatorial strategies. *Expert Rev Neurother*. 2009; 9(12): 1815 - 1836.

19　Hegi ME, Rajakannu P, Weller M. Epidermal growth factor receptor: a re-emerging target in glioblastoma. *Curr Opin Neurol*. 2012; 25(6): 774 - 779.

20　Wong AJ, Bigner SH, Bigner DD, Kinzler KW, Hamilton SR, Vogelstein B. Increased expression of the epidermal growth-factor receptor gene in malignant gliomas is invariably associated with gene amplification. *Proc Natl Acad Sci U S A*.

1987；84(19)：6899 - 6903.

21　Libermann TA, Nusbaum HR, Razon N, et al. Amplification, enhanced expression and possible rearrangement of Egf receptor gene in primary human-brain tumors of glial origin. *Nature*. 1985；313(5998)：144 - 147.

22　Sugawa N. Ekstrand AJ, James CD, Collins VP. Identical Splicing of Aberrant Epidermal Growth-Factor Receptor Transcripts from Amplified Rearranged Genes in Human Glioblastomas. *Proc Natl Acad Sci U S A*. 1990；87(21)：8602 - 8606.

23　Vivanco I, Robins HI, Rohle D, et al. Differential sensitivity of gliomaversus lung cancer-specific EGFR mutations to EGFR kinase inhibitors. *Cancer Discov*. 2012；2(5)：458 - 471.

24　Raizer JJ, Abrey LE, Lassman AB, et al. A phase II trial of erlotinib in patients with recurrent malignant gliomas and nonprogressive glioblastoma multiforme postradiation therapy. *Neuro Oncol*. 2010；12(1)：95 - 103.

25　Yung WK Vredenburgh JJ, Cloughesy TF, et al. Safety and efficacy of erlotinib in first-relapse glioblastoma：a phase II open-label study. *Neuro Oncol*. 2010；12(10)：1061 - 1070.

26　Kesavabhotla K, Schlaff CD, Shin B, et al. Phase Ⅰ/Ⅱ study of oral erlotinib for treatment of relapsed/refractory glioblastoma multiforme and anaplastic astrocytoma. *J Exp Ther Oncol*. 2012；10(1)：71 - 81.

27　Franceschi E, Cavallo G, Lonardi S, et al., Gefitinib in patients with progressive high-grade gliomas：a multicentre phase Ⅱ study by Gruppo Italiano Cooperativo di Neuro-Oncologia (GICNO). *Br J Cancer*. 2007；96(7)：1047 - 1051.

28　Mellinghoff IK, Wang MY, Vivanco I, et al. Molecular determinants of the response of glioblastomas to EGFR kinase inhibitors. *N Engl J Med*. 2005；353(19)：2012 - 2024.

29　Furnari FB. Fenton T, Bachoo RM, et al. Malignant astrocytic glioma：genetics, biology, and paths to treatment. *Genes Dev*. 2007；21(21)：2683 - 2710.

30　Tanaka S, Louis DN, Curry WT, Batchelor TT, Dietrich J. Diagnostic and therapeutic avenues for glioblastoma：no longer a dead end? *Nat Rev Clin Oncol*. 2013；10(1)：14 - 26.

31　Reardon DA, Groves MD, Wen PY, et al. A Phase Ⅰ/Ⅱ trial of pazopanib in combination with lapatinib in adult patients with relapsed malignant glioma. *Clin Cancer Res*. 2013；19(4)：900 - 908.

32　Pollack IF, Randall MS, Kristofik MP, Kelly RH, Selker RG, Vertosick FT Jr. Response of low-passage human-malignant gliomas in vitro to stimulation and selective-inhibition of growth factor-mediated pathways. *J Neurosurg*. 1991；75(2)：284 - 293.

33　Hermanson M, Funa K, Hartman M, et al. Platelet-derived growth-factor and its receptors in human glioma tissue：expression of messenger-RNA and protein suggests the presence of autocrine and paracrine loops. *Cancer Res*. 1992；52(11)：3213 - 3219.

34　Druker BJ, Talpaz M, Resta DJ, et al. Efficacy and safety of a specific inhibitor of the BCR-ABL tyrosine kinase in chronic myeloid leukemia. *N Engl J Med*. 2001；344(14)：1031 - 1037.

35　Brooks AN, Kilgour E, Smith PD. Molecular pathways：fibroblast growth factor signaling：a new therapeutic opportunity in cancer. *Clin Cancer Res*. 2012；18(7)：1855 - 1862.

36　Singh D, Chan JM, Zoppoli P, et al. Transforming fusions of FGFR and TACC genes in human glioblastoma. *Science*. 2012；337(6099)：1231 - 1235.

37　Burgart LJ, Robinson RA, Haddad SF, Moore SA. Oncogene abnormalities in astrocytomas：Egf-R gene alone appears to be more frequently amplified and rearranged compared with other protooncogenes. *Modern Pathol*. 1991；4(2)：183 - 186.

38　Guha A, Feldkamp MM, Lau N, Boss G, Pawson A. Proliferation of human malignant astrocytomas is dependent on Ras activation. *Oncogene*. 1997；15(23)：2755 - 2765.

39　Sharma S, Kemeny N, Kelsen DP, et al., A phase Ⅱ trial of farnesyl protein transferase inhibitor SCH 66336, given by twice-daily oral administration, in patients with metastatic colorectal cancer refractory to 5-fluorouracil and irinotecan. *Ann Oncol*. 2002；13(7)：1067 - 1071.

40　Kim ES, Kies MS, Fossella FV, et al. Phase Ⅱ study of the farnesyltransferase inhibitor lonafarnib with paclitaxel in patients with taxane-refractory/resistant nonsmall cell lung carcinoma. *Cancer*. 2005；104(3)：561 - 569.

41　Freed E, Symons M, Macdonald SG, McCormick F, Ruggieri R. Binding of 14 - 3 - 3-proteins to the protein-kinase Raf and effects on its activation. *Science*. 1994；265(5179)：1713 - 1716.

42　Jane EP, Premkumar DR, Pollack IF, Coadministration of sorafenib with rottlerin potently inhibits cell proliferation and migration in human malignant glioma cells. *J Pharmacol Exp Ther*. 2006；319(3)：1070 - 1080.

43　Wilhelm SM, Carter C, Tang L, et al. BAY 43 - 9006 exhibits broad spectrum oral antitumor activity and targets the RAF/MEK/ERK pathway and receptor tyrosine kinases involved in tumor progression and angiogenesis. *Cancer Res*. 2004；64(19)：7099 - 7109.

44 Chakravarti A, Zhai G, Suzuki Y, et al. The prognostic significance of phosphatidylinositol 3-kinase pathway activation in human gliomas. *J Clin Oncol*. 2004; 22(10): 1926 – 1933.

45 Newton HB. Molecular neuro-oncology and the development of targeted therapeutic strategies for brain tumors. Part 3: brain tumor invasiveness. *Expert Rev Anticancer Ther*. 2004; 4(5): 803 – 821.

46 Riemenschneider MJ, Betensky RA, Pasedag SM, Louis DN. AKT activation in human glioblastomas enhances proliferation via TSC2 and S6 kinase signaling. *Cancer Res*. 2006; 66(11): 5618 – 5623.

47 Cloughesy TF, Yoshimoto K, Nghiemphu P, et al. Antitumor activity of rapamycin in a Phase I trial for patients with recurrent PTEN-deficient glioblastoma. *PLoS Med*. 2008; 5(1): e8.

48 Galanis E, Buckner JC, Maurer MJ, et al.; North Central Cancer Treatment Group. Phase II trial of temsirolimus (CCI-779) in recurrent glioblastoma multiforme: a North Central Cancer Treatment Group Study. *J Clin Oncol*. 2005; 23(23): 5294 – 5304.

49 Kreisl TN, Lassman AB, Mischel PS, et al., A pilot study of everolimus and gefitinib in the treatment of recurrent glioblastoma (GBM). *J Neurooncol*. 2009; 92(1): 99 – 105.

50 Couldwell WT, Uhm JH, Antel JP, Yong VW, et al. Enhanced protein kinase C activity correlates with the growth rate of malignant gliomas in vitro. *Neurosurgery*. 1991; 29(6): 880 – 886; discussion 886 – 887.

51 Yoshiji H, Kuriyama S, Ways DK, et al. Protein kinase C lies on the signaling pathway for vascular endothelial growth factor-mediated tumor development and angiogenesis. *Cancer Res*. 1999; 59(17): 4413 – 4418.

52 da Rocha AB, Mans DR, Regner A, Schwartsmann G. Targeting protein kinase C: new therapeutic opportunities against high-grade malignant gliomas? *Oncologist*. 2002; 7(1): 17 – 33.

53 Marais R, Light Y, Mason C, Paterson H, Olson MF, Marshall CJ. Requirement of Ras-GTP-Raf complexes for activation of Raf-1 by protein kinase C. *Science*. 1998; 280(5360): 109 – 112.

54 Brandes AA, Ermani M, Turazzi S, et al. Procarbazine and high-dose tamoxifen as a second-line regimen in recurrent high-grade gliomas: a phase II study. *J Clin Oncol*. 1999; 17(2): 645 – 650.

55 Spence AM, Peterson RA, Scharnhorst JD, Silbergeld DL, Rostomily RC. Phase II study of concurrent continuous Temozolomide (TMZ) and Tamoxifen (TMX) for recurrent malignant astrocytic gliomas. *J Neurooncol*. 2004; 70(1): 91 – 95.

56 Graff JR, McNulty AM, Hanna KR, et al. The protein kinase Cbetaselective inhibitor, Enzastaurin (LY317615.HCl), suppresses signaling through the AKT pathway, induces apoptosis, and suppresses growth of human colon cancer and glioblastoma xenografts. *Cancer Res*. 2005; 65(16): 7462 – 7469.

57 Sidransky D, Mikkelsen T, Schwechheimer K, Rosenblum ML, Cavanee W, Vogelstein B. Clonal expansion of p53 mutant cells is associated with brain tumour progression. *Nature*. 1992; 355(6363): 846 – 847.

58 Vousden KH, Lane DP. p53 in health and disease. *Nat Rev Mol Cell Biol*. 2007; 8(4): 275 – 283.

59 Carmeliet P. VEGF as a key mediator of angiogenesis in cancer. *Oncology*. 2005; 69(Suppl 3): 4 – 10.

60 Kieran MW, Anti-angiogenic chemotherapy in central nervous system tumors. *Cancer Treat Res*. 2004; 117: 337 – 349.

61 Purow B, Fine HA. Antiangiogenic therapy for primary and metastatic brain tumors. *Hematol Oncol Clin North Am*. 2004; 18(5): 1161 – 1181, x.

62 Gomez-Manzano C, Fueyo J, Jiang H, et al. Mechanisms underlying PTEN regulation of vascular endothelial growth factor and angiogenesis. *Ann Neurol*. 2003; 53(1): 109 – 117.

63 Ebos JM, Kerbel RS. Antiangiogenic therapy: impact on invasion, disease progression, and metastasis. *Nat Rev Clin Oncol*. 2011; 8(4): 210 – 221.

64 Grunwald V, Hidalgo M. Development of the epidermal growth factor receptor inhibitor Tarceva (OSI-774). *Adv Exp Med Biol*. 2003; 532: 235 – 246.

65 Prewett M, Huber J, Li Y, et al. Antivascular endothelial growth factor receptor (fetal liver kinase 1)monoclonal antibody inhibits tumor angiogenesis and growth of several mouse and human tumors. *Cancer Res*. 1999; 59(20): 5209 – 5218.

66 Viloria-Petit A, Crombet T, Jothy S, et al. Acquired resistance to the antitumor effect of epidermal growth factor receptor-blocking antibodies in vivo: a role for altered tumor angiogenesis. *Cancer Res*. 2001; 61(13): 5090 – 5101.

67 Norden AD, Drappatz J, Wen PY. Antiangiogenic therapies for highgrade glioma. *Nat Rev Neurol*. 2009; 5(11): 610 – 620.

68 Kerbel RS, Tumor angiogenesis. *N Engl J Med*. 2008; 358(19): 2039 – 2049.

69 Gilbert MR, Dignam JJ, Armstrong TS, et al. A randomized trial of bevacizumab for newly diagnosed glioblastoma. *N Engl J Med*. 2014; 370(8): 699 – 708.

70 Chinot OL, Wick W, Mason W, et al. Bevacizumab plus radiotherapytemozolomide for newly diagnosed glioblastoma. *N Engl J Med*. 2014; 370(8): 709 – 722.

71　Bergers G，Hanahan D. Modes of resistance to anti-angiogenic therapy. *Nat Rev Cancer*. 2008；8(8)：592-603.

72　Batchelor TT，Sorensen AG，di Tomaso E，et al. AZD2171，a pan-VEGF receptor tyrosine kinase inhibitor，normalizes tumor vasculature and alleviates edema in glioblastoma patients. *Cancer Cell*. 2007；11(1)：83-95.

73　Gray SG，Ekstrom TJ. The human histone deacetylase family. *Exp Cell Res*. 2001；262(2)：75-83.

74　Johnson BE，Mazor T，Hong C，et al. Mutational analysis reveals the origin and therapy-driven evolution of recurrent glioma. *Science*. 2014；343(6167)：189-193.

第 19 章
乳腺癌

Harold J. Burstein
瞿晴 译,张俊 校

乳腺癌是较早将靶向治疗运用于临床的实体肿瘤。ER、PR 和 HER2 是乳腺癌主要的分子标志物。在许多实体肿瘤治疗过程中,分子靶标主要包括获得性基因突变和染色体重排。在乳腺癌中,已知的靶标主要是功能性生长因子。这些受体的表达是临床上靶向治疗的必要条件。为此,高质量的 ER 和 HER2 表达检测对治疗相当重要。

乳腺癌针对 ER 的靶向治疗

ER 阳性乳腺癌的内分泌治疗是靶向治疗在肿瘤学中的最早应用,也是肿瘤靶向治疗领域后续发展的范例。19 世纪后期,最早将卵巢切除用于治疗进展期乳腺癌。19 世纪 60 年代,卵巢切除、垂体、肾上腺手术作为乳腺癌内分泌治疗的手段。在最初实施这些治疗的时候,并没有考虑到肿瘤分子靶标状态,导致 1/3～1/2 的患者对该治疗无效。

20 世纪 70 年代,在明确了 ER、PR 等激素受体表达状态对于内分泌治疗的重要性后,乳腺癌的分子靶向治疗得到迅速发展。对晚期乳腺癌而言,内分泌治疗有效率和无进展治疗时间与激素受体表达情况成正比;ER 表达越高,有效率越高,无进展治疗时间越长。激素受体阴性肿瘤对内分泌治疗的反应率微乎其微。因此,乳腺癌激素受体的表达情况逐渐成为常规检测项目。这种"手和手套"的方法,即在给予特定靶向治疗之前,通过个体化检测肿瘤分子靶标以预测其疗效的方法,已首次在乳腺癌治疗中获得证实,并成为肿瘤靶向治疗的里程碑。

进展期乳腺癌乳腺治疗的另外一个重要范例就是,针对某一特异作用途径的靶向治疗,在经历多线针对该靶点的治疗后仍然有效。在几十年不断研究之后,内分泌治疗耐药机制仍未研究透彻。在抗雌激素治疗过程中,许多肿瘤的 PR 表达有所下降,但仍然保持了 ER 的表达,提示信号通路调节是内分泌治疗耐药的主要原因。最近有研究发现,在抗雌激素治疗过程中,ER 可以发生获得性突变。这些突变可以影响雌激素与受体的结合部位。这些突变仅发生在少部分肿瘤中,对大部分激素受体阳性肿瘤而言,ER 还是一个重要的治疗靶点,在疾病进展或经历了多线内分泌治疗后仍然可能有效。在内分泌治疗失败后,平均二线或三线内分泌治疗仍然可以有效,少数病例可以达到更多线的内分泌治疗。在临床实践中,乳腺癌新的内分泌治疗药物,包括他莫昔芬、芳香化酶抑制剂、孕激素、氟维司群等在进展期乳腺癌治疗中运用地越来越广泛。

内分泌治疗在进展期乳腺癌治疗中的成功推动了其在早期乳腺癌辅助治疗中临床研究的开展,是肿瘤学靶向治疗的另一个典范。早期的临床研究中,他莫昔芬辅助内分泌治疗并未区分患者的 ER 状态,回顾性分析提示 ER 表达情况与他莫昔芬辅助内分泌治疗疗效相关。晚期乳腺癌中的经验也提示,ER 表达水平高低是辅助内分泌治疗疗效的预测标志物。

近期的指南中均指出,辅助内分泌治疗至少需要他莫昔芬、芳香化酶抑制剂或他莫昔芬序贯芳香化酶抑制剂 5 年。10 年他莫昔芬治疗或者 5 年他莫昔芬治疗之后再序贯 5 年芳香化酶抑制剂也越来越多地运用到临床实践中。

乳腺癌抗 HER2 靶向治疗

乳腺癌针对 ER 的靶向治疗是从几十年临床观察中慢慢发展而来，并回顾性分析了 ER 表达情况与内分泌治疗获益之间的关系。与之相反，乳腺癌抗 HER2 治疗的发展得益于认识到 HER2 基因扩增或过表达是乳腺癌预后不良因素。在 15%～20% 的早期乳腺癌患者中，可以出现 HER2 基因的过表达，这部分患者的复发风险较高，对于标准的内分泌治疗和化疗不敏感。抗 HER2 靶向治疗主要源自人源化的 HER2 抗体。基础研究表明，抗 HER2 抗体仅对 HER2 过表达的肿瘤有效。这项研究结果加速了在 HER2 阳性患者中开展抗 HER2 治疗的临床研究。随后，在晚期乳腺癌患者中，证实化疗联合曲妥珠单抗有较强的抗肿瘤作用。5 年之后，曲妥珠单抗成为 HER2 阳性早期乳腺癌辅助治疗的标准方案。

在 HER2 阴性的乳腺癌中，曲妥珠单抗是否具有临床应用价值还存在一定的争议。晚期乳腺癌中的临床研究证实并没有临床获益。有回顾性研究发现即使在 HER2 阴性的早期乳腺癌中，仍可以从辅助曲妥珠单抗治疗后获益。目前，有关曲妥珠单抗在 HER2 阴性乳腺癌中作用的前瞻性研究正在开展。

HER2 过表达通常被认为是乳腺癌的一个驱动基因。正在进行的临床研究提示曲妥珠单抗跨线运用仍有临床获益，提示临床上的抗 HER2 治疗耐药可能只是相对的。到目前为止，还没有找到与抗 HER2 治疗耐药相关肿瘤表观学上的改变。事实上在临床实践中，大部分 HER2 阳性的晚期乳腺癌患者将接受多线的抗 HER2 治疗。

从乳腺癌内分泌治疗的经验来看，曲妥珠单抗的成功被扩展到多靶向治疗。拉帕替尼，是抗 EFGR 和抗 HER2 的酪氨酸激酶抑制剂，可以用于治疗曲妥珠单抗耐药的 HER2 阳性乳腺癌。T－DM1，是通过抗体-药物偶联技术将曲妥珠单抗和化疗药物美坦新偶联，从而产生美坦新样的抗肿瘤作用。T－DM1 可用于曲妥珠单抗耐药的 HER2 阳性乳腺癌。在一线治疗中，T－DM1 可以发挥和紫杉醇化疗联合曲妥珠单抗靶向治疗相当的治疗效果。另外一个抗 HER2 的单克隆抗体，帕妥珠单抗也可以同 HER2 结合，但与曲妥珠单抗不同，其主要是抑制 HER2 与异源二聚体形成。帕妥珠单抗单药治疗效果较弱，但其与曲妥珠单抗联合，可以逆转曲妥珠单抗耐药。曲妥珠单抗联合帕妥珠单抗可以提高反应率，延长疾病进展时间和总生存时间，已经成为 HER2 阳性晚期乳腺癌的标准一线治疗方案。另外，T－DM1 和帕妥珠单抗在早期乳腺癌治疗中应用的相关临床研究也正在开展。

美国 FDA 最近强调新辅助治疗可以提高病理完全缓解（PCR）的药物可以通过快速途径获批。这个快速途径主要是为了简化早期乳腺癌治疗新药物的流程。通常，新药物的获批需要先在晚期乳腺癌治疗中有效，然后在早期乳腺癌治疗中有效，这个过程往往需要数以千计的患者以及长时间的临床研究分析。新辅助治疗可以将 PCR 作为短期的观察终点，理论上讲，耗费更少的患者资源和时间。在批准过程中，FDA 需要确实的证据，无论是辅助治疗还是新辅助治疗，需要达到延长无病生存时间或总生存时间。

由于在化疗和曲妥珠单抗治疗基础上，加用帕妥珠单抗可以提高 PCR，FDA 快速批准了帕妥珠单抗在 HER2 阳性乳腺癌新辅助治疗中的使用。帕妥珠单抗是否会影响 HER2 阳性早期乳腺癌的疾病进程目前还未有定论。

针对 ER 阳性乳腺癌的新靶向治疗

PI3K/mTOR/AKT 是 ER 阳性乳腺癌的重要细胞调节通路。通过基因测序发现在 ER 阳性乳腺癌中存在该通路的突变。因此，运用 mTOR 抑制剂或者 PI3K 抑制剂治疗 ER 阳性晚期乳腺癌的研究正在开展中。mTOR 抑制剂，依维莫司，已证实可以克服芳香化酶抑制剂耐药。但 PI3K/mTOR 通路是否有突变并不能作为依维莫司治疗效果的预测指标。

细胞周期蛋白激酶 4/6 是细胞周期的重要调节因子。最近的Ⅱ期临床研究提示,在 ER 阳性晚期乳腺癌一线治疗中,内分泌治疗基础上加用新的 CDK4/6 抑制剂可以延长疾病控制时间。该结果有待大样本的临床研究证实。

雄激素受体(AR)可表达在大部分 ER 阳性乳腺癌中。有意思的是,小部分激素受体阴性的乳腺癌也可以表达 AR。针对 AR 的靶向治疗在乳腺癌中的作用还未完全清楚,关于雄激素剥夺和雄激素受体拮抗剂在激素受体阳性或阴性乳腺癌中治疗的相关研究正在开展。

BRCA 突变乳腺癌与 PARP 酶抑制剂

遗传性 BRCA1 和 BRCA2 突变患者有较高的罹患乳腺癌和卵巢癌的风险,目前已知这两个基因与遗传性乳腺癌密切相关。BRCA1/2 突变引起肿瘤的机制主要与 DNA 修复功能异常有关。在 BRCA1/2 缺陷的细胞中,PARP 酶复合体可以起到 DNA 修复的作用。PARP 抑制剂在 BRCA 基因突变乳腺癌中的"合成致死作用"提示这部分肿瘤细胞修复 DNA 损伤能力的缺陷。

Ⅱ期临床研究结果显示,PARP 抑制剂在 BRCA 相关的乳腺癌中有效,但在其他乳腺癌中无效。目前有临床研究比较 PARP 抑制剂与标准化疗在遗传性 BRCA 突变晚期乳腺癌患者中的作用,用以批准 PRAP 抑制剂的适应证。PARP 抑制剂能否获批还需要在遗传性突变的乳腺癌患者中进行大规模的临床研究。

基 因 组 分 析

大量的研究中心完成了乳腺癌的相关测序研究。这些研究提示在乳腺癌中常见的基因突变,包括 PIK3CA、TP53、MAPK、FGFR 等多条通路,并开展了针对相关靶点的临床研究。这些靶点有些已经研发出了相应的靶向药物。基因测序以及靶向治疗为开展相关临床研究提供了基础,也可以用来评价靶向药物在特定肿瘤中的作用。大规模的临床研究平台整合了乳腺癌特定靶点的测序结果与临床研究结果。希望肿瘤相关信号通路以及其对应靶向药物的发展能够早日得到临床验证,并发现其疗效预测标志物。

参 考 文 献

1　Schiavon G，Smith IE. Endocrine therapy for advanced/metastatic breast cancer. *Hematol Oncol Clin North Am*. 2013；27(4)：715－736.

2　McGuire WL. Hormone receptors：their role in predicting prognosis and response to endocrine therapy. *Semin Oncol*. 1978；5(4)：428－433.

3　Jeselsohn R，Yelensky R，Buchwalter G，et al. Emergence of constitutively active estrogen receptor-αmutations in pretreated advanced estrogen receptor-positive breast cancer. *Clin Cancer Res*. 2014；20(7)：1757－1767.

4　Early Breast Cancer Trialists' Collaborative Group，Davies C，Godwin J. Relevance of breast cancer hormone receptors and other factors to the efficacy of adjuvant tamoxifen：patient-level meta-analysis of randomised trial. *Lancet*. 2011；378：771－784.

5　Burstein HJ，Temin S，Anderson H，et al. Adjuvant endocrine therapy for women with hormone receptor-positive breast cancer：American Society of Clinical Oncology Clinical Practice Guideline Focused Update. *J Clin Oncol*. 2014；32(21)：2255－2269. doi：10.1200/JCO.2013.54.2258.

6　Slamon DJ，Clark GM，Wong SG，Levin WJ，Ullrich A，McGuire WL. Human breast cancer：correlation of relapse and survival with amplification of the HER-2/neu oncogene. *Science*. 1987；235(4785)：177－182.

7　Slamon DJ，Leyland-Jones B，Shak S，et al. Use of chemotherapy plus a monoclonal antibody against HER2 for metastatic breast cancer that overexpresses HER2. *N Engl J Med*. 2001；344(11)：783－792.

8　Romond EH，Perez EA，Bryant J，et al. Trastuzumab plus adjuvant chemotherapy for operable HER2-positive breast cancer. *N Engl J Med*. 2005；353(16)：1673－1684.

9　Paik S，Kim C，Wolmark N. HER2 status and benefit from adjuvant trastuzumab in breast cancer. *N Engl J Med*. 2008；

358(13)：1409 - 1411. doi：10.1056/NEJMc0801440.

10　Deah SH，Luis IV，Macrae E，et al. Use and duration of chemotherapy in patients with metastatic breast cancer according to tumor subtype and line of therapy. *J Natl Compr Canc Netw*. 2014；12(1)：71 - 80.

11　Pegram MD. Treating the HER2 pathway in early and advanced breast cancer. *Hematol Oncol Clin North Am*. 2013；27：751 - 766.

12　Verma S，Miles D，Gianni L，et al. EMILIA Study Group. Trastuzumab emtansine for HER2-positive advanced breast cancer. *N Engl J Med*. 2012；367(19)：1783 - 1791.

13　Baselga J，Gelmon KA，Verma S，et al. Phase Ⅱ trial of pertuzumab and trastuzumab in patients with human epidermal growth factor receptor 2-positive metastatic breast cancer that progressed during prior trastuzumab therapy. *J Clin Oncol*. 2010；28(7)：1138 - 1144.

14　Baselga J，Cortés J，Kim SB，et al. CLEOPATRA Study Group. Pertuzumab plus trastuzumab plus docetaxel for metastatic breast cancer. *N Engl J Med*. 2012；366(2)：109 - 119.

15　Prowell TM，Pazdur R. Pathological complete response and accelerated drug approval in early breast cancer.*N Engl J Med*. 2012；366(26)：2438 - 2441.

16　Gianni L，Pienkowski T，Im YH，et al. Efficacy and safety of neoadjuvant pertuzumab and trastuzumab in women with locally advanced，inflammatory，or early HER2-positive breast cancer（NeoSphere）：a randomised multicentre，open-label，phase 2 trial. *Lancet Oncol*. 2012；13(1)：25 - 32.

17　Rugo HS，Keck S. Reversing hormone resistance：have we found the golden key? *J Clin Oncol*. 2012；30(22)：2707 - 2709.

18　Baselga J，Campone M，Piccart M，et al. Everolimus in postmenopausal hormone-receptor positive advanced breast cancer. *N Engl J Med*. 2012；366(6)：520 - 529.

19　Dickson MA.Molecular Pathways：CDK4 Inhibitors for Cancer Therapy. *Clin Cancer Res*. 2014；20(13)：3379 - 3383. doi：10.1158/1078 - 0432.CCR-13 - 1551.

20　Lehmann BD，Bauer JA，Chen X，et al. Identification of human triplenegative breast cancer subtypes and preclinical models for selection of targeted therapies. *J Clin Invest*. 2011；121(7)：2750 - 2767.

21　Robson M，Offit K. Clinical practice. Management of an inherited predisposition to breast cancer. *N Engl J Med*. 2007；357(2)：154 - 162.

22　Do K，Chen AP. Molecular pathways：targeting PARP in cancer treatment. *Clin Cancer Res*. 2013；19(5)：977 - 984.

23　Tutt A，Robson M，Garber JE，et al. Oral poly（ADP-ribose）polymerase inhibitor olaparib in patients with BRCA1 or BRCA2 mutations and advanced breast cancer：a proof-of-concept trial. *Lancet*. 2010；376(9737)：235 - 244.

24　Cancer Genome Atlas Network. Comprehensive molecular portraits of human breast tumours. *Nature*. 2012；490(7418)：61 - 70.

第 20 章
结直肠癌

Maen Abdelrahim，Scott Kopetz，and David Menter
刘典　译，邱红　袁响林　校

概　述

流行病学、发病趋势及青年患病人群

结直肠癌（CRC）发病率和死亡率的地区差异很大。澳大利亚、新西兰、欧洲和北美洲是结直肠癌发病率最高的地区，而非洲和亚洲中南部发病率最低。从全球范围来看，男性肿瘤发病率中结直肠癌排第三位，女性中为第二位。令人欣喜的是，美国结直肠癌发病率和死亡率已经开始逐渐降低。过去 15 年里，CRC 发病率每年降低 2%～3%。每年新诊断结直肠癌患者约为 142 820 例，其中结肠癌为 102 480 例，其余为直肠癌。美国每年死于结直肠癌的患者约为 50 830 例，在所有癌症死亡中占 9%。虽然 50 岁以上人群结直肠癌发病率在减少，但由于青年人群中没有进行常规体检筛查，青年人群结直肠癌发病率仍在增加。

突变、二代测序、关键基因与肿瘤生成

大部分结直肠癌由含有恶性基因特征性改变的癌前腺瘤发展而来。多种基因突变与结直肠癌发病相关，但在绝大部分结直肠癌患者中都可检测到的基因突变数量有限，这其中包括腺瘤型结肠息肉病基因（APC）、K-ras 和 p53。有报道表明，在一个癌症个体中出现这些基因的突变组合很罕见。最近，癌症基因组图谱数据库已发现某些常见突变基因的组合。这篇研究包括了 97 个二代测序（NGS）的样本，且作者按无甲基化和过度甲基化将观察到的突变频率进行分类，高突变频率发生在文献中常见的 APC、TP53、SMAD4、PIK3CA、KRAS 与其他 24 个与甲基化状态相关的基因。ARID1A、SOX9 和 FAM123B 的突变频率也较高。如果同时也伴有表观遗传学改变时，这些常见信号通路中高频突变的基因很可能是导致 CRC 的主要原因。

结直肠癌中最常见的突变基因是 APC。81% 非高甲基化结直肠癌患者和 53% 高甲基化结直肠癌患者均有 APC 突变。APC 作为一种支架蛋白可促使多种转导蛋白共同作用，具有抑癌功能。APC 基因突变大部分为移码突变和无义突变，从而导致蛋白质合成过早中断。APC 蛋白是上皮内稳态的重要调节蛋白，其功能主要通过泛素化调节和细胞质内 β 连环蛋白（β-catenin）降解来实现。APC 和 β 连环蛋白是 Wnt 信号通路组合部分。当 APC 发生突变时，细胞质 β 连环蛋白则不能泛素化或发生降解，并会在细胞核中积累。β 连环蛋白一旦在细胞核积累，则可与 T 细胞转录因子结合，则会影响多种基因的表达，而这些基因涉及细胞增殖、分化、迁移、细胞凋亡、细胞周期进程、微管和染色体稳定性等多个方面。APC 功能缺失，会干扰在染色体聚合过程中微管相关蛋白 RP/EB 家族成员 1（MAPRE/EB-1）与微管断端的附着，从而导致细胞分裂异常。细胞分裂中截断 APC 支架蛋白会导致微管和着丝粒无法正确附着，这可能是导致基因不稳定性的原因。

由于女性结直肠癌患者在诊断前血浆中可检测出 MAPRE/EB-1，MAPRE/EB-1 早先时候被作为结直肠癌的循环生物标志物。结直肠癌发生前可出现 APC 改变并伴随血浆中 MAPRE/EB-1 升高，支持了两者具有潜在联系的学术

观点。

原癌基因激活是导致结直肠癌的重要原因。*K-ras* 是与此相关的重要原癌基因，30%～60% 的结直肠癌患者和巨大腺瘤患者中均可发现此突变。*K-ras* 活化后可激活 BCL-2、H2AFZ、RAP1B、TBX19、E2F4 和 MMP1 这些下游靶点，从而在腺瘤向腺癌转化过程中发挥重要作用。Ras 活化可影响多种细胞生长、分化、生存、细胞凋亡、细胞骨架组织、能动性、增殖和炎症的调控通路。*K-ras* 基因产物是一种由细胞外信号激活的信号传导相关 GTP 酶，而且一旦 *K-ras* 与鸟苷三磷酸（GTP）结合，*K-ras* 活化并激活信号通路其他信号因子。*K-ras* 激活同时，GTP 酶缓慢地将 GTP 降解为鸟苷二磷酸，酶活性消失。GTP 酶激活蛋白辅助因子可提高 GTP 转换速率。*K-ras* 通过鸟苷酸交换因子从 GTP 将鸟苷二磷酸分离出来，从而再度活化。突变蛋白以活化状态持续存在，而最活跃的突变不仅在外显子 1 的第 12 和 13 密码子上，在外显子 1 的第 61 和 146 密码子上也有发现。这些突变集群多方位地围绕着 *K-ras* 蛋白的共同结构区域。在结构上，*H-Ras* 的 G12 或者 Q16 单个点突变会通过空间或者范德华力的改变，导致 p120 GTP 酶激活诱导蛋白无法形成，从而使 GTP 水解。找寻 *K-ras* 抑制剂的研究目前着重于 RAS 鸟苷酸交换因子与活化的 *K-ras*^{G12D} 突变结构或是其他相关结构区域之间的相互作用。尽管这类研究层出不穷，但是目前还未发现针对 *K-ras* 突变靶点的明确有效的小分子治疗药物。

抑癌基因功能丧失是结直肠癌发生的另一个关键因素。p53 蛋白是第一个被发现和验证肿瘤抑制假说的基因。p53 功能包括维持基因稳定和防止突变基因积累。p53 蛋白可以获得 DNA 损伤信息，通过刺激 p21 合成和激活 DNA 修复，启动 G_1/S 细胞周期循环。p53 的稳定性和其从细胞核到细胞质的转移均需要 E_3 泛素连接酶和鼠双微体 2（MDM2）的参与。一旦 DNA 修复完成，p53 重新启动细胞周期，如果修复不成功，则会启动凋亡系统从而清除已受损细胞。作为一个具有复杂生物学特性的蛋白质，p53 可以与细胞中其他 106 个蛋白质相互作用。p53 是最常见的突变基因，可作为失活点突变和染色体杂合性消失的治疗靶点。p53 发生功能性突变后可推进肿瘤发生发展。TP53 突变导致基因产物的补偿性过表达，免疫组化即可检测出此突变。

如前所述，p53 功能障碍会导致基因不稳定。随后会出现染色体过度扩增、中心体复制调控异常、胞质分裂失败，从而导致非整倍体产生。p53 也影响中心体聚集，可以防止四倍体的多极细胞分裂。因此，p53 缺失或突变可通过影响细胞分裂中染色体功能，增加基因不稳定性。实际上，p53 缺失和功能障碍会导致远端结肠癌和直肠癌的基因高突变率，这与辅助治疗疗效差也相关。但目前相关研究结果并不统一，尚未明确 p53 突变临床意义。

通过二代测序技术（NGS），我们进一步在证实 *APC*、*TP53*、*SMAD4*、*PIK3CA* 和 *KRAS* 等影响结直肠癌生成的基因存在高频突变方面有了新突破。与此同时，NGS 技术也促进了关于 CRC 基因稳定性及表达的表观遗传学研究发展。

基因不稳定性、微卫星分析和表观遗传学

基因不稳定性和表观遗传调控基因表达在结直肠癌转化过程中发挥重要的作用。近期发现了三个不同、非相互排斥的分子通路，分别为染色体不稳定（CIN）、微卫星不稳定（MSI）、CpG 岛甲基化表型（CIMP）三方面的通路。

CIN 是结直肠癌中基因不稳定的最主要原因，常见于 60%～70% 的散发性结直肠癌中。CIN 往往导致纺锤体结构缺陷、染色体分离缺陷或者是端粒酶功能缺陷，通常还伴随着 DNA 损伤反应机制的缺陷，可导致染色体数量的不均衡（非整倍体）、染色体倍增不均等，较易出现杂合性缺失。DNA 拷贝数变异分析揭示基因缺失发生在染色体 4、8、15、17 和 18。相同研究中还发现超过 50% 的病例在染色体 7、8、13、20 和 X 上发生染色体复制。另外，在染色体的一些区域上发现了与癌症密切相关的某些基因的过表达或缺失，如血管生成因子（VEGF）、MYC、MET、LYN 和磷酸同源复合物（PTEN）。最常见单基因突变

是 *APC* 和 *K-ras* 突变。前文中提到的 APC，在细胞分裂中染色体聚合的时候，截断干扰 MAPRE1/EB-1 和微管的附着，会导致细胞分裂异常。如前所述，在细胞分裂过程中，由于中心体异常及 *p*53 功能缺陷，从而增加基因不稳定的可能性。

微卫星灶是整个基因组中核苷酸序列上的短重复序列。由于 DNA 错配修复（MMR），微卫星灶易于缩短或是延长。DNA MMR 系统可以识别和修复 DNA 复制过程中的碱基配对错误。MMR 系统成员有 MSH2、MLH1、MSH6、PMS2、MLH3、MSH3、PMS1 和 Exo1。微卫星不稳定反映了 MMR 系统错误修复能力。MSI 与遗传性非息肉性结肠癌（HNPCC）的联系以及 *MMR* 基因的相关克隆，提示 MSI 是结直肠癌发生的又一原因。*MMR* 基因的种系突变（germline mutations）导致 HNPCC，然而只有 15% 的散发性结直肠癌患者出现基因突变或是 *MMR* 基因高甲基化沉默。其他与高 MSI 相关的基因包括作为限速酶的环

氧化酶-2，它可以启动促炎生物活性脂质合成。

CIMP 是在多种基因启动子 CpG 二核苷酸区域出现高甲基化状态。CIMP 在结直肠癌患者人群中作为独立预后因子，提示预后不良。CIMP 与活化的 BRAF^{V600E} 有明显相关性。在针对 *KRAS* 突变活化人结直肠癌细胞系和肿瘤的研究中，锌指结构的 DNA 锚定蛋白（ZNF304）被发现可与 *INK*4-*ARF* 和其他 *CIMP* 基因启动子结合。与启动子结合的 ZNF304 募集了含有 DNA 甲基转移酶的辅阻遏物，导致 DNA 高甲基化和转录沉默。*KRAS* 通过上调 ZNF304，促使 *CIMP* 沉默。促炎性前列腺素 E$_2$ 也可以通过上调 DNA 甲基转移酶，使肿瘤抑制基因和 DNA 修复基因沉默从而推动肿瘤生成。CIMP 肿瘤患者具有明显的临床特征和病理特点。根据 Jeremy Jass 的建议，基于 CIMP（和 MSI）有无的结直肠癌的分类在本章节也会以图表的形式给予总结（表 20.1）。

表 20.1　结直肠癌分子亚型。结直肠癌的分类基于 MSI、CIMP 和 BRAF 的有无。以下 5 个亚类分别有不同的分子结构和临床病理特征

分子亚型	CIMP	MSI	BRAF	在结直肠癌所占比例	腺瘤类型	特征
Ⅰ	高表达	微卫星灶不稳定	突变	12%	锯齿状	*BRAF* 突变 MLH1 与 MSI 相关的甲基化
Ⅱ	高表达	微卫星灶稳定	突变	8%	锯齿状	*BRAF* 突变 多基因甲基化
Ⅲ	低表达	微卫星灶稳定	野生型	20%	管状	染色体不稳定 高 *KRAS* 突变率
Ⅳ	阴性	微卫星灶稳定	野生型	57%	锯齿状	染色体不稳定
Ⅴ	阴性	微卫星灶不稳定	野生型	2%～3%	低或高级别未分化	*BRAF* 突变阴性 高 *HNPCC* 发生率

基因不稳定性再加上常见的已知突变提高了肿瘤变化过程中的选择性达尔文压力。肿瘤演化的概念现已通过单细胞测序技术验证。目前认为，肿瘤变化压力通过一些稳定的中间体进行间断性克隆扩张。在靶向治疗背景下发生的肿瘤异质性演变及克隆选择与治疗敏感性、获得性耐药和临床治疗结果相关。这一演变过程是否通过预先存在克隆的选择而发生目前尚存争议。一个著名的临床模型系统阐明了在接受表皮生长因子受体抑制剂（EGFR）靶向治疗的转移性结直肠癌

（mCRC）患者身上发现的这种肿瘤异质性的变化过程。高灵敏度测序技术联合无创血液检测技术可以促进肿瘤异质性的检测，筛选出更适合用于 EGFR 抑制剂治疗的患者群体，以获得更好的治疗效果。

家族易患性、常染色体显性遗传与腺瘤

结直肠癌发病的分子机制特征目前进展迅速。数个常见人常染色体显性遗传疾病具有很高的结直肠癌发生率。家族性腺瘤性息肉病（FAP）

和 HNPCC 是两个最常见的家族性结直肠癌综合征。

经典 FAP 及其变异体-加德纳综合征、特科特综合征和衰减性腺瘤性息肉病,在所有结直肠癌中占比不到 1%。在经典 FAP 患者人群中,患者在幼年时即可有 100 个以上的结肠腺瘤,出现相关症状的平均年龄为 16 岁,而未经治疗人群有 90%左右在 45 岁左右发展成结肠癌。在 FAP 患者人群中已发现 *APC* 基因多种系突变导致的截断突变。在结直肠癌细胞中运用报告质粒研究发现几个氨基糖苷类、泰乐菌素、大环内酯类家族成员,可以诱导无义突变的翻译形成 *APC* 基因截断。加德纳综合征是指一些肠外症状,包括骨瘤和硬纤维瘤。特科特综合征主要是指一些与 FAP 相关的涉及 *APC* 突变的原发性中枢神经系统肿瘤,不过也有个案报道其与 *MSH* - 2 和 *MSH* - 6 两个 *MMR* 基因突变有关。衰减性腺瘤性息肉病是指腺瘤少于 100 个、*APC* 突变类型较多、发病年龄更晚的疾病。通常情况下,对这些 FAP 患者推荐预防性全结肠切除术,而非甾体抗炎药对该人群也可以减少腺瘤生成。

HNPCC(也认为是 Lynch 综合征)在 FAP 患者人群中更为常见,在所有结肠腺瘤人群占比为 3%~5%。高 MSI 是 *HNPCC* 基因高突变的特征。MSI 患者通常是 *MMR* 基因突变携带者,结直肠癌和子宫内膜癌的发病风险明显高于其他肿瘤。尽管 *MSH*6、*PMS*2 和 *EPCAM* 也会出现缺损,但 *MLH*1 和 *MSH*2 是最常见的 *MMR* 缺损基因。与散发型结直肠癌相比,大部分 HNPCC 肿瘤出现在横结肠和右半结肠。目前推荐对青年人群在 20~25 岁开始定期做肠镜检查。现在已经知道 Lynch 综合征相关肠外肿瘤常见原发部位不仅有胃和子宫内膜,还包括卵巢、小肠、肝胆系统、肾盂或者尿道,还可能包括乳腺、前列腺。

10%~15% 的 Lynch 综合征病例中 *MMR* 突变检测结果与高 MSI 状态及免疫组化结果不一致。碱基切除修复基因 *MUTYH* 的双等位基因种系突变可导致腺瘤性息肉的隐性形式。MUTYH 是一种 DNA 糖苷酶,具有纠正氧化 8 -羟基鸟嘌呤糖基酶(8 - oxodG)错误复制能力。MUTYH 移除腺苷- 8 - oxodG 的插入配对错误,从而使 8 - oxo - G 相应的胞嘧啶正确结合,促进无错误的碱基切除修复,可校正遗传错误。腺瘤个数超过 100 个的患者中,有一小部分为 MUTYH 相关型腺瘤。在这些患者中,*APC* 基因也常有突变,但 *APC* 基因改变反而提示这类 MUTYH 相关型息肉病患者的预后较好。

靶向治疗、受体与信号系统

结直肠癌是分子生物学研究进展与靶向治疗结合获得良好治疗效果的成功范例。EGFR 和 VEGF 信号通路是美国 FDA 批准的靶向药物的治疗靶点。

针对 EGFR 信号通路的靶向治疗

结直肠癌患者多出现 *EGFR* 突变和过表达。这些过表达患者生存期短,对于细胞毒药物反应差。EGFR 配体包括表皮生长因子、转化生长因子- α 和其他一些配体。受体-配体复合物启动 EGFR 与其他 EGFR 家族受体通过自身磷酸化来形成同源或异源二聚体,随后通过 Grb2/SOS/Ras/Raf/MEK 和 MAPK 或 ERK 启动下游信号通路。下游信号激活还有其他诸如 PI3K/AKT/mTOR、Src/STAT 和 PLC/PKC 的替代通路,也可激发其他一些信号级联反应。单克隆抗体(mAB),如西妥昔单抗或帕尼单抗,通过封锁配体上的受体结合域,从而抑制 EGFR。受体内吞和降解,补体及免疫细胞介导的细胞毒作用,均可使 EGFR 更替加快(图 20.1)。

EGFR mAB:西妥昔单抗

西妥昔单抗是嵌合型鼠-人免疫球蛋白(IgG)1 抗- hEGFR 抗体。西妥昔单抗初始被证实三线治疗有效。BOND1 研究的成功促使 FDA 批准西妥昔单抗联合伊立替康为伊立替康失败后的治疗选择,同时亦使西妥昔单抗获得单药治疗伊立替康不耐受 mCRC 的适应证。既往含伊立替康治疗后进展已经对伊立替康治疗无效的患者,西妥昔单抗治疗的有效率为 11%,单药治疗中位无进展生存期为 1.5 个月;西妥昔单抗和伊立替康

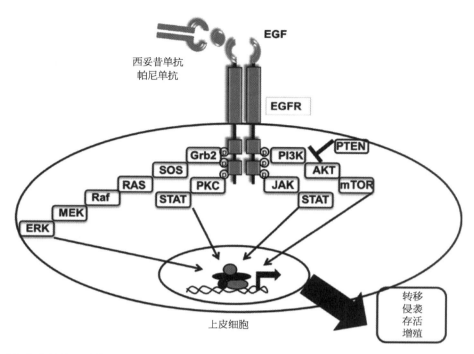

图 20.1　针对表皮生长因子受体(EGFR)的靶向单克隆抗体(mAbs)，西妥昔单抗和帕尼单抗。上皮细胞受到 EGF 刺激后，会激活大量下游信号通路，从而出现下游级联反应；随后 mRNA 转录、蛋白质翻译，从而导致肿瘤细胞转移、侵袭、存活和增殖等生物效应。mAbs 可以抑制 EGFR。对这些级联反应中的蛋白质的作用顺序如下：① 生长因子受体 2(Grb2)→ 交换因子(SOS)→大鼠肉瘤(Ras)→ Raf 蛋白(RAF)→微管相关蛋白(MAPK)-胞外信号调节激酶(ERK 和 MEK)；② 肉瘤(Src)→信号转导及转录激活蛋白(STAT)；③ Janus激酶(JAK)→ STAT；④ PI3K→ v－akt 同源鼠类胸腺瘤病毒癌基因(AKT)→mTOR、磷酸酶和张力蛋白同系物基因(PTEN)可以抑制 mTOR

联用有效率可达 23%，中位无进展生存期为 4.1个月。在另一项三线治疗临床试验中，西妥昔单抗单药仍有 10% 的缓解率。

在一项西妥昔单抗对比最佳支持治疗的难治性晚期结直肠癌的国际多中心 Ⅲ 期临床试验中，西妥昔单抗治疗也有显著生存获益，中位生存期从 4.6 个月增加到 6.1 个月。Ⅲ 期随机临床试验CRYSTAL 研究（西妥昔单抗联合伊立替康）和Ⅱ 期随机临床试验 OPUS 研究（奥沙利铂和西妥昔单抗）也证实了西妥昔单抗作为一线治疗，可为mCRC 患者带来生存获益。CRYSTAL 试验分析了伊立替康联合氟尿嘧啶和甲酰四氢叶酸(FOLFIRI)基础上加用西妥昔单抗治疗的疗效和安全性。在该研究中，西妥昔单抗联合 FOLFIRI与 FOLFIRI 相比，减少了 15% 的疾病进展，缓解率提高了将近 10%，但是两组总生存期并没有显著差异。亚组分析表明对于西妥昔单抗疗效获益人群局限于 *KRAS* 野生型(WT)患者。另外一些

Ⅰ 期临床试验和 Ⅱ 期临床试验也显示西妥昔单抗作为一线治疗药物，无论与以伊立替康为基础的化疗方案联用还是与以奥沙利铂为基础的化疗方案联用，均为有效联合方案。

加拿大国家癌症研究所临床试验小组和澳大利亚胃-肠临床试验小组联合进行了 CO－17 研究，结果显示西妥昔单抗也可以提高晚期 CRC患者生存期并改善生存质量。对于晚期和化疗难治型结直肠癌患者，该研究结果显示西妥昔单抗与单纯最佳支持治疗(BSC)相比，可延长 OS(中位时间，6.1 个月比 4.6 个月)和 PFS(HR 为0.68)，提高疾病控制率(31.4% 比 10.9%)。

EGFR mAB：帕尼单抗

帕尼单抗是具有良好临床疗效的完全人源化IgG2 抗－hEGFR 抗体。对于接受化疗难治性结直肠癌患者，帕尼单抗联合 BSC 一线治疗方案比单纯 BSC 具有更好的疗效。帕尼单抗可以显著提升 PFS，且毒副作用可控。帕尼单抗组的疾病

进展风险是 BSC 组的一半，统计学分析显示该研究中 PFS 的 HR 降低超过研究预设的 33%。尽管帕尼单抗的绝对效应并不明显，但是根据 HR 评估的 PFS 改善程度来看，帕尼单抗联合 BSC 显著增加 PFS。在与伊立替康或奥沙利铂等一线、二线新型治疗方案相比的最新临床试验中，帕尼单抗也在 mCRC 治疗中展示了良好前景。

KRAS 野生型患者更能从抗-EGFR 治疗中获益。在帕尼单抗与 BSC 对比的临床研究中评估了 *KRAS* 作为疗效预测指标的价值。试验的主要目的是评估突变患者（43%）与 WT *KRAS* 患者的帕尼单抗治疗的 PFS，*KRAS* WT 组（HR=0.45）相对突变组（HR=0.99）的 PFS 有显著改善。接受帕尼单抗单药治疗的 *KRAS* WT 患者的中位 PFS 是 12.3 周，接受 BSC 的中位

PFS 是 7.3 周。*KRAS* WT 组与突变组的帕尼单抗缓解率分别为 17% 和 0。总的来说，接受帕尼单抗单药治疗的 *KRAS* WT 的 mCRC 患者 OS（HR=0.67）更长。因此，*KRAS* WT 可以作为是否接受帕尼单抗治疗的 mCRC 患者的筛选指标。

生物标志物、*KRAS*、*NRAS*、*BRAF* 和其他靶向指标

尽管 *KRAS* 突变状态是针对 EGFR 靶点的单克隆抗体疗效的最好预测指标，但是其他因素也可能影响治疗效果。接受单克隆抗体治疗的患者，未经 *KRAS* 筛选患者的缓解率为 15%，经 *KRAS* 筛选后缓解率仅增至 30%，提示还可能有其他影响单克隆抗体疗效的因素。表 20.2 列出了影响抗 EGFR 靶点的疗效和耐药的其他潜在因素/生物标志物。

表 20.2　针对 EGFR-靶向治疗疗效预测的生物标志。抗-EGFR 靶向治疗疗效预测生物标志物的临床价值和发生率

生物标志	临床价值	疾病发生率(%)	参考文献
KRAS 突变	预后作用有争论 抗-EGFR mAbs 耐药的预测指标	35~45	96,104—114
BRAF 突变	预后不佳 预测作用有争论	4~15	104,115—119
PIK3CA 突变	预后价值有争论 预测作用有争论	10~20	107,109,110,120—126
PTEN 状态	预后价值有争论 预测作用有争论	19~42	120—122,127,128
上皮调节蛋白/双调蛋白表达	WT KRAS 的预后指标 与抗-EGFR 治疗获益有关	没有公布	129—133
EGFR 蛋白表达	没有预后价值 没有预测价值	80~85	104,134—136

KRAS

与癌症相关的 EGFR 改变和下游通路信号转导研究推动抗 EGFR 的 mAbs 研发。*KRAS* 突变相关的抗 EGFR 治疗反应较差，因此 *KRAS* 突变状态是评估 mCRC 治疗的重要因素。*KRAS* 基因突变可持续激活下游信号通路，降低抗 EGFR 治疗疗效。目前在治疗前即可检测出从抗-EGFR 治疗中不太可能获益的 *KRAS* 突变患者，且 *KRAS* 突变提示预后不良。与含奥沙利铂化疗方案相比，*KRAS* 突变患者如果接受抗 EGFR 抗体联合含奥沙利铂方案的联合治疗疗

效更差。然而回顾性研究数据显示，FOLFOX6 等以奥沙利铂为基础的化疗方案在 *KRAS* 突变结直肠癌患者中疗效好于 *KRAS* WT 结直肠癌。除了 *KRAS* 外显子 2 的突变，其他 *RAS* 突变活化（*KRAS* 或是 *NRAS*）也是抗 EGFR 治疗疗效预测的负性生物指标。*KRAS* 和 *NRAS* 是密切相关的 *RAS* 癌基因家族成员，密码子 12、13、61、117 和 146 的任一基因突变都可增加鸟苷三磷酸结合的 RAS 蛋白水平。这些外显子上的 *KRAS* 和 *NRAS* 突变往往是相互排斥的，这说明其功能是重复的。在一项帕尼单抗单药治疗的 Ⅲ 期随机临床试验和其他一些研究中，有 *KRAS* 或 *NRAS* 突

变的大部分 mCRC 对抗-EGFR 治疗无效。然而结直肠癌患者很少出现 *HRAS* 突变。

最近的随机试验（AIO KRK - 0306）对比 FOLFIRI 联合西妥昔单抗与 FOLFIRI 联合贝伐珠单抗一线治疗 mCRC 的疗效。2008 年 10 月，该试验版本进行了研究方案修改，排除 *KRAS* 突变患者入组。亚组分析对比了 *KRAS* 密码子 12 或密码子 13 突变的患者接受 FOLFIRI 联合西妥昔单抗或贝伐珠单抗的疗效和生存期。有趣的是，对 *KRAS* 突变患者，化疗联合西妥昔单抗和贝伐珠单抗的疗效无明显区别。FOLFIRI 联合西妥昔单抗的总缓解率（ORR）为 44%，这明显高于 CRYSTAL 研究（ORR = 31%），但与 Ⅱ 期临床试验 CECOG 的结果（ORR = 41%）相似，也和卡培他滨、伊立替康联合西妥昔单抗的德国 AIO KRK - 0104 的结果（ORR = 49%）相似。不仅如此，CRYSTAL 和 OPUS 试验的联合分析也给出了相似结论。因此，这些证据支持 *KRAS* 突变作为抗 EGFR 治疗的强制性排除指标。

RAS 家族

最近一项关于生物标志物的前瞻性-回顾性研究分析了 *RAS* 突变谱（*KRAS* 和 *NRAS*）对 PFS 和 OS 的影响。该项 Ⅲ 期临床试验旨在比较帕尼单抗加上 FOLFOX4（奥沙利铂和输液 5 - FU/甲酰四氢叶酸）对比 FOLFOX4 一线治疗 mCRC 疗效。对于无 *RAS* 突变患者，帕尼单抗-FOLFOX4 组与 FOLFOX4 组的中位 PFS 分别为 10.1 个月和 7.9 个月，中位 OS 分别为 26 个月和 20.2 个月。分层分析显示，*KRAS* 野生其他 *RAS* 突变患者中有 17% 接受过帕尼单抗联合 FOLFOX4 治疗后 PFS 和 OS 较单用化疗组更差，这与 *KRAS* 外显子 2 突变患者的结果类似。因此非 *KRAS* 的其他 *RAS* 突变也可以预测帕尼单抗- FOLFOX4 疗效。最近其他一些研究和治疗方案的结果分析也证实上述这些现象，目前推荐在 EGFR 单克隆抗体治疗前对 RAS 家族突变进行扩大检测，包括密码子 12、13、59、61、117、146 的 *KRAS* 和 *NRAS* 突变。

BRAF

目前关于结直肠癌靶向治疗的研究仍然致力于寻找 *KRAS* 以外的抗 EGFR 治疗疗效预测的生物标志物。*BRAF V600E* 活化突变被认为是 EGFR -靶向 mAbs 的预后生物指标。结直肠癌的 *BRAF* 突变比例约为 10%，*BRAF* 突变与 *KRAS* 突变是相互排斥的。未经选择的整体结直肠癌人群中 *BRAF V600E* 突变比例为 10%，但 *KRAS* WT 的老年女性右半结肠癌患者中 *BRAF* 突变更常见（约为 50%）。这些临床病理特点和 *BRAF V600E* 突变能帮助我们筛选出预后较差的 mCRC 患者。

由于 *BRAF* 突变概率低，且既往临床治疗前未将其列入考虑因素，*BRAF* 突变状态对疗效的具体影响尚不明朗。CRYSTAL 研究中 *KRAS* WT/ *BRAF* WT 患者接受西妥昔单抗联合 FOLFIRI 方案治疗组的中位 PFS 和 OS 均有提升（但未达统计学显著性差异）。越来越多的证据显示 *BRAF V600E* 突变是预后不良的预测因子，其预后预测作用与化疗方案及是否加用 EGFR -靶向治疗无关。因此，*BRAF V600E* 突变的预后价值可超过其任何疗效预测价值。护理健康研究和卫生专业人员随访研究中的登记在册的 173 200 例患者的队列研究中显示，*BRAF* 突变率为 17%。在这个研究中，*BRAF* 突变与增加的特异性结肠癌死亡率有关，多变量分析风险比为 1.97。

表 20.2 列出了目前发现的其他生物标志物，包括了 *PIK3CA* 突变和 *PTEN* 表达缺失或活跃。EGFR 及其配体的过表达或扩增也是重要的生物标志物。然而它们作为疗效预测指标的临床结果不一致，目前也没有得出临床使用前是否需要先进行检测的一致结论。

针对 VEGFR 通路的靶向治疗

第一个用于 mCRC 临床治疗的靶向药物是抗血管内皮生长因子- A（VEGF - A）抗体药物，即贝伐珠单抗。贝伐珠单抗是一个嵌合型鼠-人 IgG1 抗- hVEGF - A 抗体。它能够与 VEGF - A 所有生物活性形式结合，阻断其与受体 VEGFR - 1 和 VEGFR - 2 的结合（图 20.2）。

关于贝伐珠单抗最初的 Ⅲ 期临床试验设置为联合标准化疗方案治疗 mCRC。研究设置具体

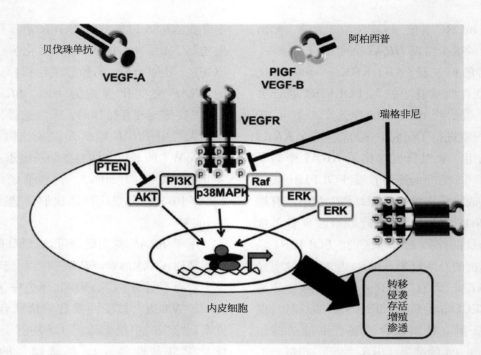

图 20.2 血管内皮生长因子(VEGF)靶向单克隆抗体(mAbs)治疗,贝伐珠单抗和阿柏西普。血管内皮细胞受到 VEGF 刺激后,引起大量下游级联反应,启动 mRNA 转录,蛋白质翻译,从而导致肿瘤细胞的转移、侵袭、存活和增殖,促进肿瘤血管生成,改变血的通透性。图 20.1 显示的为主要信号通路的级联反应。瑞格非尼是一个多靶点蛋白激酶抑制剂,可以阻滞多种 VEGFR 同源异构体 1~3 及其他多个靶点的磷酸化

为伊立替康加上每周 5-氟尿嘧啶(5-FU)/亚叶酸钙(IFL)联合贝伐珠单抗对比单纯 IFL 方案。贝伐珠单抗组有 OS 和 PFS 获益,且无严重毒副作用。此为贝伐珠单抗与基本化疗方案联用的经典用法,适应证为转移性 CRC。在不采用抗 EGFR 治疗时,即可使用贝伐珠单抗进行抗 VEGF 治疗,两者靶向药物联用无获益。事实上,这种联合方案可能导致 CRC 生存期更差。

一项Ⅲ期临床试验比较了贝伐珠单抗联合卡培他滨对比卡培他滨一线治疗 mCRC 老年患者的疗效和安全性。贝伐珠单抗联合卡培他滨治疗组 PFS 明显高于卡培他滨单药组(中位,9.1 个月比 5.1 个月,风险比为 0.53)。联合治疗组有 40% 的患者出现治疗相关 3 级及以上不良反应,卡培他滨单药治疗组为 22%,主要不良反应有手足综合征、腹泻和静脉血管栓塞事件。基于这个试验,贝伐珠单抗和卡培他滨联合治疗对老年 mCRC 患者是有效且耐受性良好的治疗选择。

有研究进一步探索了贝伐珠单抗作为一线药物与以奥沙利铂为基础化疗方案联合治疗疗效。

NO16966 研究将未接受化疗和贝伐珠单抗联合治疗的患者随机分到以含奥沙利铂方案化疗组(FOLFOX 或是卡培他滨加上奥沙利铂)+ 安慰剂组/安维汀组。贝伐珠单抗组 PFS 为 9.4 个月,明显高于安慰机组 8.0 个月(风险比为 0.83),但是两组 OS 并没有统计学显著性差异。东部肿瘤协作组-3200 试验探索的是贝伐珠单抗作为二线治疗的价值,治疗方案为贝伐珠单抗与 FOLFOX4 方案联合,入组人群为未接受过贝伐珠单抗治疗且曾接受伊立替康和 5-FU 但治疗失败的患者;结果显示 FOLFOX4 联合贝伐珠单抗组的 OS、PFS 和 ORR 均高于 FOLFOX4 组。这个试验首次提供了贝伐珠单抗联合 FOLFOX4 方案治疗的安全性数据,促使美国采用贝伐珠单抗联合 FOLFOX4 作为一线治疗选择的可能性。贝伐珠单抗无论是一线还是二线治疗,均改善了 mCRC 患者的生存,它被获批可与伊立替康或奥沙利铂联合 5-FU 的化疗方案联用,对于无法耐受伊立替康或奥沙利铂的患者也可与 5-FU 单药联合使用。另一项Ⅲ期临床试验中(ML18147),入组

人群为以一线贝伐珠单抗为基础的治疗出现进展的 mCRC 患者,接受贝伐珠单抗加标准化疗作为二线治疗方案。持续抑制 VEGF 的贝伐珠单抗联合标准化疗的二线跨线治疗方式不仅控制了 mCRC 患者的疾病进展,并且带来了 OS 获益。接受贝伐珠单抗跨线治疗组的中位 OS 为 11.2 个月,而只接受化疗组的中位 OS 为 9.8 个月(HR = 0.81)。贝伐珠单抗跨线治疗模式在转移性乳腺癌和非小细胞肺癌等其他肿瘤中也进行了探索研究。

另一个用于 mCRC 患者的抗 VEGF 靶向治疗药物是阿柏西普。阿柏西普在美国被称为 VEGF 捕获剂或 ziv-afibercept。阿柏西普为重组融合蛋白,由 VEGFR－1 和 VEGFR－2 胞外区域的 VEGF 结合区域及人类免疫球蛋白 IgG1 的部分片段融合而成。作为高亲和力配体结合剂,阿柏西普可抑制 VEGF－A、VEGF－B 和胎盘生长因子的活性(图 20.2)。已有 Ⅰ 期临床试验和 Ⅱ 期临床试验探索了阿柏西普单药或与伊立替康、氟尿嘧啶还有甲酰四氢叶酸等化疗方案的联合治疗疗效。根据 Ⅲ 期临床试验 VELOUR 的研究结果,FDA 已于 2012 年 8 月年批准阿柏西普的 CRC 治疗适应证。该研究入组人群为既往接受过奥沙利铂化疗方案失败的患者,阿柏西普联合 FOLFIRI 治疗后的中位生存期由 12 个月显著提升至 13.5 个月,相对风险降低 18%;PFS 也从 4.6 个月显著提升至 6.9 个月,相对风险降低了 24%。阿柏西普加 FOLFIRI 组的 ORR 为 19.8%,而 FOLFIRI 组 ORR 为 11.1%。目前,阿柏西普获批适应证为与 FOLFIRI 联合方案用于治疗对以奥沙利铂为基础的化疗方案耐药或者进展的 mCRC 患者。

多酪氨酸蛋白激酶抑制剂

贝伐珠单抗、阿柏西普、西妥昔单抗和帕尼单抗的等靶向药物研究中积累的经验均显示 mCRC 治疗中靶向治疗的重要性。结直肠癌发生发展中涉及多个信号通路,包括受体酪氨酸激酶(如 EGFR、VEGFR 和其他受体)及下游信号级联通路(Grb2/SOS/RAS－RAF/MEK 和 PI3K－PTEN－AKT－mTOR)。对难治性结直肠癌,多

酪氨酸蛋白激酶抑制剂是一个有前景的选择。瑞格非尼是给标准治疗失败的 mCRC 患者带来生存获益的第一个小分子多重激酶抑制剂。瑞格非尼分子结构与索拉非尼类似,然而瑞格非尼的激酶抑制谱更为广泛且抑制能力更强。它是有效的多激酶抑制剂,作用靶点有 VEGFR－1、VEGFR－2、VEGFR－3、PDGFR－β、Kit、RET、Raf－1、IgG 及表皮生长因子同源性域 2(TIE2)。

临床前研究显示瑞格非尼对结直肠癌转移瘤模型有抑瘤效果。一项 ⅠB 临床试验提供了瑞格非尼的耐受性数据,同时也初步显示瑞格非尼对进展期结直肠癌有抗肿瘤作用。随后,Ⅲ 期临床试验 CORRECT 研究评估了瑞格非尼作为三线治疗的疗效和安全性。该项试验入组人群为奥沙利铂、氟尿嘧啶和伊立替康为基础的化疗、抗－VEGFR 治疗或抗－EGFR 治疗后出现进展的患者,换言之,即标准化疗或靶向治疗后出现进展的患者。与安慰剂组相比,瑞格非尼明显延长 OS,中位 OS 由安慰剂组的 5.0 个月提升至 6.4 个月(HR = 0.77)。最常见不良事件为手足综合征、疲劳、腹泻和高血压。FDA 依据 CORRECT 研究结果于 2012 年 9 月批准瑞格非尼为难治型 WT KRAS mCRC 的治疗药物。

总　　结

过去十多年中确诊为 mCRC 患者的 OS 已有明显提高。抗 EGFR 和 VEGFR 的新靶向药物于 2004 年开始在美国使用后,mCRC 患者生存期逐渐延长。生存期的延长得益于迅速增加的贝伐珠单抗(2004)和西妥昔单抗(2004)的使用。这个时间趋势的确认是基于美国国家癌症研究所的监测、流行病学和终端数据分析的结果。靶向治疗联合现有化疗方案优化使用策略的持续发展,将使 mCRC 患者生存期得到进一步延长。

KRAS 检测是一个靶向治疗优势人群选择的最佳范例,目前人们逐渐接受 KRAS 检测作为抗-EGFR 治疗患者选择的筛查工具。随着研究进展,结直肠癌驱动因素中复杂而又相互交错的

信号通路可能让人结直肠癌驱动因素中复杂而又相互交错的信号通路使筛选靶向治疗目标优势人群变得尤为艰难。正是基于此原因，单个靶点的分析似乎已不能充分预测疾病的进展。因此，对EGFR下游级联信号和其他致癌级联信号相关的多基因和多表观遗传事件的伴随分析，也许能提升个体化生物指标预测能力。未来的挑战是如何进行大型的前瞻性临床试验，将有希望分子标志组合标准化、实施并给予验证。其他挑战包括识别抗-EGFR治疗获得性耐药潜在的机制和信号通路，从而找到EGFR下游更有效的靶点。

由于差异性基因突变/表观遗传学事件，每一个结直肠癌患者都有其独特的疾病特征。因此，我们需要在其治疗前更好地了解这些信息。准确反映了潜在的以患者个体为中心的潜在致癌因素基因特征的分子分型是临床成功的关键。例如白血病和淋巴瘤，分子分型被认为突破了该领域几十年来的瓶颈。结直肠癌分子分型在不断地发展和完善中。在更大范围内进行全面基因组和表观遗传信息分析在确定结直肠癌临床、病例、生物特征上有重要作用。它可以从理论上根据分子事件的有无将肿瘤分为不同的亚组。不同分子标志物组合是分类的有效工具，特别是在靶向治疗预测方面。

参 考 文 献

1　Jemal A，Bray F，Center MM，Ferlay J，Ward E，Forman D. Global cancer statistics. *CA Cancer J Clin*. 2011；61(2)：69－90.

2　Jemal A，Simard EP，Dorell C，et al. Annual Report to the Nation on the Status of Cancer，1975－2009，featuring the burden and trends in human papillomavirus(HPV)-associated cancers and HPV vaccination coverage levels. *J Natl Cancer Inst*. 2013；105(3)：175－201.

3　Siegel R，Naishadham D，Jemal A. Cancer statistics，2013. *CA Cancer J Clin*. 2013；63：11－30.

4　Ahnen DJ，Wade SW，Jones WF，et al. The increasing incidence of young-onset colorectal cancer：a call to action. *Mayo Clini Proc*. 2014；89(2)：216－224.

5　Winawer SJ，Zauber AG，Fletcher RH，et al. US Multi-Society Task Force on Colorectal Cancer；American Cancer Society. Guidelines for colonoscopy surveillance after polypectomy：a consensus update by the US Multi-Society Task Force on Colorectal Cancer and the American Cancer Society. *Gastroenterology*. 2006；130(6)：1872－1885.

6　Starr TK，Allaei R，Silverstein KA，et al. A transposon-based genetic screen in mice identifies genes altered in colorectal cancer. *Science*. 2009；323(5922)：1747－1750.

7　Fearon ER，Vogelstein B. A genetic model for colorectal tumorigenesis. *Cell*. 1990；61(5)：759－767.

8　Smith G，Carey FA，Beattie J，et al. Mutations in APC，Kirsten-ras，and p53－alternative genetic pathways to colorectal cancer. *Proc Natl Acad Sci U S A*. 2002；99(14)：9433－9438.

9　Cancer Genome Atlas Network. Comprehensive molecular characterization of human colon and rectal cancer. *Nature*. 2012；487(7407)：330－337.

10　Lui C，Mills K，Brocardo MG，Sharma M，Henderson BR. APC as a mobile scaffold：regulation and function at the nucleus，centrosomes，and mitochondria. *IUBMB life*. 2012；64(3)：209－214.

11　Kinzler KW，Nilbert MC，Su LK，et al. Identification of FAP locus genes from chromosome 5q21. *Science*. 1991；253(5020)：661－665.

12　Beroud C，Soussi T. APC gene：database of germline and somatic mutations in human tumors and cell lines. *Nucleic Acids Res*. 1996；24(1)：121－124.

13　Goss KH，Groden J. Biology of the adenomatous polyposis coli tumor suppressor. *J Clin Oncol*. 2000；18(9)：1967－1979.

14　Galiatsatos P，Foulkes WD. Familial adenomatous polyposis. *Am J Gastroenterol*. 2006；101(2)：385－398.

15　Su LK，Burrell M，Hill DE，et al. APC binds to the novel protein EB1. *Cancer Res*. 1995；55(14)：2972－2977.

16　Draviam VM，Shapiro I，Aldridge B，Sorger PK. Misorientation and reduced stretching of aligned sister kinetochores promote chromosome missegregation in EB1- or APC-depleted cells. *EMBO J*. 2006；25(12)：2814－2827.

17　Bakhoum SF，Genovese G，Compton DA. Deviant kinetochore microtubule dynamics underlie chromosomal instability. *Curr Biol*. 2009；19(22)：1937－1942.

18　Ladd JJ，Busald T，Johnson MM，et al. Increased plasma levels of the APC-interacting protein MAPRE1，LRG1，and

IGFBP2 preceding a diagnosis of colorectal cancer in women. *Cancer Prev Res*（*Phila*）. 2012；5(4)：655 – 664.

19　McGrath JP，Capon DJ，Smith DH，et al. Structure and organization of the human Ki-ras proto-oncogene and a related processed pseudogene. *Nature*. 1983；304(5926)：501 – 506.

20　Wang JY，Wang YH，Jao SW，et al. Molecular mechanisms underlying the tumorigenesis of colorectal adenomas：correlation to activated K-ras oncogene. *Oncol Rep*. 2006；16(6)：1245 – 1252.

21　Pino MS，Chung DC. The chromosomal instability pathway in colon cancer. *Gastroenterology*. 2010；138(6)：2059 – 2072.

22　Brink M，de Goeij AF，Weijenberg MP，et al. K-ras oncogenemutations in sporadic colorectal cancer in The Netherlands Cohort Study. *Carcinogenesis*. 2003；24：703 – 710.

23　Ryslik GA，Cheng Y，Cheung KH，Modis Y，Zhao H. A graph theoretic approach to utilizing protein structure to identify non-random somatic mutations. *BMC Bioinformatics*. 2014；15：86.

24　Scheffzek K，Ahmadian MR，Kabsch W，et al. The Ras-RasGAP complex：structural basis for GTPase activation and its loss in oncogenic Ras mutants. *Science*. 1997；277(5324)：333 – 338.

25　Wang Y，Kaiser CE，Frett B，Li HY. Targeting mutant KRAS for anticancer therapeutics：a review of novel small molecule modulators. *J Med Chem*. 2013；56(13)：5219 – 5230.

26　Baker SJ，Fearon ER，Nigro JM，et al. Chromosome 17 deletions and p53 gene mutations in colorectal carcinomas. *Science*. 1989；244(4901)：217 – 221.

27　Maltzman W，Czyzyk L. UV irradiation stimulates levels of p53 cellular tumor antigen in nontransformed mouse cells. *Mol Cell Biol*. 1984；4(9)：1689 – 1694.

28　el-Deiry WS，Tokino T，Velculescu VE，et al.WAF1，a potential mediator of p53 tumor suppression. *Cell*. 1993；75：817 – 825.

29　Leroy B，Anderson M，Soussi T. TP53 Mutations in Human Cancer：Database Reassessment and Prospects for the Next Decade. *Hum Mutat*. 2014；35(6)：672 – 688.

30　Liu J，Zhang C，Feng Z. Tumor suppressor p53 and its gain-of-function mutants in cancer. *Acta Biochim Biophys Sin*（*Shanghai*）. 2014；46(3)：170 – 179.

31　Rodrigues NR，Rowan A，Smith ME，et al. p53 mutations in colorectal cancer. *Proc Natl Acad Sci U S A*. 1990；87(19)：7555 – 7559.

32　Rao CV，Yamada HY. Genomic instability and colon carcinogenesis：from the perspective of genes. *Front Oncol*. 2013；3：130.

33　Carroll PE，Okuda M，Horn HF，et al. Centrosome hyperamplification in human cancer：chromosome instability induced by p53 mutation and/or Mdm2 overexpression. *Oncogene*. 1999；18(11)：1935 – 1944.

34　Tarapore P，Fukasawa K. Loss of p53 and centrosome hyperamplification. *Oncogene*. 2002；21(40)：6234 – 6240.

35　Tomasini R，Mak TW，Melino G. The impact of p53 and p73 on aneuploidy and cancer. *Trends Cell Biol*. 2008；18(5)：244 – 252.

36　Yi Q，Zhao X，Huang Y，et al. p53 dependent centrosome clustering prevents multipolar mitosis in tetraploid cells. *PloS one*. 2011；6(11)：e27304.

37　Russo A，Bazan V，Iacopetta B，et al. TP53-CRC Collaborative Study Group. The TP53 colorectal cancer international collaborative study on the prognostic and predictive significance of p53 mutation：influence of tumor site，type of mutation，and adjuvant treatment. *J Clin Oncol*. 2005；23(30)：7518 – 7528.

38　Neal CP，Garcea G，Doucas H，et al.Molecular prognostic markers in resectable colorectal livermetastases：a systematic review. *Eur J Cancer*. 2006；42(12)：1728 – 1743.

39　Lao VV，Grady WM. Epigenetics and colorectal cancer. *Nat Rev Gastroenterol Hepatol*. 2011；8(12)：686 – 700.

40　Goel A，Arnold CN，Niedzwiecki D，et al. Characterization of sporadic colon cancer by patterns of genomic instability. *Cancer Res*. 2003；63(7)：1608 – 1614.

41　Hawthorn L，Lan L，Mojica W. Evidence for field effect cancerization in colorectal cancer. *Genomics*. 2014；103(2 – 3)：211 – 221.

42　Heng HH，Bremer SW，Stevens JB，et al. Chromosomal instability（CIN）：what it is and why it is crucial to cancer evolution. *Cancer Metastasis Rev*. 2013；32(2 – 4)：325 – 340.

43　Burgess RJ，Zhang Z. Histone chaperones in nucleosome assembly and human disease. *Nat Struct Mol Biol*. 2013；20(1)：14 – 22.

44　Ashktorab H，Schaffer AA，Daremipouran M，Smoot DT，Lee E，Brim H. Distinct genetic alterations in colorectal cancer. *PloS one*. 2010；5(1)：e8879.

45　Sheffer M，Bacolod MD，Zuk O，et al. Association of survival and disease progression with chromosomal instability：a genomic exploration of colorectal cancer. *Proc Natl Acad Sci U S A*. 2009；106(17)：7131－7136.

46　Kim TM, Laird PW, Park PJ. The landscape of microsatellite instability in colorectal and endometrial cancer genomes. *Cell*. 2013；155(4)：858－868.

47　Boland CR, Goel A. Microsatellite instability in colorectal cancer. *Gastroenterology*. 2010；138(6)：2073－2087 e3.

48　Drost M, Lutzen A, van Hees S, et al. Genetic screens to identify pathogenic gene variants in the common cancer predisposition Lynch syndrome. *Proc Natl Acad Sci U S A*. 2013；110(23)：9403－9408.

49　Boland CR, Thibodeau SN, Hamilton SR, et al. ANational Cancer Institute Workshop on Microsatellite Instability for cancer detection and familial predisposition：development of international criteria for the determination of microsatellite instability in colorectal cancer. *Cancer Res*. 1998；58(22)：5248－5257.

50　Baba Y, Nosho K, Shima K, et al. PTGER2 overexpression in colorectal cancer is associated with microsatellite instability，independent of CpG island methylator phenotype. *Cancer Epidemiol Biomarkers Prev*. 2010；19(3)：822－831.

51　Juo YY, Johnston F, Zhang D, et al. Prognostic Value of CpG Island Methylator Phenotype among Colorectal Cancer Patients：A Systematic Review and Meta-Analysis. *Ann Oncol*. 2014；25(12)：2314－2327.

52　Chen D, Huang JF, Liu K, et al. BRAFV600E Mutation and Its Association with Clinicopathological Features of Colorectal Cancer：A Systematic Review and Meta-Analysis. *PloS one*. 2014；9：e90607.

53　Serra RW, Fang M, Park SM, Hutchinson L, Green MR. A KRASdirected transcriptional silencing pathway thatmediates the CpG island methylator phenotype. *ELife*. 2014；3：e02313.

54　Xia D, Wang D, Kim SH, Katoh H, DuBois RN. Prostaglandin E2 promotes intestinal tumor growth via DNA methylation. *Nature medicine*. 2012；18(2)：224－226.

55　Remo A, Pancione M, Zanella C, Vendraminelli R. Molecular pathology of colorectal carcinoma. A systematic review centred on the new role of the pathologist. *Pathologica*. 2012；104(6)：432－441.

56　Ang PW, Loh M, Liem N, et al. Comprehensive profiling of DNA methylation in colorectal cancer reveals subgroups with distinct clinicopathological and molecular features. *BMC Cancer*. 2010；10：227.

57　Tanaka H, Deng G, Matsuzaki K, et al. BRAF mutation, CpG island methylator phenotype and microsatellite instability occur more frequently and concordantly in mucinous than non-mucinous colorectal cancer. *Int J Cancer*. 2006；118(11)：2765－2771.

58　Jass JR. Classification of colorectal cancer based on correlation of clinical, morphological and molecular features. *Histopathology*. 2007；50(1)：113－130.

59　Cahill DP, Kinzler KW, Vogelstein B, Lengauer C. Genetic instability and darwinian selection in tumours. *Trends Cell Biol*. 1999；9(12)：M57－60.

60　Navin N, Kendall J, Troge J, et al. Tumour evolution inferred by singlecell sequencing. *Nature*. 2011；472(7341)：90－94.

61　Navin NE. Tumor evolution in response to chemotherapy：phenotype versus genotype. *Cell Rep*. 2014；6(3)：417－419.

62　Ding L, Ley TJ, Larson DE, et al. Clonal evolution in relapsed acute myeloid leukaemia revealed by whole-genome sequencing. *Nature*. 2012；481(7382)：506－510.

63　Montagut C, Dalmases A, Bellosillo B, et al. Identification of a mutation in the extracellular domain of the Epidermal Growth Factor Receptor conferring cetuximab resistance in colorectal cancer. *Nat Med*. 2012；18(2)：221－223.

64　Crowley E, Di Nicolantonio F, Loupakis F, Bardelli A. Liquid biopsy：monitoring cancer-genetics in the blood. *Nat Rev Clin Oncol*. 2013；10(8)：472－484.

65　Lynch HT, Smyrk TC, Watson P, et al. Genetics, natural history, tumor spectrum, and pathology of hereditary nonpolyposis colorectal cancer：an updated review. *Gastroenterology*. 1993；104(5)：1535－1549.

66　Garber JE, Offit K. Hereditary cancer predisposition syndromes. *J Clin Oncol*. 2005；23(2)：276－292.

67　Burt RW, DiSario JA, Cannon-Albright L. Genetics of colon cancer：impact of inheritance on colon cancer risk. *Annu Rev Med*. 1995；46：371－379.

68　De Queiroz Rossanese LB, De Lima Marson FA, Ribeiro JD, Coy CS, Bertuzzo CS. APC germline mutations in families with familial adenomatous polyposis. *Oncol Rep*. 2013；30(5)：2081－2088.

69　Zilberberg A, Lahav L, Rosin-Arbesfeld R. Restoration of APC gene function in colorectal cancer cells by aminoglycoside- and macrolide-induced read-through of premature termination codons. *Gut*. 2010；59(4)：496－507.

70　Casper M, Petek E, Henn W, et al. Multidisciplinary treatment of desmoid tumours in Gardner's syndrome due to a large interstitial deletion of chromosome 5q. *QJM*. 2014；107(7)：521－527.

71　Cazorla A, Viennet G, Uro-Coste E, Valmary-Degano S. Mucoepidermoid carcinoma：A yet unreported cancer associated with familial adenomatous polyposis. *J Craniomaxillofac Surg*. 2014；42(3)：262－264.

72　Grandhi R, Deibert CP, Pirris SM, Lembersky B, Mintz AH. Simultaneous Muir-Torre and Turcot's syndrome：A case report and review of the literature. *Surg Neurol Int*. 2013；4：52.

73　Schlussel AT，Donlon SS，Eggerding FA，Gagliano RA. Identification of an APC Variant in a Patient with Clinical Attenuated Familial Adenomatous Polyposis. *Case Rep Med*. 2014；2014：432324.

74　Cheah PY，Wong YH，Koh PK，Loi C，Chew MH，Tang CL. A novel indel in exon 9 of APC upregulates a 'skip exon 9' isoform and causes very severe familial adenomatous polyposis. *Eur J Hum Genet*. 2013；22(6)：833 – 836.

75　Guillem JG，Wood WC，Moley JF，et al. ASCO/SSO review of current role of risk-reducing surgery in common hereditary cancer syndromes. *Ann Surg Oncol*. 2006；13(10)：1296 – 1321.

76　Giardiello FM，Yang VW，Hylind LM，et al. Primary chemoprevention of familial adenomatous polyposis with sulindac. *N Engl J Med*. 2002；346(14)：1054 – 1059.

77　Lynch HT，Lynch J. Lynch syndrome：genetics，natural history，genetic counseling，and prevention. *J Clin Oncol*. 2000；18(21 Suppl)：19S – 31S.

78　Jenkins MA，Baglietto L，Dowty JG，et al. Cancer risks for mismatch repair gene mutation carriers：a population-based early onset casefamily study. *Clin Gastroenterol Hepatol*. 2006；4(4)：489 – 498.

79　Steinke V，Holzapfel S，Loeffler M，et al. Evaluating the performance of clinical criteria for predictingmismatch repair gene mutations in Lynch syndrome：A comprehensive analysis of 3,671 families. *Int J Cancer*. 2014；135(1)：69 – 77.

80　Kastrinos F，Stoffel EM. History，genetics，and strategies for cancer prevention in lynch syndrome. *Clin Gastroenterol Hepatol*. 2014；12(5)：715 – 727.

81　Tutlewska K，Lubinski J，Kurzawski G. Germline deletions in the EPCAM gene as a cause of Lynch syndrome—literature review. *Hered Cancer Clin Pract*. 2013；11(1)：9.

82　Lindor NM，Petersen GM，Hadley DW，et al. Recommendations for the care of individuals with an inherited predisposition to Lynch syndrome：a systematic review. *JAMA*. 2006；296(12)：1507 – 1517.

83　See WA. Commentary on "Risks of primary extracolonic cancers following colorectal cancer in Lynch syndrome." Win AK，Lindor NM，Young JP，Macrae FA，Young GP，Williamson E，Parry S，Goldblatt J，Lipton L，Winship I，Leggett B，Tucker KM，Giles GG，Buchanan DD，Clendenning M，Rosty C，Arnold J，Levine AJ，Haile RW，Gallinger S，Le Marchand L，Newcomb PA，Hopper JL，Jenkins MA，Centre for Molecular，Environmental，Genetic and Analytic Epidemiology，Melbourne School of Population Health，The University of Melbourne，Victoria，Australia：J Natl Cancer Inst 2012；104(18)：1363 – 72 [Epub 2012 Aug 28]. *Urol Oncol*. 2013；31(5)：716.

84　Morak M，Heidenreich B，Keller G，et al. Biallelic MUTYH mutations can mimic Lynch syndrome. *Eur J Hum Genet*. 2014；22(11)：1334 – 1337.

85　Mazzei F，Viel A，Bignami M. Role of MUTYH in human cancer. *Mutat Res*. 2013；743 – 744：33 – 43.

86　Markkanen E，Dorn J，Hubscher U. MUTYH DNA glycosylase：the rationale for removing undamaged bases from the DNA. *Front Genet*. 2013；4：18.

87　Sieber OM，Lipton L，Crabtree M，et al. Multiple colorectal adenomas，classic adenomatous polyposis，and germ-line mutations in MYH. *N Engl J Med*. 2003；348(9)：791 – 799.

88　Sampson JR，Dolwani S，Jones S，et al. Autosomal recessive colorectal adenomatous polyposis due to inherited mutations of MYH. *Lancet*. 2003；362(9377)：39 – 41.

89　Nielsen M，van Steenbergen LN，Jones N，et al. Survival of MUTYH-associated polyposis patients with colorectal cancer and matched control colorectal cancer patients. *J Natl Cancer Inst*. 2010；102(22)：1724 – 1730.

90　Cunningham D，Humblet Y，Siena S，et al.Cetuximab monotherapy and cetuximab plus irinotecan in irinotecan-refractory metastatic colorectal cancer. *N Engl J Med*. 2004；351(4)：337 – 345.

91　Chong CR，Janne PA. The quest to overcome resistance to EGFR-targeted therapies in cancer. *Nat Med*. 2013；19(11)：1389 – 1400.

92　Mendelsohn J，Baselga J. Epidermal growth factor receptor targeting in cancer. *Semin Oncol*. 2006；33(4)：369 – 385.

93　Goffin JR，Zbuk K. Epidermal growth factor receptor：pathway，therapies，and pipeline. *Clin Ther*. 2013；35：1282 – 1303.

94　Saltz LB，Meropol NJ，Loehrer PJ，Sr.，Needle MN，Kopit J，Mayer RJ. Phase Ⅱ trial of cetuximab in patients with refractory colorectal cancer that expresses the epidermal growth factor receptor. *J Clin Oncol*. 2004；22：1201 – 1208.

95　Jonker DJ，O'Callaghan CJ，Karapetis CS，et al.Cetuximab for the treatment of colorectal cancer. *N Engl J Med*. 2007；357(20)：2040 – 2048.

96　Van Cutsem E，Kohne CH，Hitre E，et al. Cetuximab and chemotherapy as initial treatment for metastatic colorectal cancer. *N Engl J Med*. 2009；360(14)：1408 – 1417.

97　Bokemeyer C，Bondarenko I，Makhson A，et al. Fluorouracil，leucovorin，and oxaliplatin with and without cetuximab in the first-line treatment of metastatic colorectal cancer. *J Clin Oncol*. 2009；27(5)：663 – 671.

98 Folprecht G，Lutz MP，Schoffski P，et al. Cetuximab and irinotecan/5-fluorouracil/folinic acid is a safe combination for the first-line treatment of patients with epidermal growth factor receptor expressing metastatic colorectal carcinoma. *Ann Oncol*. 2006；17(3)：450-456.

99 Arnold D，Hohler T，Dittrich C，et al. Cetuximab in combination with weekly 5-fluorouracil/folinic acid and oxaliplatin （FUFOX）in untreated patients with advanced colorectal cancer：a phase Ⅰb/Ⅱ study of the AIO GI Group. *Ann Oncol*. 2008；19(8)：1442-1449.

100 Van Cutsem E，Peeters M，Siena S，et al. Open-label phase Ⅲ trial of panitumumab plus best supportive care compared with best supportive care alone in patients with chemotherapy-refractory metastatic colorectal cancer. *J Clin Oncol*. 2007；25(13)：1658-1664.

101 Hurwitz H，Fehrenbacher L，Novotny W，et al. Bevacizumab plus irinotecan，fluorouracil，and leucovorin for metastatic colorectal cancer. *The New England journal of medicine*. 2004；350：2335-2342.

102 Amado RG，Wolf M，Peeters M，et al. Wild-type KRAS is required for panitumumab efficacy in patients with metastatic colorectal cancer. *N Engl J Med*. 2008；26(23)：1626-1634.

103 Pritchard CC，Grady WM. Colorectal cancer molecular biology moves into clinical practice. *Gut*. 2011；60(1)：116-129.

104 Maughan TS，Adams RA，Smith CG，et al. MRC COIN Trial Investigators. Addition of cetuximab to oxaliplatin-based first-line combination chemotherapy for treatment of advanced colorectal cancer：results of the randomised phase 3 MRC COIN trial. *Lancet*. 2011；377(9783)：2103-2114.

105 Tol J，Koopman M，Cats A，et al. Chemotherapy，bevacizumab，and cetuximab in metastatic colorectal cancer. *N Engl J Med*. 2009；360(6)：563-572.

106 Douillard JY，Siena S，Cassidy J，et al. Randomized，phase Ⅲ trial of panitumumab with infusional fluorouracil，leucovorin，and oxaliplatin （FOLFOX4）versus FOLFOX4 alone as first-line treatment in patients with previously untreated metastatic colorectal cancer：the PRIME study. *J Clin Oncol*. 2010；28(31)：4697-4705.

107 Lievre A，Bachet JB，Le Corre D，et al. KRAS mutation status is predictive of response to cetuximab therapy in colorectal cancer. *Cancer Res*. 2006；66(8)：3992-3995.

108 Lievre A，Bachet JB，Boige V，et al. KRAS mutations as an independent prognostic factor in patients with advanced colorectal cancer treated with cetuximab. *J Clin Oncol*. 2008；26(3)：374-379.

109 Bokemeyer C，Bondarenko I，Hartmann JT，et al. Efficacy according to biomarker status of cetuximab plus FOLFOX-4 as first-line treatment for metastatic colorectal cancer：the OPUS study. *Ann Oncol*. 2011；22(7)：1535-1546.

110 De Roock W，Claes B，Bernasconi D，et al. Effects of KRAS，BRAF，NRAS，and PIK3CA mutations on the efficacy of cetuximab plus chemotherapy in chemotherapy-refractory metastatic colorectal cancer：a retrospective consortium analysis. *Lancet Oncol*. 2010；11(8)：753-762.

111 Karapetis CS，Khambata-Ford S，Jonker DJ，et al. K-ras mutations and benefit from cetuximab in advanced colorectal cancer. *N Engl J Med*. 2008；359(17)：1757-1765.

112 Esteller M，Gonzalez S，Risques RA，et al. K-ras and p16 aberrations confer poor prognosis in human colorectal cancer. *N Engl J Med*. 2001；19(17)：299-304.

113 Ogino S，Meyerhardt JA，Irahara N，et al. Cancer and Leukemia Group B；North Central Cancer Treatment Group；Canadian Cancer Society Research Institute；Southwest Oncology Group. KRAS mutation in stage Ⅲ colon cancer and clinical outcome following intergroup trial CALGB 89803. *Clin Cancer Res*. 2009；15(23)：7322-7329.

114 Roth AD，Tejpar S，Delorenzi M，et al. Prognostic role of KRAS and BRAF in stage Ⅱ and Ⅲ resected colon cancer：results of the translational study on the PETACC-3，EORTC40993，SAKK60-00 trial. *J Clin Oncol*. 2010；28(3)：466-474.

115 Tveit KM，Guren T，Glimelius B，et al. Phase Ⅲ trial of cetuximab with continuous or intermittent fluorouracil，leucovorin，and oxaliplatin （Nordic FLOX）versus FLOX alone in first-line treatment of metastatic colorectal cancer：the NORDIC-VII study. *J Clin Oncol*. 2012；30(15)：1755-1762.

116 Ogino S，Nosho K，Kirkner GJ，et al. CpG island methylator phenotype，microsatellite instability，BRAF mutation and clinical outcome in colon cancer. *Gut*. 2009；58(1)：90-96.

117 Tol J，Dijkstra JR，Klomp M，et al. Markers for EGFR pathway activation as predictor of outcome in metastatic colorectal cancer patients treated with or without cetuximab. *Eur J Cancer*. 2010；46(11)：1997-2009.

118 Di Nicolantonio F，Martini M，Molinari F，et al. Wild-type BRAF is required for response to panitumumab or cetuximab in metastatic colorectal cancer. *J Clin Oncol*. 2008；26(35)：5705-5712.

119 Richman SD，Seymour MT，Chambers P，et al. KRAS and BRAF mutations in advanced colorectal cancer are associated with poor prognosis but do not preclude benefit from oxaliplatin or irinotecan：results from the MRC FOCUS trial. *J Clin*

Oncol. 2009；27(35)：5931 - 5937.

120 Sartore-Bianchi A，Martini M，Molinari F，et al. PIK3CA mutations in colorectal cancer are associated with clinical resistance to EGFR-targeted monoclonal antibodies. *Cancer Res*. 2009；69(5)：1851 - 1857.

121 Perrone F，Lampis A，Orsenigo M，et al. PI3KCA/PTEN deregulation contributes to impaired responses to cetuximab in metastatic colorectal cancer patients. *Ann Oncol*. 2009；20(1)：84 - 90.

122 Laurent-Puig P，Cayre A，Manceau G，et al. Analysis of PTEN，BRAF，and EGFR status in determining benefit from cetuximab therapy in wild-type KRAS metastatic colon cancer. *J Clin Oncol*. 2009；27(35)：5924 - 5930.

123 Samowitz WS，Sweeney C，Herrick J，et al. Poor survival associated with the BRAF V600E mutation in microsatellite-stable colon cancers. *Cancer Res*. 2005；65(14)：6063 - 6069.

124 Souglakos J，Philips J，Wang R，et al. Prognostic and predictive value of common mutations for treatment response and survival in patients with metastatic colorectal cancer. *Br J Cancer*. 2009；101(3)：465 - 472.

125 Prenen H，De Schutter J，Jacobs B，et al. PIK3CA mutations are not a major determinant of resistance to the epidermal growth factor receptor inhibitor cetuximab in metastatic colorectal cancer. *Clin Cancer Res*. 2009；15(9)：3184 - 3188.

126 Jhawer M，Goel S，Wilson AJ，et al. PIK3CA mutation/PTEN expression status predicts response of colon cancer cells to the epidermal growth factor receptor inhibitor cetuximab. *Cancer Res*. 2008；68(6)：1953 - 1961.

127 Razis E，Briasoulis E，Vrettou E，et al. Potential value of PTEN in predicting cetuximab response in colorectal cancer：an exploratory study. *BMC Cancer*. 2008；8：234.

128 Loupakis F，Pollina L，Stasi I，et al. PTEN expression and KRAS mutations on primary tumors and metastases in the prediction of benefit from cetuximab plus irinotecan for patients with metastatic colorectal cancer. *J Clin Oncol*. 2009；27(16)：2622 - 2629.

129 Khambata-Ford S，Garrett CR，Meropol NJ，et al. Expression of epiregulin and amphiregulin and K-ras mutation status predict disease control in metastatic colorectal cancer patients treated with cetuximab. *J Clin Oncol*. 2007；25(22)：3230 - 3237.

130 Jacobs B，De Roock W，Piessevaux H，et al. Amphiregulin and epiregulin mRNA expression in primary tumors predicts outcome in metastatic colorectal cancer treated with cetuximab. *J Clin Oncol*. 2009；27(30)：5068 - 5074.

131 Tabernero J，Cervantes A，Rivera F，et al. Pharmacogenomic and pharmacoproteomic studies of cetuximab in metastatic colorectal cancer：biomarker analysis of a phase I dose-escalation study. *J Clin Oncol*. 2010；28(7)：1181 - 1189.

132 Saridaki Z，Tzardi M，Papadaki C，et al. Impact of KRAS，BRAF，PIK3CA mutations，PTEN，AREG，EREG expression and skin rash in ≥2 line cetuximab-based therapy of colorectal cancer patients. *PloS one*. 2011；6(1)：e15980.

133 Kuramochi H，Nakajima G，Kaneko Y，et al. Amphiregulin and Epiregulin mRNA expression in primary colorectal cancer and corresponding liver metastases. *BMC Cancer*. 2012；12：88.

134 Rao S，Starling N，Cunningham D，et al.Matuzumab plus epirubicin，cisplatin and capecitabine (ECX) compared with epirubicin，cisplatin and capecitabine alone as first-line treatment in patients with advanced oesophago-gastric cancer：a randomised，multicentre open-label phase II study. *Ann Oncol*. 2010；21(11)：2213 - 2219.

135 Chung KY，Shia J，Kemeny NE，et al. Cetuximab shows activity in colorectal cancer patients with tumors that do not express the epidermal growth factor receptor by immunohistochemistry. *J Clin Oncol*. 2005；23(9)：1803 - 1810.

136 Lenz HJ，Van Cutsem E，Khambata-Ford S，et al. Multicenter phase II and translational study of cetuximab in metastatic colorectal carcinoma refractory to irinotecan，oxaliplatin，and fluoropyrimidines. *J Clin Oncol*. 2006；24(30)：4914 - 4921.

137 Andreyev HJ，Norman AR，Cunningham D，Oates JR，Clarke PA. Kirsten ras mutations in patients with colorectal cancer：the multicenter "RASCAL" study. *J Natl Cancer Inst*. 1998；90(9)：675 - 684.

138 Basso M，Strippoli A，Orlandi A，et al. KRAS mutational status affects oxaliplatin-based chemotherapy independently from basal mRNA ERCC-1 expression in metastatic colorectal cancer patients. *Br J Cancer*. 2013；108(1)：115 - 120.

139 Karnoub AE，Weinberg RA. Ras oncogenes：split personalities. *Nat Rev Mol Cell Biol*. 2008；9(7)：517 - 531.

140 Janakiraman M，Vakiani E，Zeng Z，et al. Genomic and biological characterization of exon 4 KRAS mutations in human cancer. *Cancer Res*. 2010；70(14)：5901 - 5911.

141 Fernandez-Medarde A，Santos E. Ras in cancer and developmental diseases. *Genes Cancer*. 2011；2(3)：344 - 358.

142 Peeters M，Oliner KS，Parker A，et al. Massively parallel tumor multigene sequencing to evaluate response to panitumumab in a randomized phase III study of metastatic colorectal cancer. *Clin Cancer Res*. 2013；19(7)：1902 - 1912.

143 De Roock W，Jonker DJ，Di Nicolantonio F，et al. Association of KRAS p.G13D mutation with outcome in patients with chemotherapyrefractory metastatic colorectal cancer treated with cetuximab. *JAMA*. 2010；304(16)：1812 - 1820.

144 Peeters M，Douillard JY，Van Cutsem E，et al. Mutant KRAS codon 12 and 13 alleles in patients with metastatic

colorectal cancer: assessment as prognostic and predictive biomarkers of response to panitumumab. *J Clin Oncol*. 2013; 31(6): 759 - 765.

145 Forbes SA, Bindal N, Bamford S, et al. COSMIC: mining complete cancer genomes in the Catalogue of Somatic Mutations in Cancer. *Nucleic Acids Res*. 2011; 39: D945 - D950.

146 Heinemann V, Fischer von Weikersthal L, Decker T, et al. Randomized comparison of FOLFIRI plus cetuximab versus FOLFIRI plus bevacizumab as first-line treatment of KRAS wild-type metastatic colorectal cancer: German AIO study KRK-0306 (FIRE-3). *J Clin Oncol*. 2013; 31(suppl.): Abstract LBA3506.

147 Stintzing S, Fischer von Weikersthal L, Decker T, et al. FOLFIRI plus cetuximab versus FOLFIRI plus bevacizumab as first-line treatment for patients with metastatic colorectal cancer-subgroup analysis of patients with KRAS: mutated tumours in the randomised German AIO study KRK-0306. *Ann Oncol*. 2012; 23(7): 1693 - 1699.

148 Van Cutsem E, Kohne CH, Lang I, et al. Cetuximab plus irinotecan, fluorouracil, and leucovorin as first-line treatment for metastatic colorectal cancer: updated analysis of overall survival according to tumor KRAS and BRAF mutation status. *J Clin Oncol*. 2011; 29(15): 2011 - 2019.

149 Ocvirk J, Brodowicz T, Wrba F, et al. Cetuximab plus FOLFOX6 or FOLFIRI in metastatic colorectal cancer: CECOG trial. *World J Gastroenterol*. 2010; 16(25): 3133 - 3143.

150 Moosmann N, von Weikersthal LF, Vehling-Kaiser U, et al. Cetuximab plus capecitabine and irinotecan compared with cetuximab plus capecitabine and oxaliplatin as first-line treatment for patients with metastatic colorectal cancer: AIO KRK-0104 - a randomized trial of the German AIO CRC study group. *J Clin Oncol*. 2011; 29(8): 1050 - 1058.

151 Tejpar S, Celik I, Schlichting M, Sartorius U, Bokemeyer C, Van Cutsem E. Association of KRAS G13D tumor mutations with outcome in patients with metastatic colorectal cancer treated with first-line chemotherapy with or without cetuximab. *J Clin Oncol*. 2012; 30(29): 3570 - 3577.

152 Douillard JY, Oliner KS, Siena S, et al. Panitumumab-FOLFOX4 treatment and RAS mutations in colorectal cancer. *N Engl J Med*. 2013; 369(11): 1023 - 1034.

153 Tie J, Gibbs P, Lipton L, et al. Optimizing targeted therapeutic development: analysis of a colorectal cancer patient population with the BRAF(V600E) mutation. *Int J Cancer*. 2011; 128(9): 2075 - 2084.

154 Mao C, Liao RY, Qiu LX, Wang XW, Ding H, Chen Q. BRAF V600E mutation and resistance to anti-EGFR monoclonal antibodies in patients with metastatic colorectal cancer: a meta-analysis. *Mol Biol Rep*. 2011; 38(4): 2219 - 2223.

155 De Roock W, De Vriendt V, Normanno N, Ciardiello F, Tejpar S. KRAS, BRAF, PIK3CA, and PTEN mutations: implications for targeted therapies in metastatic colorectal cancer. *Lancet Oncol*. 2011; 12(6): 594 - 603.

156 Sood A, McClain D, Maitra R, et al. PTEN gene expression and mutations in the PIK3CA gene as predictors of clinical benefit to antiepidermal growth factor receptor antibody therapy in patients with KRAS wild-type metastatic colorectal cancer. *Clin Colorectal Cancer*. 2012; 11(2): 143 - 150.

157 Mao C, Liao RY, Chen Q. Loss of PTEN expression predicts resistance to EGFR-targeted monoclonal antibodies in patients with metastatic colorectal cancer. *Br J Cancer*. 2010; 102(5): 940.

158 Di Fiore F, Sesboue R, Michel P, Sabourin JC, Frebourg T. Molecular determinants of anti-EGFR sensitivity and resistance in metastatic colorectal cancer. *Br J Cancer*. 2010; 103(12): 1765 - 1772.

159 Heinemann V, Stintzing S, Kirchner T, Boeck S, Jung A. Clinical relevance of EGFR- and KRAS-status in colorectal cancer patients treated with monoclonal antibodies directed against the EGFR. *Cancer Treat Rev*. 2009; 35(3): 262 - 271.

160 Kabbinavar F, Hurwitz HI, Fehrenbacher L, et al. Phase Ⅱ, randomized trial comparing bevacizumab plus fluorouracil (FU)/leucovorin (LV) with FU/LV alone in patients with metastatic colorectal cancer. *J Clin Oncol*. 2003; 21(1): 60 - 65.

161 Gerber HP, Ferrara N. Pharmacology and pharmacodynamics of bevacizumab as monotherapy or in combination with cytotoxic therapy in preclinical studies. *Cancer Res*. 2005; 65(3): 671 - 680.

162 Presta LG, Chen H, O'Connor SJ, et al. Humanization of an antivascular endothelial growth factor monoclonal antibody for the therapy of solid tumors and other disorders. *CancerRes*. 1997; 57(20): 4593 - 4599.

163 Giantonio BJ, Catalano PJ, Meropol NJ, et al. Eastern Cooperative Oncology Group Study E3200. Bevacizumab in combination with oxaliplatin, fluorouracil, and leucovorin (FOLFOX4) for previously treated metastatic colorectal cancer: results from the Eastern Cooperative Oncology Group Study E3200. *J Clin Oncol*. 2007; 25(12): 1539 - 1544.

164 Allegra CJ, Yothers G, O'Connell MJ, et al. Initial safety report of NSABP C-08: A randomized phase Ⅲ study of modified FOLFOX6 with or without bevacizumab for the adjuvant treatment of patients with stage Ⅱ or Ⅲ colon cancer. *J Clin Oncol*. 2009; 27: 3385 - 3390.

165　Cunningham D，Lang I，Marcuello E，et al. Bevacizumab plus capecitabine versus capecitabine alone in elderly patients with previously untreated metastatic colorectal cancer（AVEX）：an open-label，randomised phase 3 trial. *Lancet Oncol*. 2013；14(11)：1077 - 1085.

166　Saltz LB，Clarke S，Diaz-Rubio E，et al. Bevacizumab in combination with oxaliplatin-based chemotherapy as first-line therapy in metastatic colorectal cancer：a randomized phase Ⅲ study. *J Clin Oncol*. 2008；26(12)：2013 - 2019.

167　Bennouna J，Sastre J，Arnold D，et al. ML18147 Study Investigators. Continuation of bevacizumab after first progression in metastatic colorectal cancer（ML18147）：a randomised phase 3 trial. *Lancet Oncol*. 2013；14(1)：29 - 37.

168　Lockhart AC，Rothenberg ML，Dupont J，et al. Phase Ⅰ study of intravenous vascular endothelial growth factor trap，aflibercept，in patients with advanced solid tumors. *J Clin Oncol*. 2010；28(2)：207 - 214.

169　de Groot JF，Lamborn KR，Chang SM，et al. Phase Ⅱ study of aflibercept in recurrent malignant glioma：a North American Brain Tumor Consortium study. *J Clin Oncol*. 2011；29(19)：2689 - 2695.

170　Van Cutsem E，Tabernero J，Lakomy R，et al. Addition of aflibercept to fluorouracil，leucovorin，and irinotecan improves survival in a phase Ⅲ randomized trial in patients with metastatic colorectal cancer previously treated with an oxaliplatin-based regimen. *J Clin Oncol*. 2012；30(28)：3499 - 3506.

171　Chu E. An update on the current and emerging targeted agents in metastatic colorectal cancer. *Clin Colorectal Cancer*. 2012；11(1)：1 - 13.

172　Wilhelm SM，Dumas J，Adnane L，et al. Regorafenib（BAY 73 - 4506）：a new oral multikinase inhibitor of angiogenic，stromal and oncogenic receptor tyrosine kinases with potent preclinical antitumor activity. *Int J Cancer*. 2011；129(1)：245 - 255.

173　Strumberg D，Scheulen ME，Schultheis B，et al. Regorafenib（BAY 73 - 4506）in advanced colorectal cancer：a phase I study. *Br J Cancer*. 2012；106(11)：1722 - 1727.

174　Grothey A，Van Cutsem E，Sobrero A，et al. CORRECT Study Group. Regorafenib monotherapy for previously treated metastatic colorectal cancer（CORRECT）：an international，multicentre，randomised，placebo-controlled，phase 3 trial. *Lancet*. 2013；381(9863)：303 - 312.

175　Kopetz S，Chang GJ，Overman MJ，et al. Improved survival inmetastatic colorectal cancer is associated with adoption of hepatic resection and improved chemotherapy. *J Clin Oncol*. 2009；27(22)：3677 - 3683.

176　Bagg A，Kallakury BV. Molecular pathology of leukemia and lymphoma. *Am J Clin Pathol*. 1999；112：S76 - S92.

第 21 章
子宫内膜癌

Jessica L. Bowser，Russell R. Broaddusl，Robert L. Coleman，and Shannon N. Westin

刘青旭 程熠 译，邱红 袁响林 校

概 述

子宫内膜癌是最常见的妇科恶性肿瘤，在女性恶性肿瘤发病率中位居第四。过去十年中，子宫内膜癌发病率持续增长，这归因于日益增高的肥胖率，肥胖、糖尿病和胰岛素抵抗与子宫内膜癌密切相关。子宫内膜癌诊断时，早期（Ⅰ、Ⅱ期）占72%，20%为局部进展期（Ⅲ期），合并有远处转移患者约占8%。早期患者预后良好，单独手术或与局部治疗相结合通常能够达到治愈，Ⅰ期和Ⅱ期患者的5年生存率分别为97%和80%以上，但晚期或复发的子宫内膜癌预后很差，因此有必要为该部分人群寻求新治疗方法。

根据组织学、临床和分子特征的相似性对子宫内膜癌进行分型：子宫内膜样癌最为常见（80%），与外源性和内源性雌激素的存在密切相关，可能由复杂性非典型增生导致；非子宫内膜样癌组织学类型包括浆液性癌、透明细胞癌和癌肉瘤。这种侵袭性类型占子宫内膜癌的少数（20%），却占据死亡者的很大比例。非子宫内膜样癌发生在老年女性，与雌激素无关，可能与作为癌前病变的子宫内膜上皮内癌（EIC）有关。

子宫内膜癌的分子改变

子宫内膜癌中相关分子改变与组织学亚型大体一致。表 21.1 对目前已知子宫内膜样和非子宫内膜样癌中的分子改变进行了总结。子宫内膜癌最常见的分子改变是肿瘤抑制基因 PTEN 缺失，约在80%的子宫内膜癌中发生。PTEN 是一种磷酸酶，通过介导 PIP$_3$ 到 PIP$_2$ 的去磷酸化作

用而抑制 PI3K 活性，下调 AKT 通路，并且也参与了细胞周期阻滞和促凋亡反应。在子宫内膜癌中，PTEN 缺失主要由基因突变导致。其他常见的影响 PI3K 活性的分子改变包括激活 PIK3CA 和 PIK3R1 基因突变。而同样常见的分子改变还包括微卫星不稳定性（MSI）、IGF‑1R 高表达和 K‑Ras、FGFR‑2 及 CTNNB1（β‑catenin）突变。在子宫内膜样癌中，PI3K 通路突变，K‑Ras 突变与 MSI 往往共存，而 CTNNB1 突变则通常单独发生。与子宫内膜样癌相反，非子宫内膜样癌

表 21.1　子宫内膜癌相关分子改变

分子改变	子宫内膜样癌(%)	非子宫内膜样癌(%)
PIK3CA 突变	30～40	20
PIK3CA 扩增	2～4	46
PIK3R1 突变	43	12
K‑Ras 突变	10～30	0～10
AKT 突变	2～3	0
PTEN 突变	30～50	0～11
PTEN 失活	80	5
E‑cadherin 缺失	5～50	60～90
P53 突变	20	90
EGFR 过表达	46	34
HER2 过表达	3～10	32
HER2 扩增	1	17
IGF‑1R 过表达	78	—
FGFR‑2 突变	12～16	1
CTNNB1 突变	16～45	0
微卫星不稳定性	15～25	0～5

注：PIK3CA，磷脂酰肌醇‑3‑激酶的催化亚单位，一种多肽；PIK3R1，磷脂酰肌醇‑3‑激酶调节性多肽；K‑Ras，V‑KI‑ras2 Kirsten 大鼠肉瘤病毒癌基因同源物；AKT，v‑akt 小鼠胸腺瘤病毒癌基因同源物 1；PTEN，第 10 号染色体缺失的磷酸酶及张力蛋白同源物；EGFR，表皮生长因子受体；HER2，表皮生长因子 2 受体；IGF‑1R，胰岛素样生长因子 1 受体；FGFR‑2，成纤维细胞生长因子受体 2。

表现出的分子改变通常包括 $p53$ 突变、细胞周期蛋白依赖性激酶抑制剂 2A（$CDKN2A$，p16）和 E–cadherin 失活、人表皮生长因子受体 2（ErbB–2、HER2）的扩增和高表达以及染色体不稳定性。

子宫内膜癌可能采取的靶向治疗

虽然大多数子宫内膜癌患者为早期，可通过手术加用或不加用辅助放射治疗达到有效治愈，但 15%～20% 的患者会复发且疗效不佳。目前的治疗方法包括激素治疗、放疗和化疗。已联合应用上述治疗方法，但反应率未见明显提高，二线治疗疗效也相当有限。此外，尽管研究多年，晚期或复发的女性子宫内膜癌患者无进展生存期（中位时间，6～14 个月）和总生存期（中位时间，12 个月）也未见明显改善。

随着对肿瘤细胞生长和生存过程中关键分子改变的加深理解，针对肿瘤细胞分子改变的靶向药物已成为肿瘤治疗的重大突破。相比于传统的化疗药物，靶向药物能够更加具有选择性地针对肿瘤细胞。这种特异性可降低患者毒性反应，并且在某些情况下比传统的化疗给患者能够带来更大的获益。而参照目前对子宫内膜癌中分子改变的认识程度，其靶向治疗的应用远远落后于其他常见肿瘤。

子宫内膜癌治疗的明星分子通路

子宫内膜癌分子改变多种多样，靶向治疗有望成为晚期或复发患者的主要治疗措施。本章所讨论的是在子宫内膜癌治疗中最具前景的信号通路和分子靶点，包括 PI3K/AKT 和 Ras/Raf/MEK 通路，RTK、EGFR、HER2 和 VEGFR 分子。这些相关通路和靶点在子宫内膜癌中的关联如图 21.1 所示。此外，本章也同时对 PARP 抑制剂和二甲双胍治疗子宫内膜癌以及虽富有挑战性但极其常见的 $p53$ 和 E–cadherin 分子改变进行了探讨。

PI3K/PTEN/AKT/mTOR

子宫内膜癌中 PI3K/AKT 通路活化发生在多个层面，包括 PI3K 催化和调节亚基基因 $PIK3CA$、$PIK3R1$ 和 $PIK3R2$ 激活突变、AKT1 激活突变、$PTEN$ 失活以及受体酪氨酸激酶（RTK）扩增。$PTEN$ 失活和 $PIK3CA$ 激活突变在子宫内膜癌中最为常见，且 $PTEN$ 和 $PIK3CA$ 突变也常常同时存在。PI3K/AKT 信号通路的一个重要节点是 mTOR。mTOR 是一种非典型丝氨酸/苏氨酸蛋白激酶，属于 PI3K 相关激酶蛋白质家族。mTOR 可与其他蛋白结合形成两种不同复合物（mTORC1 和 mTORC2），这两种复合物激活的下游效应分子不同。大量的子宫内膜癌相关临床前期研究表明，$PIK3CA$ 突变或 $PTEN$ 失活后 mTOR 活性发生改变，因此西罗莫司类似物以及 PI3K 或 AKT 抑制剂可能会带来临床获益。此外，子宫内膜癌中，$PTEN$ 缺失、mTOR 活性改变和 mTOR 翻译抑制剂 4EBP1 的失活联系密切。通过 mTOR 节点靶向性调节 PI3K/AKT 通路是目前许多正在进行的子宫内膜癌相关临床试验的研究方向。

最近完成的早期临床试验对 mTORC1 抑制剂依维莫司、ridaforlimus 和替西罗莫司作为单药治疗子宫内膜癌进行了评估，虽然其临床反应率一般，但也是鼓舞人心的，其中替西罗莫司展现出了最大的前景。未接受化疗的患者部分缓解率（PR）为 14%，疾病稳定率（SD）达到 69%。先前接受过一次化疗的患者达到 PR 为 4%，SD 为 28%，获益有所降低。采用西罗莫司类似物治疗的所有患者中，未接受化疗的患者获益更佳。未接受化疗的患者在接受 ridaforlimus 治疗后 PR 为 7.7%，SD 为 58%。然而，若患者先前接受过治疗，PR 则会降到 7%，SD 降到 26%。

虽然这些研究数据展现出了西罗莫司类似物治疗子宫内膜癌的前景，但是对于如此高频改变的通路而言，该药物并未达到预期疗效。西罗莫司类似物单药治疗疗效有限，可能在一定程度上与 mTORC1 抑制后导致反馈信号通路激活有关。存在一种可能性是，西罗莫司类似物可促进 mTORC2 介导的 AKT 活化，导致 mTORC1 通过 S6K 负调控 mTORC2 的效应减弱。另一种可能性是 mTORC1 控制的自抑制通路对 RTK 激活

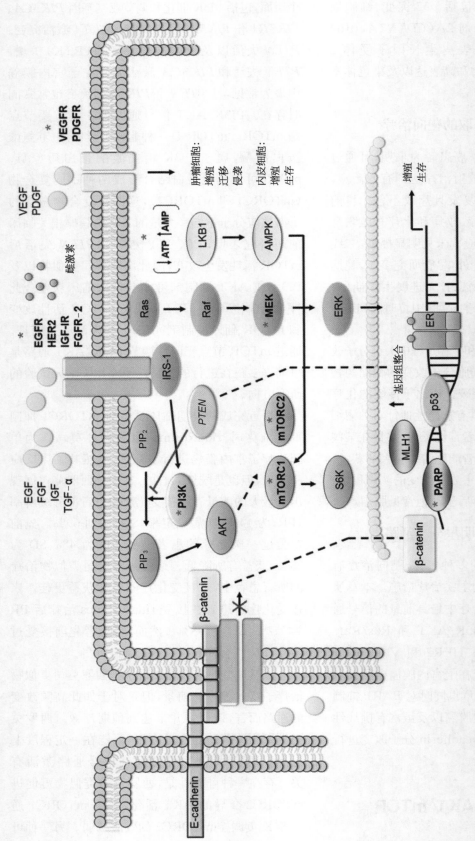

图 21.1 子宫内膜癌相关信号通路及药物靶点。缩写：PIP₂，磷脂酰肌醇 4,5 - 二磷酸；PIP₃，磷脂酰肌醇 3,4,5 - 三磷酸；PI3K，磷脂酰肌醇 - 3 激酶；PTEN，第 10 号染色体缺失的磷酸酶及张力蛋白同源的基因；AKT，v - akt 小鼠胸腺瘤病毒癌基因同源物 1；mTORC1，mTOR 复合体 1；mTORC2，mTOR 复合体 2；S6K，核糖体 s6 激酶；LKB1，肝激酶 B1；RAS，大鼠肉瘤基因；Raf，v - raf - 1 小鼠白血病病毒癌基因同源物 1；MEK，丝裂原活化蛋白激酶；ERK，丝裂原活化蛋白激酶；IRS - 1，胰岛受体底物；LKB1，肝激酶 B1；AMPK，腺苷酸活化蛋白激酶；ATP，三磷酸腺苷；AMP，单磷酸腺苷；EGFR，表皮生长因子受体；HER2，表皮生长因子受体 2；IGF - 1R，胰岛素样生长因子 1 受体；FGFR - 2，成纤维细胞生长因子受体 2；VEGFR，血管内皮生长因子受体；PDGFR，血小板衍生生长因子受体；EGF，表皮生长因子；FGF，成纤维细胞生长因子；IGF，胰岛素样生长因子；TGF - α，转化生长因子 α；VEGF，血管内皮生长因子；PDGF，血小板衍生生长因子；MLH1，mutL 同源物 1；PARP，多聚 ADP 核糖聚合酶；ER，雌激素受体。* 表明在子宫内膜癌相关临床试验中已经完成或正在进行评估的药物靶点。最为常见的基因改变，如 p53 和 E - cadherin，仍然是传统药物设计的主要难关

的抑制作用减弱,继而诱导出 PI3K/AKT 通路的活性。此外,正常细胞中 mTORC1 激活 S6K 可引起 IGF－R 对接蛋白胰岛素受体底物-1(IRS-1)的降解,从而抑制胰岛素生长因子受体(IGF-1R)介导的 PI3K 活性。因此,用西罗莫司及其类似物治疗癌细胞可造成 IGF－R 信号通路中自身抑制通路失活,从而导致 PI3K 激活,抑制抗肿瘤效应。西罗莫司类似物疗效差的其他可能原因包括 PI3K 依赖性 RAS/RAF/MEK 通路激活,以及西罗莫司类似物在动物模型和人类肿瘤中表现出的抑制而非杀伤细胞生长作用。

综合考虑这些问题,以多个 PI3K/AKT 通路节点为靶点的药物极具前景。目前部分研究正在评估以 mTORC1 和 mTORC2,或 mTOR 和 PI3K 信号通路为靶点的抑制剂的疗效。西罗莫司类似物和化疗药物顺铂或紫杉醇联合应用于子宫内膜细胞被证实有协同作用。因此,目前有研究正在评估依维莫司、ridaforolimus 或替西罗莫司联合不同的化疗药物在早期复发的子宫内膜癌中的疗效。

除了 mTOR,子宫内膜癌相关的前期研究中也涉及了 PI3K/AKT 通路上的其他节点,包括 AKT 和 PI3K 抑制剂等。与西罗莫司类似物一样,PI3K 或 AKT 作为单药也可能会激活反馈通路,减少临床反应率。体外研究和动物模型已经证明,抑制 AKT 可促进 RTK、HER3、IGF-1R,以及胰岛素受体(IR)的表达和磷酸化。由 AKT 介导的 RTK 表达与 mTORC1 活性无关。

目前,大多数正在进行的临床试验是评估 AKT 或 PI3K 抑制剂作为单药治疗子宫内膜癌。越来越多的数据表明,癌细胞通过激活 PI3K/AKT 通路而逃避化疗的杀伤作用存活下来,这与之前认为的联合治疗获益更大这一观点一致。同样的,化疗药物对不同类型肿瘤细胞的细胞毒作用均与 AKT 活性降低密切相关。多项关于顺铂和紫杉醇联合治疗子宫内膜癌细胞的相关研究也得出了相似的结论,而这两种药物是该疾病最为有效的化疗药物。另外有研究发现对顺铂耐药的子宫内膜癌细胞 AKT2 和 AKT3 表达水平增高。而利用 siRNA 沉默 AKT2 和 AKT3 后,这些细胞对顺铂的耐药性被逆转了。虽然目前的研究只是初步现象,但考虑到化疗可诱导出 PI3K/AKT 介导的生存反应,AKT 和(或)PI3K 抑制剂可能会为化疗耐药患者带来获益。这种治疗模式打破了以往普遍的思维,认为肿瘤的分子分型不同,患者只能从 PI3K/AKT/mTOR 抑制剂中获益。有趣的是,在分析评估肿瘤的 *PTEN* 突变、*PTEN* 缺失或 mTOR、AKT 和 S6K 的磷酸化状态后,发现原发肿瘤的分子状态与临床反应率之间没有相关性,这可能为先前西罗莫司类似物相关研究中所观察到的反应率提供了一种合理的解释。

Ras/Raf/MEK—MAPK

RAF 和 MEK 是丝裂原活化蛋白激酶(MAPK)通路上的两种关键激酶。上游的 GTPase,即 RAS,是细胞表面信号与 Raf/MEK 激活的下游细胞外信号相关激酶(ERK)之间的联系纽带。子宫内膜癌中 *K-Ras* 活化突变相对常见,突变率达 10%～30%。同时,*K-ras* 突变在 6%～16% 的子宫内膜非典型增生患者中也会发生,因此它被认为是子宫内膜癌的早期分子事件之一。*H-Ras* 突变约在 7% 的子宫内膜癌患者中发生。而 Ras/Raf/MEK 通路上其他主要节点的突变,如 *B-Raf*,是非常罕见的。

多种肿瘤中都存在 *Ras* 突变,*Ras* 已成为新型抗癌药物的一个主要靶点。然而近年来以 Ras 蛋白为靶点的研究越来越少,尤其是法尼基转移酶抑制剂(FTI),其在 *Ras* 突变的肿瘤中并未显示出临床获益。近来有研究表明,采用 FDA 批准的两种药物,利用二甲双胍(一种用于治疗糖尿病的药物)和芬地林(目前临床上已淘汰的 L-型钙通道阻滞剂)处理子宫内膜癌细胞系,可干扰 K-Ras 蛋白在细胞膜上着位。在子宫内膜癌移植瘤模型中使用二甲双胍可延缓肿瘤生长,尤其是 *K-Ras* 突变细胞模型,目前该药物正处于早期临床试验阶段,在本章的后面内容也会提及。因此,二甲双胍处理 *K-Ras* 突变细胞导致 *K-Ras* 从质膜移位,随后解偶联 MAPK 信号通路。同样地,芬地林导致 *K-Ras* 从膜上移位,抑制 *K-Ras* 信号通路。与此一致的是,芬地林可显著

抑制 $K\text{-}Ras$ 突变的子宫内膜、胰腺、结肠以及肺癌细胞系的增殖。目前尚未得知二甲双胍是如何抑制 $K\text{-}Ras$ 的。但是，芬地林对 $K\text{-}Ras$ 的抑制作用与异戊烯化过程不相关。这一发现激动人心，使其可进一步考虑作为抗 Ras 治疗药物。考虑到以 Ras 为靶点的治疗未获得成功，靶向 Ras/Raf/MEK 信号通路的策略已经转移到下游的靶点，Raf 和 MEK。最近美国妇科肿瘤学会（GOG）公布了一项 AZD6244 的 II 期临床试验，一种选择性的 MEK1/2 抑制剂治疗复发性子宫内膜癌的研究。试验结果不尽如人意，客观应答率为 6%，疾病稳定率为 26%。若在疾病早期使用 MEK 抑制剂，联合细胞毒性化疗药物使用，有可能达到更好的临床疗效。

AKT 和 mTOR 抑制剂可激活 RAS/RAF/MEK 通路，且在肿瘤细胞中 $K\text{-}Ras$ 突变和 PI3K/AKT 通路突变往往共存，因此 MEK 和 PI3K/AKT 抑制剂相结合的治疗模式逐渐受到关注。mTOR 抑制后激活 Ras/Raf/MEK 通路，IRS-1 激活 PI3K 参与其中，导致 PI3K 激活 Ras 和 ERK 活性。无论在前列腺癌动物模型中，还是接受依维莫司治疗的晚期癌症患者活检标本中，ERK 活性的结果均证实了这一反馈回路的存在。在子宫内膜癌中，$K\text{-}Ras$ 突变与 $PTEN$、$PIK3CA$ 和 $PIK3R1$ 突变并存，提示 $K\text{-}Ras$ 突变是具有功能意义的。因此，在转化的 HMLE 细胞中可见 $K\text{-}Ras$ 突变与 $PIK3CA$ 突变的功能协同作用。肿瘤细胞对 mTOR 抑制剂依维莫司及 PI3K/mTOR 抑制剂 NVP-BEZ23 敏感性降低，与 $K\text{-}Ras$ 突变无关；相比于只有单基因改变的小鼠，条件性 $PTEN$ 敲除和 $K\text{-}Ras$ 激活的子宫内膜癌小鼠肿瘤生长速度更快。因此，$K\text{-}Ras$ 下游靶点，如 Raf 和 RalGDS，在 PI3K 通路阻断情况下为肿瘤生长提供了"解决方案"。这些结果表明了联合使用 PI3K/AKT/mTOR 和 Ras/Raf/MEK 通路抑制剂比单通路抑制剂临床获益更大，也明确了哪些患者适合接受一种药物治疗，而哪些患者适合联合治疗。实际上，初步结果表明，在大多数子宫内膜癌细胞系中，MEK 抑制剂（GDC-097）联合 AKT 抑制剂（GDC-0068）或 PI3K 抑制剂（GDC-0941），均能协同抑制细胞生长。另外，在最近的一项研究中，MEK 抑制剂 PD98059 或 U0126 与 NVP-BEZ235 联合使用时，$K\text{-}Ras$ 突变的子宫内膜癌细胞对 NVP-BEZ235 更加敏感。因此，GOG 最近发起了一项 trametinib（MEK 抑制剂）单独或联合 GSK2141795（AKT 抑制剂；NCT01935973）治疗的临床试验。

RTK

子宫内膜癌中 PI3K/AKT 和 Ras/Raf/MEK 通路的各个节点均可发生活化。除了常规的激酶突变，这些通路也可以通过 RTK 生长因子刺激过表达或 RTK 激活突变而被驱动。子宫内膜癌中治疗相关的 RTK 包括表皮生长因子受体 1（EGFR、ErbB-1、HER1）和 2（ErbB-2、HER2）、IGF-1R 以及成纤维细胞生长因子受体 2（FGFR-2）。肿瘤细胞中这些 RTK 的活性与一系列的生物学行为相关，包括增殖、逃避细胞凋亡、迁移和侵袭、治疗耐药，以及肿瘤血管生成。

EGFR 和 HER2

EGFR（ErbB-1、HER1）和 HER2（ErbB2）是表皮生长因子受体家族的两个成员，该家族也包括受体 HER3（ErbB-3）和 HER4（ErbB-4）。EGFR 的配体，如表皮生长因子（EGF）、转化生长因子（TGF-α）和双调蛋白，与 EGFR 结合后，发生受体二聚化，随后自磷酸化，导致下游激酶活性改变。约 60% 的子宫内膜癌可检测到 EGFR 过表达，且与特定的组织学类型无关。双调蛋白和 TGF-α 在子宫内膜癌中的过表达也有报道。

EGFR 抑制剂在其他类型肿瘤中活性相当高，但在复发和（或）晚期子宫内膜癌患者的相关研究中，EGFR 酪氨酸激酶抑制剂厄洛替尼或吉非替尼得出的结果令人失望。对于未接受过化疗的人群，使用厄洛替尼效果明显，PR 达到 12.5%，SD 达到 47%。对于已经接受过 1～2 次治疗的患者，使用吉非替尼，CR 仅仅只达到 3%，SD 为 24%。在已经接受过化疗的子宫内膜癌患者中使用西妥昔单抗(抗 EGFR 人源化单克隆抗体),反应率同样较低,PR 仅为 5%,SD 为 10%。出现这种低疗效的原因可能为抗 EGFR 治疗在不同肿瘤类型中获益不同。非小细胞肺癌相关临床研究表明,EGFR 过表达不足以预测 EGFR 抑制剂的疗效,EGFR 治疗的反应率与 EGFR 敏感性突变、EGFR 扩增、*PTEN* 表达及未发生 *K - Ras* 突变密切相关。结肠癌相关研究也表明,抗 EGFR 治疗低反应率与 *PTEN* 失活和 *K - Ras* 突变密切相关。子宫内膜癌中 EGFR 突变的频率尚未有详细报道,但在有限的 Ⅱ 期临床试验中,EGFR 抑制剂治疗复发的、以前接受过治疗的女性子宫内膜癌患者,18~21 号外显子突变的频率在 5%~10%。在浆液性癌和癌肉瘤中 EGFR 突变是很罕见的。一项评估吉非替尼治疗子宫内膜癌患者的临床研究发现,患者的应答状况与 EGFR 突变、EGFR 表达、EGFR 磷酸化以及 ERK 磷酸化均无相关性。

HER2 过表达和扩增在浆液性非子宫内膜样癌中较为常见。一项 HER2 人源化抗体曲妥珠单抗治疗复发性晚期子宫内膜癌患者的研究中,尽管只纳入了肿瘤 HER2 过表达或有扩增的患者,其结果也不尽如人意。研究中 SD 达到 40%,但并没有达到部分缓解或完全缓解的患者。同样地,一项评估 EGFR 和 HER2 的双酪氨酸激酶抑制剂拉帕替尼疗效的研究中,只有 1 例患者有应答(PR = 3%)。有趣的是,这名患者存在 EGFR 18 号外显子 E690 K 突变,表明该药对存在这种突变的患者可能会带来获益。对于存在 HER2 过表达或扩增的转移性乳腺癌患者,联合曲妥珠单抗与化疗药物使用已被证明优于单独化疗。一项针对复发性晚期浆液性子宫内膜癌的临床研究即将展开,该研究将评估肿瘤 HER2 过表达或扩增的患者使用紫杉醇和卡铂联合或不联合曲妥珠单抗的获益情况(NCT01367002)。

IGF - 1R

IGF-1R 属于 RTK 家族,其包括胰岛素受体和胰岛素样生长因子-2 受体(IGF - 2R)。

IGF - 1R 在子宫内膜癌、子宫内膜癌前病变及非典型增生中过表达。IGF - 1R 的配体,胰岛素样生长因子- 1(IGF - 1)、IGF - 2 和胰岛素是强效丝裂原,可激活 PI3K/AKT 和 Ras/Raf/MEK 通路。与 HER2 相反,高水平的 IGF - 1R 不触发自身的激活,IGF - 1R 基因扩增或激活突变也相当罕见。临床流行病学证据表明,循环胰岛素和(或)IGF - 1R 水平与预后差相关,为许多肿瘤的靶向 IGF - 1R 治疗提供了理论依据,特别是与肥胖相关的肿瘤。

目前 IGF - 1R 人源化抗体已经研制出来,包括 cixutumumab 和 ganitumab,以及抑制 RTK 活性的小分子。子宫内膜癌细胞的体外研究表明,cixutumumab 和 ganitumab 可抑制细胞增殖,干扰 PI3K/AKT 和 Ras/Raf/MEK 信号通路。其他的研究也得出了相似的结论,采用 IGF - 1R 酪氨酸激酶活性抑制剂 NVP - AEW541 处理子宫内膜癌细胞,可致 PI3K/AKT 和 Ras/Raf/MEK 信号通路失活。这些结果和 PI3K/AKT/mTOR 抑制剂可诱导 IGF - 1R 表达的事实均为探讨 IGF - 1R 和 mTOR 抑制剂在子宫内膜癌中的联合应用提供了理论基础。目前有实体瘤相关的临床研究将 IGF 和 PI3K 轴为双靶点作为焦点(NCT01243762,NCT01234857)。IGF 和雌激素信号之间存在紧密的相互作用,而雌激素受体(ER - α)在增加 IGF - 1R 表达中起着关键的作用,子宫内膜癌患者可能还可从 IGF - 1R 抑制剂中获益。

FGFR - 2

如同 IGF - 1R,FGFR - 2 也是子宫内膜癌中具有代表性的一个新靶点。FGFR - 2 是成纤维细胞生长因子受体家族四个成员之一,其他三个包括 FGFR - 1、FGFR - 3 和 FGFR - 4。FGFR 在癌细胞的增殖、迁移、存活以及血管生成中占据重要地位。FGFR - 2 激活突变常见于子宫内膜样癌(16%),似乎与 *K - Ras* 突变相排斥,但可与 *PTEN* 失活共存。体外研究表明,FGFR - 2 激活突变的子宫内膜癌细胞对 FGFR 全抑制剂选择性敏感,这种敏感性与配体依赖性或配体非依赖性突变无关。此外,子宫内膜癌细胞 *PTEN* 失活不影响细胞对 FGFR－2 抑制剂的敏感性。基于这些研究结果,有充分的理由相信靶向 FGFR－2 治疗是可能获益的。一些临床研究也正在评估 FGFR－2 抑制剂对于子宫内膜癌的治疗疗效,包括 VEGFR－2、VEGFR－3、PDGFR 和 FGFR－2 的多靶点抑制剂西地尼布(NCT01132820),VEGFR－2 和 FGFR－2 的双靶点抑制剂布立尼布(NCT00888173),以及结合 FGF 配体的可溶性融合蛋白 FP－1039(NCT01244438)。此外,一项关于子宫内膜癌患者使用 FGFR3 抑制剂多韦替尼的临床试验正在进行中,其中患者接受治疗前首先根据 FGFR－2 突变情况进行了分组(NCT01379534)。

VEGF

血管内皮生长因子(VEGF)与肿瘤血管生成最为相关。肿瘤刺激血管内皮细胞增殖,从而导致大量功能异常的血管生成,这是肿瘤发生的一个标志。除了内皮细胞,微环境中的基质、肿瘤和免疫祖细胞也表达具有功能的 VEGF 受体,能从 VEGF 的合成和释放中获益。VEGF 参与肿瘤细胞的增殖、生存和转移,这是与血管生成相关最重要但并不是唯一的因素。因此,靶向 VEGF 和(或)VEGFR 治疗除了对肿瘤血管生成造成影响外,还可能带来额外的获益。

子宫内膜癌中,VEGFR 表达与微血管密度和血管内皮细胞增殖有关,与不良预后相关因素如血管侵犯和总生存期差相关。因此,在原位小鼠模型中使用患者样本或子宫内膜癌细胞,接受人源性靶向 VEGF－A 单克隆抗体贝伐珠单抗治疗后,肿瘤明显缩小。靶向 VEGF 的方法包括 VEGF 或 VEGFR 人源性单克隆抗体、可溶性 VEGF 受体诱导剂和 VEGFR 小分子 TKI。一些早期阶段的临床研究已经完成或报道了初步结果,旨在评估贝伐珠单抗、舒尼替尼、索拉非尼作为单药治疗复发性晚期子宫内膜癌的疗效。贝伐珠单抗疗效最佳,在接受过治疗的患者中 CR 达到 2%,PR 为 11.5%,SD 为 40.4%。最近的一项

临床试验评估阿柏西普(VEGF－Trap),一种作为 VEGF 亚型的诱导性受体的融合蛋白,在已经接受过治疗的子宫内膜癌患者中的疗效,PR 达到 7%,SD 为 32%。然而,在该研究中出现了显著的毒性,作者警告说对该患者人群进行 VEGF－Trap 疗法之前应仔细考虑剂量和治疗方案。

最近,一项研究探讨了子宫内膜癌移植瘤模型中的 VEGF/VEGFR 信号通路,旨在识别贝伐珠单抗敏感性或耐药性的分子标志。Rho 型 GTP 酶激活蛋白 6(ARHGAP6)和 MMP15 转录因子下调提示对贝伐珠单抗敏感,而 PKCδ 或 S6K 依赖性信号通路受抑,TNFRS4 或 MMP13 和 MMP14 上调提示对贝伐珠单抗治疗耐药。贝伐珠单抗治疗后肿瘤原癌基因 *c－Jun* 激活,提示 *c－Jun* 介导的通路可能与子宫内膜癌中贝伐珠单抗治疗耐药有关。考虑到可预测应答反应的生物标志物的必要性,在接受抗 VEGF 治疗的患者的组织中探索这些新的标志物是很有意义的。

与其他的靶向治疗一样,越来越多的数据表明,即使部分 VEGFR 抑制剂作为单药使用时活性较低,VEGFR 靶向治疗联合化疗会带来额外的获益。Klement 等的研究为此提供了理论依据,VEGFR 抗体联合低剂量的化疗可导致肿瘤持续退缩。化疗可抑制内皮细胞的增殖,VEGFR 抗体可减弱生存信号。与此一致的是,子宫内膜癌体内模型研究表明,抗血管治疗和化疗联合治疗非常有效。一项关于贝伐珠单抗联合顺铂治疗子宫内膜癌患者的临床研究正在进行中(NCT01005329)。

PAPR

多聚(ADP－核糖)聚合酶(PARP)是细胞核酶,通过识别并结合单链断裂(SSB)的 DNA,合成聚合物(ADP 核糖)聚合酶,参与 DNA 损伤的修复。未被修复的 SSB 复制后,形成双链断裂(DSB),导致细胞死亡。PARP 抑制剂已被证明对 *BRCA* 突变相关的遗传性乳腺癌和卵巢癌综合征患者特别有效,而 BRCA 是参与同源重组(HR)和 DSB 修复的。该人群的高度敏感性可能是因为 PARP 抑制剂引起 SSB 积聚,以及 *BRCA*

突变引起的 HR 和 DSB 修复受损。然而最近的一项研究表明,非同源末端连接(NHEJ)(DSB 修复的另一机制)在细胞对 PARP 抑制剂的高度敏感性中起到了关键作用。PARP 抑制剂通过减弱 PARP 对 *NHEJ* 基因的控制,增强易错性 *NHEJ* 活性,从而保证 HR 缺陷细胞基因组的不稳定性和最终的杀伤作用。另一方面,*NHEJ* 失活时 PARP 抑制剂对 HR 缺陷细胞毫无作用。这样看来,鉴于遗传改变可能与 HR 缺陷有关,*NHEJ* 活性低可能说明肿瘤对 PARP 抑制剂不敏感,在评估 PARP 抑制剂的疗效时则需要考虑到肿瘤的 *NHEJ* 活性。

研究表明,细胞若具有其他影响到 HR 的基因改变,如 *PTEN* 失活,该细胞对 PARP 抑制剂高度敏感,这使 PARP 抑制剂有望被整合到综合性的肿瘤治疗方案中。考虑到子宫内膜癌中 *PTEN* 失活的发生频率较高,PARP 抑制剂很可能会带来获益。*PTEN* 的功能除了和 PI3K/AKT 通路相反外,还可维持基因组的稳定性。体外研究表明,*PTEN* 失活的子宫内膜癌细胞会导致 HR 缺陷,进而导致细胞对 PARP 抑制剂的敏感性增加。在英国,*PTEN* 和奥拉帕尼在子宫内膜癌治疗中的研究(POEM)正在进行,该研究是评估比较 PARP 抑制剂奥拉帕尼作为单药与标准治疗的疗效。进一步联合使用 PARP 抑制剂和 PI3K/AKT 通路靶向药物的研究也正在进行中(NCT01623349)。

TP53

TP53 在细胞分化和衰老、细胞周期阻滞、抑制血管生成和 DNA 修复中起到主要作用。肿瘤细胞中 *TP53* 主要通过突变发生失活,也可通过翻译后修饰缺陷或 *TP53* 基因互作蛋白缺陷发生失活。研究表明,*TP53* 失活是维持肿瘤表型所必要的,因此探索如何恢复肿瘤野生型 *TP53* 基因功能需求迫切,前景远大。子宫内膜癌中,*TP53* 畸变在非子宫内膜样癌中较为常见,约在 90% 的浆液性癌和 80% 的癌肉瘤中发生。在 1~2 级子宫内膜样癌中几乎没有异常积累的失活的 *TP53*;然而,高达 50% 的 3 级子宫内膜样癌中可

以观察到这一现象。因此,这种情况下针对 *TP53* 畸变的药物具有很大的潜力,但它们的研发也具有相当的挑战性。

TP53 是一个关键的细胞周期调节因子,在 G_1 期检查点起到重要作用。*TP53* 畸变的肿瘤会表现出 G_1 期检查点功能失活,使其更依赖于 G_2 和 S 期检查点。MK-1775 是一种高选择性的 Wee-1 小分子抑制剂,是介导细胞周期 G_2 期检查点的一种酪氨酸激酶。因此,*TP53* 缺乏的肿瘤可能对 Wee-1 抑制剂引起的检查点阻滞尤其敏感。这种药物在卵巢癌中正处于研发阶段,但尚未被用于非卵巢癌肿瘤。

二甲双胍

二甲双胍是一种用于治疗 2 型糖尿病的双胍类药物。二甲双胍在一些肿瘤中与降低肿瘤风险相关,可抑制肿瘤细胞增殖,使其逐渐成为一种可能的肿瘤治疗药物。二甲双胍对肿瘤细胞的抗肿瘤效应分为直接性(胰岛素非依赖性)和间接性(胰岛素依赖性)效应,包括 AMP 活化蛋白激酶(AMPK)激活后抑制 mTOR 活性,以及减少作为丝裂原的循环胰岛素。

女性子宫内膜癌患者大多肥胖且对胰岛素抵抗,二甲双胍一直作为该人群中的一种热门的治疗手段。包括子宫内膜癌在内的细胞学研究表明,二甲双胍可引起的一系列改变,包括细胞周期阻滞、降低 hTERT 表达、降低 mTOR 活性、诱导细胞凋亡,以及增加细胞周期蛋白依赖性激酶抑制剂 p27 表达。一项 0 期临床试验正在招募患者,旨在评估接受二甲双胍作为新辅助治疗在非糖尿病子宫内膜癌患者中的疗效(NCT01205672)。体外实验数据表明,二甲双胍可逆转孕激素耐药,紫杉醇联合二甲双胍使用时可抑制其诱导的 mTOR 活性,以上联合疗法引人瞩目。一项评估二甲双胍联合标准化疗治疗原发性晚期子宫内膜癌的研究正在计划中。将开展更多研究以进一步评估药物联合二甲双胍治疗的获益。

联合疗法逆转激素治疗耐药

激素治疗是唯一获得 FDA 批准的用于复发

性子宫内膜癌和早期子宫内膜癌非手术治疗的疗法。然而,治疗耐药是一个问题。患者对孕激素[如醋酸甲羟孕酮(MPA)和醋酸甲地孕酮]的反应率往往很低(25%),生存时间较短,无进展生存期为 2.5~8.5 个月。越来越多的证据表明,对激素治疗耐药的子宫内膜癌细胞生存信号通路较活跃,其中包括 PI3K/AKT/mTOR 通路。

癌细胞孕激素受体失活是孕激素耐药的另一个原因。有趣的是,抑制 PI3K/AKT 通路能增加孕激素受体的表达。此外,在体外和体内的子宫内膜癌模型中已经证实,联合使用 MPA 与 PI3K 抑制剂可逆转孕激素耐药。一项类似的研究发现,对于孕激素耐药的子宫内膜癌细胞,二甲双胍联合 MPA 使用可增加癌细胞上孕激素受体的表达,而这与 AMPK 导致的 S6K 减少有关。因此,PI3K、AKT、mTOR 抑制剂或者二甲双胍联合孕激素的治疗方案,可能会提高接受激素治疗的子宫内膜癌患者的临床疗效。

E－cadherin

E－cadherin 是一种细胞间黏附蛋白,其在肿瘤中表达下调与上皮间质转化(EMT)及肿瘤细胞的迁移和侵袭有关。此外,E－cadherin 失活也影响肿瘤细胞的增殖、转录调控、致癌受体活性和信号转导,以及对化疗的敏感性。肿瘤细胞 E－cadherin 的再表达可提高肿瘤细胞对化疗和靶向药物的敏感性。E－cadherin 直接与 RTK、EGFR、IGF－1R 和 cMET 受体结合。细胞之间 E－cadherin 的同型相互作用可抑制这些 RTK 的活性。这种失活可能会改变依赖 RTK 过表达的肿瘤细胞,甚至会影响 PI3K 抑制剂激活的反馈通路的活性。在 16%~45% 的子宫内膜癌中可检测到 CTNNB1(β－catenin)突变。核 β－catenin 突变的聚积与 Wnt/β－catenin 致癌信号通路有关。在结肠癌细胞中,重组 E－cadherin 作用强于 Wnt/β－catenin 信号因子,即淋巴细胞增强因子-1(LEF-1),从而能够招募 β－catenin 聚集到细胞膜处,防止其聚积到核内。子宫内膜癌中,β－catenin 突变发生在第 3 号外显子,位于

E－cadherin 结合位点的区域之外。因此可以推测,E－cadherin 的再表达可以作为一种生物海绵容纳吸收突变的 β－catenin。高达 50% 的子宫内膜患者,以及 90% 的非子宫内膜样癌患者均可检测到 E－cadherin 缺失,这将成为今后研究探索的主要目标。然而,与 p53 等其他具有挑战性的靶点一样,虽然蛋白质改变非常普遍,但如何提高传统药物针对 E－cadherin 靶向作用的能力仍然比较困难。

组蛋白去乙酰化酶抑制剂(HDACI)可间接促进 E－cadherin 表达。在非小细胞肺癌中使用 HDACI 可诱导 E－cadherin 表达,从而增加细胞对 EGFR 抑制剂的敏感性。也有报道称 HDACI 可诱导 E－cadherin 和细胞周期蛋白依赖性激酶抑制剂 p21 和 p27 表达,降低 cyclin D1 和 cyclin D2,以及抗凋亡因子 bcl－2 的表达。对于 HDACI,人们关注的主要问题是其可能在诱导促肿瘤进展基因表达的同时,也诱导了抗肿瘤基因的表达。因此需要更多的研究来明确恢复子宫内膜癌 E－cadherin 表达的总临床获益。不论是否诱导 E－cadherin,HDACI 在子宫内膜癌的体外研究中都展现出了抗肿瘤治疗的前景。这些结果令人鼓舞,为 HDACI 在子宫内膜癌中的应用提供了可能性。

总　　结

在过去的几十年里,临床医师、科学家和他们的专业团队不懈地努力,使我们对子宫内膜癌中的分子改变以及它们作为治疗靶点的潜力有了更多的理解。但我们仍然面临着在该疾病中如何将靶向药物投入临床实践的重大挑战。随着早期临床试验得到的大量信息,以及为新药走向临床所付出的积极努力,我们相信这一挑战即将得到解决。子宫内膜癌中最有可能的靶向治疗是包括 PI3K/AKT/mTOR 抑制剂在内的联合疗法。重要的是,随着时代前进,我们必须继续探索新靶点,改进目前已知的难以成功的靶点。如果能够转化到临床应用,毫无疑问会对子宫内膜癌患者的生活带来翻天覆地的改变。

参 考 文 献

1 Siegel R，Naishadham D，Jemal A. Cancer statistics，2013. *CA Cancer J Clin*. 2013；63：11 - 30.

2 Soliman PT，Wu D，Tortolero-Luna G，et al. Association between adiponectin，insulin resistance，and endometrial cancer. *Cancer*. 2006；106：2376 - 2381.

3 Surveillance Epidemiology and End Results Program. *SEER Cancer Statistics Review 1957 - 2007*；2013.

4 Fujimoto T，Nanjyo H，Fukuda J，et al. Endometrioid uterine cancer：histopathological risk factors of local and distant recurrence. *Gynecol Oncol*. 2009；112：342 - 347.

5 Hecht JL，Mutter GL. Molecular and pathologic aspects of endometrial carcinogenesis. *J Clin Oncol*. 2006；24：4783 - 4791.

6 Hamilton CA，Cheung MK，Osann K，et al.Uterine papillary serous and clear cell carcinomas predict for poorer survival compared to grade 3 endometrioid corpus cancers. *Br J Cancer*. 2006；94：642 - 646.

7 Mutter GL，Lin MC，Fitzgerald JT，et al. Altered PTEN expression as a diagnostic marker for the earliest endometrial precancers. *J Natl Cancer Inst*. 2000；92：924 - 930.

8 Song MS，Salmena L，Pandolfi PP. The functions and regulation of the PTEN tumour suppressor. *Nat Rev Mol Cell Biol*. 2012；13：283 - 296.

9 Kong D，Suzuki A，Zou TT，et al. PTEN1 is frequently mutated in primary endometrial carcinomas. *Nat Genet*. 1997；17：143 - 144.

10 Oda K，Stokoe D，Taketani Y，McCormick F. High frequency of coexistent mutations of PIK3CA and PTEN genes in endometrial carcinoma. *Cancer Res*. 2005；65：10669 - 10673.

11 Urick ME，Rudd ML，Godwin AK，Sgroi D，Merino M，Bell DW. PIK3R1（p85alpha）is somatically mutated at high frequency in primary endometrial cancer. *Cancer Res*. 2011；71，4061 - 4067.

12 MacDonald ND，Salvesen HB，Ryan A，Iversen OE，Akslen LA，Jacobs IJ. Frequency and prognostic impact of microsatellite instability in a large population-based study of endometrial carcinomas. *Cancer Res*. 2000；60：1750 - 1752.

13 McCampbell AS，Broaddus RR，Loose DS，Davies PJ.Overexpression of the insulin-like growth factor Ⅰ receptor and activation of the AKT pathway in hyperplastic endometrium. *Clin Cancer Res*. 2006；12：6373 - 6378.

14 Boyd J，Risinger JI. Analysis of oncogene alterations in human endometrial carcinoma：prevalence of ras mutations. *Mol Carcinog*. 1991；4：189 - 195.

15 Pollock PM，Gartside MG，Dejeza LC，et al. Frequent activating FGFR2 mutations in endometrial carcinomas parallel germline mutations associated with craniosynostosis and skeletal dysplasia syndromes. *Oncogene*. 2007；26：7158 - 7162.

16 Fukuchi T，Sakamoto M，Tsuda H，Maruyama K，Nozawa S，Hirohashi S. Beta-catenin mutation in carcinoma of the uterine endometrium. *Cancer Res*. 1998；58：3526 - 3528.

17 Lax SF，Kendall B，Tashiro H，Slebos RJ，Hedrick L. The frequency of p53，K-ras mutations，and microsatellite instability differs in uterine endometrioid and serous carcinoma：evidence of distinct molecular genetic pathways. *Cancer*. 2000；88：814 - 824.

18 Salvesen HB，Das S，Akslen LA. Loss of nuclear p16 protein expression is not associated with promoter methylation but defines a subgroup of aggressive endometrial carcinomas with poor prognosis. *Clin Cancer Res*. 2000；6：153 - 159.

19 Holcomb K，Delatorre R，Pedemonte B，McLeod C，Anderson L，Chambers J. E-cadherin expression in endometrioid，papillary serous，and clear cell carcinoma of the endometrium. *Obstet Gynecol*. 2002；100：1290 - 1295.

20 Slomovitz BM，Broaddus RR，Burke TW，et al. Her-2/neu overexpression and amplification in uterine papillary serous carcinoma. *J Clin Oncol*. 2004；22：3126 - 3132.

21 Sonoda G，du Manoir S，Godwin AK，et al. Detection of DNA gains and losses in primary endometrial carcinomas by comparative genomic hybridization. *Genes Chromosomes Cancer*. 1997；18：115 - 125.

22 Miller D，Filiaci V，Fleming G，et al. Randomized phase Ⅲ noninferiority trial of first line chemotherapy for metastatic or recurrent endometrial carcinoma：a Gynecologic Oncology Group study. *Gynecol Oncol*. 2012；125：771.

23 Laplante M，Sabatini DM. mTOR signaling in growth control and disease. *Cell*. 2012；149：274 - 293.

24 Slomovitz BM，Coleman RL. The PI3K/AKT/mTOR pathway as a therapeutic target in endometrial cancer. *Clin Cancer Res*. 2012；18：5856 - 5864.

25 Castellvi J，Garcia A，Ruiz-Marcellan C，et al. Cell signaling in endometrial carcinoma：phosphorylated 4E-binding protein-1 expression in endometrial cancer correlates with aggressive tumors and prognosis. *Hum Pathol*. 2009；40：1418 - 1426.

26 Slomovitz BM，Lu KH，Johnston T，et al. A phase 2 study of the oral mammalian target of rapamycin inhibitor，

everolimus，in patients with recurrent endometrial carcinoma. *Cancer*. 2010；116：5415－5419.

27 Colombo N，McMeekin S，Schwartz P，et al. A phase II trial of the mTOR inhibitor AP23573 as a single agent in advanced endometrial cancer. *J Clin Oncol*. 2007；25(suppl.)：Abstract 5516.

28 Mackay H，Welch S，Tsao MS，et al. Phase II Study of Oral Ridaforolimus in Patients with Metastatic and/or Locally Advanced Recurrent Endometrial Cancer：NCIC CTG IND 192. *J Clin Oncol*. 2011；29(suppl.)：Abstract 5013.

29 Oza AM，Poveda A，Clamp AR，et al. Phase II (RP2) Trial of Ridaforolimus (R) Compared with Progestin (P) or Chemotheraphy (C) in Female Adult Patients with Advanced Endometrial Carcinoma. *J Clin Oncol*. 2011；29 (suppl.)：Abstract 5009.

30 Oza AM，Elit L，Provencher D，et al. Phase II study of temsirolimus (CCI-779) in patients with metastatic and/or locally advanced recurrent endometrial cancer previously treated with chemotherapy. *J Clin Oncol*. 2008；26 (suppl.)：Abstract 5516.

31 Oza AM，Elit L，Tsao MS，et al. Phase II study of temsirolimus in women with recurrent or metastatic endometrial cancer：a trial of the NCIC Clinical Trials Group. *J Clin Oncol*. 2011；29；3278－3285.

32 Mackay H，Welch S，Tsao MS，et al. Phase II study of oral ridaforolimus in patients with metastatic and/or locally advanced recurrent endometrial cancer：NCIC CTG IND 192. *J Clin Oncol*. 2011；29(suppl.)：Abstract 5013.

33 Sarbassov DD，Guertin DA，Ali SM，Sabatini DM. Phosphorylation and regulation of Akt/PKB by the rictor-mTOR complex. *Science*. 2005；307：1098－1101.

34 O'Reilly KE，Rojo F，She QB，et al.mTOR inhibition induces upstream receptor tyrosine kinase signaling and activates Akt. *Cancer Res*. 2006；66：1500－1508.

35 Haruta T，Uno T，Kawahara J，et al. A rapamycin-sensitive pathway down-regulates insulin signaling via phosphorylation and proteasomal degradation of insulin receptor substrate-1. *Mol Endocrinol*. 2000；14：783－794.

36 Meric-Bernstam F，Gonzalez-Angulo AM. Targeting the mTOR signaling network for cancer therapy. *J Clin Oncol*. 2009；27：2278－2287.

37 Shafer A，Zhou C，Gehrig PA，Boggess JF，Bae-Jump VL. Rapamycin potentiates the effects of paclitaxel in endometrial cancer cells through inhibition of cell proliferation and induction of apoptosis. *Int J Cancer*. 2010；126：1144－1154.

38 Chandarlapaty S，Sawai A，Scaltriti M，et al. AKT inhibition relieves feedback suppression of receptor tyrosine kinase expression and activity. *Cancer Cell*. 2011；19：58－71.

39 West KA，Castillo SS，Dennis PA. Activation of the PI3K/Akt pathway and chemotherapeutic resistance. *Drug Resist Updat*. 2002；5：234－248.

40 Hoekstra AV，Ward EC，Hardt JL，et al. Chemosensitization of endometrial cancer cells through AKT inhibition involves FOXO1. *Gynecol Oncol*. 2008；108：609－618.

41 Moxley KM，McMeekin DS. Endometrial carcinoma：a review of chemotherapy，drug resistance，and the search for new agents. *Oncologist*. 2010；15：1026－1033.

42 Gagnon V，Mathieu I，Sexton E，Leblanc K，Asselin E. AKT involvement in cisplatin chemoresistance of human uterine cancer cells. *Gynecol Oncol*. 2004；94：785－795.

43 Meyer LA，Slomovitz BM，Djordjevic B，et al. The search continues：looking for predictive biomarkers for response mTOR inhibition in endometrial cancer. *J Clin Oncol*. 2011；29(suppl.)：Abstract 5016.

44 Mackay HJ，Eisenhauer EA，Kamel-Reid S，et al. Molecular determinants of outcome with mammalian target of rapamycin inhibition in endometrial cancer. *Cancer*. 2013；120(4)：603－610.

45 Montagut C，Settleman J. Targeting the RAF-MEK-ERK pathway in cancer therapy. *Cancer Lett*. 2009；283：125－134.

46 Samarnthai N，Hall K，Yeh IT. Molecular profiling of endometrial malignancies. *Obstet Gynecol Int*. 2010；2010：162363.

47 Sasaki H，Nishii H，Takahashi H，et al. Mutation of the Ki-ras protooncogene in human endometrial hyperplasia and carcinoma. *Cancer Res*. 1993；53：1906－1910.

48 Varras MN，Koffa M，Koumantakis E，et al. Ras gene mutations in human endometrial carcinoma. *Oncology*. 1996；53：505－510.

49 Gysin S，Salt M，Young A，McCormick F. Therapeutic strategies for targeting ras proteins. *Genes Cancer*. 2011；2：359－372.

50 Iglesias D，Yates MS，van der Hoeven D，et al. Another Surprise from Metformin：novel mechanism of action via K-Ras influences endometrial cancer response to therapy. *Mol Cancer Ther*. 2013；12(12)：2847－2856.

51 van der Hoeven D，Cho KJ，Ma X，Chigurupati S，Parton RG，Hancock JF. Fendiline inhibits K-Ras plasma membrane localization and blocks K-Ras signal transmission. *Mol Cell Biol*. 2013；33：237－251.

52 Coleman R，Sill M，Thaker P，et al. A phase II evaluation of AZD6244，a selective MEK-1/2 inhibitor in the treatment of recurrent or persistent endometrial cancer：a Gynecologic Oncology Group study. *Gynecol Oncol*. 2013；130(1)：e12-e13.

53　Carracedo A，Ma L，Teruya-Feldstein J，et al. Inhibition of mTORC1 leads to MAPK pathway activation through a PI3K-dependent feedback loop in human cancer. *J Clin Invest*. 2008；118：3065 – 3074.

54　Cheung LW，Hennessy BT，Li J，et al. High frequency of PIK3R1 and PIK3R2 mutations in endometrial cancer elucidates a novel mechanism for regulation of PTEN protein stability. *Cancer Discov*. 2011；1：170 – 185.

55　Oda K，Okada J，Timmerman L，et al. PIK3CA cooperates with other phosphatidylinositol 3′-kinase pathway mutations to effect oncogenic transformation. *Cancer Res*. 2008；68：8127 – 8136.

56　Di Nicolantonio F，Arena S，Tabernero J，et al. Deregulation of the PI3K and KRAS signaling pathways in human cancer cells determines their response to everolimus. *J Clin Invest*. 2010；120：2858 – 2866.

57　Engelman JA，Chen L，Tan X，et al. Effective use of PI3K and MEK inhibitors to treat mutant Kras G12D and PIK3CA H1047R murine lung cancers. *Nat Med*. 2008；14：1351 – 1356.

58　Kim TH，Wang J，Lee KY，et al. The synergistic effect of conditional pten loss and oncogenic K-ras mutation on endometrial cancer development occurs via decreased progesterone receptor action. *J Oncol*. 2010；2010：139087.

59　Wongchenko MJ，Guan Y，Wagle M，et al. Sensitivity of endometrial cancer cells to inhibitors targeting different nodes of the PI3K pathway and their combination with a MEK inhibitor. *Cancer Res*. 2013；73 (8 suppl. 1)：Abstract 3479.

60　Shoji K，Oda K，Kashiyama T，et al. Genotype-dependent efficacy of a dual PI3K/mTOR inhibitor, NVP-BEZ235, and an mTOR inhibitor, RAD001, in endometrial carcinomas. *PLoS One*. 2012；7：e37431.

61　Pfeiffer D，Spranger J，Al-Deiri M，et al. mRNA expression of ligands of the epidermal-growth-factor-receptor in the uterus. *Int J Cancer*. 1997；72：581 – 586.

62　Oza AM，Eisenhauer EA，Elit L，et al. Phase Ⅱ study of erlotinib in recurrent or metastatic endometrial cancer：NCIC IND-148. *J Clin Oncol*. 2008；26：4319 – 4325.

63　Leslie KK，Sill MW，Darcy KM，et al. Efficacy and safety of gefitinib and potential prognostic value of soluble EGFR, EGFR mutations, and tumor markers in a Gynecologic Oncology Group phase Ⅱ trial of persistent or recurrent endometrial cancer. *J Clin Oncol*. 2009；27(suppl.)：Abstract e16542.

64　Slomovitz B，Schmeler K，Miller D，et al. Phase Ⅱ study of cetuximab (Erbitux) in patients with progressive or recurrent endometrial cancer. *Gynecol Oncol*. 2010；116(suppl.)：Abstract 13.

65　Langer CJ. Roles of EGFR and KRAS Mutations in the Treatment Of Patients With Non-Small-Cell Lung Cancer. *P T*. 2011；36：263 – 279.

66　Frattini M，Saletti P，Romagnani E，et al. PTEN loss of expression predicts cetuximab efficacy in metastatic colorectal cancer patients. *Br J Cancer*. 2007；97：1139 – 1145.

67　Di Fiore F，Blanchard F，Charbonnier F，et al. Clinical relevance of KRAS mutation detection in metastatic colorectal cancer treated by Cetuximab plus chemotherapy. *Br J Cancer*. 2007；96：1166 – 1169.

68　Leslie KK，Sill MW，Lankes HA，et al. Lapatinib and potential prognostic value of EGFR mutations in a Gynecologic Oncology Group phase Ⅱ trial of persistent or recurrent endometrial cancer. *Gynecol Oncol*. 2012；127(2)：345 – 350.

69　Hayes MP，Douglas W，Ellenson LH. Molecular alterations of EGFR and PIK3CA in uterine serous carcinoma. *Gynecol Oncol*. 2009；113：370 – 373.

70　Biscuola M，Van de Vijver K，Castilla MÁ，et al. Oncogene alterations in endometrial carcinosarcomas. *Hum Pathol*. 2013；44：852 – 859.

71　Fleming GF，Sill MW，Darcy KM，et al. Phase Ⅱ trial of trastuzumab in women with advanced or recurrent，HER2-positive endometrial carcinoma：a Gynecologic Oncology Group study. *Gynecol Oncol*. 2010；116：15 – 20.

72　Dang CT，Hudis CA (eds.) *New Treatment Paradigms in Metastatic Breast Cancer*. CMPMedica；2008.

73　Attias-Geva Z，Bentov I，Ludwig DL，Fishman A，Bruchim I，Werner H. Insulin-like growth factor-I receptor (IGF-IR) targeting with monoclonal antibody cixutumumab (IMC-A12) inhibits IGF-I action in endometrial cancer cells. *Eur J Cancer*. 2011；47：1717 – 1726.

74　Mendivil A，Zhou C，Cantrell LA，et al. AMG 479, a novel IGF-1-R antibody, inhibits endometrial cancer cell proliferation through disruption of the PI3K/Akt and MAPK pathways. *Reprod Sci*. 2011；18：832 – 841.

75　Attias-Geva Z，Bentov I，Fishman A，Werner H，Bruchim I. Insulin-like growth factor-Ⅰ receptor inhibition by specific tyrosine kinase inhibitor NVP-AEW541 in endometrioid and serous papillary endometrial cancer cell lines. *Gynecol Oncol*. 2011；121：383 – 389.

76　Haugsten EM，Wiedlocha A，Olsnes S，Wesche J. Roles of fibroblast growth factor receptors in carcinogenesis. *Mol Cancer Res*. 2010；8：1439 – 1452.

77　Byron SA，Gartside MG，Wellens CL，et al. Inhibition of activated fibroblast growth factor receptor 2 in endometrial cancer cells induces cell death despite PTEN abrogation. *Cancer Res*. 2008；68：6902 – 6907.

78　Dutt A，Salvesen HB，Chen TH，et al. Drug-sensitive FGFR2 mutations in endometrial carcinoma. *Proc Natl Acad Sci U S A*. 2008；105：8713 - 8717.

79　Brave SR，Ratcliffe K，Wilson Z，et al. Assessing the Activity of Cediranib，a VEGFR-2/3 Tyrosine Kinase Inhibitor，against VEGFR-1 and Members of the Structurally Related PDGFR Family. *Mol Cancer Ther*. 2011；10：861 - 873.

80　Marathe PH，Kamath AV，Zhang Y，D'Arienzo C，Bhide R，Fargnoli J. Preclinical pharmacokinetics and in vitro metabolism of brivanib（BMS-540215），a potent VEGFR2 inhibitor and its alanine ester prodrug brivanib alaninate. *Cancer Chemother Pharmacol*. 2009；65：55 - 66.

81　Marshall ME，Hinz TK，Kono SA，et al. Fibroblast growth factor receptors are components of autocrine signaling networks in head and neck squamous cell carcinoma cells. *Clin Cancer Res*. 2011；17：5016 - 5025.

82　Hanahan D，Weinberg RA. Hallmarks of cancer：the next generation. *Cell*. 2011；144：646 - 674.

83　Ellis LM，Hicklin DJ. VEGF-targeted therapy：mechanisms of antitumour activity. *Nat Rev Cancer*. 2008；8：579 - 591.

84　Stefansson IM，Salvesen HB，Akslen LA. Vascular proliferation is important for clinical progress of endometrial cancer. *Cancer Res*. 2006；66：3303 - 3309.

85　Kamat AA，Merritt WM，Coffey D，et al. Clinical and biological significance of vascular endothelial growth factor in endometrial cancer. *Clin Cancer Res*. 2007；13：7487 - 7495.

86　Aghajanian C，Sill MW，Darcy KM，et al. Phase Ⅱ trial of bevacizumab in recurrent or persistent endometrial cancer：a Gynecologic Oncology Group study. *J Clin Oncol*. 2011；29：2259 - 2265.

87　Correa R，Mackay H，Hirte HW，et al. A phase Ⅱ study of sunitinib in recurrent or metastatic endometrial carcinoma：a trial of the Princess Margaret Hospital，The University of Chicago，and California Cancer Phase Ⅱ Consortia. *J Clin Oncol*. 2010；28(suppl. 15)：Abstract 5038.

88　Nimeiri HS，Oza AM，Morgan RJ，et al. Sorafenib（SOR）in patients（pts）with advanced/recurrent uterine carcinoma（UCA）or carcinosarcoma（CS）：a phase Ⅱ trial of the University of Chicago，PMH，and California Phase Ⅱ Consortia. *J Clin Oncol*. 2008；26(suppl.)：Abstract 5585.

89　Coleman RL，Sill MW，Lankes HA，et al.Aphase Ⅱ evaluation of aflibercept in the treatment of recurrent or persistent endometrial cancer：a Gynecologic Oncology Group study. *Gynecol Oncol*. 2012；127：538 - 543.

90　Davies S，Dai D，Pickett G，Thiel KW，Korovkina VP，Leslie KK. Effects of bevacizumab in mouse model of endometrial cancer：defining the molecular basis for resistance. *Oncol Rep*. 2011；25：855 - 862.

91　Klement G，Baruchel S，Rak J，et al. Continuous low-dose therapy with vinblastine and VEGF receptor-2 antibody induces sustained tumor regression without overt toxicity. *J Clin Invest*. 2000；105：R15 - 24.

92　Fong PC，Boss DS，Yap TA，et al. Inhibition of poly(ADP-ribose) polymerase in tumors from BRCA mutation carriers. *N Engl J Med*. 2009；361：123 - 134.

93　Dedes KJ，Wilkerson PM，Wetterskog D，Weigelt B，Ashworth A，Reis-Filho JS. Synthetic lethality of PARP inhibition in cancers lacking BRCA1 and BRCA2 mutations. *Cell Cycle*. 2011；10：1192 - 1199.

94　Patel AG，Sarkaria JN，Kaufmann SH. Nonhomologous end joining drives poly（ADP-ribose）polymerase（PARP）inhibitor lethality in homologous recombination-deficient cells. *Proc Natl Acad Sci U S A*. 2011；108：3406 - 3411.

95　Mendes-Pereira AM，Martin SA，Brough R，et al. Synthetic lethal targeting of PTEN mutant cells with PARP inhibitors. *EMBO Mol Med*. 2009；1：315 - 322.

96　Dedes KJ，Wetterskog D，Mendes-Pereira AM，et al. PTEN deficiency in endometrioid endometrial adenocarcinomas predicts sensitivity to PARP inhibitors. *Sci Transl Med*. 2010；2：53ra75.

97　Ventura A，Kirsch DG，McLaughlin ME，et al. Restoration of p53 function leads to tumour regression in vivo. *Nature*. 2007；445：661 - 665.

98　Tashiro H，Isacson C，Levine R，Kurman RJ，Cho KR，Hedrick L. p53 gene mutations are common in uterine serous carcinoma and occur early in their pathogenesis. *Am J Pathol*. 1997；150：177 - 185.

99　Kounelis S，Jones MW，Papadaki H，Bakker A，Swalsky P，Finkelstein SD. Carcinosarcomas（malignant mixed mullerian tumors）of the female genital tract：comparative molecular analysis of epithelial and mesenchymal components. *Hum Pathol*. 1998；29：82 - 87.

100　Zannoni GF，Vellone VG，Arena V，et al. Does high-grade endometrioid carcinoma（grade 3 FIGO）belong to type I or type II endometrial cancer? A clinical-pathological and immunohistochemical study. *Virchows Arch*. 2010；457：27 - 34.

101　Kuerbitz SJ，Plunkett BS，Walsh WV，Kastan MB. Wild-type p53 is a cell cycle checkpoint determinant following irradiation. *Proc Natl Acad Sci U S A*. 1992；89：7491 - 7495.

102　Nigro JM，Baker SJ，Preisinger AC，et al. Mutations in the p53 gene occur in diverse human tumour types. *Nature*. 1989；342：705 - 708.

103 Wang Y，Li J，Booher RN，et al. Radiosensitization of p53 mutant cells by PD0166285，a novel G（2）checkpoint abrogator. *Cancer Res*. 2001；61：8211 - 8217.

104 Li D. Metformin as an antitumor agent in cancer prevention and treatment. *J Diabetes*. 2011；3：320 - 327.

105 Dowling RJ，Goodwin PJ，Stambolic V. Understanding the benefit of metformin use in cancer treatment. *BMC Med*. 2011；9：33.

106 Burzawa JK，Schmeler KM，Soliman PT，et al. Prospective evaluation of insulin resistance among endometrial cancer patients. *Am J Obstet Gynecol*. 2011；204：355.e1 - 7.

107 Zhang Z，Dong L，Sui L，et al. Metformin reverses progestin resistance in endometrial cancer cells by downregulating GloI expression. *Int J Gynecol Cancer*. 2011；21：213 - 221.

108 Xie Y，Wang YL，Yu L，et al.Metformin promotes progesterone receptor expression via inhibition of mammalian target of rapamycin（mTOR）in endometrial cancer cells. *J Steroid Biochem Mol Biol*. 2011；126：113 - 120.

109 Hanna RK，Zhou C，Malloy KM，et al.Metformin potentiates the effects of paclitaxel in endometrial cancer cells through inhibition of cell proliferation and modulation of the mTOR pathway. *Gynecol Oncol*. 2012；125：458 - 469.

110 Bender D，Buekers T，Leslie K.Hormones and receptors in endometrial cancer. *Proc Obstet Gynecol*. 2011；2：1 - 25.

111 Gu C，Zhang Z，Yu Y，et al. Inhibiting the PI3K/Akt pathway reversed progestin resistance in endometrial cancer. *Cancer Sci*. 2011；102：557 - 564.

112 Fricke E，Hermannstädter C，Keller G，et al. Effect of wild-type and mutant E-cadherin on cell proliferation and responsiveness to the chemotherapeutic agents cisplatin，etoposide，and 5-fluorouracil. *Oncology*. 2004；66：150 - 159.

113 Witta SE，Gemmill RM，Hirsch FR，et al. Restoring E-cadherin expression increases sensitivity to epidermal growth factor receptor inhibitors in lung cancer cell lines. *Cancer Res*. 2006；66：944 - 950.

114 Qian X，Karpova T，Sheppard AM，McNally J，Lowy DR. E-cadherinmediated adhesion inhibits ligand-dependent activation of diverse receptor tyrosine kinases. *EMBO J*. 2004；23：1739 - 1748.

115 Orsulic S，Huber O，Aberle H，Arnold S，Kemler R. E-cadherin binding prevents beta-catenin nuclear localization and beta-catenin/LEF-1-mediated transactivation. *J Cell Sci*. 1999；112（Pt 8）：1237 - 1245.

116 Takai N，Narahara H. Preclinical studies of chemotherapy using histone deacetylase inhibitors in endometrial cancer. *Obstet Gynecol Int*. 2010；2010：923824.

第 22 章
头颈部肿瘤

Marcus M. Monroe and Jeffrey N. Myers

上官诚芳 译，施敏 张俊 校

概　　述

头颈部鳞癌（head and neck squamous cell carcinoma，HNSCC）是一类异质性的鳞状上皮恶性肿瘤，它发生于上呼吸道及上消化道，包括了鼻-鼻窦腔、口腔、鼻咽、口咽、下咽和喉。头颈部鳞癌的年发病人数超过 68 万，死亡率在全球范围内排名第 7。总体来说，美国的头颈部肿瘤发病率已有所下降，这归功于烟草消耗量的减少。然而，某些特殊亚型的发病率仍有所升高。其中最显著的是由于致癌性人乳头瘤病毒（HPV）感染，口咽部鳞状细胞癌的发生率有所升高。年龄校正后的吸烟相关口腔鳞癌的发病率正以每年接近 2% 的速度下降，然而 HPV 相关口咽癌的发病率却以每年 5% 左右的速度增加。

在过去的几十年里，各期别头颈部鳞癌的总生存变化很小，5 年生存率维持在 60% 左右。即使高强度的治疗，生存获益仍不显著，在同样的研究中差异最显著的是：HPV 导致恶性肿瘤的生存获益优于烟草相关患者。显然，在头颈部鳞癌的治疗上迫切需要更有效的治疗手段。

头颈部鳞癌的基因改变

针对头颈部鳞癌基因改变的大规模研究已经完成。利用二代测序技术检测了大样本的头颈部鳞癌标本，发现了大部分的常见驱动基因。根据这些研究筛选出的组织学基因改变包括：TP53 高频突变、cyclin D 扩增和 CDKN2A 的缺失和（或）突变。其中最常见的突变发生在 TP53（47%～72%）、CDKN2A（9%～22%）、PIK3CA（6%～21%）、FAT1（12%～23%）和 NOTCH1（14%～19%，见表 22.1）。在 HNSCC 中局灶扩增和缺失也很常见，但结构性重排如融合基因并不常见。最常见的基因扩增区域包括 CCND1、EGFR、FGFR、MYC、PIK3CA 和 ERBB2。常见的缺失区域包括 CDKN2A、PTEN、LRP1B 和 FAT1，这些基因的缺失被认为是除体细胞突变以外抑癌基因缺失的常见途径。

表 22.1　头颈部鳞癌的常见基因改变

突　　变	估 计 频 率
TP53	47%～72%
FAT1	12%～23%
CDKN2A	9%～22%
PIK3CA	6%～21%
SYNE1	20%
NOTCH1	14%～19%
MLL2	11%～18%
NSD1	10%
CASP8	8%～9%
TP63	7%
PTEN	7%
JUB	6%
MED1	5%
IRF6	5%
SYNE2	5%
EZH2	5%
NOTCH2	5%
FBXW7	5%
HRAS	4%～5%

常见的扩增区域	峰值筛选基因
11q13.3	CCND1
3q26.33	SOX2、PIK3CA
7p11.2	EGFR

常见的扩增区域	峰值筛选基因
8p24.21	*FGFR*
8q24.21	*MYC*、*POU5F1B*
13q22.1	*KLF5*
12q15	*MDM2*
17q12	*ERBB2*、*GRB7*
11p13	*CD44*
9p24.1	*JAK2*

常见缺失区域	峰值筛选基因
9p21.3	*CDKN2A*
8p23.2	*CSMD1*
2q22.1	*LRP1B*
4q35.2	*FAT1*
19p13.3	*LKB1*
2q37.3	*ING5*、*SP100*、*SP110*、*HDAC4*、*SP140*
18q23	*GALR1*、*MBP*、*NFATC1*
1p13.2	*NRAS*、*NOTCH2*、*BCL9*、*CHD1L*
7q26.1	*MLL3*
9p24.1	*PTPRD*
11p23.1	*ATM*、*MLL*、*CXCR5*
13q14.11	*BRCA2*、*RB1*、*FOXO1*、*SMAD9*
9q34.3	*NOTCH1*
10q23.31	*PTEN*、*KLLN*
18q21.2	*SMAD4*、*BCL2*、*DCC*

这些大规模的研究中最有趣的发现：在绝大部分的 HNSCC 中存在以前未发现的 *Notch*1 失活突变；另一方面，HPV 阳性与阴性的患者之间存在显著的突变差异。总的来说，HPV 引起的 HNSCC 对比 HPV 阴性的患者，基因改变较少，但某些特定突变例外，如 *PIK3CA* 在 HPV 阳性肿瘤中的突变频率更高。

HNSCC 基因改变的主要特征是抑癌基因的失活。在绝大多数 HNSCC 中存在高频的 *TP53*、*CKDN2A*、*FAT*1 和 *NOTCH*1 功能丧失。基因突变从而获得癌基因功能并不常见，但在多条生长促进通路中都存在基因的扩增和高表达，众多潜在的靶点也给靶向治疗带来了挑战。

头颈部鳞癌的治疗现状

目前 HNSCC 的治疗涵盖了多学科的综合治疗，包括手术、放疗和全身化疗。一定程度上，治疗方式的选择取决于原发灶的解剖部位以及疾病的期别。对于早期患者（Ⅰ/Ⅱ期），单纯放疗或单纯手术的治疗方式已足够，至于两者的选择取决于病变的解剖部位、肿瘤的特征以及患者和医师的选择。对于局部晚期的患者（Ⅲ/Ⅳ期），局部手术、放疗或手术联合放疗往往还需结合全身化疗。对于远处转移或不可切除的放疗后局部复发，治疗目的转变为姑息治疗，往往以全身化疗为主，联合局部的姑息性手术和（或）放疗。

对于局部晚期的患者，化疗作为综合治疗中的一员，可分为新辅助治疗（诱导）或辅助（同步或术后）。铂类药物（顺铂和卡铂）仍是诱导和同步化疗方案中的基础，它可联合使用紫杉类和氟尿嘧啶。同步放化疗可在术后进行，也可在非手术患者中作为根治性治疗手段。对于术后辅助治疗，meta 分析显示对于术后病理显示切缘阳性或区域淋巴结包膜外侵犯的患者术后放疗的基础上联合含铂方案化疗可得到生存获益。

诱导化疗通常包含多种细胞毒药物并且剂量也要高于同步放化疗。新辅助化疗的 meta 分析显示，头颈部肿瘤中的诱导化疗可降低远处转移的概率，但不能延长总生存期或增加局控。最近的Ⅲ期临床研究显示，诱导化疗后进行同步放化疗比较单纯同步放化疗并未取得生存获益。

尽管使用大剂量的联合化疗方案，晚期头颈部肿瘤的生存率仍很低。对于复发或转移的患者，全身化疗通常能获得短期的肿瘤退缩，但长期的疾病控制几乎不能实现并且常常伴随着显著的化疗相关毒副作用。所以临床上迫切需要高效低毒的全身治疗药物。

头颈部鳞癌的靶向治疗

尽管不少靶向药物在头颈部鳞癌中进行尝试，但只有西妥昔单抗，一种表皮生长因子受体（epidermal growth factor receptor，EGFR）的单克隆抗体，被 FDA 批准用于头颈部鳞癌。目前，绝大多数试验的靶向药物最多只能达到轻度的疗效，当然尝试靶向治疗的患者往往经过多线治疗，并且未经生物标志物筛选，很大程度上限制了治疗效果。

靶向表皮生长因子受体

EGFR 的过表达在头颈部鳞癌中非常常见，80%～90% 的肿瘤为 EGFR 高表达。相对而言 EGFR 基因的活化突变并不常见，而 EGFR 拷贝数的增加在 HNSCC 中占相当大的比例。EGFR 的过表达与 EGFR 基因拷贝数增加一样，都与头颈部肿瘤治疗后生存期缩短相关。而且，EGFR 拷贝数的增加与口腔癌前病变向侵袭性恶性肿瘤转化相关，更提示 EGFR 通路在口腔癌中的重要性。

目前在 HNSCC 中研究的 EGFR 靶向药物主要是两种：靶向 EGFR 胞外段的单克隆抗体和靶向胞内酪氨酸激酶的小分子抑制物。其中只有单克隆抗体西妥昔单抗联合放化疗带来显著的生存获益，因而被 FDA 批准用于 HNSCC。至今，小分子抑制剂的结果令人失望，它仅带来轻微的临床效果，并没有体现出显著的生存获益。

表皮生长因子受体的单克隆抗体

西妥昔单抗，最早也是唯一被 FDA 批准在 HNSCC 中使用的靶向药物，是针对 EGFR 胞外区域的单克隆抗体。对于 HNSCC，西妥昔单抗的作用机制不止一种。通过阻止配体与 EGFR 的胞外区域的结合，西妥昔单抗干扰了受体的二聚化，从而下调下游的促有丝分裂信号通路。此外，与西妥昔单抗的结合也减少了抗体依赖的细胞介导的细胞毒作用。

早期的 Ⅱ/Ⅲ 期临床试验结果显示，西妥昔单抗在 HNSCC 中有确切的临床价值，联合顺铂治疗可提高复发及转移患者的临床反应。2006 年，Bonner 等评估了头颈部肿瘤中放疗联合西妥昔单抗的价值。局部晚期的 HNSCC 患者被随机分成单纯放疗组合放疗联合西妥昔单抗组（西妥昔单抗起始剂量为 400 mg/m²，后续 250 mg/m² 每周同步放疗）。联合治疗组的局控率得到显著性改善（24.4 个月对 14.9 个月，局部进展或死亡的风险比为 0.68，$P = 0.005$）。中位总生存时间也同样得到显著延长，联合治疗组平均生存期为 49 个月，单纯放疗组为 29.3 个月（死亡风险比为 0.7；$P = 0.006$）。除了特征性的痤疮样皮疹，两组的毒副作用无显著性差异。

对于复发转移的 HNSCC，对于铂类难治性 HNSCC，西妥昔单抗体现出 10%～20% 的临床反应获益。基于这些研究，Vermorken 等进行了一项随机临床研究，验证顺铂联合 5-氟尿嘧啶加用西妥昔单抗作为一线治疗复发转移性 HNSCC 的有效性。在这个被命名为 EXTREME 的研究中，220 个患者被随机分到顺铂联合 5-氟尿嘧啶组，222 个患者被分到顺铂、5-氟尿嘧啶联合西妥昔单抗组。总体的反应率从 20% 提高到联合应用西妥昔单抗后的 36%。三药联合方案同时提高了中位总生存期（7.4 个月对 10.1 个月；风险比为 0.8；$P = 0.04$）和无进展生存期（3.3 个月对 5.6 个月；风险比为 0.54；$P < 0.001$）。与这项研究的结果不同，ECOG1395 比较了顺铂与顺铂联合西妥昔单抗治疗 117 名复发转移性 HNSCC 患者（Burtness, JCO）。结果显示虽然反应率有所提高，但 PFS 和 OS 没有明显差异，然而两项研究中的生存差异与风险比的数值是相当的，这提示两者结果的差异可能只是受到了统计学的影响。

除了西妥昔单抗，其他 EGFR 的单克隆抗体也在 HNSCC 中进行临床研究。帕尼单抗，一种全人源的 EGFR 单克隆抗体，在复发转移性 HNSCC 中得到了不同的结果。一项随机研究比较了单纯化疗（顺铂联合 5-氟尿嘧啶）和化疗联合帕尼单抗（SPECTRUM 研究），两组间总生存时间无显著性差异（中位总生存时间为 11.1 个月对 9.0 个月；风险比为 0.873；$P = 0.140 3$）。联合帕尼单抗组的中位无进展生存时间勉强有所延长（中位无进展生存时间为 4.6 个月对 5.8 个月，风险比为 0.78，$P = 0.003 6$）。在可获得 p16 检测结果的患者中进行亚组分析，加用帕尼单抗在 p16 阴性的患者中显示生存获益，但在 p16 阳性的患者中无差异，提示 HPV 状态与抗 EGFR 治疗的有效性存在相关性。zalutumumab 是人源 IgG1K 的 EGFR 单克隆抗体，研究发现在铂类难治性复发转移性 HNSCC 中可延长无进展生存时间，但不能延长总生存时间。

表皮生长因子受体的小分子抑制剂

至今，EGFR 小分子抑制剂的有效性令人失望。吉非替尼和厄洛替尼都是 EGFR 的酪氨酸激酶抑制剂，已进行多项临床研究，包括在复发转移患者及局部晚期患者中联合顺铂同步放疗（表 22.2）。虽然可以看到一定的临床反应率，但仅有很小一部分患者获益，患者的生存期很短，并且比较传统的二线化疗并没有体现出显著的优势。与肺癌和结直肠癌不同，目前仍没有疗效预测生物学标志物能对可能有效的患者进行治疗前的筛选。尽管这些药物仍在进一步的研究，但至今除了临床研究之外，小分子抑制物不作为 HNSCC 患者的常规治疗用药。

表 22.2　头颈部鳞癌靶向治疗的部分 II/III 期临床研究

临床研究	药　物	期别	对　象	治　疗	入组人数	结　果
靶向 EGFR 的治疗						
Bonner 等	西妥昔单抗	III	LRA HNSCC	RT ± 西妥昔单抗	424	增加 LRC（14.9 个月对 24.4 个月，HR = 0.68，$P = 0.005$） 延长 OS（29.3 个月对 49 个月，HR = 0.7，$P = 0.006$）
EXTREME 研究 Vermoeken 等	西妥昔单抗	III	R/M HNSCC	CDDP，5 - FU ± 西妥昔单抗	442	增加 RR（20% 对 36%） 延长 PFS（3.3 个月对 5.6 个月，HR = 0.54，$P < 0.001$） 延长 OS（7.4 个月对 10.1 个月，HR = 0.8，$P = 0.04$）
ECOG1395 Burtness 等	西妥昔单抗	III	R/M HNSCC	CDDP ± 西妥昔单抗	117	增加 RR（10% 对 26%，$P = 0.03$） PFS 无差异（2.7 个月对 4.2 个月，HR = 0.78，$P = 0.09$） OS 无差异（7.9 个月对 9.2 个月，$P = 0.21$）
SPECTRUM 研究 Vermoeken 等	帕尼单抗	III	R/M HNSCC	CDDP，5 - FU ± 帕尼单抗	657	延长 PFS（3.6 个月对 5.8 个月，HR = 0.78，$P = 0.003\,6$） OS 无差异（9 个月对 11.1 个月，HR = 0.873，$P = 0.14$）
Machiels 等	zalatumumab	III	R/M HNSCC	最佳支持治疗 ± zalatumumab	286	延长 PFS（8.4 周对 9.9 周，HR = 0.63，$P = 0.001\,2$） OS 无差异（5.2 个月对 6.7 个月，HR = 0.77，$P = 0.064\,8$）
Stewart 等	吉非替尼	III	R/M HNSCC	甲氨蝶呤比吉非替尼（250/500 mg/d）	486	RR 无差异（3.9% 对 2.7/7.6%，$P = 0.57/0.17$） OS 无差异（6.7% 对 5.6/6.0 个月，HR = 1.22/1.12，$P = 0.12/0.39$）
ECOG1302 Argiris 等	吉非替尼	III	R/M HNSCC	多西紫杉 ± 吉非替尼	270	RR 无差异（6.2% 对 12.5%，$P = 0.13$） PFS 无差异（2.1 个月对 3.5 个月，HR = 0.81，$P = 0.19$） OS 无差异（6.0 个月对 7.3 个月，HR = 0.93，$P = 0.6$）
Martins 等	厄洛替尼	II	LRA HNSCC	CDDP，RT ± 厄洛替尼	204	CRR 无差异（40% 对 52%，$P = 0.08$） PFS 无差异（HR = 0.9，$P = 0.71$）
靶向 VEGFR 的治疗						
RTOG0615 Lee 等	贝伐珠单抗	II	LRA NPC	顺铂，RT + 贝伐珠单抗	44	2 年 LRPFS 83.7%（95%CI，72.6～94.9） 2 年 PFS 74.7%（95%CI，61.8～87.6） 2 年 OS 90.9%（95%CI，82.3～99.4）
Argiris 等	贝伐珠单抗	II	R/M HNSCC	培美曲塞 + 贝伐珠单抗	40	RR 30%（95%CI，17～42） 中位 PFS 5 个月（90%CI，4～7） 中位 OS 11.3 个月（90%CI，8.7～16.8）
Fury 等	贝伐珠单抗	II	LRA HNSCC	RT + 贝伐珠单抗	42	2 年 PFS 75.9%（95%CI，63.9～90.1） 2 年 OS 88%（95%CI，78.6～98.4）

临床研究	药物	期别	对象	治疗	入组人数	结　果
多重激酶抑制剂						
Argiris 等	贝伐珠单抗西妥昔单抗	Ⅱ	R/M HNSCC	西妥昔单抗＋贝伐珠单抗	46	RR 16%（95% CI,7～24）中位 PFS 2.8 个月（95%CI,2.7～4.2）中位 OS 7.5 个月（95%CI,5.7～9.6）
Cohen 等	贝伐珠单抗厄洛替尼	Ⅰ/Ⅱ	R/M HNSCC	厄洛替尼＋贝伐珠单抗	48	RR 15%（95% CI,6～28）中位 PFS 4.1 个月（95%CI,2.8～4.4）中位 OS 7.1 个月（95%CI,5.7～9.0）
GORTEC 2006－01 Machiel 等	苏尼替尼	Ⅱ	R/M HNSCC	苏尼替尼	38	RR 2.6%中位 PFS 2 个月（95%CI,1.3～2.7）中位 OS 3.4 个月（95%CI,2.7～4.1）
SWOG S20420 Williamson 等	索拉非尼	Ⅱ	R/M HNSCC	索拉非尼	41	RR 2%（95% CI,0～13）中位 PFS 4 个月（95%CI,2～4）中位 OS 9 个月（95%CI,7～14）
靶向蛋白酶体的治疗						
Chung 等	硼替佐米	Ⅱ	R/M HNSCC	多西他赛＋硼替佐米	21	RR 5%中位 OS 6.6 个月试验提前关闭
Argiris 等	硼替佐米	Ⅰ	R/M HNSCC,4 期	硼替佐米	7	中位 PFS 4.8 个月（95%CI,2.6～6.9）试验提前关闭
ECOG 1304 Gilbert 等	硼替佐米	Ⅱ	R/M HNSCC	硼替佐米±伊立替康	61	RR(2.6%对 13.1%)PFS 无差异（1.5 个月对 1.6 个月）
靶向 TP53 的治疗						
Yoo 等	INGN 201	Ⅱ	LRA HNSCC	手术＋INGN201±放化疗	13	1 年 PFS 90%（95%CI,56～100）
Clayman 等	Ad－p53	Ⅱ	R HNSCC	Ad－p53＋手术	34	RR 11.8%（未手术患者）中位 OS 8.9 个月
Nemunaitis 等	ONYX－015	Ⅱ	R HNSCC	ONYX－015（每日 1 次或每日 2 次）	40	RR 14/10%

注：LRA,局部区域进展期；LRC,局部区域控制；RT(radiation therapy),放射治疗；HR(hazard ratio),风险比；R/M(recurrent/metastatic),复发转移；CDDP(cisplatin),顺铂；5－FU(5－fluorouracil),5－氟尿嘧啶；RR(response rate),反应率；NPC,鼻咽癌。

靶向血管内皮生长因子受体

一种或多种血管内皮生长因子受体（VEGFR）亚型的过表达是 HNSCC 中常见的表现。VEGFR 的表达随着疾病的进展而升高，相较于不典型增生及原位癌，进展期 HNSCC 及伴淋巴结转移的患者中 VEGFR 的表达更高。并且，VEGFR 的表达升高与无疾病生存及总生存期的缩短相关。尽管临床前研究显示 VEGF 通路在 HNSCC 中的重要作用，但目前为止针对 VEGF 通路的靶向药物都无法显示显著的生存获益。

血管内皮生长因子受体的单克隆抗体

贝伐珠单抗，靶向 VEGF－A 受体的人源单克隆抗体，是 HNSCC 中研究最多的 VEGF 靶向药物。虽然多项Ⅱ期临床研究显示贝伐珠单抗与放疗、化疗及西妥昔单抗联合使用有潜在的治疗获益，但单药的治疗活性非常有限。Argiris 等研究贝伐珠单抗联合培美曲塞作为一线治疗复发转移性 HNSCC，结果显示总反应率为 30%，中位总生存时间为 11.3 个月。在另一项非初治的复发转移性 HNSCC 中，联合西妥昔单抗及贝伐珠单抗的总反应率为 16%，总生存时间为 7.5 个月。一项正在进行中的Ⅲ期临床研究（ECOG1305）比较含铂化疗加或不加贝伐珠单抗，其结果可能更确切地回答贝伐珠单抗联合标准一线化疗对于治疗复发转移性 HNSCC 的增益价值。

血管内皮生长因子受体小分子抑制剂及多重激酶抑制剂

尽管临床前研究的结果令人鼓舞，但在

HNSCC 中体现的治疗价值十分有限，多项 II 期临床研究显示靶向 VEGFR 的小分子酪氨酸激酶抑制剂并没有体现出明显的临床获益。两项苏尼替尼（靶向 VEGFR 及血小板衍生生长因子 PDGF 受体的激酶抑制剂）的研究因治疗无效而提前关闭，另一项研究显示出轻度的效果但伴随不可耐受的不良反应。一项针对铂类难治性复发转移 HNSCC 的 II 期临床研究，比较多西紫杉醇加或不加凡德他尼（VEGFR、EGFR 及 RET 的多重酪氨酸激酶抑制剂）。研究也因治疗无效而提前终止。semaxanib 是一种强效的 VEGFR 激酶抑制剂，索拉非尼是一种靶向 BRAF、KIT、FLT-3、RET 及 PDGFR 的多重激酶抑制剂，两者在复发转移性 HNSCC 的 II 期临床研究中显示很小的治疗活性。然而这些研究的对象都是经过多线治疗的患者，疗效缺乏可能提示今后 HNSCC 的靶向治疗研究需要预筛特定患者人群或以联合治疗的方式进行。

靶向蛋白酶体

硼替佐米，一种 26S 蛋白酶体糜蛋白酶 20S 的合成抑制剂，在 HNSCC 的临床前研究中显示出对于 NF-κB 抗凋亡通路的抑制作用。这条信号通路在 HNSCC 的生存及治疗抵抗上发挥作用，为蛋白酶体抑制剂的单独使用及联合传统的细胞毒药物治疗 HNSCC 提供了依据。不幸的是，在早期的 I/II 期临床研究中总体的反应率令人失望，并且在部分病例中治疗反应及疗效都比想象中差。一项 I 期临床研究联合放疗、西妥昔单抗及硼替佐米由于意料之外的早期肿瘤进展比例过高而提前关闭。在活检肿瘤组织标本中，可以看到放疗及西妥昔单抗的抵抗和 EGFR 的退化，并伴随着促增殖信号通路的增强。基于这些研究结果，今后在 HNSCC 中应用蛋白酶体抑制剂需要特别谨慎。

靶向 TP53a

多项 HNSCC 的研究都显示 TP53 的突变是最常见的基因改变。作为基因组完整性及细胞增殖的主要调节分子，HNSCC 与其他很多肿瘤一样，TP53 功能的缺失对于癌变及疾病进展至关重要。TP53 的突变还能作为 HNSCC 的预后标志物。TP53 突变显著影响了蛋白质功能，这些患者往往预后不佳。

由于复杂的四聚体结构以及众多的蛋白-蛋白之间交互，靶向 TP53 的方法很难实现。针对 TP53 突变的 HNSCC 的靶向治疗包括：重新导入野生型的蛋白或是靶向 TP53 活性变化而引起的功能缺陷。围手术期辅助基因治疗使用腺病毒载体 IGN201（Ad5CMV-p53）将 p53 导入 HNSCC 患者瘤床获得了令人鼓舞的 1 年无进展生存率（92%），虽然总例数仅 13 例限制了结果的可信性。在这之前，另一项研究在不可切除 HNSCC 患者中局部瘤内注射包含 p53 的腺病毒载体，只获得了很少的治疗活性。

有些学者尝试利用 p53 表达异常引起的功能异常和缺陷，而不是试图恢复 p53 的正常活性。其中一项研究，ONYX-015，利用仅对 p53 失活的细胞具有复制活性的溶瘤腺病毒对 40 例复发的 HNSCC 患者进行治疗，根据用药剂量的不同反应率在 10%～14%。临床前研究提示通过细胞周期检查点阻滞靶向 TP53-突变的 HNSCC 可增加 TP53 突变肿瘤对 DNA 损伤药物的敏感性。靶向 G_2M 细胞周期检查点的 Wee1 和 Chk1 激酶阻滞剂目前正处于早期临床研究阶段。

总　　结

西妥昔单抗，EGFR 的单克隆抗体，是目前唯一被 FDA 批准应用于 HNSCC 的靶向药物。尽管临床前研究有充分的依据，但多种有丝分裂信号通路（EGFR 和 VEGFR）的酪氨酸激酶靶向药物的临床研究最多仅显示轻微的作用。不断有新的靶向药物出现，并在 HNSCC 患者中评估其治疗价值，特别是复发转移及局部晚期的患者。鉴于大多数的临床研究效果有限，今后的研究应结合前期对疗效预测标志物的评估以入组最有可能从

281

中获益的人群,并且需在治疗早期进行评价。总而　言之,HNSCC 的靶向治疗还有很多的工作要做。

参 考 文 献

1　Ferlay J，Soerjomataram I，Ervik M，et al. GLOBOCAN 2012 v1.0，Cancer Incidence and Mortality Worldwide：IARC CancerBase No. 11［Internet］. International Agency for Research on Cancer，Lyon，France，2013. http：//globocan.iarc. fr. Accessed March 25，2015.

2　Sturgis EM，Ang KK. The epidemic of HPV-associated oropharyngeal cancer is here：is it time to change our treatment paradigms? *J Natl Compr Cancer Netw*. 2011；9(6)：665 - 673.

3　Gillison ML，Koch WM，Capone RB，et al. Evidence for a causal association between human papillomavirus and a subset of head and neck cancers. *J Nal Cancer Inst*. 2000；92(9)：709 - 720.

4　Hammarstedt L，Lindquist D，Dahlstrand H，et al. Human papillomavirus as a risk factor for the increase in incidence of tonsillar cancer. *Int J Cancer*. 2006；119(11)：2620 - 2623.

5　Chaturvedi AK，Engels EA，Pfeiffer RM，et al. Human papillomavirus and rising oropharyngeal cancer incidence in the United States. *J Clin Oncol*. 2011；29(32)：4294 - 4301.

6　Surveillance，Epidemiology，and End Results (SEER) Program (www.seer.cancer.gov).

7　Ang KK，Harris J，Wheeler R，et al. Human papillomavirus and survival of patients with oropharyngeal cancer. *N Engl J Med*. 2010；363(1)：24 - 35.

8　Agrawal N，Frederick MJ，Pickering CR，et al. Exome sequencing of head and neck squamous cell carcinoma reveals inactivating mutations in NOTCH1. *Science*. 2011；333(6046)：1154 - 1157.

9　Cancer Genome Atlas N. Comprehensive genomic characterization of head and neck squamous cell carcinomas. *Nature*. 2015；517：576 - 582.

10　Stransky N，Egloff AM，Tward AD，et al. The mutational landscape of head and neck squamous cell carcinoma. *Science*. 2011；333(6046)：1157 - 1160.

11　Zack TI，Schumacher SE，Carter SL，et al. Pan-cancer patterns of somatic copy number alteration. *Nat Genet*. 2013；45(10)：1134 - 1140.

12　Pickering CR，Zhang J，Yoo SY，et al. Integrative genomic characterization of oral squamous cell carcinoma identifies frequent somatic drivers. *Cancer Discov*. 2013；3(7)：770 - 781.

13　Bernier J，Cooper JS，Pajak TF，et al. Defining risk levels in locally advanced head and neck cancers：a comparative analysis of concurrent postoperative radiation plus chemotherapy trials of the EORTC (#22931) and RTOG (#9501). *Head Neck*. 2005；27(10)：843 - 850.

14　Bernier J，Domenge C，Ozsahin M，et al. Postoperative irradiationwith or without concomitant chemotherapy for locally advanced head and neck cancer. *N Eng J Med*. 2004；350(19)：1945 - 1952.

15　Cooper JS，Pajak TF，Forastiere AA，et al. Postoperative concurrent radiotherapy and chemotherapy for high-risk squamous-cell carcinoma of the head and neck. *N Eng J Med*. 2004；350(19)：1937 - 1944.

16　Ma J，Liu Y，Huang XL，et al. Induction chemotherapy decreases the rate of distant metastasis in patients with head and neck squamous cell carcinoma but does not improve survival or locoregional control：a metaanalysis. *Oral Oncol*. 2012；48(11)：1076 - 1084.

17　Haddad R，O'Neill A，Rabinowits G，et al. Induction chemotherapy followed by concurrent chemoradiotherapy (sequential chemoradiotherapy) versus concurrent chemoradiotherapy alone in locally advanced head and neck cancer (PARADIGM)：a randomised phase 3 trial. *Lancet Oncol*. 2013；14(3)：257 - 264.

18　Hitt R，Grau JJ，Lopez-Pousa A，et al. A randomized phase Ⅲ trial comparing induction chemotherapy followed by chemoradiotherapy versus chemoradiotherapy alone as treatment of unresectable head and neck cancer. *Ann Oncol*. 2014；25(1)：216 - 225.

19　Bonner JA，Harari PM，Giralt J，et al. Radiotherapy plus cetuximab for squamous-cell carcinoma of the head and neck. *N Eng J Med*. 2006；354(6)：567 - 578.

20　Vermorken JB，Mesia R，Rivera F，et al. Platinum-based chemotherapy plus cetuximab in head and neck cancer. *N Engl J Med*. 2008；359：1116 - 1127.

21　Burtness B，Goldwasser MA，Flood W，Mattar B，Forastiere AA. Eastern Cooperative Oncology G. Phase Ⅲ randomized trial of cisplatin plus placebo compared with cisplatin plus cetuximab in metastatic/recurrent head and neck cancer：an

Eastern Cooperative Oncology Group study. *J Clin Oncol*. 2005; 23(34): 8646 - 8654.

22　Vermorken JB, Stohlmacher-Williams J, Davidenko I, et al. Cisplatin and fluorouracil with or without panitumumab in patients with recurrent or metastatic squamous-cell carcinoma of the head and neck (SPECTRUM): an open-label phase 3 randomised trial. *Lancet Oncol*. 2013; 14(8): 697 - 710.

23　Machiels JP, Subramanian S, Ruzsa A, et al. Zalutumumab plus best supportive care versus best supportive care alone in patients with recurrent or metastatic squamous-cell carcinoma of the head and neck after failure of platinum-based chemotherapy: an open-label, randomised phase 3 trial. *Lancet Oncol*. 2011; 12(4): 333 - 343.

24　Stewart JS, Cohen EE, Licitra L, et al. Phase Ⅲ study of gefitinib compared with intravenous methotrexate for recurrent squamous cell carcinoma of the head and neck [corrected]. *J Clin Oncol*. 2009; 27(11): 1864 - 1871.

25　Argiris A, Ghebremichael M, Gilbert J, et al. Phase Ⅲ randomized, placebo-controlled trial of docetaxel with or without gefitinib in recurrent or metastatic head and neck cancer: an eastern cooperative oncology group trial. *J Clin Oncol*. 2013; 31: 1405 - 1414.

26　Martins RG, Parvathaneni U, Bauman JE, et al. Cisplatin and radiotherapy with or without erlotinib in locally advanced squamous cell carcinoma of the head and neck: a randomized phase Ⅱ trial. *J Clin Oncol*. 2013; 31: 1415 - 1421.

27　Lee NY, Zhang Q, Pfister DG, et al. Addition of bevacizumab to standard chemoradiation for locoregionally advanced nasopharyngeal carcinoma (RTOG 0615): a phase 2 multi-institutional trial. *Lancet Oncol*. 2012; 13: 172 - 180.

28　Argiris A, Karamouzis MV, Gooding WE, et al. Phase Ⅱ trial of pemetrexed and bevacizumab in patients with recurrent or metastatic head and neck cancer. *J Clin Oncol*. 2011; 29(9): 1140 - 1145.

29　Fury MG, Lee NY, Sherman E, et al. A phase 2 study of bevacizumab with cisplatin plus intensity-modulated radiation therapy for stage Ⅲ/ⅣB head and neck squamous cell cancer. *Cancer*. 2012; 118(20): 5008 - 5014.

30　Argiris A, Kotsakis AP, Hoang T, et al. Cetuximab and bevacizumab: preclinical data and phase Ⅱ trial in recurrent or metastatic squamous cell carcinoma of the head and neck. *Ann Oncol*. 2013; 24(1): 220 - 225.

31　Cohen EE, Davis DW, Karrison TG, et al. Erlotinib and bevacizumab in patients with recurrent or metastatic squamous-cell carcinoma of the head and neck: a phase Ⅰ/Ⅱ study. *Lancet Oncol*. 2009; 10: 247 - 257.

32　Machiels JP, Henry S, Zanetta S, et al. Phase Ⅱ study of sunitinib in recurrent or metastatic squamous cell carcinoma of the head and neck: GORTEC 2006-01. *J Clin Oncol*. 2010; 28(1): 21 - 28.

33　Williamson SK, Moon J, Huang CH, et al. Phase Ⅱ evaluation of sorafenib in advanced and metastatic squamous cell carcinoma of the head and neck: Southwest Oncology Group Study S0420. *J Clin Oncol*. 2010; 28(20): 3330 - 3335.

34　Chung CH, Aulino J, Muldowney NJ, et al. Nuclear factor-kappa B pathway and response in a phase Ⅱ trial of bortezomib and docetaxel in patients with recurrent and/or metastatic head and neck squamous cell carcinoma. *Ann Oncol*. 2010; 21(4): 864 - 870.

35　Argiris A, Duffy AG, Kummar S, et al. Early tumor progression associated with enhanced EGFR signaling with bortezomib, cetuximab, and radiotherapy for head and neck cancer. *Clin Cancer Res*. 2011; 17(17): 5755 - 5764.

36　Gilbert J, Lee JW, Argiris A, et al. Phase Ⅱ 2-arm trial of the proteasome inhibitor, PS-341 (bortezomib) in combination with irinotecan or PS-341 alone followed by the addition of irinotecan at time of progression in patients with locally recurrent or metastatic squamous cell carcinoma of the head and neck (E1304): a trial of the Eastern Cooperative Oncology Group. *Head Neck*. 2013; 35(7): 942 - 948.

37　Yoo GH, Moon J, Leblanc M, et al. A phase 2 trial of surgery with perioperative INGN201 (Ad5CMV-p53) gene therapy followed by chemoradiotherapy for advanced, resectable squamous cell carcinoma of the oral cavity, oropharynx, hypopharynx, and larynx: report of the Southwest Oncology Group. *Arch Otolaryngo Head Neck Surg*. 2009; 135(9): 869 - 874.

38　Clayman GL, el-Naggar AK, Lippman SM, et al. Adenovirus-mediated p53 gene transfer in patients with advanced recurrent head and neck squamous cell carcinoma. *J Clin Oncol*. 1998; 16(6): 2221 - 2232.

39　Nemunaitis J, Khuri F, Ganly I, et al. Phase Ⅱ trial of intratumoral administration of ONYX-015, a replication-selective adenovirus, in patients with refractory head and neck cancer. *J Clin Oncol*. 2001; 19(2): 289 - 298.

40　Markovic A, Chung CH. Current role of EGF receptor monoclonal antibodies and tyrosine kinase inhibitors in the management of head and neck squamous cell carcinoma. *Expert Rev Anticancer Ther*. 2012; 12(9): 1149 - 1159.

41　Lee JW, Soung YH, Kim SY, et al. Somatic mutations of EGFR gene in squamous cell carcinoma of the head and neck. *Clin Cancer Res*. 2005; 11(8): 2879 - 2882.

42　He Y, Zeng Q, Drenning SD, et al. Inhibition of human squamous cell carcinoma growth in vivo by epidermal growth factor receptor antisense RNA transcribed from the U6 promoter. *J Natl Cancer Inst*. 1998; 90(14): 1080 - 1087.

43　Chung CH, Ely K, McGavran L, et al. Increased epidermal growth factor receptor gene copy number is associated with poor prognosis in head and neck squamous cell carcinomas. *J Clin Oncol*. 2006；24(25)：4170－4176.

44　Temam S, Kawaguchi H, El-Naggar AK, et al. Epidermal growth factor receptor copy number alterations correlate with poor clinical outcome in patients with head and neck squamous cancer. *J Clin Oncol*. 2007；25(16)：2164－2170.

45　Taoudi Benchekroun M, Saintigny P, Thomas SM, et al. Epidermal growth factor receptor expression and gene copy number in the risk of oral cancer. *Cancer Prev Res*. 2010；3(7)：800－809.

46　Li S, Schmitz KR, Jeffrey PD, Wiltzius JJ, Kussie P, Ferguson KM. Structural basis for inhibition of the epidermal growth factor receptor by cetuximab. *Cancer Cell*. 2005；7(4)：301－311.

47　Ferris RL, Jaffee EM, Ferrone S. Tumor antigen-targeted, monoclonal antibody-based immunotherapy：clinical response, cellular immunity, and immunoescape. *J Clin Oncol*. 2010；28(28)：4390－4399.

48　Lopez-Albaitero A, Ferris RL. Immune activation by epidermal growth factor receptor specific monoclonal antibody therapy for head and neck cancer. *Arch Otolaryngol*. 2007；133(12)：1277－1281.

49　Srivastava RM, Lee SC, Andrade Filho PA, et al. Cetuximab-activated natural killer and dendritic cells collaborate to trigger tumor antigenspecific T-cell immunity in head and neck cancer patients. *Clin Cancer Res*. 2013；19(7)：1858－1872.

50　Baselga J, Trigo JM, Bourhis J, et al. Phase Ⅱ multicenter study of the antiepidermal growth factor receptor monoclonal antibody cetuximab in combination with platinum-based chemotherapy in patients with platinum-refractory metastatic and/or recurrent squamous cell carcinoma of the head and neck. *J Clin Oncol*. 2005；23(24)：5568－5577.

51　Herbst RS, Arquette M, Shin DM, et al. Phase Ⅱ multicenter study of the epidermal growth factor receptor antibody cetuximab and cisplatin for recurrent and refractory squamous cell carcinoma of the head and neck. *J Clin Oncol*. 2005；23(24)：5578－5587.

52　Vermorken JB, Trigo J, Hitt R, et al. Open-label, uncontrolled, multicenter phase Ⅱ study to evaluate the efficacy and toxicity of cetuximab as a single agent in patients with recurrent and/or metastatic squamous cell carcinoma of the head and neck who failed to respond to platinum-based therapy. *J Clin Oncol*. 2007；25(16)：2171－2177.

53　Perez CA, Song H, Raez LE, et al. Phase Ⅱ study of gefitinib adaptive dose escalation to skin toxicity in recurrent or metastatic squamous cell carcinoma of the head and neck. *Oral Oncol*. 2012；48(9)：887－892.

54　Neuchrist C, Erovic BM, Handisurya A, et al. Vascular endothelial growth factor receptor 2（VEGFR2）expression in squamous cell carcinomas of the head and neck. *Laryngoscope*. 2001；111(10)：1834－1841.

55　Sauter ER, Nesbit M, Watson JC, Klein-Szanto A, Litwin S, Herlyn M. Vascular endothelial growth factor is a marker of tumor invasion and metastasis in squamous cell carcinomas of the head and neck. *Clin Cancer Res*. 1999；5(4)：775－782.

56　Mineta H, Miura K, Ogino T, et al. Prognostic value of vascular endothelial growth factor（VEGF）in head and neck squamous cell carcinomas. *Br J Cancer*. 2000；83(6)：775－781.

57　O-charoenrat P, Rhys-Evans P, Eccles SA. Expression of vascular endothelial growth factor family members in head and neck squamous cell carcinoma correlates with lymph node metastasis. *Cancer*. 2001；92(3)：556－568.

58　Smith BD, Smith GL, Carter D, Sasaki CT, Haffty BG. Prognostic significance of vascular endothelial growth factor protein levels in oral and oropharyngeal squamous cell carcinoma. *J Clin Oncol*. 2000；18(10)：2046－2052.

59　Kyzas PA, Cunha IW, Ioannidis JP. Prognostic significance of vascular endothelial growth factor immunohistochemical expression in head and neck squamous cell carcinoma：a meta-analysis. *Clin Cancer Res*. 2005；11(4)：1434－1440.

60　Choong NW, Kozloff M, Taber D, et al. Phase Ⅱ study of sunitinib malate in head and neck squamous cell carcinoma. *Invest New Drugs*. 2010；28(5)：677－683.

61　Drugs IN, Fountzilas G, Fragkoulidi A, et al. A phase Ⅱ study of sunitinib in patients with recurrent and/or metastatic non-nasopharyngeal head and neck cancer. *Cancer Chemother Pharmacol*. 2010；65(4)：649－660.

62　Limaye S, Riley S, Zhao S, et al. A randomized phase Ⅱ study of docetaxel with or without vandetanib in recurrent or metastatic squamous cell carcinoma of head and neck (SCCHN). *Oral Oncology*. 2013；49(8)：835－841.

63　Fury MG, Zahalsky A, Wong R, et al. A Phase Ⅱ study of SU5416 in patients with advanced or recurrent head and neck cancers. *Invest New Drugs*. 2007；25(2)：165－172.

64　Tamatani T, Takamaru N, Hara K, et al. Bortezomib-enhanced radiosensitization through the suppression of radiation-induced nuclear factorkappaB activity in human oral cancer cells. *Int J Oncol*. 2013；42(3)：935－944.

65　Duffey DC, Chen Z, Dong G, et al. Expression of a dominant-negative mutant inhibitor-kappaBalpha of nuclear factor-kappaB in human head and neck squamous cell carcinoma inhibits survival, proinflammatory cytokine expression, and tumor growth in vivo. *Cancer Res*. 1999；59(14)：3468－3474.

66　Didelot C, Barberi-Heyob M, Bianchi A, et al. Constitutive NF-kappaB activity influences basal apoptosis and radiosensitivity of head-and-neck carcinoma cell lines. *Int J Radiat Oncol Biol Phys*. 2001；51(5)：1354－1360.

67　Chang AA, Van Waes C. Nuclear factor-KappaB as a common target and activator of oncogenes in head and neck squamous cell carcinoma. *Adv Otorhinolaryngol*. 2005；62：92‐102.

68 Kubicek GJ，Axelrod RS，Machtay M，et al. Phase Ⅰ trial using the proteasome inhibitor bortezomib and concurrent chemoradiotherapy for head-and-neck malignancies. *Int J Radiat Oncol Biol Phys*. 2012；83(4)：1192‐1197.

69 Poeta ML，Manola J，Goldwasser MA，et al. TP53 mutations and survival in squamous-cell carcinoma of the head and neck. *N Eng J Med*. 2007；357(25)：2552‐2561.

70 Skinner HD，Sandulache VC，Ow TJ，et al. TP53 disruptive mutations lead to head and neck cancer treatment failure through inhibition of radiation-induced senescence. *Clin Cancer Res*. 2012；18(1)：290‐300.

71 Gadhikar MA，Sciuto MR，Alves MV，et al. Chk1/2 inhibition overcomes the cisplatin resistance of head and neck cancer cells secondary to the loss of functional p53. *Mol Cancer Ther*. 2013；12(9)：1860‐1873.

第 23 章
肺　癌

Saiama N. Waqar, Daniel Morgensztern, and Roy S. Herbst

李倩侠　程熠　译，邱红　袁响林　校

在美国男性和女性中，肺癌是癌症相关死亡的主要原因。非小细胞肺癌（NSCLC）占肺癌的87%，而其余13%是小细胞肺癌（SCLC）。非小细胞肺癌根据组织学分为几个亚型，腺癌最常见（41%），其次是鳞状细胞癌（17%）和大细胞癌（8%）。大约一半非小细胞肺癌被发现时因为有恶性胸腔积液或远处转移归为Ⅳ期。除了罕见寡转移性疾病可以通过同时将原发灶和转移灶切除而治愈，其他Ⅳ期非小细胞肺癌本质上是姑息治疗。尽管与最佳支持治疗相比，使用以铂类为基础的联合化疗可以提高转移性非小细胞肺癌患者的生存期，但治疗疗效已经达到平台期——方案虽多，疗效均没有显著差异。因此，临床上多依据毒性反应及根据个体偏好来选择化疗方案。在转移性非小细胞肺癌中寻找更有效和毒性更小的治疗方案的努力推动了系列靶向治疗方案的研发，同时明确了根据分子分型选择受益人群的原则。

血　管　生　成

血管生成是指从现有血管中生长出新生血管。血管生成在肿瘤生长和转移中起重要作用，因此抑制血管生成被运用于实体肿瘤（包括非小细胞肺癌）的治疗中。第一个在非小细胞肺癌治疗中获益的抗血管生成药物（贝伐珠单抗，avastin）是拮抗循环 VEGF 的人源化单克隆抗体。最初的Ⅱ期临床试验比较了卡铂＋紫杉醇单纯化疗或联合贝伐珠单抗治疗，结果显示三药方案增加缓解率（RR，31.5% 对 18.8%）、中位疾病进展时间（mTTP，7.4 个月对 4.2 个月）及中位总生存期（OS，17.7 个月对 14.9 个月）均有所延长。最严

重毒性是致命性咯血，通常发生在鳞癌，常发生于有肿瘤空洞或肿瘤位置邻近主要血管的患者。基于此原因，后续研究仅招募非鳞癌患者。东部合作肿瘤组（ECOG）4599 和 AVAiL 这两项随机临床试验显示，化疗联合贝伐珠单抗可改善无进展生存期（PFS），但只有 ECOG4599 提高了总生存期。贝伐珠单抗给转移性肺癌带来的获益有限，时间短暂，且目前尚未发现疗效预测因子。不仅如此，针对 VEGFR‐2 的小分子酪氨酸激酶抑制剂不管是一线还是二线联合化疗的多个研究结果均令人失望。

表皮生长因子受体

表皮生长因子受体（EGFR，ErbB1）为跨膜受体，与 HER2（ErbB2）、HER3（ErbB3）和 HER4（ErbB4）同属于一个家族。配体与单链 EGFR 结合促进受体二聚化，激活酪氨酸激酶，参与细胞增殖、生存、转移和新生血管生成的多个级联信号通路激活。以 EGFR 为靶点的两类药物包括酪氨酸激酶抑制剂（TKI）和单克隆抗体。

最初关于 EGFR‐TKI 的研究入组人群为既往未经治疗的非小细胞肺癌患者。IDEAL 研究为二线或三线治疗，吉非替尼两个剂量组（250 mg 和 500 mg）缓解率分别为 11% 和 18%。该研究未设对照组，吉非替尼两个剂量组之间疗效没有显著差异。随后的 ISEL 研究入组人群为既往接受过治疗的晚期非小细胞肺癌患者，吉非替尼组对比安慰剂没有改善生存期。相反，BR.21 研究显示，与安慰剂相比，厄洛替尼显著改善中位 PFS 和 OS。EGFR‐TKI 疗效的主要临床预测因素包

括腺癌、亚裔、女性和不吸烟。2004 年,两项临床试验同时证明 EGFR 激酶结构域突变是 EGFR－TKI 敏感的高度预测因素。其中一项研究检测了 2 105 例西班牙患者的 EGFR 突变,包括第 19 号外显子缺失或者第 21 号外显子 L858R 突变,共有 350 例(16.6%)突变阳性病例。虽然突变频率与临床预测因素相关,如女性(30.0%)、不吸烟(37.7%)和腺癌(17.3%)等,但所有的非鳞癌患者都有可能存在突变,包括吸烟者(5.8%)和大细胞癌患者(11.5%)。

选择 EGFR 突变患者使用 TKI 的缓解率从 48% 到 90% 不等。早期研究的良好获益促使 EGFR－TKI 与标准化疗进行比较的随机临床研究的迅速开展(表 23.1)。IPASS 研究首次比较了吉非替尼与卡铂＋紫杉醇在腺癌患者中的疗效。这批腺癌患者是不吸烟者(定义为一生中香烟使用量小于 100 支)或轻度吸烟者(定义为每年吸烟量不多于 10 包,且入组前至少戒烟 15 年)。表皮生长因子受体突变阴性患者,化疗缓解率(23.5% 对 1.1%)和 PFS(HR 2.85,$P<0.001$)优于吉非替尼组,而在表皮生长因子受体突变阳性患者中,吉非替尼显著提高缓解率(71.2% 对 47.3%)和 PFS(HR 0.48,$P<0.001$)。此后的系列研究同样显示,在表皮生长因子受体突变阳性的肺腺癌患者中,与含铂双药联合方案相比,吉非替尼或厄洛替尼均显示 PFS 获益。EGFR－TKI 与标准化疗相比,虽然仅 PFS 获益,但最终数据没有 OS 获益,这可能由疾病进展后的交叉治疗所致。

表 23.1　在 EGFR 突变患者中比较 EGFR－TKI 和化疗疗效

研 究	例数	EGFR－TKI	化 疗	缓解率	中位 PFS(月)	P 值
IPASS	261	吉非替尼	卡铂＋紫杉醇	71%对47%	9.8 对 6.4	<0.001
WJTOG	172	吉非替尼	顺铂＋多烯紫杉醇	62%对32%	9.2 对 6.3	<0.001
NEJ002	228	吉非替尼	卡铂＋紫杉醇	73%对30%	10.8 对 5.4	<0.001
OPTIMAL	154	厄洛替尼	卡铂＋吉西他滨	82%对36%	13.1 对 4.6	<0.001
EURTAC	173	厄洛替尼	顺铂或卡铂＋多烯紫杉醇或吉西他滨	58%对15%	9.7 对 5.2	<0.001

虽然 EGFR－TKI 在 EGFR 突变患者中有明确使用指征,但在野生型患者中仍不明确。虽然研究已经证实化疗对未经治疗的 EGFR 野生型患者显著优于 EGFR－TKI,但化疗二线治疗有效率很低(通常低于 10%),这种情况下靶向治疗是否有优势? 在 SATURN 研究中,889 例以铂类为基础双药联合方案 4 个周期化疗后至少达到疾病稳定(SD)的晚期 NSCLC,随机接受厄洛替尼或安慰剂治疗。不管是腺癌还是鳞癌,厄洛替尼维持组显著改善 PFS,而 OS 仅在后者有获益。然而,如果仅评估达到 SD 的患者,两种组织学类型中 OS 均有显著改善。TAILOR 研究随机入组了 222 例既往接受过以铂类为基础的一线化疗且 EGFR 野生型患者,以厄洛替尼或多烯紫杉醇作为维持治疗,以 OS 为主要研究终点。多烯紫杉醇提高了疾病缓解率(15.5% 和 3%,$P=0.003$)、疾病控制率(44.3% 和 36%,$P=0.007$)、PFS(2.9 个月和 2.2 个月,$P=0.02$)和中位 OS(8.2 个月和

5.4 个月,HR 为 0.73,$P=0.05$)。为了寻找 EGFR 野生型 TKI 获益的预测因子,PROSE 研究使用 VeriStrat 评分根据体能状态、吸烟史和蛋白质谱对患者进行评分,对比了二线厄洛替尼、培美曲塞或多烯紫杉醇治疗。尽管在 VeriStrat 评分差的患者中,与厄洛替尼相比,化疗改善了临床结果,但在 VeriStrat 评分好的患者中,OS 没有显著差异。因此,虽然在 EGFR 野生型患者中,化疗相比 TKI 可提高有效率,但 TKI 在晚期 NSCLC 的管理中,不管是维持治疗还是选择性使用都有一定地位。

除了第一代 EGFR－TKI 吉非替尼和厄洛替尼,目前研发了几种 EGFR 的新型抑制剂,这些药物不可逆地作用于 EGFR 家族其他成员,包括 HER2 和 HER4。在 EGFR 突变阳性的转移性肺腺癌患者中,LUX－3 研究比较了第二代 EGFR－TKI 阿法替尼和顺铂/培美曲塞化疗方案的疗效。阿法替尼显著改善 PFS(11.1 个月对

6.9 个月；HR，0.58；$P = 0.001$），第 19 号外显子缺失突变或 L858R 突变患者的中位 PFS 达到 13.6 个月。

尽管 EGFR 突变患者从 TKI 治疗中获益显著，但几乎所有患者最终仍会出现疾病进展。发生二次耐药的最常见的原因是第 20 号外显子发生了 T790M 二次突变，这种突变发生率约为 50%。其他机制包括 *PIK3CA* 基因突变、MET 扩增、HER2 过表达、上皮间充质转化（EMT）和转化成小细胞肺癌（SCLC）。第三代 TKI 如 WZ4002 和 CO1686 能特异性抑制 T790M 突变，初步研究成果可喜。

鉴于 TKI 在转移性疾病中疗效显著，我们尝试将这种治疗用于根治性治疗中，即手术后使用或与放化疗结合共同使用。加拿大国家癌症研究所（NCIC）BR19 研究在 2002 年至 2005 年入组了 503 名患者，随机接受辅助吉非替尼或安慰剂治疗。因这项研究开始于化疗作为一种标准辅助治疗之前，研究中只有 87 名患者接受化疗，因此该研究可用于初步分析 TKI 的辅助治疗地位。研究显示，不论是在 EGFR 野生型还是 15 例突变阳性患者（7 例吉非替尼组和 8 例安慰剂组），吉非替尼作为辅助治疗在无病生存期（DFS）或 OS 均无获益。RADIANT 研究是一个正在进行的Ⅲ期临床研究，比较厄洛替尼和安慰剂在 IHC 或 FISH 检测证实 EGFR 表达阳性 NSCLC 术后患者中的疗效。Ⅱ期 SELECT 试验是第一个研究 EGFR 突变阳性厄洛替尼辅助治疗作用的研究。Ⅱ期临床试验 RTOG1306 研究入组患者分期均为Ⅲ期且 EGFR 突变阳性或 ALK 阳性的非小细胞肺癌，随机分为两组，一组接受 12 周厄洛替尼（EGFR 突变阳性）或克唑替尼（ALK 阳性）诱导治疗，随后进行放化疗；另一组仅接受放化疗。

西妥昔单抗（爱必妥）是一种单克隆抗体，直接拮抗表皮生长因子受体，目前有两个大型随机试验评估其对肺癌的疗效。BMS099 试验显示，在卡铂/紫杉醇化疗的基础上加入西妥昔单抗没有获益。相比之下，FLEX 研究（一项国际多中心的Ⅲ期临床研究）将 EGFR 高表达 NSCLC 患者随机分为两组，一组进行顺铂/长春瑞滨联合西妥昔单抗；另一组不联合西妥昔单抗。主要研究终点是 OS，化疗加西妥昔单抗组生存时间比单纯化疗组长（中位时间，11.3 个月对 10.1 个月；HR，0.871；95% CI，$0.772 \sim 0.996$；$P = 0.044$）。最近，用免疫组织化学的方法（H 值）对 FLEX 研究中的样本进行 EGFR 表达评估，结果显示 EGFR 表达增加是预测以西妥昔单抗为基础三药方案的反应良好的指标。在 H 值 $\geqslant 200$ 的患者中，西妥昔单抗组显著提高了患者的 OS（12 个月对 9 个月），而 H 值 < 200 的患者中无获益（9.8 个月对 10.3 个月）。SWOG 0819 试验目前正在进行中，旨在比较卡铂/紫杉醇化疗（符合条件的患者加用贝伐珠单抗）单独或联合西妥昔单抗的疗效。

ALK

ALK 融合基因最初是在 2007 年被发现，为 2 号染色体短臂发生的一个小倒位，使得棘皮动物微管相关类蛋白 4（EML4）的氨基端部分与间变性淋巴瘤激酶（ALK）细胞内激酶结构域发生融合，从而导致嵌合酪氨酸激酶表达。此后，研究者又发现了 *ALK* - *EML*4 融合的几个变种，报道了与 *ALK* 发生融合的其他 3 个基因，即 *TGF*、*KIF*5*B* 和 *KLC*1。ALK 融合蛋白可激活多种信号通路，包括丝裂原活化蛋白激酶（MAPK）和磷脂酰肌醇 - 3 - 激酶（PI3K）。*ALK* 融合在男性更常见，发病年龄比普通非小细胞肺癌的中位发病年龄要小，而且这些患者组织学类型为腺癌，从不吸烟或既往少量抽烟。

最初的针对性研究招募了经 FISH 检测为 *ALK* 融合（定义为超过 15% 的肿瘤细胞阳性）的 82 例患者，用 ALK 抑制剂克唑替尼进行治疗。总体缓解率为 57%，72% 的患者达到了预估的 6 个月 PFS，中位 PFS 在报道的时候尚未达到。更新数据显示，1 年和 2 年 PFS 率分别为 74% 和 54%。一项随机临床研究比较了 ALK 阳性患者中克唑替尼对比多烯紫杉醇或培美曲塞的二线治疗疗效。结果显示，克唑替尼显著提高 PFS（7.7 个月对 3.0 个月；HR，0.49；$P < 0.001$），但两组之

间没有生存获益：克唑替尼与化疗组中位 OS 分别为 20.3 个月和 22.8 个月。最近正在进行一项比较克唑替尼与铂类加培美曲塞化疗在 ALK 阳性患者中疗效的临床试验。

克唑替尼本质上会普遍耐药，其机制分为 *ALK* 主导（*ALK* 突变或 *ALK* 拷贝数增加）或 *ALK* 非主导（第二癌基因，可能为 *ALK* 依赖性的或 *ALK* 非依赖性的）。克唑替尼获得性耐药患者发生的 *ALK* 二次突变包括 L1196M 和 G1269A。正在进行临床研究的新 ALK 抑制剂包括 LDK378、AP26113 ASP3026、CH5424802。LDK378 在 ALK 阳性 NSCLC 患者中进行的研究发现，未经克唑替尼治疗过的患者缓解率为 60%，既往接受过克唑替尼治疗的患者缓解率为 57%。

ROS1

ROS1 属于胰岛素受体家族，是一种酪氨酸激酶受体。ROS1 融合导致结构性激酶活化，在 NSCLC 细胞系 HCC78 和 1 例肺癌患者的样本中被确认为驱动基因突变。汇总 4 家机构的 1 073 例患者进行 FISH 筛查，18 例（2%）发生 ROS1 重排。ROS1 阳性患者的发病年龄比一般非小细胞肺癌患者小（中位年龄，49.8 岁和 62.0 岁），不吸烟（78%）及腺癌（100%）比例高。研究队列中的 1 例患者经克唑替尼治疗后，8 周时行 CT 扫描接近完全缓解，之后 6 个月未见复发征象。在最初一项研究中，14 例 ROS1 重排患者总缓解率为 57%，其中 1 例完全缓解（CR），7 例部分缓解（PR）。

RET

2012 年研究者首次描述肺腺癌中 *KIF*5*B* 与 *RET* 原癌基因发生融合，估计发生率为 1%。*KIF*5*B*-*RET* 融合基因会使嵌合型 RET 酪氨酸激酶过表达，导致细胞转化。*RET* 融合基因患者的临床特征包括肿瘤低分化、原发肿瘤≤3 cm，且淋巴结分期为 N_2、年轻、不吸烟。一项评估克唑替尼在 *RET* 融合基因阳性患者中疗效的 II 期临床研究初步结论显示，在最初入组的 3 例患者

中，2 例患者达到部分缓解，另外 1 例患者稳定接近 8 个月。

BRAF

BRAF 是一个丝氨酸/苏氨酸激酶，位于 MAPK 信号通路中 RAS 的下游。两个回顾性研究报道显示肺腺癌患者中 *BRAF* 突变频率为 3%～4.9%，其中 50%～56% 发生 *V600E* 突变，现在或既往吸烟者中 *BRAF* 突变更常见。在 *BRF*113928 II 期临床试验中，既往接受过治疗的 *BRAF V600E* 突变患者接受达拉非尼治疗，以客观缓解率为主要研究终点。对第一批入组的 20 例患者进行初步分析，部分缓解率和疾病稳定率分别为 40% 和 20%。

HER2

与表皮生长因子受体家族其他成员不同，HER2 没有已知配体，主要与其他受体结合形成二聚体。一项 3 800 名患者的回顾性研究中 65 例（1.7%）患者发生了 *HER*2 基因第 20 号外显子的插入突变。突变在女性及从不吸烟者中更常见。对这部分人群中评估抗 HER2 的治疗疗效，结果显示，接受曲妥珠单抗治疗的 15 例患者获得 96% 的疾病控制率，接受阿法替尼治疗的 4 例患者疾病控制率为 100%。

KRAS

KRAS 突变是肺腺癌中最常见的体细胞基因突变，突变频率率约为 30%。肺癌的 *KRAS* 突变主要发生在第 12 号和第 13 号密码子，为单个氨基酸替换突变。

KRAS 突变肿瘤的靶向治疗取得了小小的成功。在 BATTLE 研究中，341 名患者接受了重复活检，并分为厄洛替尼、范德他尼、厄洛替尼加贝沙罗汀或者索拉非尼组，第一批 97 名患者随机分组，随后 158 名患者进行自适应随机化。主要研究终点是 8 周时疾病控制率。在 14 例接受索拉

非尼的 *KRAS* 或 *BRAF* 突变的患者中，11 例（79%）在 8 周时没有发生疾病进展。在一项 II 期研究中，*KRAS* 突变患者随机接受二线多烯紫杉醇单独或联合 MEK 抑制剂司美替尼治疗，OS 为主要研究终点。司美替尼组显著提高了疾病缓解率（16% 对 0%，*P*<0.001）和 PFS（5.3 个月对 2.1 个月），但 OS 没有得到改善（9.4 个月和 5.2 个月，*P*=0.21）。与此同时，司美替尼组粒细胞减少性发热的风险增加。

腺癌中其他突变

肺腺癌患者中还有其他一些突变。肺癌突变联盟（LCMC）是一个大型的多机构组织，致力于研究复发性肺腺癌的驱动基因突变，并将突变与一项提供个性化治疗的研究相结合（图 23.1）。LCMC 所描述其他不太常见的驱动基因突变包括 *PIK3CA*、*NRAS*、*AKT*1 和 *MEK*1。*MET* 扩增也被归为一种驱动基因变异事件。

肺 鳞 癌

虽然肺癌治疗在过去数年里有了重大进展，但仅限于腺癌患者，肺鳞癌中尚没有针对性靶向治疗。鳞癌的驱动基因突变包括 *SOX*2、*PIK3CA*、*FGFR*-1、*IGF*-1*R*、*MET*、*DDR*2 和 *PTEN*。虽然目前有几种药物正在鳞癌患者中进行临床试验，结果仍未明朗。

SWOG 1400 是一个以生物标记物主导的鳞癌患者二线化疗的 II~III 期临床试验。该试验根据基因组标记将患者随机分配接受标准治疗或临床试验的靶向治疗。II 期研究主要终点是 PFS，III 期研究主要终点是 OS。最初是将 PI3K 抑制剂（*PIK3CA* 基因突变）、CD4/6 抑制剂（*CDKN2A* 缺失或突变、CDK6 扩增）、FGFR 抑制剂（FGFR 突变、扩增或融合）和 MET 抑制剂（MET 过表达）与标准化疗进行比较。没有发生可匹配突变的患者将随机接受抗 PDL1 或标准治疗。该临床试验启动于 2014 年。

全面的基因组研究

新一代测序技术使得我们能对肿瘤基因组进行全面描述，更好地理解肺癌生物学特性并发现新治疗靶点。吸烟腺癌患者和不吸烟腺癌患者之间点突变数量有显著性差异，前者明显高于后者（10.5 对 0.6 Mb）。更重要的是，每个患者有中位数为 11 个（范围为 7~17）潜在药物作用靶点。此外，转录组学测序数据发现了新的 *KDELR*2-*ROS*1 融合，这可能用于预测克唑替尼敏感性。

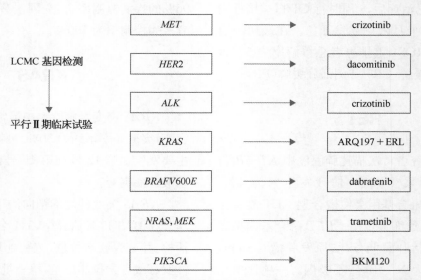

图 23.1 研究由肺癌突变联盟（LCMC）设计。LCMC 设计该研究是为特定的突变匹配一个靶向药物。克唑替尼（crizotinib）是 MET、ALK 和 ROS1 的抑制剂。达克替尼（dacomitinib）是二代 EGFR-TKI。达拉非尼（dabrafenib）和曲美替尼（trametinib）都是 MEK 抑制剂。ERL 是厄洛替尼，而 ARQ197 是一种 MET 抑制剂

癌症基因组图谱（TCGA）研究网络分析了178 例鳞状细胞肺癌。114 例（64%）患者存在有潜在治疗靶点的体细胞突变。最常见的突变通路是 PI3K - RTK - RAS 信号通路（69%）。72%的患者发生肿瘤抑制基因 CDKN2A 灭活。

最近报道了小细胞肺癌患者的两个大型测序研究数据。Pfeifer 等人发现所有患者均存在 TP53 和 RB1 的突变和缺失，其他常见异常包括 CREBBP 失活、EP300 和 MLL 突变。Rudin 等人发现 22 个有意义的突变基因，最常见的是 TP53（77.4%）、RB1（30.6%）、COL22A1（25.8%）和 BCLAF1（16.1%）。有 4 个融合基因也被报道，包括 RLF 和 MYCL1 之间的融合，该融合基因是在 1 个原发性 SCLC 肿瘤和 4 个 SCLC 细胞系中发现的。使用针对 MYCL1 的小干扰 RNA 可使 H1097 和 CORL47 融合阳性细胞系增殖减弱，从而支持 MYCL1 是 SCLC 的致癌基因。

展　望

使用以铂类为基础的联合化疗方案治疗转移性非小细胞肺癌已达到一个平台期，提示我们需要寻找新的治疗方法。初步研究表明表皮生长因子受体和 VEGF 抑制剂使未经选择的患者稍有获益。然而，随后的表皮生长因子受体突变作为 EGFR - TKI 疗效的预测因子彻底改变了非小细胞肺癌的治疗。ALK 和 ROS 融合基因等新的驱动基因突变不断被发现。尽管肺癌靶向治疗进展很大，但靶向治疗疗效并不足够长久，而且这些靶向药物并不适用于大多数患者。最近报道的二代测序研究提供了一个试验平台帮助我们发现新靶点和与基因异常相匹配的合适药物。该平台还可以提供合理使用新药物所需的数据。一旦药物作用稳定，获益明确，下一步将会在疾病的更早阶段得到使用。此种策略可能使治疗获益最终转化为疾病治愈率的提高。

参 考 文 献

1　Siegel R，Ma J，Zou Z，Jemal A. Cancer statistics, 2014. *CA Cancer J Clin*. 2014；64：9 - 29.

2　Govindan R，Page N，Morgensztern D，et al. Changing epidemiology of small-cell lung cancer in the United States over the last 30 years：analysis of the surveillance, epidemiologic, and end results database. *J Clin Oncol*. 2006；24：4539 - 4544.

3　Morgensztern D，Waqar S，Subramanian J，Gao F，Govindan R. Improving survival for stage IV non-small cell lung cancer：a surveillance, epidemiology, and end results survey from 1990 to 2005. *J Thorac Oncol*. 2009；4：1524 - 1529.

4　Morgensztern D，Ng SH，Gao F，Govindan R. Trends in stage distribution for patients with non-small cell lung cancer：a National Cancer Database survey. *J Thorac Oncol*. 2010；5：29 - 33.

5　Morgensztern D，Waqar S，Subramanian J，et al. Prognostic impact of malignant pleural effusion at presentation in patients with metastatic non-small-cell lung cancer. *J Thorac Oncol*. 2012；7：1485 - 1489.

6　Ashworth A，Rodrigues G，Boldt G，Palma D. Is there an oligometastatic state in non-small cell lung cancer? A systematic review of the literature. *Lung Cancer*. 2013；82：197 - 203.

7　Group NM - AC. Chemotherapy in addition to supportive care improves survival in advanced non-small-cell lung cancer：a systematic review and meta-analysis of individual patient data from 16 randomized controlled trials. *J Clin Oncol*. 2008；26：4617 - 4625.

8　Schiller JH，Harrington D，Belani CP，et al. Comparison of four chemotherapy regimens for advanced non-small-cell lung cancer. *N Engl J Med*. 2002；346：92 - 98.

9　Kelly K，Crowley J，Bunn PA，Jr，et al. Randomized phase Ⅲ trial of paclitaxel plus carboplatin versus vinorelbine plus cisplatin in the treatment of patients with advanced non-small-cell lung cancer：a Southwest Oncology Group trial. *J Clin Oncol*. 2001；19：3210 - 3218.

10　Folkman J. Tumor angiogenesis：therapeutic implications. *N Engl J Med*. 1971；285：1182 - 1186.

11　Johnson DH，Fehrenbacher L，Novotny WF，et al. Randomized phase Ⅱ trial comparing bevacizumab plus carboplatin and paclitaxel with carboplatin and paclitaxel alone in previously untreated locally advanced or metastatic non-small-cell lung cancer. *J Clin Oncol*. 2004；22：2184 - 2191.

12　Sandler A，Gray R，Perry MC，et al. Paclitaxel-carboplatin alone or with bevacizumab for non-small-cell lung cancer. *N Engl J Med*. 2006；355：2542 - 2550.

13　Reck M, von Pawel J, Zatloukal P, et al. Overall survival with cisplatin gemcitabine and bevacizumab or placebo as first-line therapy for non-squamous non-small-cell lung cancer: results from a randomised phase Ⅲ trial (AVAiL). *Ann Oncol*. 2010; 21: 1804 - 1809.

14　Heymach JV, Paz-Ares L, De Braud F, et al. Randomized phase Ⅱ study of vandetanib alone or with paclitaxel and carboplatin as firstline treatment for advanced non-small-cell lung cancer. *J Clin Oncol*. 2008; 26: 5407 - 5415.

15　Goss GD, Arnold A, Shepherd FA, et al. Randomized, double-blind trial of carboplatin and paclitaxel with either daily oral cediranib or placebo in advanced non-small-cell lung cancer: NCIC clinical trials group BR24 study. *J Clin Oncol*. 2010; 28: 49 - 55.

16　Scagliotti GV, Vynnychenko I, Park K, et al. International, randomized, placebo-controlled, double-blind phase Ⅲ study of motesanib plus carboplatin/paclitaxel in patients with advanced nonsquamous non-small-cell lung cancer: MONET1. *J Clin Oncol*. 2012; 30: 2829 - 2836.

17　Herbst RS, Sun Y, Eberhardt WE, et al. Vandetanib plus docetaxel versus docetaxel as second-line treatment for patients with advanced non-small-cell lung cancer (ZODIAC): a double-blind, randomised, phase 3 trial. *Lancet Oncol*. 2010; 11: 619 - 626.

18　Ciardiello F, Tortora G. EGFR antagonists in cancer treatment. *N Engl J Med*. 2008; 358: 1160 - 1174.

19　Fukuoka M, Yano S, Giaccone G, et al. Multi-institutional randomized phase Ⅱ trial of gefitinib for previously treated patients with advanced non-small-cell lung cancer (The IDEAL 1 Trial) [corrected]. *J Clin Oncol*. 2003; 21: 2237 - 2246.

20　Kris MG, Natale RB, Herbst RS, et al. Efficacy of gefitinib, an inhibitor of the epidermal growth factor receptor tyrosine kinase, in symptomatic patients with non-small cell lung cancer: a randomized trial. *JAMA*. 2003; 290: 2149 - 2158.

21　Thatcher N, Chang A, Parikh P, et al. Gefitinib plus best supportive care in previously treated patients with refractory advanced non-small-cell lung cancer: results from a randomised, placebo-controlled, multicentre study (Iressa Survival Evaluation in Lung Cancer). *Lancet*. 2005; 366: 1527 - 1537.

22　Shepherd FA, Rodrigues Pereira J, Ciuleanu T, et al. Erlotinib in previously treated non-small-cell lung cancer. *N Engl J Med*. 2005; 353: 123 - 132.

23　Sequist LV, Bell DW, Lynch TJ, Haber DA. Molecular predictors of response to epidermal growth factor receptor antagonists in non-small-cell lung cancer. *J Clin Oncol*. 2007; 25: 587 - 595.

24　Lynch TJ, Bell DW, Sordella R, et al. Activating mutations in the epidermal growth factor receptor underlying responsiveness of non-small-cell lung cancer to gefitinib. *N Engl J Med*. 2004; 350: 2129 - 2139.

25　Paez JG, Janne PA, Lee JC, et al. EGFR mutations in lung cancer: correlation with clinical response to gefitinib therapy. *Science*. 2004; 304: 1497 - 1500.

26　Rosell R, Moran T, Queralt C, et al. Screening for epidermal growth factor receptor mutations in lung cancer. *N Engl J Med*. 2009; 361: 958 - 967.

27　Fong T, Morgensztern D, Govindan R. EGFR inhibitors as first-line therapy in advanced non-small cell lung cancer. *J Thorac Oncol*. 2008; 3: 303 - 310.

28　Sequist LV, Martins RG, Spigel D, et al. First-line gefitinib in patients with advanced non-small-cell lung cancer harboring somatic EGFR mutations. *J Clin Oncol*. 2008; 26: 2442 - 2449.

29　Asahina H, Yamazaki K, Kinoshita I, et al. A phase Ⅱ trial of gefitinib as first-line therapy for advanced non-small cell lung cancer with epidermal growth factor receptor mutations. *Br J Cancer*. 2006; 95: 998 - 1004.

30　Cappuzzo F, Ligorio C, Janne PA, et al. Prospective study of gefitinib in epidermal growth factor receptor fluorescence in situ hybridization-positive/phospho-Akt-positive or never smoker patients with advanced non-small-cell lung cancer: the ONCOBELL trial. *J Clin Oncol*. 2007; 25: 2248 - 2255.

31　Paz-Ares L, Sanchez JM, Garcia-Velasco A, et al. A prospective phase Ⅱ trial of erlotinib in advanced non-small cell lung cancer (NSCLC) patients (p) with mutations in the tyrosine kinase (TK) domain of the epidermal growth factor receptor (EGFR). *J Clin Oncol*. 2006; 24(suppl.): Abstract 7020.

32　Mok TS, Wu YL, Thongprasert S, et al. Gefitinib or carboplatin-paclitaxel in pulmonary adenocarcinoma. *N Engl J Med*. 2009; 361: 947 - 957.

33　Mitsudomi T, Morita S, Yatabe Y, et al. Gefitinib versus cisplatin plus docetaxel in patients with non-small-cell lung cancer harbouring mutations of the epidermal growth factor receptor (WJTOG3405): an open label, randomised phase 3 trial. *Lancet Oncol*. 2010; 11: 121 - 128.

34　Maemondo M, Inoue A, Kobayashi K, et al. Gefitinib or chemotherapy for non-small-cell lung cancer with mutated EGFR. *N Engl J Med*. 2010; 362: 2380 - 2388.

35　Zhou C, Wu YL, Chen G, et al. Erlotinib versus chemotherapy as firstline treatment for patients with advanced EGFR mutation-positive non-small-cell lung cancer（OPTIMAL，CTONG－0802）：a multicentre，openlabel，randomised，phase 3 study. *Lancet Oncol*. 2011；12：735－742.

36　Rosell R，Carcereny E，Gervais R，et al. Erlotinib versus standard chemotherapy as first-line treatment for European patients with advanced EGFR mutation-positive non-small-cell lung cancer（EURTAC）：a multicentre，open-label，randomised phase 3 trial. *Lancet Oncol*. 2012；13：239－246.

37　Hirsch FR，Janne PA，Eberhardt WE，et al. Epidermal growth factor receptor inhibition in lung cancer：status 2012. *J Thorac Oncol*. 2013；8：373－384.

38　Fossella FV，DeVore R，Kerr RN，et al. Randomized phase Ⅲ trial of docetaxel versus vinorelbine or ifosfamide in patients with advanced non-small-cell lung cancer previously treated with platinum-containing chemotherapy regimens. The TAX 320 Non-Small Cell Lung Cancer Study Group. *J Clin Oncol*. 2000；18：2354－2362.

39　Shepherd FA，Dancey J，Ramlau R，et al. Prospective randomized trial of docetaxel versus best supportive care in patients with non-small-cell lung cancer previously treated with platinum-based chemotherapy. *J Clin Oncol*. 2000；18：2095－2103.

40　Hanna N，Shepherd FA，Fossella FV，et al. Randomized phase Ⅲ trial of pemetrexed versus docetaxel in patients with non-small-cell lung cancer previously treated with chemotherapy. *J Clin Oncol*. 2004；22：1589－1597.

41　Cappuzzo F，Ciuleanu T，Stelmakh L，et al. Erlotinib as maintenance treatment in advanced non-small-cell lung cancer：a multicentre，randomised，placebo-controlled phase 3 study. *Lancet Oncol*. 2010；11：521－529.

42　Coudert B，Ciuleanu T，Park K，et al. Survival benefit with erlotinib maintenance therapy in patients with advanced non-small-cell lung cancer（NSCLC）according to response to first-line chemotherapy. *Ann Oncol*. 2012；23：388－394.

43　Garassino MC，Martelli O，Broggini M，et al. Erlotinib versus docetaxel as second-line treatment of patients with advanced non-small-cell lung cancer and wild-type EGFR tumours（TAILOR）：a randomised controlled trial. *Lancet Oncol*. 2013；14：981－988.

44　Lazzari C，Novello S，Barni S，et al. Randomized proteomic stratified phase Ⅲ study of second-line erlotinib（E）versus chemotherapy（CT）in patients with inoperable non-small cell lung cancer（PROSE）. *J Clin Oncol*. 2013；31：LBA8005.

45　Sequist LV，Yang JC，Yamamoto N，et al. Phase Ⅲ study of afatinib or cisplatin plus pemetrexed in patients with metastatic lung adenocarcinoma with EGFR mutations. *J Clin Oncol*. 2013；31：3327－3334.

46　Sequist LV，Waltman BA，Dias-Santagata D，et al. Genotypic and histological evolution of lung cancers acquiring resistance to EGFR inhibitors. *Sci Transl Med*. 2011；3：75ra26.

47　Majem M，Pallares C. An update on molecularly targeted therapies in second- and third-line treatment in non-small cell lung cancer：focus on EGFR inhibitors and anti-angiogenic agents. *Clin Transl Oncol*. 2013；15：343－357.

48　Ohashi K，Maruvka YE，Michor F，Pao W. Epidermal growth factor receptor tyrosine kinase inhibitor-resistant disease. *J Clin Oncol*. 2013；31：1070－1080.

49　Goss GD，O'Callaghan C，Lorimer I，et al. Gefitinib versus placebo in completely resected non-small-cell lung cancer：results of the NCICCTG BR19 study. *J Clin Oncol*. 2013；31：3320－3326.

50　Richardson F，Richardson K，Sennello G，et al. Biomarker analysis from completely resected NSCLC patients enrolled in an adjuvant erlotinib clinical trial（RADIANT）. *J Clin Oncol*. 2009；27（suppl.）：Abstract 7520.

51　Neal JW，Pennell NA，Govindan R，et al. The SELECT study：A multicenter phase Ⅱ trial of adjuvant erlotinib in resected epidermal growth factor receptor（EGFR）mutation-positive non-small cell lung cancer（NSCLC）. *J Clin Oncol*. 2012；30（suppl.）：Abstract 7010.

52　Devarakonda S，Morgensztern D，Govindan R. Molecularly targeted therapies in locally advanced non-small-cell lung cancer. *Clin Lung Cancer*. 2013；14：467－472.

53　Lynch TJ，Patel T，Dreisbach L，et al. Cetuximab and first-line taxane/carboplatin chemotherapy in advanced non-small-cell lung cancer：results of the randomized multicenter phase Ⅲ trial BMS099. *J Clin Oncol*. 2010；28：911－917.

54　Pirker R，Pereira JR，Szczesna A，et al. Cetuximab plus chemotherapy in patients with advanced non-small-cell lung cancer（FLEX）：an open-label randomised phase Ⅲ trial. *Lancet*. 2009；373：1525－1531.

55　Pirker R，Pereira JR，von Pawel J，et al. EGFR expression as a predictor of survival for first-line chemotherapy plus cetuximab in patients with advanced non-small-cell lung cancer：analysis of data from the phase 3 FLEX study. *Lancet Oncol*. 2012；13：33－42.

56　Soda M，Choi YL，Enomoto M，et al. Identification of the transforming EML4-ALK fusion gene in non-small-cell lung cancer. *Nature*. 2007；448：561－566.

57　Shaw AT，Engelman JA. ALK in lung cancer：past，present，and future. *J Clin Oncol*. 2013；31：1105－1111.

58　Shaw AT，Solomon B. Targeting anaplastic lymphoma kinase in lung cancer. *Clin Cancer Res*. 2011；17：2081－2086.

59　Kwak EL，Bang YJ，Camidge DR，et al. Anaplastic lymphoma kinase inhibition in non-small-cell lung cancer. *N Engl J*

Med. 2010；363：1693 - 1703.

60　Shaw AT，Yeap BY，Solomon BJ，et al. Effect of crizotinib on overall survival in patients with advanced non-small-cell lung cancer harbouring ALK gene rearrangement：a retrospective analysis. *Lancet Oncol*. 2011；12：1004 - 1012.

61　Shaw AT，Kim DW，Nakagawa K，et al. Crizotinib versus chemotherapy in advanced ALK-positive lung cancer. *N Engl J Med*. 2013；368：2385 - 2394.

62　Camidge DR，Doebele RC. Treating ALK-positive lung cancer - early successes and future challenges. *Nat Rev Clin Oncol*. 2012；9：268 - 277.

63　Kim S，Kim TM，Kim DW，et al. Heterogeneity of genetic changes associated with acquired crizotinib resistance in ALK-rearranged lung cancer. *J Thorac Oncol*. 2013；8：415 - 422.

64　Shaw AT，Mehra R，Kim D-W，et al. Clinical activity of the ALK inhibitor LDK378 in advanced，ALK-positive NSCLC. *J Clin Oncol*. 2013；31(suppl.)：Abstract 8010.

65　Rikova K，Guo A，Zeng Q，et al. Global survey of phosphotyrosine signaling identifies oncogenic kinases in lung cancer. *Cell*. 2007；131：1190 - 1203.

66　Bergethon K，Shaw AT，Ou SH，et al. ROS1 rearrangements define a unique molecular class of lung cancers. *J Clin Oncol*. 2012；30：863 - 870.

67　Shaw AT，Camidge DR，Engelman JA，et al. Clinical activity of crizotinib in advanced non-small cell lung cancer (NSCLC) harboring ROS1 gene rearrangement. *J Clin Oncol*. 2012；30(suppl.)：Abstract 7508.

68　Ju YS，Lee WC，Shin JY，et al. A transforming KIF5B and RET gene fusion in lung adenocarcinoma revealed from whole-genome and transcriptome sequencing. *Genome Res*. 2012；22：436 - 445.

69　Lipson D，Capelletti M，Yelensky R，et al. Identification of new ALK and RET gene fusions from colorectal and lung cancer biopsies. *Nat Med*. 2012；18：382 - 384.

70　Kohno T，Ichikawa H，Totoki Y，et al. KIF5B-RET fusions in lung adenocarcinoma. *Nat Med*. 2012；18：375 - 377.

71　Takeuchi K，Soda M，Togashi Y，et al. RET，ROS1 and ALK fusions in lung cancer. *Nat Med*. 2012；18：378 - 381.

72　Wang R，Hu H，Pan Y，et al. RET fusions define a unique molecular and clinicopathologic subtype of non-small-cell lung cancer. *J Clin Oncol*. 2012；30：4352 - 4359.

73　Drilon A，Wang L，Hasanovic A，et al. Response to Cabozantinib in patients with RET fusion-positive lung adenocarcinomas. *Cancer Discov*. 2013；3：630 - 635.

74　Paik PK，Arcila ME，Fara M，et al. Clinical characteristics of patients with lung adenocarcinomas harboring BRAF mutations. *J Clin Oncol*. 2011；29：2046 - 2051.

75　Marchetti A，Felicioni L，Malatesta S，et al. Clinical features and outcome of patients with non-small-cell lung cancer harboring BRAF mutations. *J Clin Oncol*. 2011；29：3574 - 3579.

76　Planchard D，Mazieres J，Riely GJ，et al. Interim results of phase Ⅱ study BRF113928 of dabrafenib in BRAF V600E mutation-positive non-small cell lung cancer (NSCLC) patients. *J Clin Oncol*. 2013；31：8009.

77　Mazieres J，Peters S，Lepage B，et al. Lung cancer that harbors an HER2 mutation：epidemiologic characteristics and therapeutic perspectives. *J Clin Oncol*. 2013；31：1997 - 2003.

78　Roberts PJ，Stinchcombe TE，Der CJ，Socinski MA. Personalized medicine in non-small-cell lung cancer：is KRAS a useful marker in selecting patients for epidermal growth factor receptor-targeted therapy? *J Clin Oncol*. 2010；28：4769 - 4777.

79　Kim ES，Herbst RS，Wistuba II，et al. The BATTLE trial：personalizing therapy for lung cancer. *Cancer Discov*. 2011；1：44 - 53.

80　Janne PA，Shaw AT，Pereira JR，et al. Selumetinib plus docetaxel for KRAS-mutant advanced non-small-cell lung cancer：a randomised，multicentre，placebo-controlled，phase 2 study. *Lancet Oncol*. 2013；14：38 - 47.

81　Kris MG，Johnson BE，Kwiatkowski DJ，et al. Identification of driver mutations in tumor specimens from 1,000 patients with lung adenocarcinoma：The NCI's Lung Cancer Mutation Consortium (LCMC). *J Clin Oncol*. 2011；29：CRA7506.

82　Rooney M，Devarakonda S，Govindan R. Genomics of squamous cell lung cancer. *Oncologist*. 2013；18：707 - 716.

83　Govindan R，Ding L，Griffith M，et al. Genomic landscape of non-small cell lung cancer in smokers and never-smokers. *Cell*. 2012；150：1121 - 1134.

84　Cancer Genome Atlas Research N. Comprehensive genomic characterization of squamous cell lung cancers. *Nature*. 2012；489：519 - 525.

85　Peifer M，Fernandez-Cuesta L，Sos ML，et al. Integrative genome analyses identify key somatic driver mutations of small-cell lung cancer. *Nat Genet*. 2012；44：1104 - 1110.

86　Rudin CM，Durinck S，Stawiski EW，et al. Comprehensive genomic analysis identifies SOX2 as a frequently amplified gene in small-cell lung cancer. *Nat Genet*. 2012；44：1111 - 1116.

第 24 章
黑色素瘤

Keith T. Flaherty

黎皓 译，张俊 校

背 景

历经几十年停滞不前，终于迎来了转移性黑色素瘤全身治疗快速发展的时代。取得这样的进展，部分归功于对肿瘤逃避机体免疫监视机制研究的进展，更重要的是对黑色素瘤基因改变的深入认识。已经证实，筛选具有某些基因特征的患者能从特定的靶向治疗中获益，但对其余不具备基因特征的患者靶向治疗应用受限。近年来，转移性肿瘤的预后很大程度上取决于肿瘤负荷大小和肿瘤生长速度。针对肿瘤驱动基因的靶向治疗在抗肿瘤治疗中发挥越来越重要的作用。临床上，根据患者有无 *BRAF* 突变活化（MAP 激酶通路持续激活）来分类，基于分子特征评估结果来指导临床治疗决策。近一半的转移性黑色素瘤患者存在 *BRAF* 突变。选择性小分子 BRAF 抑制剂以及阻断 BRAF 及其下游分子 MEK 的治疗策略，从本质上抑制了肿瘤的恶性生物学行为（表 24.1）。

此外，约 20% 的黑色素瘤患者存在小 GTP 酶 NRAS（neuroblastoma RAS viral oncogene homolog）突变活化，发挥癌基因的作用。NRAS 与 MAP 激酶通路和其他若干 RAS 效应通路的酪氨酸激酶受体（RTK）间存在相互关联。目前，MEK 抑制剂单药治疗的临床前研究及临床数据提示，针对信号通路不同关键点，对 *NRAS* 突变患者采取多靶点联合用药可以提高治疗有效率（表 24.1）。

胃肠间质瘤中 *CKIT* 突变较多见且小分子 CKIT 抑制剂治疗有效。黑色素瘤中也有少数患者存在 *CKIT*（酪氨酸蛋白激酶 Kit）突变活化，一项关于 CKIT 抑制剂的 II 期临床研究显示，这类小分子抑制剂能特异性地针对 *CKIT* 突变激活的肿瘤而发挥作用（表 24.1）。

剩余约 30% 的黑色素瘤患者，尚未找到明确的驱动基因，也无法首选靶向治疗。近来对黑色素瘤全基因组分析揭示，在缺乏 *BRAF*、*NRAS* 或 *CKIT* 突变的黑色素瘤中存在一系列、全新的、突变信号分子，但它们能否成为靶向治疗的作用靶点仍未可知。然而对于基因组特征明确的黑色素瘤患者，靶向治疗的进展仍步履蹒跚。对于 *BRAF* 突变的黑色素瘤患者，起初的两药联合方案已被确认是有效的，如今正转而尝试三药联合（增加一个针对相应靶点的靶向干预药物）方案。

表 24.1 靶向治疗在驱动基因明确的黑色素瘤患者中应用有效性的临床研究总结

癌 基 因	药 物	达成研究目标	参 考 文 献
BRAF	维罗非尼（vemurafenib）	RR，PFS，OS	2,5
	达拉非尼（dabrafenib）	RR，PFS	3
	曲美替尼（trametinib）	RR，PFS，OS	6,37
	达拉非尼＋曲美替尼（dabrafenib＋trametinib）	RR，PFS	4
NRAS	MEK162	RR	7
CKIT	伊马替尼（imatinib）	RR	8,11

注：RR，缓解率；PFS，无疾病进展生存期；OS，总生存期。

本章将回顾临床前研究和已经应用于临床的靶向药物及其分子靶点,尤其关注耐药相关的介质,它们可能成为次要的治疗靶点。对肿瘤、基因和药物的认知有助于探索靶向治疗多药联合、合理布局的策略。

MAP 激酶通路

RAS 激活能招募 RAF 激酶和骨架蛋白构成 RAF 信号复合物。已知在不同组织中 RAF 有 3 种构型,ARAF、BRAF 和 CRAF,各自表达水平不同,但拥有共同的特征,即具有 RAS 结合功能域和激酶功能域。在野生型状态时,RAF 以二聚体形式传递信号,RAF 激酶磷酸化并激活 MEK,磷酸化 MEK 进一步使其下游 ERK(extracellular signal-regulated kinase)磷酸化并激活(图 24.1)。MEK 和 ERK 都拥有多个异构体,已明确的是 MEK1、MEK2 及 ERK1 和 ERK2。基于 MAP 激酶通路下游分子的研究显示,大多数黑色素瘤都是依赖这一经典信号通路传递增殖信号。活化的 ERK 能抑制 p21 和 p27 的表达,上调细胞周期蛋白 cyclin D 的表达,促使细胞进入细胞周期。CRAF 拥有 BRAF 和 ARAF 不具备的两个额外(激活 ERK 以外)的功能。在线粒体膜上,CRAF 与 BAD 共同作用,使线粒体膜极性反转,

不利于凋亡前 BCL-2 家族成员作用。此外,激活的 CRAF 定位于有丝分裂纺锤丝,与有丝分裂调节因子 Aurora A 共同调节有丝分裂。

BRAF 是首个被证实的驱动基因,其突变能够持续活化 MEK 和 ERK,引起黑色素瘤中 MAP 激酶通路的激活。类似的,*NRAS* 突变可导致 ERK 活化。但是,即便 *BRAF* 和 *NRAS* 都是野生型,仍有部分 ERK 信号通路处于活化状态,提示异常信号通路活化在黑色素瘤生物学中普遍存在。

然而,同一黑色素瘤中,*BRAF* 或 *NRAS* 突变还会导致其他基因改变,引起其他信号通路活化。因此,MAP 激酶通路的相对重要性(尤其在转移性肿瘤的维持方面)直至 BRAF 和 MEK 特异性抑制剂的应用后才被证实并受到广泛关注。

BRAF 作为治疗靶点

BRAF 是丝氨酸-苏氨酸激酶。通常 *BRAF* 的突变影响其两个激酶功能域中的一个。人类肿瘤中,超过 90% 的 *BRAF* 突变发生在第 15 外显子,位于或邻近核酸序列 1796 位置上的胸苷残基。野生型 *BRAF*,该密码子编码氨基酸序列 600 位置上的缬氨酸(称为 V600)。最常见的突变见于缬氨酸变成谷氨酰胺(-80%,即 V600E)

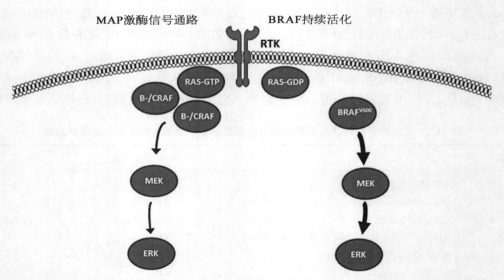

图 24.1 生理状态下 *V600* 突变细胞中 MAP 激酶信号通路和 *BRAF* 持续活化。RTK:受体酪氨酸激酶,B-/CRAF:BRAF 或 CRAF

或赖氨酸（ - 15% , 即 V600K）。这两个氨基酸残基不仅是侧链的重要部分还使基因表现出不同特性，突变能改变 *BRAF* 的三级结构，导致激酶活性比野生型结构 *BRAF* 高 800 倍。在 *BRAF* 突变的黑色素瘤细胞中 RAS - GTP 水平呈相对低浓度，提示 *BRAF* 突变以单体形式存在（图 24.1）。剩余 5% 的 *BRAF* 突变发生于外显子 11，后者是 *BRAF* 三维结构中与 ATP 结合口袋直接相互作用的功能域。突变同样会影响 BRAF 信号的传递，但这一影响并不直接活化激酶功能域，而是通过促进 CRAF 的活化，进而激活 MEK 或其他 CRAF 效应功能来实现。目前可用的小分子 ATP 竞争性 BRAF 抑制剂都是通过抑制 V600E 和 V600K 激酶活性，降低 MEK 和 ERK 的活化。然而，这些药物并不能抑制 *BRAF* 突变的锚定外显子 11，因此对于拥有外显子 11 突变的肿瘤无效。临床前研究提示，MEK 抑制剂可能对 *BRAF* 外显子 11 突变的癌基因效应有阻断作用，但这一作用尚未得到临床实践的验证。作者的团队对 *BRAF* 突变的黑色素瘤细胞株的研究显示，小干扰 RNA 敲低 *BRAF* 与敲低 MEK 的表达所引起的基因表达模式是类似的，相同的基因表达谱还可见于 *BRAF* 或 MEK 小分子抑制剂应用后。

体内或体外研究显示，维罗非尼（vemurafenib）和达拉非尼（dabrafenib）以及它们的类似物可以抑制 *V600E* 突变黑色素瘤的信号通路中 ERK 的磷酸化，在少数细胞中，这一效应与细胞周期阻滞和诱导凋亡有关。对接受维罗非尼或达拉非尼最大耐受剂量治疗的患者，对比治疗前以及治疗初期肿瘤活检组织发现 ERK 抑制剂产生的效应是类似的。

接受标准剂量维罗非尼或达拉非尼治疗的 *V600* 突变转移性黑色素瘤患者，约 90% 的患者确诊在治疗早期出现疾病进展的表现，其中 10% 是一线治疗无效的难治性病例，还包括一些治疗后短期内出现肿瘤进展的患者，他们在治疗后接受氟脱氧葡萄糖（FDG）PET 功能显像却提示肿瘤代谢受到抑制。相比肿瘤大小变化，PET 显像是更为灵敏的抗肿瘤效应评估手段，尽管存在很大程度差异，但提示所有存在 *V600* 突变黑色素瘤细胞的代谢在某种程度上依赖于突变和 MAP 激酶信号通路活化。运用影像学评估治疗疗效，其中完全缓解的患者大约只占 5%。

除了抗肿瘤效应的初期证据外，与常规细胞毒性化学治疗相比，维罗非尼和达拉非尼均被证实能改变转移性黑色素瘤的自然病程。在与达卡巴嗪对比的独立Ⅲ期研究中，维罗非尼或达拉非尼分别降低疾病进展风险超过 60%，由此，BRAF 抑制剂治疗能获得大约 6 个月的中位无疾病进展生存期（PFS），而达卡巴嗪化疗获得的 PFS 不足 2 个月。对该研究患者长期随访显示，10% ～ 20% 的患者 PFS 维持达 18 个月甚至更长，证实针对癌基因的靶向单药治疗可使某些患者获得持久的疗效。但是对于大多数患者而言，靶向治疗的耐药出现在数月之内。认识 BRAF 抑制剂单药应用的分子耐药机制是转化性研究的焦点。本章节随后也将深入讨论该研究获得的成果及其为克服耐药所做的尝试。尽管 BRAF 抑制剂能获得肿瘤缓解的持续性有限，但与黑色素瘤常规化疗相比，患者的生存期显著延长。为此，维罗非尼获得批准作为 *BRAF V600* 突变的转移性黑色素瘤患者的标准治疗。

异常的 MAP 激酶通路活化

在早期临床前实验中，出人意料地观察到 BRAF 抑制剂无论在 *NRAS* 或 *KRAS* 突变的细胞中，均可导致 MEK 和 ERK 信号的持续增强以及一些细胞中酪氨酸激酶受体的活化。增加 BRAF 抑制剂给药量以达到更高浓度，可使 MAP 激酶通路从原先未活化状态变为激活。认为低浓度 RAF 二聚体中仅有一个分子与 BRAF 抑制剂结合，而另一个分子处于不结合状态，这一假说现已被实验证实。这种半结合状态反而促使未结合 RAF 分子的激酶活性增高。当给予高剂量抑制剂浓度后，二聚体的两个位点均被结合而呈饱和状态且信号被抑制，但是这么高的药物浓度是否可以应用于体内尚未可知。众所周知，由于 RAS 是唯一决定且促进 RAF 的二聚体化的分子，因此通路异常活化被认为与细胞内已活化的 RAS

相关。在 *BRAF* 突变的肿瘤细胞中，*BRAF* 突变和 *RAF* 野生型都呈单体状态，因此在信号通路未活化状态下，*RAS* 发挥主导作用。

异常活化现象很可能同时存在"有利"和"不利"两种后果。"有利"的方面，因为对缺乏 *BRAF* 突变的细胞，BRAF 抑制剂不能发挥抑制 MAP 激酶通路的作用。因此，BRAF 抑制剂应用后观察到的毒性反应可能是因通路异常活化导致，也可能是足够高的药物浓度而抑制了其他激酶产生。选择性信号通路抑制剂作用肿瘤细胞，不仅能协助研究药物暴露对于深度抑制 MAP 激酶通路的作用，还有利于观察抗肿瘤效应。"不利"的方面，对 MAP 激酶通路的刺激可诱发皮肤鳞状细胞癌。令人关注的是，治疗前已经存在的亚临床恶性肿瘤，可能因 BRAF 抑制剂治疗而进展。

MEK 抑制剂在 *BRAF* 突变黑色素瘤中应用

由于癌基因 *BRAF* 能直接并显著地选择性激活下游分子 MEK，理论上选择性 MEK 抑制剂应该对 *BRAF* 突变的黑色素瘤有效。这一假说在体内、外研究中已被证实，有效抑制 MAP 激酶通路不仅能抑制黑色素瘤细胞增殖并促进其死亡，还能抑制 *BRAF* 突变的黑色素瘤移植瘤生长。针对 *BRAF* V600 突变的转移性黑色素瘤患者的临床试验显示，MEK 抑制剂显示出明确的有效性。

在针对 *BRAF* V600 突变的黑色素瘤患者的Ⅰ期临床研究中，口服的选择性 MEK 抑制剂曲美替尼（trametinib）完成剂量摸索，并获得 20%～25% 的客观有效率，中位 PFS 达到 4～5 个月。在Ⅲ期临床研究中，既往未接受过达卡巴嗪治疗或达卡巴嗪治疗失败（研究中更换为紫杉醇治疗）的转移性黑色素瘤患者，直接比较曲美替尼与化疗（达卡巴嗪或紫杉醇）的疗效。曲美替尼组的 PFS 为 4.8 个月，相比化疗组 1.5 个月显著延长了 55%。对照组患者化疗进展后交叉应用曲美替尼，曲美替尼组的 OS 还是比化疗组延长了 46%，其客观缓解率达到 22%。

临床证据明确地支持，MEK 抑制剂是 *BRAF* V600 突变黑色素瘤有效的治疗手段。值得注意的是，该研究中获得客观缓解率和中位 PFS 延长的患者几乎与选择性 BRAF 抑制剂治疗的获益人群一致。但是不同于 BRAF 抑制剂，MEK 抑制剂抑制 MAP 激酶信号通路的作用不受细胞基因（突变）状态的影响。曲美替尼和其他 MEK 抑制剂都是高度选择性作用 MEK（无论肿瘤还是正常组织 MAP 激酶通路下游都存在 MEK 分子），由此认为治疗相关的毒副作用是抑制剂作用正常组织中的 MEK 从而抑制 MAP 激酶信号通路所致。鉴于此，MEK 抑制剂的最大安全剂量被定义为正常组织能耐受的 MAP 激酶通路抑制的最大耐受剂量。相比之下，BRAF 抑制剂并不能抑制正常细胞内 MAP 激酶通路。肿瘤与正常组织对于 MAP 激酶通路抑制剂的不同效应正是 MEK 和 BRAF 抑制剂拥有不同治疗效果的原因。

NRAS

在黑色素瘤形成过程中，*NRAS* 突变在致癌潜能方面显现出和 *BRAF* 突变等同的功能。分析进展期黑色素瘤的基因特征，肿瘤细胞中同时存在 *NRAS* 和 *BRAF* 突变的状况极为罕见。首次鉴定出黑色素瘤癌基因的时间是在 20 世纪 80 年代中期，大量的研究都聚焦于 *NRAS* 突变活化后对细胞的功能影响。已明确的是，*NRAS* 的活化促进了 MAP 信号的传递，这一结论再次佐证了黑色素瘤中，*BRAF* 和 *NRAS* 突变的互相排斥性。癌基因 *NRAS* 的信号通路主要是通过 CRAF 发挥作用而不是 BRAF。这个结论很大程度或部分归功于体外研究中的发现，BRAF 抑制剂对于 *NRAS* 突变的黑色素瘤细胞没有抑制效应。事实上，这些药物可能通过 CRAF 的异常活化促进黑色素瘤细胞的生长。将 *NRAS* 突变的黑色素瘤细胞株暴露于选择性 MEK 抑制剂可以阻断下游 ERK 磷酸化，在某些肿瘤的细胞模型中能显著阻滞细胞周期。然而，这一效应只在 *NRAS* 突变的黑色素瘤细胞株中能被观察到，提示在某些病例中，MAP 激酶通路并不是最重要的 RAS 效应信号通路。尽管 PI3K 通路和 RALGDS 的活化尚不能完全涵盖目前已知的 RAS 效应通路,但是这两者的激活还是归咎于 NRAS 的异常活化。在某些肿瘤中,RAS 信号活化在很大程度上依赖 MAP 激酶通路以及 PI3K 通路的同时激活,但是 NRAS 各种活化形式之间的相对重要性仍未明确。

直接作用于 RAS 的拮抗剂,其效应已经被肿瘤逃避,因此充分认识 NRAS 信号通路抑制剂已成为治疗学研究的首要焦点。利用必要的转录后修饰能促进 RAS 在细胞膜内侧面的定位(法尼基化)。研发的作用转录后修饰的酶抑制剂应用于体外细胞株实验中,能观察到突变的 RAS 信号被抑制,但是在临床应用中几乎看不到疗效。回顾性研究发现,RAS 法尼基化需要大量的信号通路分子的活化。因此,法尼基转化酶抑制剂对 RAS 突变以外的很多非治疗靶点也有作用,由此产生的治疗相关毒副作用限制了药物在人体内应用以及剂量的增加,这也解释了为什么这类药物在人体内无法获得体外细胞学实验那样的抗肿瘤效应。

目前,针对 NRAS 突变的黑色素瘤最具前景的靶向治疗临床证据就是 MEK 抑制剂单药治疗。转移性黑色素瘤伴有 NRAS 突变活化的小样本研究中,接受选择性 MEK 抑制剂治疗组的客观缓解率约为 20%,有 60% 的患者治疗后出现不同程度的肿瘤退缩,中位 PFS 为 4 个月。虽然治疗有效的患者持续时间并不长而且疗效也未能进一步扩大,但基于实验室数据显示这些肿瘤中有一部分是依赖 MAP 激酶通路的。NRAS 突变的黑色素瘤患者中到底有多少比例能从 MEK 抑制剂治疗中获益,目前仍未可知。近来的研究重心已经转移到鉴定 MAP 激酶通路外的干预点,期望发现信号通路中的关键分子元件,具备更强的截断 NRAS 下游信号传导的能力。如前所述,另一个在体外研究中被证实的治疗策略,即同时阻断 RAS 效应通路上游元件(PI3K)和下游元件(mTOR)。目前,有大量的 PI3K 和 mTOR 抑制剂正处于临床研发阶段,MEK 抑制剂加上 PI3K 或 mTOR 抑制剂的联合方案正在进行早期临床

试验。

近期实验室研究工作的聚焦于鉴定 NRAS 突变的黑色素瘤中,能成为与 MEK 通路阻断剂联合应用的第二个关键的靶点。通过构建 NRAS 突变活化且伴有抑癌基因 CDKN2A 失活的转基因鼠模型,CDKN2A 基因在黑素细胞中以可逆的方式编码 p16 和 p14。这些小鼠罹患的进展期黑色素瘤仅部分可被 MEK 抑制剂控制。对于接受 MEK 抑制剂治疗或疾病控制的肿瘤组织,分析差异表达基因,研究信号通路的活化状态,寻找 RAS 信号通路中未受到 MEK 抑制影响的分子标签。对不依赖 MEK 调节的 RAS 效应信号传导网络的分析提示,细胞周期蛋白非依赖激酶 4(CDK4)是信号链中最关键的一环。运用小干扰 RNA(siRNA)下调 CDK4 的表达或小分子 CDK4/6 抑制剂协同 MEK 抑制剂联合抑制信号通路的活性,可以实现上述罹患黑色素瘤转基因小鼠的肿瘤退缩。在伴有 NRAS 突变活化和体细胞基因表达改变的人类黑色素瘤细胞株中,CDK4/6 抑制剂与 MEK 抑制剂联合方案在体外和免疫缺陷鼠体内实验均显示出较好的协同效应。其中一个口服的选择性 CDK4/6 抑制剂已完成了 Ⅰ 期临床试验,另外两个正处在早期临床研发中。因此,MEK 和 CDK4 抑制剂的联合应用尚待临床试验的证据。

NRAS 突变黑色素瘤的相关实验室研究,对于发现肿瘤是否存在其他环节可作为靶向治疗策略的靶点是非常有价值的。

CKIT

黑色素瘤细胞中鉴定出 CKIT 受体酪氨酸激酶的突变活化,存在突变的患者可能适用相应的靶向治疗,这一发现带来了希望。然而,通过评估黑色素瘤中 CKIT 突变的发生率,证实最初估计的数字高于实际的比例。CKIT 突变多见于发生率偏低的临床亚型,例如黏膜和肢端雀斑样黑色素瘤(起始于甲床、手掌和脚底)。目前估算,这些亚型中约 10% 的患者存在 CKIT 突变。纳入全部黑色素瘤患者计算,CKIT 突变仅占全

部黑色素瘤患者的 1%，且突变主要发生在外显子 11、13、17 和 18。在胃肠间质瘤中，*CKIT* 突变是最早被发现且证实为有效的靶向治疗靶点，而最常见的突变发生于外显子 11 和 13。对于这些区域中 L576P 和 K642E 突变已经被证实对某些小分子 CKIT 抑制剂敏感，因此美国 FDA 近期已批准这些小分子抑制剂用于进展期胃肠间质瘤治疗。

伊马替尼（imatinib）单药用于 *CKIT* 突变或扩增的进展期黑色素瘤的 II 期临床试验显示，对于 L576P 和 K642E 突变的患者能够达到部分缓解或完全缓解。然而，大部分入组的黑色素瘤患者，突变位点并不在外显子 11 和 13 或外显子 17 和 18 上。以往的研究提示，伊马替尼对于外显子 11 和 13 或外显子 17 和 18 以外的位点存在突变的胃肠间质瘤，治疗无效或疗效不确定。尽管这个 II 期临床研究数据显示，伊马替尼单药治疗黑色素瘤仍能获得一定的客观缓解率，甚至一些患者疗效持久。但是由于黑色素瘤中对伊马替尼敏感的 CKIT 突变非常罕见，相关临床研究的进度非常缓慢。舒尼替尼（sunitinib）、达沙替尼（dasatinib）、尼洛替尼（nilotinib）都已证实，对存在伊马替尼治疗敏感突变位点的胃肠间质瘤有效，而这些药物目前都正在黑色素瘤中进行 II 期临床研究。

BRAF 靶向治疗的继发耐药

对初始接受 BRAF 抑制剂单药治疗获得疾病缓解，但随后很快出现治疗耐药的患者进行活检，并对引起继发耐药的分子基础进行着重研究。研究的目的在于寻找新的治疗干预点，探索联合治疗方案，从机制上阻止或抑制肿瘤逃逸治疗，使 BRAF 抑制剂治疗进展的患者能重新获得临床获益。

在患者治疗出现进展时进行肿瘤组织活检，重点在于明确进展时 MAP 激酶信号通路的状态。12 例小样本研究，对治疗前曾接受组织活检的患者，在治疗 2 周后以及疾病进展时分别再次活检，发现 9 例患者出现 ERK 的再次活化。目前，介导 ERK 再活化的分子机制已经引起研究

者的极大关注。值得注意的是，即便是小样本研究，提供的生化依据足以支持 BRAF 抑制剂治疗耐药的机制是 MAP 激酶通路非依赖性激活，但是对肿瘤组织进行 BRAF 全外显子测序却没能找到导致 ATP 竞争性 BRAF 抑制剂耐药的突变位点。全部入组患者在治疗前基线和疾病进展时，都存在相同的 *BRAF V*600 突变，但其突变发生在癌基因的激酶功能域，进而改变了小分子抑制剂相关的结合位点引起耐药。基于这些证据推断，黑色素瘤中 BRAF 抑制剂治疗耐药机制与先前在慢性髓系白血病、胃肠间质瘤以及 50% 表皮生长因子受体突变的非小细胞肺癌中发现的机制并不相同。

针对黑色素瘤的初期研究，获取初始接受 BRAF 抑制剂治疗缓解后再次复发的肿瘤组织，培养得到 *BRAF V*600*E* 突变且继发耐药的黑色素瘤细胞株。这为后续研究提供了肿瘤细胞模型，后续进行基因表达或信号传导通路改变的实验时无须担心间质细胞的污染或实验样本量的不足。通过耐药细胞株体外实验，发现 MAP 激酶通路再活化可能涉及两个机制，分别为治疗相关的 *NRAS* 突变活化以及 BRAF V600E 剪切体的表达（图 24.2）。

如前所述，未经治疗状态下，*BRAF* 和 *NRAS* 突变通常不会共同存在。相比存在 *BRAF* 突变/*NRAS* 野生型肿瘤细胞，同时存在 *BRAF* 和 *NRAS* 突变的克隆显著不利于细胞生长。经实验证实，同时引入 *BRAF* 和 *NRAS* 突变会诱导细胞衰老。当存在 BRAF 抑制剂的情况下，*BRAF* 突变信号有效地被其抑制剂中和，但是对于存在 *BRAF* 和 *NRAS* 双突变的克隆，阻断 BRAF 通路后，细胞可能因为 NRAS 的非对抗效应，其信号通过 MAP 激酶通路经由 CRAF 获得增殖优势。初始接受 BRAF 抑制剂治疗后出现疾病进展的患者中约有 20% 出现 *NRAS* 突变，这也是目前公认的 BRAF 抑制剂治疗耐药的机制之一（图 24.2）。这一发现再次掀起之前已争论过的问题，即如何针对 NRAS 是首要驱动基因的黑色素瘤患者来制订治疗方案。目前尚不明确，*BRAF* 和 *NRAS* 同时突变的肿瘤与仅 *NRAS* 突变的肿瘤，两者对某个

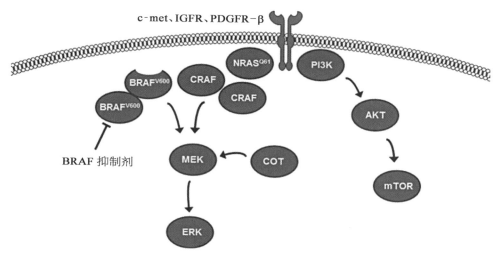

c-met、IGFR、PDGFR-β

NRAS^Q61

BRAF^V600

CRAF

CRAF

BRAF^V600

PI3K

BRAF 抑制剂

MEK

COT

AKT

ERK

mTOR

图 24.2　BRAF 抑制剂治疗的耐药机制

RAS 效应通路的依赖性是不同的还是相似的。

在继发耐药细胞株的体外实验中发现剪切型 *BRAF V600E*，首次证实 *BRAF* 自身可以在 BRAF 抑制剂治疗后诱发基因改变，从而导致治疗耐药（图 24.2）。这一类型的 BRAF 被称为 BRAF p61，由 BRAF mRNA 剪切而来。该假说的提出，部分是因为在正常细胞中也出现过类似的剪切突变。从生化角度看，BRAF p61 可以在 BRAF 抑制剂存在的情况下形成二聚体，并通过旁路活化来克服抑制剂效应。这也解释了具有单体 BRAF V600E 全长的细胞可以持续地抵抗 BRAF 抑制剂抑制的原因。从结构角度看，BRAF p61 缺乏 RAS 结合功能域和 RAF 二聚体化功能域的调节元件。因此，只能依靠 RAF 二聚体抑制剂来直接抑制 BRAF p61 的信号传递，但是该抑制剂尚未研发。

有研究发现，将全部激酶功能域所涵盖的信号通路分子逐个地导入 *BRAF V600E* 突变的黑色素瘤细胞株内，且细胞株暴露于 BRAF 抑制剂内，有些激酶显示出诱发耐药的能力，无疑 CRAF 是其中最重要的一个。仅次于 CRAF 能引发 BRAF 抑制剂耐药的激酶是 COT/TPL2，后者是 MAP 激酶家族成员，能够以 RAF 非依赖方式激活 MEK 和 ERK（图 24.2）。因此，COT 的活化可以跳过 RAF 抑制剂的效应并能够恢复 MAP 激酶通路的信号。BRAF 抑制剂治疗的黑色素瘤活检标本揭示，COT 在 BRAF 抑制剂应用早期

或疾病进展时候出现表达上调。但是，*COT* 的突变或扩增并未被检测到，其在 BRAF 抑制剂应用后出现上调的机制也未可知。

MEK 1 突变在 BRAF 抑制剂耐药的黑色素瘤细胞株体外培养以及患者肿瘤组织中均可检测到。这种突变在治疗前基线时不存在，而在疾病进展时可被检出，它具备通过 RAF 非依赖方式活化 ERK 的特点。然而，有些突变在接受 BRAF 抑制剂治疗前，就已经能在大多数黑色素瘤细胞株和一些患者肿瘤组织中检测到。因此，这些突变在导致治疗耐药中的重要性就无从判断了。

有临床试验报道，对 BRAF 抑制剂治疗复发的患者，MEK 抑制剂单药应用并不能获得显著疗效。然而，MEK 与 BRAF 抑制剂联合应用于从未接受过 BRAF 抑制剂治疗的患者，相比 BRAF 抑制剂单药治疗，联合方案能显著推迟治疗耐药的发生。有趣的是，当 BRAF 抑制剂和 MEK 抑制剂联合应用时，部分药物相关的毒副作用发生率有所下降，可能与两个药物在正常组织中对 MAP 激酶通路的不同效应相关。BRAF 抑制剂能潜在引起旁路信号活化，而 MEK 抑制剂则抑制 ERK 的活化。这些相反的作用可能部分地抵消了药物的效应，但也减轻了单药治疗带来的严重不良反应。

如前所述，ERK 再活化并未能在所有 BRAF 抑制剂治疗复发的黑色素瘤中检测到。由此提出两个机制，一是受体酪氨酸激酶活化可能恢复信

号传递,另一个是 MAP 激酶通路经由 CRAF 和(或)通过 PI3K 通路活化介导耐药(图 24.2)。在肿瘤治疗进展时进行肿瘤组织活检,与同一患者治疗前基线样本比较,发现 PDGF 受体-β(GDPFR-β)在耐药肿瘤组织中表达显著高于基线组织,而其他受体酪氨酸激酶均未检出表达差异。令人好奇的是,PDGFR 激酶功能域的磷酸化并未检测到,而磷酸化又恰恰是评价 PDGF 受体活化的重要标志。因此,后续体外功能研究也无法确定,选择性 PDGF 受体激酶抑制剂是否发挥了作用,但在阻断 PI3K 通路后确实抑制了细胞的增殖效应。在另外一系列研究中,*BRAF V600E* 突变的黑色素瘤细胞株与 BRAF 抑制剂共培养时,检测到胰岛素样生长因子受体(IGFR)的活化。抑制 IGF 受体可实现逆转耐药。此外,对 5 例肿瘤治疗耐药的患者进行再次活检,有 1 例患者检出 IGFR 表达和 AKT 活化。

新生 BRAF 抑制剂的耐药机制

在黑色素瘤和其他肿瘤中首次鉴定出 *BRAF* 突变之前的数年,研究者们已经知晓黑色素瘤中普遍存在基因突变,认识较为深入的是 *CDK2A* 和 *PTEN* 的缺失突变。*CDKN2A* 基因编码两个具有抑制肿瘤的蛋白质,即 p16 和 p14。绝大多数黑色素瘤和黑色素瘤细胞株中都存在 *CDKN2A* 等位基因的突变或缺失。其编码产物 p16 是 CDK4 活化的负调节因子,对于细胞周期调控至关重要。p16 表达缺失或突变失活,导致 CDK4 处于无法抑制的状态,促进细胞进入细胞周期分裂增殖。黑色素瘤中证明这一通路重要性的证据,源自一小部分肿瘤中存在细胞周期蛋白 D 的扩增,后者是 CDK4 活化所必需的辅因子。此外,在另一小部分肿瘤中还发现 CDK4 的扩增或突变活化。如前所述,CDK4 可能是不依赖 MAP 激酶通路的 RAS 激活的关键元素,同时也被认为是 *BRAF* 突变黑色素瘤的本质和新生耐药的根源。有趣的是,体外实验中应用选择性 CDK4 抑制剂可以显著诱导细胞衰老,若将 *BRAF* 导入黑色素细胞,其诱导衰老的效应可以通过失活 p16

蛋白来逆转,两个实验提供的证据完全一致。在进展期黑色素瘤中存在 *CDK2A*,*BRAF* 和大量基因突变,但是同时应用 CDK4 抑制剂联合 BRAF 抑制剂会产生怎样的效应却不得而知。临床数据显示,接受 BRAF 抑制剂治疗的黑色素瘤患者,若存在 p16 缺失则提示 PFS 更短。汇总现有的证据提示,BRAF 和 CDK4 联合应用前景尚需更进一步评估。

存在 *BRAF* 突变的黑色素瘤患者中约 20% 为 *PTEN* 表达完全缺失。这一观察结果在诱导 *BRAF* 突变和 *PTEN* 缺失的黑色素细胞转基因鼠中得到印证,这些转基因鼠诱发局部晚期或转移性黑色素瘤。BRAF 抑制剂分别应用于 *BRAF* 突变和 *PTEN* 缺失同时存在的黑色素瘤细胞株与仅 *BRAF* 突变而 *PTEN* 无缺损的细胞株,前者出现药物诱导的细胞死亡数量较少,与之相关的耐药现象可以通过加用 PI3K 通路抑制剂,发挥协同诱导细胞凋亡作用来逆转。直至目前,PI3K 通路亚型小分子抑制剂或 PI3K 通路/mTOR 联合抑制剂应用于 *PTEN* 缺失的肿瘤疗效有限,提示阻断 PI3K 通路治疗策略可能需要探索更多选择性抑制手段。p110β 占 PI3K 催化功能域亚型的 1/4,运用小干扰 RNA 敲低 p110β 亚型对 *PTEN* 缺失的肿瘤细胞显示出选择性毒性,但这一效应在敲低 p110 其他亚型的细胞中并未被观察到。临床数据显示,接受 BRAF 抑制剂单药治疗的患者中,存在 *PTEN* 缺失预示更短的治疗缓解时间。近来,p110β 选择性抑制剂已经入临床研发阶段,且有望与 BRAF 抑制剂联合应用于 *BRAF* 突变并伴有 *PTEN* 缺失的黑色素瘤。

通过大样本体外筛选平台寻找肿瘤微环境中引发 BRAF 抑制剂耐药的可能组分,发现一个令人关注的受体酪氨酸激酶活化的可能机制。在 *BRAF V600E* 黑色素瘤细胞株培养时加入 BRAF 抑制剂,并且分别加入肿瘤微环境中每一种细胞类型的细胞株共培养,证实成纤维细胞能抑制 BRAF 抑制剂诱导的细胞死亡。对数百种分泌性细胞因子和生长因子的筛选,发现肝细胞生长因子(HGF)具有选择性诱发细胞株耐药的能力(图 24.2)。应用小分子肝细胞生长因子受体(c-met)

抑制剂联合 BRAF 抑制剂在体外和体内实验均显示出协同抗肿瘤效应。在接受 BRAF 抑制剂治疗的患者中，肿瘤转移灶中 HGF 的水平与 BRAF 抑制剂治疗早期肿瘤退缩程度呈负相关。这一相关性支持临床前研究的结论，拮抗 HGF 的单克隆抗体或 c-met 小分子抑制剂有望克服这一耐药机制。

靶向治疗和免疫治疗的交集

BRAF 抑制剂治疗已经成为黑色素瘤治疗新的标准，与此同时，阻断 CTLA-4 的单克隆抗体，伊匹木单抗（ipilimumab），应用于转移性黑色素瘤的临床研究显示，相比化疗或疫苗，ipilimumab 可以显著延长患者的生存期。因此，美国 FDA 批准该药用于 BRAF 突变黑色素瘤患者 BRAF 抑制剂基础上可选的额外的治疗，以及 BRAF 无突变的进展期患者单药治疗。大约 70% 接受 ipilimumab 治疗（甚至部分患者一度出现肿瘤缓解长达数月）的患者未能从治疗中获益。如果转移性黑色素瘤表现出较强侵袭性，在抗肿瘤免疫治疗的基础上，联合细胞毒治疗能够短时期内抑制肿瘤增殖。仅凭这些临床依据，足以激起探索 BRAF 抑制剂和免疫治疗的联合应用的兴趣。然而，近来的证据提示 BRAF 抑制剂能激活免疫系统的组分，增强抗肿瘤免疫应答，由此形成 BRAF 抑制剂可能与免疫治疗能协同发挥抗肿瘤作用的理论。

如前所述，抑制癌基因 BRAF 的表达能够下调小眼畸形相关转录因子（MITF）的表达。后者是黑素细胞分化通路的主要调节因子，能够促进黑素细胞抗原包括 gp100、MART-1 和 TYRP-1 与 TYRP-2 的表达。将 BRAF V600E 突变的黑色素瘤细胞株暴露于 BRAF 抑制剂，可以解除对 MITF 表达的抑制，以此增加黑素细胞表面蛋白的表达。此外，如先前生化观察提示的，抗肿瘤

效应 T 细胞的增殖依赖 MAP 激酶通路，然而 BRAF 抑制剂并不阻断免疫细胞内的 MAP 激酶通路。

获取开始 BRAF 抑制剂治疗数周内患者的肿瘤活检标本，发现有 CD8+ T 细胞浸润到肿瘤微环境中。这类 T 细胞具备抗肿瘤效应，它们在肿瘤微环境中出现提示肿瘤逃避免疫监视的一个要素已经被 BRAF 抑制剂所阻断，但是 CD8+ T 细胞联合 BRAF 抑制剂共同作用的疗效尚未可知。同样尚未明了的是，抑制因素持续存在是否会妨碍抗肿瘤免疫应答的效应。但对这些介导因子的认识将会为靶向治疗/免疫治疗联合应用的进展提供合理的理论基础。为了弥补认识上的不足，应该更多开展 BRAF 抑制剂与 CTLA-4 阻断剂、高剂量白介素-2 和 PD-L1 阻断剂联合应用的临床试验。

总　　结

靶向治疗已成为 BRAF 突变活化黑色素瘤重要的治疗手段。近期证据提示 BRAF 抑制剂与 MEK 抑制剂联合应用，相比 BRAF 抑制剂单药治疗，可以显著提高疗效，该方案也很可能成为该类患者新的标准治疗。初步研究数据提示，存在 NRAS 突变的黑色素瘤中 MEK 抑制剂单药治疗显示充分的抗肿瘤活性，因此值得进一步探索以 MEK 抑制剂为基础的联合治疗方案的应用。基于胃肠间质瘤在特殊敏感人群中的应用经验，对少数存在 CKIT 突变活化的黑色素瘤患者应用的 CKIT 抑制剂也获得了肿瘤缓解。然而，至少 30% 的黑色素瘤患者尚未找到明确的驱动癌基因来作为治疗干预的首要靶点。联合靶向治疗方案或靶向治疗的优化组合（如靶向治疗、免疫治疗的组合方案）是否能获得最大的临床获益，仍需要更多临床实践来证实。

参 考 文 献

1　Jakob JA，Bassett RL Jr.，Ng CS，et al. NRAS mutation status is an independent prognostic factor in metastatic melanoma. *Cancer*. 2012；118(16)：4014-4023.

2　Chapman PB，Hauschild A，Robert C，et al. Improved survival with vemurafenib in melanoma with BRAF V600E mutation. *N Eng J Med*. 2011; 364(26): 2507 - 2516.

3 Hauschild A, Grob JJ, Demidov LV, et al. Dabrafenib in BRAF-mutated metastatic melanoma: a multicentre, open-label, phase 3 randomised controlled trial. *Lancet*. 2012; 380(9839): 358 - 365.

4 Flaherty KT, Infante JR, Daud A, et al. Combined BRAF and MEK Inhibition in Melanoma with BRAF V600 Mutations. *N Eng J Med*. 2012; 367(18): 1694 - 1703.

5 Sosman JA, Kim KB, Schuchter L, et al. Survival in BRAF V600-mutant advanced melanoma treated with vemurafenib. *N Eng J Med*. 2012; 366(8): 707 - 714.

6 Falchook GS, Lewis KD, Infante JR, et al. Activity of the oral MEK inhibitor trametinib in patients with advanced melanoma: a phase 1 dose-escalation trial. *Lancet Oncol*. 2012; 13(8): 782 - 789.

7 Ascierto P, Antonio CB, Agawala SS, et al. Efficacy and safety of oral MEK162 in patients with locally advanced and unresectable or metastatic cutaneous melanoma harboring BRAFV600 or NRAS mutations. *J Clin Oncol*. 2012(suppl.): Abstract 8511.

8 Guo J, Si L, Kong Y, et al. Phase Ⅱ, open-label, single-arm trial of imatinib mesylate in patients with metastatic melanoma harboring c-Kitmutation or amplification. *J Clin Oncol*. 2011; 29(21): 2904 - 2909.

9 Smalley KS. Understanding melanoma signaling networks as the basis for molecular targeted therapy. *J Invest Dermatol*. 2010; 130(1): 28 - 37.

10 Curtin JA, Busam K, Pinkel D, Bastian BC. Somatic activation of KIT in distinct subtypes of melanoma. *J Clin Oncol*. 2006; 24(26): 4340 - 4346.

11 Carvajal RD, Antonescu CR, Wolchok JD, et al. KIT as a therapeutic target in metastatic melanoma. *JAMA*. 2011; 305 (22): 2327 - 2334.

12 Berger MF, Hodis E, Heffernan TP, et al. Melanoma genome sequencing reveals frequent PREX2 mutations. *Nature*. 2012; 485(7399): 502 - 506.

13 Krauthammer M, Kong Y, Ha BH, et al. Exome sequencing identifies recurrent somatic RAC1 mutations in melanoma. *Nat Genet*. 2012; 44(9): 1006 - 1014.

14 Rebocho AP, Marais R. ARAF acts as a scaffold to stabilize BRAF: CRAF heterodimers. *Oncogene*. 2012; 32(26): 3207 - 3212.

15 Nikolaev SI, Rimoldi D, Iseli C, et al. Exome sequencing identifies recurrent somatic MAP2K1 and MAP2K2 mutations in melanoma. *Nat Genet*. 2012; 44(2): 133 - 139.

16 Dry JR, Pavey S, Pratilas CA, et al. Transcriptional pathway signatures predict MEK addiction and response to selumetinib (AZD6244). *Cancer Res*. 2010; 70(6): 2264 - 2273.

17 Smalley KS, Xiao M, Villanueva J, et al. CRAF inhibition induces apoptosis in melanoma cells with non-V600E BRAF mutations. *Oncogene*. 2009; 28(1): 85 - 94.

18 Mielgo A, Seguin L, Huang M, et al. A MEK-independent role for CRAF in mitosis and tumor progression. *Nat Med*. 2011; 17(12): 1641 - 1645.

19 Davies H, Bignell GR, Cox C, et al. Mutations of the BRAF gene in human cancer. *Nature*. 2002; 417(6892): 949 - 954.

20 Eskandarpour M, Kiaii S, Zhu C, Castro J, Sakko AJ, Hansson J. Suppression of oncogenic NRAS by RNA interference induces apoptosis of human melanoma cells. *Int J Cancer*. 2005; 115(1): 65 - 73.

21 Satyamoorthy K, Li G, Gerrero MR, et al. Constitutive mitogenactivated protein kinase activation in melanoma is mediated by both BRAF mutations and autocrine growth factor stimulation. *Cancer Res*. 2003; 63(4): 756 - 759.

22 Tsao H, Goel V, Wu H, Yang G, Haluska FG. Genetic interaction between NRAS and BRAF mutations and PTEN/MMAC1 inactivation in melanoma. *J Invest Dermatol*. 2004; 122(2): 337 - 341.

23 Zhao Y, Zhang Y, Yang Z, Li A, Dong J. Simultaneous knockdown of BRAF and expression of INK4A in melanoma cells leads to potent growth inhibition and apoptosis. *Biochem Biophys Res Commun*. 2008; 370(3): 509 - 513.

24 Long GV, Menzies AM, Nagrial AM, et al. Prognostic and clinicopathologic associations of oncogenic BRAF in metastatic melanoma. *J Clin Oncol*. 2011; 29(10): 1239 - 1246.

25 Poulikakos PI, Persaud Y, Janakiraman M, et al. RAF inhibitor resistance is mediated by dimerization of aberrantly spliced BRAF(V600E). *Nature*. 2011; 480(7377): 387 - 390.

26 Bollag G, Hirth P, Tsai J, et al. Clinical efficacy of a RAF inhibitor needs broad target blockade in BRAF-mutant melanoma. *Nature*. 2010; 467(7315): 596 - 599.

27 Joseph EW, Pratilas CA, Poulikakos PI, et al. The RAF inhibitor PLX4032 inhibits ERK signaling and tumor cell proliferation in a V600E BRAF-selective manner. *Proc Natl Acad Sci U S A*. 2010; 107(33): 14903 - 14908.

28 Greger JG, Eastman SD, Zhang V, et al. Combinations of BRAF, MEK, and PI3K/mTOR inhibitors overcome acquired

resistance to the BRAF inhibitor GSK2118436 dabrafenib, mediated by NRAS or MEK mutations. *Mol Cancer Therap*. 2012; 11(4): 909-920.

29　McArthur GA, Puzanov I, Amaravadi R, et al. Marked, homogeneous, and early [18F] fluorodeoxyglucose-positron emission tomography responses to vemurafenib in BRAF-mutant advanced melanoma. *J Clin Oncol*. 2012; 30(14): 1628-1634.

30　Kim K, Flaherty KT, Chapman PB, et al. Pattern and outcome of disease progression in phase Ⅰ study of vemurafenib in patients with metastatic melanoma (MM). *J Clin Oncol*. 2011; 29(suppl.): Abstract 8519.

31　Poulikakos PI, Zhang C, Bollag G, Shokat KM, Rosen N. RAF inhibitors transactivate RAF dimers and ERK signalling in cells with wild-type BRAF. *Nature*. 2010; 464(7287): 427-430.

32　Hatzivassiliou G, Song K, Yen I, et al. RAF inhibitors prime wildtype RAF to activate the MAPK pathway and enhance growth. *Nature*. 2010; 464(7287): 431-435.

33　Heidorn SJ, Milagre C, Whittaker S, et al. Kinase-dead BRAF and oncogenic RAS cooperate to drive tumor progression through CRAF. *Cell*. 2010; 140(2): 209-221.

34　Su F, Viros A, Milagre C, et al. RAS mutations in cutaneous squamouscell carcinomas in patients treated with BRAF inhibitors. *N Eng J Med*. 2012; 366(3): 207-215.

35　Solit DB, Garraway LA, Pratilas CA, et al. BRAF mutation predicts sensitivity to MEK inhibition. *Nature*. 2006; 439 (7074): 358-362.

36　Gilmartin AG, Bleam MR, Groy A, et al. GSK1120212 (JTP-74057) is an inhibitor of MEK activity and activation with favorable pharmacokinetic properties for sustained in vivo pathway inhibition. *Clin Cancer Res*. 2011; 17(5): 989-1000.

37　Flaherty KT, Robert C, Hersey P, et al. Improved survival with MEK inhibition in BRAF-mutated melanoma. *N Eng J Med*. 2012; 367(2): 107-114.

38　Dankort D, Curley DP, Cartlidge RA, et al. Braf(V600E) cooperates with Pten loss to induce metastatic melanoma. *Nat Genet*. 2009; 41(5): 544-552.

39　Kwong LN, Costello JC, Liu H, et al. Oncogenic NRAS signaling differentially regulates survival and proliferation in melanoma. *Nat Med*. 2012; 18(10): 1503-1510.

40　Omholt K, Platz A, Kanter L, Ringborg U, Hansson J. NRAS and BRAF mutations arise early during melanoma pathogenesis and are preserved throughout tumor progression. *Clin Cancer Res*. 2003; 9(17): 6483-6488.

41　Goel VK, Lazar AJ, Warneke CL, Redston MS, Haluska FG. Examination of mutations in BRAF, NRAS, and PTEN in primary cutaneous melanoma. *J Invest Dermatol*. 2006; 126(1): 154-160.

42　Marquette A, Andre J, Bagot M, Bensussan A, Dumaz N. ERK and PDE4 cooperate to induce RAF isoform switching in melanoma. *Nat Struct Mol Biol*. 2011; 18(5): 584-591.

43　Jaiswal BS, Janakiraman V, Kljavin NM, et al. Combined targeting of BRAF and CRAF or BRAF and PI3K effector pathways is required for efficacy in NRAS mutant tumors. *PloS One*. 2009; 4(5): e5717.

44　Gyorffy B, Schafer R. Biomarkers downstream of RAS: a search for robust transcriptional targets. *Curr Cancer Drug Targets*. 2010; 10(8): 858-868.

45　Smalley KS, Eisen TG. Farnesyl transferase inhibitor SCH66336 is cytostatic, pro-apoptotic and enhances chemosensitivity to cisplatin in melanoma cells. *Int J Cancer*. 2003; 105(2): 165-175.

46　Fokstuen T, Rabo YB, Zhou JN, et al. The Ras farnesylation inhibitor BZA-5B increases the resistance to cisplatin in a human melanoma cell line. *Anticancer Res*. 1997; 17(4A): 2347-2352.

47　Flaherty KT, LoRusso PM, DeMichele A, et al. Phase 1, Dose-escalation Trial of the Oral Cyclin-dependent Kinase 4/6 Inhibitor PD 0332991, Administered Using a 21-day Schedule in Patients with Advanced Cancer. *Clin Cancer Res*. 2012; 18(2): 568-576.

48　Kong Y, Si L, Zhu Y, et al. Large-scale analysis of KIT aberrations in Chinese patients with melanoma. *Clin Cancer Res*. 2011; 17(7): 1684-1691.

49　Demetri GD, von Mehren M, Blanke CD, et al. Efficacy and safety of imatinib mesylate in advanced gastrointestinal stromal tumors. *N Engl J Med*. 2002; 347(7): 472-480.

50　McArthur GA, Ribas A, Chapman PB, et al. Molecular analyses from a phase Ⅰ trial of vemurafenib to study mechanism of action and resistance in repeated biopsies from BRAF mutation-positive metastatic melanoma patients. *J Clin Oncol*. 2011; 29(suppl.): Abstract 8502.

51　Nazarian R, Shi H, Wang Q, et al. Melanomas acquire resistance to B-RAF(V600E) inhibition by RTK or N-RAS upregulation. *Nature*. 2010; 468(7326): 973-977.

52　Branford S, Rudzki Z, Walsh S, et al. High frequency of point mutations clustered within the adenosine triphosphatebinding region of BCR/ABL in patients with chronic myeloid leukemia or Ph-positive acute lymphoblastic leukemia who develop imatinib (STI571) resistance. *Blood*. 2002; 99(9): 3472 - 3475.

53 Heinrich MC, Corless CL, Blanke CD, et al. Molecular correlates of imatinib resistance in gastrointestinal stromal tumors. *J Clin Oncol*. 2006; 24(29): 4764 - 4774.

54 Pao W, Miller VA, Politi KA, et al. Acquired resistance of lung adenocarcinomas to gefitinib or erlotinib is associated with a second mutation in the EGFR kinase domain. *PLoS Med*. 2005; 2(3): e73.

55 Petti C, Molla A, Vegetti C, Ferrone S, Anichini A, Sensi M. Coexpression of NRASQ61R and BRAFV600E in human melanoma cells activates senescence and increases susceptibility to cell-mediated cytotoxicity. *Cancer Res*. 2006; 66(13): 6503 - 6511.

56 Weisbart RH, Chan G, Heinze E, Mory R, Nishimura RN, Colburn K. BRAF drives synovial fibroblast transformation in rheumatoid arthritis. *J Biol Chem*. 2010; 285(45): 34299 - 34303.

57 Johannessen CM, Boehm JS, Kim SY, et al. COT drives resistance to RAF inhibition through MAP kinase pathway reactivation. *Nature*. 2010; 468(7326): 968 - 972.

58 Wagle N, Emery C, Berger MF, et al. Dissecting therapeutic resistance to RAF inhibition in melanoma by tumor genomic profiling. *J Clin Oncol*. 2011; 29(22): 3085 - 3096.

59 Shi H, Moriceau G, Kong X, et al. Preexisting MEK1 exon 3 mutations in V600E/KBRAF melanomas do not confer resistance to BRAF inhibitors. *Cancer Discov*. 2012; 2(5): 414 - 424.

60 Shi H, Kong X, Ribas A, Lo RS. Combinatorial treatments that overcome PDGFRbeta-driven resistance of melanoma cells to V600EB-RAF inhibition. *Cancer Res*. 2011; 71(15): 5067 - 5074.

61 Villanueva J, Vultur A, Lee JT, et al. Acquired resistance to BRAF inhibitors mediated by a RAF kinase switch in melanoma can be overcome by cotargeting MEK and IGF-1R/PI3K. *Cancer Cell*. 2010; 18(6): 683 - 695.

62 Daniotti M, Oggionni M, Ranzani T, et al. BRAF alterations are associated with complex mutational profiles in malignant melanoma. *Oncogene*. 2004; 23(35): 5968 - 5977.

63 Curtin JA, Fridlyand J, Kageshita T, et al. Distinct sets of genetic alterations in melanoma. *N Eng J Med*. 2005; 353(20): 2135 - 2147.

64 Smalley KS, Lioni M, Dalla Palma M, et al. Increased cyclin D1 expression can mediate BRAF inhibitor resistance in BRAF V600E-mutated melanomas. *Mol Cancer Therap*. 2008; 7(9): 2876 - 2883.

65 Anders L, Ke N, Hydbring P, et al. A systematic screen for CDK4/6 substrates links FOXM1 phosphorylation to senescence suppression in cancer cells. *Cancer Cell*. 2011; 20(5): 620 - 634.

66 Michaloglou C, Vredeveld LC, Soengas MS, et al. BRAFE600-associated senescence-like cell cycle arrest of human naevi. *Nature*. 2005; 436(7051): 720 - 724.

67 Dhomen N, Reis-Filho JS, da Rocha Dias S, et al. Oncogenic Braf induces melanocyte senescence and melanoma in mice. *Cancer Cell*. 2009; 15(4): 294 - 303.

68 Nathanson KL, Martin AM, Letrero R, et al. Tumor genetic analyses of patients with metastatic melanoma treated with the BRAF inhibitor GSK2118436. *J Clin Oncol*. 2011; 29(suppl.): Abstract 8501.

69 Davies MA, Stemke-Hale K, Lin E, et al. Integrated Molecular and Clinical Analysis of AKT Activation in Metastatic Melanoma. *Clin Cancer Res*. 2009; 15(24): 7538 - 7546.

70 Paraiso KH, Xiang Y, Rebecca VW, et al. PTEN loss confers BRAF inhibitor resistance to melanoma cells through the suppression of BIM expression. *Cancer Res*. 2011; 71(7): 2750 - 2760.

71 Xing F, Persaud Y, Pratilas CA, et al. Concurrent loss of the PTEN and RB1 tumor suppressors attenuates RAF dependence in melanomas harboring (V600E)BRAF. *Oncogene*. 2012; 31(4): 446 - 457.

72 Jia S, Liu Z, Zhang S, et al. Essential roles of PI(3)K-p110beta in cell growth, metabolism and tumorigenesis. *Nature*. 2008; 454(7205): 776 - 779.

73 Straussman R, Morikawa T, Shee K, et al. Tumour micro-environment elicits innate resistance to RAF inhibitors through HGF secretion. *Nature*. 2012; 487(7408): 500 - 504.

74 Hodi FS, O'Day SJ, McDermott DF, et al. Improved survival with ipilimumab in patients with metastatic melanoma. *N Eng J Med*. 2010; 363(8): 711 - 723.

75 Robert C, Thomas L, Bondarenko I, et al. Ipilimumab plus dacarbazine for previously untreated metastatic melanoma. *N Eng J Med*. 2011; 364(26): 2517 - 2526.

76 Garraway LA, Widlund HR, Rubin MA, et al. Integrative genomic analyses identify MITF as a lineage survival oncogene amplified in malignant melanoma. *Nature*. 2005; 436(7047): 117 - 122.

77 Wellbrock C, Rana S, Paterson H, Pickersgill H, Brummelkamp T, Marais R. Oncogenic BRAF regulates melanoma

proliferation through the lineage specific factor MITF. *PloS One*. 2008；3(7)：e2734.

78　Du J，Miller AJ，Widlund HR，Horstmann MA，Ramaswamy S，Fisher DE. MLANA/MART1 and SILV/PMEL17/GP100 are transcriptionally regulated by MITF in melanocytes and melanoma. *Am J Pathol*. 2003；163(1)：333 – 343.

79　Boni A，Cogdill AP，Dang P，et al. Selective BRAFV600E inhibition enhances T-cell recognition of melanoma without affecting lymphocyte function. *Cancer Res*. 2010；70(13)：5213 – 5219.

80　Wilmott JS，Long GV，Howle JR，et al. Selective BRAF inhibitors induce marked T-cell infiltration into human metastatic melanoma. *Clin Cancer Res*. 2012；18(5)：1386 – 1394.

第 25 章
卵巢癌

Shannon N. Westin, Larissa A. Meyer, and Robert L. Coleman

奚文崎 译，施敏 张俊 校

背 景

卵巢癌是最致命的妇科肿瘤，2014 年约有 21 980 例患者被明确诊断为卵巢癌，死亡 14 720 例。虽然卵巢癌的死亡率已经开始下降一段时间，但 5 年生存率仍接近 30%。这些令人沮丧的生存率反映出患者在确诊时已经是晚期上皮肿瘤（分期为Ⅲ/Ⅳ期），治愈的可能性非常小。这些肿瘤多数在治疗初期都是化疗敏感的，80% 的患者接受手术联合化疗获得完全缓解。然而，卵巢癌复发率高和耐药性的出现，使卵巢癌无法治愈。事实上，复发的定义是从末次含铂化疗时间到复发的时间长短。如果卵巢癌的复发时间在含铂化疗后 6 个月或更长时间称为铂敏感，而首次化疗或化疗疗程完成 6 个月以内复发的称为铂耐药。几乎所有复发的卵巢癌都是不可治愈的。铂耐药和难治性的卵巢癌的治疗是最具挑战性的，铂耐药和难治性卵巢癌患者的中位总生存时间一般不足 2 年。因此，卵巢治疗的关键，包括最大限度地提高首次治疗的成功率和延长后续治疗时间。此外，最重要的是研发针对铂耐药的新型药物。

卵巢癌的历史

卵巢癌在临床和病理上差异极大。卵巢癌主要来源于卵巢发育的 3 个主要成分。除了其组织起源不同外，卵巢癌的组织学类型也基于病理学表现、不同分子和流行病学特征而有所不同。最常见的组织学类型是卵巢体腔上皮细胞来源的。

在所有卵巢恶性肿瘤中约有 85% 是上皮性来源的，包括浆液性、黏液性、子宫内膜样癌、透明细胞、Brenner 瘤、未分化和癌肉瘤。性索间质肿瘤起源于原始性腺中的性索及间质组织，包括颗粒-卵泡膜细胞瘤、支持-间质细胞瘤、两性母细胞瘤、脂质细胞瘤。最少见的卵巢组织学起源于卵巢生殖细胞，在所有卵巢癌中的比例少于 5%。卵巢生殖细胞肿瘤包括绒毛膜癌、无性细胞瘤、卵黄囊、胚胎和混合性生殖细胞肿瘤。

卵巢癌流行病学变化大多基于组织学类型。通常，生殖细胞肿瘤多见于年轻女性，对化疗趋于高度敏感。这些患者早期出现症状，中位总生存时间长。性索间质肿瘤常见于中年女性患者，大多可从手术中获益。虽然性索间质肿瘤在治疗初期对化疗敏感，通常在首次诊断后数十年再复发。

上皮细胞组织学类型相同的卵巢癌传统上采用相同的方案治疗，包括采用相同的临床研究。然而，越来越多的证据表明各类卵巢癌亚型的分子基因完全不同，所以在临床决策时需要分别考虑。最常见的卵巢癌亚型是高级别浆液性肿瘤（75%），好发于老年女性患者，通常与雌激素表达和包括 *BRCA* 突变的基因异常有关。高级别浆液性卵巢常于肿瘤晚期出现症状，并常表现为浸润性腹膜播散。相反，低级别浆液性卵巢好发于年轻女性（5%），对激素治疗敏感。尽管低级别浆液性卵巢癌对化疗不敏感，但通常表现为惰性发展。低级别浆液性卵巢癌患者的生存期较高级别浆液性卵巢癌患者的生存期更长。

少见的上皮细胞类型，包括透明细胞癌（5%～13%）和肉瘤（1%～4%），这些肿瘤与高级别浆液性卵巢癌具有相同的流行病学特征。透明细胞卵巢癌和卵巢肉瘤见于老年女性,而且肿瘤具有高度的侵袭性,确诊时已是晚期。通常,卵巢透明细胞癌和卵巢肉瘤在首次治疗过程中更易对标准化疗产生耐药。子宫内膜样癌(10%)在年轻女性中更常见,通常同时发现子宫内膜癌。子宫内膜样癌在早期被确诊,较其他类型的卵巢癌预后较好。黏液性卵巢癌是罕见的(2%~3%),确诊时已是晚期,往往预后极差。在普通卵巢上皮肿瘤组织类型中,黏液性肿瘤占第二位。黏液性肿瘤对标准化疗极易耐药。有趣的是,越来越多的证据支持采用结直肠癌的治疗方案进行治疗黏液性肿瘤,目前正在进行一项标准紫杉醇联合卡铂化疗对照 XELOX(卡培他滨联合奥沙利铂)的临床研究,热切期待研究结果的公布(NCT01081262)。

卵巢癌的分子畸变

卵巢癌的分子特征可能预示将来的标准治疗和临床试验的发展。已知的分子畸变已列在表25.1。到目前为止,阐述最多的组织学类型是高级别浆液性卵巢癌。阿特拉斯癌症基因数据库

(TCGA)在卵巢癌的组织学类型的突变、拷贝数的变化和基因表达等方面提供有价值的信息。虽然目前许多分子畸变尚不明确,这项研究有助于确定靶向药物发展的方向。低级别浆液性卵巢癌的特征是在 RAS/RAF 通路上出现高度突变,为本病的靶向治疗提供了有前途的治疗手段。黏液性上皮细胞卵巢癌,与结直肠癌一样,存在 KRAS 基因高度突变。黏液性上皮细胞卵巢癌同样存在 ErbB2 基因扩增。在透明细胞癌中,PI3K/ALK 通路是一种有前途的靶点,作用于透明细胞癌中发现的大量通路畸变。在子宫内膜样癌中找到子宫内膜样类似组织畸变,在 PI3K/ALK 和 RAS/RAF 通路上突变率高。最近,在 46% 卵巢透明细胞中发现 ARID1A 体细胞剪切或错义突变,在 30% 子宫内膜样卵巢癌中发现 ARID1 体细胞剪切或错义突变。细胞核 BAF250a 基因表达的下游缺失被研究作为治疗方案选择的生物学预测标志物。性索间质瘤、颗粒细胞瘤中暂无已知的基因突变。最近在性索间质瘤中发现 FOXL2 基因,但针对这种畸变的机制仍未明。同样,在支持-间质细胞瘤中发现 DICER1 突变率高,但作用机制亦不明。迄今为止,有关生殖细胞肿瘤分子水平的数据非常少。

表 25.1 卵巢癌组织学亚型的分子特征

基因变化	高级别浆液性 (%)	低级别浆液性 (%)	子宫内膜样 (%)	透明细胞 (%)	黏液性 (%)	颗粒细胞 (%)
P53 突变	80~96	7~10	20~30	10~50	16	0
BRCA1/2 突变	10~20	未知	未知	未知	未知	未知
PTEN 蛋白缺失	27	未知	24	40	未知	0
PTEN 突变	0.5	未知	17~33	3~5	未知	0
PI3KCA 突变	3~12	2	20	20~34	未知	0
PI3KCA 扩增	68	20	20	20	未知	未知
PI3R1 突变	1	未知	未知	未知	未知	未知
AKT 突变	2	2	未知	未知	未知	0
AKT 扩增	12~15	未知	未知	14	未知	未知
KRAS 突变	0~12	19~35	4~10	5~16	40~60	未知
BRAF 突变	1	2	4	1	10	未知
EGFR 扩增	45	17~73	10	50	9	74
EGFR 突变	9	未知	0	15	66	0
HER2 过表达	10~20	11	0	14	未知	未知
HER2 扩增	10~20	11	0	14~41	45	未知
VEGF 过表达	80	40~80	未知	40~100	未知	未知

抗肿瘤血管生成的靶向治疗

迄今为止，在卵巢癌治疗中，抗肿瘤血管生成既是研究最广泛的靶点，也是最成功的生物疗法。血管生成的过程是卵巢正常生理功能的重要组成部分，通过促进肿瘤的生长、转移和扩散等在卵巢癌的发病机制中起着重要作用。肿瘤依靠血管生成提供营养、生长因子、氧气，并促进肿瘤播散。虽然在正常组织中，血管生成的过程是促进新生血管规律生长，但在肿瘤微环境中，血管生成的过程是无规律的，从而导致血管扩张、血管扭曲、血管破裂或者功能丧失。这种病态的血管生成过程，导致正常的内皮细胞无规律的分裂和生长。

类似其他实体瘤，卵巢癌同时表达血管内皮生长因子（VEGF）及其受体（VEGFR）。在卵巢中，VEGF 表达与恶性腹水的发展有关。VEGFR过表达与卵巢癌的不良预后有关，通过 VEGFR过表达相关的促进肿瘤生长、转移和死亡。抗血管生成治疗是针对 VEGF/VEGFR 过表达。

在卵巢癌中研究最广泛的靶向药物是人源化单克隆抗体 VEGF，贝伐珠单抗。单药贝伐珠单抗在卵巢癌治疗中有效。有两项多线治疗后女性卵巢癌的临床研究，单药贝伐珠单抗在复发卵巢癌的反应率分别为 16% 和 21%，中位无疾病进展时间（PFS）分别为 4.4 个月和 4.7 个月。过热的贝伐珠单抗治疗在早期研究中出现严重的毒副作用，在 Cannistra 研究中有 11%（4/44）出现消化道穿孔，由于毒性问题而提前结束临床研究。

最新的临床研究，包括 4 个关键的 Ⅲ 期临床研究，评价细胞毒化疗联合贝伐珠单抗在卵巢癌一线、维持治疗和复发卵巢癌中的疗效。无论是妇科肿瘤学组 GOG 218 研究，还是 ICON7 研究，均评价贝伐珠单抗联合紫杉醇/卡铂标准化疗并持续使用贝伐珠单抗维持治疗一段时间的疗效。这两项研究的详细数据均罗列在表 25.2 中。在 GOG218 临床研究中，接受贝伐珠单抗联合化疗并持续使用贝伐珠单抗患者的 PFS 较接受单纯化疗患者的 PFS 明显延长（中位 PFS 14.1 个月对 10.3 个月；HR，0.72；95% CI，0.63~0.82；$P<0.001$）。值得注意的是，接受贝伐珠单抗联合化疗但未持续使用贝伐珠单抗维持治疗患者的 PFS 较接受单纯化疗患者的 PFS 未见明显延长，提示患者接受贝伐珠单抗维持治疗的时间是 PFS 延长的重要因素。

ICON7 揭示贝伐珠单抗联合化疗同样能延长 PFS（HR，0.81；$P<0.004$）。另外，在 FIGO 分期 Ⅳ 期高危预后不良的指标或者巨块型的 FIGO 分期 Ⅲ 期的亚组中总生存时间延长接近 8 个月（28.8 个月对 36.6 个月；HR，0.64；95% CI，0.48~0.85，$P<0.002$）。两组临床研究的总生存时间的数据尚未成熟，然而初期的研究结果揭示化疗联合贝伐珠单抗并持续使用贝伐珠单抗组与单纯化疗组相比较无 OS 的延长。两组临床研究表明贝伐珠单抗联合化疗在晚期卵巢癌的一线治疗中获得 PFS 延长的优势。

贝伐珠单抗在复发卵巢癌治疗中使用原则是依据 OCEANS 临床研究和 AURELIA 临床研究。OCEANS 是一项 Ⅲ 期临床研究，主要研究铂敏感

表 25.2　GOG218 和 ICON7 卵巢癌一线治疗 Ⅲ 期临床研究的比较

研究细节	GOG218	ICON7
人群	未接受治疗的 Ⅲ～Ⅳ 期卵巢上皮癌、原发性腹膜癌或输卵管癌	未治疗的高危 Ⅰ～Ⅱ A 和 Ⅱ B～Ⅳ 卵巢上皮癌、原发性腹膜癌或输卵管癌
设计	随机，安慰剂对照	随机
贝伐珠单抗剂量	15 mg/kg 静脉滴注，每 21 天	7.5 mg/kg 静脉滴注，每 21 天
维持治疗	有，16 个周期	有，12 个周期
样本量	1 873 例	1 528 例
研究终点	主要终点：PFS 次要终点：OS，生活质量，相关性	主要终点：PFS 次要终点：OS，RR，安全性，生活质量，经济费用

的复发卵巢癌接受贝伐珠单抗联合吉西他滨/卡铂并持续使用贝伐珠单抗的疗效。在 OCEANS 研究中,PFS 显著延长(8.4 个月对 12.4 个月)。AURELIA 研究是一项比较贝伐珠单抗联合标准二线化疗与单纯化疗疗效的 III 期研究,研究结果报道在铂耐药卵巢癌患者中贝伐组显著延长 PFS(3.4 个月对 6.7 个月)。尽管 OS 延长数据尚未明确,但贝伐珠单抗作为有效的靶向药物已很好地用于复发卵巢癌的治疗。GOG213 是一项正在进行中的双因素随机研究,在复发铂敏感的卵巢癌患者中,评估二次肿瘤细胞减灭术与紫杉醇联合卡铂化疗基础加上贝伐珠单抗对 OS 的影响(NCT00565851)。

另外一个有效组合是在接受多线化疗的患者中使用贝伐珠单抗联合口服环磷酰胺节拍化疗。在这项 II 期临床研究中,在 23.2 个月的中位随访时间中,RR 为 24%,在 56% 接受多线化疗后毒性最小患者中的 PFS 为 6 个月。其他研究有贝伐珠单抗联合环磷酰胺、拓扑替康、多柔比星脂质体(PLD,对称脂质体阿霉素)、纳米白蛋白紫杉醇、多西他赛。

尽管贝伐珠单抗在一线和复发卵巢癌中的疗效是令人鼓舞的,但问题仍是贝伐珠单抗联合化疗是否在一线卵巢癌和复发卵巢癌治疗中更为有效。此外,贝伐珠单抗与经济成本的关系以及探讨如何在成本效益好的模式下联合使用靶向药物,建议选择最适合的或 IV 期卵巢癌患者在一线治疗接受贝伐珠单抗联合化疗的成本效益更好。如果一小部分患者的生物标志物预测值被确认为阴性的,可能节省贝伐珠单抗的成本和副作用。

尽管贝伐珠单抗的主要研究数据都集中在卵巢上皮癌,但最近一项 II 期临床研究(GOG251),评价贝伐珠单抗在 36 例复发的性索间质肿瘤中的疗效,前期化疗并未规定方案。布朗等报道 RR 为 16.7%,77.8% 的患者获得稳定的疗效。中位 PFS 是 9.3 个月,OS 在论文报道时未达到预期设计。

阿柏西普是一种重组融合蛋白人 VEGF 受体 1 和 VEGF 受体 2 细胞外结构区部分融合至人 IgG。这种药物具有独特的能力结合所有的血管内皮细胞亚型和胎盘生长因子。在两项 II 期临床研究中,阿柏西普单药在多线化疗后铂耐药的卵巢癌治疗中已被证实有效。一项 II 期临床研究,阿柏西普联合多西他赛在复发卵巢癌治疗中,已经被证实总体确认 RR 为 54%(11 例完全缓解,14 例部分缓解),在铂敏感患者中有可喜的疗效(RR 为 77%),而在铂耐药患者中的有效率为 45%。

尽管到目前为止,VEGF 及其相关受体在卵巢癌治疗中地位显著,但贝伐珠单抗及类似药物耐药性的增多,加上未获得完全病理反应率,导致逐渐增长的研究热点关注于其他抗血管生成药物。例如,成纤维细胞生长因子(FGF)通路已经被确定为调节血管生成和卵巢生理的关键。此外,血小板衍生生长因子(PDGF)水平已经确认在卵巢癌中高于良性组织,而且与预后不良相关。此外,PDGF 和 FGF 信号都与 VEGF 抑制剂的耐药有关,提示 VEGF 和 PDGF 或 FGF 抑制剂联合的治疗策略可能对克服耐药有帮助和阻断血管生成更彻底。这里有几种正在研发的药物,这些药物作用都是抑制多靶点血管生成信号,包括帕唑帕尼(VEGFR-1、VEGFR-2、VEGFR-3、PDGFR-α/β、FGFR-1 和 FGFR-3、c-kit)、西地尼布[VEGFR-1、VEGFR-2、VEGFR-3、c-kit、PDGFR-α/β 和碱性成纤维细胞生长因子受体 1(FGFR-1)]、尼达尼布[VEGFR-1、VEGFR-2、VEGFR-3、PDGFR-α/β、FGFR-1、FGFR-2、FGFR-3、v-src 肉瘤病毒癌基因同源物(Src)和 FMS 样络氨酸激酶 3(Flt-3)]、索拉非尼(VEGFR-2、VEGFR-3、PDGFR-β、c-kit、Flt-3 和 Raf)、苏尼替尼[VEGFR-2、PDGFR-β、c-kit、Flt-3 和转染重排(RET)原癌基因]。

在帕唑帕尼治疗复发卵巢癌的 II 期研究中,CA125 水平的 RR 为 31%,56% 的患者获得 SD。在有可测量病灶的 17 例患者中,18% 患者获得 PR。在复发/耐药的卵巢癌 II 期研究中,有帕唑帕尼单药研究(NCT01262014,NCT01227928)、帕唑帕尼联合化疗研究(NCT01238770,环磷酰胺)、NCT01600573(拓扑替康周疗)、NCT01608009(紫杉醇)、NCT01610206(吉西他滨)和正在进行的研究 NCT01402271(卡铂/紫杉醇)。此外,一项评价在卵巢癌一线治疗后帕唑替尼单药维持治疗对照安慰剂的Ⅲ期临床研究已经完成入组。OS数据尚未获得，中期研究结果显示帕唑帕尼组明显延长PFS 5.6个月（HR，0.77；95% CI，0.64～0.91）。帕唑帕尼联合紫杉醇/卡铂标准化疗在一线治疗卵巢癌中被认为出现毒性过大，不推荐使用。PACOVAR研究是一项正在进行的帕唑帕尼联合口服环磷酰胺节拍化疗治疗铂耐药卵巢癌的Ⅰ/Ⅱ期临床研究（NCT01238770）。

在一项西地尼布治疗46例复发卵巢癌的Ⅱ期临床研究中，有8例患者获得PR，6例患者获得稳定，临床获益率为30%，中位PFS为5.2个月。Hirte等报道，西地尼布治疗铂敏感卵巢癌的RR为41%，而西地尼布治疗铂耐药卵巢癌的RR为29%。在这项研究中，中位疾病进展时间为4.1个月，OS为11.9个月。在一项评估西地尼布联合铂类双药和西地尼布维持治疗在复发的铂敏感卵巢癌中疗效的Ⅱ/Ⅲ期临床研究已经完成456例患者入组［NCT00544973（ICON6）］。Ledeman等最近报道在西地尼布联合铂类化疗后序贯西地尼布维持治疗方案在PFS和OS中都有延长，PFS（中位8.7个月对11.1个月；HR，0.57；95% CI，0.45～0.74），OS延长6个月（中位20.3个月对26.3个月；HR，0.7；95% CI，0.51～0.96）。

在尼达尼布的Ⅰ期和Ⅱ期临床研究表明，尼达尼布单药具有抑制肿瘤作用，尼达尼布维持治疗可延长肿瘤进展时间。此外晚期或复发妇科恶性肿瘤患者接受尼达尼布联合紫杉醇/卡铂治疗方案，在7例有可测量病灶的患者中有5例患者获得客观缓解。这些研究提供的治疗原理，duBOIS等设计了尼达尼布联合紫杉醇/卡铂序贯尼达尼布单药维持治疗对照安慰剂的随机的卵巢癌一线Ⅲ期临床研究，研究结果显示尼达尼布组显著延长PFS。有几项正在进行的Ⅰ/Ⅱ期临床研究，评价尼达尼布联合化疗和（或）生物制剂在卵巢癌治疗中的疗效（NCT01329549、NCT01314105、NCT01485874、NCT01669798、NCT01583322）。

trebananib的不同之处在它是一种抗血管生成的抗体，将抗血管生成蛋白融合到抗体的FC段，然后通过抑制Ang1、Ang2与Ttie2受体结合从而抑制平行血管生成的通路。在一项评估联合紫杉醇周疗联合trebananib对照安慰剂的随机Ⅱ期临床研究，trebananib组未见PFS明显延长优势。919例三线或三线以下的复发卵巢癌女性患者随机接受trebananib联合紫杉醇周疗对照安慰剂的一项Ⅲ期随机临床研究。trebananib组总体反应率更高，统计学上PFS显著延长。两组的中位总生存率无显著差异。热切期待一项Ⅲ期随机双盲安慰剂对照trebananib联合紫杉醇/卡铂一线治疗卵巢癌临床研究的结果（NCT01493505）。

Matei等报道一项索拉非尼治疗一线或二线治疗后复发卵巢癌的Ⅱ期临床研究。59例中的22例患者获得PR或SD，14例有可测量病灶的患者获得6个月以上的无疾病进展时间。一项多线治疗的卵巢癌患者接受索拉非尼联合贝伐珠单抗治疗的Ⅰ期临床研究结果显示，46%的患者获得显著的RR。在后续的Ⅱ期临床研究中，采用索拉非尼间歇性给药联合贝伐珠单抗，在最初有疗效的25例复发卵巢患者中获得88%的临床获益（包括6例患者PR，16例患者SD）。传统二线化疗联合索拉非尼的Ⅱ期研究并未增加显著临床获益。索拉非尼未发现可作为卵巢上皮癌化疗后完全缓解序贯维持治疗的有效药物。

有三项Ⅱ期临床研究评价舒尼替尼单药在复发或难治性卵巢癌中的疗效。三项研究中RR在3.3%～19%，SD在19%～53%。舒尼替尼在所有类型卵巢癌中的疗效还不明确，基于铂耐药的透明细胞癌中VEGF高水平表达，目前正在探索舒尼替尼在复发透明细胞癌中的治疗疗效［NCT00979992（GOG254）］。

聚腺苷二磷酸（ADP）核糖聚合酶抑制剂针对DNA修复靶点

通过DNA损伤修复通路增加信号传导是一个已知的化疗耐药机制。聚腺苷二磷酸核糖聚合酶1/2（Poly-ADP-Ribose Polymerase 1/2，PARP1/2）是一种在通过碱基切除修复DNA单链损伤过程中至关重要的酶。PARP活性的缺失导致 DNA 单链断裂积聚,导致 DNA 双链损伤,最后细胞凋亡。在正常细胞中,DNA 双链损伤可通过同源重组修复完成。乳腺癌易感基因 BRCA1 和 BRCA2 基因突变,无论在基因种系或体细胞内都会影响同源重组修复。在卵巢癌患者中使用 PARP 抑制剂是一种合理的治疗方案,当 PARP 抑制剂作用于这些肿瘤细胞,导致双链损伤积聚,有丝分裂突变,细胞死亡。通常,在同源重组里的细胞成分不会受到 PARP 抑制剂的显著影响。然而,当肿瘤细胞缺失同源重组(homologous recombination,HR)修复时,通过"合成致死"的过程,PARP 抑制剂被证明可致肿瘤细胞死亡。在同源重组修复缺陷的情况下,PARP 抑制剂使细胞死亡的确切机制尚不完全明确。一个假说源于 DNA 单链损伤积聚,导致双链损伤,而同源重组修复能力受限而无法进行有效修复;另一个假说源于 PARP 的正常抑制作用于容易出错的非同源末端连接(non-homologous end joining,NHEJ)、DNAPK(DNA 依赖的蛋白激酶)和 Artemis 通路。当 PARP 被抑制的时候,BRCA1/2 缺失致使同源重组缺失的情况下丧失其修复功能,导致基因组不稳定和染色体重排,最终促使细胞死亡。最后,PARP 抑制剂好像能够"诱骗"PARP 去干扰 DNA 复合物的有效修复。这种机制在野生型细胞的研究中被发现烷化剂联合 ARP 抑制剂比细胞内部 PARP 缺失更敏感。无论确切的途径,显著的临床证据印证了在同源重组缺失下这类药物的细胞易损性。

大约在 10% 的卵巢癌患者中出现 BRCA1 和 BRCA2 种系基因突变,在高级别浆液性卵巢癌患者中 BRCA1 和 BRCA2 种系基因突变高达 20%(最常见)。此外,最新研究表明,体细胞中的 BRCA1 和 BRCA2 的突变亦常见,预示这部分患者可能对 PARP 抑制剂敏感。还有,在高达 31% 的散发性卵巢癌患者中发现 DNA 的超甲基化导致 BRCA1 基因功能丧失。另外,许多其他基因的缺失招募成功的同源重组获得更广泛的潜在的 PARP 抑制剂获益的患者。这种"BRCAness"表型现象(HR 途径缺失的表型)在所有高级别浆液性卵巢癌中占据半数以上。

现在已经研发了几种 PARP 抑制剂(表 25.3),在卵巢癌中研究最多的是奥拉帕尼治疗 BRCA1 和 BRCA2 突变的患者。奥拉帕尼的 I 期临床研究入组的所有卵巢癌患者没有特别区分 BRCA 突变。十次剂量滴定确定最大耐受剂量(MDT)为口服 400 mg,每日 2 次。在增加至 52 例患者研究组中(200 mg 口服,每日 2 次,所有患者都被确认为 BRCA 突变,39 例卵巢癌患者),客观有效率或 CA125 有效率为 46%,治疗组中 80% 的患者是铂耐药或耐药的,这个研究结果令人欣喜。在 II 期临床研究中,57 例明确为 BRCA1 和 BRCA2 种系基因突变的复发卵巢癌患者,接受两个剂量的奥拉帕尼。在接受奥拉帕尼 400 mg 每日 2 次的患者中,总体反应率为 33%,接受 100 mg 每日 2 次的患者中,总体反应率为 13%。然而,中位反应持续时间为 290 日对 269 日,中位 PFS 为 5.8 个月对 1.9 个月。其他的奥拉帕尼治疗复发的浆液性卵巢癌的 II 期研究,已经明确奥拉帕尼对有或无 BRCA 突变的卵巢癌具有显著疗效。

评估奥拉帕尼的临床疗效,一项小型的随机的 II 期临床研究比较奥拉帕尼两种剂量(200 mg 每日 2 次,400 mg 每日 2 次)和 PLD 在 BRCA 突变的卵巢癌患者含铂方案治疗后 12 个月内进展的疗效。这项研究限制每组只有 30 例患者,接受 PLD 化疗的患者进展后可以交叉进入奥拉帕尼 400 mg 每日 2 次。奥拉帕尼 400 mg 组、奥拉帕尼 200 mg 组和 PLD 组三组对照,奥拉帕尼 400 mg 组总体有效率最高(31% 对 26% 对 19%),三组的主要研究终点 PFS 无显著性差异(6.5 个月和 8.8 个月分别为奥拉帕尼 200 mg 组和奥拉帕尼 400 mg 组的 PFS,PLD 组为 7.1 个月)。

其他三种 PARP 抑制剂用于复发卵巢癌患者,主要是混合人群。veliparib 用于研究在 BRCA1/2 突变复发铂敏感的卵巢癌患者(40%)和 BRCA1/2 突变复发铂耐药的卵巢癌患者(60%)中的疗效。总体 RECIST 标准评估,有效率为 26%,包括 2 例 CR。中位 PFS 和 OS 分别为 8.1 个月和 19.0 个月。另外一个 PARP 抑制剂,最近报道尼拉帕尼在治疗后复发铂敏感卵巢癌和复发铂耐药卵巢癌中的Ⅰ/Ⅱ期临床研究。尼拉帕尼的总体有效率为30%，在铂耐药和 BRCA1/2 突变的患者发现中的反应率更高。最后，人类研究的新型药物 BMN-673，是一种有效的 PARP 抑制剂，最近已在 70 例实体瘤中（主要是乳腺癌和卵巢癌）报道。BRCA1/2 突变的患者占 69%（48/70）。在 28 例携带 BRCA1/2 种系基因突变的卵巢癌患者中，客观有效率为 44%，包括 1 例 CR。几乎所有铂敏感的卵巢癌都有效。

上述每一项临床研究都是入组复发的有可测量病灶的和（或）有可评估病灶的卵巢癌患者接受治疗。然而，越来越多地关注于这些药物的潜能，以减少治疗有效后的复发风险。在铂敏感的复发卵巢癌中使用奥拉帕尼维持治疗有希望的结果已经被发表。入组的患者并不要求

必须携带种系基因 BRCA1 或 BRCA2 突变的铂敏感患者，接受奥拉帕尼对照安慰剂治疗直至疾病进展。在这项Ⅱ期研究中发现治疗组 PFS 显著延长（HR，0.35；95% CI，0.25～0.49；$P<0.001$），毒性与前期研究一致。在总生存期的中期分析中，OS 无显著性差异。然而，研究的更新数据报道无论是 BRCA1/2 种系基因突变，还是体细胞 BRCA1/2 突变的患者在 PFS 方面具有更喜人的疗效（HR，0.18；95% CI，0.11～0.31），但是 OS 没有显著性差异，建议需要更大的样本量才能达到研究终点。这些观察结果推动开展这类药物的Ⅲ期临床研究。事实上，奥拉帕尼、尼拉帕尼、rucaparib，每一种药物都正在进行维持治疗的Ⅲ期临床研究。表 25.3 显示了药物和目标靶向人群。

表 25.3　PARP 抑制剂在卵巢癌中的Ⅲ期临床研究

药　物	治疗人群	病　　　理	患　者　特　征	临床研究编号
奥拉帕尼	一线维持	1 级浆液性卵巢癌	只有 BRCA 突变	NCT01844986
奥拉帕尼	铂敏感维持	1 级浆液性卵巢癌	只有 BRCA 突变	NCT01874353
尼拉帕尼	铂敏感维持	1 级浆液性卵巢癌	BRCA 突变型和 BRCA 野生型	NCT01847274
rucapanib	铂敏感维持	1 级浆液性卵巢癌和子宫内膜样卵巢癌	BRCA 突变型，基因组"伤痕"和 BRCA 野生型	NCT01968213

基于这些药物单药强大的临床功效，有学者尝试将这些药物联合化疗以观察疗效。但是骨髓抑制的增加，特别是损伤 DNA 的药物，如铂类、替莫唑胺、吉西他滨，使这些尝试变得非常困难。一项完成的随机的奥拉帕尼联合紫杉醇/卡铂治疗复发铂敏感的卵巢癌Ⅱ期临床研究。为了便于接受多疗程的治疗，卡铂的剂量减少到 AUC 4，奥拉帕尼的剂量调整为 200 mg 每日 2 次口服。在完成 4～6 个疗程化疗（联合或不联合奥拉帕尼）后未进展的患者分别接受奥拉帕尼和安慰剂治疗。与对照组比较，奥拉帕尼组的中位 PFS 显著延长，延长 2.6 个月（12.2 个月对 9.6 个月）。一项Ⅰ期一线 velipanib 联合紫杉醇/卡铂及贝伐珠单抗的临床研究已接近完成（NCT00989651）。

在卵巢癌中 PARP 抑制剂应用前景仍将继续进行多方向研究。例如，从其他肿瘤抑癌基因中调节同源重组缺失类似物状态，如 PTEN，推进 PARP 抑制剂联合 PI3K 靶向药物的评估。此外，肿瘤缺氧形成微环境，抗血管生成药物也能造成缺氧，两者结合导致合成致死，这可能支持联合使用抗血管生成抑制剂抗肿瘤治疗。已开展两项奥拉帕尼联合贝伐珠单抗或奥拉帕尼联合西地尼布的Ⅰ期临床研究。前一项奥拉帕尼联合贝伐珠单抗的研究，奥拉帕尼的给药剂量分别为（100 mg、200 mg、400 mg，每日 2 次），贝伐珠单抗的给药剂量为 10 mg/kg，每 14 日给药。入组的 12 例患者滴定最大耐受剂量为 400 mg 每日 2 次，贝伐珠单抗的剂量为 10 mg/kg，每 14 日给药。后一项奥拉帕尼联合西地尼布的研究，接受奥拉帕尼 400 mg 每日 2 次口服和西地尼布 30 mg 每日给药，两种药物分别出现两次剂量限制性骨髓抑制事件，推荐采用Ⅱ期临床研究的剂量，奥拉帕尼 200 mg 每日 2 次口服联合西地尼布 30 mg 每日给药。这项Ⅰ期研究观察到客观有效率为 44%，推动开展相同药物联合治疗的Ⅱ期临床研究，现已经完成入组并等待研究结果（NCT01116648）。

继而,探索 PARP 抑制剂的耐药机制将基于特殊的关键通路进一步拓展新的有效治疗方案。

RAS/RAF 通路靶点

RAS - RAF - MEK - ERK 信号传导通路是保护 RAS 活性蛋白激酶级联反应,通过对生长因子、细胞因子和激素的持续刺激,来调控细胞生长、增殖和分化。这条通路是由配体如细胞因子、生长因子和有丝分裂素与细胞表面受体结合后激活。RAS - GTP 激活 RAF 后,构象改变和聚集到细胞膜上,促进 RAF 磷酸化,与丝氨酸/苏氨酸结合而活化,作用于激发后续 ERK 和 MEK 的磷酸化和激活。

在所有的上皮来源卵巢癌中,RAS/RAF 通路突变是罕见的。然而,低级别浆液性癌在临床和分子水平上不同于更常见的高级别浆液性癌。低级别浆液性癌有较高的突变率,导致 RAS/RAF 通路构成的激活。另外,有报道超过 50% 的卵巢黏液腺癌激活 KRAS 突变。

基于女性患者中低级别浆液性卵巢癌发生 RAS/RAF 的比例较高,一项评价 selumetinib(口服 MEK1,2 抑制剂)的 Ⅱ 期临床研究,已在复发的低级别浆液性卵巢癌患者中完成研究。在 52 例入组患者中,8(15%)例患者获得客观反应率,其中 1 例患者 CR,此外 65% 的患者 SD。

基于这些阳性结果,MEK 抑制剂在低级别浆液性卵巢癌中被广泛研究。两项 Ⅲ 期随机临床研究目前正在招募患者。一项回顾性研究复发的低级别浆液性卵巢癌患者,随机接受 MER 抑制剂、MEK162 或者标准二线化疗(PLD、紫杉醇或拓扑替康)(NCT 01849874)。另一项随机研究入组条件相似,患者随机接受 trametinib 或者标准二线化疗或者内分泌治疗。另一项研究(GOG - 0218)也是评价在复发卵巢癌中 MEK162 联合紫杉醇周疗,研究中出现进展的患者可以被允许交叉到 trametinib 组(NCT01649336)。

联合 PI3K 和 MEK 双靶点抑制剂细胞株研究表明,6 个细胞株对 PI3K/mTOR 抑制剂耐药中的 5 个细胞株中有协同生长抑制,同样对两个单药抑制剂都耐药的 2 个细胞株中也有协同生长抑制。异种移植研究支持 PI3K 和 MEK 的协同效应。为了进一步临床评估这种治疗方案,有一项 MEK 抑制剂 trametinib 联合 PI3K 抑制剂治疗复发卵巢癌患者的 Ⅰb 期临床研究正在进行中(NCT01155453)。

PI3K/AKT 靶点

作用于 PI3K/AKT 通路的靶向治疗在卵巢癌中获得显著的关注。在其他肿瘤中,这条通路在卵巢癌细胞增殖和生存方面很重要。在卵巢癌中 PI3KAC 扩增的出现与早期肿瘤致死相关。此外,下游靶点高表达,如 4 - EBP - 1,在卵巢癌中与预后差有关。通过组织分型发现通路的重要性,而 PTEN 蛋白表达缺失已发现与子宫内膜样卵巢癌的发病密切相关。此外,在卵巢透明细胞癌中 mTORC2 激活比高级别浆液性卵巢癌更常见。因此,在卵巢癌的几种组织类型中正在探索作用于 PI3K 通路的靶向药物。

在卵巢癌中,"PI3Kness"分子表型可能预示 PI3K 靶向药物有潜在反应,靶向治疗的定义在不断发展。PI3Kness 分子表型包括任何关键通路上分子成员突变的出现,包括 PIK3CA、PTEN、AKT 或 PIK3R1。通路上分子成员的拷贝数变化和过表达,包括激活如 EGFR、HER2、IGF - 1R 等的受体,也起到重要作用。这种分子类型最常见于低级别无浆液性卵巢癌,在这种肿瘤中 PIK3CA 和 PTEN 偏差是相当普遍的。然而在高级别卵巢癌中发现大约有 46% 的患者出现拷贝数的变化和(或)PI3KCA 和 PTEN 蛋白表达增加。此外,绝大多数卵巢癌证实 AKT2 活性增加与下游 mTOR 和 GSK - 3β 相应表达有关。

除了很有前途的分子靶点外,临床前研究数据支持在卵巢癌中使用包括 mTOR1、mTOR2、AKT 等关键通路成员的靶向药物。在上皮性和间质卵巢癌的体外和体内研究中发现,这些靶向药物可以引起生长抑制和减少抗血管生成相关因素的表达。在其他实体瘤中,也极大关注使用 PI3K/AKT 介导的靶向药物克服化疗耐药。几项研究已经表明,卵巢癌中经常使用的如紫杉醇、顺铂等化疗药物,可能通过激活 PI3K/AKT 通路而产生耐药。此外,使用 perifostine,一种 AKT 抑制剂,在体外研究中发现有抑制生长和对顺铂增敏作用。此外体外研究表明,顺铂治疗能诱导 PI3K/AKT 通路的激活。LY2904002,一种 PI3K 抑制剂治疗后,序贯使用顺铂可抑制生长,增加凋亡。

到目前为止,在卵巢癌中鲜有作用于 PI3K/AKT 通路靶向药物的临床研究。一项静脉注射 mTORC1 抑制剂(temsirolimus)治疗复发铂耐药卵巢癌的 II 期临床研究,54 例可评估的病例中仅有 9% 的 PR。此外,约 24.1% 的患者获得 6 个月 PFS 的临床获益。目前正在研究 temsirolimus 联合紫杉醇和卡铂治疗晚期透明细胞癌的疗效(NCT01196429)。temsirolimus 联合 PLD 治疗复发卵巢癌 II 期研究(NCT00982631)正在进行中。

AKT 抑制剂靶向药物在卵巢癌中受到极大关注。一项高度选择性变构的 AKT1/2 抑制剂,MK2206,已经开始治疗 PTEN 蛋白丢失的复发卵巢癌。不幸的是,这项研究因为过早出现继发反应和获益少而提前结束。AKT 抑制剂联合化疗可能获益最大。有报道哌立福新联合多西他赛治疗泰素治疗后和铂耐药卵巢癌。只有 1 例 *PTEN* 突变的患者获得 PR(4.7%),另外 3(14%)例患者获得超过 4 个月的 SD。GSK2110182,一个 AKT 抑制剂,联合卡铂和紫杉醇治疗铂耐药卵巢癌的研究正在进行中(NCT01653912)。

早期获得成功的单药 PI3K 通路抑制剂可能被该通路上出现的代偿反馈机制所阻碍。例如,其下游 S6K 蛋白提供 mTORC2 信号负反馈。MTORC1 抑制降低 S6K 水平,允许 AKT 被 mTORC2 激活。一项高级别浆液性和透明细胞卵巢癌细胞株的临床前研究发现,依维莫司治疗可诱导 AKT 的激活。AZD8055,一种 mTORC1/2 抑制剂,可抑制 mTORC1 敏感细胞株和耐药细胞株的增殖。因此,作用于通路上几个节点的靶向药物受到极大关注。

NVP - BE2325 是一种新型的 PI3K 和 mTORC1/2 双抑制剂,在卵巢癌铂类敏感和铂耐药细胞株中具有显著抑制作用。值得注意的是,*PTEN* 缺失或 PI3K 激活突变的出现与靶向药物的敏感性增加有关。这种治疗已经在异种移植小鼠模型中被证实,NVP - BEZ235 可以减少细胞凋亡、转移和延长生存期。有趣的是,Kudon 等也发现 NVP - BEZ235 在卵巢黏液性癌细胞株和移植瘤模型中有活性。

对 PI3K/AKT 靶向药物的耐药与包括卵巢癌在内的一些实体瘤的 RAS/RAF 通路激活有关。Sheppard 等报道,PF - 04691502,一种 PI3K/mTOR 双抑制剂,可以治疗各种卵巢癌细胞株。对 PI3K/mTOR 抑制剂耐药的细胞株表明 RAS/RAF 通路的激活。因此,一种 MEK 抑制剂,PD - 0325901,联合 PF - 04691502 在 80% 的耐药细胞株中抑制细胞生长。这些发现在敏感和耐药的移植瘤动物模型中被证实。正在开展 PI3K 介导的靶向药物联合 MEK 抑制剂临床研究治疗包括卵巢癌在内的各种实体瘤。

表皮生长因子受体 通路的靶向治疗

表皮生长因子受体(EGFR)通路是由 1 型受体,EGFR(ErbB - 1)、HER2(ErbB - 2)、HER3(ErbB - 3)和 HER4(EebB - 4)组成的。受体需要结合配体才能激活(配体包括表皮生长因子、神经调节素、双调蛋白和转化生长因子)以及两个相同 EGFR 家族受体结合(同源二聚化)或者两个不同 EGFR 家族受体结合(异源二聚化)。激活后,这些受体通过 RAS/RAF 和 PI3K/AKT 通路调节肿瘤多方面的进程。

看来,EGFR 家族成员的结构性活化造成卵巢癌的发展和恶化。这通过基因突变、基因过表达或通路成员的扩增而发生。在卵巢癌中发现 30%～98% EGFR 过表达和 20%～45% HER2 过表达。而且,在卵巢癌这种类型肿瘤中 EGFR 配体也可能是过表达的。在卵巢癌中,大多数研究中的受体或配体表达与预后不良有关。因此,探索 EGFR 通路靶点的靶向药物研究已经热火朝天。

针对 EGFR 靶点的药物在卵巢癌细胞株早

期研究中并不成功。西妥昔单抗(一种 EGFR 单克隆抗体)和吉非替尼(一种络氨酸激酶抑制剂),在卵巢癌各类细胞株中抗细胞增殖作用均甚微。药物的疗效并不随每个细胞株 EGFR 表达水平而变化。EGFR 络氨酸激酶抑制剂,厄洛替尼,在卵巢癌铂耐药细胞株中的活性高于卵巢癌铂敏感细胞株。有趣的是,这种现象与 EGFR 的水平和磷酸化的 EGFR 表达并不相关。逆转化疗药物的耐药性可能是这类靶向药物的主要作用,而不是单一抗肿瘤作用。Benedetti 等报道了卵巢癌细胞株中铂耐药的机制是 EGFR 的激活。在已耐药细胞株和缺氧模型中使用西妥昔单抗和吉非替尼药物治疗可造成细胞死亡增加。然而,这些同类药物可能增加特定化疗药物的耐药性,预示着在联合用药时需要仔细选择合适的药物。

因此,最初的单药 EGFR 靶点药物治疗卵巢癌的疗效并不理想。一般而言,临床研究入组所有卵巢癌的各种组织类型。研究药物包括吉非替尼、厄洛替尼和西妥昔单抗,这些药物的客观反应率不高,临床获益仅表现在延长疾病稳定。当然,这可以解释一个事实,在实体瘤中 EGFR 突变的表达似乎与 EGFR 介导治疗的较好疗效相关。事实上,在吉非替尼临床研究中有 1 例获得客观有效率的患者被发现是 EGFR 突变的。因为卵巢癌中 EGFR 突变率是相当低的,所以在未筛选人群中使用 EGFR 靶向治疗的成功率也可能是很低的。

到目前为止,EGFR 介导的药物与化疗联合使用与单纯化疗比较,仅有少许获益。Hirte 等报道厄洛替尼联合卡铂治疗铂敏感和铂耐药卵巢癌获得巨大成功。57% 的铂敏感患者治疗有效,而铂耐药的患者仅 7% 有效。基于厄洛替尼联合卡铂研究的小成功,欧洲癌症研究和治疗组织(EORTC)发起一项在一线含铂方案化疗后有效的患者接受厄洛替尼维持治疗对照单纯观察的 III 期临床研究。不幸的是,治疗组在无疾病进展和总生存期方面没有任何获益。而且,基因的激活与基因过表达或基因突变的异常通路无关。

继 HER2 在乳腺癌中获得显著成功后,在卵巢癌中 HER2 作为一个治疗靶点,已经在 HER2 表达的卵巢癌中做过一小部分探索。HER2 的两

个单克隆抗体,曲妥珠单抗和帕妥珠单抗,在 HER2 表达的卵巢癌细胞株中有效。此外,在体外和体内研究中发现曲妥珠单抗可以增加顺铂的敏感性。一项曲妥珠单抗治疗 HER2 表达的已接受前期治疗卵巢癌的 II 期研究中发现有 7.3% 的有效率,中位无疾病进展时间仅为 2 个月。同样,单药帕妥珠单抗的有效率很低。帕妥珠单抗联合化疗的研究还是很有前景的,在铂敏感卵巢癌中较单纯化疗的反应率有提高,却未能转化为无疾病进展时间和总生存期的获益。HER3 低表达与帕妥珠单抗联合吉西他滨的有效率相关,但这并未证实含铂联合化疗的疗效。

目前正在积极探索替代已获得临床疗效的 EGFR 抑制剂的治疗方案。卵巢癌中通常有 EGFR 和 HER2 的联合表达,在体外研究中发现 EGFR 和 EHR2 受体双靶点有协同作用。拉帕替尼是一种 EGFR 和 HER2 双靶点的络氨酸激酶抑制剂,正在探索治疗卵巢癌。单药拉帕替尼疗效甚微,拉帕替尼和化疗药物联合治疗却因疗效低和毒副作用高而受限制。几个正在研发所有 4 个 EGFR 家族成员靶点的靶向药物。阿法替尼是一种 EGFR、HER2 和 HER4 的络氨酸激酶抑制剂。阿法替尼已在肺癌治疗中获益,目前正在研究阿帕替尼单药和联合化疗治疗卵巢癌。同样的,来那替尼是一种泛 Erb 的络氨酸激酶抑制剂,目前正在探索来那替尼在 EGFR、HER2 和 HER3 突变的或者 EGFR 扩增的晚期实体瘤中的研究(NCT01953926)。

预防受体二聚化可能是一种 EGFR 抑制剂获益的更成功的策略。HER3 基因表达与卵巢癌细胞株对曲妥珠单抗耐药的发生密切相关。MM121 抑制 HER3 二聚化,并发现在配体依赖活化的卵巢癌中有显著活性。基于早期有希望的早期研究数据,正在进行 MM121 联合紫杉醇周疗治疗铂耐药卵巢癌的临床探索(NCT01447706)。对化疗药物和 EGFR 靶向药物的耐药可能是通过如 PI3K/AKT 通路交替激活而产生。因此,化疗联合靶向药物是可行的。Glaysher 等证实 PI3K 抑制剂联合 EGFR 抑制剂在卵巢癌细胞株中有可信的活性。

叶 酸 靶 点

叶酸是一种正常功能细胞必需的 B 族维生素，尤其是 DNA 和 RNA 的合成以及染色体和蛋白质的甲基化。叶酸通过还原叶酸载体（RFC）、质子耦合叶酸转运（PCFT），或存在各种异构体的叶酸受体（FR）输送到细胞内。虽然许多正常细胞都表达 RFC 和 PCFT，但 FR 仅在一小部分正常组织中出现，在正常组织中表达很低。然而 FR 在许类型上皮性恶性肿瘤组织中高表达，尤其是在卵巢癌中，因此 FR 被认为是一种极具潜力的抗肿瘤靶点。

高亲和力的 FR 促进肿瘤生长的几个拟建机制。因为叶酸参与 DNA 合成，促进侵袭性增殖。此外，FR 通过促进抗凋亡蛋白 Bcl-2 表达和抑制促凋亡蛋白 Bax 来介导凋亡耐药。此外，叶酸受体通过下调通常抑制在这个过程中所涉及的信号通路的 caveolin-1 表达，从而促进脱落凋亡和非依赖性生长。最后，叶酸受体可能通过下调 E-cadherin 增加肿瘤细胞的运动性。的确，叶酸受体表达已经被证实是无疾病生存和总生存的一个预后不良因素。根据这些观察结果，靶向性治疗或者使用叶酸受体已经进入临床研究领域。卵巢癌中已经成熟的临床研究药物包括 farletuzumab 和 vintafolide。

farletuzumab 是一种单克隆抗体，它通过结合对肿瘤细胞具有选择性标记的 Fra 来诱导免疫依赖细胞死亡。肿瘤细胞死亡是通过抗体依赖细胞介导细胞毒（ADCC）和补体依赖细胞毒（CDC）介导的免疫机制。在临床前研究中，farletuzumab 已显示出 Fra 异构体高亲和力和非肿瘤组织仅轻微的交叉反应。在铂敏感的卵巢癌患者中的一项 Ⅱ 期临床研究，farletuzumab 治疗（联合紫杉醇和卡铂）获得超过 70% 的客观有效率，较传统治疗结果显示出反应率提高；另外，大约 1/5 复发患者（21%）接受 farletuzumab 治疗的 PFS 较一线辅助化疗 PFS 更长。

基于这些 Ⅱ 期临床研究的结果，发起一项铂敏感卵巢癌患者接受标准化疗联合两个剂量 farletuzumab（1.25 mg/kg 和 2.5 mg/kg）或安慰剂对照的三臂 Ⅲ 期临床研究（NCT00849667）。这项研究最近发表结果显示主要终点、PFS 均未到达研究终点，中位 PFS 在安慰剂组，farletuzumab 1.25 mg/kg 组和 farletuzumab 2.5 mg/kg 组分别为 9.0 个月对 9.5 个月对 9.7 个月。另一项铂耐药卵巢癌患者接受紫杉醇周疗联合或不联合 farletuzumab 的大型 Ⅲ 期临床研究，因为没有达到预设标准而延续研究（NCT00738699）。

vintafolide 是一种小分子药物结合物（SMDC），由叶酸和细胞毒药物去乙酰基长春碱单酰肼（DAVLBH）组成。这种药物优先被 PR 表达的肿瘤细胞所摄取，而不是被表达 PR 的局限于管腔膜上非肿瘤细胞所摄取。这类药物通过一个稳定的连接和非肿瘤细胞里的限制性毒性，使化疗药物直接作用于靶点。临床前研究表明 vintafolide 治疗通过重量减轻和组织变性导致无毒性的 FR 表达的人类肿瘤异种移植瘤退缩。vintafolide 的靶点特殊性已被证实与叶酸同时使用无抗肿瘤疗效。

这些临床前研究，发起一项复发或难治的上皮卵巢癌、输卵管癌或原发性腹膜癌的单臂 Ⅱ 期临床研究。这项研究结果显示接受 vintafolide 治疗患者的生存期较历史对照似乎延长。随后进行的一项 Ⅱ 期随机研究（PRECEDENT），结果显示铂耐药卵巢癌患者接受 vintafolide 联合 PLD 对照单药 PLD，中位 PFS 延长，5.0 个月对 2.7 个月（HR = 0.63，P = 0.031）。而在这项 2∶1 入组的随机研究中并没有阐述 OS，采用锝标记的叶酸为基础的小分子结合物（^{99m}Tc-etarfolatide）的人体显像来筛选叶酸受体表达的人群，结果显示那些大量表达 FR 肿瘤患者有效（中位 OS，14.6 个月对 9.6 个月；HR，0.48；95% CI，0.17～1.37；P = 0.17）。一项 Ⅲ 期临床研究（PROCEED）评估 vintafolide 联合 PLD 治疗 FR 表达铂耐药的卵巢癌的研究正在进行中（NCT01170650）。

现已报道 vintafolide 联合其他细胞毒药物有相加或协同作用。vintafolide 联合铂类药物，拓扑异构酶抑制剂或紫杉醇能在体内增加抗肿瘤作用且无明显毒性增加。另一个含叶酸与化疗药物的偶联物 tubulysin 作为一种抗肿瘤药物已被研发。这种以叶酸为靶点的药物正在晚期实体瘤患者中进行一项Ⅰ期剂量递增的临床研究（NCT01999738）。

提高药物治疗窗的选择策略可能涉及 FR 表达的药理研究。因为雌激素能直接降低 FR 表达而地塞米松能直接增加 FR 的表达，FR 靶向药物联合雌激素拮抗剂和地塞米松（特别是联合组蛋白去乙酰化酶抑制剂）可能会为将来提高这些靶向药物的疗效创造一个独特的机会。

其他有趣的靶向通路

SRC 抑制剂

Src 是一种非受体蛋白络氨酸激酶，涉及调节多种细胞功能，包括生长、黏附、迁移。Src 活化与卵巢上皮细胞癌的不良预后有关。晚期黏液性卵巢癌较其他组织类型的卵巢上皮细胞癌的预后更差。有一种假说黏液性卵巢癌可能与标准铂类和紫杉醇化疗耐药弱相关。目前正在研发更有效的药物来治疗黏液性卵巢癌。针对 Src 激酶和达沙替尼抑制奥沙利铂诱导 Src 的激酶活性都显示出在黏液性卵巢癌小鼠模型中的协同抗肿瘤作用。KX‐01 在体外和体内的有阻断 Src 通路和微管蛋白的疗效，表明在临床前黏液性卵巢癌动物模型中 KX‐01 具有显著抑制肿瘤生长的作用。

达沙替尼是一种口服的 Src 家族抑制剂。GOG 开展了一项达沙替尼的Ⅱ期临床研究。这项研究入组 34 例患者，21% 患者获得至少间隔 6 个月的 PFS，但单药达沙替尼无客观有效率。一项Ⅰ期临床研究评估达沙替尼联合卡铂、紫杉醇在复发铂敏感的卵巢癌混合女性人群中的疗效。在这项研究中，有 45% 患者获得有效率（15% CR，25% PR），另外 50% 的患者获得稳定疗效。

saracatinib 是一种口服的 v-src 肉瘤病毒癌基因同源物抑制剂。一项卡铂和紫杉醇联合或不联合 saracatinib 治疗晚期铂敏感卵巢癌患者的随机Ⅱ期临床研究。在这项研究中，两组可测量病灶患者的总反应率无显著差异，两组的 PFS 也无差异。一项评估紫杉醇周疗联合 saracatinib 疗效的临床研究已经结束（NCT01196741），数据尚未发表。

利用 *TP53* 突变

TP53 调节细胞周期 G_1 检测点而避免细胞 DNA 损伤，*TP53* 作为一种抑癌基因，与许多实体瘤有关。在癌症中，敲除 *TP53* 可导致化疗耐药。*TP53* 功能失调的细胞依赖于各自的检测点调节细胞周期。高级别浆液性卵巢癌以 *TP53* 畸变为特征。此外，超过 50% 的低级别上皮组织来源卵巢癌可能出现 *TP53* 改变。细胞周期的其他调节的抑制很可能作用于 *p53* 畸变。例如，在 *p53* 基因缺陷的肿瘤中，Wee‐1 是 DNA 损伤修复的关键因素。抑制 Wee‐1 能促使 *TP53* 基因缺陷的肿瘤对细胞毒化疗敏感。一项正在进行的 *TP53* 基因缺陷的铂敏感复发卵巢癌的随机Ⅱ期临床研究，评价 Wee‐1 抑制剂、MK‐1775、联合标准化疗的疗效（NCT01357161）。因为破坏正常 *TP53* 功能机制之一是胞核转运至胞质，一种新的核蛋白抑制剂已被研发。将来的临床工作有助于确定其在肿瘤控制中的作用。

结　　论

过去 10 年，人们对各种组织类型卵巢癌表现出分子畸变的认识越来越熟悉，卵巢癌的治疗也获得显著疗效。类似于其他实体瘤，使用靶向药物的时候必须考虑到突变的上下游、拷贝数的变化和 RNA/蛋白质表达。将来靶向药物的研发将关注于常见变化，特别是 *TP53* 和 DNA 损伤修复，将最大限度地影响这类肿瘤的靶向治疗。

参 考 文 献

1　Siegel R，Ma J，Zou Z，Jemal A. Cancer statistics，2014. *CA Cancer J Clin*. 2014；64(1)：9‐29.

2　Guarneri V, Piacentini F, Barbieri E, Conte PF. Achievements and unmet needs in the management of advanced ovarian cancer. *Gynecol Oncol*. 2010; 117(2): 152 - 158.

3　Armstrong DK, Bundy B, Wenzel L, et al. Intraperitoneal cisplatin and paclitaxel in ovarian cancer. *N Engl J Med*. 2006; 354(1): 34 - 43.

4　Katsumata N, Yasuda M, Takahashi F, et al. Dose-dense paclitaxel once a week in combination with carboplatin every 3 weeks for advanced ovarian cancer: a phase 3, open-label, randomised controlled trial. *Lancet*. 2009; 374(9698): 1331 - 1338.

5　Thigpen T. A rational approach to the management of recurrent or persistent ovarian carcinoma. *Clin Obstet Gynecol*. 2012; 55(1): 114 - 130.

6　Romero I, Bast RC Jr. Minireview: human ovarian cancer: biology, current management, and paths to personalizing therapy. *Endocrinology*. 2012; 153(4): 1593 - 1602.

7　Kurman RJ, Shih Ie M. The origin and pathogenesis of epithelial ovarian cancer: a proposed unifying theory. *Am J Surg Pathol*. 2010; 34(3): 433 - 443.

8　Despierre E, Yesilyurt BT, Lambrechts S, et al. Epithelial ovarian cancer: rationale for changing the one-fits-all standard treatment regimen to subtype-specific treatment. *Int J Gynecol Cancer*. 2014; 24(3): 468 - 477.

9　Jain A, Seiden MV. Rare epithelial tumors arising in or near the ovary: a review of the risk factors, presentation, and future treatment direction for ovarian clear cell and mucinous carcinoma. *Am Soc Clin Oncol Educ Book*. 2013. doi: 10. 1200/EdBook_AM.2013.33. e200.

10　Cancer Genome Atlas Research Network. Integrated genomic analyses of ovarian carcinoma. *Nature*. 2011; 474(7353): 609 - 615.

11　Gemignani ML, Schlaerth AC, Bogomolniy F, et al. Role of KRAS and BRAF gene mutations in mucinous ovarian carcinoma. *Gynecol Oncol*. 2003; 90(2): 378 - 381.

12　Enomoto T, Weghorst CM, Inoue M, Tanizawa O, Rice JM. K-ras activation occurs frequently in mucinous adenocarcinomas and rarely in other common epithelial tumors of the human ovary. *Am J Pathol*. 1991; 139(4): 777 - 785.

13　Kuo KT, Mao TL, Jones S, et al. Frequent activating mutations of PIK3CA in ovarian clear cell carcinoma. *Am J Pathol*. 2009; 174 (5): 1597 - 1601.

14　Tan DS, Miller RE, Kaye SB. New perspectives on molecular targeted therapy in ovarian clear cell carcinoma. *Br J Cancer*. 2013; 108(8): 1553 - 1559.

15　Tan DS, Iravani M, McCluggage WG, et al. Genomic analysis reveals the molecular heterogeneity of ovarian clear cell carcinomas. *Clin Cancer Res*. 2011; 17(6): 1521 - 1534.

16　Shih Ie M, Kurman RJ. Ovarian tumorigenesis: a proposed model based on morphological and molecular genetic analysis. *Am J Pathol*. 2004; 164(5): 1511 - 1518.

17　Kolasa IK, Rembiszewska A, Janiec-Jankowska A, et al. PTEN mutation, expression and LOH at its locus in ovarian carcinomas. Relation to TP53, K-RAS and BRCA1 mutations. *Gynecol Oncol*. 2006; 103 (2): 692 - 697.

18　Wiegand KC, Shah SP, Al-Agha OM, et al. ARID1A mutations in endometriosis-associated ovarian carcinomas. *N Engl J Med*. 2010; 363(16): 1532 - 1543.

19　Bittinger S, Alexiadis M, Fuller PJ. Expression status and mutational analysis of the PTEN and P13K subunit genes in ovarian granulosa cell tumors. *Int J Gynecol Cancer*. 2009; 19(3): 339 - 342.

20　Higgins PA, Brady A, Dobbs SP, Salto-Tellez M, Maxwell P, McCluggage WG. Epidermal growth factor receptor (EGFR), HER2 and insulin-like growth factor - 1 receptor (IGF - 1R) status in ovarian adult granulosa cell tumours. *Histopathology*. 2013; 64(5): 633 - 638.

21　Chu S, Alexiadis M, Fuller PJ. Expression, mutational analysis and in vitro response of imatinib mesylate and nilotinib target genes in ovarian granulosa cell tumors. *Gynecol Oncol*. 2008; 108(1): 182 - 190.

22　Jamieson S, Butzow R, Andersson N, et al. The FOXL2 C134W mutation is characteristic of adult granulosa cell tumors of the ovary. *Mod Pathol*. 2010; 23(11): 1477 - 1485.

23　Witkowski L, Mattina J, Schonberger S, et al. DICER1 hotspot mutations in non-epithelial gonadal tumours. *Br J Cancer*. 2013; 109(10): 2744 - 2750.

24　Heravi-Moussavi A, Anglesio MS, Cheng SW, et al. Recurrent somatic DICER1 mutations in nonepithelial ovarian cancers. *N Engl J Med*. 2012; 366(3): 234 - 242.

25　Brown LF, Detmar M, Claffey K, et al. Vascular permeability factor/vascular endothelial growth factor: a multifunctional angiogenic cytokine. *EXS*. 1997; 79: 233 - 269.

26　Ramakrishnan S, Subramanian IV, Yokoyama Y, Geller M. Angiogenesis in normal and neoplastic ovaries. *Angiogenesis*.

2005；8(2)：169 - 182.

27 Chen H, Ye D, Xie X, Chen B, Lu W. VEGF, VEGFRs expressions and activated STATs in ovarian epithelial carcinoma. *Gynecol Oncol*. 2004；94(3)：630 - 635.

28 Zebrowski BK, Liu W, Ramirez K, Akagi Y, Mills GB, Ellis LM. Markedly elevated levels of vascular endothelial growth factor in malignant ascites. *Ann Surg Oncol*. 1999；6(4)：373 - 378.

29 Kamat AA, Merritt WM, Coffey D, et al. Clinical and biological significance of vascular endothelial growth factor in endometrial cancer. *Clin Cancer Res*. 2007；13(24)：7487 - 7495.

30 Cannistra SA, Matulonis UA, Penson RT, et al. Phase Ⅱ study of bevacizumab in patients with platinum-resistant ovarian cancer or peritoneal serous cancer. *J Clin Oncol*. 2007；25(33)：5180 - 5186.

31 Burger RA, Sill MW, Monk BJ, Greer BE, Sorosky JI. Phase Ⅱ trial of bevacizumab in persistent or recurrent epithelial ovarian cancer or primary peritoneal cancer：a Gynecologic Oncology Group Study. *J Clin Oncol*. 2007；25(33)：5165 - 5171.

32 Burger RA, Brady MF, Bookman MA, et al. Incorporation of bevacizumab in the primary treatment of ovarian cancer. *N Engl J Med*. 2011；365(26)：2473 - 2483.

33 Perren TJ, Swart AM, Pfisterer J, et al. A phase 3 trial of bevacizumab in ovarian cancer. *N Engl J Med*. 2011；365(26)：2484 - 2496.

34 Aghajanian C, Blank SV, Goff BA, et al. OCEANS：a randomized, double-blind, placebo-controlled phase Ⅲ trial of chemotherapy with or without bevacizumab in patients with platinum-sensitive recurrent epithelial ovarian, primary peritoneal, or fallopian tube cancer. *J Clin Oncol*. 2012；30(17)：2039 - 2045.

35 Pujade-Lauraine E, Hilpert F, Weber B, et al. AURELIA：a randomized phase Ⅲ trial evaluating bevacizumab (BEV) plus chemotherapy (CT) for platinum (PT)-resistant ovarian cancer (OC). *J Clin Oncol*. 2012；30 (suppl.)：Abstract LBA5002.

36 Garcia AA, Hirte H, Fleming G, et al. Phase Ⅱ clinical trial of bevacizumab and low-dose metronomic oral cyclophosphamide in recurrent ovarian cancer：a trial of the California, Chicago, and Princess Margaret Hospital phase Ⅱ consortia. *J Clin Oncol*. 2008；26(1)：76 - 82.

37 Chura JC, Van Iseghem K, Downs LS, Jr., Carson LF, Judson PL. Bevacizumab plus cyclophosphamide in heavily pretreated patients with recurrent ovarian cancer. *Gynecol Oncol*. 2007；107(2)：326 - 330.

38 McGonigle KF, Muntz HG, Vuky J, et al. Combined weekly topotecan and biweekly bevacizumab in women with platinum-resistant ovarian, peritoneal, or fallopian tube cancer：results of a phase 2 study. *Cancer*. 2011；117(16)：3731 - 3740.

39 Kudoh K, Takano M, Kouta H, et al. Effects of bevacizumab and pegylated liposomal doxorubicin for the patients with recurrent or refractory ovarian cancers. *Gynecol Oncol*. 2011；122(2)：233 - 237.

40 Tillmanns TD, Lowe MP, Walker MS, Stepanski EJ, Schwartzberg LS. Phase Ⅱ clinical trial of bevacizumab with albumin-bound paclitaxel in patients with recurrent, platinum-resistant primary epithelial ovarian or primary peritoneal carcinoma. *Gynecol Oncol*. 2013；128(2)：221 - 228.

41 Wenham RM, Lapolla J, Lin HY, et al. A phase Ⅱ trial of docetaxel and bevacizumab in recurrent ovarian cancer within 12 months of prior platinum-based chemotherapy. *Gynecol Oncol*. 2013；130(1)：19 - 24.

42 Monk BJ, Pujade-Lauraine E, Burger RA. Integrating bevacizumab into the management of epithelial ovarian cancer：the controversy of frontline versus recurrent disease. *Ann Oncol*. 2013；24(suppl.10)：x53 - x58.

43 Mehta DA, Hay JW. Cost-effectiveness of adding bevacizumab to first line therapy for patients with advanced ovarian cancer. *Gynecol Oncol*. 2014；132(3)：677 - 683.

44 Brown J, Brady WE, Schink J, et al. Efficacy and safety of bevacizumab in recurrent sex cord-stromal ovarian tumors：results of a phase 2 trial of the Gynecologic Oncology Group. *Cancer*. 2014；120(3)：344 - 351.

45 Lockhart AC, Rothenberg ML, Dupont J, et al. Phase Ⅰ study of intravenous vascular endothelial growth factor trap, aflibercept, in patients with advanced solid tumors. *J Clin Oncol*. 2009；28(2)：207 - 214.

46 Gotlieb WH, Amant F, Advani S, et al. Intravenous aflibercept for treatment of recurrent symptomatic malignant ascites in patients with advanced ovarian cancer：a phase 2, randomised, double-blind, placebo-controlled study. *Lancet Oncol*. 2012；13(2)：154 - 162.

47 Tew WP, Colombo N, Ray-Coquard I, et al. VEGF-Trap for patients (pts) with recurrent platinum-resistant epithelial ovarian cancer (EOC)：preliminary results of a randomized, multicenter phase Ⅱ study. *J Clin Oncol*. 2007；25：18 (suppl.)：Abstract 5508.

48 Coleman RL, Duska LR, Ramirez PT, et al. Phase Ⅱ multi-institutional study of docetaxel plus afilbercept (AVE0005,

NSC# 724770) in patients with recurrent ovarian, primary peritoneal, and fallopian tube cancer. *J Clin Oncol*. 2011; 29 (suppl.): Abstract 5017.

49　Henriksen R, Funa K, Wilander E, Backstrom T, Ridderheim M, Oberg K. Expression and prognostic significance of platelet-derived growth factor and its receptors in epithelial ovarian neoplasms. *Cancer Res*. 1993; 53(19): 4550 – 4554.

50　Apte SM, Bucana CD, Killion JJ, Gershenson DM, Fidler IJ. Expression of platelet-derived growth factor and activated receptor in clinical specimens of epithelial ovarian cancer and ovarian carcinoma cell lines. *Gynecol Oncol*. 2004; 93(1): 78 – 86.

51　Matei D, Kelich S, Cao L, et al. PDGF BB induces VEGF secretion in ovarian cancer. *Cancer Biol Ther*. 2007; 6(12): 1951 – 1959.

52　Erber R, Thurnher A, Katsen AD, et al. Combined inhibition of VEGF and PDGF signaling enforces tumor vessel regression by interfering with pericyte-mediated endothelial cell survival mechanisms. *FASEB J*. 2004; 18(2): 338 – 340.

53　Bergers G, Hanahan D. Modes of resistance to anti-angiogenic therapy. *Nat Rev Cancer*. 2008; 8(8): 592 – 603.

54　Lu C, Kamat AA, Lin YG, et al. Dual targeting of endothelial cells and pericytes in antivascular therapy for ovarian carcinoma. *Clin Cancer Res*. 2007; 13(14): 4209 – 4217.

55　Sloan B, Scheinfeld NS. Pazopanib, a VEGF receptor tyrosine kinase inhibitor for cancer therapy. *Curr Opin Investig Drugs*. 2008; 9(12): 1324 – 1335.

56　Wedge SR, Kendrew J, Hennequin LF, et al. AZD2171: a highly potent, orally bioavailable, vascular endothelial growth factor receptor – 2 tyrosine kinase inhibitor for the treatment of cancer. *Cancer Res*. 2005; 65(10): 4389 – 4400.

57　Hilberg F, Roth GJ, Krssak M, et al. BIBF 1120: triple angiokinase inhibitor with sustained receptor blockade and good antitumor efficacy. *Cancer Res*. 2008; 68(12): 4774 – 4782.

58　Wilhelm SM, Carter C, Tang L, et al. BAY 43 – 9006 exhibits broad spectrum oral antitumor activity and targets the RAF/MEK/ERK pathway and receptor tyrosine kinases involved in tumor progression and angiogenesis. *Cancer Res*. 2004; 64(19): 7099 – 7109.

59　Sun L, Liang C, Shirazian S, et al. Discovery of 5 –[5 – fluoro – 2 – oxo-1, 2 – dihydroindol –(3Z)– ylidenemethyl]– 2, 4 – dimethyl – 1H – pyrrole – 3 – carboxylic acid (2 – diethylaminoethyl) amide, a novel tyrosine kinase inhibitor targeting vascular endothelial and platelet-derived growth factor receptor tyrosine kinase. *J Med Chem*. 2003; 46(7): 1116 – 1119.

60　O'Farrell AM, Abrams TJ, Yuen HA, et al. SU11248 is a novel FLT3 tyrosine kinase inhibitor with potent activity in vitro and in vivo. *Blood*. 2003; 101(9): 3597 – 3605.

61　Friedlander M, Hancock KC, Rischin D, et al. A Phase Ⅱ, open-label study evaluating pazopanib in patients with recurrent ovarian cancer. *Gynecol Oncol*. 2010; 119(1): 32 – 37.

62　du Bois A, Floquet A, Kim JW, et al. Randomized, double-blind, phase Ⅲ trial of pazopanib versus placebo in women who have not progressed after first-line chemotherapy for advanced epithelial ovarian cancer (AEOC). Results of an international intergroup trial (AGO – OVAR16). *J Clin Oncol*. 2013; 31(suppl.): Abstract LBA5503.

63　du Bois A, Vergote I, Wimberger P, et al. Open-label feasibility study of pazopanib, carboplatin, and paclitaxel in women with newly diagnosed, untreated, gynaecologic tumours: a phase Ⅰ/Ⅱ trial of the AGO study group. *Br J Cancer*. 2012; 106(4): 629 – 632.

64　Eichbaum M, Mayer C, Eickhoff R, et al. The PACOVAR-trial: a phase Ⅰ/Ⅱ study of pazopanib (GW786034) and cyclophosphamide in patients with platinum-resistant recurrent, pre-treated ovarian cancer. *BMC Cancer*. 2011; 11: 453.

65　Matulonis UA, Berlin S, Ivy P, et al. Cediranib, an oral inhibitor of vascular endothelial growth factor receptor kinases, is an active drug in recurrent epithelial ovarian, fallopian tube, and peritoneal cancer. *J Clin Oncol*. 2009; 27(33): 5601 – 5606.

66　Hirte HW, Vidal L, Fleming GF, et al. A phase Ⅱ study of cediranib (AZD2171) in recurrent or persistent ovarian, peritoneal or fallopian tube cancer: final results of a PMH, Chicago and California consortia trial. *J Clin Oncol*. 2008; 26 (suppl.): Abstract 5521.

67　Ledermann JA, Raja FA, Embleton A, Rustin GJ, Jayson G, Kaye SB. Randomised double-blind phase Ⅲ trial of cediranib (AZD 2171) in relapsed platinum sensitive ovarian cancer: results of the ICON6 trial. *Eur J Cancer*. 2013; 49 (suppl.3): LBA 10.

68　Ledermann JA, Hackshaw A, Kaye S, et al. Randomized phase Ⅱ placebo-controlled trial of maintenance therapy using the oral triple angiokinase inhibitor BIBF 1120 after chemotherapy for relapsed ovarian cancer. *J Clin Oncol*. 2011; 29 (28): 3798 – 3804.

69　du Bois A, Huober J, Stopfer P, et al. A phase Ⅰ open-label dose-escalation study of oral BIBF 1120 combined with standard paclitaxel and carboplatin in patients with advanced gynecological malignancies. *Ann Oncol*. 2010; 21(2): 370 – 375.

70 du Bois A, Kristensen G, Ray-Coquard I, et al. AGO - OVAR 12: a randomized placebo-controlled GCIG/ENGOT-intergroup phase Ⅲ trial of standard front-line chemotherapy +/- nintedanib for advanced ovarian cancer. *Int J Gynecol Cancer*. 2013; 23(suppl.1): LBA1.

71 Yancopoulos GD, Davis S, Gale NW, Rudge JS, Wiegand SJ, Holash J. Vascular-specific growth factors and blood vessel formation. *Nature*. 2000; 407(6801): 242-248.

72 Monk BJ, Vergote I, Raspagliesi F, Fujiwara K, Bae DS, Oaknin A. A phase Ⅲ, randomized, double-blind trial of weekly paclitaxel plus the angiopoietin 1 and 2 inhibitor, trebananib, or placebo in women with recurrent ovarian cancer: TRINOVA-1. *Eur J Cancer*. 2013; 49(suppl. 3): LBA 41.

73 Matei D, Sill MW, Lankes HA, et al. Activity of sorafenib in recurrent ovarian cancer and primary peritoneal carcinomatosis: a Gynecologic Oncology Group trial. *J Clin Oncol*. 2011; 29: 69-75.

74 Azad NS, Posadas EM, Kwitkowski VE, et al. Combination targeted therapy with sorafenib and bevacizumab results in enhanced toxicity and antitumor activity. *J Clin Oncol*. 2008; 26(22): 3709-3714.

75 Kohn EC, Lee J, Annunziata CM, et al. A phase Ⅱ study of intermittent sorafenib with bevacizumab in bevacizumab-naïve epithelial ovarian cancer (EOC) patients. *J Clin Oncol*. 2011; 29: Abstract 5019.

76 Ramasubbaiah R, Perkins SM, Schilder J, et al. Sorafenib in combination with weekly topotecan in recurrent ovarian cancer, a phase Ⅰ/Ⅱ study of the Hoosier Oncology Group. *Gynecol Oncol*. 2011; 123(3): 499-504.

77 Herzog TJ, Scambia G, Kim BG, et al. A randomized phase Ⅱ trial of maintenance therapy with Sorafenib in front-line ovarian carcinoma. *Gynecol Oncol*. 2013; 130(1): 25-30.

78 Baumann KH, du Bois A, Meier W, et al. A phase Ⅱ trial (AGO 2.11) in platinum-resistant ovarian cancer: a randomized multicenter trial with sunitinib (SU11248) to evaluate dosage, schedule, tolerability, toxicity and effectiveness of a multitargeted receptor tyrosine kinase inhibitor monotherapy. *Ann Oncol*. 2012; 23(9): 2265-2271.

79 Biagi JJ, Oza AM, Chalchal HI, et al. A phase Ⅱ study of sunitinib in patients with recurrent epithelial ovarian and primary peritoneal carcinoma: an NCIC Clinical Trials Group Study. *Ann Oncol*. 2011; 22(2): 335-340.

80 Campos S, Penson R, Berlin S, Matulonis U, Horowitz N. A phase Ⅱ trial of sunitinib in recurrent and refractory ovarian, fallopian tube, and peritoneal carcinoma. *Gyn Onc*. 2010; 116: S119-S120; Abstract 306.

81 Mabuchi S, Kawase C, Altomare DA, et al. Vascular endothelial growth factor is a promising therapeutic target for the treatment of clear cell carcinoma of the ovary. *Mol Cancer Ther*. 2010; 9(8): 2411-2422.

82 Schreiber V, Dantzer F, Ame JC, de Murcia G. Poly(ADP-ribose): novel functions for an old molecule. *Nat Rev Mol Cell Biol*. 2006; 7(7): 517-528.

83 Schultz N, Lopez E, Saleh-Gohari N, Helleday T. Poly(ADP-ribose) polymerase (PARP-1) has a controlling role in homologous recombination. *Nucleic Acids Res*. 2003; 31(17): 4959-4964.

84 Ashworth A. A synthetic lethal therapeutic approach: poly(ADP) ribose polymerase inhibitors for the treatment of cancers deficient in DNA double-strand break repair. *J Clin Oncol*. 2008; 26(22): 3785-3790.

85 Patel AG, Sarkaria JN, Kaufmann SH. Nonhomologous end joining drives poly(ADP-ribose) polymerase (PARP) inhibitor lethality in homologous recombination-deficient cells. *Proc Natl Acad Sci U S A*. 2011; 108(8): 3406-3411.

86 Murai J, Huang SY, Das BB, et al. Trapping of PARP1 and PARP2 by Clinical PARP Inhibitors. *Cancer Res*. 2012; 72(21): 5588-5599.

87 Ledermann JA, Raja FA. Targeted trials in ovarian cancer. *Gynecol Oncol*. 2010; 119(1): 151-156.

88 Risch HA, McLaughlin JR, Cole DE, et al. Prevalence and penetrance of germline BRCA1 and BRCA2 mutations in a population series of 649 women with ovarian cancer. *Am J Hum Genet*. 2001; 68(3): 700-710.

89 Hennessy BT, Timms KM, Carey MS, et al. Somatic mutations in BRCA1 and BRCA2 could expand the number of patients that benefit from poly (ADP ribose) polymerase inhibitors in ovarian cancer. *J Clin Oncol*. 2010; 28(22): 3570-3576.

90 Baldwin RL, Nemeth E, Tran H, et al. BRCA1 promoter region hypermethylation in ovarian carcinoma: a population-based study. *Cancer Res*. 2000; 60(19): 5329-5333.

91 Konstantinopoulos PA, Spentzos D, Karlan BY, et al. Gene expression profile of BRCAness that correlates with responsiveness to chemotherapy and with outcome in patients with epithelial ovarian cancer. *J Clin Oncol*. 2010; 28(22): 3555-3561.

92 Fong PC, Boss DS, Yap TA, et al. Inhibition of poly(ADP-ribose) polymerase in tumors from BRCA mutation carriers. *N Engl J Med*. 2009; 361(2): 123-134.

93 Ang J, Yap TA, Fong P, et al. Preliminary experience with use of chemotherapy (CT) following treatment with olaparib, a poly(ADP-ribose) polymerase inhibitor (PARPi), in patients with BRCA1/2-deficient ovarian cancer (BDOC). *J Clin Oncol*. 2010; 28: 15s(suppl.): Abstract 5041.

94　Gelmon KA, Hirte HW, Robidoux A, et al. Can we define tumors that will respond to PARP inhibitors? A phase II correlative study of olaparib in advanced serous ovarian cancer and triple-negative breast cancer. *J Clin Oncol*. 2010; 28: 15s(suppl.): Abstract 3002.

95　Kaye SB, Lubinski J, Matulonis U, et al. Phase II, open-label, randomized, multicenter study comparing the efficacy and safety of olaparib, a poly (ADP-ribose) polymerase inhibitor, and pegylated liposomal doxorubicin in patients with BRCA1 or BRCA2 mutations and recurrent ovarian cancer. *J Clin Oncol*. 2012; 30(4): 372 - 379.

96　Michie CO, Sandhu SK, Schelman WR, et al. Final results of the phase I trial of niraparib (MK - 4827), a poly (ADP) ribose polymerase (PARP) inhibitor incorporating proof of concept biomarker studies and expansion cohorts involving BRCA1/2 mutation carriers, sporadic ovarian, and castrate resistant prostate cancer. *J Clin Oncol*. 2013; 31 (suppl.): Abstract 2513.

97　De Bono JS, Mina LA, Gonzalez M, et al. First-in-human trial of novel oral PARP inhibitor BNM 673 in patients with solid tumors. *J Clin Oncol*. 2013; 31(suppl.): Abstract 2580.

98　Ledermann J, Harter P, Gourley C, et al. Olaparib maintenance therapy in platinum-sensitive relapsed ovarian cancer. *N Engl J Med*. 2012; 366(15): 1382 - 1392.

99　Mendes-Pereira AM, Martin SA, Brough R, et al. Synthetic lethal targeting of PTEN mutant cells with PARP inhibitors. *EMBO Mol Med*. 2009; 1(6 - 7): 315 - 322.

100　Dean E, Middleton MR, Pwint T, et al. Phase I study to assess the safety and tolerability of olaparib in combination with bevacizumab in patients with advanced solid tumours. *Br J Cancer*. 2012; 106(3): 468 - 474.

101　Robinson MJ, Cobb MH. Mitogen-activated protein kinase pathways. *Curr Opin Cell Biol*. 1997; 9(2): 180 - 186.

102　Kolch W. Meaningful relationships: the regulation of the Ras/Raf/MEK/ERK pathway by protein interactions. *Biochem J*. 2000; 351 Pt 2: 289 - 305.

103　Morrison DK, Cutler RE. The complexity of Raf - 1 regulation. *Curr Opin Cell Biol*. 1997; 9(2): 174 - 179.

104　Diaz-Padilla I, Malpica AL, Minig L, Chiva LM, Gershenson DM, Gonzalez-Martin A. Ovarian low-grade serous carcinoma: a comprehensive update. *Gynecol Oncol*. 2012; 126(2): 279 - 285.

105　Hsu CY, Bristow R, Cha MS, et al. Characterization of active mitogen activated protein kinase in ovarian serous carcinomas. *Clin Cancer Res*. 2004; 10(19): 6432 - 6436.

106　Farley J, Brady WE, Vathipadiekal V, et al. Selumetinib in women with recurrent low-grade serous carcinoma of the ovary or peritoneum: an open-label, single-arm, phase 2 study. *Lancet Oncol*. 2013; 14(2): 134 - 140.

107　Sheppard KE, Cullinane C, Hannan KM, et al. Synergistic inhibition of ovarian cancer cell growth by combining selective PI3K/mTOR and RAS/ERK pathway inhibitors. *Eur J Cancer*. 2013; 49(18): 3936 - 3944.

108　Woenckhaus J, Steger K, Sturm K, Munstedt K, Franke FE, Fenic I. Prognostic value of PIK3CA and phosphorylated AKT expression in ovarian cancer. *Virchows Arch*. 2007; 450(4): 387 - 395.

109　Castellvi J, Garcia A, Rojo F, et al. Phosphorylated 4E binding protein 1: a hallmark of cell signaling that correlates with survival in ovarian cancer. *Cancer*. 2006; 107(8): 1801 - 1811.

110　Tanwar PS, Kaneko-Tarui T, Lee HJ, Zhang L, Teixeira JM. PTEN loss and HOXA10 expression are associated with ovarian endometrioid adenocarcinoma differentiation and progression. *Carcinogenesis*. 2013; 34(4): 893 - 901.

111　Hisamatsu T, Mabuchi S, Matsumoto Y, et al. Potential role of mTORC2 as a therapeutic target in clear cell carcinoma of the ovary. *Mol Cancer Ther*. 2013; 12(7): 1367 - 1377.

112　Bast RC Jr., Mills GB. Dissecting "PI3Kness": the complexity of personalized therapy for ovarian cancer. *Cancer Discov*. 2012; 2(1): 16 - 18.

113　Altomare DA, Wang HQ, Skele KL, et al. AKT and mTOR phosphorylation is frequently detected in ovarian cancer and can be targeted to disrupt ovarian tumor cell growth. *Oncogene*. 2004; 23(34): 5853 - 5857.

114　Mabuchi S, Altomare DA, Connolly DC, et al. RAD001 (Everolimus) delays tumor onset and progression in a transgenic mouse model of ovarian cancer. *Cancer Res*. 2007; 67(6): 2408 - 2413.

115　Gao N, Flynn DC, Zhang Z, et al. G1 cell cycle progression and the expression of G1 cyclins are regulated by PI3K/AKT/mTOR/p70S6K1 signaling in human ovarian cancer cells. *Am J Physiol Cell Physiol*. 2004; 287(2): C281 - C291.

116　Rico C, Lague MN, Lefevre P, et al. Pharmacological targeting of mammalian target of rapamycin inhibits ovarian granulosa cell tumor growth. *Carcinogenesis*. 2012; 33(11): 2283 - 2292.

117　Yang X, Fraser M, Moll UM, Basak A, Tsang BK. Akt-mediated cisplatin resistance in ovarian cancer: modulation of p53 action on caspase-dependent mitochondrial death pathway. *Cancer Res*. 2006; 66(6): 3126 - 3136.

118　Fraser M, Bai T, Tsang BK. Akt promotes cisplatin resistance in human ovarian cancer cells through inhibition of p53 phosphorylation and nuclear function. *Int J Cancer*. 2008; 122(3): 534 - 546.

119 Al Sawah E, Chen X, Marchion DC, et al. Perifosine, an AKT inhibitor, modulates ovarian cancer cell line sensitivity to cisplatin-induced growth arrest. *Gynecol Oncol*. 2013; 131(1): 207 - 212.

120 Peng DJ, Wang J, Zhou JY, Wu GS. Role of the Akt/mTOR survival pathway in cisplatin resistance in ovarian cancer cells. *Biochem Biophys Res Commun*. 2010; 394(3): 600 - 605.

121 Behbakht K, Sill MW, Darcy KM, et al. Phase Ⅱ trial of the mTOR inhibitor, temsirolimus and evaluation of circulating tumor cells and tumor biomarkers in persistent and recurrent epithelial ovarian and primary peritoneal malignancies: a Gynecologic Oncology Group study. *Gynecol Oncol*. 2011; 123(1): 19 - 26.

122 Fu S, Hennessy BT, Ng CS, et al. Perifosine plus docetaxel in patients with platinum and taxane resistant or refractory high-grade epithelial ovarian cancer. *Gynecol Oncol*. 2012; 126(1): 47 - 53.

123 Santiskulvong C, Konecny GE, Fekete M, et al. Dual targeting of phosphoinositide 3-kinase and mammalian target of rapamycin using NVP-BEZ235 as a novel therapeutic approach in human ovarian carcinoma. *Clin Cancer Res*. 2011; 17(8): 2373 - 2384.

124 Kudoh A, Oishi T, Itamochi H, et al. Dual Inhibition of Phosphatidylinositol 3′-Kinase and Mammalian Target of Rapamycin Using NVP-BEZ235 as a Novel Therapeutic Approach for Mucinous Adenocarcinoma of the Ovary. *Int J Gynecol Cancer*. 2014; 24(3): 444 - 453.

125 Di Nicolantonio F, Arena S, Tabernero J, et al. Deregulation of the PI3K and KRAS signaling pathways in human cancer cells determines their response to everolimus. *J Clin Invest*. 2010; 120(8): 2858 - 2866.

126 Massarelli E, Varella-Garcia M, Tang X, et al. KRAS mutation is an important predictor of resistance to therapy with epidermal growth factor receptor tyrosine kinase inhibitors in non-small-cell lung cancer. *Clin Cancer Res*. 2007; 13(10): 2890 - 2896.

127 Mendelsohn J, Baselga J. The EGF receptor family as targets for cancer therapy. *Oncogene*. 2000; 19(56): 6550 - 6565.

128 Normanno N, De Luca A, Bianco C, et al. Epidermal growth factor receptor (EGFR) signaling in cancer. *Gene*. 2006; 366(1): 2 - 16.

129 Ciardiello F, Tortora G. A novel approach in the treatment of cancer: targeting the epidermal growth factor receptor. *Clin Cancer Res*. 2001; 7(10): 2958 - 2970.

130 Moscatello DK, Holgado-Madruga M, Godwin AK, et al. Frequent expression of a mutant epidermal growth factor receptor in multiple human tumors. *Cancer Res*. 1995; 55(23): 5536 - 5539.

131 Bartlett JM, Langdon SP, Simpson BJ, et al. The prognostic value of epidermal growth factor receptor mRNA expression in primary ovarian cancer. *Br J Cancer*. 1996; 73(3): 301 - 306.

132 Skirnisdottir I, Sorbe B, Seidal T. The growth factor receptors HER - 2/neu and EGFR, their relationship, and their effects on the prognosis in early stage (FIGO I - II) epithelial ovarian carcinoma. *Int J Gynecol Cancer*. 2001; 11(2): 119 - 129.

133 Slamon DJ, Godolphin W, Jones LA, et al. Studies of the HER - 2/neu proto-oncogene in human breast and ovarian cancer. *Science*. 1989; 244(4905): 707 - 712.

134 Katso RM, Manek S, O'Byrne K, Playford MP, Le Meuth V, Ganesan TS. Molecular approaches to diagnosis and management of ovarian cancer. *Cancer Metastasis Rev*. 1997; 16(1 - 2): 81 - 107.

135 Scoccia B, Lee YM, Niederberger C, Ilekis JV. Expression of the ErbB family of receptors in ovarian cancer. *J Soc Gynecol Invest*. 1998; 5(3): 161 - 165.

136 Nicholson RI, Gee JM, Harper ME. EGFR and cancer prognosis. *Eur J Cancer*. 2001; 37(suppl.4): S9 - S15.

137 Bull Phelps SL, Schorge JO, Peyton MJ, et al. Implications of EGFR inhibition in ovarian cancer cell proliferation. *Gynecol Oncol*. 2008; 109(3): 411 - 417.

138 Dai Q, Ling YH, Lia M, et al. Enhanced sensitivity to the HER1/epidermal growth factor receptor tyrosine kinase inhibitor erlotinib hydrochloride in chemotherapy-resistant tumor cell lines. *Clin Cancer Res*. 2005; 11(4): 1572 - 1578.

139 Benedetti V, Perego P, Luca Beretta G, et al. Modulation of survival pathways in ovarian carcinoma cell lines resistant to platinum compounds. *Mol Cancer Ther*. 2008; 7(3): 679 - 687.

140 Knight LA, Di Nicolantonio F, Whitehouse P, et al. The in vitro effect of gefitinib ('Iressa') alone and in combination with cytotoxic chemotherapy on human solid tumours. *BMC Cancer*. 2004; 4: 83.

141 Schilder RJ, Sill MW, Chen X, et al. Phase Ⅱ study of gefitinib in patients with relapsed or persistent ovarian or primary peritoneal carcinoma and evaluation of epidermal growth factor receptor mutations and immunohistochemical expression: a Gynecologic Oncology Group Study. *Clin Cancer Res*. 2005; 11(15): 5539 - 5548.

142 Gordon AN, Finkler N, Edwards RP, et al. Efficacy and safety of erlotinib HCl, an epidermal growth factor receptor (HER1/EGFR) tyrosine kinase inhibitor, in patients with advanced ovarian carcinoma: results from a phase Ⅱ

multicenter study. *Int J Gynecol Cancer*. 2005；15(5)：785-792.

143 Schilder RJ, Pathak HB, Lokshin AE, et al. Phase Ⅱ trial of single agent cetuximab in patients with persistent or recurrent epithelial ovarian or primary peritoneal carcinoma with the potential for dose escalation to rash. *Gynecol Oncol*. 2009；113(1)：21-27.

144 Paez JG, Janne PA, Lee JC, et al. EGFR mutations in lung cancer：correlation with clinical response to gefitinib therapy. *Science*. 2004；304(5676)：1497-1500.

145 Kimball KJ, Numnum TM, Kirby TO, et al. A phase Ⅰ study of lapatinib in combination with carboplatin in women with platinum sensitive recurrent ovarian carcinoma. *Gynecol Oncol*. 2008；111(1)：95-101.

146 Pautier P, Joly F, Kerbrat P, et al. Phase Ⅱ study of gefitinib in combination with paclitaxel (P) and carboplatin (C) as second-line therapy for ovarian, tubal or peritoneal adenocarcinoma (1839IL/0074). *Gynecol Oncol*. 2010；116(2)：157-162.

147 Vasey PA, Gore M, Wilson R, et al. A phase Ⅰb trial of docetaxel, carboplatin and erlotinib in ovarian, fallopian tube and primary peritoneal cancers. *Br J Cancer*. 2008；98(11)：1774-1780.

148 Secord AA, Blessing JA, Armstrong DK, et al. Phase Ⅱ trial of cetuximab and carboplatin in relapsed platinum-sensitive ovarian cancer and evaluation of epidermal growth factor receptor expression：a Gynecologic Oncology Group study. *Gynecol Oncol*. 2008；108(3)：493-499.

149 Hirte H, Oza A, Swenerton K, et al. A phase Ⅱ study of erlotinib (OSI-774) given in combination with carboplatin in patients with recurrent epithelial ovarian cancer (NCIC CTG IND.149). *Gynecol Oncol*. 2010；118(3)：308-312.

150 Vergote IB, Jimeno A, Joly F, et al. Randomized Phase Ⅲ Study of Erlotinib Versus Observation in Patients With No Evidence of Disease Progression After First-Line Platin-Based Chemotherapy for Ovarian Carcinoma：a European Organisation for Research and Treatment of Cancer-Gynaecological Cancer Group, and Gynecologic Cancer Intergroup Study. *J Clin Oncol*. 2014；32(4)：320-326.

151 Shepard HM, Lewis GD, Sarup JC, et al. Monoclonal antibody therapy of human cancer：taking the HER2 protooncogene to the clinic. *J Clin Immunol*. 1991；11(3)：117-127.

152 Nagumo Y, Faratian D, Mullen P, Harrison DJ, Hasmann M, Langdon SP. Modulation of HER3 is a marker of dynamic cell signaling in ovarian cancer：implications for pertuzumab sensitivity. *Mol Cancer Res*. 2009；7(9)：1563-1571.

153 Faratian D, Zweemer AJ, Nagumo Y, Sims AH, Muir M, Dodds M, et al. Trastuzumab and pertuzumab produce changes in morphology and estrogen receptor signaling in ovarian cancer xenografts revealing new treatment strategies. *Clin Cancer Res*. 2011；17(13)：4451-4461.

154 Bookman MA, Darcy KM, Clarke-Pearson D, Boothby RA, Horowitz IR. Evaluation of monoclonal humanized anti-HER2 antibody, trastuzumab, in patients with recurrent or refractory ovarian or primary peritoneal carcinoma with overexpression of HER2：a phase Ⅱ trial of the Gynecologic Oncology Group. *J Clin Oncol*. 2003；21(2)：283-290.

155 Gordon MS, Matei D, Aghajanian C, et al. Clinical activity of pertuzumab (rhuMAb 2C4), a HER dimerization inhibitor, in advanced ovarian cancer：potential predictive relationship with tumor HER2 activation status. *J Clin Oncol*. 2006；24(26)：4324-4332.

156 Makhija S, Amler LC, Glenn D, et al. Clinical activity of gemcitabine plus pertuzumab in platinum-resistant ovarian cancer, fallopian tube cancer, or primary peritoneal cancer. *J Clin Oncol*. 2010；28(7)：1215-1223.

157 Kaye SB, Poole CJ, Danska-Bidzinska A, et al. A randomized phase Ⅱ study evaluating the combination of carboplatin-based chemotherapy with pertuzumab versus carboplatin-based therapy alone in patients with relapsed, platinum-sensitive ovarian cancer. *Ann Oncol*. 2013；24(1)：145-152.

158 Ye D, Mendelsohn J, Fan Z. Augmentation of a humanized anti-HER2 mAb 4D5 induced growth inhibition by a human-mouse chimeric anti-EGF receptor mAb C225. *Oncogene*. 1999；18(3)：731-738.

159 Garcia AA, Sill MW, Lankes HA, et al. A phase Ⅱ evaluation of lapatinib in the treatment of persistent or recurrent epithelial ovarian or primary peritoneal carcinoma：a gynecologic oncology group study. *Gynecol Oncol*. 2012；124(3)：569-574.

160 Lheureux S, Krieger S, Weber B, et al. Expected benefits of topotecan combined with lapatinib in recurrent ovarian cancer according to biological profile：a phase 2 trial. *Int J Gynecol Cancer*. 2012；22(9)：1483-1488.

161 Dungo RT, Keating GM. Afatinib：first global approval. *Drugs*. 2013；73(13)：1503-1515.

162 Lopez-Tarruella S, Jerez Y, Marquez-Rodas I, Martin M. Neratinib (HKI-272) in the treatment of breast cancer. *Future Oncol*. 2012；8(6)：671-681.

163 Jia Y, Zhang Y, Qiao C, et al. IGF-1R and ErbB3/HER3 contribute to enhanced proliferation and carcinogenesis in trastuzumab resistant ovarian cancer model. *Biochem Biophys Res Commun*. 2013；436(4)：740-745.

164　Schoeberl B, Faber AC, Li D, et al. An ErbB3 antibody, MM‑121, is active in cancers with ligand-dependent activation. *Cancer Res*. 2010; 70(6): 2485‑2494.

165　Qiu L, Wang Q, Di W, et al. Transient activation of EGFR/AKT cell survival pathway and expression of survivin contribute to reduced sensitivity of human melanoma cells to betulinic acid. *Int J Oncol*. 2005; 27(3): 823‑830.

166　Glaysher S, Bolton LM, Johnson P, et al. Targeting EGFR and PI3K pathways in ovarian cancer. *Br J Cancer*. 2013; 109(7): 1786‑1794.

167　Tibbetts AS, Appling DR. Compartmentalization of Mammalian folatemediated one-carbon metabolism. *Ann Rev Nutr*. 2010; 30: 57‑81.

168　Choi SW, Mason JB. Folate and carcinogenesis: an integrated scheme. *J Nutr*. 2000; 130(2): 129‑132.

169　Stover PJ. Physiology of folate and vitamin B12 in health and disease. *Nutr Rev*. 2004; 62(6 Pt 2): S3‑S12; discussion S3.

170　Zhao R, Diop-Bove N, Visentin M, Goldman ID. Mechanisms of membrane transport of folates into cells and across epithelia. *Ann Rev Nutr*. 2011; 31: 177‑201.

171　Bagnoli M, Canevari S, Figini M, et al. A step further in understanding the biology of the folate receptor in ovarian carcinoma. *Gynecol Oncol*. 2003; 88(1 Pt 2): S140‑S144.

172　Siu MK, Kong DS, Chan HY, et al. Paradoxical impact of two folate receptors, FRalpha and RFC, in ovarian cancer: effect on cell proliferation, invasion and clinical outcome. *PLoS One*. 2012; 7(11): e47201.

173　Salazar MD, Ratnam M. The folate receptor: what does it promise in tissue-targeted therapeutics? *Cancer Metastasis Rev*. 2007; 26(1): 141‑152.

174　Kelemen LE. The role of folate receptor alpha in cancer development, progression and treatment: cause, consequence or innocent bystander? *Int J Cancer*. 2006; 119(2): 243‑250.

175　Cerezo A, Guadamillas MC, Goetz JG, et al. The absence of caveolin‑1 increases proliferation and anchorage-independent growth by a Rac-dependent, Erk-independent mechanism. *Mol Cell Biol*. 2009; 29(18): 5046‑5059.

176　Chen YL, Chang MC, Huang CY, et al. Serous ovarian carcinoma patients with high alpha-folate receptor had reducing survival and cytotoxic chemo-response. *Mol Oncol*. 2012; 6(3): 360‑369.

177　Ebel W, Routhier EL, Foley B, et al. Preclinical evaluation of MORAb-003, a humanized monoclonal antibody antagonizing folate receptoralpha. *Cancer Immun*. 2007; 7: 6.

178　Lin J, Spidel JL, Maddage CJ, et al. The antitumor activity of the human FOLR1-specific monoclonal antibody, farletuzumab, in an ovarian cancer mouse model is mediated by antibody-dependent cellular cytotoxicity. *Cancer Biol Ther*. 2013; 14(11): 1032‑1038.

179　Armstrong DK, White AJ, Weil SC, Phillips M, Coleman RL. Farletuzumab (a monoclonal antibody against folate receptor alpha) in relapsed platinum-sensitive ovarian cancer. *Gynecol Oncol*. 2013; 129 (3): 452‑458.

180　Vergote I, Armstrong D, Scambia G, et al. Phase 3 doubleblind, placebo-controlled study of weekly farletuzumab with carboplatin/taxane in subjects with platinum-sensitive ovarian cancer in first relapse. *Int J Gynecol Cancer*. 2013; 23 (8): supplement 1.

181　Leamon CP, Parker MA, Vlahov IR, et al. Synthesis and biological evaluation of EC20: a new folate-derived, (99m)Tc-based radiopharmaceutical. *Bioconjug Chem*. 2002; 13(6): 1200‑1210.

182　Vlahov IR, Santhapuram HK, Kleindl PJ, Howard SJ, Stanford KM, Leamon CP. Design and regioselective synthesis of a new generation of targeted chemotherapeutics. Part 1: EC145, a folic acid conjugate of desacetylvinblastine monohydrazide. *Bioorg Med Chem Lett*. 2006; 16(19): 5093‑5096.

183　Reddy JA, Dorton R, Westrick E, et al. Preclinical evaluation of EC145, a folate-vinca alkaloid conjugate. *Cancer Res*. 2007; 67(9): 4434‑4442.

184　Morris RT, Joyrich RN, Naumann RW, et al. Phase 2 study of treatment of advanced ovarian cancer with folate-receptor-targeted therapeutic (vintafolide) and companion SPECT-based imaging agent (99mTc-etarfolatide). *Ann Oncol*. 2014; Accepted for publication.

185　Naumann RW, Coleman RL, Burger RA, et al. PRECEDENT: a randomized phase II trial comparing vintafolide (EC145) and pegylated liposomal doxorubicin (PLD) in combination versus PLD alone in patients with platinum-resistant ovarian cancer. *J Clin Oncol*. 2013; 31(35): 4400‑4406.

186　Reddy JA, Dorton R, Dawson A, et al. Rational combination therapy of vintafolide (EC145) with commonly used chemotherapeutic drugs. *Clin Cancer Res*. 2014; 20(8): 2104‑2114.

187　Tran T, Shatnawi A, Zheng X, Kelley KM, Ratnam M. Enhancement of folate receptor alpha expression in tumor cells through the glucocorticoid receptor: a promising means to improved tumor detection and targeting. *Cancer Res*. 2005; 65(10): 4431‑4441.

188　Kelley KM，Rowan BG，Ratnam M. Modulation of the folate receptor alpha gene by the estrogen receptor: mechanism and implications in tumor targeting. *Cancer Res*. 2003；63(11)：2820 – 2828.

189　Summy JM，Gallick GE. Treatment for advanced tumors: SRC reclaims center stage. *Clin Cancer Res*. 2006；12(5)：1398 – 1401.

190　Wiener JR，Windham TC，Estrella VC，et al. Activated SRC protein tyrosine kinase is overexpressed in late-stage human ovarian cancers. *Gynecol Oncol*. 2003；88(1)：73 – 79.

191　Winter WE 3rd，Maxwell GL，Tian C，et al. Prognostic factors for stage Ⅲ epithelial ovarian cancer: a Gynecologic Oncology Group study. *J Clin Oncol*. 2007；25(24)：3621 – 3627.

192　Shimada M，Kigawa J，Ohishi Y，et al. Clinicopathological characteristics of mucinous adenocarcinoma of the ovary. *Gynecol Oncol*. 2009；113(3)：331 – 334.

193　Pectasides D，Fountzilas G，Aravantinos G，et al. Advanced stage mucinous epithelial ovarian cancer: the Hellenic Cooperative Oncology Group experience. *Gynecol Oncol*. 2005；97(2)：436 – 441.

194　Matsuo K，Nishimura M，Bottsford-Miller JN，et al. Targeting SRC in mucinous ovarian carcinoma. *Clin Cancer Res*. 2011；17(16)：5367 – 5378.

195　Liu T，Hu W，Dalton HJ，et al. Targeting SRC and tubulin in mucinous ovarian carcinoma. *Clin Cancer Res*. 2013；19(23)：6532 – 6543.

196　Schilder RJ，Brady WE，Lankes HA，et al. Phase Ⅱ evaluation of dasatinib in the treatment of recurrent or persistent epithelial ovarian or primary peritoneal carcinoma: a Gynecologic Oncology Group study. *Gynecol Oncol*. 2012；127(1)：70 – 74.

197　Secord AA，Teoh DK，Barry WT，et al. A phase Ⅰ trial of dasatinib, an SRC-family kinase inhibitor, in combination with paclitaxel and carboplatin in patients with advanced or recurrent ovarian cancer. *Clin Cancer Res*. 2012；18(19)：5489 – 5498.

198　Poole C，Lisyanskaya A，Rodenhuis S，et al. A randomized phase Ⅱ clinical trial of the Src inhibitor saracatinib (AZD0530) and carboplatin + paclitaxel (C + P) versus C + P in patients (pts) with advanced platinum-sensitive epithelial ovarian cancer. *Eur Soc Med Oncol*. 2010；21(suppl. 8)：Abstract 3715.

199　Matulonis UA，Hirsch M，Palescandolo E，et al. High throughput interrogation of somaticmutations in high grade serous cancer of the ovary. *PLoS One*. 2011；6(9)：e24433.

200　Salani R，Kurman RJ，Giuntoli R 2nd，et al. Assessment of TP53 mutation using purified tissue samples of ovarian serous carcinomas reveals a higher mutation rate than previously reported and does not correlate with drug resistance. *Int J Gynecol Cancer*. 2008；18(3)：487 – 491.

201　Schuijer M，Berns EM. TP53 and ovarian cancer. *Hum Mutat*. 2003；21(3)：285 – 291.

202　Leijen S，Beijnen JH，Schellens JH. Abrogation of the G2 checkpoint by inhibition of Wee – 1 kinase results in sensitization of p53 – deficient tumor cells to DNA-damaging agents. *Curr Clin Pharmacol*. 2010；5(3)：186 – 191.

203　London CA，Bernabe LF，Barnard S，et al. Preclinical evaluation of the novel, orally bioavailable selective inhibitor of nuclear export (SINE) KPT – 335 in spontaneous canine cancer: results of a phase Ⅰ study. *PLoS One*. 2014；9(2)：e87585.

第 26 章
胰腺癌

David Fogelman，Milind Javle，and James Abbruzzese

刘莹　译，施敏　张俊　校

概　述

胰腺癌预后非常差，2012 年新发病例近 464 000 人，预期死亡 39 600 人。绝大多数患者在诊断时已发生远处转移，而化疗只能延长生命但不能治愈疾病。最近，胰腺癌的化疗有了些许进展，尤其是 FOLFIRINOX 方案（5 - FU、奥沙利铂、伊立替康）能够延长胰腺癌患者的生存期。然而，随着我们对胰腺癌发生发展的分子通路不断深入了解后，DNA 修复机制、免疫治疗、肿瘤疫苗有助于解决胰腺癌的耐药问题。

在过去的几十年里，我们对于胰腺癌发生的通路有了进一步了解。最近，一项纳入了 24 例胰腺癌患者的研究，对入组患者进行 DNA 测序，经过 PCR 扩增后，超过 20 000 个基因被检测到，其中 1 300 个基因存在突变，包括 KRAS、TGF - β、Wnt/Notch、Hedgehog 以及与细胞整合、细胞黏附、细胞周期和 GTP 酶相关蛋白有关的基因，可以预见的是，其中某些信号通路可以影响胰腺癌的治疗效果。

其中一条是 KRAS 信号通路，早先研究工作显示 *KRAS* 突变激活存在于绝大多数胰腺导管早期病变和胰腺腺癌中，且 *KRAS* 突变是癌症发生的早期事件。最近更多的研究显示 *KRAS* 突变可激活下游效应分子 RAF、MEK 和 ERK，以及通过下游转录因子作用于 Hedgehog 通路。

其他许多信号通路在胰腺癌的发生及增殖过程中起作用，PI3K/AKT/mTOR 通路可能通过 *PTEN* 缺失而激活，导致 NF - κB 表达并稳定 c - MYC。TGF - β 家族可以通过 SMAD 依赖和非依赖途径调控 MYC 的表达，影响上皮间质转化并修饰胰腺癌的免疫应答反应。类似的，Notch 信号通路受体激活也参与了细胞周期效应分子（如 p21、Cyclin D1、C - MYC 以及 NF - κB₂）的调节。

除了信号转导通路外，DNA 修复通路可能也是胰腺癌治疗的靶点。已经发现有 27% 的胰腺癌患者及细胞系中有 *BRCA*2 单等位基因突变，并且 10% 的患者有双等位基因突变。其他基因的突变，如 *PALB*2，也暗示肿瘤对于针对 DNA 修复治疗可能有效，对于这些患者，PARP 抑制剂的出现可能带来一线希望。

本章回顾了目前正在研究的针对各条通路的药物，主要聚焦于相应的靶点及后续相关药物的研发。

研发中的药物

KRAS 及其效应通路

KRAS 是胰腺癌中最常见的突变基因，突变率达 70%～90%，主要为 *KRAS* 自身突变。*KRAS* 突变的裸鼠模型会产生癌前病变，而通过激活其他通路突变（如 *p53*）会产生恶性肿瘤。最初针对这条通路主要集中于 *KRAS* 本身，直接靶向 *KRAS* 基因的是法尼基转移酶抑制剂，在正常环境中，RAS 蛋白 C 端对于其功能非常重要，参与法尼基转移酶催化的蛋白翻译后修饰，RAS 蛋白（包括 KRAS）可以在一些蛋白质的 C 端增加 15 碳法尼基脂质。令人失望的是，SWOG 使用 RAS 蛋白抑制剂治疗胰腺癌，6 个月的生存率仅为

19%，中位生存时间为 2.6 个月。同时，RAS 抑制剂与吉西他滨联合使用也未增加疗效，因此必须找寻 KRAS 通路的其他靶点。

另外一项可供选择的策略是针对 RAS 下游通路的蛋白。随着对于这条通路的深入了解，我们已经找寻到了新的潜在有效靶点，尽管我们也知道各条通路间有着相互作用，提示可能需要多靶点抑制剂。其中一条通路为 RAS—RAF—MEK—ERK 通路，KRAS 通常作用于 BRAF，再作用于 MEK 与 ERK。裸鼠的 *BRAF* 基因突变会使得其胰腺产生癌前病变（panIN），因此 RAF 和 MEK 是潜在的治疗靶点。*KRAS* 也会激活 PIK3CA 蛋白促使细胞生长，因此 PI3K 及其下游效应分子 AKT 也是潜在治疗靶点。再且，KRAS 可能激活一系列可能促进炎症反应以及抗凋亡反应的蛋白，包括 AP - 1、IKK2/β 及 NF - κB。

裸鼠模型中，通过 PD325901 药物抑制 MEK 导致 ERK 激活，而单个细胞系对于这一药物表现出不同的敏感性。在裸鼠模型中这种 MEK 抑制剂可以延长裸鼠寿命，人体试验中，MEK 抑制剂在多种肿瘤中未产生作用，这提示了可能需要多种药物联合使用，并且相关临床研究正在开展，其中吉西他滨联合 GSK112012 或者联合 BAY86 - 9766 运用于胰腺癌患者。表 26.1 中列出了目前在研究中的 MEK 抑制剂。

表 26.1　近期开发用于胰腺癌的药物

靶　点	属　　　名	商品名
MEK	MEK162/ARRY - 438162	
MEK	GDC - 0973	
MEK	AZD6244	（ARRY - 142886）
MEK	BAY86 - 9766	
MEK	GSK1120212	
MEK	CI - 1040	
MEK	MSC1936369B	pimasertib
MEK	XL518	
PI3K	GDC - 0941	
PI3K	SAR245409	
PI3K	BEZ235	
PI3K	XL147	
AKT	GSK2141795	
AKT	MK2206	
RAF	R05126766	

续　表

靶　点	属　　　名	商品名
ALK1	（TGF - β）	PF - 03446962
PARP	ABT - 888	veliparib
PARP	Olaparib	
PARP	CEP - 9722	
Hedgehog	IPI - 926	saridegib
Hedgehog	XL139	
IGF(mAB)	AMG479	
IGF(mAB)	MK0646	dalotuzumab
IGF(mAB)	R1507	
IGF(mAB)	IMC - A12	cixutumumab
IGF(mAB)	CP - 751,871	figitumumab
IGF(TKI)	OSI - 906	
IGF(TKI)	XL228	
IGF(TKI)	BMS - 754807	
MET	XL184	

MEK 抑制剂 GSK112012 本身会激活下游 ERK，可能会使得 AKT 活性增加，但一项裸鼠体内试验发现 GSK112012 耐药后出现 AKT、P38、GSK - 3b、FGFR - 1 以及 VEGFR - 1/3 的表达上调，提示 MEK 及 AKT 双靶点联合抑制剂可能会有效。体内试验发现尽管 AKT 抑制剂表现出了一定的效果，但 MEK 及 AKT 联合抑制剂对于细胞死亡有协同效应，这也促使了多种药物联合治疗胰腺癌的临床研究开展（表 26.1）。

BRAF 也是可能的治疗靶点，尽管在胰腺癌中 *BRAF* 基因突变率不高，但是 *BRAF* 基因的突变激活会导致它的表型与 *KRAS* 突变非常相似，针对 *BRAF* 突变正面临挑战，BRAF 抑制剂 GDC - 0879 会使得体外 RAF—MEK—ERK 扩增表达；同样的，在 *KRAS* 突变的细胞中使用 BRAF 抑制剂 GSK2118436A 会增加 CRAF、MEK、ERK 及 p90RSK 的磷酸化，BRAF 抑制剂联合 MEK 抑制剂 GSK1120212B 在 MIPACA 胰腺细胞及其他非胰腺细胞中产生协同效应，而在其他一些细胞中产生拮抗效应。因此，在胰腺癌中单独使用 BRAF 抑制剂的研究并不多，将来主要研究的可能为联合治疗。

IGF 及 PI3K/AKT/pTEN 通路

胰岛素样生长因子受体 IGF - IR 为一种酪氨酸激酶，是胰腺癌中另一条激活通路的重要组成部分。IGF-1、IGF-2 以及胰岛素都可单独结合 IGF-IR，拮抗剂 IGFBP-1 能够抑制通路的活化。IGF-IR 与配体结合后导致酪氨酸自身磷酸化，启动下游 PI3K 以及 MAPK 通路级联反应。

IGF-1 受体在人类胰腺癌组织中表达上调，它的配体 IGF-1 是一种与前胰岛素结构同源的多肽。被胰岛素和 IGF-2 激活后具有低亲和力。IGF-1 可以促进胰腺癌细胞增殖，IGF-IR 的抗体或者反义寡核苷酸会抑制这些细胞的增殖。多种肿瘤包括胰腺癌中观察到 IGF 水平增高，并且恶性肿瘤转化过程中需要 IGF-IR 表达。Bergmann 等证实了 8 种肿瘤中有 6 种肿瘤 IGF-1 表达增加，同时伴有 IGF-IR 表达增加。其他作者也提到过胰腺癌患者中 IGF 在血浆中和组织中浓度比正常人高。在裸鼠模型中 IGF-1 受体表达增加会促使肿瘤浸润转移，因此 IGF-1 可能通过自分泌及旁分泌作用促使胰腺癌细胞增殖。

在体外，阻断 IGF-IR 可抑制肿瘤形成及促进凋亡，减少下游通路激活。主要针对这条通路的方法是运用 IGF-IR 的单克隆抗体，并且一项针对此抗体 MK-0646 的 Ⅰ/Ⅱ 期临床研究证实在吉西他滨基础上联合联用本药后将无进展生存时间从 8 周提高到 17 周，并且毒性较轻。另外一项研究，评估吉西他滨及厄洛替尼基础上联合 cixutumumab（IGF-1 受体单克隆抗体）较未联合组并未显示 PFS 及 OS 的延长。并且，在这两项研究中，入组患者并没有经过 IGFR 表达及肿瘤分子筛选。相关数据提示组织中 IGF-IR 表达可能预示抗 IGFR 抗体的疗效，因此将来可以通过筛选相应人群开展研究并从中发现获益人群。还有相关数据提示 IGFBP5 的表达以及 IGFBP5/IGFBP4 可能预示抗 IGF 治疗的疗效。抗 IGF-IR 单克隆抗体正在试验中（表 26.1）。另一个有潜力的 IGFR 通路抑制剂是一种叫 Klotho 的微粒，它是一种跨膜蛋白，并且具有良好的安全性，对于人体的研究尚未开展。

IGF-RI 的激活启动了一系列蛋白活化最终导致细胞增殖分化，它激活了 KRAS 以及 PI3K，值得注意的是 KRAS 本身也可以激活 PI3K。反之，PI3K 在质膜中脂质 3' 端的环己六醇环磷酸化会产生两种形式的磷脂酰肌醇（PIP_2 和 PIP_3）。这些细胞内拥有 PH 结构域的蛋白之间相互作用后使得它们来到细胞表面，AKT 也有这个结构域，当被募集到细胞膜表面，AKT 通过丝氨酸/苏氨酸残端磷酸化被激活，然后使得下游大量蛋白磷酸化，主要是 mTOR。在正常环境中，PTEN 抑制 PI3K 活性，PTEN 使得 PIP_2 和 PIP_3 去磷酸化。然而，在胰腺癌细胞株里，PTEN 经常缺失表达或者表达减少（可能通过启动子甲基化的作用机制），导致旁路激活。就像上面提及的 IGF-RI 活化后激活 PI3K，这在胰腺癌中非常普遍，再且 PI3K 在胰腺癌中过表达，介导了 AKT 及下游效应分子活化。

鉴于在胰腺癌发生中的作用，靶向 PI3K 是一条非常重要的治疗途径。现靶向 PI3K 的药物正在进行 Ⅰ 期临床研究（表 26.1）。其中一种药物 NVP-BEZ235 是 PI3K 及 mTOR 的双重抑制剂，它已与吉西他滨联合在胰腺癌细胞株中被测试。这种药物能够减少细胞株内 AKT 及 mTOR 的磷酸化表达，这提示可能具有减少细胞增殖的潜能，并且与吉西他滨联合在多种细胞株中被证实具有协同效应。

PI3K 抑制剂联合 RAS 通路抑制剂正在进行临床研究，在一项使用 MEK 抑制剂 GDC-0973 的临床研究中，各种不同肿瘤的患者予以入组，46 人中通过 PET-CT 检测发现 26 人肿瘤缩小，但是有效率低，仅为 7%，而且患者的治疗剂量不同，该研究还在进行中。相似的研究还有其他联合治疗，包括 MSC1936369B 联合 SAR245409，然而具体疗效尚未知晓，裸鼠模型证实其疗效可能和吉西他滨联合厄洛替尼相当。

DNA 修复

DNA 修复是一有意思的靶点，*BRCA*2 基因被认为与胰腺癌发生风险相关，*BRCA*2 基因家族突变患者其胰腺癌发生风险较未突变患者增加 3.5 倍，并且犹太人风险更高，他们 *BRCA*2 基因家族人群突变率为 5.5%，一般人群只有 1%。

BRCA1 及 BRCA2 参与 DNA 双链破坏后的修复，在恶性肿瘤形成中，存在这两个基因中任何一个基因的杂合缺失会使得其等位基因更易于再次丢失。两种基因中任何一种基因的缺失表达会产生受损的同源重组，在这种情况下，必须通过单链退火或者非同源物阻止参与结合进行 DNA 修复。这两种方法也容易出错，BRCA2 很显著地在与 RAD51 结合点发挥作用，而 BRCA1 并不依赖这种复合物起作用。

PARP 是一种参与 DNA 单链修复的蛋白，PARP 抑制剂在同源重组的细胞内功能是静默的，尽管这种细胞对于烷化剂是敏感的。在同源重组缺失的细胞内，PARP 抑制剂能显著破坏 DNA 修复的能力（如 BRCA 缺失细胞），然而使用 PARP 抑制后明显会破坏细胞 DNA 修复能力。

所谓合并致死就是两个非致死突变，如果单独发生的话是没有作用的，但是同时发生会导致肿瘤细胞死亡，就好比在同时有 BRCA 缺失并抑制 PARP，在 BRCA 缺失的状态下使用 PARP 抑制剂会使得分离的单链 DNA 非修复性堆积，这会使得 DNA 复制叉停止工作并且崩溃，然后形成 DNA 双链破坏，BRCA 缺失的细胞中累积出现这种情况就会导致基因不稳定及最终细胞死亡。

因此，PARP 抑制在 BRCA1、BRCA2、PALB 先天缺失或者同源修复的患者中研究更热。再次，NRS1 和 ATM 突变以及 PTEN 功能缺失、Aurora 激酶 A 突变过表达的情况下会使得细胞通过抑制 PARP 促使细胞死亡。一项关于 AZD2281 的 I 期临床研究显示，BRCA 相关的卵巢癌、乳腺癌、前列腺患者有效率达 63%（12/18）。因此，现在也开始研究在 BRCA 缺乏的胰腺癌中使用 PARP 抑制剂。

在 BRCA 相关胰腺癌患者中使用 PARP 抑制剂的患者是有限的，一项回顾性研究中显示有 3 例患者使用 PARP 抑制剂联合化疗，其中 2 例患者有效，1 例患者疾病稳定。在一项病例报道中，PARP 抑制剂的有效时间持续 8 周。因此，在个人或家族存在 BRCA 突变的胰腺癌患者中使用 PARP 抑制剂的研究势在必行。并且通过同源修复缺失的筛查，也可以找到额外一些可以使用 PARP 抑制剂患者。的确联合吉西他滨、顺铂及 veliparib 的研究正在进行中，在这个研究中，患者使用标准剂量吉西他滨，同时联合一日 2 次口服 veliparib，早期结果显示 1 例 PR、3 例 SD。其他使用另一种 PARP 抑制剂 rucaparib 相关研究也在进行中，在这项 II 期研究中，BRCA 突变的胰腺癌患者使用固定剂量。

除了 BRCA1，另外一个著名的 BRCA2 搭档的基因是 PALB2（叫作 FANCN 基因），也是在 DNA 修复过程中被发现的蛋白质，可能也对 PARP 抑制剂敏感。PALB2 在 DNA 修复过程中和 BRCA1 和 BRCA2 结合形成复合物，再与 RAD51 结合，通过同源重组启动 DNA 修复。PALB2 在普通人群中突变率低，只有 1%，即使在胰腺癌患者中可能也只有 3%～4% 的突变率，并且这些患者可能有乳腺癌家族史，更加说明胰腺癌的发生和 BRCA 突变有关，因此在胰腺癌中同源重组缺失成为非常重要的靶点。

可能可以通过胰腺癌的体外模型筛查这种突变，在一项研究中，具有 PALB2 突变患者的肿瘤被移植到裸鼠体内并且被证实对 MMC 敏感，同时使用 PARP 抑制剂也有效。这样的研究可以筛查出对于此药物有效的肿瘤组织，并且进行下一步 DNA 分析。在这个案例中，散发性的 PALB2 突变，外加种系基因框架突变预示对 MMC 治疗有效，正在进一步研究相关的裸鼠模型。

Notch 通路抑制剂

在正常环境中，Notch 通路是阻止细胞分化、维持祖细胞稳定性的。和 Notch 通路受体结合后，会导致 Notch 细胞膜内侧端分裂，这个分裂片段转移到细胞核内，激活转录活性蛋白复合物。现逐渐认识到 Notch 通路的激活在胰腺癌致病过程中的作用，尤其是这条通路在胰腺上皮从有作用的腺泡上皮转化为导管上皮中的作用。试验证据表明观察诱导 Notch 通路可以使腺泡上皮发生形态学转变形成导管上皮，并且失去腺泡特异性基因表达而表达导管上皮相关标志物。这些步骤是导管上皮化生、胰腺上皮内转化及最终发

展为侵袭性肿瘤过程中至关重要的步骤。相似的
变化也在前期关于将胰腺细胞暴露于 TGF－α 的
研究中发现,这也许表明 TGF－α 可能触发了这
条通路。事实上,转基因表达 TGF－α 的小鼠较
正常小鼠上调表达 Notch 通路配体、受体以及作
用基因,HES1 是这条通路的下游蛋白,它会在化
生细胞中表达,并且在健康的腺泡周围组中表达
缺乏。

　　胰腺癌中 Notch 通路可能过表达,Notch 通
路激活可能会导致胰腺上皮不典型增生、抑制腺
泡上皮分化,介导腺泡至导管上皮化生。一项比
较胰腺癌与正常组织的研究显示了在胰腺癌组织
中有 9 种基因过表达,包括 Notch2、Notch3、
Notch4、dkl1 和 jag1。相反,Notch 通路抑制基
因,如 sel－1L 在肿瘤组织中表达是下调的。这
些变化可能解释了 Notch 通路基因表达增加,包
括 Hes1、Hes4、Hey1、HeyL。例如,在人类 10 种
肿瘤中,6 种肿瘤过表达 Hes1。相似地运用免疫
组化发现 62% 的肿瘤标本中过表达 Hes1。一项
独立的关于 20 个胰腺癌细胞系的研究发现只有
40% 的胰腺癌细胞系上表达 Notch1,90% 过表达
JAGGED 2,并且绝大多数细胞表达超过 50 倍,
表明这条通路的激活。DLL4 也在一半的细胞系
中上调表达,同样 HES1 及 HEY2 在 80% 及 65%
的肿瘤细胞中上调表达。

　　γ 分泌素是在膜内表达的蛋白酶,是 Notch
通路激活需要的蛋白酶。正常功能是在与配体结
合后,Notch 受体胞内段分裂激活下游通路。组
织 γ 分泌素可以阻止 TGF－α 诱导的腺泡导管上
皮化生,组成性激活 Notch1 蛋白,可抑制 γ 分泌
素功能。在前期已知细胞系的中的研究表明,在
2 种测试细胞中,通过抑制 Notch 功能的 siRNA
能够抑制其克隆形成,而运用 γ 分泌素抑制剂
GSI－18,会产生中度抑制生长并显著抑制克隆
增殖。运用截断组成性激活 Notch,可避免这种
药物抑制。

　　临床前期研究评估了 γ 分泌素 MRK－003
对于传代细胞的抑制作用,5 种细胞系中有 3 种
细胞是敏感的,它可以减少细胞增长速度,使得细
胞停滞生长、迁移减少以及干细胞数目减少。而

另外 2 种细胞系显示对其耐药并且未发现此现
象。另外,有 9 例患者的移植瘤模型基于Notch－1
不同水平对于生长抑制进行检测,联合运用
MRK－003 及吉西他滨较单用吉西他滨在 9 种胰
腺导管细胞癌的细胞外试验中显示对于其中 4 种
(44%)有更强的抑制作用,因此正在开展其相关
临床研究。

Hedgehog 通路及 JAK/STAT

　　Hedgehog 通路在胰腺癌发展过程中也起到
重要作用,在正常细胞中,PTCH 蛋白位于细胞膜
表面,并且与 SMO 结合后能抑制 SMO 的功能。
同时,下游蛋白 SUFU 与 GLI2 和 GLI3 两种蛋
白同时结合,使后两种蛋白的蛋白酶体分裂从而
从活化形式转为抑制形式。Hdegehog 的配体
SHH 可能再与 PTCH 结合释放 SMO。一旦
SMO 被激活,它就会通过进入细胞核内并辅助信
号转导,从而抑制 GLI2 和 GLI3 从活化形式转
化为抑制形式。

　　现有大量的证据表明,Hedgehog 通路在胰
腺癌发生发展中起到重要作用。一项在 24 位胰
腺癌患者肿瘤组织中进行的深入分析显示,每一
个标本中至少含有一个 Hedgehog 基因的突变。
移植瘤模型提示 Hedgehog 通路的激活可能促进
胰腺癌肿瘤干细胞的发展,如果抑制这条通路可
以减少有干细胞表型细胞的数量。最后,裸鼠模
型也发现了当吉西他滨联合 Hedgehog 抑制剂
IPI－926 后,肿瘤内的血管密度和吉西他滨的药
物浓度都会增加。

　　IPI－926 是一种通过抑制 SMO 继而抑制
Hedgehog 通路的小分子抑制剂,一项在皮肤基
底细胞癌中的 I 期研究显示了这种药物单独使用
的安全性,并且在既往未经治疗的皮肤基底细胞
癌中进一步扩大样本量研究显示有效率达到
27%。在另外一项使用 IPI－926 联合吉西他滨
的 IB 期研究中,16 名经治患者的中位无进展生
存时间为 7 个月,但是不幸的是,Infinity 制药公
司终止了这项研究,因为一项 II 期临床研究中期
报告显示了安慰剂组的生存获益。然而 IPI－926
是否真的与试验药物有差异还不清楚,但是这种

药物单用很可能无效,因为它并未达到试验目标,或是这种药物在临床中无效。

一个通过减少胰腺癌肿瘤细胞外基质的相关策略的临床试验正在开展中。透明质酸酶在胰腺癌肿瘤细胞外基质中含量大,但是它确切的作用机制尚不清楚。近期,Provenzano 等证明了针对透明质酸酶促靶点的药物 PEGPH20 可以减少间质液中的压力,增加血管透明度并且可以让荧光标记通过。通过这些研究,现联合 PEGPH20 及吉西他滨,即使只使用了一周期,也较单用吉西他滨组能够明显缩小肿瘤。再者,联合用药的裸鼠较单用吉西他滨组存活时间更长,这使得人们对此药产生了更大的热情,并正在开展相关临床研究治疗人类胰腺癌,一项ⅠB 期临床研究运用 PEGPH20 联合吉西他滨治疗胰腺癌早期报道显示有 31% 的有效率(7/21),进一步研究 PEGPH20 联合吉西他滨及白蛋白紫杉醇或者联合 FOLFIRINOX 的临床研究正在进行中。

Hedgehog 通路始终重要的原因是它激活了下游 STAT3 通路。体外研究显示,KRAS 激活后通过与 SHH 配体及转录因子 GLI1 结合,导致 KRAS 激活会发生恶性肿瘤。KRAS 过表达导致 SHH 表达,从而使得 GLI1 在胰腺癌肿瘤细胞及间质细胞中表达,从而产生了癌基因的作用,使得阻止破坏胰腺癌上皮内瘤变进程的蛋白质丢失。GLI1 表达导致 IL-6 mRNA 在胰腺肿瘤细胞间质中纤维母细胞中水平升高,并且可以检测到 IL-6 分泌明显增加。这与 GLI1 结合域位于 IL-6 启动子区域相一致,并且 IL-6 能够减少 STAT2 磷酸化,IL-6 的增加能够刺激胰腺癌细胞系中 p-STAT3 表达。

胰腺癌中 JAK/STAT 的激活起始于细胞因子(如 IL-6)与 JAK2 分子的结合,一旦被激活,JAK2 促使下游效应分子磷酸化,包括 PI3K、RAS、STAT3 以及 STAT5。STAT3 转移到核内并且和分化凋亡相关基因(如 H3Y41)的 DNA 序列结合,并且已知最终会使癌基因 Imo2 表达增加,尽管其他下游效应机制还在研究中。

Scholz 等人发现 p-STAT3 在一系列的胰腺癌细胞系中过表达,但是在胰腺神经内分泌肿瘤细胞中却缺失表达。通过主导负型 STAT3 结构或者抑制上游 JAK2 使得 pSTAT3 失活,会使细胞停滞于 G_1/S 期,并且减少锚定依赖或者非依赖途径的生长。再者,组成性激活 KRAS,铃蟾肽(蛙皮素)诱导的 STAT3 表达会被延长,提示引入相关突变产生 STAT3 相关作用可能引起更大的细胞损伤。

敲除 STAT3 可以减少与致癌相关的变化,尤其是在暴露于蛙皮素后,STAT3 缺乏的细胞较 STAT3 丰富的细胞表现出更少的导管结构及更多的腺泡结构。小鼠移植瘤模型中显示,STAT3 缺乏的细胞表现出更少的纤维化替代、KI-67 阳性细胞及肿瘤体积更小,因此这条通路的破坏可能最终导致肿瘤形成。与这些发现相一致,JAK/STAT 抑制剂,如 AG490,可以减少细胞分化相关标志物,如 Cyclin D1、BCL-xL,并且可以减少细胞分化并且明显表现为 STAT3 激活。

在体外试验发现 JAK 抑制剂 AG490 产生与 STAT3 负向调节相似的作用,因此给临床提供了一种方法,即运用 JAK/STAT 抑制剂治疗胰腺癌。确实,当 ruxolitinib(Incyte)与卡培他滨联合使用二线治疗转移性胰腺癌时,表现出系统炎症(CRP>13)的患者生存时间更长(HR = 0.47,$P = 0.01$),故拟开展Ⅲ期临床研究证实。

FGFR 通路

成纤维细胞生长因子受体(FGFR)可以激活 RAS/MAPK 和 PI3K/AKT/mTOR 通路。有多种高度保守的 FGF 配体可以分别与 4 种不同的受体(FGFR-1、FGFR-2、FGFR-3、FGFR-4)结合,形成两受体+两配体复合物,这 4 种受体也可以通过自身不同片段与多种物质相结合。与配体结合后,激活的受体可以激活一种接头蛋白 FRS2,磷酸化的 FRS2 进而激活下游 RAS 和 PI3K,从而激活下游通路。FGF 配体的过表达,FGF-1、FGF-2、FGF-7、FGF-10 普遍存在于胰腺癌中,特别是 FGF-2 和 FGF-7 与胰腺癌密切相关,它们可以促进癌细胞增殖、迁移、侵袭,并促进基质细胞增生。有报道指出在胰腺癌存在 FGFR-2 的高表达及其磷酸化水平的增高,与肿瘤侵袭性密切相关。

胰腺癌同时伴有胰腺星形细胞（PSC）所导致的粘连形成。FGFR－1 和 FGFR－2 进入激活的 PSC 细胞核中，促进胰腺癌细胞向周围细胞外基质侵袭。采用干扰 RNA 抑制这些蛋白质可以减少 PSC 增殖，并减少癌细胞的侵袭。这些研究提示，抑制 PSC 细胞核中 FGF/FGFR 调控的增殖和侵袭也许能阻断胰腺癌细胞向周围组织浸润。

FGFR 通路的药物及 siRNA 等阻断剂可以达到显著的抗肿瘤效应。此效应可见于 FGFR－2 过表达。因此，抗 FGF 治疗事实上既可以抗增殖也可以达到抗粘连形成的效果，证明了 FGF/FGFR 可以成为胰腺癌潜在的治疗靶点。

FGF 除了可以促进增长以外，也可以促进血管生成。FGF 在伤口愈合中的重要性首次证明了这一点。这可能是肿瘤细胞、基质细胞或细胞外基质释放的 FGF 所形成的旁分泌效果。向人黑色素瘤细胞中注入 FGF－2 及 FGFR－1 的反义 DNA 可以降低肿瘤的生长，并阻断瘤内血管生成。关于贝伐珠单抗（一种抗－VEGF 试剂）的一项早期临床试验证明，在胰腺癌患者中，与安慰剂相比，其没有显著改善生存、无进展生存期及反应率。同时与阻断 VEGF 及 FGF 相比，只阻断 VEGF 也许有更好的效果。事实上，同时表达 FGF－2 及 VEGF 可以产生协同效应，这样的肿瘤由于血管密度及渗透性较高而生长迅速。一种多靶点阻断剂 lenvatinib，可以同时阻断 VEGFR－1、VEGFR－2、VEGFR－3、FGFR－1、FGFR－2、FGFR－3、FGFR－4 及 PDGFRa，早期工作证明，应用这种试剂后，19 只裸鼠中有 7 只出现肿瘤体积缩小。这些有反应的

裸鼠中，移植瘤血管密度也有降低。现阶段，一系列的 FGF 阻断剂正在研发中，包括 dovitinib、brivanib、BGJ398 等。特别是 brivanib，报道指出在胰腺神经内分泌癌中，其能减少肿瘤生长并延长总生存期。然而，目前尚无关于抗 FGF 策略的大型临床试验报道。

CDK4/6 抑制剂

胰腺癌通常会发生 *CDK2A* 基因缺失。Yachida 和其他人注意到 *KRAS* 突变后迅速发生 *CDK2A* 突变，二者一起足以引起胰腺上皮不典型增生。CDK2A 编码 $p16$ 基因（$ink4a$），是 CDK4 和 CDK6 蛋白抑制剂。这些顺序调节视网膜母细胞瘤抑制基因，Franco 等阐明了利用这种抑制剂抑制 RB 并减少敏感细胞分化，对于这条通路的耐药似乎是由于细胞周期蛋白 E1 上调导致的。LEE011（Novartis）用于 $p16$ 异常的胰腺癌患者的相关临床试验正在开展中。

总　　结

胰腺癌在我们已了解生物学行为的恶性肿瘤中可能是独特的，并且至今未找到有效的药物治疗。然而，临床治疗开始有眉目，最近的 FOLFIRINOX 以及吉西他滨联合白蛋白紫杉醇显示比既往治疗方案更好的疗效。现随着分子诊断不断运用，也有助于进一步了解这些肿瘤的生物学行为，大量文献提示了这些肿瘤可能的治疗靶点，最有潜力的是根据不同患者运用相关科学检测明确可能对何种治疗有效。最后我们寄予希望于将来开展的临床研究，最终改善患者预后。

参 考 文 献

1　Siegel R，Ma J，Zou Z，Jemal A. Cancer statistics，2014. *CA Cancer J Clin*. 2014；64(1)：9－29.

2　Conroy T，Desseigne F，Ychou M，et al. Groupe Tumeurs Digestives of Unicancer；PRODIGE Intergroup. FOLFIRINOX versus gemcitabine for metastatic pancreatic cancer. *N Engl J Med*. 2011；364(19)：1817－1825.

3　Jones S，Zhang X，Parsons DW，et al. Core signaling pathways in human pancreatic cancers revealed by global genomic analyses. *Science*. 2008；321(5897)：1801－1806.

4　Moskaluk CA，Hruban RH，Kern SE. p16 and K-ras gene mutations in the intraductal precursors of human pancreatic adenocarcinoma. *Cancer Res*. 1997；57(11)：2140－2143.

5　Almoguera C，Shibata D，Forrester K，Martin J，Arnheim N，Perucho M. Most human carcinomas of the exocrine pancreas contain mutant c-K-ras genes. *Cell*. 1988; 53(4): 549 - 554.

6　Collisson EA, Trejo CL, Silva JM, et al. A central role for RAF ->MEK ->ERK signaling in the genesis of pancreatic ductal adenocarcinoma. *Cancer Discov*. 2012; 2(8): 685 - 693.

7　Ji Z, Mei FC, Xie J, Cheng X. Oncogenic KRAS activates hedgehog signaling pathway in pancreatic cancer cells. *J Biol Chem*. 2007; 282(19): 14048 - 14055.

8　Rajurkar M, De Jesus-Monge WE, Driscoll DR, et al. The activity of Gli transcription factors is essential for Kras-induced pancreatic tumorigenesis. *Proc Natl Acad Sci U S A*. 2012; 109(17): E1038 - E1047.

9　Asano T, Yao Y, Zhu J, Li D, Abbruzzese JL, Reddy SA. The PI 3-kinase/Akt signaling pathway is activated due to aberrant Pten expression and targets transcription factors NF-kappaB and c-Myc in pancreatic cancer cells. *Oncogene*. 2004; 23(53): 8571 - 8580.

10　Vaccaro V, Melisi D, Bria E, et al. Emerging pathways and future targets for the molecular therapy of pancreatic cancer. *Expert Opin Ther Targets*. 2011; 15(10): 1183 - 1196.

11　Ristorcelli E, Lombardo D. Targeting Notch signaling in pancreatic cancer. *Expert Opin Ther Targets*. 2010; 14(5): 541 - 552.

12　Goggins M, Schutte M, Lu J, et al. Germline BRCA2 gene mutations in patients with apparently sporadic pancreatic carcinomas. *Cancer Res*. 1996; 56(23): 5360 - 5364.

13　Oliveira-Cunha M, Hadfield KD, Siriwardena AK, Newman W. EGFR and KRAS mutational analysis and their correlation to survival in pancreatic and periampullary cancer. *Pancreas*. 2012; 41(3): 428 - 434.

14　Hingorani SR, Wang L, Multani AS, et al. Trp53R172H and KrasG12D cooperate to promote chromosomal instability and widely metastatic pancreatic ductal adenocarcinoma in mice. *Cancer Cell*. 2005; 7(5): 469 - 483.

15　Macdonald JS, McCoy S, Whitehead RP, et al. A phase II study of farnesyl transferase inhibitor R115777 in pancreatic cancer: a Southwest oncology group (SWOG 9924) study. *Invest New Drugs*. 2005; 23(5): 485 - 487.

16　Van Cutsem E, van de Velde H, Karasek P, et al. Phase III trial of gemcitabine plus tipifarnib compared with gemcitabine plus placebo in advanced pancreatic cancer. *J Clin Oncol*. 2004; 22(8): 1430 - 1438.

17　Ling J, Kang Y, Zhao R, et al. KrasG12D-induced IKK2/beta/NF-kappaB activation by IL-1alpha and p62 feedforward loops is required for development of pancreatic ductal adenocarcinoma. *Cancer Cell*. 2012; 21(1): 105 - 120.

18　Rinehart J, Adjei AA, Lorusso PM, et al. Multicenter phase II study of the oral MEK inhibitor, CI - 1040, in patients with advanced non-small-cell lung, breast, colon, and pancreatic cancer. *J Clin Oncol*. 2004; 22(22): 4456 - 4462.

19　Walters DM, Lindberg JM, Adair SJ, et al. Inhibition of the growth of patient-derived pancreatic cancer xenografts with the MEK inhibitor trametinib is augmented by combined treatment with the epidermal growth factor receptor/HER2 inhibitor lapatinib. *Neoplasia*. 2013; 15(2): 143 - 155.

20　Rieder S, Michalski CW, Friess H, Kleeff J. Insulin-like growth factor signaling as a therapeutic target in pancreatic cancer. *Anticancer Agents Med Chem*. 2011; 11(5): 427 - 433.

21　Bergmann U, Funatomi H, Yokoyama M, Beger HG, Korc M. Insulin-like growth factor I overexpression in human pancreatic cancer: evidence for autocrine and paracrine roles. *Cancer Res*. 1995; 55(10): 2007 - 2011.

22　Chu E. The IGF - 1R pathway as a therapeutic target. *Oncology (Williston Park)*. 2011; 25(6): 538 - 539, 543.

23　Karna E, Surazynski A, Orłowski K, et al. Serum and tissue level of insulin-like growth factor-I (IGF - I) and IGF - I binding proteins as an index of pancreatitis and pancreatic cancer. *Int J Exp Pathol*. 2002; 83(5): 239 - 245.

24　Lopez T, Hanahan D. Elevated levels of IGF - 1 receptor convey invasive and metastatic capability in a mouse model of pancreatic islet tumorigenesis. *Cancer Cell*. 2002; 1(4): 339 - 353.

25　Adachi, Y, Li R, Yamamoto H, et al. Insulin-like growth factor-I receptor blockade reduces the invasiveness of gastrointestinal cancers via blocking production of matrilysin. *Carcinogenesis*. 2009; 30(8): 1305 - 1313.

26　Fogelman DR, Holmes H, Mohammed K, et al. Does IGFR1 inhibition result in increased muscle mass loss in patients undergoing treatment for pancreatic cancer? *J Cachexia Sarcopenia Muscle*. 2014; 5(4): 307 - 313.

27　Philip PA, Goldman B, Ramanathan RK, et al. Dual blockade of epidermal growth factor receptor and insulin-like growth factor receptor-1 signaling in metastatic pancreatic cancer: phase Ib and randomized phase II trial of gemcitabine, erlotinib, and cixutumumab versus gemcitabine plus erlotinib (SWOG S0727). *Cancer*. 2014; 120(19): 2980 - 2985.

28　Javle MM, Varadhachary GR, Fogelman DR, et al. Randomized phase II study of gemcitabine (G) plus anti - IGF - 1R antibody MK - 0646, G plus erlotinib (E) plus MK - 0646 and G plus E for advanced pancreatic cancer. *J Clin Oncol*. 2011.29.

29　Becker MA, Hou X, Harrington SC, et al. IGFBP ratio confers resistance to IGF targeting and correlates with increased invasion and poor outcome in breast tumors. *Clin Cancer Res*. 2012; 18(6): 1808 - 1817.

30　Abramovitz L，Rubinek T，Ligumsky H，et al. KL1 internal repeat mediates klotho tumor suppressor activities and inhibits bFGF and IGF－Ⅰ signaling in pancreatic cancer. *Clin Cancer Res*. 2011；17(13)：4254－4266.

31　Davies MA. The role of the PI3K－AKT pathway in melanoma. *Cancer J*. 2012；18(2)：142－147.

32　Edling CE，Selvaggi F，Buus R，et al. Key role of phosphoinositide 3-kinase class Ⅰ B in pancreatic cancer. *Clin Cancer Res*. 2010；16(20)：4928－4937.

33　Ostapoff KT. Effect of NVP－BEZ235, a dual PI3K/mTOR inhibitor, on chemotherapy and antiangiogenic response in pancreatic cancer. *J Clin Oncol*. 2012；suppl.4：243.

34　Haussmann E，Glienke W，Bergmann L. Combination strategy of gemcitabine with the dual PI3K/mTOR inhibitor NVP－BEZ235 in pancreatic cancer cells. *J Clin Oncol*. 2011；29(suppl.)：e14562.

35　Junttila MR，Devasthali V，Cheng JH，et al. Modeling targeted inhibition of MEK and PI3 kinase in human pancreatic cancer. *Mol Cancer Ther*. 2014；14(1)：40－47.

36　Lorusso PM. A first-in-human phase Ⅰ b study to evaluate the MEK inhibitor GDC－0973, combined with the pan－PI3K inhibitor GDC－0941, in patients with advanced solid tumors. *J Clin Oncol* 2012；30(suppl.)：Abstract 2566.

37　Breast Cancer Linkage Consortium. Cancer risks in BRCA2 mutation carriers. *J Natl Cancer Inst*. 1999；91(15)：1310－1316.

38　Ferrone CR，Levine DA，Tang LH，et al. BRCA germline mutations in Jewish patients with pancreatic adenocarcinoma. *J Clin Oncol*. 2009；27(3)：433－438.

39　Venkitaraman AR. Cancer susceptibility and the functions of BRCA1 and BRCA2. *Cell*. 2002；108(2)：171－182.

40　Dedes KJ，Wilkerson PM，Wetterskog D，Weigelt B，Ashworth A，Reis-Filho JS. Synthetic lethality of PARP inhibition in cancers lacking BRCA1 and BRCA2 mutations. *Cell Cycle*. 2011；10(8)：1192－1199.

41　Fong PC，Boss DS，Yap TA，et al. Inhibition of poly(ADP-ribose) polymerase in tumors from BRCA mutation carriers. *N Engl J Med*. 2009；361(2)：123－134.

42　Lowery MA，Kelsen DP，Stadler ZK，et al. An emerging entity：pancreatic adenocarcinoma associated with a known BRCA mutation：clinical descriptors, treatment implications, and future directions. *Oncologist*. 2011；16(10)：1397－1402.

43　Vyas O，Leung K，Ledbetter L，et al. Clinical outcomes in pancreatic adenocarcinoma associated with BRCA－2 mutation. *Anticancer Drugs*. 2015；26(2)：224－226.

44　O'Reilly EM. Phase Ⅰ B trial of cisplatin (C), gemcitabine (G), and veliparib (V) in patients with known or potential BRCA or PALB2－mutated pancreas adenocarcinoma (PC). *J Clin Oncol*. 2014；32(5S)：4023.

45　Hofstatter EW，Domchek SM，Miron A，et al. PALB2 mutations in familial breast and pancreatic cancer. *Fam Cancer*. 2011；10(2)：225－231.

46　Tischkowitz MD，Sabbaghian N，Hamel N，et al. Analysis of the gene coding for the BRCA2－interacting protein PALB2 in familial and sporadic pancreatic cancer. *Gastroenterology*. 2009；137(3)：1183－1186.

47　Slater EP，Langer P，Niemczyk E，et al. PALB2 mutations in European familial pancreatic cancer families. *Clin Genet*. 2010；78(5)：490－494.

48　Villarroel MC，Rajeshkumar NV，Garrido-Laguna I，et al. Personalizing cancer treatment in the age of global genomic analyses：PALB2 gene mutations and the response to DNA damaging agents in pancreatic cancer. *Mol Cancer Ther*. 2011；10(1)：3－8.

49　Song SY，Gannon M，Washington MK，et al. Expansion of Pdx1-expressing pancreatic epithelium and islet neogenesis in transgenic mice overexpressing transforming growth factor alpha. *Gastroenterology*. 1999；117(6)：1416－1126.

50　Habbe N，Shi G，Meguid RA，et al. Spontaneous induction of murine pancreatic intraepithelial neoplasia (mPanIN) by acinar cell targeting of oncogenic Kras in adult mice. *Proc Natl Acad Sci U S A*. 2008；105(48)：18913－18918.

51　Miyamoto Y，Maitra A，Ghosh B，et al. Notch mediates TGF alpha-induced changes in epithelial differentiation during pancreatic tumorigenesis. *Cancer Cell*. 2003；3(6)：565－576.

52　Mullendore，ME，Koorstra JB，Li YM，et al. Ligand-dependent Notch signaling is involved in tumor initiation and tumor maintenance in pancreatic cancer. *Clin Cancer Res*. 2009；15(7)：2291－2301.

53　Mizuma M，Rasheed ZA，Yabuuchi S，et al. The gamma secretase inhibitor MRK－003 attenuates pancreatic cancer growth in preclinical models. *Mol Cancer Ther*. 2012；11(9)：1999－2009.

54　Hidalgo M，Maitra A. The hedgehog pathway and pancreatic cancer. *N Engl J Med*. 2009；361(21)：2094－2096.

55　Jones S，Zhang X，Parsons DW，et al. Core signaling pathways in human pancreatic cancers revealed by global genomic analyses. *Science*. 2008；321(5897)：1801－1806.

56　Jimeno A，Feldmann G，Suárez-Gauthier A，et al. A direct pancreatic cancer xenograft model as a platform for cancer stem cell therapeutic development. *Mol Cancer Ther*. 2009；8(2)：310－314.

57　Olive，KP，Jacobetz MA，Davidson CJ，et al. Inhibition of Hedgehog signaling enhances delivery of chemotherapy in a mouse model of pancreatic cancer. *Science*. 2009.324(5933)：1457－1461.

58　Jimeno A，Jacobetz MA，Davidson CJ，et al. Phase Ⅰ study of the Hedgehog pathway inhibitor IPI－926 in adult patients with solid tumors. *Clin Cancer Res*. 2013；19(10)：2766－2774.

59　Richards DA. A phase Ⅰb trial of IPI－926，a hedgehog pathway inhibitor，plus gemcitabine in patients with metastatic pancreatic cancer. *J Clin Oncol*. 2012；suppl.4：213.

60　Toole BP，Slomiany MG. Hyaluronan：a constitutive regulator of chemoresistance and malignancy in cancer cells. *Semin Cancer Biol*. 2008；18(4)：244－250.

61　Provenzano PP，Cuevas C，Chang AE，Goel VK，Von Hoff DD，Hingorani SR. Enzymatic targeting of the stroma ablates physical barriers to treatment of pancreatic ductal adenocarcinoma. *Cancer Cell*. 2012；21(3)：418－429.

62　Hingorani SR，Harris WP，Beck JT，et al. A phase Ⅰb study of gemcitabine plus PEGPH20 (pegylated recombinant human hyaluronidase) in patients with stage Ⅳ previously untreated pancreatic cancer. *J Clin Oncol*. 2013；31(suppl.)：4010.

63　Mills LD，Zhang Y，Marler RJ，et al. Loss of the transcription factor GLI1 identifies a signaling network in the tumor microenvironment mediating KRAS oncogene-induced transformation. *J Biol Chem*. 2013；288(17)：11786－11794.

64　Huang C，Yang G，Jiang T，Huang K，Cao J，Qiu Z. Effects of IL－6 and AG490 on regulation of Stat3 signaling pathway and invasion of human pancreatic cancer cells in vitro. *J Exp Clin Cancer Res*. 2010；29：51.

65　Quintas-Cardama A，Verstovsek S. Molecular pathways：Jak/STAT pathway：mutations，inhibitors，and resistance. *Clin Cancer Res*. 2013；19(8)：1933－1940.

66　Scholz A，Heinze S，Detjen KM，et al. Activated signal transducer and activator of transcription 3 (STAT3) supports the malignant phenotype of human pancreatic cancer. *Gastroenterology*. 2003；125(3)：891－905.

67　Fukuda A，Wang SC，Morris JP 4th，et al. Stat3 and MMP7 contribute to pancreatic ductal adenocarcinoma initiation and progression. *Cancer Cell*. 2011；19(4)：441－455.

68　Toyonaga T，Nakano K，Nagano M，et al. Blockade of constitutively activated Janus kinase/signal transducer and activator of transcription－3 pathway inhibits growth of human pancreatic cancer. *Cancer Lett*. 2003；201(1)：107－116.

69　Hurwitz H. A randomized double-blind phase 2 study of ruxolitinib (RUX) or placebo (PBO) with capecitabine (CAPE) as second-line therapy in patients (pts) with metastatic pancreatic cancer (mPC). *J Clin Oncol*. 2014；32(5s)：4000.

70　Naski MC，Ornitz DM. FGF signaling in skeletal development. *Front Biosci*. 1998；3：d781－d794.

71　Miki T，Bottaro DP，Fleming TP，et al. Determination of ligand-binding specificity by alternative splicing：two distinct growth factor receptors encoded by a single gene. *Proc Natl Acad Sci U S A*. 1992；89(1)：246－250.

72　Wesche J，Haglund K，Haugsten EM. Fibroblast growth factors and their receptors in cancer. *Biochem J*. 2011；437(2)：199－213.

73　Kornmann M，Beger HG，Korc M. Role of fibroblast growth factors and their receptors in pancreatic cancer and chronic pancreatitis. *Pancreas*. 1998；17(2)：169－175.

74　Escaffit，F.，Estival A，Bertrand C，Vaysse N，Hollande E，Clemente F. FGF－2 isoforms of 18 and 22.5 kDa differentially modulate t-PA and PAI－1 expressions on the pancreatic carcinoma cells AR4－2J：consequences on cell spreading and invasion. *Int J Cancer*. 2000；85(4)：555－562.

75　Nomura S，Yoshitomi H，Takano S，et al. FGF10/FGFR2 signal induces cell migration and invasion in pancreatic cancer. *Br J Cancer*. 2008；99(2)：305－313.

76　Cho K，Ishiwata T，Uchida E，et al. Enhanced expression of keratinocyte growth factor and its receptor correlates with venous invasion in pancreatic cancer. *Am J Pathol*. 2007；170(6)：1964－1974.

77　Katoh Y，Katoh M. FGFR2-related pathogenesis and FGFR2-targeted therapeutics (Review). *Int J Mol Med*. 2009；23(3)：307－311.

78　Ishiwata T，Matsuda Y，Yamamoto T，et al. Enhanced expression of fibroblast growth factor receptor 2 Ⅲc promotes human pancreatic cancer cell proliferation. *Am J Pathol*. 2012；180(5)：1928－1941.

79　Whatcott CJ，Richard GP，Daniel D，Hoff V，Han H. Desmoplasia and chemoresistance in pancreatic cancer. In Grippo PJ，Munshi HG，eds. *Pancreatic Cancer and Tumor Microenvironment*. Trivandrum，India：Transworld Research Network；2012.

80　Coleman SJ，Chioni AM，Ghallab M，et al. Nuclear translocation of FGFR1 and FGF2 in pancreatic stellate cells facilitates pancreatic cancer cell invasion. *EMBO Mol Med*. 2014；6(4)：467－481.

81　Zhang H，Hylander BL，LeVea C，et al. Enhanced FGFR signalling predisposes pancreatic cancer to the effect of a potent FGFR inhibitor in preclinical models. *Br J Cancer*. 2014；110(2)：320－329.

82　Lieu C，Heymach J，Overman M，Tran H，Kopetz S. Beyond VEGF：inhibition of the fibroblast growth factor pathway and antiangiogenesis. *Clin Cancer Res*. 2011；17(19)：6130－6139.

83　Broadley KN, Aquino AM, Woodward SC, et al. Monospecific antibodies implicate basic fibroblast growth factor in normal wound repair. *Lab Invest*. 1989；61(5)：571－575.

84　Greenhalgh DG, Sprugel KH, Murray MJ, Ross R. PDGF and FGF stimulate wound healing in the genetically diabetic mouse. *Am J Pathol*. 1990；136(6)：1235－1246.

85　Presta M, Dell'Era P, Mitola S, Moroni E, Ronca R, Rusnati M. Fibroblast growth factor/fibroblast growth factor receptor system in angiogenesis. *Cytokine Growth Factor Rev*. 2005；16(2)：159－178.

86　Wang Y, Becker D. Antisense targeting of basic fibroblast growth factor and fibroblast growth factor receptor－1 in human melanomas blocks intratumoral angiogenesis and tumor growth. *Nat Med*. 1997；3(8)：887－893.

87　Kindler HL, Niedzwiecki D, Hollis D, et al. Gemcitabine plus bevacizumab compared with gemcitabine plus placebo in patients with advanced pancreatic cancer: phase Ⅲ trial of the Cancer and Leukemia Group B (CALGB 80303). *J Clin Oncol*. 2010；28(22)：3617－3622.

88　Giavazzi R, Sennino B, Coltrini D, et al. Distinct role of fibroblast growth factor－2 and vascular endothelial growth factor on tumor growth and angiogenesis. *Am J Pathol*. 2003；162(6)：1913－1926.

89　Yamamoto Y, Matsui J, Matsushima T, et al. Lenvatinib, an angiogenesis inhibitor targeting VEGFR/FGFR, shows broad antitumor activity in human tumor xenograft models associated with microvessel density and pericyte coverage. *Vasc Cell*. 2014；6：18.

90　Allen E, Walters IB, Hanahan D. Brivanib, a dual FGF/VEGF inhibitor, is active both first and second line against mouse pancreatic neuroendocrine tumors developing adaptive/evasive resistance to VEGF inhibition. *Clin Cancer Res*. 2011；17(16)：5299－5310.

91　Cowan RW, Maitra A. Genetic progression of pancreatic cancer. *Cancer J*. 2014；20(1)：80－84.

92　Yachida S, Iacobuzio-Donahue CA. Evolution and dynamics of pancreatic cancer progression. *Oncogene*. 2013；32(45)：5253－5260.

93　Witkiewicz AK, Knudsen KE, Dicker AP, et al. The meaning of p16(ink4a) expression in tumors: functional significance, clinical associations and future developments. *Cell Cycle*. 2011；10(15)：2497－2503.

94　Franco J, Witkiewicz AK, Knudsen ES. CDK4/6 inhibitors have potent activity in combination with pathway selective therapeutic agents in models of pancreatic cancer. *Oncotarget*. 2014；5(15)：6512－6525.

第 27 章
儿童实体肿瘤

Jasmine Quynh Dao and Patrick A. Zweidler-McKay

于倩倩　程熠　译，邱红　袁响林　校

概　述

虽然癌症靶向治疗前景光明，但大部分药物是"儿童勿碰"的。本章将重点阐述靶向治疗在儿科肿瘤学中评估和应用的成功与挑战。值得庆幸的是，儿童癌症是比较罕见的，在美国 300 人中只有 1 人在儿童时期被确诊为癌症，每年新发病例在 10 000 例左右。然而，癌症是儿童因病死亡的主要原因。

和成年人一样，儿童癌症也有许多类型。但是，影响儿童的癌症图谱和成年人不同，有一些肿瘤几乎仅仅发生于儿童时期，另一些肿瘤在生物学和（或）临床上不同于发生在成年人身上时的特征。许多成年人常见的癌症，如肺癌、乳腺癌、前列腺癌和结肠癌，很少发生在儿童。儿童癌症更常见地是被诊断为"发育性"癌症，即在发育过程中由未成熟的前体细胞产生，如神经母细胞瘤、肝母细胞瘤、视网膜母细胞瘤、髓母细胞瘤和肾母细胞瘤，这些肿瘤几乎只发生于儿童，而尤因肉瘤、骨肉瘤、横纹肌肉瘤、胶质瘤/胶质母细胞瘤和室管膜瘤虽然在儿童和成年人中的病理特征是相关的，但其在生物学和（或）临床上却是不同的疾病。

由于大多数儿童癌症的多样性和罕见性，比较而言，儿童癌症的转化研究成果相对有限，并且仍然处于起步阶段。在一些情况下，儿童癌症的生物学研究为治疗的发展做出了显著贡献，已有明确的试验表明对靶向治疗有利。然而，更常见的临床活性仅见于数量较少的患者，虽有希望成功，但仍需要在更大型的试验中验证。

本章将介绍一些靶向治疗在儿童实体瘤的成功案例和传闻一样的应答。表 27.1 总结了以特殊通路为靶点治疗某些类型肿瘤的临床和临床前的成功案例。我们对不能全面地报道相关的每一项研究和对任何重要工作的疏漏表示由衷的歉意。

神经母细胞瘤

神经母细胞瘤（neuroblastoma）是儿童中最常见的颅外实体瘤，占儿童癌症相关死亡的 15%。神经母细胞瘤是一种发生在儿童早期的发育性癌症，37% 的患者在出生的第一年被诊断，90% 的患者在 5 岁前被诊断。危险分层基于年龄、MYCN 扩增、病理特征和治疗反应。有趣的是，发生在<18 个月的儿童与>18 个月的儿童中的神经母细胞瘤在生物学和临床上似乎存在差异，前者甚至能够从转移性疾病中自发缓解，并且经过少量或者中等强度的化疗的生存率约为 90%。然而，在>18 个月的儿童中，神经母细胞瘤通常具有高风险的特征，生存率低于 60%。高危神经母细胞瘤治疗方法包括 5 个及以上周期的高强度化疗、放射治疗、手术切除、清髓性自体造血干细胞挽救、异维 A 酸维持以及免疫治疗。这些年轻的孩子将遭受严重的急性毒性和长期毒性。这群患者的常规治疗强度已经达到最大，因此希望能从靶向治疗中明显获益，从而改善生存、减少后遗症。

神经母细胞瘤是起源于神经嵴前体的肿瘤，携带大量分子改变，包括 MYCN 扩增、TRKB 过表达以及 11q 和 1p36 频发性缺失。家族性神经母细胞瘤病例中已经发现 *ALK* 和 *PHOX2B* 基

表 27.1　儿童实体肿瘤中的靶向治疗

临床活性（最佳应答）	室管膜瘤	尤因肉瘤	胶质瘤	肝母细胞瘤	髓母细胞瘤	神经母细胞瘤	骨肉瘤	视网膜母细胞瘤	横纹肌肉瘤	肾母细胞瘤	靶向药物
ALK						CR					**crizotinib**
Aurora kinase		*				*	*				alisertib
BRAF			*								**vemurafenib**
EGFR/ERBB	SD		SD							SD	**cetuximab, lapatinib**
FLT3		*							*		**sunitinib**
GD2						CR	CR				ch 14.18，3F8
HDAC	PR	*	SD			CR	SD	*	SD		**vorinostat, depsipeptide**
HSP90		*		SD		*	*				tanespimycin(17 AAG)
IGF1R		CR				PR	*			*	cixutumumab, ganitumab
Integrins			CR								cilengitide
KIT		*			*	*				*	**imatinib, dasatinib**
MDM2								*			nutlin-3
MET		*				*				*	tivantinib
mTOR		CR	PR		*	CR	PR		PR		**everolimus, sirolimus, temsirolimus**
NET						CR					I^{131} MIBG
NFKB		*									BAY 11-7082
NOTCH	*	*			*		*				RO4929097，MK-0752
PARP		*				*					olaparib
PDGFR		*			*		PR		*		**sorafenib, sunitinib, tandutinib**
PI3K/AKT					*	*	*				MK-2206，PI 103
PLK1							*	*			BI 2536
RAS/RAF/MAPK	SD		PR		SD		*		*		**sorafenib, lonafarnib, selumetinib**
SHH		*			PR		*				**vismodegib, erismodegib**
SRC		*					*				**dasatinib**
SYK								*			R406
TNF										CR	rTNF
TRAIL		*		SD			SD				lexatumumab
VEGFR	*	CR	CR	PR	*	PR	PR		PR	*	**sorafenib, pazopanib, sunitinib**
WNT							*			*	NC043，ICG001

注：CR，完全缓解；PR，部分缓解；SD，病情稳定。
黑色字体表示美国食品药物监督管理局批准的药物。
* preclinical activity：临床前活性。

因突变，这些病例与特定的先天性综合征的关系揭示了额外的潜在治疗靶点，即先天性中枢换气不足综合征（PHOX2B 突变）和先天性巨结肠（RET/EDNRB 突变）。最近对于 240 例神经母细胞瘤病例的二代测序发现了 ALK（9.2%）、PTPN11（2.9%）、ATRX（2.5%，+7.1% 局灶性缺失）、MYCN（1.7%）和 NRAS（0.8%）的基因突变。在所有这些潜在的靶点中，目前最有希望的靶向治疗包括抗 GD2 抗体、^{131}I - MIBG、ALK 抑制剂、IGF - 1R 抑制剂、mTOR 抑制剂，以及 PI3K/Akt、热休克蛋白 90（HSP90）和 TEM1 等。

神经节苷脂 GD2

GD2 是一种细胞表面的双唾液酸神经节苷脂，在 98% 的神经母细胞瘤细胞中高表达，而在正常组织中很少表达。这使 GD2 成为一个有吸引力的靶向肿瘤抗原。最近的临床试验表明，高危患者可以从异维 A 酸的标准维持方案加入抗 GD2 抗体 ch14.18 联合粒细胞巨噬细胞集落刺激因子（GM-CSF）和白细胞介素-2（IL-2）的治疗中得到显著的生存获益。在一项纳入了 226 例高危神经母细胞瘤儿童的随机 III 期临床试验中，免疫治疗组的无事件生存率（EFS）为 66%±5%，而对照组的 EFS 为 46%±5%。抗 GD2 抗体 3F8 联合 GM-CSF 和异维 A 酸的维持治疗也显示出令人鼓舞的结果。在一项非随机一线治疗临床试验中，85 例 4 期神经母细胞瘤的患儿无进展生存率为 62%。以上结果表明，这些患者的预后得到显著改善，这种方法已成为标准治疗。由于抗 GD2 抗体的多样性和持续的毒性，需要进一步的试验来确定针对 GD2 的最佳方式。Hu14.18K322A 是一种人源化 GD2 抗体，携带导致补体依赖性裂解减少的突变，研发该抗体的目标是减少毒性。最近完成了这种药物的 I 期临床试验，其毒性与母源抗体 ch14.18 典型毒性相似，除了没有发生毛细血管渗漏综合征的 38 例患者。

针对 GD2 的另一项方法涉及抗 GD2 的嵌合抗原受体（CAR）T 细胞的过继性免疫治疗，使用该方法的 11 名高危活动期患儿中有 3 例达到 CR，这提示该方法显示了良好的前景。在临床前研究中，抗 GD2 CAR NK 细胞与结合了抗 GD2 ch14.18 抗体的 NK 细胞也显示出抗神经母细胞瘤的疗效。针对 GD2 的进一步努力包括抗特异基因型抗体疫苗。它已经在高危神经母细胞瘤患者中得到测试，21 名患儿中有 16 名孩子维持缓解＞6 年，与历史对照相比显示出临床干预的差异。该点突变减少了补体依赖性裂解。鉴于抗 GD2 方法的大量临床实验取得阳性结果，针对 GD2 的神经母细胞瘤治疗成为研究热点。

间碘苯甲胍

另一个针对神经母细胞瘤成功的治疗策略是利用其生理性摄取神经递质的特点。间碘苯甲胍（MIBG）是去甲肾上腺素的类似物，能够结合人类去甲肾上腺素转运体（NET）。90% 的神经母细胞瘤表达 NET，印证了其神经嵴起源。由于神经母细胞瘤高摄取 MIBG，放射性[123]I-MIBG 被用作成像示踪剂对神经母细胞瘤分期。随后[131]I-MIBG 被用来向神经母细胞瘤细胞直接进行放疗辐射。II 期临床试验显示 164 例复发性或难治性神经母细胞瘤患儿中 37% 的患儿对[131]I-MIBG 的输入有部分或完全缓解（CR），在一线治疗的诱导治疗前给予[131]I-MIBG 有 66% 的缓解率。然而，这种方法存在严重的不良反应，30% 的 II 期患者由于严重的骨髓抑制接受了自体造血干细胞解救治疗。尽管如此，显著的临床疗效使其在有能力执行放射示踪治疗的医学中心成功地被纳入为一线治疗。I 期[131]I-MIBG 联合长春新碱和伊立替康治疗复发/难治性神经母细胞瘤获得 2 例完全缓解 CR 和 4 例部分缓解（PR），总体缓解率（ORR）为 25%。临床前试验表明，暴露于组蛋白去乙酰化酶（HDAC）抑制剂 vorinostat（SAHA）增加了 NET 在神经母细胞瘤细胞中的表达，导致 MIBG 的摄取增加，最终引起小鼠的累加性的生长抑制。这种广泛的临床应答预示着以去甲肾上腺素转运蛋白为靶点是治疗神经母细胞瘤的成功方法，可能会引起未来以 MIBG 为基础的治疗和新分子的进一步改进。

间变性淋巴瘤激酶

最近，在神经母细胞瘤中发现了靶向激酶突变。激活间变性淋巴瘤激酶（*ALK*）基因突变首先是在家族性神经母细胞瘤的病例中发现的，后来在约 10% 散发性神经母细胞瘤中也有报道。MYCN 扩增的神经母细胞瘤富含 *ALK* 突变，而且 *ALK* 似乎能够诱导 MYCN 转录，表明这些原癌基因在神经嵴前体转化过程中相互合作。crizotinib（PF-02341066）是 ALK/MET 抑制剂，已在成人 ALK 阳性肿瘤如非小细胞肺癌（NSCLC）显示出有效性。crizotinib 在儿童中的单一药物 I 期临床试验显示，11 例 ALK 突变的神经母细胞瘤患者中 1 例达到 CR、3 例病情稳定 (SD)，提示该治疗在神经母细胞瘤患者亚群的活性。临床前数据表明，ALK 扩增的神经母细胞瘤移植鼠对克唑替尼(crizotinib)敏感，但神经母细胞瘤的 ALK 基因突变的某些亚群，如 f1174l，往往是抵抗的。不论使用 ALK 抑制抗体的替代方法是否联合使用 ALK 激酶抑制剂，这类药物都已经在临床前研究中被证实可以克服 crizotinib 抵抗。有趣的是，mTOR 抑制剂 torin2 可以使携带 ALK 基因突变的细胞，对 crizotinib 敏感，可作为克服抵抗的另一种方法。鉴于大多数家族性病例和约 10% 的散发病例携带 ALK 突变，以 ALK 及其下游通路为靶点治疗神经母细胞瘤的某些亚群是很有前景的方法。

胰岛素样生长因子-1 受体

IGF-1 自分泌循环的存在与较高侵袭性的神经母细胞瘤相关。在小鼠模型中胰岛素样生长因子-1 受体(IGF-1R)表达的增高与骨转移率的增加相对应。在临床前研究中，神经母细胞瘤细胞系对 IGF-1R 抑制剂有应答，加用替莫唑胺使体外和体内的疗效均增加。一项 II 期研究显示，使用抗 IGF-1R 抗体 cixutumumab(IMC-A12)治疗的神经母细胞瘤患者中 20%(4/20)达到 PR。IGF-1R 激酶抑制剂 BMS-754807 的临床前研究表明，神经母细胞瘤移植鼠可以达到 PR，说明多重 IGF-1R 的方法对治疗神经母细胞瘤存在前景。

mTOR

mTOR 信号通路的激活已在多数神经母细胞瘤中被发现。在临床前试验中，mTOR 抑制剂西罗莫司阻断了 90% 检测样品的 G_1 向 S 期转变的细胞周期进程，显示了意想不到的临床前活性。替西罗莫司的 I 期临床试验显示，2 例难治性神经母细胞瘤患者中有 1 例达到 CR；COG 的 I 期试验显示，接受替西罗莫司联合伊立替康方案治疗的患者有 1 例达到 >15 个周期的客观缓解，3 例达到 9 个周期的 SD。在随后的替西罗莫司 II 期临床试验中，19 例神经母细胞瘤患者中 1 例达到 PR，6 例(32%)达到 SD，这显示了单药的活性，尽管联合用药可能更有效。一项 COG 的关于替西罗莫司与伊立替康联合方案的 II 期临床试验正在进行中。西罗莫司联合长春碱的 I 期临床显示 1 例达到 PR，3 例维持 SD。鉴于其显著的临床前活性和相对普通的临床疗效，以 mTOR 为靶点的其他方法以及新的药物组合正在开发中。

拓扑异构酶 I 抑制剂

这类药物的原理是通过拓扑异构酶 I 阻断 DNA 和 RNA 的合成。托泊替康是一种已经被用于多种中枢神经系统肿瘤的药物。在临床前研究中显示其与烷化剂替莫唑胺联合用药时的协同效应。替莫唑胺联合托泊替康治疗复发性神经母细胞瘤的 TOTEM II 期研究显示，7/38 的患者在 2 个周期化疗后达到 PR，总共有 68% 的患者达到 CR、PR 或 SD。

神经胶质瘤

大约一半的儿童中枢神经系统肿瘤是胶质瘤，且与两类综合征相关，即神经纤维瘤病(NF1 突变)和结节性硬化症(TSC 突变)。胶质瘤在儿童和成年人均有发病。然而，儿童脑胶质瘤大多数是低级别胶质瘤(LGG)，以毛细胞星形细胞瘤为最常见的亚型，最常见的儿童高级别胶质瘤(HGG)是弥漫性内在脑桥胶质瘤(DIPG)，而非多形性胶质母细胞瘤(GBM)。如果可行的话，手术切除是最有效的治疗方案，LGG 完全切除术的生存率 >90%，而不完全切除的生存率约为 60%。同时，不可切除的 DIPG 2 年生存率 <10%。放疗联合或者不联合化疗或对 HGG，尽管放疗只能为 DIPG 提供短暂的获益。

与成人胶质瘤相比，儿童胶质瘤具有独特的生物学特征，这一点也被研究得日益清晰。儿童病例与 NF1 和 TSC1/2 突变、TP53 突变的相对缺乏以及增强的 RAS/MAPK 和 mTOR 信号的关系通通指向靶向生物学。关注的多条通路分别是 PI3K/AKT、血管内皮生长因子(VEGF)、 mTOR、整合素、HDAC、Ras/Raf/MAPK、表皮生长因子受体(EGFR),以及 NOTCH、PDGFR、FGFR1、PTPN11 和 NTRK2 通路。

PI3K/AKT:PI3K/AKT 通路在许多中枢神经系统肿瘤中表达上调,包括神经胶质瘤。AKT抑制剂 MK-2206 的Ⅰ期临床试验经过评估发现,包括 GBM 在内的恶性胶质瘤和其他中枢神经系统肿瘤的患者耐受良好,但是没有患者获得缓解,甚至没有胶质瘤患者达到 SD。然而,与其他药物的联合可能会有前景。

血管内皮生长因子

VEGF 过表达在胶质瘤模型中常见且表现了不同的临床前活性。在临床试验中,抗 VEGF抗体贝伐珠单抗与伊立替康联用诱导了复发的儿童 LGG 的肿瘤应答,10 例患者中 70%是可评估应答(1 例 CR,3 例 PR 和 3 例轻度缓解)。令人遗憾的是,这个组合在儿童 HGG 患者中仅有很小的活性。在另一项试验中,贝伐珠单抗联合替西罗莫司给 2/5 的患者带来 4 个月的 SD/PR,说明联合用药的活性。

mTOR

mTOR 信号通路的激活在 LGG 和 HGG 均有发现。特别是,mTOR 可能在 NF1 和结节性硬化症相关的胶质瘤中有重要作用。依维莫司对伴随结节性硬化症的患者的室管膜下巨细胞星形细胞瘤有显著的活性,与安慰剂组的零应答相比,实验组中 27 例患者的肿瘤至少减少了 50%。我们意外地发现,在胶质瘤中 mTOR 的抑制导致IGF-1R 信号上调,这是化疗耐药的机制之一。在临床前研究中,针对这两种途径的联合用药导致了肿瘤生长的明显下降。

整合素

avb3/5 抑制剂西仑吉肽在儿童胶质瘤中通过失巢凋亡展示了可观的临床前活性,儿童Ⅰ期临床试验发现 1 例 GBM 达到 CR,2 例达到 SD。令人遗憾的是,一项Ⅱ期临床试验显示,24 例儿童 HGG 患者只有 1 例维持了>20 个月的 SD,这限制了这种方法的研究热情。

组蛋白脱乙酰酶

HDACi、SAHA 在复发性中枢神经系统肿瘤患者中进行测试,发现 1 例 HGG 和 1 例神经节细胞胶质瘤获得 SD,表明了有限的单药活性。

RAF/RAS/MAPK

伴随神经纤维瘤病(NF1 基因突变)的胶质瘤患者表现出高度活性的 RAS/MAPK 信号。此外,在儿童脑胶质瘤中发现了 RASSF1A 基因的高度甲基化,KRAS 激活突变和 BRAF 活化。重要的是,BRAF 易位发生在 70%的毛细胞型星形细胞瘤,BRAF V600E 激活突变发生在 10%的儿童恶性胶质瘤中。胶质瘤中 BRAF 突变与对MAPK 抑制剂高度敏感相关。例如,AZD6244 和BRAF 抑制剂在临床前研究中显示出与放射治疗的协同作用。针对 BRAF 的多激酶抑制剂,如索拉非尼和舒尼替尼,也已在临床前研究中显示了良好的前景。洛那法尼,一种通过调节 Ras 蛋白翻译后修饰发挥作用的法尼基转移酶抑制剂,也表现了一些临床活性,在 HGG 患者中 1 例达到PR、2 例维持 SD,在 LGG 患者中 2 例达到 SD。令人遗憾的是,另一种法尼基转移酶抑制剂替吡法尼的Ⅱ期研究显示,在复发性中枢神经系统肿瘤中无应答,与放疗联用治疗弥漫性内在脑桥胶质瘤依然无应答。虽然 RAF/RAS/MAPK 信号通路是治疗神经胶质瘤的引人注目的靶点,但是仍然需要进一步的试验。

表皮生长因子受体

EGFR 过表达见于 80%的儿童幕上型 HGG,但基因扩增不到 1%。这与成人肿瘤恰恰相反,超过 50%的成人肿瘤有 EGFR 基因扩增。在临床试验中,EGFR 激酶抑制剂吉非替尼(ZD1839,Iressa)治疗儿童脑干胶质瘤,2 例获得 SD,与放疗联用治疗新诊断的脑干胶质瘤患者,12 个月的总生存率为 56%,24 个月的总生存率为 20%,3例患者无进展生存期>36 个月。ERBB 家族抑制剂拉帕替尼治疗 HGG 患儿,5 例中有 2 例达到SD。另外,抗 EGFR 抗体尼妥珠单抗治疗 HGG患儿,2 年生存率为 54%,与放射治疗联合治疗

DIPG 患儿也有获益。

骨　肉　瘤

骨肉瘤（osteosarcoma）是儿童最常见的恶性骨肿瘤。骨肉瘤通常会影响发育期的青少年，在12 岁儿童发病率最高，且与 Li - Fraumeni（*TP*53）、遗传性视网膜母细胞瘤（*RB*1）和色素沉着综合征（*RECQL*4）以及骨放疗史相关。可以通过肿瘤分期、位置和治疗反应来进行风险分层。生存率高度依赖于诊断时有无转移。青少年中局限性疾病生存率为 65%，转移后仅为 25%。治疗包括化疗和手术切除/截肢术。

骨肉瘤似乎是起源于成骨细胞且经常生成骨样材料，如类骨质。骨肉瘤与 *TP*53 基因突变或缺失（Li - Fraumeni 综合征）和视网膜母细胞瘤基因突变（*RB*1）相关。*TP*53 的调控子鼠双微体2（*MDM*2）、细胞周期蛋白依赖性激酶 4（*CDK*4）、p14^{INK4A}、PI3K 和 WNT 信号通路的基因已经在骨肉瘤中报道。潜在的靶点包括血管内皮细胞生长因子受体（VEGFR）、PI3K/mTOR、GD2、肿瘤坏死因子- α（TNF - α）相关的凋亡诱导配体受体- 2（TRAIL - R2）的激活，以及 NOTCH、RANKL、WNT、WEE1 和 ERBB2。遗憾的是，临床应答仍然不甚清晰。

血管内皮生长因子受体

VEGFR - 3 在骨肉瘤中高表达。在临床前试验中，VEGFR 激酶抑制剂西地尼布抑制了 5例骨肉瘤移植瘤中的 4 例。在 Ⅰ 期儿童临床试验中，4 例骨肉瘤的患儿中有 1 例显示了肺转移结节的减少。一些多激酶抑制剂对 VEGFR 有活性。其中一个例子是索拉非尼，一种 VEGFR/PDGFR/FLT3/RET/cKIT 抑制剂，在 6 例骨肉瘤移植瘤中的 5 例显示出临床前活性。在 Ⅱ 期临床试验中，35 例患者中的 5 例（14%）有可测量到的缓解，12 例（34%）维持 SD。因此，VEGFR 特异性和多激酶抑制方法在治疗骨肉瘤中充满前景。

mTOR

mTOR 信号通路似乎与骨肉瘤小鼠模型有关，西罗莫司和替西罗莫司能显著提高生存率，减少肺转移，并可能通过与 mTOR 和 VEGF 信号之间的相互作用影响肿瘤血管生成。在纳入 54例骨肿瘤患者的 mTOR 抑制剂地磷莫司的 Ⅱ 期研究中，有 1 例证实为 PR 和 1 例未经证实的 PR的骨肉瘤患者。由于临床前效能显著而临床活性一般，我们仍需要继续开展寻找联合用药的工作。

神经节苷脂 GD2

虽然也许出人意料，GD2 的表达见于 90% 以上的骨肉瘤，因此抗 GD2 治疗可能是有益的。在抗 GD2 抗体 14.G2a 的 Ⅰ 期临床试验中，2 例骨肉瘤患者中有 1 例达到 CR。仍然需要进一步研究以明确抗 GD2 治疗能否在骨肉瘤中取得成功。然而，目前针对神经母细胞瘤和黑色素瘤新的GD2 药物正在被研发，骨肉瘤似乎很可能成为下一个令人感兴趣的目标。

TRAIL - R2

抗体导向治疗的另一种方法是使用死亡受体的激动性/激活性抗体。来沙木单抗，一种 TNF - α 相关凋亡诱导配体受体- 2（TRAIL - R2，DR5）的激活剂，已经在多种实体瘤（包括骨肉瘤）中被证明具有可观的临床前活性。在 Ⅰ 期临床试验中，有 1 例骨肉瘤患者有临床症状和 PET 活性的控制，但是这不符合 PR 的诊断标准。需要进一步的研究来验证这个新的靶向治疗方法。

尤　因　肉　瘤

尤因肉瘤（Ewing sarcoma）是儿童中第二常见的恶性骨肿瘤，大多数病例在 5～30 岁被确诊。尤因肉瘤最重要的预后因素是有无转移和对初始治疗的反应。局限性疾病的生存率为 70%，诊断时已有转移的＜30%。治疗包括化疗、手术联合或不联合放射治疗。

尤因肉瘤来源于骨髓起源的间充质干细胞，经常被认为是原始神经外胚层肿瘤（PNET）中的一种。虽然肿瘤原发于软组织，但通常累及骨组织。由 t（11；22）易位而产生的 EWS - FLI1 融合蛋白见于 85% 以上的尤因肉瘤,t(11;21)产生的 EWS - ERG 见于另外的 10%。这些嵌合蛋白作为转录因子改变其他通路,如通过抑制 IGFBP3 改变 IGFR、通过上调 NKX2.2 改变音猬因子(SHH)、WNT、NOTCH、TGFb 等。治疗尤因肉瘤最有前景的靶点是 IGF - 1R、VEGFR 以及 mTOR、极光激酶、cKIT 和 FAK。

胰岛素样生长因子受体

抗 IGF - 1R 抗体的临床前研究,包括单用和与长春新碱、多柔比星和 mTOR 抑制剂西罗莫司联用,均显示其治疗尤因肉瘤的价值。在抗 IGF - 1R 抗体 R1507 的 II 期临床试验中,115 例有尤因肉瘤家族史的儿童和成年人的 ORR 达到 10%,其中 10 例达到 PR、1 例达到 CR,并且大多数应答见于有骨原发灶的患者。同样地,在另一个抗 IGF - 1R 抗体 cixutumumab(IMC - A12)的 I / II 期临床试验中,10%(3/30)的儿童尤因肉瘤患者达到 PR。在抗 IGF - 1R 抗体 ganitumab 的研究中,19 例年轻成年人尤因肉瘤患者中有 1 例达到 PR、8 例达到 SD,这与上述 IGF - 1R 药物在尤因肉瘤中普通的治疗效果是一致的。重要的是,cixutumumab 与 mTOR 抑制剂替西罗莫司联用,在复发转移性尤因肉瘤的 17 例年轻成年人患者中有 29% 的肿瘤应答。鉴于在多个试验中均有临床应答,针对 IGF - 1R 的靶向治疗对于尤因肉瘤是有前景的。

血管内皮生长因子

VEGF 已被证明在尤因肉瘤中介导肿瘤血管生成,并且由 EWS - FLI1 基因上调。抗 VEGF 抗体贝伐珠单抗联合化疗诱导治疗难治性尤因肉瘤患者,2 例中有 1 例达到部分缓解。在联合化疗的临床试验中,经过 4 个周期的贝伐珠单抗联合长春新碱、拓扑替康和环磷酰胺的治疗,7 例中有 5 例达到 CR 或 SD,但是尚不清楚贝伐珠单抗在其中起到了多大的作用。贝伐珠单抗联合长春新碱、口服伊立替康和替莫唑胺治疗尤因肉瘤患者中也有 2 例获得缓解。抗 VEGF 治疗,尤其在联合治疗中,再次显示了抗肿瘤活性。

mTOR

mTOR 是尤因肉瘤的关键通路,一些药物如依维莫司、地磷莫司和西罗莫司已经得到研究。单药 mTOR 抑制剂被证实是无效的,因此需与其他化疗药物联用。在 I 期临床试验中,替西罗莫司联合伊立替康和替莫唑胺的治疗使 1 例患者获得 >14 个周期的缓解。进一步针对联合用药的研究可以为患者提供更多的治疗选择。

横纹肌肉瘤

横纹肌肉瘤(rhabdomyosarcoma)是儿童中第三常见的非中枢神经系统实体瘤,紧随神经母细胞瘤和肾母细胞瘤。与前两类肿瘤相似,2/3 的儿童横纹肌肉瘤发生在 6 岁。虽然绝大多数横纹肌肉瘤是散发的,但是有很多综合征与其相关,包括 Li - Fraumeni 综合征相关(TP53 突变)、胸膜肺母细胞瘤(DICER1 基因突变)、I 型神经纤维瘤病、科斯特洛综合征(HRAS 突变)、贝-威德曼综合征(11p15 改变)和努南综合征(RAS/RAF 通路)。危险分层依赖于诊断时的年龄、疾病分期、组织学亚型(腺泡型对胚胎型)。小于 1 岁的患儿不能承受所需剂量的化疗和放射治疗,生存率仅有 57%,而 1～9 岁仅有局部病灶的患儿生存率 >80%,而 >9 岁的患儿 EFS 为 68%。治疗包括化疗、手术和(或)放射治疗。

横纹肌肉瘤起源于骨骼肌前体,不同病理亚型携带不同的分子改变。78% 的腺泡型患者携带 t(2;13)PAX3 或 t(1;13)PAX7 到 FOXO1(以前是 FKHR)的易位。胚胎型患者含有 11p15 和 1p11 - 1Q11 缺失,但这些都不是关键基因。横纹肌肉瘤最有前景的通路包括 mTOR、VEGF 和 HDACi。

mTOR

在临床前研究中,西罗莫司和 CCI - 779 均可抑制横纹肌肉瘤小鼠模型的肿瘤生长。在 II 期临床试验中,16 例横纹肌肉瘤患者中有 1 例(6%)达到 PR。15 在 I 期研究中,1 例腺泡型横纹肌肉瘤患者接受了地磷莫司的治疗且达到PR。据说在一项 Ⅰ 期临床研究中,替西罗莫司联合伊立替康和替莫唑胺的方案使 1 例横纹肌肉瘤患者获得 9 个周期的 SD,但 mTOR 抑制剂在这个研究中的作用尚不清晰。

血管内皮生长因子

在贝伐珠单抗慈善用药的研究中,1 例横纹肌肉瘤患者有影像学证据的 PR。临床前研究显示,多激酶抑制剂,如以 VEGFR - 1/2 和 PDGFR 等为靶点的帕唑帕尼和舒尼替尼,在横纹肌肉瘤移植瘤中均表现出中度到高度的活性。

肾 母 细 胞 瘤

肾母细胞瘤(Wilms tumor)是儿童中最常见的肾脏肿瘤,占儿童肾脏肿瘤的 90%。发病高峰在 3～4 岁,1%～2% 的病例为家族性。10% 的肾母细胞瘤患儿有先天性异常伴或不伴相关的综合征,包括 WAGR(11 号染色体的缺失)、Beckwith - Wiedemann(偏身肥大,11p15)、Denys - Drash(*WT*1 基因突变)、Li - Fraumeni(*TP*53 突变)等。WAGR 和 Beckwith - Wiedemann 综合征均涉及 11 号染色体的缺陷,*WT*1 和 *IGF*2 基因定位于该染色体且被认为在肾母细胞瘤的发病中起到重要作用。预后取决于年龄和组织学,10 岁以下患儿生存率为 90%,青少年和年轻的成年人为 68%。治疗包括化疗与外科手术治疗 ± 放射治疗。

肾母细胞瘤来源于肾母细胞,可同时有其他肿瘤或者伴随肾源性残余灶癌前病变。家族性病例十分罕见。肾母细胞瘤 1 基因(*WT*1、11p13)突变或 WT2 区域(11p15,含 IGF - 2)杂合性缺失/印迹,或 *WTX* 基因突变见于 80% 以上的肾母细胞瘤,可能在肾母细胞瘤生物学机制中发挥核心作用。*WT*1 基因与 WNT 信号通路的 β-连环蛋白相互作用,调节 BCL - 2 家族成员。肾母细胞瘤的兴趣靶点包括 TNF、EGFR 以及 IGF - 1R、VEGF、WNT/β-连环蛋白、MET,但是靶向药物临床试验的结果尚不理想。

肿瘤坏死因子

在临床前研究中发现 TNF 和化疗联用的免疫调节是有前途的。在 Ⅱ 期研究中,重组 TNF 加更生霉素治疗复发性肾母细胞瘤患儿,16%(3/19) 的患者达到 CR,提示其超出一般化疗的活性。

表皮生长因子受体

EGF 在不同级别的肾母细胞瘤细胞中表达。抗 EGFR 单克隆抗体,如吉非替尼,在一些异种移植模型中被发现有效。吉非替尼 Ⅰ 期临床试验中,2 例肾母细胞瘤患者维持了 8～60 周及以上的 SD,提示了药物的潜在活性。

血管生长因子受体

贝伐珠单抗单药并不是广泛有效。一项贝伐珠单抗联合伊立替康、替莫唑胺、长春新碱的研究显示,3 例接受 12 个周期治疗的患者达到 CR,1 例接受 8 个周期治疗的患者达到 PR。这组患者对于副作用耐受性良好。

肝 母 细 胞 瘤

肝母细胞瘤占儿童肝脏肿瘤的 80%,发病高峰在 1 岁以下,大多数病例发生在 3 岁之前。肝母细胞瘤与极低出生体重、亲代的金属暴露史相关,与多个综合征相关,包括增生综合征(Beckwith - Wiedemann 综合征、Prader - Willi 综合征、Simpson - Golabi - Behmel 综合征)以及家族性腺瘤性息肉病(*APC* 基因突变)、糖原沉积病 Ⅰ ～ Ⅳ 型、18 三体综合征、法洛四联症和 Goldenhar 综合征。积极的外科手术切除(包括肝移植)、铂类为基础的化疗和放射治疗均是治疗选择。表现为非胎儿组织、转移、肿瘤残留和缺乏甲胎蛋白表达提示预后较差。幸运的是,Ⅰ/Ⅱ 期胎儿组织型患者在单纯的完全切除术后有近 100% 的生存率。然而,那些疾病有转移的患者生存率为 20%～50%,且取决于原发灶和转移灶的切除程度。

肝母细胞瘤是另一种发育性的肿瘤,起源于

多种肝细胞前体。两个主要组织学亚型是胎儿型和小细胞未分化型。胎儿型的组织学主要包含上皮前体、表达 AFP，并具有较好的预后。相反，小细胞未分化型可能是神经母细胞起源，往往缺乏 AFP 的表达，携带 22q11 缺失（含 SMARCB1/INI1），与不良预后有关，而且具有恶性横纹肌样瘤的特征。β-连环蛋白突变见于高达 67% 的肝母细胞瘤病例，WNT 信号通路激活的证据见于高达 87% 的肝母细胞瘤，上述情况揭示了 WNT 信号是该类肿瘤的一个主要的驱动因子。肝母细胞瘤治疗靶点包括 VEGF、TRAIL 和 HSP90 以及 WNT、MET 和 EGFR，疗效有限。

血管内皮生长因子受体

抗血管生成的方法已经在肝母细胞瘤中显示出临床前证据。临床上，诱饵 VEGFR 融合蛋白阿柏西普（VEGF 阻断）使 1 例患者获得＞13 个周期的 SD。在多激酶抑制剂帕唑帕尼的 I 期临床试验中，1 例患者达到 PR。另外，2 例患者经过 12 个周期的长春新碱、伊立替康和贝伐珠单抗联合治疗后获得 PR。虽然研究有限，VEGFR 靶向治疗仍有希望。

TRAIL-R2

来沙木单抗是激活 TRAIL-R2、DR5 的抗体，在多种实体肿瘤中显示出有前景的临床前活性。在 I 期临床试验中，1 例肝母细胞瘤患者获得显著的标志物缓解，疗效评价为 SD。

热休克蛋白-90

针对这种伴侣蛋白的靶向治疗阻断信号通路，诱导细胞凋亡。在干扰 HSP90 功能的抗生素 tanespimycin（17-AAG）的 I 期研究中，1 例肝母细胞瘤患者获得 3 个周期的 AFP 下降和 SD。

室 管 膜 瘤

室管膜瘤占所有儿童中枢神经系统肿瘤的 10%，5 岁为发病高峰。与成年人的室管膜瘤常发生于脊柱不同，儿童通常发生在颅内，经常接近第四脑室。室管膜瘤很少是家族性的，且与 II 型神经纤维瘤病（NF2 突变）相关。有效的治疗依赖于手术切除和放射治疗，即使完全切除术后的 5 年 PFS 仍然不佳，为 25%～45%。影响预后的因素包括年龄、肿瘤部位和是否切除。

研究表明，成年人和儿童的室管膜瘤存在生物学差异。儿童室管膜瘤有许多染色体畸变和相关的分子遗传学改变。1q25 获得、EGFR 过表达、hTERT 表达、高水平的核仁素、Notch 通路或肌腱蛋白 C 的活化等与较差的预后相关。相比之下，9、15q、18 号染色体获得和 6 号染色体缺失则与较好的预后相关。有前景的通路包括 ERBB、VEGF、HDAC 以及 Notch、WNT 和 SHH 通路。

ERBB

ERBB2 表达见于 75% 以上的室管膜瘤，其过表达与增殖活性增加和不良预后相关。拉帕替尼的 I 期临床试验中，29%（4/14）的室管膜瘤患者达到 SD。虽然数据一般，但这种药物的疗效提示此通路是最有希望的儿童室管膜瘤的靶向治疗。

血管内皮生长因子

抗 VEGF 抗体贝伐珠单抗联合伊立替康治疗复发的儿童室管膜瘤，13 例可评估患者中 2 例维持 SD 达 10～12 个月。

组蛋白脱乙酰酶

异常脱乙酰作用已在室管膜瘤中发现。在 HDAC 抑制剂 SAHA 的 I 期临床试验中，1 例患者达到 PR，1 例维持 SD。

髓 母 细 胞 瘤

髓母细胞瘤是儿童最常见的恶性中枢神经系统肿瘤，发病的高峰年龄是 5 岁，80% 的髓母细胞瘤发生在 15 岁之前。髓母细胞瘤很少与戈兰（PTCH 突变，SHH 受体）和 Turcot（错配修复基因）综合征相关。诊断时年龄＜3 岁，术后肿瘤残余、间变性、MYC 扩增、17p 缺失和疾病播散可能提示预后较差。局限性疾病的儿童 EFS＞80%，疾病播散＜40％。治疗通常包括手术切除、化疗和放射治疗（＞3 岁的儿童）。

最近的基因研究确定了 4 个不同细胞起源的髓母细胞瘤亚型，即 WNT、SHH、第 3 组和第 4 组，WNT 亚型在儿童和成年人中均具有良好的预后。CTNNB1、PTCH1、MLL2、SMARCA4、DDX3X、CTDNEP1、KDM6A 和 TBR1 的复发性突变已经被识别。当前临床对髓母细胞瘤的热点通路包括 VEGF、SHH 以及 WNT、Notch 和 ERBB。

血管内皮生长因子

据说 1 例患有复发性髓母细胞瘤的患儿经过贝伐珠单抗联合伊立替康的治疗后几乎达到 CR，另一个获得＞30 个月的 SD。用贝伐珠单抗联合伊立替康和替莫唑胺治疗复发性髓母细胞瘤的患儿，9 例中 6 例（67％）达到 PR，其他 3 例维持 SD。贝伐珠单抗联合替西罗莫司使 1 例患者获得 4 个月的 SD。

音猬因子（sonic hedgehog）

PTCH1、SMO 的高表达和融合同源突变的抑制见于某一髓母细胞瘤亚型。在临床前试验中，SMO1 抑制剂环巴胺引起体外的细胞周期阻滞和体内的肿瘤退缩。在 SMO 抑制剂维莫德吉的 Ⅰ 期临床试验中，3 例 SHH 亚型的髓母细胞瘤表现出抗肿瘤活性。

视网膜母细胞瘤

视网膜母细胞瘤是一种眼部的胚胎性肿瘤，发病高峰在 2 岁，95％的病例是在 5 岁前确诊，散发病例可见于任何年龄段。视网膜母细胞瘤是最常见的遗传性癌症，30％～40％是家族性的，且常常为多灶性、双侧肿瘤以及发病＜1 岁。治疗可能包括眼球摘除术、体外放射治疗、近距离放射治疗、热疗/冷冻治疗和有效率不断提高的化疗。局部肿瘤进行局部治疗有＞90％生存率，而即使对颅外转移的患者进行高强度的多模式治疗，治愈率也是很低。不幸的是，携带 RB1 遗传变异的患者继发性肿瘤的概率较高，包括平滑肌肉瘤、骨肉瘤和黑色素瘤，但不包括 AML。这通常发生在治疗 30 年以后，未行放疗者的发生率为 10％～25％，曾行放疗治疗视网膜母细胞瘤者的发生率为 30％～60％。

RB1 基因突变或缺失发生于＞80％的遗传性视网膜母细胞瘤，且似乎与 MDM2/4 改变、BCOR 突变和 SYK 表达上调相互作用。SYK 抑制剂 R406 和 BAY 61 - 3606 在视网膜母细胞瘤细胞系中诱导含半胱氨酸的天冬氨酸蛋白水解酶介导的凋亡。最有前景的临床前通路是 SYK、AHR 和 PLK1，然而很少有靶向药物用于视网膜母细胞瘤的治疗，目前尚无阳性结果。

结　　论

虽然在儿童癌症临床试验中引入新靶向药物的进展远远落后于成年人，但是在过去的几年中成功率日益提高（表 27.1）。随着越来越多的靶向药物问世，新药的使用将使儿童癌症的治疗得到不断改善，同时在明确儿童癌症生物功能相关通路的不懈努力将为药物疗效检测创造条件。随着针对 GD2 的靶向治疗在神经母细胞瘤中的成功和其他靶向药物在多种肿瘤中的中度疗效（例如，MIBG 治疗神经母细胞瘤、mTOR 治疗胶质瘤和神经母细胞瘤、IGF‑1R 治疗尤因肉瘤和神经母细胞瘤、VEGFR 治疗胶质瘤、索拉非尼治疗骨肉瘤），以及某些肿瘤中针对多种通路的成功轶事，靶向治疗已成为儿童实体瘤的希望。事实上，有些肿瘤与多种已知的靶点相关（例如，毛细胞型星形细胞瘤的 BRAF 激活、神经母细胞瘤的 ALK 基因突变），但是临床成功遥未可知，并且一些肿瘤从靶向治疗的角度来看仍然是未解之谜，需要进一步的生物学解释和更多的临床试验。

儿童癌症治疗的挑战依然在于年龄相关的肿瘤生物学、药物代谢、毒性、发育/生育方面的差异，以及大多数情况下都需要考虑的远期反应。随着基因组学、表观遗传学、蛋白质组技术和检测手段的增加，将有更多的合理靶向治疗方法出现。

在儿童实体瘤,基于预测标志物的临床试验较罕见,而富集治疗有效的潜在患者群的努力将带来更多成功。在少数情况下,年龄相关的药物代谢和毒性方面的差异已经显现出来,导致不同的剂量限制性毒性和Ⅱ期临床试验推荐剂量。由于青春期期间药物代谢和不良反应发生变化以及保留生育能力的问题,青少年靶向治疗面临着巨大挑战。最后,随着药物治疗成功率的增加,远期反应成为一个至关重要的话题——这些儿童在癌症成功治疗后可能存活到70岁以上,需要慎重考虑那个年龄段的神经认知功能损害、内分泌紊乱、心血管亚临床损害以及继发恶性肿瘤等问题。然而,尽管面临这些挑战,但实现改善预后、减少毒性的要求,靶向治疗仍是孩子们未来的希望。

参 考 文 献

1 Pugh TJ, Morozova O, Attiyeh EF, et al. The genetic landscape of highrisk neuroblastoma. *Nat Genet*. 2013；45(3)：279-284.

2 Matthay KK, George RE, Yu AL. Promising therapeutic targets in neuroblastoma. *Clin Cancer Res*. 2012；18(10)：2740-2753.

3 Yu AL, Gilman AL, Ozkaynak MF, et al. Anti-GD2 antibody with GMCSF, interleukin-2, and isotretinoin for neuroblastoma. *N Engl J Med*. 2010；363(14)：1324-1334.

4 Cheung NK, Cheung IY, Kushner BH, et al. Murine anti-GD2 monoclonal antibody 3F8 combined with granulocyte-macrophage colony-stimulating factor and 13-cis-retinoic acid in high-risk patients with stage 4 neuroblastoma in first remission. *J Clin Oncol*. 2012；30(26)：3264-3270.

5 Navid F, Sondel PM, Barfield R, et al. Phase Ⅰ trial of a novel anti-GD2 monoclonal antibody, Hu14.18K322A, designed to decrease toxicity in children with refractory or recurrent neuroblastoma. *J Clin Oncol*. 2014；32(14)：1445-1452.

6 Louis CU, Savoldo B, Dotti G, et al. Antitumor activity and long-term fate of chimeric antigen receptor-positive T cells in patients with neuroblastoma. *Blood*. 2011；118(23)：6050-6056.

7 Matthay KK, Yanik G, Messina J, et al. Phase Ⅱ study on the effect of disease sites, age, and prior therapy on response to iodine-131-metaiodobenzylguanidine therapy in refractory neuroblastoma. *J Clin Oncol*. 2007；25(9)：1054-1060.

8 de Kraker J, Hoefnagel KA, Verschuur AC, van Eck B, van Santen HM, Caron HN. Iodine-131-metaiodobenzylguanidine as initial induction therapy in stage 4 neuroblastoma patients over 1 year of age. *Eur J Cancer*. 2008；44(4)：551-556.

9 DuBois SG, Chesler L, Groshen S, et al. Phase Ⅰ study of vincristine, irinotecan, and (1)(3)(1)I-metaiodobenzylguanidine for patients with relapsed or refractory neuroblastoma：a new approaches to neuroblastoma therapy trial. *Clin Cancer Res*. 2012；18(9)：2679-2686.

10 Mosse YP, Lim MS, Voss SD, et al. Safety and activity of crizotinib for paediatric patients with refractory solid tumours or anaplastic large cell lymphoma：a Children's Oncology Group phase 1 consortium study. *Lancet Oncol*. 2013；14(6)：472-480.

11 Carpenter EL, Haglund EA, Mace EM, et al. Antibody targeting of anaplastic lymphoma kinase induces cytotoxicity of human neuroblastoma. *Oncogene*. 2012；31(46)：4859-4867.

12 Weigel B, Malempati S, Reid JM, et al. Phase 2 trial of cixutumumab in children, adolescents, and young adults with refractory solid tumors：a report from the Children's Oncology Group. *Pediatr Blood Cancer*. 2014；61(3)：452-456.

13 Spunt SL, Grupp SA, Vik TA, et al. Phase Ⅰ study of temsirolimus in pediatric patients with recurrent/refractory solid tumors. *J Clin Oncol*. 2011；29(21)：2933-2940.

14 Bagatell R, Norris R, Ingle AM, et al. Phase 1 trial of temsirolimus in combination with irinotecan and temozolomide in children, adolescents and young adults with relapsed or refractory solid tumors：a Children's Oncology Group Study. *Pediatr Blood Cancer*. 2014；61(5)：833-839.

15 Geoerger B, Kieran MW, Grupp S, et al. Phase Ⅱ trial of temsirolimus in children with high-grade glioma, neuroblastoma and rhabdomyosarcoma. *Eur J Cancer*. 2012；48(2)：253-262.

16 Morgenstern DA, Marzouki M, Bartels U, et al. Phase Ⅰ study of vinblastine and sirolimus in pediatric patients with recurrent or refractory solid tumors. *Pediatr Blood Cancer*. 2013；61(1)：128-133.

17 Di Giannatale A, Dias-Gastellier N, Devos A, et al. Phase Ⅱ study of temozolomide in combination with topotecan (TOTEM) in relapsed or refractory neuroblastoma：a European Innovative Therapies for Children with Cancer-SIOP-European Neuroblastoma study. *Eur J Cancer*. 2014；50(1)：170-177.

18　Jones DT, Hutter B, Jäger N, et al. Recurrent somatic alterations of FGFR1 and NTRK2 in pilocytic astrocytoma. *Nat Genet*. 2013; 45(8): 927 - 932.

19　Fouladi M, Perentesis JP, Phillips CL, et al. A phase Ⅰ trial of MK-2206 in children with refractory malignancies: a Children's Oncology Group study. *Pediatr Blood Cancer*. 2014; 61(7): 1246 - 1251.

20　Packer RJ, Jakacki R, Horn M, et al. Objective response of multiply recurrent low-grade gliomas to bevacizumab and irinotecan. *Pediatr Blood Cancer*. 2009; 52(7): 791 - 795.

21　Piha-Paul SA, Shin SJ, Vats T, et al. Pediatric patients with refractory central nervous system tumors: experiences of a clinical trial combining bevacizumab and temsirolimus. *Anticancer Res*. 2014; 34(4): 1939 - 1945.

22　Krueger DA, Care MM, Agricola K, Tudor C, Mays M, Franz DN. Everolimus long-term safety and efficacy in subependymal giant cell astrocytoma. *Neurology*. 2013; 80(6): 574 - 580.

23　MacDonald TJ, Stewart CF, Kocak M, et al. Phase Ⅰ clinical trial of cilengitide in children with refractory brain tumors: Pediatric Brain Tumor Consortium Study PBTC-012. *J Clin Oncol*. 2008; 26(6): 919 - 924.

24　Macdonald TJ, Vezina G, Stewart CF, et al. Phase Ⅱ study of cilengitide in the treatment of refractory or relapsed high-grade gliomas in children: A report from the Children's Oncology Group. *Neuro Oncol*. 2013; 15(10): 1438 - 1444.

25　Hummel TR, Wagner L, Ahern C, et al. A pediatric phase 1 trial of vorinostat and temozolomide in relapsed or refractory primary brain or spinal cord tumors: a Children's Oncology Group phase Ⅰ consortium study. *Pediatr Blood Cancer*. 2013; 60(9): 1452 - 1457.

26　Korshunov A, Meyer J, Capper D, et al. Combined molecular analysis of BRAF and IDH1 distinguishes pilocytic astrocytoma from diffuse astrocytoma. *Acta Neuropathol*. 2009; 118(3): 401 - 405.

27　Nicolaides TP, Li H, Solomon DA, et al. Targeted therapy for BRAFV600E malignant astrocytoma. *Clin Cancer Res*. 2011; 17(24): 7595 - 7604.

28　Kieran MW, Packer RJ, Onar A, et al. Phase Ⅰ and pharmacokinetic study of the oral farnesyltransferase inhibitor lonafarnib administered twice daily to pediatric patients with advanced central nervous system tumors using a modified continuous reassessment method: a Pediatric Brain Tumor Consortium Study. *J Clin Oncol*. 2007; 25(21): 3137 - 3143.

29　Daw NC, Furman WL, Stewart CF, et al. Phase Ⅰ and pharmacokinetic study of gefitinib in children with refractory solid tumors: a Children's Oncology Group Study. *J Clin Oncol*. 2005; 23(25): 6172 - 6180.

30　Pollack IF, Stewart CF, Kocak M, et al. A phase Ⅱ study of gefitinib and irradiation in children with newly diagnosed brainstem gliomas: a report from the Pediatric Brain Tumor Consortium. *Neuro Oncol*. 2011; 13(3): 290 - 297.

31　Fouladi M, Stewart CF, Blaney SM, et al. Phase Ⅰ trial of lapatinib in children with refractory CNS malignancies: a Pediatric Brain Tumor Consortium study. *J Clin Oncol*. 2010; 28(27): 4221 - 4227.

32　Cabanas R, Saurez G, Rios M, et al. Treatment of children with high grade glioma with nimotuzumab: a 5-year institutional experience. *MAbs*. 2013; 5(2): 202 - 207.

33　Massimino M, Bode U, Biassoni V, Fleischhack G. Nimotuzumab for pediatric diffuse intrinsic pontine gliomas. *Expert Opin Biol Ther*. 2011; 11(2): 247 - 256.

34　Choy E, Hornicek F, MacConaill L, et al. High-throughput genotyping in osteosarcoma identifies multiple mutations in phosphoinositide-3-kinase and other oncogenes. *Cancer*. 2012; 118(11): 2905 - 2914.

35　Fox E, Aplenc R, Bagatell R, et al. A phase Ⅰ trial and pharmacokinetic study of cediranib, an orally bioavailable pan-vascular endothelial growth factor receptor inhibitor, in children and adolescents with refractory solid tumors. *J Clin Oncol*. 2010; 28(35): 5174 - 5181.

36　Grignani G, Palmerini E, Dileo P, et al. A phase Ⅱ trial of sorafenib in relapsed and unresectable high-grade osteosarcoma after failure of standard multimodal therapy: an Italian Sarcoma Group study. *Ann Oncol*. 2012; 23(2): 508 - 516.

37　Chawla SP, Staddon AP, Baker LH, et al. Phase Ⅱ study of the mammalian target of rapamycin inhibitor ridaforolimus in patients with advanced bone and soft tissue sarcomas. *J Clin Oncol*. 2012; 30(1): 78 - 84.

38　Frost JD, Hank JA, Reaman GH, et al. A phase Ⅰ/Ⅰ B trial of murine monoclonal anti-GD2 antibody 14.G2a plus interleukin-2 in children with refractory neuroblastoma: a report of the Children's Cancer Group. *Cancer*. 1997; 80(2): 317 - 333.

39　Merchant MS, Geller JI, Baird K, et al. Phase Ⅰ trial and pharmacokinetic study of lexatumumab in pediatric patients with solid tumors. *J Clin Oncol*. 2012; 30(33): 4141 - 4147.

40　Lessnick SL, Ladanyi M. Molecular pathogenesis of Ewing sarcoma: new therapeutic and transcriptional targets. *Annu Rev Pathol*. 2012; 7: 145 - 159.

41　Pappo AS, Patel SR, Crowley J, et al. R1507, a monoclonal antibody to the insulin-like growth factor 1 receptor, in patients with recurrent or refractory Ewing sarcoma family of tumors: results of a phase Ⅱ Sarcoma Alliance for Research through Collaboration study. *J Clin Oncol*. 2011; 29(34): 4541 – 4547.

42 Malempati S, Weigel B, Ingle AM, et al. Phase Ⅰ/Ⅱ trial and pharmacokinetic study of cixutumumab in pediatric patients with refractory solid tumors and Ewing sarcoma: a report from the Children's Oncology Group. *J Clin Oncol*. 2012; 30(3): 256 – 262.

43 Tap WD, Demetri G, Barnette P, et al. Phase Ⅱ study of ganitumab, a fully human anti-type-1 insulin-like growth factor receptor antibody, in patients with metastatic Ewing family tumors or desmoplastic small round cell tumors. *J Clin Oncol*. 2012; 30(15): 1849 – 1856.

44 Naing A, LoRusso P, Fu S, et al. Insulin growth factor-receptor (IGF-1R) antibody cixutumumab combined with the mTOR inhibitor temsirolimus in patients with refractory Ewing's sarcoma family tumors. *Clin Cancer Res*. 2012; 18(9): 2625 – 2631.

45 Leavey P, Glade Bender JL, Mascarenhas L, et al. Feasibility of bevacizumab (NSC 704865, BB-IND♯7921) combined with vincristine, topotecan, and cyclophosphamide in patients with first recurrent Ewing sarcoma (EWS): A Children's Oncology Group (COG) study. *J Clin Oncol*. 2010; 28(15).

46 Wagner L, Turpin B, Nagarajan R, Weiss B, Cripe T, Geller J. Pilot study of vincristine, oral irinotecan, and temozolomide (VOIT regimen) combined with bevacizumab in pediatric patients with recurrent solid tumors or brain tumors. *Pediatr Blood Cancer*. 2013; 60(9): 1447 – 1451.

47 Gore L, Trippett TM, Katzenstein HM, et al. A multicenter, first-in-pediatrics, phase 1, pharmacokinetic and pharmacodynamic study of ridaforolimus in patients with refractory solid tumors. *Clin Cancer Res*. 2013; 19(13): 3649 – 3658.

48 Benesch M, Windelberg M, Sauseng W, et al. Compassionate use of bevacizumab (Avastin) in children and young adults with refractory or recurrent solid tumors. *Ann Oncol*. 2008; 19(4): 807 – 813.

49 Venkatramani R, Malogolowkin M, Davidson TB, May W, Sposto R, Mascarenhas L. A phase Ⅰ study of vincristine, irinotecan, temozolomide and bevacizumab (vitb) in pediatric patients with relapsed solid tumors. *PLoS One*. 2013; 8(7): e68416.

50 Lopez-Terrada D, Gunaratne PH, Adesina AM, et al. Histologic subtypes of hepatoblastoma are characterized by differential canonical Wnt and Notch pathway activation in DLK+ precursors. *Hum Pathol*. 2009; 40(6): 783 – 794.

51 Glade Bender J, Blaney SM, Borinstein S, et al. A phase Ⅰ trial and pharmacokinetic study of aflibercept (VEGF Trap) in children with refractory solid tumors: a children's oncology group phase Ⅰ consortium report. *Clin Cancer Res*. 2012; 18(18): 5081 – 5089.

52 Glade Bender JL, Lee A, Reid JM, et al. Phase Ⅰ pharmacokinetic and pharmacodynamic study of pazopanib in children with soft tissue sarcoma and other refractory solid tumors: a children's oncology group phase Ⅰ consortium report. *J Clin Oncol*. 2013; 31(24): 3034 – 3043.

53 Weigel BJ, Blaney SM, Reid JM, et al. A phase Ⅰ study of 17-allylaminogeldanamycin in relapsed/refractory pediatric patients with solid tumors: a Children's Oncology Group study. *Clin Cancer Res*. 2007; 13(6): 1789 – 1793.

54 Kilday JP, Rahman R, Dyer S, et al. Pediatric ependymoma: biological perspectives. *Mol Cancer Res*. 2009; 7(6): 765 – 786.

55 Gururangan S, Fangusaro J, Young Poussaint T, et al. Lack of efficacy of bevacizumab + irinotecan in cases of pediatric recurrent ependymoma – a Pediatric Brain Tumor Consortium study. *Neuro Oncol*. 2012; 14(11): 1404 – 1412.

56 Jones DT, Jäger N, Kool M, et al. Dissecting the genomic complexity underlying medulloblastoma. *Nature*. 2012; 488 (7409): 100 – 105.

57 Aguilera DG, Goldman S, Fangusaro J. Bevacizumab and irinotecan in the treatment of children with recurrent/refractory medulloblastoma. *Pediatr Blood Cancer*. 2011; 56(3): 491 – 494.

58 Aguilera D, Mazewski C, Fangusaro J, et al. Response to bevacizumab, irinotecan, and temozolomide in children with relapsed medulloblastoma: a multi-institutional experience. *Childs Nerv Syst*. 2013; 29(4): 589 – 596.

59 Gajjar A, Stewart CF, Ellison DW, et al. Phase-Ⅰ study of vismodegib in children with recurrent or refractory medulloblastoma: a Pediatric Brain Tumor Consortium (PBTC) study. *Clin Cancer Res*. 2013; 19(22): 6305 – 6312.

60 Zhang J, Benavente CA, McEvoy J, et al. A novel retinoblastoma therapy from genomic and epigenetic analyses. *Nature*. 2012; 481(7381): 329 – 334.

61 Ganguly A, Shields CL. Differential gene expression profile of retinoblastoma compared to normal retina. *Mol Vis*. 2010; 16: 1292 – 1303.

第 28 章
前列腺癌

William G. Nelson，Michael C. Haffner，and Srinivasan Yegnasubramanian
周潇 译，邱红 袁响林 校

背 景

2014 年美国新确诊前列腺癌可达 233 000 例。最初被用作肿瘤标志物的血清前列腺特异性抗原（PSA）目前作为一种筛选工具，其临床运用有效地使局限期前列腺癌患者的诊断概率提高到 90% 以上，随之而来的是每年前列腺癌根治术超过 75 000 例，放疗在前列腺癌患者中的使用频率较以前增加。与 PSA 筛查前相比，目前前列腺癌死亡率每年有 30% 的下降。尽管如此，PSA 筛查广泛推广也引起了另外一些质疑的声音，前列腺癌治疗是否存在"过度诊断"和"过度治疗"。然而，虽然前列腺癌的诊疗不断更新，2014 年美国仍然有 29 480 例患者死于前列腺癌，占男性肿瘤相关死亡率的 10%。

新发前列腺癌中仅 5% 的患者合并有明显的远处转移，绝大多数前列腺癌初诊时多为局限性疾病，其主要治疗手段为手术和（或）放疗。根治性治疗后前列腺癌的复发主要是通过检测血清 PSA 水平变化来初步识别的，初诊复发时常缺乏局部或远处复发的临床或影像学证据。有一项研究在 8 年的随访中发现，那些根治性切除术后血清 PSA 增高的患者，仅 29% 有远处转移；短时间内的 PSA 升高多预示远处转移的可能。然而局部治疗复发的患者，中位生存期仍可大于 80 个月。合并有远处转移的前列腺癌患者，疾病进展可引起各种症状，如骨痛、乏力、体力状态欠佳等。合并有远处转移的前列腺癌患者其预期中位生存期可超过 49 个月。

多种全身治疗方式均可用于前列腺癌治疗，从 2002 年至今，已有 9 种药物被 FDA 批准（表 28.1），所涉及的靶向领域包括雄激素信号传导、微管动力、骨骼重构和免疫激活。目前处于研发阶段的靶向药物涉及信号通路包括生长因子/激酶信号传导、表观遗传学及免疫调节检测点。为了提高前列腺癌疗效，这些新治疗措施需要与现有治疗整合并寻找最有可能获益的人群。随着对前列腺癌基因组突变异质性等发病机制的不断深入了解，分子诊断方法有助于对患者进行治疗分层，期望能够实现在合适的时间给合适的患者提供合适的治疗的精准诊疗目的。本章将对前列腺癌日益增长的全身治疗药物进行综述。

表 28.1　自 2002 年来被 FDA 批准用于前列腺癌的药物

药　物	批准年度	类　　别	适 应 证
唑来膦酸	2002 年	双磷酸盐	减少骨疾病并发症
多西他赛	2004 年	紫杉烷类	提高 CRPC 生存
地加瑞克	2008 年	促性腺激素释放激素拮抗剂	无雄激素介导开始后"暴发"
疫苗	2010 年	免疫疗法	提高 CRPC 生存
卡巴他赛	2010 年	紫杉烷类	提高 CRPC 生存
阿比特龙	2011 年	CYP17 抑制剂	提高 CRPC 生存
恩杂鲁胺	2012 年	抗雄激素	提高 CRPC 生存
地诺单抗	2013 年	RANKL 拮抗剂	减少骨疾病并发症
223 镭	2013 年	骨靶向放射性核素	提高 CRPC 生存

前列腺癌的分子致病机制

前列腺是男性附属性腺,有助于在性交时精液射出。腺体位于盆腔内膀胱和直肠之间,包绕尿道。前列腺在解剖学上可分成三部分：① 中央区,包绕射精管；② 移行带,靠近输尿管和良性前列腺增生/肥大部位(BPH)；③ 周围带,前列腺癌常见发生部位。前列腺上皮细胞包含有基底细胞、柱状分泌细胞和神经内分泌细胞。基底细胞可表达 π 型还原型谷胱甘肽转移酶 GSTP1、细胞角蛋白 K5/K14 和 p63；柱状分泌细胞表达雄激素受体(AR)、PSA、细胞角蛋白 K8/K18、前列腺特异性膜抗原(PSMA)和前列腺特异性酸性磷酸酶(PAP)。神经内分泌细胞分泌嗜铬粒蛋白 A、神经特异性烯醇化酶、突触素,多为散在分布。

雄激素和完整雄激素受体对于前列腺生长发育和维持分泌功能是必要的。睾酮(T)作为循环中主要的雄激素,多由睾丸间质细胞在促黄体素(LH)作用下分泌。睾酮,可以被 5α-还原酶(烟酰胺腺嘌呤二核苷酸磷酸 dependent Δ^4-3-酮类固醇 5α-氧化还原酶)转化为 5α-双氢睾酮(DHT),后者的雄激素作用更强。T 和 DHT 都通过结合 AR 作用于靶细胞,诱发受体形态的改变,使其移动并结合到细胞核内的相应基因调控位点,进而吸引活化因子选择性激活基因转录。为了启动前列腺细胞基因如 KLK3(编码 PSA)的转录,AR 与位于启动子和增强区域内的特定雄激素效应元件(ARE)的基因组 DNA 相互作用,促使染色体结构发生明显变化。

前列腺癌细胞起源于前列腺上皮细胞,并保有分化的分泌细胞表型的众多表型特征,可表达 AR、PSA、角蛋白 K8/K18、PSMA 和 PAP。起源于基底细胞、鳞状细胞及神经内分泌细胞的前列腺癌很罕见。AR 信号通路在前列腺正常柱状分泌细胞的作用是实现细胞的最终功能分化；而 AR 信号通路对前列腺癌细胞的生长生存起重要作用,这种需求的分子机制之一包括雄激素调控基因 *TMPRSS*2 与其他基因形成基因易位,发生的易位基因有编码 ETS 转录因子的 *ERG*1 和 *ETV*1,易位基因融合后致癌基因 *ETS* 的转录因子可由 AR 调节。ETS 因子促使侵袭、削弱细胞的分化作用并改变 AR 转录过程,特别是某些基因缺失的状态下发挥作用,如 *PTEN* 基因缺失等。前列腺癌细胞对 AR 信号的依赖性,使得针对 AR 信号通过的治疗成为大多数转移性前列腺癌治疗干预的一个有效措施。在过去的 70 多年中,降低循环雄激素水平和(或)抑制雄激素与 AR 结合的治疗方式是前列腺癌全身治疗的主流措施。前列腺癌细胞与 AR 信号联系十分紧密,即使初期化学去势治疗失败后仍可以采用其他内分泌治疗方法。然而,随着病情进展,前列腺癌细胞对 AR 信号的依赖作用逐渐减弱,即使在持续抗雄激素治疗背景下,肿瘤依然继续生长生存。

在美国,饮食和一些生活方式可能与前列腺癌的发病相关。全球范围内,前列腺癌发病率和死亡率的地区性差异巨大,在美国特别是非裔美国人中概率很高,而亚洲则比较低。由亚洲迁移至美国的亚裔移民,即使与同种族人群结婚,其前列腺癌的发病风险也呈增加趋势,充分说明了环境等因素对前列腺癌发病的影响。然而,遗传易患性在前列腺癌发病中也起重要作用；对单卵与双卵双胞胎前列腺癌的研究认为多达 40%～50%的病例可以归因于遗传。家族性前列腺癌与罕见常染色体或 X 连锁的基因相关联,且发病年龄轻,占所有前列腺癌的 9%。全基因组关联(GWAS)和基因定位研究的组合已经显示前列腺癌的遗传易患性机制可能很复杂,涉及的基因有参与细胞和基因损伤反应(*BRCA*2)的基因、宿主免疫反应的基因(*RNASEL*、*MSR*1 等基因)、前列腺发育基因(*HOXB*13)和 c-MYC 表达调控基因等。综合分析环境和基因异常对前列腺癌发病的影响后,我们可以获得如下信息：致癌物质或炎症引起的前列腺损伤,可能是细胞恶变的启动机制。前列腺的炎症性萎缩后增殖现象支持我们对前列腺癌发病机制的假设,这种炎症性萎缩后增殖是前列腺癌的先兆,前列腺上皮对损伤发生的应激反应。

前列腺受饮食性致癌物、感染及炎性细胞的反复刺激长达数十年。尸检时可发现 30～40 岁的男性中 30% 有 PIA 损伤和微小前列腺癌；即使有血清 PSA 筛查，大多数前列腺癌被诊断出来的发病年龄为 60～70 岁。毫无疑问，在多年基因损伤后，前列腺癌细胞积累了大量基因突变和表观遗传学改变。在一项早期研究中，前列腺癌平均有 3 866 碱基突变（范围 3 192～5 865）、20 个非沉默编码序列的突变（范围 13～43）和 108 重排（范围 43～213）。在一个病例报道中，通过对诊断为局部前列腺癌时、转移发生时和死亡这几个时间节点进行基因突变检测，分析显示单个前列腺癌克隆很可能是负责恶性致死进展，获得额外的体细胞遗传缺陷驱动的克隆演变，而且这种突变的克隆对很多种治疗方法都是无效的。表观遗传缺失目前是比较普遍的：目前已发现不少于基因组 5 408 个位点的 DNA 高甲基，其中 73% 的位点接近 5′、3′ 或是内含子-外显子接头处，27% 在保守的基因间位点。和许多其他癌症类似，前列腺癌的后天基因缺陷同样表现出细胞-细胞、病变-病变和病例-病例的异质性，而且基因改变中到底哪些基因异常是与肿瘤恶性表型相关的"驱动基因"，还是仅仅作为"过客基因"，目前尚难以区分。如果在约 3 866 碱基中有约 20 个碱基突变是非沉默的，那体细胞基因改变作为"驱动基因"的概率可能不到 1%。前列腺癌个体之间的表观遗传学改变可能是完全不同的。虽然针对 DNA 高甲基化的病例-病例间分析有明显的不同，在细胞-细胞或病变-病变间的异质性则明显较少。此外，前列腺癌大多数基因的 DNA 高甲基化可能构成"驱动因素"。尽管 DNA 的甲基化可主动或被动地被清除，但在前列腺癌的致命性进展中高甲基化模式改变具有明显的稳定性。

如前所述，前列腺癌最具特征性的基因组改变包括基因易位，如 TMPRSS2 和 ETS 转录因子家族之间的融合转录物的高表达，其中有 ERG1、ETV1 和 ETV4。通过引发这个基因重排，前列腺癌细胞指派雄激素信号来产生一个 AR 调控的致癌"驱动者"。有趣的是，这个易位可能也是雄激素作用的一个结果（图 28.1）。由雄激素刺激的 TMPRSS2 转录的反式激活需要 AR 和 TOP2B 的交互作用。TOP2B 是一种酶，可以利用 DNA

双链断裂来解决用于 RNA 聚合酶的染色体复合物组装时的问题。在 TMPRSS2（和其他位点）TOP2B 介导的 DNA 双键断裂会通过非同源末端接合和 ETS 家族伴侣基因（或其他）重组，而这些多为 AR 信号调节的相关基因。在这些基因重排中，TMPRSS2 - ERG1 融合是作用较为强大的基因易位，在前列腺癌中约占 60%。然而，TMPRSS2 - ERG1 融合和 ERG1 表达都没有显著的预后意义。许多少见的基因异常，如 SPOP 突变（6%～15%），仅在没有 TMPRSS2 - ETS 重排基因的家族性前列腺癌中被发现。

多数前列腺癌细胞高表达 c - MYC，但前列腺癌变过程 c - MYC 调节异常的具体机制还不是很清楚。c - MYC 反过来通过其靶基因 FBL 来促使核糖体生物合成激活、编码核纤连蛋白，导致核仁显著放大，这也是前列腺癌的标志病理特征。前列腺细胞表达高表达 c - MYC 的基因工程小鼠呈现了肿瘤表型，这和人前列腺癌非常类似。在前列腺癌中其他值得一提的功能异常和体细胞改变的基因是 PTEN，其编码蛋白和脂质磷酸酶的作用是抑制细胞生长和存活中所必需的磷脂酰肌醇 3-激酶/蛋白激酶 B（PI3K/Akt 信号）信号通路。PTEN，它在正常前列腺上皮细胞中大量表达，在前列腺癌细胞中随着转移等病情进展其表达逐步消失。致死性前列腺癌常常出现伴有 PTEN 基因改变，小鼠缺乏 PTEN 表达前列腺上皮癌变则明显加速。在原发性前列腺癌中 PTEN 的缺失可能是预后不良的征兆。有趣的是，在 PTEN 表达缺乏时，高表达 ERG1 或 ETV1 可维持 AR 调节基因的表达，这个相互作用可能可以维持整个转移过程的雄激素依赖性。

与前列腺癌发病相关且研究较为深入的基因之一为高甲基化基因 GSTP1，它编码的 π 类还原型谷胱甘肽转移酶，这是通过结合谷胱甘肽催化反应性化学物质解毒作用的酶，可作为肿瘤抑制物，与人类肿瘤中大多数其他抑癌基因一样发生了表观遗传学的表达沉默。靶向破坏小鼠中 π 级 GST 基因会导致二甲基苯并蒽（DMBA）处理后的皮肤及生殖细胞 Apc 突变后的小鼠肠道肿瘤的加速发生。在几乎所有的前列腺肿瘤病例中，

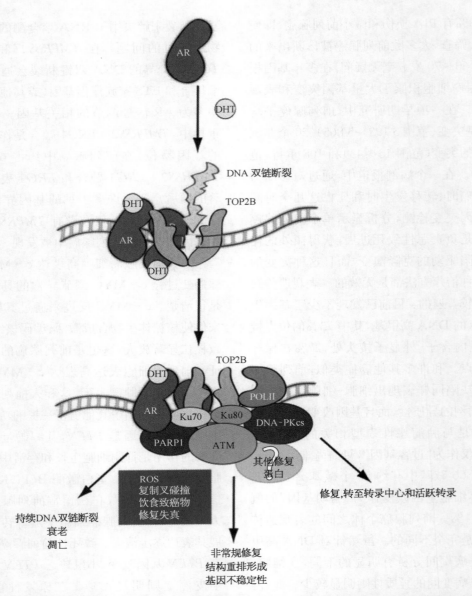

图 28.1　在靶基因转录起始由雄激素受体（AR）招募 TOP2B 产生 DNA 双链断裂（DSB）的模型。DHT，双氢睾酮；DNA－PK，DNA 依赖的蛋白激酶；PARP1，聚腺苷酸二磷酸核糖转移酶－1；ATM，毛细血管扩张性共济失调症突变基因；ROS，活性氧。来源：转载自 Haffner 等 2011，参考获得美国癌症研究会（AACR）许可

DNA 高甲基化变化有 *GSTP*1 转录调控区域抑制的 *GSTP*1 表达。许多发生 DNA 高甲基化的表观沉默基因，多为参与基因损伤和修复、生长因子通路及维持细胞生长生存的重要基因。

针对雄激素信号的前列腺癌全身治疗

绝大多数前列腺癌表现出不同程度的雄激素

依赖。基于这个原因，多年积累的经验证明拮抗雄激素信号的治疗方法具有极大优势，目前这种治疗方法已获得了广泛使用，适用于转移性前列腺癌和辅助治疗，也可用于高危局限性或局部晚期前列腺癌。常用的两种方法为雄激素剥夺（也被称为抑制雄激素）和 AR 拮抗治疗。几乎所有前列腺癌反应患者，至少在初始阶段，可降低循环 T 水平至＜50 ng/ml。这种对雄激素剥夺应答的特征是迅速下降的血清 PSA（雄激素信号在前列

腺癌细胞的药效性标志物)记忆和疾病相关症状的缓解,比如说骨痛(如果有的话)。在极少病例中,雄激素剥夺治疗无效。对于这类人群,前列腺癌似乎没有获得可以共同选择雄激素信号的"驱动性"突变,比如 TMRPSS2 – ETS 家族基因融合。

雄激素剥夺主要通过去除睾丸来完成,即减少睾丸间质细胞分泌入血的睾酮。双侧睾丸切除术,尽管很有效,目前多数被非手术方法取代。首个雄激素抑制的非手术方法就是利用大剂量的雌激素,比如己烯雌酚(DES),可以有效降低 T 水平,但又会产生心血管并发症。现在,手术和雌激素疗法已经被垂体促性腺激素、促黄体生成激素-释放激素(LHRH)类似物(亮丙瑞林、戈舍瑞林及其他)和拮抗剂(阿巴瑞克、地加瑞克及其他药物)的长效抑制剂所取代。LHRH 类似物在产生抑制 LH 水平的作用前可能短暂增加 LH 浓度,有少量报道该类药物可加重有疼痛性骨转移的前列腺癌患者的相关症状,而 LHRH 拮抗剂无相关副作用。尽管有这些细小差异,大量的随机临床试验数据仍然证实各种雄激素剥夺方法在前列腺癌治疗上有着相同的作用。因此,大多数需要系统治疗的前列腺癌患者初始接受 LHRH 类似物或是拮抗剂来抑制雄激素。

不幸的是,雄激素剥夺反应对晚期前列腺癌的疗效较短暂(16 个月左右),抗去势前列腺癌(CRPC)会不可避免地出现。此时,血清 PSA 重新升高,预示着症状恶化及疾病未控。KLK3 及编码 PSA,需要 AR 来转录。CRPC 中升高的 PSA 提供了一个有显著意义的机制线索,就是即便面对低血清 T(和 DHT)水平时,AR 依赖性持续存在。直到最近学者才注意到,在 CRPC 中持续的 AR 依赖性,去势后人类前列腺癌移植瘤模型中都遇到了这种现象。在这些肿瘤中,AR 水平明显增高,即使 T 浓度很低仍然可以维持 AR 信号的持续转录输出。进展的 CRPC 中可检测到 AR 扩增和 AR 突变。AR 表达增加似乎通过增加 AR 配体敏感性和增加 AR 配体杂交促进 CRPC 进展。AR 突变,尤其是在 AR 拮抗剂治疗中所发生的 AR 突变,通常赋予一个"拮抗剂对激动剂开关",其中 AR 突变促使转录的转录活化

信号建立在拮抗剂结合基础上。临床上,该现象出现证实了"抗雄激素撤除"综合征,即终止了抗雄激素治疗时可延缓 CRPC 进展。CPRC 也可以通过其他多种形式驱动,如瘤内抗雄激素治疗驱动、通过 mRNA 拼接变异体编码的变异 AR 形式表达驱动,或通过生长因子信号相关的 AR 转录后调控来驱动。

肾上腺或肿瘤微环境中可避开 LHRH 激动剂和拮抗剂抑制作用的生物合成产生的雄激素,可以促使 CRPC 进展。主要的参与性腺和性腺外的类固醇生成通路的分子是 CYP17,是酮康唑、阿比特龙及正在开发的其他几个新药的靶向作用酶。CYP17 通过初始孕烯醇酮和黄体素的 17 – α 羟化后 C17,20 裂解酶,催化雄激素产生来创造 T 脱氢表雄酮的前体和雄烯二酮。阿比特龙,是有效的 CYP17 抑制剂,2011 年获 FDA 批准用于 CRPC(图 28.2)。其使用伴随着盐皮质激素过多的红斑,包括体液潴留(30.5%)、低钾(17.1%)和高血压(1.3%),均为抑制 CYP17 17 – α 羟化酶的副作用。新型 CYP17 抑制物,包括 galetrone、orteronel 和 VT – 464,有着对 C17,20 裂解酶活性更强的选择性,相关盐皮质激素副作用可能较少。

不同于那些抑制雄激素合成和间接减弱 AR 反式激活靶向基因转录的药物,抗雄激素直接拮抗 AR。第一代 AR 拮抗剂,比卡鲁胺、氟他胺和尼鲁米特,很少给予单药治疗,因为雌激素反馈往往产生男性乳房发育症和心血管并发症。相反,该药物常常和 LHRH 类似物合用,通过减少雄激素水平和拮抗非性腺雄激素与 AR 的结合来实现"完全雄激素阻断"目标。利用第一代 AR 拮抗剂的完全雄激素阻断效应在控制前列腺癌进展上不一定优于单独雄激素剥夺。公共卫生政策研究所(AHCPR)对所有已发表的临床试验进行了荟萃分析去检验这一假设(AHCPR,参见在 http://www.ahcpr.gov/clinic/index.html 编号 99 – E012 的报告),研究报道显示联合治疗对患者生存率没有达到统计学意义。新一代抗雄激素药物有着一定的部分 AR 拮抗剂性质,其应用可能为"完全雄激素阻断"提供一个重新评估。恩杂鲁

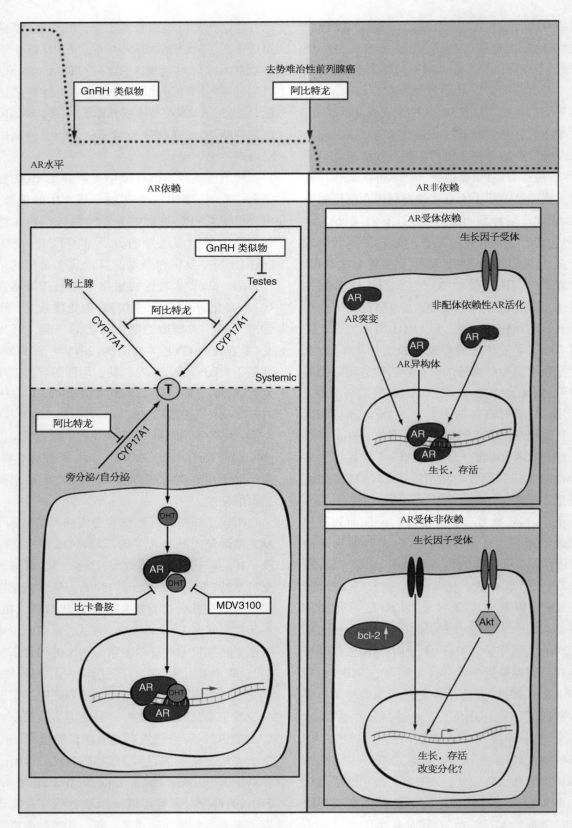

图 28.2 阿比特龙，一个 CYP17 抑制剂，用来治疗 CRPC 时可进一步减少雄激素水平。但是阿比特龙治疗后，前列腺癌可以进展，变成雄激素不依赖的，或是通过维持对 AR 通路的成瘾（雄激素受体依赖）或是放弃 AR 通路（雄激素受体不依赖）。来源：转载自 Nelson 等 2011，Elsevier 允许

胺，是 2012 年 FDA 批准用于 CRPC 的这类药物中的第一个。二代药（ARN－509）目前正处于积极的研发阶段。

对于一代和二代抗雄激素，已有研究报道获得性 AR 突变可改变配体特异性。与第一代药物突然停止时发生的抗雄激素"撤退"现象相关的 AR 突变的作用在前文中已经论述过。最近又发现一个新的 AR 突变，它可导致 AR 配体结合部 F876L 的改变，可能干扰二代抗雄激素药物对 CRPC 的治疗。恩杂鲁胺和 ARN－509 与该突变的受体结合，且它与受体的亲和力增加，从而可触发激动剂受体功能。在 ARN－509 治疗转移性 CRPC 的一线 I 期临床试验中，三位患者最初对治疗有反应，但最终病情进展，其血清 DNA 中有突变 AR 序列（在编码 F876L 突变的 2628 上的一个 C 到 A 改变）。有趣的是，在移植瘤模型中，有获得性 F876L AR 突变的前列腺癌细胞存活能力较差，这种现象提示恩杂鲁胺或 ARN－509 停药后这种获得性 AR 突变可能不复存在。这种临床表现有可能会成为第二代抗雄激素治疗的撤药综合征。

抗肿瘤药物就和抗生素一样，尽管初始治疗有效，但治疗耐药性的出现依然是一个巨大的临床挑战（图 28.3）。戈尔迪和科尔曼利用数十年前卢里亚和德尔布提出的波动分析，分析药物治疗的肿瘤获得性耐药的可能机制。对于肿瘤而言，是否产生耐药可归因于肿瘤细胞对药物暴露的适应能力强弱，细胞可以通过调节表型特点而不改变基因结构来逃避降低毒性，或肿瘤治疗前、中、后由于基因不稳定性发生自发性突变，从而产生不同的具有逃避药物杀伤作用的肿瘤细胞克隆。突变或是扩增 AR 基因在靶向雄激素信号的治疗中出现，是选择后自发性突变的实例。然而，在晚期前列腺癌治疗中，突变、选择及适应在一定程度上可能是造成激素治疗耐药的主要原因。

前列腺癌细胞适应性耐药类似于雄激素剥夺和（或）抗雄激素基础上正常前列腺上皮细胞发生的生理学机制改变。去势之后，哺乳动物前列腺出现退化，表现为分化的柱状上皮细胞消失和基底样细胞减少。自发性凋亡的柱状细胞几乎同步被邻近的上皮细胞吞噬，上皮屏障功能受损，限制了组织特异性蛋白片段对免疫抗原提呈细胞（APC）的反应，削弱了抗肿瘤免疫。剩余的基底样细胞拥有"干细胞"特性，即重新生成有基底、柱状和神经内分泌上皮细胞的上皮。此外，基底样细胞表达高水平的抗凋亡蛋白 Bcl－2。

前列腺癌"干细胞"会是靶向雄激素信号通路治疗耐药的原因么？这样的干细胞可能很少或不表达 AR，并不依赖于 AR 存活。目前可能的假设是，睾酮对于发生雄激素剥夺治疗耐药的前列腺癌干细胞可能存在有促使"干细胞"的潜在恢复力激活，从而导致血清 PSA 升高。此外，间断雄激素剥夺将产生周期性有益治疗反应，这样高表达 AR 的成熟前列腺癌细胞可重复性被消除。尽管用"干细胞"理论来说明雄激素剥夺和（或）抗雄激素的获得性耐药得到了学者关注，但目前能否特异性识别或靶向清除前列腺癌"干细胞"，比正常前列腺上皮细胞具有更高可塑性的前列腺"干细胞"能够从分化型前列腺癌细胞中被富集尚存争议。

其他对雄激素信号剥夺治疗的适应性耐药的原因可能是通过其他细胞生长和生存途径的协同或补偿信号。AR 靶点基因反式激活可被许多协同的多肽细胞因子和生长因子所增强，其中最引人注目的信号通路可能是 PI3K/AKT 信号通路，该信号通路激活后可能导致雄激素剥夺和抗雄激素治疗无效。如前所述，PTEN 主要在正常前列腺细胞和惰性前列腺癌中表达，随着疾病进展其表达逐渐消失。PTEN 脂磷酸酶活性降低也可增强 PI3K/AKT 信号，前列腺细胞中表达活性 AKT 的基因工程小鼠容易发生前列腺上皮内瘤变，如果编码 p27 基因也缺失的前提下，小鼠容易发生前列腺癌。虽然 PI3K/AKT 信号对致死性前列腺癌的发生发展有影响，但到目前为止针对 PI3K/AKT 信号的靶向药物并未能有效治疗 CRPC。这可能是探索特效药或靶向药物的常见情况之一。以杀死前列腺癌细胞为主要目标的前提下，PI3K/AKT 信号通路的抑制可能很难达成该目标。虽然由于 Akt 活化引起的小鼠前列腺上皮内瘤变可被 mTOR 抑制剂改善，但是当这些

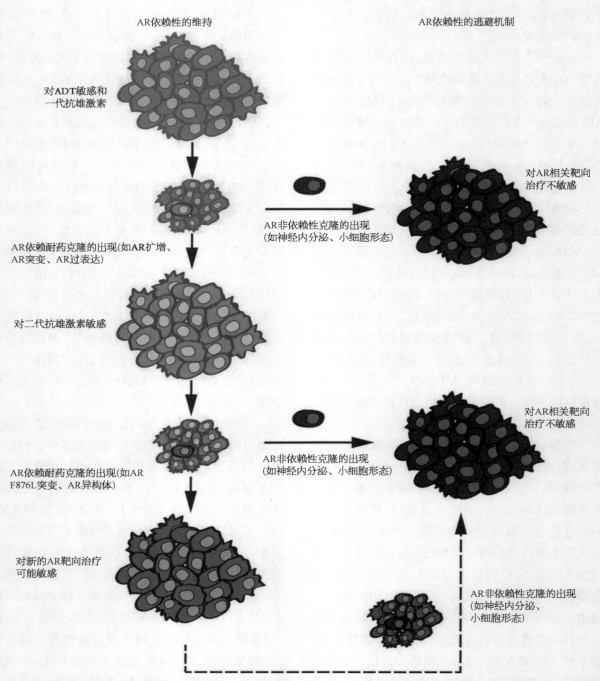

图 28.3　**AR 靶向治疗的耐药机制**（见彩插）。在初始靶向雄激素治疗后进展的 CRPC，肿瘤细胞对 AR 通路经常还存在依赖性，继续使用二代抗雄激素治疗常常是有效的。最终，AR 依赖性及非依赖性克隆并存

基因工程小鼠共表达 c‑MYC 时，靶向 AKT 信号通路的小分子抑制剂作用不显著，并且随着小鼠年龄增加其抑制作用更加微弱，提示 *c-myc* 和其他基因的功能失调可能影响破坏 PI3K/AKT 的抑制剂效果。PI3K/AKT 信号通路介导的雄激素拮抗剂的适应性耐受或许可以用于解决雄激素剥夺或抗雄激素治疗的固有耐药问题。换句话说，前列腺癌在采用内分泌治疗初始联用 PI3K/AKT 抑制剂可能效果更佳。内分泌治疗有效的乳腺癌，采用 mTOR 抑制剂依维莫司与芳香化酶

抑制剂依西美坦的联合作用方式在一项随机临床试验中取得了显著疗效。

通过破坏生理性 mRNA 剪接导致 CRPC 中发生 AR 突变,可能是适应性耐药的另一机制。目前已经鉴定出 CPRC 细胞中的几个 AR 剪接体,这些剪接体被证实缺少配体结合部位(LBD),但仍可以介导 AR 靶基因的反式激活转录。这些因 mRNA 插入或是缺失外显子而产生的突变 AR 编码有 DNA 结合部位而非 LBD。在前期临床研究,无论有无拮抗剂比如恩杂鲁胺,转染突变 AR 引起的高表达可促使 CRPC 细胞生长,说明突变 AR 可作为野生型 AR 的替补来维持细胞对 AR 信号的依赖性。这些剪接变异 AR 具有重要临床意义。最近的一项会议报道指出,剪接变异 AR－V7 可以在 39% 的 CRPC 循环肿瘤细胞(CTC)中发现,其中包括 55% 接受过阿比特龙的治疗的患者。令人惊奇的是,可检测到 AR－V7 的患者在接受恩杂鲁胺的治疗时没有任何疗效,而许多没有 AR－V7 的患者则可以从恩杂鲁胺中获益,在这些患者可以观察到 PSA 降低,可测量病灶的缩小。AR－V7 和其他对雄激素剥夺和抗雄激素治疗耐药的突变剪接可能有助于发现其他 AR 的靶向治疗区域,而不是仅仅针对 LBD 的药物。

部分 CRPC 患者对雄激素治疗效果明显,一个潜在机制可能是配体可帮助维持 AR 的稳定性,尤其是对 AR 水平升高的 CRPC 细胞,这种稳定性可以保持其与肿瘤细胞核内复制复合物的结合,从而使细胞持续生长所需的复制起始位点持续处于激活状态。另一个机制涉及由 TOP2B 介导的基因损伤刺激 AR。当激动剂与配体结合时,AR 招募 TOP2B 到基因结合位点来解决 DNA 缠绕状态,使基因启动子/增强子结构区域成环状基因形式,活化靶基因移至转录中心。"封闭"TOP2B－DNA 复合物,概括了几种重要抗肿瘤药物的作用机制[包括蒽环类药物、蒽和依托泊苷(鬼臼乙叉武)],它们均可引起潜在的致死性基因损伤(图 28.1)。雄激素治疗 CRPC 的可能性已经促使一系列临床试验的开展,目的在于如何进行雄激素给药、停药,以及如何进行抗雄激素治疗。

靶向非雄激素通路的全身治疗

对前列腺癌最有效的细胞毒性药物是紫杉烷类药物(紫杉醇、多西他赛和卡巴他赛),它们共同的作用机制是干扰微管动力引起细胞死亡。前列腺癌细胞对微管功能的破坏非常敏感。几乎所有 FDA 批准的可以干扰微管拆装的药物,不仅仅是紫杉烷类药物,也包括秋水仙碱和长春花生物碱等,在体外都有抗人类前列腺癌细胞的作用。一直以来,靶向微管的药物杀伤肿瘤细胞主要是通过干扰细胞有丝分裂时的染色体分离。然而,靶向微管的药物能够控制的前列腺癌,其中常为增殖活性较低的前列腺癌,提示这些药物可能与 AR 类似具有减弱关键蛋白质的核细胞质交换。紫杉醇及其他靶向微管药物治疗 CRPC 的作用机制可能部分是通过干扰 AR 信号影响其功能,这种作用机制是比较令人鼓舞的,因为其类似于阿比特龙和恩杂鲁胺的作用机制。

已有两个随机临床研究证实多西他赛对 CRPC 的生存获益,TAX－327 旨在比较两种多西他赛单药输注对比米托蒽醌和泼尼松,SWOG－9916 研究是对比多西他赛联合雌氮芥与米托蒽醌联合泼尼松。两个试验中含多西他赛的治疗组在血清 PSA 降低、疾病相关症状控制和 OS 方面都优于米托蒽醌。然而,当多西他赛和雌氮芥联用时,静脉血栓的发生概率很高,超过临床可接受范围,且低剂量华法林和阿司匹林治疗无明显预防作用。正是因为 VTE 及其他毒性,多西他赛不宜与雌氮芥联用,多西他赛经常单药给 5～8 个周期治疗来获得疾病稳定。多西他赛停药一段时间后,如果 CRPC 进展再次使用仍然有部分人群可以获益。CRPC 对多西他赛耐药后可以选择二代紫杉醇药物卡巴他赛,该药通过药物泵入浓度可以改善一代药物耐药情况。一项与米托蒽醌对比的随机临床研究证实有生存期延长优势,卡巴他赛目前获 FDA 批准用于多西他赛耐药的 CRPC。多西他赛与卡巴他赛直接头对头比较治疗 CRPC 的大型随机临床研究正在进行。

紫杉醇化疗可与雄激素剥夺联用于激素敏感

依赖型转移性前列腺癌。早期的随机试验证实，雄激素剥夺序贯多西他赛治疗转移性前列腺癌与单纯雄激素剥夺疗法相比，中位生存期由 44 个月提升至 57.6 个月。转移瘤肿瘤负荷较大患者的疗效更为显著，多西他赛可将中位生存期由 32.2 个月提升至 49.2 个月。由于这些研究结果，雄激素剥夺联合多西他赛治疗是于转移性年轻前列腺患者发生激素治疗耐药后的主流推荐，此种治疗对 CPRC 表型会有什么影响呢？雄激素剥夺和多西他赛联合治疗后疾病进展患者 PSA 仍然持续升高，提示某种程度上仍然有 AR 信号依赖。

骨靶向性全身治疗

骨骼是进展性前列腺癌疾病进展过程中容易累及的器官。在进展期前列腺癌患者中，至少有 75% 存在骨转移，针对雄激素信号通路的药物治疗前列腺癌时有骨量减少和骨质疏松的副作用。骨量减少和骨质疏松经常导致疼痛、骨折和其他并发症，如脊髓压迫等。双膦酸盐类药物通过抑制破骨细胞活性来改善骨骼完整性。存在骨转移时，双膦酸盐类药物可以减轻治疗相关的骨质疏松症。然而，对于明显骨转移的患者，随机试验中只有唑来膦酸被证明能减少骨骼并发症，该药已被 FDA 批准于前列腺癌患者骨转移的治疗。与其他双膦酸盐类似，使用唑来膦酸必须警惕肾损害。核因子-κB 受体活化因子 κ（RANKL）与细胞表面受体结合，激活破骨细胞的溶骨活性。denosumab 是能够减少破骨细胞溶骨活性的 RANKL 抗体抑制剂，有一项随机试验证实该药可减少男性前列腺癌患者的骨相关并发症。唑来膦酸及 denosumab 均被报道可能与使用过程中发生颌骨坏死相关。

亲骨性放射性药物，容易积聚在骨形成部位，也被证实治疗前列腺癌患者骨转移并发症有效。以下 3 种药物获得了 FDA 的批准：^{89}Sr、^{153}Sm 和 ^{223}Ra。^{89}Sr 及 ^{153}Sm 均可发射出 β 射线，波长为几毫米，可缓解伴有广泛骨转移前列腺癌患者的疼痛症状，但其不良反应为骨髓毒性。因此，放射性核素单药治疗不能改善生存，而且由于骨髓毒

性的双重作用，也不宜与细胞毒物联用。^{223}Ra 是一个较佳的粒子发射器，它可在较窄范围内（几个细胞直径）提供更密集的电离辐射。用于治疗前列腺癌时，近 40%～60% 的 ^{223}Ra 粒子集结在骨转移部位。在一项与安慰剂对照的关键随机试验中，入组标准曾接受过多西他赛治疗或被认为不宜接受化的前列腺癌患者，接受 ^{223}Ra 治疗组总生存期有改善，这使得 FDA 在 2013 年批准了 Ra 治疗。Ra 治疗安全性很好，治疗期间极少出现治疗相关不良事件。如果 ^{223}Ra 可以有效治疗前列腺癌和骨转移疼痛，且对造血功能无干扰，则有可能实现与紫杉醇（或其他细胞毒性药物）的联合治疗。

免 疫 治 疗

为了激活有效的抗肿瘤免疫应答控制前列腺癌细胞进展，已有许多研究尝试去克服前列腺癌细胞诱导的免疫耐受。前列腺癌细胞可能包含许多可被 T 细胞选择性识别的抗原，包括由 PSA 和前列腺酸性磷酸酶（PAP）等谱系相关蛋白衍生的肽、仅由含有错义突变癌细胞中蛋白质衍生的新肽、在正常成熟细胞中被表观遗传沉默而在 DNA 低甲基化水平肿瘤细胞中表达的蛋白质所衍生的肽。遗憾的是，对这些肽抗原有反应的 T 细胞确很难被激活，从而不能发挥对前列腺癌细胞免疫损伤作用。在正常免疫系统背景下构建的前列腺肿瘤小鼠模型可解释部分促进或抑制免疫耐受形成的原因。在这些模型中，对前列腺抗原免疫耐受的 T 细胞出现在肿瘤发展早期，伴随着 CD4$^+$ T 细胞反应减少和出现明显的调节性 CD4$^+$ T 细胞，这种变化在肿瘤被检测出之前很早即可出现。然而，雄激素剥夺似乎创造了一个减少 T 细胞耐受的"窗口"。对小鼠前列腺肿瘤的去势治疗降低了 T 细胞耐受，并保持了适应性传递 T 细胞对抗原特异性免疫的反应性。类似现象已在人类前列腺的雄激素去势后被检测出，选择性 T 细胞克隆的聚集和扩增提示肿瘤局部的抗原特异性反应。

sipuleucel－T 是目前唯一被 FDA 批准的免疫疗法，PAP 与粒细胞巨噬细胞集落刺激因子

（GM－CSF）形成融合蛋白后导致特异性抗原扩增。治疗策略是使用这些 APC 疫苗创造 PAP 定向 T 细胞，产生能破坏前列腺癌细胞的免疫反应。尽管前列腺癌患者中可检测出 T 细胞反应，然而 sipuleucel－T 治疗的临床获益仍很小：PSA 下降比例少（＜3％），影像学观测到的肿瘤减少更少，疾病进展时间也无改善。有一项随机试验比较了 sipuleucel－T 和安慰剂治疗的生存差异，结果显示 sipuleucel－T 组及安慰剂组存活率分别为 61％ 及 70.8％。对研究结果的解释受到了质疑，因为安慰剂治疗组患者在疾病不同时期均可接受 sipuleucel－T 治疗。换句话说，与其说该试验比较了 sipuleucel－T 与安慰剂的治疗效果，不如说该试验比较了早期与晚期多西他赛治疗后随访的早期与晚期 sipuleucel－T 治疗区别。有报道称 sipuleucel－T 与 enzalutamide 有令人印象深刻的联系，提示抗原特异性 T 细胞耐受可能更容易在雄激素拮抗的背景下被克服。另一个谱系抗原特异性疫苗 Prostvac VF，由痘病毒载体驱动表达 PSA 和免疫共刺激分子 B7.1（CD80）、淋巴细胞功能相关抗原（CD58）和细胞间黏附分子－1（CD54）组成，目前相关临床研究已进入Ⅲ期临床试验阶段。

免疫检查点抑制剂伊匹木单抗（ipilimumab）可降低肿瘤相关的 T 细胞耐受性，2011 年 FDA 批准其用于治疗转移性黑色素瘤。ipilimumab 在前列腺癌的小鼠模型中展现出让人兴奋的临床前活性，特别是与肿瘤抗原疫苗或放射线治疗联合治疗时。然而，ipilimumab 在前列腺癌患者的一项随机临床试验中却未获得显著疗效。该项试验的研究假设为通过对局限性骨转移进行放射治疗可以释放前列腺癌抗原，这些抗原在 ipilimumab 存在情况下可参与抗肿瘤免疫反应。研究中患者在针对骨转移部位的 8Gy 放疗后，分为两组，分别接受 ipilimumab 或安慰剂注射治疗。很遗憾的是，ipilimumab 显示出生存优势，且 ipilimumab 组有免疫相关副作用较大（发生率为 26％，死亡率为 1％）。尽管该试验结果不尽人意，但 PD－1/PD－L1 靶向药物及其他的免疫检查点抑制剂的相关研究仍在进行。

展　望

在过去 15 年时间里，前列腺癌系统治疗取得了长足进展，显著减少了美国前列腺癌死亡率，这种进步不仅归功于癌症分子靶向治疗的进展，针对雄激素信号的全身治疗依然占据美国进展期前列腺癌治疗的主导地位也是原因之一。更为显著的干扰雄激素合成以及更好的拮抗雄激素受体功能的新型药物，已在延长晚期前列腺癌的 OS 显示出良好获益。关于这些新药耐药分子机制的了解越来越深入，也为进一步提高治疗获益带来可能。紫杉烷类为基础的方案已成为标准化疗方案。联合雄激素信号拮抗剂与紫杉烷类化疗药物，以及与其他生长因子信号抑制剂联用，有望改善预后。此外，可用于减少骨转移相关骨事件和死亡率的各种药物已被逐步开发和应用。不仅如此，癌症疫苗和免疫检测点抑制剂的临床研究正在进行，这些研究均以疾病控制为主要目标进行严格审核，前列腺癌的免疫治疗预计在不久的将来也可走入临床。

就目前来讲，表观遗传学药物、纳米药物、选择性前体药物和其他治疗方法正逐渐涌现。无论哪种药物，均需要经过细致的转化研究才能推动前列腺癌治疗进展。如前所述，在前列腺癌细胞中转录调控序列的甲基化是普遍存在的改变，可驱动转移癌细胞克隆的选择性扩张。然而，现有的 DNA 甲基转移酶（DNMT）抑制剂，如阿扎胞苷和地西他滨，对分裂癌细胞中的 ^{5-m}CpG 密度仅有微弱的降低甲基化作用。前列腺癌临床试验背景下，地西他滨由于给药剂量和时间的限制可能无法最大限度地减少前列腺癌细胞 ^{5-m}CpG 的水平，在可评估的 12 名患者中仅有 2 例达到稳定。显然，要想使 DNMT 抑制剂治疗对前列腺癌患者有效，需要开发新的药物、改进给药方法或采取联合治疗策略，从而更好地降低 DNA 甲基化并激活沉默基因。令人振奋的是，在非小细胞肺癌的临床试验中，尽管表观遗传药物在治疗中只取得了一点点病情的稳定，但化疗药物或免疫检查点抑制剂的后续治疗却引发了戏剧性的肿瘤反应。表观遗传"启动"对免疫疗法治疗或其他方式的反应可能会为未来前列腺癌治疗提供一个令人　　兴奋的发展方向。

参 考 文 献

1　Siegel R, Ma J, Zou Z, Jemal A. Cancer statistics, 2014. *CA Cancer J Clin*. 2014; 64(1): 9-29.

2　Sammon JD, Karakiewicz PI, Sun M, et al. Robot-assisted versus open radical prostatectomy: the differential effect of regionalization, procedure volume and operative approach. *J Urol*. 2013; 189(4): 1289-1294.

3　Etzioni R, Tsodikov A, Mariotto A, et al. Quantifying the role of PSA screening in the US prostate cancer mortality decline. *Cancer Causes Control*. 2008; 19(2): 175-181.

4　Antonarakis ES, Trock BJ, Feng Z, et al. The natural history of metastatic progression in men with PSA-recurrent prostate cancer after radical prostatectomy: 25-year follow-up. *J Clin Oncol*. 2009; 27(15).

5　Makarov DV, Humphreys EB, Mangold LA, et al. The natural history of men treated with deferred androgen deprivation therapy in whom metastatic prostate cancer developed following radical prostatectomy. *J Urol*. 2008; 179(1): 156-161; discussion 161-162.

6　Hussain M, Tangen CM, Higano C, et al. Absolute prostate-specific antigen value after androgen deprivation is a strong independent predictor of survival in new metastatic prostate cancer: Data from Southwest Oncology Group trial 9346 (INT-0162). *J Clin Oncol*. 2006; 24(24): 3984-3990.

7　De Marzo AM, Platz EA, Sutcliffe S, et al. Inflammation in prostate carcinogenesis. *Nat Rev Cancer*. 2007; 7(4): 256-269.

8　De Marzo AM, Nelson WG, Meeker AK, Coffey DS. Stem cell features of benign and malignant prostate epithelial cells. *J Urol*. 1998; 160(6 Pt 2): 2381-2392.

9　Steers WD. 5alpha-reductase activity in the prostate. *Urology*. 2001; 58(6 suppl.1): 17-24; discussion.

10　Green SM, Mostaghel EA, Nelson PS. Androgen action and metabolism in prostate cancer. *Mol Cell Endocrinol*. 2012; 360(1-2): 3-13.

11　Roche PJ, Hoare SA, Parker MG. A consensus DNA-binding site for the androgen receptor. *Mol Endocrinol*. 1992; 6(12): 2229-2235.

12　Schuur ER, Henderson GA, Kmetec LA, Miller JD, Lamparski HG, Henderson DR. Prostate-specific antigen expression is regulated by an upstream enhancer. *J Biol Chem*. 1996; 271(12): 7043-7051.

13　Haffner MC, De Marzo AM, Meeker AK, Nelson WG, Yegnasubramanian S. Transcription-induced DNA double strand breaks: both oncogenic force and potential therapeutic target? *Clin Cancer Res*. 2011; 17(12): 3858-3864.

14　De Marzo AM, Meeker AK, Zha S, et al. Human prostate cancer precursors and pathobiology. *Urology*. 2003; 62(5 suppl. 1): 55-62.

15　Ali TZ, Epstein JI. Basal cell carcinoma of the prostate: a clinicopathologic study of 29 cases. *Am J Surg Pathol*. 2007; 31(5): 697-705.

16　Parwani AV, Kronz JD, Genega EM, Gaudin P, Chang S, Epstein JI. Prostate carcinoma with squamous differentiation: an analysis of 33 cases. *Am J Surg Pathol*. 2004; 28(5): 651-657.

17　Epstein JI, Amin MB, Beltran H, et al. Proposed morphologic classification of prostate cancer with neuroendocrine differentiation. *Am J Surg Pathol*. 2014; 38(6): 756-767.

18　Tomlins SA, Rhodes DR, Perner S, et al. Recurrent fusion of TMPRSS2 and ETS transcription factor genes in prostate cancer. *Science*. 2005; 310(5748): 644-648.

19　Rubin MA, Maher CA, Chinnaiyan AM. Common gene rearrangements in prostate cancer. *J Clin Oncol*. 2011; 29(27): 3659-3668.

20　Chen Y, Chi P, Rockowitz S, et al. ETS factors reprogram the androgen receptor cistrome and prime prostate tumorigenesis in response to PTEN loss. *Nat Med*. 2013; 19(8): 1023-1029.

21　Nelson WG, Yegnasubramanian S. Resistance emerges to second-generation antiandrogens in prostate cancer. *Cancer Discov*. 2013; 3(9): 971-974.

22　Hsing AW, Tsao L, Devesa SS. International trends and patterns of prostate cancer incidence and mortality. *Int J Cancer*. 2000; 85(1): 60-67.

23　Reddy S, Shapiro M, Morton R Jr., Brawley OW. Prostate cancer in black and white Americans. *Cancer Metastasis Rev*. 2003; 22(1): 83-86.

24　Whittemore AS, Kolonel LN, Wu AH, et al. Prostate cancer in relation to diet, physical activity, and body size in blacks, whites, and Asians in the United States and Canada. *J Natl Cancer Inst*. 1995；87(9)：652 - 661.

25　Haenszel W, Kurihara M. Studies of Japanese migrants. I. Mortality from cancer and other diseases among Japanese in the United States. *J Natl Cancer Inst*. 1968；40(1)：43 - 68.

26　Shimizu H, Ross RK, Bernstein L, Yatani R, Henderson BE, Mack TM. Cancers of the prostate and breast among Japanese and white immigrants in Los Angeles County. *Br J Cancer*. 1991；63(6)：963 - 966.

27　Gronberg H, Damber L, Damber JE. Studies of genetic factors in prostate cancer in a twin population. *J Urol*. 1994；152(5 Pt 1)：1484 - 1487；discussion 7 - 9.

28　Page WF, Braun MM, Partin AW, Caporaso N, Walsh P. Heredity and prostate cancer：a study of World War Ⅱ veteran twins. *Prostate*. 1997；33(4)：240 - 245.

29　Lichtenstein P, Holm NV, Verkasalo PK, et al. Environmental and heritable factors in the causation of cancer—analyses of cohorts of twins from Sweden, Denmark, and Finland. *N Engl J Med*. 2000；343(2)：78 - 85.

30　Carter BS, Beaty TH, Steinberg GD, Childs B, Walsh PC. Mendelian inheritance of familial prostate cancer. *Proc Natl Acad Sci U S A*. 1992；89(8)：3367 - 3371.

31　Xu J, Meyers D, Freije D, et al. Evidence for a prostate cancer susceptibility locus on the X chromosome. *Nat Genet*. 1998；20(2)：175 - 179.

32　Ewing CM, Ray AM, Lange EM, et al. Germline mutations in HOXB13 and prostate-cancer risk. *N Engl J Med*. 2012；366(2)：141 - 149.

33　Bambury RM, Gallagher DJ. Prostate cancer：germline prediction for a commonly variable malignancy. *BJU Int*. 2012；110 (11 Pt C)：E809 - E818.

34　Sun J, Wiklund F, Zheng SL, et al. Sequence variants in Toll-like receptor gene cluster (TLR6-TLR1-TLR10) and prostate cancer risk. *J Natl Cancer Inst*. 2005；97(7)：525 - 532.

35　Lindmark F, Zheng SL, Wiklund F, et al. H6D polymorphism in macrophage-inhibitory cytokine-1 gene associated with prostate cancer. *J Natl Cancer Inst*. 2004；96(16)：1248 - 1254.

36　Lindmark F, Zheng SL, Wiklund F, et al. Interleukin-1 receptor antagonist haplotype associated with prostate cancer risk. *Br J Cancer*. 2005；93(4)：493 - 497.

37　Xu J, Lowey J, Wiklund F, et al. The interaction of four genes in the inflammation pathway significantly predicts prostate cancer risk. *Cancer Epidemiol Biomarkers Prev*. 2005；14(11 Pt 1)：2563 - 2568.

38　Zheng SL, Augustsson-Balter K, Chang B, et al. Sequence variants of toll-like receptor 4 are associated with prostate cancer risk：results from the CAncer Prostate in Sweden Study. *Cancer Res*. 2004；64(8)：2918 - 2922.

39　De Marzo AM, Marchi VL, Epstein JI, Nelson WG. Proliferative inflammatory atrophy of the prostate：implications for prostatic carcinogenesis. *Am J Pathol*. 1999；155(6)：1985 - 1992.

40　Sakr WA, Grignon DJ, Crissman JD, et al. High grade prostatic intraepithelial neoplasia (HGPIN) and prostatic adenocarcinoma between the ages of 20 - 69：an autopsy study of 249 cases. *In Vivo*. 1994；8(3)：439 - 443.

41　Berger MF, Lawrence MS, Demichelis F, et al. The genomic complexity of primary human prostate cancer. *Nature*. 2011；470(7333)：214 - 220.

42　Haffner MC, Mosbruger T, Esopi DM, et al. Tracking the clonal origin of lethal prostate cancer. *J Clin Invest*. 2013；123(11)：4918 - 4922.

43　Yegnasubramanian S, Wu Z, Haffner MC, et al. Chromosome-wide mapping of DNA methylation patterns in normal and malignant prostate cells reveals pervasive methylation of gene-associated and conserved intergenic sequences. *BMC Genomics*. 2011；12：313.

44　Aryee MJ, Liu W, Engelmann JC, et al. DNA methylation alterations exhibit intraindividual stability and interindividual heterogeneity in prostate cancer metastases. *Sci Transl Med*. 2013；5(169)：169ra10.

45　Perner S, Demichelis F, Beroukhim R, et al. TMPRSS2：ERG fusionassociated deletions provide insight into the heterogeneity of prostate cancer. *Cancer Res*. 2006；66(17)：8337 - 8341.

46　Tomlins SA, Mehra R, Rhodes DR, et al. TMPRSS2：ETV4 gene fusions define a third molecular subtype of prostate cancer. *Cancer Res*. 2006；66(7)：3396 - 3400.

47　Haffner MC, Aryee MJ, Toubaji A, et al. Androgen-induced TOP2B-mediated double-strand breaks and prostate cancer gene rearrangements. *Nat Genet*. 2010；42(8)：668 - 675.

48　Cerveira N, Ribeiro FR, Peixoto A, et al. TMPRSS2-ERG gene fusion causing ERG overexpression precedes chromosome copy number changes in prostate carcinomas and paired HGPIN lesions. *Neoplasia*. 2006；8(10)：826 - 832.

49　Hermans KG, van Marion R, van Dekken H, Jenster G, van Weerden WM, Trapman J. TMPRSS2：ERG fusion by translocation or interstitial deletion is highly relevant in androgen-dependent prostate cancer, but is bypassed in late-stage androgen receptor-negative prostate cancer. *Cancer Res*. 2006；66(22)：10658 – 10663.

50　Nam RK, Sugar L, Wang Z, et al. Expression of TMPRSS2 ERG gene fusion in prostate cancer cells is an important prognostic factor for cancer progression. *Cancer Biol Ther*. 2007；6(1)：40 – 45.

51　Petrovics G, Liu A, Shaheduzzaman S, et al. Frequent overexpression of ETS-related gene-1 (ERG1) in prostate cancer transcriptome. *Oncogene*. 2005；24(23)：3847 – 3852.

52　Tomlins SA, Rhodes DR, Yu J, et al. The role of SPINK1 in ETS rearrangement-negative prostate cancers. *Cancer Cell*. 2008；13(6)：519 – 528.

53　Barbieri CE, Baca SC, Lawrence MS, et al. Exome sequencing identifies recurrent SPOP, FOXA1 and MED12 mutations in prostate cancer. *Nat Genet*. 2012；44(6)：685 – 689.

54　Koh CM, Bieberich CJ, Dang CV, Nelson WG, Yegnasubramanian S, De Marzo AM. MYC and prostate cancer. *Gen Cancer*. 2010；1(6)：617 – 628.

55　Nelson WG, De Marzo AM, Yegnasubramanian S. USP2a activation of MYC in prostate cancer. *Cancer Discov*. 2012；2(3)：206 – 207.

56　Koh CM, Gurel B, Sutcliffe S, et al. Alterations in nucleolar structure and gene expression programs in prostatic neoplasia are driven by the MYC oncogene. *Am J Pathol*. 2011；178(4)：1824 – 1834.

57　Iwata T, Schultz D, Hicks J, et al. MYC overexpression induces prostatic intraepithelial neoplasia and loss of Nkx3.1 in mouse luminal epithelial cells. *PloS One*. 2010；5(2)：e9427.

58　Li J, Yen C, Liaw D, et al. PTEN, a putative proteintyrosine phosphatase gene mutated in human brain, breast, and prostate cancer. *Science*. 1997；275(5308)：1943 – 1947.

59　Steck PA, Pershouse MA, Jasser SA, et al. Identification of a candidate tumour suppressor gene, MMAC1, at chromosome 10q23.3 that is mutated in multiple advanced cancers. *Nat Genet*. 1997；15(4)：356 – 362.

60　Teng DH, Hu R, Lin H, et al. MMAC1/PTEN mutations in primary tumor specimens and tumor cell lines. *Cancer Res*. 1997；57(23)：5221 – 5225.

61　Myers MP, Pass I, Batty IH, et al. The lipid phosphatase activity of PTEN is critical for its tumor supressor function. *Proc Natl Acad Sci U S A*. 1998；95(23)：13513 – 13518.

62　Myers MP, Stolarov JP, Eng C, et al. P-TEN, the tumor suppressor from human chromosome 10q23, is a dual-specificity phosphatase. *Proc Natl Acad Sci U S A*. 1997；94(17)：9052 – 9057.

63　Maehama T, Dixon JE. The tumor suppressor, PTEN/MMAC1, dephosphorylates the lipid second messenger, phosphatidylinositol 3, 4, 5-trisphosphate. *J Biol Chem*. 1998；273(22)：13375 – 13378.

64　Cairns P, Okami K, Halachmi S, et al. Frequent inactivation of PTEN/MMAC1 in primary prostate cancer. *Cancer Res*. 1997；57(22)：4997 – 5000.

65　Suzuki H, Freije D, Nusskern DR, et al. Interfocal heterogeneity of PTEN/MMAC1 gene alterations in multiple metastatic prostate cancer tissues. *Cancer Res*. 1998；58(2)：204 – 209.

66　McMenamin ME, Soung P, Perera S, Kaplan I, Loda M, Sellers WR. Loss of PTEN expression in paraffin-embedded primary prostate cancer correlates with high Gleason score and advanced stage. *Cancer Res*. 1999；59(17)：4291 – 4296.

67　Podsypanina K, Ellenson LH, Nemes A, et al. Mutation of Pten/Mmac1 in mice causes neoplasia in multiple organ systems. *Proc Natl Acad Sci U S A*. 1999；96(4)：1563 – 1568.

68　Di Cristofano A, Pesce B, Cordon-Cardo C, Pandolfi PP. Pten is essential for embryonic development and tumour suppression. *Nat Genet*. 1998；19(4)：348 – 355.

69　Kim MJ, Cardiff RD, Desai N, et al. Cooperativity of Nkx3.1 and Pten loss of function in amouse model of prostate carcinogenesis. *Proc Natl Acad Sci U S A*. 2002；99(5)：2884 – 2889.

70　Chaux A, Peskoe SB, Gonzalez-Roibon N, et al. Loss of PTEN expression is associated with increased risk of recurrence after prostatectomy for clinically localized prostate cancer. *Mod Pathol*. 2012；25(11)：1543 – 1549.

71　Antonarakis ES, Keizman D, Zhang Z, et al. An immunohistochemical signature comprising PTEN, MYC, and Ki67 predicts progression in prostate cancer patients receiving adjuvant docetaxel after prostatectomy. *Cancer*. 2012；118(24)：6063 – 6071.

72　Lee WH, Morton RA, Epstein JI, et al. Cytidine methylation of regulatory sequences near the pi-class glutathione S-transferase gene accompanies human prostatic carcinogenesis. *Proc Natl Acad Sci U S A*. 1994；91(24)：11733 – 11737.

73　Nakayama M, Gonzalgo ML, Yegnasubramanian S, Lin X, De Marzo AM, Nelson WG. GSTP1 CpG island hypermethylation as a molecular biomarker for prostate cancer. *J Cell Biochem*. 2004；91(3)：540 – 552.

74　Henderson CJ, Smith AG, Ure J, Brown K, Bacon EJ, Wolf CR. Increased skin tumorigenesis in mice lacking pi class glutathione S-transferases. *Proc Natl Acad Sci U S A*. 1998；95(9)：5275 – 5280.

75 Ritchie KJ, Walsh S, Sansom OJ, Henderson CJ, Wolf CR. Markedly enhanced colon tumorigenesis in Apc(Min) mice lacking glutathione S-transferase Pi. *Proc Natl Acad Sci U S A*. 2009; 106(49): 20859 - 20864.

76 Lin X, Tascilar M, Lee WH, et al. GSTP1 CpG island hypermethylation is responsible for the absence of GSTP1 expression in human prostate cancer cells. *Am J Pathol*. 2001; 159(5): 1815 - 1826.

77 Nelson WG, De Marzo AM, Yegnasubramanian S. Epigenetic alterations in human prostate cancers. *Endocrinology*. 2009; 150(9): 3991 - 4002.

78 Cox RL, Crawford ED. Estrogens in the treatment of prostate cancer. *J Urol*. 1995; 154(6): 1991 - 1998.

79 Thompson IM, Zeidman EJ, Rodriguez FR. Sudden death due to disease flare with luteinizing hormone-releasing hormone agonist therapy for carcinoma of the prostate. *J Urol*. 1990; 144(6): 1479 - 1480.

80 Scher HI, Sawyers CL. Biology of progressive, castration-resistant prostate cancer: directed therapies targeting the androgen-receptor signaling axis. *J Clin Oncol*. 2005; 23(32): 8253 - 8261.

81 Chen CD, Welsbie DS, Tran C, et al. Molecular determinants of resistance to antiandrogen therapy. *Nat Med*. 2004; 10(1): 33 - 39.

82 Kelly WK, Scher HI. Prostate specific antigen decline after antiandrogen withdrawal: the flutamide withdrawal syndrome. *J Urol*. 1993; 149(3): 607 - 609.

83 Hu R, Lu C, Mostaghel EA, et al. Distinct transcriptional programs mediated by the ligand-dependent full-length androgen receptor and its splice variants in castration-resistant prostate cancer. *Cancer Res*. 2012; 72(14): 3457 - 3462.

84 Montgomery RB, Mostaghel EA, Vessella R, et al. Maintenance of intratumoral androgens in metastatic prostate cancer: a mechanism for castration-resistant tumor growth. *Cancer Res*. 2008; 68(11): 4447 - 4454.

85 Mostaghel EA, Page ST, Lin DW, et al. Intraprostatic androgens and androgen-regulated gene expression persist after testosterone suppression: therapeutic implications for castration-resistant prostate cancer. *Cancer Res*. 2007; 67(10): 5033 - 5041.

86 de Bono JS, Logothetis CJ, Molina A, et al. Abiraterone and increased survival in metastatic prostate cancer. *N Engl J Med*. 2011; 364(21): 1995 - 2005.

87 Ryan CJ, Smith MR, de Bono JS, et al. Abiraterone in metastatic prostate cancer without previous chemotherapy. *N Engl J Med*. 2013; 368(2): 138 - 148.

88 Yin L, Hu Q. CYP17 inhibitors - abiraterone, C17, 20-lyase inhibitors and multi-targeting agents. *Nat Rev Urology*. 2014; 11(1): 32 - 42.

89 Labrie F, Dupont A, Giguere M, et al. Advantages of the combination therapy in previously untreated and treated patients with advanced prostate cancer. *J Steroid Biochem*. 1986; 25(5B): 877 - 883.

90 Maximum androgen blockade in advanced prostate cancer: an overview of 22 randomised trials with 3283 deaths in 5710 patients. Prostate Cancer Trialists' Collaborative Group. *Lancet*. 1995; 346(8970): 265 - 269.

91 Scher HI, Beer TM, Higano CS, et al. Antitumour activity of MDV3100 in castration-resistant prostate cancer: a phase 1 - 2 study. *Lancet*. 2010; 375(9724): 1437 - 1446.

92 Rathkopf DE, Danila DC, Slovin SF, et al. A first-in-human, open-label, phase I / II safety, pharmacokinetic, and proof-of-concept study of ARN-509 in patients with progressive advanced castration-resistant prostate cancer (CRPC). *J Clin Oncol*. 2011; 29: suppl. Abstract TPS190.

93 Joseph JD, Lu N, Qian J, et al. A clinically relevant androgen receptor mutation confers resistance to 2nd generation anti-androgens enzalutamide and ARN-509. *Cancer Discov*. 2013; 3(9): 1020 - 1029.

94 Korpala M, Korna JM, Gaob X, et al. A novel mutation in androgen receptor confers genetic and phenotypic resistance to MDV3100 (enzalutamide). *Cancer Discov*. 2013; 3(9): 1030 - 1043.

95 Balbas MD, Evans MJ, Hosfield DJ, et al. Overcoming mutationbased resistance to antiandrogens with rational drug design. *eLife*. 2013; 2: e00499.

96 Gelmann EP. Molecular biology of the androgen receptor. *J Clin Oncol*. 2002; 20(13): 3001 - 3015.

97 Goldie JH, Coldman AJ. A mathematic model for relating the drug sensitivity of tumors to their spontaneous mutation rate. *Cancer Treat Rep*. 1979; 63(11 - 12): 1727 - 1733.

98 Luria SE, Delbruck M. Mutations of bacteria from virus sensitivity to virus resistance. *Genetics*. 1943; 28(6): 491 - 511.

99 Kyprianou N, Isaacs JT. Activation of programmed cell death in the rat ventral prostate after castration. *Endocrinology*. 1988; 122(2): 552 - 562.

100 Kyprianou N, English HF, Isaacs JT. Activation of a Ca^{2+} -Mg^{2+} -dependent endonuclease as an early event in castration-induced prostatic cell death. *Prostate*. 1988; 13(2): 103 - 117.

101 McDonnell TJ, Troncoso P, Brisbay SM, et al. Expression of the protooncogene bcl-2 in the prostate and its association

with emergence of androgen-independent prostate cancer. *Cancer Res*. 1992；52：6940 – 6944.

102　Chen S，Principessa L，Isaacs JT. Human prostate cancer initiating cells isolated directly from localized cancer do not form prostaspheres in primary culture. *Prostate*. 2012；72(13)：1478 – 1489.

103　Frame FM，Maitland NJ. Cancer stem cells，models of study and implications of therapy resistance mechanisms. *Adv Exp Med Biol*. 2011；720：105 – 118.

104　Majumder PK，Yeh JJ，George DJ，et al. Prostate intraepithelial neoplasia induced by prostate restricted Akt activation：the MPAKT model. *Proc Natl Acad Sci U S A*. 2003；100(13)：7841 – 7846.

105　Majumder PK，Febbo PG，Bikoff R，et al. mTOR inhibition reverses Akt-dependent prostate intraepithelial neoplasia through regulation of apoptotic and HIF-1-dependent pathways. *Nat Med*. 2004；10(6)：594 – 601.

106　Majumder PK，Grisanzio C，O'Connell F，et al. A prostatic intraepithelial neoplasia-dependent p27 Kip1 checkpoint induces senescence and inhibits cell proliferation and cancer progression. *Cancer Cell*. 2008；14(2)：146 – 155.

107　Templeton AJ，Dutoit V，Cathomas R，et al. Phase 2 trial of singleagent everolimus in chemotherapy-naive patients with castration-resistant prostate cancer (SAKK 08/08). *Eur Urol*. 2013；64(1)：150 – 158.

108　Armstrong AJ，Shen T，Halabi S，et al. A phase Ⅱ trial of temsirolimus in men with castration-resistant metastatic prostate cancer. *Clin Genitourin Cancer*. 2013；11(4)：397 – 406.

109　Clegg NJ，Couto SS，Wongvipat J，et al. MYC cooperates with AKT in prostate tumorigenesis and alters sensitivity to mTOR inhibitors. *PloS One*. 2011；6(3)：e17449.

110　Carver BS，Chapinski C，Wongvipat J，et al. Reciprocal feedback regulation of PI3K and androgen receptor signaling in PTEN-deficient prostate cancer. *Cancer Cell*. 2011；19(5)：575 – 586.

111　Baselga J，Campone M，Piccart M，et al. Everolimus in postmenopausal hormone-receptor-positive advanced breast cancer. *N Engl J Med*. 2012；366(6)：520 – 529.

112　Hu R，Dunn TA，Wei S，et al. Ligand-independent androgen receptor variants derived from splicing of cryptic exons signify hormone-refractory prostate cancer. *Cancer Res*. 2009；69(1)：16 – 22.

113　Hu R，Isaacs WB，Luo J. A snapshot of the expression signature of androgen receptor splicing variants and their distinctive transcriptional activities. *Prostate*. 2011；71(15)：1656 – 1667.

114　Cao B，Qi Y，Zhang G，et al. Androgen receptor splice variants activating the full-length receptor in mediating resistance to androgen-directed therapy. *Oncotarget*. 2014；5(6)：1646 – 1656.

115　Antonarakis E，Lu C，Wang H，et al. Androgen receptor splice variant，AR-V7，and resistance to enzalutamide and abiraterone in men with metastatic castration-resistant prostate cancer (mCRPC). *J Clin Oncol*. 2014；325s：5001.

116　Myung JK，Banuelos CA，Fernandez JG，et al. An androgen receptor Nterminal domain antagonist for treating prostate cancer. *J Clin Invest*. 2013；123(7)：2948 – 2960.

117　Denmeade SR，Isaacs JT. Bipolar androgen therapy：the rationale for rapid cycling of supraphysiologic androgen/ablation in men with castration resistant prostate cancer. *Prostate*. 2010；70(14)：1600 – 1607.

118　Isaacs JT，D'Antonio JM，Chen S，et al. Adaptive auto-regulation of androgen receptor provides a paradigm shifting rationale for bipolar androgen therapy (BAT) for castrate resistant human prostate cancer. *Prostate*. 2012；72(14)：1491 – 1505.

119　Jordan MA，Wilson L. Microtubules as a target for anticancer drugs. *Nat Rev Cancer*. 2004；4(4)：253 – 265.

120　Platz EA，Yegnasubramanian S，Liu JO，et al. A novel two-stage，trans-disciplinary study identifies digoxin as a possible drug for prostate cancer treatment. *Cancer Discov*. 2011；1(1)：68 – 77.

121　Darshan MS，Loftus MS，Thadani-Mulero M，et al. Taxane-induced blockade to nuclear accumulation of the androgen receptor predicts clinical responses in metastatic prostate cancer. *Cancer Res*. 2011；71(18)：6019 – 6029.

122　Tannock IF，de Wit R，Berry WR，et al. Docetaxel plus prednisone or mitoxantrone plus prednisone for advanced prostate cancer. *N Engl J Med*. 2004；351(15)：1502 – 1512.

123　Petrylak DP，Tangen CM，Hussain MH，et al. Docetaxel and estramustine compared with mitoxantrone and prednisone for advanced refractory prostate cancer. *N Engl J Med*. 2004；351(15)：1513 – 1520.

124　Beer TM，Garzotto M，Henner WD，Eilers KM，Wersinger EM. Intermittent chemotherapy in metastatic androgen-independent prostate cancer. *Br J Cancer*. 2003；89(6)：968 – 970.

125　Meulenbeld HJ，Hamberg P，de Wit R. Chemotherapy in patients with castration-resistant prostate cancer. *Eur J Cancer*. 2009；45(suppl. 1)：161 – 171.

126　Paller CJ，Antonarakis ES. Cabazitaxel：a novel second-line treatment for metastatic castration-resistant prostate cancer. *Drug Des Devel Ther*. 2011；5：117 – 124.

127　de Bono JS，Oudard S，Ozguroglu M，et al. Prednisone plus cabazitaxel or mitoxantrone for metastatic castration-resistant prostate cancer progressing after docetaxel treatment: a randomised open-label trial. *Lancet*. 2010; 376(9747): 1147 – 1154.

128 Sweeney C, Chen YH, Carducci MA, et al. Impact on overall survival (OS) with chemohormonal therapy versus hormonal therapy for hormone-sensitive newly metastatic prostate cancer (mPrCa): An ECOG-led phase Ⅲ randomized trial. *J Clin Oncol*. 2014; 325s: LBA2.

129 Saad F, Gleason DM, Murray R, et al. A randomized, placebocontrolled trial of zoledronic acid in patients with hormone-refractory metastatic prostate carcinoma. *J Natl Cancer Inst*. 2002; 94(19): 1458 – 1468.

130 Saad F, Gleason DM, Murray R, et al. Long-term efficacy of zoledronic acid for the prevention of skeletal complications in patients with metastatic hormone-refractory prostate cancer. *J Natl Cancer Inst*. 2004; 96(11): 879 – 882.

131 Fizazi K, Carducci M, Smith M, et al. Denosumab versus zoledronic acid for treatment of bone metastases in men with castration-resistant prostate cancer: a randomised, double-blind study. *Lancet*. 2011; 377(9768): 813 – 822.

132 Vallet S, Smith MR, Raje N. Novel bone-targeted strategies in oncology. *Clin Cancer Res*. 2010; 16(16): 4084 – 4093.

133 Brown JM, Corey E, Lee ZD, et al. Osteoprotegerin and rank ligand expression in prostate cancer. *Urology*. 2001; 57(4): 611 – 616.

134 Henry D, Vadhan-Raj S, Hirsh V, et al. Delaying skeletal-related events in a randomized phase 3 study of denosumab versus zoledronic acid in patients with advanced cancer: an analysis of data from patients with solid tumors. *Support Care Cancer*. 2014; 22(3): 679 – 687.

135 Goyal J, Antonarakis ES. Bone-targeting radiopharmaceuticals for the treatment of prostate cancer with bone metastases. *Cancer Lett*. 2012; 323(2): 135 – 146.

136 Nilsson S, Larsen RH, Fossa SD, et al. First clinical experience with alpha-emitting radium-223 in the treatment of skeletal metastases. *Clin Cancer Res*. 2005; 11(12): 4451 – 4459.

137 Bruland OS, Nilsson S, Fisher DR, Larsen RH. High-linear energy transfer irradiation targeted to skeletal metastases by the alpha-emitter 223Ra: adjuvant or alternative to conventional modalities? *Clin Cancer Res*. 2006; 12(20 Pt 2): 6250s – 6257s.

138 Nilsson S, Franzen L, Parker C, et al. Bone-targeted radium-223 in symptomatic, hormone-refractory prostate cancer: a randomised, multicentre, placebo-controlled phase Ⅱ study. *Lancet Oncol*. 2007; 8(7): 587 – 594.

139 Parker P, Nilsson S, Heinrich D, et al. Updated analysis of the phase Ⅲ, double-blind, randomized, multinational study of radium-223 chloride in castration-resistant prostate cancer (CRPC) patients with bone metastases (ALSYMPCA). *J Clin Oncol*. 2012; 30: suppl. Abstract LBA4512.

140 Drake CG. Prostate cancer as a model for tumour immunotherapy. *Nat Rev Immunol*. 2010; 10(8): 580 – 593.

141 Antonarakis ES, Drake CG. Current status of immunological therapies for prostate cancer. *Curr Opin Urol*. 2010; 20(3): 241 – 246.

142 Yegnasubramanian S, Haffner MC, Zhang Y, et al. DNA hypomethylation arises later in prostate cancer progression than CpG island hypermethylation and contributes to metastatic tumor heterogeneity. *Cancer Res*. 2008; 68(21): 8954 – 8967.

143 Drake CG, Doody AD, Mihalyo MA, et al. Androgen ablation mitigates tolerance to a prostate/prostate cancer-restricted antigen. *Cancer Cell*. 2005; 7(3): 239 – 249.

144 Mercader M, Bodner BK, Moser MT, et al. T cell infiltration of the prostate induced by androgen withdrawal in patients with prostate cancer. *Proc Natl Acad Sci U S A*. 2001; 98(25): 14565 – 14570.

145 Gannon PO, Poisson AO, Delvoye N, Lapointe R, Mes-Masson AM, Saad F. Characterization of the intra-prostatic immune cell infiltration in androgen-deprived prostate cancer patients. *J Immunol Methods*. 2009; 348(1 – 2): 9 – 17.

146 Sfanos KS, Bruno TC, Meeker AK, De Marzo AM, Isaacs WB, Drake CG. Human prostate-infiltrating CD8+ T lymphocytes are oligoclonal and PD – 1 + . *Prostate*. 2009; 69(15): 1694 – 1703.

147 Sfanos KS, Bruno TC, Maris CH, et al. Phenotypic analysis of prostate-infiltrating lymphocytes reveals TH17 and Treg skewing. *Clin Cancer Res*. 2008; 14(11): 3254 – 3261.

148 Small EJ, Fratesi P, Reese DM, et al. Immunotherapy of hormone-refractory prostate cancer with antigen-loaded dendritic cells. *J Clin Oncol*. 2000; 18(23): 3894 – 3903.

149 Higano CS, Schellhammer PF, Small EJ, et al. Integrated data from 2 randomized, double-blind, placebo-controlled, phase 3 trials of active cellular immunotherapy with sipuleucel-T in advanced prostate cancer. *Cancer*. 2009; 115(16): 3670 – 3679.

150 Kantoff PW, Higano CS, Shore ND, et al. Sipuleucel-T immunotherapy for castration-resistant prostate cancer. *N Eng J Med*. 2010; 363(5): 411 – 422.

151 Longo DL. New therapies for castration-resistant prostate cancer. *N Engl J Med*. 2010; 363(5): 479 – 481.

152 Graff JN, Drake CG, Beer TM. Complete biochemical (prostate-specific antigen) response to sipuleucel-T with enzalutamide in castration-resistant prostate cancer: a case report with implications for future research. *Urology*. 2013; 81(2): 381 – 383.

153 Drake CG, Antonarakis ES. Current status of immunological approaches for the treatment of prostate cancer. *Curr Opin Urol*. 2012; 22(3): 197 – 202.

154 Kwon ED, Hurwitz AA, Foster BA, et al. Manipulation of T cell costimulatory and inhibitory signals for immunotherapy of prostate cancer. *Proc Natl Acad Sci U S A*. 1997; 94(15): 8099 – 8103.

155 Kwon ED, Foster BA, Hurwitz AA, et al. Elimination of residual metastatic prostate cancer after surgery and adjunctive cytotoxic T lymphocyte-associated antigen 4 (CTLA-4) blockade immunotherapy. *Proc Natl Acad Sci U S A*. 1999; 96(26): 15074 – 15079.

156 Hurwitz AA, Foster BA, Kwon ED, et al. Combination immunotherapy of primary prostate cancer in a transgenic mouse model using CTLA-4 blockade. *Cancer Res*. 2000; 60(9): 2444 – 2448.

157 Grosso JF, Jure-Kunkel MN. CTLA-4 blockade in tumor models: an overview of preclinical and translational research. *Cancer Immun*. 2013; 13: 5.

158 Kwon ED, Drake CG, Scher HI, et al. Ipilimumab versus placebo after radiotherapy in patients with metastatic castration-resistant prostate cancer that had progressed after docetaxel chemotherapy (CA184 – 043): a multicentre, randomised, double-blind, phase 3 trial. *Lancet Oncol*. 2014; 15(7): 700 – 712.

159 Kaminskas E, Farrell A, Abraham S, et al. Approval summary: azacitidine for treatment of myelodysplastic syndrome subtypes. *Clin Cancer Res*. 2005; 11(10): 3604 – 3608.

160 Lin X, Asgari K, Putzi MJ, et al. Reversal of GSTP1 CpG island hypermethylation and reactivation of pi-class glutathione S-transferase (GSTP1) expression in human prostate cancer cells by treatment with procainamide. *Cancer Res*. 2001; 61(24): 8611 – 8616.

161 Cheng JC, Matsen CB, Gonzales FA, et al. Inhibition of DNA methylation and reactivation of silenced genes by zebularine. *J Natl Cancer Inst*. 2003; 95(5): 399 – 409.

162 Segura-Pacheco B, Trejo-Becerril C, Perez-Cardenas E, et al. Reactivation of tumor suppressor genes by the cardiovascular drugs hydralazine and procainamide and their potential use in cancer therapy. *Clin Cancer Res*. 2003; 9(5): 1596 – 1603.

163 Thibault A, Figg WD, Bergan RC, et al. A phase II study of 5-aza-2′deoxycytidine (decitabine) in hormone independent metastatic (D2) prostate cancer. *Tumori*. 1998; 84(1): 87 – 89.

164 Wrangle J, Wang W, Koch A, et al. Alterations of immune response of non-small cell lung cancer with azacytidine. *Oncotarget*. 2013; 4(11): 2067 – 2079.

165 Juergens RA, Wrangle J, Vendetti FP, et al. Combination epigenetic therapy has efficacy in patients with refractory advanced non-small cell lung cancer. *Cancer Discov*. 2011; 1(7): 598 – 607.

166 Nelson WG, Haffner MC, Yegnasubramanian S. Beefing up Prostate Cancer Therapy with Performance-Enhancing (Anti-) Steroids. *Cancer Cell*. 2011; 20: 7 – 9.

第 29 章
肾细胞癌

Benjamin A. Gartrell，Alexander C. Small，William K. Oh，and Matthew D. Galsky
杨晨 译，施敏 张俊 校

背 景

2012 年美国约 64 770 人被诊断为肾细胞癌（RCC），其中大约有 13 570 人死亡。手术切除能根治局限性肾癌，但约 20% 的患者最终将发生转移。此外，约 20% 的患者在诊断时已发生转移。肾透明细胞癌（ccRCC）是最常见的组织病理类型，占 80%～90%。非透明细胞癌主要包括乳头状癌（10%～15%）和嫌色细胞癌（～5%）。

总体上，肾细胞癌对化疗耐药。在新一代药物诞生前，RCC 的治疗局限于免疫治疗，药物包括 α-干扰素（IFN - α）和白细胞介素- 2（IL - 2）。然而，随着对 RCC 分子病理机制的深入了解，"靶向治疗"已用于治疗转移性 RCC。本章将探讨 RCC 的分子病理机制及最近研发的靶向治疗（图 29.1）。

RCC 的分子病理机制

对 RCC 的分子病理机制的起源于对 von Hippel-Lindau 病（VHL）的观察。VHL 是一种常染色体显性遗传疾病，患者的特征为发生中枢神经系统和视网膜血管母细胞瘤、嗜铬细胞瘤和 ccRCC。透明细胞癌是肾细胞癌最常见的组织学类型。VHL 患者所发生的透明细胞癌与散发的 ccRCC 表现相似。但是 VHL 患者中，ccRCC 往往呈双侧多发性，并且早年发病。从 VHL 患者发生 ccRCC 的频率推测，散发 ccRCC 与 VHL 基因缺陷相关。

VHL 发病遵照 Knudson 首先提出的抑癌基因"二次打击"模型。患者从父母一方遗传了一个有缺陷的 VHL 基因。剩余的野生型基因发生体细胞突变，导致抑癌基因完全失活，从而呈现出疾病的表型（图 29.1）。

在高发病率的 ccRCC 家族性研究中发现 3 号染色体短臂（3p）上反复出现异常。随后，在散发性 ccRCC 患者中也发现 3p 异常。VHL 基因后来定位于 3p25。由此，VHL 基因被发现是与 VHL 发病相关的抑癌基因，其在散发性 ccRCC 中也常出现异常。大多数散发的 ccRCC 中，VHL 基因发生突变或表观遗传修饰导致其基因沉默。

VHL 基因的蛋白产物是一种抑癌因子，参与调控缺氧诱导因子（HIF）。HIF - 1 是一种异二聚体转录因子（HIF - α 和 HIF - β），首次在调节缺氧状态下增加促红细胞生成素表达增加而被发现。随后发现，HIF 在多种组织中参与缺氧介导的信号传导，并且是细胞对缺氧反应的一个关键调节因子。HIF - β 的浓度恒定，HIF - α 是泛素-蛋白酶体途径介导的氧依赖的降解反应的靶点。HIF 脯氨酰羟化酶（HPH）将氧作为底物催化 HIF - α 羟基化。VHL 基因的蛋白产物可与一种 E3 泛素连接酶结合。随后，可使羟基化的 HIF - α 与 VHL 基因蛋白产物- E3 泛素连接酶复合物发生多聚泛素化。

常氧条件下，HIF - α 由蛋白酶降解。然而，在缺氧条件下，脯氨酰残基去羟基化，以及不发生多聚泛素化和蛋白酶介导的蛋白水解反应，使 HIF - α 浓度升高。随后，HIF - α 与 HIF - β 自由地形成异源二聚体，可作为一个核转录因子，调节多种缺氧反应元件（HRE）表达增加。在家族性 RCC 或 VHL 基因失活的散发性 RCC 中，患

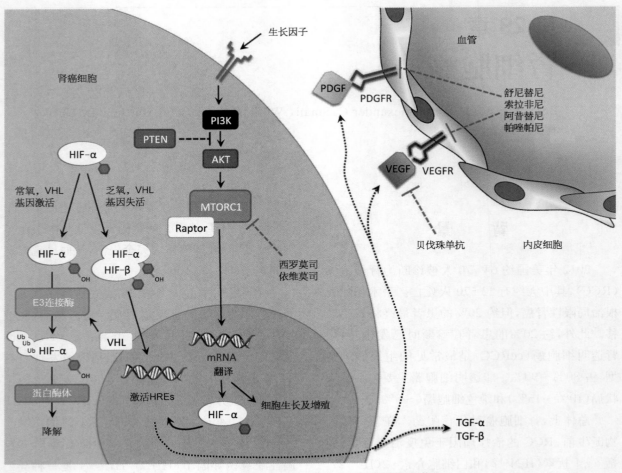

图 29.1　肾细胞癌治疗相关的信号通路和靶向药物

者的 HIF 水平升高,多种缺氧介导的基因过度表达,包括血管内皮生长因子(VEGF)、血小板源性生长因子(PDGF)、转化生长因子(TGF-α)和 TGF-β。因此,HIF-1 作为转录因子,使细胞适应缺氧状态。但当信号通路与 VHL 基因的氧感应机制分离时,HIF 参与了 RCC 的发病。

VHL 基因异常通常限于 ccRCC。c-MET 种系突变与Ⅰ型肾乳头状细胞癌相关。这些患者往往患有肾乳头状细胞癌的家族史,早年双侧多灶性发病。在散发性乳头状癌患者中也有 c-MET 体细胞突变的报道。

二代测序已被用于评估 RCC 异质性。对于原发肿瘤和相应的转移灶之间的分子异常也开展了研究,已发现显著的瘤内异质性和分化模式。这一发现引起了人们的关注,单个的肿瘤活检不能充分代表一个特定的肿瘤的基因突变情况,并提示需要检测相应的生物标志物并研发治疗药

物。所有细胞克隆中发生的早期基因事件可能代表疾病真正的"使动"基因,并且是最有前景的治疗靶点。此外,克隆进化不受影响的间质成分,可能成为克服治疗耐药的靶点。

RCC 重要的信号通路

VEGF/VEGFR 通路

肾癌是一种富血管肿瘤,RCC 患者血清中可检测到 VEGF 水平高。血管内皮生长因子家族〔VEGF-A、VEGF-B、VEGF-C、VEGF-D、胎盘生长因子(PIGF)〕与相应的细胞表面受体酪氨酸激酶家族激酶(RTK)〔VEGFR-1(Flt-1)、VEGFR-2(KDR/Flk-1)和 VEGFR-3(Flt-4)〕结合,传递血管生成信号。VEGF-A 是最重要的配体,通常被简称为 VEGF。VEGF 是一个

40 kDa 的糖蛋白,是一种对内皮细胞高度特异性的丝裂原。VEGF/VEGFR 信号对血管生成、血管内皮细胞存活、血管通透性发挥重要的作用,参与其生理和病理过程。RNA 选择性剪接导致 VEGF 存在多种亚型。这些剪接变异体具有不同的生物活性。VEGF/VEGFR 信号通路已被确立为一个治疗多种实体瘤的关键靶点。小分子酪氨酸激酶抑制剂(TKI,舒尼替尼、索拉非尼、帕唑帕尼、阿西替尼)和抗 VEGF 的单克隆抗体贝伐珠单抗已被用来阻断这个信号通路。

VEGFR 家族属于与成纤维细胞生长因子受体(FGFR)和 PDGFR 同一类细胞表面 RTK。VEGFR 与二聚化 VEGF 相互作用,向胞内传递信号(见综述)。VEGF - A 和 VEGFR - 1 的表达直接由 HIF 调控。尽管 VEGFR-2 基因并不包含经典的 HRE 启动子序列,当缺氧时,VEGFR - 2 的水平将上升,HIF - 2α(但不是 HIF - 1α)与启动子区相互作用,促进转录。与 VEGF 相互作用之前,细胞表面上的 VEGFR 以单体形式存在。当与配体结合后,VEGFR 形成同源或异源二聚体受体,使细胞内的结构域磷酸化,激活二聚化的受体的激酶活性,传导胞内信号。VEGFR 的信号通路是由其磷酸化程度所决定,并受磷酸酶和激酶的活性双相调控。细胞表面的整合素与细胞外基质和磷酸酶相互作用,后者可抑制 VEGFR 等 RTK 信号通路。VEGFR - 2 受酪氨酸磷酸酶 Src 同源磷酸酯酶(SHP1)和 SHP2 负调控。Endorepellin 是串珠素 C 端结构域(一种细胞表面的硫酸肝素蛋白多糖),能结合整合素 α2β1,释放 SHP1,使 VEGFR2 去磷酸化,从而抑制其信号。

VEGFR - 1 细胞内信号转导能力相比于 VEGFR - 2 相对较低,但较 VEGFR - 2 相比,VEGFR-1 对 VEGF 具有更大的亲和力。可以推测,VEGFR - 1 可以作为诱饵受体,影响 VEGF/VEGFR 信号通路。VEGFR - 3 结合 VEGF - C,但不结合 VEGF - A,似乎对于维护淋巴细胞迁移更为重要。

VEGFR - 2 对正常血管生成发挥关键作用,此基因敲除小鼠在胚胎早期即死亡。通过配体结合,与几个酪氨酸残基自身磷酸化,VEGFR - 2 可通过 Src 同源 2(SH2)结构域传导信号,包括磷脂酶 C(PLC)、Ras GTPase 激活蛋白(Ras - GAP)和癌接头蛋白 NcK。VEGF 能诱导焦点黏合激酶(FAK)和 paxillin 磷酸化,这两个蛋白都有助于 VEGF 诱导的内皮细胞迁移。VEGFR - 2 通过 MAPK 通路传导信号,其依赖于 PKC,但不依赖 Ras 和磷脂酰肌醇 3 - 激酶(PI3K)。RAS 参与激活 VEGF 介导的 MAPK 通路。后来被报道参与 PLC 介导的蛋白激酶 C(PKC)的激活,参与 MAPK/ERK1/2 级联反应。VEGFR - 2 信号也可激活 PI3K,与活化的 AKT 相结合,诱导内皮细胞增殖。

mTOR 通路

西罗莫司是一种链霉菌分泌的大环内酯类抗生素。有趣的是,这种生物是在 20 世纪 70 年代首次在复活岛发现。西罗莫司随后被发现有抗增殖和免疫抑制作用。对其机制的研究发现了 mTOR 信号通路。

mTOR 是一种进化保守的细胞内丝氨酸/苏氨酸激酶,在结构上与一组蛋白激酶相关,包括共济失调毛细血管扩张症突变基因(ATM)。mTOR 处于多种信号通路的下游,因此 mTOR 受到多种上游信号分子调控。mTOR 信号通路与多种细胞外基质作用,包括营养素和生长因子,并作为一个维持细胞稳态的广泛性的调节因子。PI3K/Akt 通路对 mTOR 发挥重要的调节功能。mTOR 通路对细胞具有多种作用,包括调节血管生成、增殖,生长、代谢和运动。

西罗莫司和其类似物他克莫司(FK506)有两个结合面。一面结合 FK506 结合蛋白(FKBP12)。雷帕霉素/FKBP12 复合物与 mTOR 相互作用,并抑制 mTOR。mTOR 分为 mTORC1 和 mTORC2 复合物。mTORC1 包含 mTOR 调控相关蛋白(Raptor),这个复合物的靶点为与蛋白质翻译相关的基因,如 S6K1 和 4EBP1。mTORC2 复合物包含 mTOR 的西罗莫司不敏感的分子(Rictor)。这种复合物不与西罗莫司或其类似物相互作用,但参与调节细胞骨架。目前,批准上市的靶向 mTOR 的药物只能抑制 mTORC1 复合物。

PI3K/Akt/mTOR 通路可调节 HIF－1α 活化,后续产生促进血管生成等多种效应。

结节性硬化症是一种常染色体显性遗传疾病,其发病与 RCC 发病率增加相关。结节性硬化症是一种神经肌肉综合征,涉及多个器官系统发生错构瘤(综述)。患者个体间基因表达的差异很大。患者的肿瘤抑制基因(TSC1 和 TSC2),两者之一有缺陷。基因的蛋白产物(分别为 hamartin 和 tuberin)相互作用形成的异源二聚体。Hamartin-tuberin 异源二聚体可抑制 mTOR 信号通路。Akt 结合并磷酸化 tuberin,通过作用于蛋白酶体介导蛋白溶解,从而抑制 hamartin-tuberin 复合物的抑癌活性。PI3K/Akt/mTOR 信号通路是受肿瘤抑制基因磷酸酶和张力蛋白同源物(pTEN)调控,pTEN 异常可增加 mTOR 信号传导。

因此,mTOR 信号通路对细胞应激、营养供应、细胞生长、增殖和血管生成的信号通路发挥重要作用。这个通路对于维持细胞稳态和恶性肿瘤发生具有重要作用,这表明针对其靶向治疗可能是一种有潜力的癌症治疗方法。

RCC 的靶向治疗

本章节中呈现关于 RCC 靶向治疗的随机的临床试验结果(表 29.1)。由于对这些研究的综述,以下几点应值得注意。第一,一些试验中采用风险分层模型作为入组标准,患者人群不具有重叠性。纪念斯隆-凯特林癌症中心(MSKCC)模型是最常见的预后模型。在这个模型中,乳酸脱氢酶升高(>1.5 ULN),血红蛋白下降,校正的钙浓度增加(>10 mg/dl),KPS 评分下降(<80%),并从诊断到全身治疗时间(<1 年),被用来将患者分层为低危组(0 个风险因素)、中危组(1~2 个风险因素)和高危组(>2 个危险因素)。大多数临床试验没有入组高危组的患者。第二,许多试验排除脑转移瘤和非透明细胞癌的患者。因此,还不清楚这部分患者能否从靶向治疗中获益。第三,生存获益已难以评估,因为对照组患者疾病进展后接受试验药物治疗,或者接受试验方案以外的靶向药物治疗。无进展生存期(PFS)已得到批准,普遍作为这些试验的主要终点。

表 29.1　批准用于治疗转移性 RCC 的药物的 Ⅲ期临床试验

靶向药物	对照组	患者人群	ORR(%)	PFS(月)	OS(月)
舒尼替尼	IFN	初治的转移性 ccRCC	(39~47)比(9~12)($P<0.001$)	11 比 5 ($P<0.001$)	26.4 比 21.8($P=0.058$)。删除交叉后,26.4 比 20.0 ($P=0.036$)
索拉非尼	安慰剂	接受过全身治疗的转移性 ccRCC,中低危	10 比 2	5.5 比 2.8 ($P<0.001$)	17.8 比 15.2($P=0.146$)。删除交叉后,17.8 比 14.3 ($P=0.029$)
帕唑帕尼	安慰剂	初治(54%)和接受过细胞因子治疗(46%)的进展性/转移性 ccRCC	30 比 3 ($P<0.001$)	9.2 比 4.2 ($P<0.000\,1$)	未报道
阿昔替尼	索拉非尼	二线转移性 ccRCC	19 比 9 ($P<0.000\,1$)	6.7 比 4.7 ($P<0.000\,1$)	未报道
CALGB 90206 贝伐珠单抗/IFN	IFN	初治的转移性 ccRCC	25.5 比 13.1 ($P<0.000\,1$)	8.5 比 5.2 ($P<0.000\,1$)	18.3 比 17.4($P=0.097$)
AVOREN 贝伐珠单抗/IFN	IFN	初治的转移性 ccRCC,肾切除后	31 比 12 ($P<0.001$)	10.4 比 5.5 ($P<0.001$)	23.3 比 21.3($P=0.336$)
1)替西罗莫司(25 mg qwk)	2)替西罗莫司(15 mg qwk)+ IFN 3)IFN	初治的转移性 ccRCC(20%非透明细胞癌),中高危患者	8.6 比 8.1 比 4.8	5.5 比 4.7 比 3.1	10.9 比 8.4 比 7.3(死亡 HR = 0.73 替西罗莫司比 IFN,$P=0.008$)
依维莫司	安慰剂	接受过舒尼替尼或索拉非尼治疗后,转移性 ccRCC	1.8 比 0	4.9 比 1.9 ($P<0.001$)	14.8 比 14.4 ($P=0.162$)

VEGF/VEGFR 靶向治疗

氧感应机制异常是 ccRCC 发病及发展的主要特征。VHL 基因产物蛋白受损抑制了由 HIF 激活所介导的复杂的基因异常表达的能力。因此,针对 HIF 上调的基因产物是一种治疗 RCC 很有前途的治疗策略。

组织缺氧时,VEGF 和 VEGFR 表达增加。VEGF 是正常血管和肿瘤血管最重要的生长因子。RCC 患者血清 VEGF 增高,有望解释长期临床观察到的现象,RCC 是一种特殊的富血管的肿瘤。几个小分子激酶抑制剂靶受体已被 FDA 批准用于治疗 RCC(舒尼替尼、索拉非尼、帕唑帕尼、阿西替尼)。此外,VEGF 单克隆抗体贝伐珠单抗,也被 FDA 批准用于治疗 RCC。此外,一些靶向 VEGF/VEGFR 通路的化合物也在研发之中。这些化合物已彻底改变了 RCC 的治疗理念,正运用于转移性 RCC 的一线及后续治疗。

舒尼替尼

舒尼替尼是口服的多种酪氨酸激酶抑制剂,能抑制包括 VEGFR2、PDGFR－β、c－kit 和 FLT－3。舒尼替尼最初研究和通过临床审批基于两个单臂Ⅱ期临床试验。这两个研究评估了舒尼替尼治疗经细胞因子为基础的治疗失败的转移性 RCC 患者的疗效。两个研究分别入组 63 例和 105 例患者。这两个研究的结果非常相似,并在一个汇集分析中报道。客观反应率为 42%。中位 PFS 为 8.2 个月。由于客观反应率在 RCC 治疗中达到前所未有的水平和基于这些Ⅱ期研究的结果,舒尼替尼于 2006 年被美国 FDA 批准应用于 RCC 的治疗。

随后进行的Ⅲ期临床试验在 750 个初治的转移性 ccRCC 患者中比较了舒尼替尼(每日 50 mg,连续 4 周,停药 2 周)与干扰素(干扰素,900 万 U,皮下每周 3 次)的疗效。该试验的主要终点是 PFS。这项研究表明舒尼替尼能改善各项指标:舒尼替尼相比干扰素,客观反应率为 47% 比 12%($P < 0.001$),PFS 为 11 个月比 5 个月($P < 0.001$),中位总生存期为 26.4 个月比 21.8 个月($P = 0.051$)。基于一个预定义的分析(未分层

log-rank test),生存终点没有达到统计学意义,很大程度上归因于安慰剂组交叉接受舒尼替尼治疗。值得注意的是,舒尼替尼组和干扰素组分别只有 6% 和 7% 的患者属于 MSKCC 模型的高危风险组。与舒尼替尼相关的常见 3～4 级不良事件为:高血压(12%)、疲劳(11%)、腹泻(9%)、手足综合征(9%)、中性粒细胞减少(18%)、淋巴细胞减少(18%)、血小板减少症(9%)和贫血(8%)。

也有研究评估舒尼替尼用于治疗无法入组随机化临床试验的患者,如 ECOG≥2、脑转移瘤、老年患者、非透明细胞癌患者。这个国际的、开放性的研究发现,对于以上各类患者,舒尼替尼耐受性良好。此外,有证据显示各亚群患者均能得到临床获益。

索拉非尼

索拉非尼是一种口服的多激酶抑制剂,最初是作为 Raf 抑制剂。其他作用靶点包括 VEGFR 和 PDGFR。索拉非尼在一项随机的安慰剂对照的Ⅲ期临床试验中,评价全身治疗失败的转移性 ccRCC 的疗效。试验招募了 903 例 MSKCC 模型低、中危患者。索拉非尼给药剂量为 400 mg,口服,每日 2 次。研究的主要终点是 PFS。虽然索拉非尼客观反应率相对较低,但索拉非尼比安慰剂为 10% 比 2%,索拉非尼能显著改善 PFS(5.5 个月比 2.8 个月,$P < 0.01$)。安慰剂组的患者出现疾病进展后,被允许交叉接受索拉非尼治疗。索拉非尼的中位总生存期延长没有达到统计学意义(17.8 个月比 15.2 个月,$P = 0.146$)。然而,当安慰剂交叉数据被删后,索拉非尼组达到统计学意义(17.8 个月比 14.3 个月,$P = 0.029$)。索拉非尼常见的 3～4 级不良事件包括手足综合征(6%)、疲劳(5%)、高血压(4%)和贫血(3%)。基于这个试验中,索拉非尼于 2005 年被 FDA 批准用于 RCC 治疗。

一项随机Ⅱ期研究入组了 189 例初治的转移性 ccRCC,比较索拉非尼和 IFN 疗效。研究结果令人失望,索拉非尼和 IFN 组的 PFS 分别为 5.7 个月和 5.6 个月。接受索拉非尼治疗的患者的耐受性和生活质量的优于 IFN。基于这一结果,舒尼替尼在很大程度上取代了索拉非尼作为一线治

疗转移性 ccRCC 的首选药物。

帕唑帕尼

帕唑帕尼是 VEGFR、PDGFR 和 c-kit 的口服抑制剂。帕唑帕尼在一项随机的安慰剂对照Ⅲ期临床试验中,治疗 435 例进展性或转移性 ccRCC。初治患者和细胞因子治疗失败的患者均有入组,分别占 54% 和 46%。只有 3% 的患者为 MSKCC 模型高危风险组。该试验的主要终点是 PFS,类似于其他试验,当安慰剂组患者疾病进展后交叉接受帕唑帕尼治疗。在总体研究人群中,帕唑帕尼组 PFS 优于安慰剂组(9.2 个月比 4.2 个月,$P < 0.000\ 1$),在初治患者中差异更为明显(11.1 个月比 2.8 个月,$P < 0.000\ 1$)。帕唑帕尼和安慰剂组的客观反应率分别为 30% 和 3%($P < 0.001$)。帕唑帕尼一般耐受性良好,3 级以上不良事件的发生率低,包括的 ALT 升高(12%)、腹泻(4%)、高血压(4%)。3 级以上的血液学事件包括中性粒细胞减少(<1%)、血小板减少症(<1%)、淋巴细胞减少(4%)。帕唑帕尼组和安慰剂组的生活质量没有明显的差异。帕唑帕尼于 2009 年在美国被批准用于进展性 RCC 的治疗。一项比较舒尼替尼与帕唑帕尼治疗初治的转移性 RCC 的试验已结束,但还没有公布研究结果。

阿西替尼

阿西替尼是一种强效的和选择性的第二代 VEGFR 抑制剂。一项Ⅲ期临床试验中比较阿西替尼与索拉非尼用于治疗转移性 ccRCC 患者。这些患者对既往的治疗失败(舒尼替尼 54%、细胞因子 35%、贝伐珠单抗 8%、替西罗莫司 3%)。这项二线试验入组 723 例转移性 ccRCC 患者。该试验的主要终点是 PFS。值得注意的是,有 33% 的患者为 MSKCC 模型中的高危组。通过独立审查委员会评估,阿西替尼和安慰剂组的中位数 PFS 分别为 6.7 个月和 4.7 个月($P < 0.000\ 1$)。既往接受细胞因子为基础的治疗的患者中,阿西替尼和安慰剂组的 PFS 分别为 12.1 个月和 6.5 个月($P < 0.000\ 1$)。既往接受舒尼替尼治疗进展的患者中,阿西替尼和安慰剂组的 PFS 分别为 4.8 个月和 3.4 个月($P = 0.010\ 7$)。阿西替尼和安慰剂组客观反应率分别为 19% 与 9%($P < 0.000\ 1$)。

阿西替尼组 3 级以上不良事件包括高血压(16%)、腹泻(11%)、疲劳(11%)、手足综合征(5%)。3 级以上的实验室检查异常包括中性粒细胞减少(1%)、贫血(<1%)、血小板减少(<1%)、淋巴细胞减少(3%)和脂肪酶升高(5%)。这项试验提供了一个更有力的证据,较强的药物 VEGFR 抑制剂(阿西替尼)比相对较弱的药物(索拉非尼)的疗效更好。序贯使用 VEGFR 抑制剂能改善治疗结果。基于这项研究,阿西替尼于 2011 年在美国被批准用于转移性 RCC 的二线治疗。

对于以上研究的结果,几个正在进行的临床试验试图回答临床相关的问题,包括使用这些药物的最佳顺序、是否联合治疗更有获益、VEGFR TKI 用于辅助治疗的疗效。

贝伐珠单抗

贝伐珠单抗是一种人源化单克隆抗体,能结合并中和血清中的 VEGF。贝伐珠单抗是针对 VEGF/VEGFR 信号通路治疗 ccRCC 取得临床获益的药物之一。在一个Ⅱ期临床试验中入组 116 例转移性 ccRCC 患者,比较了随机接受贝伐珠单抗(3 mg/kg 或 10 mg/kg)或安慰剂的疗效。客观反应率在高剂量贝伐珠单抗组为 10%。低剂量或安慰剂组均无反应。高剂量组和安慰剂组的中位 PFS 分别为 4.8 个月和 2.5 个月($P < 0.001$)。

随后,两项Ⅲ期临床试验评价了贝伐珠单抗联合 IFN 治疗转移性 RCC 的疗效。CALGB 90206 试验治疗 732 例初治的转移性 ccRCC 患者,随机接受贝伐珠单抗 + IFN 或 IFN。主要研究终点为总生存率。贝伐珠单抗 + IFN 组和 IFN 组的客观反应率分别为 25.5% 和 13.1%($P < 0.000\ 1$)。尽管 PFS 贝伐珠单抗 + IFN 组的 PFS 优于 IFN 组(8.5 个月比 5.2 个月,$P < 0.000\ 1$),但中位总生存的延长,两组间没有达到统计学差异(18.3 个月比 17.4 个月,$P = 0.097$)。值得注意的是,联合用药组中 3 级以上不良事件为高血压(11%)与蛋白尿(15%)。

AVOREN(Avastin 和 roferon 治疗 RCC)是一个设计类似的Ⅲ期临床试验,初治的转移性 ccRCC 患者随机分为贝伐珠单抗 + IFN 组或安

慰剂 + IFN 组。该试验共纳入 649 例患者,其中 8% 的患者为 MSKCC 模型的高危患者。主要研究终点为总生存率。在 CALGB 90206 试验中,85% 的患者接受原发肿瘤切除,而 AVOREN 试验中所有患者都必须切除原发肿瘤。贝伐珠单抗 + IFN 组和安慰剂 + IFN 组的客观反应率分别为 31% 和 12%($P<0.001$),中位 PFS 分别为 10.4 个月和 5.5 个月($P<0.001$)。组内分析显示,该研究并非双盲,安慰剂组的患者疾病进展后可交叉接受贝伐珠单抗 + IFN 治疗($n = 13$)。最终采用未分层的意向治疗分析显示,贝伐珠单抗 + IFN 组较安慰剂 + IFN 组的中位总生存时间有延长(23.3 个月比 21.3 个月),但并没有达到统计学意义($P = 0.336$)。交叉用药和接受试验以外的靶向治疗可能是导致这项试验未显示含有贝伐珠单抗方案取得具有统计学意义的总生存获益的原因。与 CALGB 试验相似,3 级以上不良事件,在贝伐珠单抗 + IFN 组中包括蛋白尿(7%)和高血压(3%)。基于 AVOREN 试验结果,贝伐珠单抗 + IFN 于 2009 年获得 FDA 批准用于治疗进展性 RCC。

靶向 mTOR 通路的治疗

mTOR 信号通路与 RCC 分子发病相关。因此,一系列临床试验评估了小分子 mTOR 抑制剂治疗 RCC 的疗效。目前,两种 mTOR 抑制剂已在美国批准治疗进展期 RCC。

一项关于 RCC 的 Ⅱ 期临床试验显示,mTOR 抑制剂替西罗莫司具有抗肿瘤活性。这项研究纳入高危的晚期 RCC 患者,分为三组,替西罗莫司组、替西罗莫司 + IFN 组、IFN 组,基于这项临床试验结果,高危患者从替西罗莫司中的临床获益不成比例。高危患者需具有 6 个危险因素中至少 3 个。这 6 个危险因素包含了 MSKCC 模型中 5 个标准因素,另外一个因素为多器官转移。该试验入组了 626 例初治的患者,80% 为透明细胞癌,20% 为非透明细胞癌。IFN 组、替西罗莫司组、联合用药组的中位总生存期分别为 7.3(95% CI,6.1~8.8)、10.9(95% CI,8.6~12.7)和 8.4 个月(95% CI,6.6~10.3)。与 IFN 组相比,替西罗莫

司组的死亡风险 HR 为 0.73($P = 0.008$)。值得注意的是,亚组分析表明,替西罗莫司组中非透明细胞癌患者取得了与透明细胞癌患者相当的疗效。替西罗莫司组中 3 级以上不良事件为贫血(20%)、疲劳(11%)、高血糖(11%)和呼吸困难(9%)。肺炎是 mTOR 潜在的严重副作用。该研究影像学回顾性分析发现,替西罗莫司组和 IFN 组分别有 29% 和 6% 的患者具有肺炎的临床证据。

替西罗莫司于 2007 年被 FDA 批准用于治疗转移性 RCC。Ⅲ 期临床试验纳入了初治的高危患者,故临床上对于高危患者最常使用替西罗莫司治疗。

依维莫司

依维莫司是一种口服 mTOR 抑制剂。一项随机(2∶1)入组的、安慰剂对照的 Ⅲ 期试验,入组了 416 例既往接受舒尼替尼或索拉非尼的转移性 RCC 患者。该研究主要终点是 PFS,在疾病进展后允许交叉治疗。一个独立分析显示,依维莫司组和安慰剂组的 PFS 分别为 4.9 个月和 1.9 个月($P<0.001$),中位总生存时间分别为 14.8 个月和 14.4 个月($P = 0.162$)。然而,安慰剂组中有 80% 的患者交叉接受依维莫司治疗,可能掩盖了依维莫司潜在的生存获益。依维莫司常见的 3 级以上不良事件为感染(10%)、淋巴细胞减少(16%)、贫血(12%)和高血糖(15%)。4% 使用依维莫司治疗的患者发生 3 级肺炎。依维莫司于 2009 年在美国被批准用于治疗 VEGFR - TKI 治疗失败的晚期 RCC。

序贯治疗

RCC 靶向治疗最佳的序贯用药顺序仍不清楚。Ⅲ 期临床试验显示一线成功治疗 RCC 的药物包括舒尼替尼、帕唑帕尼、贝伐珠单抗和替西罗莫司。Ⅲ 期临床试验结果显示,以细胞因子为基础的治疗失败后,采用索拉非尼、帕唑帕尼和阿西替尼可有获益。Ⅲ 期临床试验结果显示,在 VEGFR - TKI 治疗失败后,依维莫司和阿西替尼可延长 PFS。此外,我们只有参考 Ⅱ 期临床试验和回顾性研究指导序贯使用靶向药物。目前,一系列临床试验正在研究这个问题(表 29.2)。

表 29.2　评估序贯或联合使用靶向药物治疗转移性 RCC 的临床试验

临床试验/赞助商	分　组	患者人群	设　计	主要终点	状　态
一线					
COMPARZ/GSK	1) 帕唑帕尼 2) 舒尼替尼	进展/转移性 ccRCC,一线	Ⅲ期	PFS	完成入组
二线					
Torisel 404/Pfizer	1) 替西罗莫司 2) 索拉非尼	转移性 RCC,舒尼替尼治疗 进展	Ⅲ期	PFS	完成入组
序贯治疗 Record-3/Novartis	1) 依维莫司→舒尼替尼 2) 舒尼替尼→依维莫司	转移性 RCC,一线	随机Ⅱ期	PFS	完成入组
Switch 研究/GmBH	1) 舒尼替尼→索拉非尼 2) 索拉非尼→舒尼替尼	进展/转移性 RCC,一线	Ⅲ期	PFS	完成入组
联合治疗 BeST/ECOG	1) 贝伐珠单抗 2) 贝伐珠单抗/替西罗莫司 3) 贝伐珠单抗/索拉非尼 4) 替西罗莫司/索拉非尼	进展/转移性 ccRCC 未接受过靶向治疗 既往接受过 IFN	随机Ⅱ期	PFS	完成入组
RECORD-2/Novartis	1) 贝伐珠单抗/依维莫司 2) 贝伐珠单抗/IFN	转移性 RCC,一线	Ⅲ期	PFS	完成入组
CALGB 90802	1) 依维莫司/安慰剂 2) 依维莫司/贝伐珠单抗	进展/转移性 ccRCC 一种 VEGFR TKI 治疗进展 既往接受细胞因子治疗	Ⅲ期	OS	正在入组
INTORACT/Pfizer	1) 贝伐珠单抗/替西罗莫司 2) 贝伐珠单抗/IFN	转移性 ccRCC,一线	Ⅲ期	PFS	完成入组

联合治疗

虽然序贯使用靶向药物是转移性 RCC 的标准治疗方案,但目前有研究正在评估联合使用靶向药物的疗效。联合治疗可能同时阻断多个信号通路(同一信号通路的多个位点,如 VEGF 及 VEGFR)而发挥协同作用,并能潜在地推迟获得性耐药。不幸的是,到目前为止,与序贯治疗相比,大多数所尝试的联合治疗仅导致毒性增加,而并没有增加疗效。

作为一个例子,一项Ⅰ期临床剂量递增试验中采用索拉非尼联合贝伐珠单抗。由于毒性,无法将任一药物的剂量提升至全剂量。舒尼替尼联合贝伐珠单抗也在探索。在一个Ⅰ期治疗实体肿瘤的临床试验中发现,舒尼替尼＋贝伐珠单抗的毒性都相当强。3 级以上的毒性反应包括高血压(47%)、疲劳(24%)、血小板减少症(18%)和蛋白尿(13%)。这种药物组合方式也在治疗 RCC 的Ⅰ期临床试验中尝试。客观反应率为 52%,但是毒性所致的治疗中断占 48%。有 2 例患者出现微血管病性溶血性贫血和 60% 的患者出现 3 级以上的高血压。

对联合使用 mTOR 抑制剂也进行了研究。一项Ⅰ期临床研究评估了舒尼替尼联合替西罗莫司的疗效。低剂量的两药联合在初始就出现了无法耐受的毒性反应。一项Ⅱ期临床试验评估了贝伐珠单抗联合依维莫司治疗转移性 ccRCC 的疗效。在这 80 例患者的试验中,可以使用到两药的标准剂量,贝伐珠单抗(10 mg/kg,静脉给药,每 2 周 1 次)和依维莫司(10 mg,口服,每日 1 次)。基于此结果,这种药物组合方式正在一个Ⅲ期临床试验(CALGB 90802)和一个随机的Ⅱ期临床试验(RECORD-2)中进行研究(表 29.2)。有趣的是,一个随机的Ⅱ期临床试验(TORAVA),给予全剂量的贝伐珠单抗联合替西罗莫司治疗初治的 RCC 中发现,77% 的患者发生 3 级以上无法耐受的不良事件。这种药物组合也在Ⅲ期的 INTORACT 试验中进行研究(表 29.2)。

减瘤性肾切除术

2001 年,两个随机研究都显示了转移性 RCC 患者接受减瘤性肾切除(CyNx)后,再接受 IFN 治疗,具有生存获益。因此,CyNx 成为转移性 ccRCC 患者接受细胞因子为基础治疗前的标准治疗。

2005 年美国批准了第一个用于 RCC 的靶向治疗药物。但是尚无随机临床研究评估 CyNx 对于接受靶向治疗的获益。然而,大型临床试验中的大部分接受靶向治疗的患者接受过 CyNx,许多研究将接受过 CyNx 作为入组标准。回顾性研究探讨了这个问题。一项回顾性研究评估了接受 VEGF 靶向治疗的患者中 CyNx 的价值。多因素分析显示,CyNx 与生存期延长相关。具体的原因还不清楚,可能与 CyNx 减少炎性细胞因子、减少 VEGF 等生长因子或清除从原发灶转移出来的亚克隆负荷相关。

随机数据支持转移性 RCC 在接受靶向治疗前先行 CyNx,但还没有证据支持 CyNx 与这些药物联合。这种不确定性改变了 CyNx 的临床运用模式。最近的一份 SEER 登记报告评估了 RCC 患者靶向治疗之前或之后 CyNx 的价值。不足为奇,对 CyNx 的使用呈减少趋势。在批准第一个靶向药物之前,50%的转移性 ccRCC 患者接受 CyNx。到 2008 年,这个比例已下降 38%。目前有两个 III 期临床试验(NCT00930033 和 NCT01099423)在评估 CyNx 与靶向药物联合的疗效。现在,CyNx 只用于体力状态良好、转移灶负荷有限、低危或中危患者。

正在开发的药物

几个有前途的 TKI 处于不同的发展阶段。tivozanib 是一个强效的选择性 VEFGR 抑制剂。

最近 III 期临床试验(TIVO-1)中显示,与索拉非尼相比,tivozanib 一线治疗能改善预后。热切期待该研究公布最终结果。多韦替尼是一种新型的 TKI,除了能抑制 VEGFR 和 PDGFR 外,还能抑制 FGFR。目前正在进行一项 III 期临床试验,比较多韦替尼与索拉非尼治疗经 VEGF 靶向治疗或 mTOR 抑制剂治疗失败的转移性 ccRCC。cabozantinib 和 foretinib 均为 c-Met 和 VEGFR 双位点抑制剂,目前正在评估治疗 RCC 的疗效。

目前,有一些新的作用机制的药物正在研发用于治疗 RCC,包括血管破坏剂 BNC105P、血管蛋白抑制剂 AMG-386、VEGF-Trap 阿柏西普和抗碳酸酐酶IX抗体 girentuximab。针对免疫检查点的单克隆抗体 PD-1(BMS-936558)和 CTLA-4(ipilimumab)在初期研究中显示出令人振奋的结果。

结　　论

近年来,转移性 ccRCC 的治疗有了显著的进展。随着疾病关键分子机制的阐明,大型临床试验中已经验证了 VEGF/VEGFR 和 mTOR 是有前途的治疗靶点。2005 年至今美国已批准了多种靶向药物治疗 RCC。转移性 RCC 治疗结果持续改善,但挑战依然存在。靶向药物合适的序贯治疗方案和联合治疗的价值仍不清楚。新的靶点正在不断探索,多种新的药物正处在临床前和临床各个研发阶段。目前,需要生物标志物帮助我们提高判断疾病的预后和预测靶向药物的疗效。最后,早期运用这些新的药物有望对治愈 RCC 产生重要影响。这方面的临床试验正在进行。

参 考 文 献

1 Siegel R,Naishadham D,Jemal A. Cancer statistics,2012. *CA Cancer J Clin*. 2012;62:10-29.

2 Umbreit EC,Shimko MS,Childs MA,et al. Metastatic potential of a renal mass according to original tumour size at presentation. *BJU Int*. 2012;109(2):190-194.

3 Kane CJ,Mallin K,Ritchey J,Cooperberg MR,Carroll PR. Renal cell cancer stage migration:analysis of the National Cancer Data Base. *Cancer*. 2008;113:78-83.

4 Cohen AJ,Li FP,Berg S,et al. Hereditary renal-cell carcinoma associated with a chromosomal translocation. *N Engl J Med*. 1979;301:592-595.

5 Zbar B,Brauch H,Talmadge C,Linehan M. Loss of alleles of loci on the short arm of chromosome 3 in renal cell carcinoma. *Nature*. 1987;327:721-724.

6　Seizinger BR, Rouleau GA, Ozelius LJ, et al. Von Hippel-Lindau disease maps to the region of chromosome 3 associated with renal cell carcinoma. *Nature*. 1988; 332: 268 - 269.

7　Semenza GL, Wang GL. A nuclear factor induced by hypoxia via de novo protein synthesis binds to the human erythropoietin gene enhancer at a site required for transcriptional activation. *Mol Cell Biol*. 1992; 12: 5447 - 5454.

8　Wenger RH. Cellular adaptation to hypoxia: O2-sensing protein hydroxylases, hypoxia-inducible transcription factors, and O2-regulated gene expression. *FASEB J*. 2002; 16: 1151 - 1162.

9　Bruick RK, McKnight SL. A conserved family of prolyl-4-hydroxylases that modify HIF. *Science*. 2001; 294: 1337 - 1340.

10　Maxwell PH, Wiesener MS, Chang GW, et al. The tumour suppressor protein VHL targets hypoxia-inducible factors for oxygen-dependent proteolysis. *Nature*. 1999; 399: 271 - 275.

11　Gerlinger M, Rowan AJ, Horswell S, et al. Intratumor heterogeneity and branched evolution revealed by multiregion sequencing. *N Engl J Med*. 2012; 366: 883 - 892.

12　Sato K, Tsuchiya N, Sasaki R, et al. Increased serum levels of vascular endothelial growth factor in patients with renal cell carcinoma. *Jpn J Cancer Res*. 1999; 90: 874 - 879.

13　Neufeld G, Cohen T, Gengrinovitch S, Poltorak Z. Vascular endothelial growth factor (VEGF) and its receptors. *FASEB J*. 1999; 13: 9 - 22.

14　Olsson AK, Dimberg A, Kreuger J, Claesson-Welsh L. VEGF receptor signalling—in control of vascular function. *Nat Rev Mol Cell Biol*. 2006; 7: 359 - 371.

15　Elvert G, Kappel A, Heidenreich R, et al. Cooperative interaction of hypoxia-inducible factor-2alpha (HIF-2alpha) and Ets-1 in the transcriptional activation of vascular endothelial growth factor receptor-2 (Flk-1). *J Biol Chem*. 2003; 278: 7520 - 7530.

16　Nystrom A, Shaik ZP, Gullberg D, et al. Role of tyrosine phosphatase SHP-1 in the mechanism of endorepellin angiostatic activity. *Blood*. 2009; 114: 4897 - 4906.

17　Mitola S, Brenchio B, Piccinini M, et al. Type I collagen limits VEGFR-2 signaling by a SHP2 protein-tyrosine phosphatase-dependent mechanism 1. *Circ Res*. 2006; 98: 45 - 54.

18　Waltenberger J, Claesson-Welsh L, Siegbahn A, Shibuya M, Heldin CH. Different signal transduction properties of KDR and Flt1, two receptors for vascular endothelial growth factor. *J Biol Chem*. 1994; 269: 26988 - 26995.

19　Shalaby F, Rossant J, Yamaguchi TP, et al. Failure of blood-island formation and vasculogenesis in Flk-1-deficient mice. *Nature*. 1995; 376: 62 - 66.

20　Guo D, Jia Q, Song HY, Warren RS, Donner DB. Vascular endothelial cell growth factor promotes tyrosine phosphorylation of mediators of signal transduction that contain SH2 domains. Association with endothelial cell proliferation. *J Biol Chem*. 1995; 270: 6729 - 6733.

21　Abedi H, Zachary I. Vascular endothelial growth factor stimulates tyrosine phosphorylation and recruitment to new focal adhesions of focal adhesion kinase and paxillin in endothelial cells. *J Biol Chem*. 1997; 272: 15442 - 15451.

22　Takahashi T, Ueno H, Shibuya M. VEGF activates protein kinase C-dependent, but Ras-independent Raf-MEK-MAP kinase pathway for DNA synthesis in primary endothelial cells. *Oncogene*. 1999; 18: 2221 - 2230.

23　Shu X, Wu W, Mosteller RD, Broek D. Sphingosine kinase mediates vascular endothelial growth factor-induced activation of ras and mitogen-activated protein kinases. *Mol Cell Biol*. 2002; 22: 7758 - 7768.

24　Takahashi T, Yamaguchi S, Chida K, Shibuya M. A single autophosphorylation site on KDR/Flk-1 is essential for VEGF-A-dependent activation of PLC-gamma and DNA synthesis in vascular endothelial cells. *EMBO J*. 2001; 20: 2768 - 2778.

25　Dayanir V, Meyer RD, Lashkari K, Rahimi N. Identification of tyrosine residues in vascular endothelial growth factor receptor-2/FLK-1 involved in activation of phosphatidylinositol 3-kinase and cell proliferation. *J Biol Chem*. 2001; 276: 17686 - 17692.

26　Pantuck AJ, Seligson DB, Klatte T, et al. Prognostic relevance of the mTOR pathway in renal cell carcinoma: implications for molecular patient selection for targeted therapy. *Cancer*. 2007; 109: 2257 - 2267.

27　Brown EJ, Albers MW, Shin TB, et al. A mammalian protein targeted by G1-arresting rapamycin-receptor complex. *Nature*. 1994; 369: 756 - 758.

28　Edinger AL, Linardic CM, Chiang GG, Thompson CB, Abraham RT. Differential effects of rapamycin on mammalian target of rapamycin signaling functions in mammalian cells. *Cancer Res*. 2003; 63: 8451 - 8460.

29　Hara K, Maruki Y, Long X, et al. Raptor, a binding partner of target of rapamycin (TOR), mediates TOR action. *Cell*. 2002; 110: 177 - 189.

30　Sarbassov DD, Ali SM, Kim DH, et al. Rictor, a novel binding partner of mTOR, defines a rapamycin-insensitive and raptor-independent pathway that regulates the cytoskeleton. *Curr Biol*. 2004; 14: 1296 - 1302.

31　Zhong H, Chiles K, Feldser D, et al. Modulation of hypoxiainducible factor 1alpha expression by the epidermal growth factor/phosphatidylinositol 3-kinase/PTEN/AKT/FRAP pathway in human prostate cancer cells: implications for tumor angiogenesis and therapeutics. *Cancer Res*. 2000; 60: 1541 - 1545.

32　Crino PB, Nathanson KL, Henske EP. The tuberous sclerosis complex. *N Engl J Med*. 2006; 355: 1345 - 1356.

33　Tee AR, Fingar DC, Manning BD, Kwiatkowski DJ, Cantley LC, Blenis J. Tuberous sclerosis complex-1 and -2 gene products function together to inhibit mammalian target of rapamycin (mTOR)-mediated downstream signaling. *Proc Natl Acad Sci U S A*. 2002; 99: 13571 - 13576.

34　Dan HC, Sun M, Yang L, et al. Phosphatidylinositol 3-kinase/Akt pathway regulates tuberous sclerosis tumor suppressor complex by phosphorylation of tuberin. *J Biol Chem*. 2002; 277: 35364 - 35370.

35　Motzer RJ, Bacik J, Murphy BA, Russo P, Mazumdar M. Interferon-alfa as a comparative treatment for clinical trials of new therapies against advanced renal cell carcinoma. *J Clin Oncol*. 2002; 20: 289 - 296.

36　Motzer RJ, Hutson TE, Tomczak P, et al. Overall survival and updated results for sunitinib compared with interferon alfa in patients with metastatic renal cell carcinoma. *J Clin Oncol*. 2009; 27: 3584 - 3590.

37　Motzer RJ, Hutson TE, Tomczak P, et al. Sunitinib versus interferon alfa in metastatic renal-cell carcinoma. *N Engl J Med*. 2007; 356: 115 - 124.

38　Escudier B, Eisen T, Stadler WM, et al. Sorafenib in advanced clear-cell renal-cell carcinoma. *N Engl J Med*. 2007; 356: 125 - 134.

39　Escudier B, Eisen T, Stadler WM, et al. Sorafenib for treatment of renal cell carcinoma: Final efficacy and safety results of the phase Ⅲ treatment approaches in renal cancer global evaluation trial. *J Clin Oncol*. 2009; 27: 3312 - 3318.

40　Sternberg CN, Davis ID, Mardiak J, et al. Pazopanib in locally advanced or metastatic renal cell carcinoma: results of a randomized phase Ⅲ trial. *J Clin Oncol*. 2010; 28: 1061 - 1068.

41　Rini BI, Escudier B, Tomczak P, et al. Comparative effectiveness of axitinib versus sorafenib in advanced renal cell carcinoma (AXIS): a randomised phase 3 trial. *Lancet*. 2011; 378: 1931 - 1939.

42　Rini BI, Halabi S, Rosenberg JE, et al. Bevacizumab plus interferon alfa compared with interferon alfa monotherapy in patients with metastatic renal cell carcinoma: CALGB 90206. *J Clin Oncol*. 2008; 26: 5422 - 5428.

43　Rini BI, Halabi S, Rosenberg JE, et al. Phase Ⅲ trial of bevacizumab plus interferon alfa versus interferon alfa monotherapy in patients with metastatic renal cell carcinoma: final results of CALGB 90206. *J Clin Oncol*. 2010; 28: 2137 - 2143.

44　Escudier B, Pluzanska A, Koralewski P, et al. Bevacizumab plus interferon alfa-2 a for treatment of metastatic renal cell carcinoma: a randomised, double-blind phase Ⅲ trial. *Lancet*. 2007; 370: 2103 - 2111.

45　Escudier B, Bellmunt J, Negrier S, et al. Phase Ⅲ trial of bevacizumab plus interferon alfa-2 a in patients with metastatic renal cell carcinoma (AVOREN): final analysis of overall survival. *J Clin Oncol*. 2010; 28: 2144 - 2150.

46　Hudes G, Carducci M, Tomczak P, et al. Temsirolimus, interferon alfa, or both for advanced renal-cell carcinoma. *N Engl J Med*. 2007; 356: 2271 - 2281.

47　Motzer RJ, Escudier B, Oudard S, et al. Phase 3 trial of everolimus for metastatic renal cell carcinoma: final results and analysis of prognostic factors. *Cancer*. 2010; 116: 4256 - 4265.

48　Motzer RJ, Rini BI, Bukowski RM, et al. Sunitinib in patients with metastatic renal cell carcinoma. *JAMA*. 2006; 295: 2516 - 2524.

49　Gore ME, Szczylik C, Porta C, et al. Safety and efficacy of sunitinib for metastatic renal-cell carcinoma: an expanded-access trial. *Lancet Oncol*. 2009; 10: 757 - 763.

50　Escudier B, Szczylik C, Hutson TE, et al. Randomized phase Ⅱ trial of first-line treatment with sorafenib versus interferon Alfa-2 a in patients with metastatic renal cell carcinoma. *J Clin Oncol*. 2009; 27: 1280 - 1289.

51　Yang JC, Haworth L, Sherry RM, et al. A randomized trial of bevacizumab, an anti-vascular endothelial growth factor antibody, for metastatic renal cancer. *N Engl J Med*. 2003; 349: 427 - 434.

52　Molina AM, Feldman DR, Voss MH, et al. Phase 1 trial of everolimus plus sunitinib in patients with metastatic renal cell carcinoma. *Cancer*. 2012; 118: 1868 - 1876.

53　Maroto JP, Hudes G, Dutcher JP, et al. Drug-related pneumonitis in patients with advanced renal cell carcinoma treated with temsirolimus. *J Clin Oncol*. 2011; 29: 1750 - 1756.

54　Azad NS, Posadas EM, Kwitkowski VE, et al. Combination targeted therapy with sorafenib and bevacizumab results in enhanced toxicity and antitumor activity. *J Clin Oncol*. 2008; 26: 3709 - 3714.

55　Rini BI, Garcia JA, Cooney MM, et al. A phase Ⅰ study of sunitinib plus bevacizumab in advanced solid tumors. *Clin Cancer Res*. 2009; 15: 6277 - 6283.

56 Feldman DR，Baum MS，Ginsberg MS，et al. Phase Ⅰ trial of bevacizumab plus escalated doses of sunitinib in patients with metastatic renal cell carcinoma. *J Clin Oncol*. 2009；27：1432‑1439.

57 Patel PH，Senico PL，Curiel RE，Motzer RJ. Phase Ⅰ study combining treatment with temsirolimus and sunitinib malate in patients with advanced renal cell carcinoma. *Clin Genitourin Cancer*. 2009；7：24‑27.

58 Hainsworth JD，Spigel DR，Burris HA 3rd，Waterhouse D，Clark BL，Whorf R. Phase Ⅱ trial of bevacizumab and everolimus in patients with advanced renal cell carcinoma. *J Clin Oncol*. 2010；28：2131‑2136.

59 Negrier S，Gravis G，Perol D，et al. Temsirolimus and bevacizumab, or sunitinib, or interferon alfa and bevacizumab for patients with advanced renal cell carcinoma (TORAVA)：a randomised phase 2 trial. *Lancet Oncol*. 2011；12：673‑680.

60 Flanigan RC，Salmon SE，Blumenstein BA，et al. Nephrectomy followed by interferon alfa-2b compared with interferon alfa-2b alone for metastatic renal-cell cancer. *N Engl J Med*. 2001；345：1655‑1659.

61 Mickisch GH，Garin A，van Poppel H，de Prijck L，Sylvester R. Radical nephrectomy plus interferon-alfa-based immunotherapy compared with interferon alfa alone in metastatic renal-cell carcinoma：a randomised trial. *Lancet*. 2001；358：966‑970.

62 Choueiri TK，Xie W，Kollmannsberger C，et al. The impact of cytoreductive nephrectomy on survival of patients with metastatic renal cell carcinoma receiving vascular endothelial growth factor targeted therapy. *J Urol*. 2011；185：60‑66.

63 Tsao CK，Small AC，Kates M，et al. Trends in the use of cytoreductive nephrectomy for metastatic renal cell carcinoma in the VEGFR tyrosine kinase inhibitor era. *J Clin Oncol*（*Meeting Abstracts*）. 2012；30：4623.

第30章
肉　瘤

Anthony P. Conley，Vinod Ravi，and Shreyaskumar Patel
耿梅　译，施敏　张俊　校

背　景

在美国，每年的肉瘤确诊病例占新发癌症病例总数的 1% 以下，但是对于这些肿瘤少有有效的治疗方法，几乎不能治愈。肉瘤分为软组织肉瘤和骨肉瘤，也可按照解剖位置或可能的组织起源进行分类，现在可以根据染色体畸变（如易位或复杂的细胞遗传学）和（或）异常的信号通路进一步分类（表 30.1）。除了已建立的治疗外，新开发的药物可引导新的潜在治疗方法。本章将专注于信号传导通路，包括临床前和临床数据，以及目前肉瘤患者的治疗以及靶向治疗。重要的是，相对于癌，肉瘤可检测到的突变发生率较低，这些罕见的基因改变可能是潜在的导致肉瘤发生的原因。

表 30.1　根据组织学与基因异常筛选肉瘤

项　目		组　织　学	基　因　异　常
融合（＋）	软组织	腺泡状横纹肌肉瘤	PAX3 - FOXO1
			PAX7 - FOXO1
		腺泡状软组织肉瘤	ASPSCR1 - TFE3（ASPL - TEE3）
		透明细胞肉瘤	EWSR1 - ATF1
			EWSR1 - CREB1
		隆突性皮肤纤维肉瘤	COL1A1 - PDGFB
		增生性小圆细胞肿瘤	EWSR1 - WT1
		上皮样血管内皮瘤	WWTR1 - CAMTA1
			YAP1 - TFE3
		炎症性肌纤维母细胞瘤	RANBP2 - ALK
		孤立性纤维性肿瘤	NAB2 - STAT6
		滑膜肉瘤	SYT - SSX1
			SYT - SSX2
	骨	尤因肉瘤	EWSR1 - FLI1
			EWSR1 - ERG
		骨外黏液样软骨肉瘤	EWSR1 - NR4A3
			TAF15 - NR4A3
		间叶性软骨肉瘤	HEY1 - NCOA2
融合（－）	软组织	血管肉瘤	KDR、PTPRB、PLCB1 mutations
		带状纤维瘤	CTNNB1 mutations
		胚胎性横纹肌肉瘤	FGFR4、PIK3CA、RAS、tP53 mutations
		胃肠道间质瘤	Mutations in KIT、PDGFR 或 SDH loss
		周围血管上皮样分化的肿瘤	TSC1/2 loss of function
	骨	传统的软骨肉瘤	Mutations in IDH1、IDH2、SMO、TP53 或 PTCH1 loss
		骨肉瘤	Chromothripsis、TP53、RB1

KIT

胃肠间质瘤（GIST）是一个依赖癌基因的恶性肿瘤典型。历史上，在伊马替尼之前的年代，这种肿瘤对多柔比星为基础的治疗耐药，预后很差。现在，FDA 已经批准三线药物用于进展、转移性的 GIST，这些药物（伊马替尼、舒尼替尼和瑞格非尼）的靶突变均为 $c-KIT$。

近 85% 伴有 $c-KIT$ 改变的肉瘤具有获得性功能 KIT 突变，在激活状态下，$c-KIT$ 能通过 AKT、RAS 的通路来维持细胞增殖和减少凋亡。最为常见的突变影响近膜域（外显子 11），突变也可以影响二聚化基序（外显子 9）和近端激酶结构域（外显子 13）。伊马替尼对 KIT 突变 GIST 的敏感性具有外显子依赖性，首先是依赖于外显子 11 突变，随后是外显子 9 突变。相反，舒尼替尼也具有 KIT 外显子依赖性，对外显子 9 子集突变的患者，舒尼替尼更有效，并可延长无进展生存期。KIT 外显子 13 的突变较为罕见，它与原发伊马替尼耐药有关，常见于 KIT 野生型伴有 PDGFRA（血小板衍生生长因子受体 α）基因突变的肿瘤。

在 GIST 中伊马替尼耐药机制最常见于 KIT 基因的二次突变。在 KIT 基因中，最常见的二次突变发生于活化环（外显子 17）和近端激酶结构域（外显子 13）。由于伊马替尼竞争性抑制 c-KIT 蛋白的 ATP 结合结构域，发生于这个区域内或附近的突变可能改变与药物的结合，这样使蛋白质保持在激活状态。

所谓的"野生型" KIT 队列包括小部分（<10%）各种分子失调的 GIST 患者，这些患者通常年轻伴有遗传性综合征，如 Carney 三联征（胃间质瘤、肺软骨瘤、副神经节瘤）、Carney-Stratakis 综合征（胃间质瘤、副神经节瘤）、遗传性副神经节瘤/嗜铬细胞瘤综合征和神经纤维瘤病Ⅰ型。Carney 三联征和 Carney-Stratakis 综合征与琥珀酸脱氢酶复合物的灭活障碍有关，目前没有特殊的、有效的靶向药物治疗。不到 10% KIT 野生型的 GIST 隐藏着意义不明确的 BRAF 15 外显子突变，伴有 BRAF 突变的 GIST 患者目前正在参加选择性 BRAF 抑制剂的Ⅰ期临床试验，这将有助于阐明 BRAF 靶向治疗 GIST 的作用。

血小板衍生生长因子及其受体

血小板衍生生长因子（PDGF，包括 PDGFRA 和 PDGFRB）在一些细胞胚胎发育过程中可调节它们生长和存活。在成年人中，这些因子参与组织修复。PDGF 由上皮细胞、内皮细胞、平滑肌细胞、活化巨噬细胞和活化的血小板产生。在上皮细胞和内皮细胞中，PDGF 信号在附近的间质细胞如周细胞或成纤维细胞中发挥着旁分泌作用。

PDGFRB 在隆突性皮肤纤维肉瘤（DFSP）中过表达，这种疾病在多数病例中表现为惰性的皮肤肉瘤，转移罕见（<5%）。DFSP 与染色体 17（17q22）和染色体 22（22q13）的重排相关。人们已经注意到，在 DFSP 的正常转化和 DFSP 向纤维肉瘤的转化过程中，这种重排导致 COL1A1 基因融合到 PDGFB 基因。像 PDGF-BB 以自分泌方式作用于 PDGFRB 一样，这个融合蛋白刺激着肿瘤生长。

在一些临床研究中显示，伊马替尼能抑制 PDGFR 信号。两个同步的Ⅱ期临床试验中，使用伊马替尼治疗进展/转移的 DFSP 患者，RECIST 评估部分缓解率（PR）为 45%，中位进展时间为 1.7 年。使用伊马替尼新辅助治疗初发或复发的 DFSP Ⅱ期临床试验中，完全缓解率（CR）为 7.1%，PR 为 50%，SD 为 36%。对伊马替尼治疗有效的组织学分析显示，肿瘤细胞结构和纤维化形成减少，而无效者（7%）表现出微弱的 PDGFRB 活化。对伊马替尼耐药原因知之甚少，有一个报道显示了在克隆进展过程中，没有拷贝数变化或新的点突变，而 COL1A1-PDGFB 融合持续存在，因此提示单纯的融合状态不能解释伊马替尼发生的继发耐药。这些对伊马替尼耐药的肿瘤包括新的体细胞突变基因（ACAP2、CARD10、KIAA0556、PAQR7、PPP1R39、SAFB2、STARD9、ZFYVE9），这些基因与 NF-κB 信号通路的活化、应激反应和有丝分裂微管形成有关。

脊索瘤表达 PDGF 和 PDGFRB，但没有突变

的依据。在一项伊马替尼治疗进展期脊索瘤的 Ⅱ
期临床试验中，50 位患者中有 1 位得到 PR。在
横纹肌肉瘤中，PDGFRA 的上调相对于没有
PDGFRA 过表达的患者，总生存期缩短。在 *KIT*
野生型伴 PDGFRA 突变的 GIST 亚组中，一般影
响外显子 18（激酶 2 区域）、外显子 12（近膜域）和
外显子 14（激酶 1 区域）。外显子 18 的 PDGFRA
突变可使伊马替尼的敏感性降低。一项关于
PDGFRA 突变的肿瘤样本分析表明，一种选择性
PDGFRA 抑制剂——crenolanib 的作用强于伊
马替尼 135 倍以上。一项使用 crenolanib 治疗
PDGFRA 突变的 GIST 的 Ⅱ 期临床试验已经结
束，最终分析还没有公布。

胰岛素样生长因子-1 受体

胰岛素生长因子（IGF）通路与调节细胞生长
与代谢有着密切关系。这个轴能通过多种机制包
括激活生存通路的下游如 PI3K/AKT 通路以及
RAS/MAPK 信号通路而影响肿瘤的发展。

人体多种组织可产生 IGF-1 和 IGF-2，两
者与 IGF-1R 结合。较之 IGF-2，IGF-1 与胰
岛素样生长因子-1 受体（IGF-1R）结合的亲和
力更强。IGF-1 的分泌取决于肝脏中生长激素
（GH）与其受体的结合，而 IGF-2 的分泌可独
立于 GH 分泌或可依赖于 GH 分泌。有趣的是，
肿瘤细胞也可不依赖于 GH 信号，自行分泌
IGF-1。

IGF-1R 包括两个与配体结合的胞外 α 链
和两个跨膜 β 链。IGF-1 绑定到 IGF-1R 的 α
亚基，导致构象变化诱导自身磷酸化。反过来，磷
酸化可通过 PI3K/AKT 通路募集合适的蛋白，驱
动特定基因的转录，并促进葡萄糖转运（GLUT）到
细胞表面，参与血液中葡萄糖的能量消耗。IGF-
2R 不具有激酶活性。IGF 结合蛋白（IGFBP）通
过隔离循环中的生长因子来调节胰岛素样生长因
子 1/2 的水平，从而去除刺激 IGF-1R 的配体。

腺泡型横纹肌肉瘤、小圆细胞瘤（DSRCT）、
尤因肉瘤、骨肉瘤、孤立性纤维瘤和滑膜肉瘤等诸多
肉瘤中，IGF-1R 通路发挥重要作用。在 DSRCT
中，EWSR1-WT1 融合蛋白可诱发 IGF-1R 启

动子的活性。而在尤因肉瘤中，EWSR1-FLI1
融合蛋白抑制 IGFBP3，激活 IGF-1R 活性。

IGF-1R 信号传导抑制剂可直接靶向 IGF
配体，抑制配体结合到 IGF-1R，或抑制它们在
胞内结构域中的相互作用。对这种疾病，靶向
IGF-1R 胞外结合域的单克隆抗体是最好的研
究。有两个 Ⅰ 期临床试验，使用单药治疗既往被
多次治疗过的尤因肉瘤。ganitumab 诱导治疗后
CR 的一位患者，持续时间至少为 28 个月，另一
患者未经证实 PR。R1507 诱导治疗后，两位 PR
的患者维持时间分别为 11.5 个月和 26 个月。

不幸的是，上述抗 IGF-1R 拮抗剂在 Ⅱ 期试
验均以失败告终。在尤因肉瘤或 DSRCT 中，
ganitumab 获得的最好结果是 6% 反应率（RR）和
49% 的 SD。只有 4 例 SD 的患者生存超过 24 个
月。同样，R1507 的 Ⅱ 期临床研究得到 10% 的
RR 和中位有效持续时间为 29 周。其他病理亚
型肉瘤的 Ⅱ 期临床试验报道的 RR 为 2.5%（N =
4：3 例横纹肌肉瘤，1 例黏液样肉瘤）和另外有 4
例患者未证实有效，它们的有效持续时间未能超
过 4 周。

在这些初步的研究中，没有一个标记可以持
续预测治疗是否有效。在使用抗 IGF-1R 抗体
治疗的患者中，人们注意到 IGF-1 水平随着时
间的推移而上升。至少有一项研究表明 IGF-1
水平的增加与 PFS 改善相关。不幸的是，代偿机
制消除了初始反应的成功。可能的原因包括配体
水平的上升、胰岛素水平的上升（它具有 IGF 同
源性）以及同时激活了其他酪氨酸激酶受体的通
路。几项研究正力图通过增加 mTOR 抑制剂来
寻求克服对 IGF-1R 抑制剂的耐药性。

在使用 cixutumumab 基础上加用坦罗莫司
治疗尤因肉瘤和 DSRCT 的 Ⅰ 期研究中，SD 为
35%，持续时间超过 5 个月，有 2 例尤因肉瘤患者
取得 CR，其中有一位患者先前曾接受过抗 IGF-
1R 抗体的试验。有趣的是，这项研究中有一位
曾接受过 R1507 治疗的患者，对一个 R1507
治疗仍然进展的病灶进行蛋白质组形态分析，
发现了 mTOR 通路上调。同样，这位患者对
cixutumumab/西罗莫司治疗有效，表明 mTOR

的上调可能有助于解决单药抗 IGF-1R 抗体的耐药性。有一个单独的 II 期临床研究,使用相同方案,将患者分成三组:IGF-1R 阳性的软组织肉瘤(通过免疫组化)、IGF-1R 阳性骨肉瘤和 IGF-1R 阴性的骨或软组织肉瘤。根据西蒙最佳两阶段设计,研究终点是每个治疗组至少有 40% 的患者 PFS 达到 12 周(PFS$_{12}$周)。IGF-1R 阳性软组织肉瘤、IGF-1R 阳性骨肉瘤和 IGF-1R 阴性组的 PFS$_{12}$周分别为 31%、35% 和 39%。因此,本研究没有达到它的主要终点。此外,IGF-1R 的表达与治疗反应无关。在尤因肉瘤中,由于缺乏持续的成功,人们停止了对这些药物进一步的研究。希望通过对这些信号通路的了解,发现一个对治疗有效的生物标志物,再让我们重新审视尤因肉瘤的治疗策略。

mTOR 信号通路

如前所述,在抗 IGF-1R 抗体上增加 mTOR 抑制剂,可增加单药效果并延长抗 IGF-1R 抗体的有效时间。mTOR 是一种丝氨酸/苏氨酸蛋白激酶,它参与磷脂酰肌醇 3-激酶(PI3K)相关激酶途径的下游通路。重要的是,mTOR 具有 mTORC1 和 mTORC2 两个催化亚基。单独抑制 mTORC1,可通过 mTORC2 导致 AKT 升高。因此,有必要同时抑制 mTORC1 和 mTORC2,通过 AKT-正反馈回路才能有效降低耐药性。

多种亚型的肉瘤显示了 mTOR/AKT 通路的激活,这也导致临床试验做了这方面的研究。在采用 ridaforolimus(一种西罗莫司的类似物)治疗曾经接受化疗失败的肉瘤患者的 II 期临床试验中,中位 PFS 达到 15.3 周,中位 OS 为 40 周。RR 较低,为 1.9%,临床获益率(客观反应率 + SD),为 28.8%。就安全性而言,有 38.7% 的患者发生 3 级或 4 级不良反应,贫血是最常见的不良事件。只有 11% 的患者因药物的毒性而终止试验。

为了明确对初治化疗有效的复发转移肉瘤患者是否采用 mTOR 抑制剂作为维持治疗,进行了一项 ridaforolimus 与安慰剂对照治疗转移性肉瘤的 III 期临床试验。总体而言,711 例入组,702

例患者接受研究药物或安慰剂。安慰剂组的中位 PFS 为 14.6 周,ridaforolimus 组的中位 PFS 略有改善,为 17.7 周。风险比为 0.72,95% CI 为 0.61~0.85。FDA 复审后,没有批准 ridaforolimus 可作为维持治疗的指征。

一些血管周围上皮样细胞瘤(PEComas)患者采用西罗莫司治疗,在影像学上显示有效。重要的是,这些肿瘤表现 mTOR 活化的蛋白质形态证据(S6 蛋白磷酸化的细胞质表达)。这与 TSC1/TSC2 基因表达的降低及其蛋白质产物的丢失有关。在一些单独的病例中,使用其他 mTOR 抑制剂也出现相同的结果。

血管内皮生长因子/VEGFR 抑制剂

血管生成是一个极其复杂的过程,包括肉瘤在内的肿瘤能利用它以助于生长。影响这个系统的因素包括血管重塑以及与周围微环境的相互作用。一些针对血管内皮生长因子(VEGF)通路的药物已被用于肉瘤的全身治疗,其中一些药物颇具有效性。

帕唑帕尼是一种特异性针对 VEGFR1-3 的多激酶抑制剂,用于治疗曾经使用多柔比星治疗失败的软组织肉瘤的 III 期临床试验(PALETTE)中,PFS 在帕唑帕尼组为 4.6 个月,安慰剂组为 1.6 个月,风险比为 0.31(95% CI,0.24~0.40;$P < 0.0001$),统计学上具有意义。帕唑帕尼组有提高 OS 的趋势,但是 OS 帕唑帕尼组为 12.5 个月,安慰剂组为 10.7 个月,$P = 0.25$,统计学上没有差异。帕唑帕尼组的 RR 为 6%。经过多因素分析,体力状态好、原先的治疗和病理分级是影响 PFS 预后的因素,而组织学分类不影响 PFS。幸运的是,由于证据充分,帕唑帕尼被 FDA 批准用于已接受至少一种化疗的进展/复发转移性软组织肉瘤的治疗。

腺泡状软组织肉瘤(ASPS)在 ASPL-TFE3 的融合基因的驱动下,结合 MET 启动子,导致 MET 信号转录上调。ASPS 的原代培养显示 MET、PDGFRB、RET 和 VEGFR-2 蛋白的表达。使用舒尼替尼(一种 KIT、PDGFR 和 VEGFR-1-3 的抑制剂)治疗,可降低 PDGFRB 磷酸化。在 9

表 30.2　肉瘤有关抗血管生成药物的研究

疾病	药物	研究	样本量	有效率	中位 PFS	中位 OS	参考文献
ASPS	舒尼替尼	病案系列	9	56%	17 个月	19 个月	41
ASPS	西地尼布	Ⅱ期临床	43	35%	24 周时疾病控制率 84%	未知	42
SFT	舒尼替尼	病案系列	31	6.5%	6 个月	16 个月	43
SFT	替莫唑胺贝伐珠单抗	病案系列	14	0	10.8 个月	24.3 个月	44
DSRCT	帕唑帕尼	病案系列	9	22%	9.2 个月	15.4 个月	45
DSRCT	舒尼替尼	病案系列	8	25%	2.6 个月	未知	46
EMC	舒尼替尼	病案系列	10	60%	未达到	未达到	47
AS EHE	替莫唑胺贝伐珠单抗	Ⅱ期临床	32	17%	12.4 周	107 周	48
STS	吉西他滨/多西他赛/贝伐珠单抗	ⅠB 期临床	38	31.4%	5 个月（转移）	11 个月（转移）	49
AS	索拉非尼	Ⅱ期临床	A：26 B：15	4 个月时达 14.6%	A：1.8 个月 B：3.8 个月	A：12 个月 B：9 个月	50
STS	索拉非尼	Ⅱ期临床	122	14%（AS）	3.2 个月	14.3 个月	51

注：ASPS，腺泡状软组织肉瘤；AS，血管肉瘤；DCR，疾病控制率；DSRCT，增生性小圆细胞肿瘤；EMC，骨外黏液样软骨肉瘤；EHE，上皮样血管内皮瘤；SFT，孤立性纤维性肿瘤；STS，孤立性纤维性肿瘤；TTP，进展时间。

位接受舒尼替尼的患者中，有 5 位通过 RECIST 标准判定为 PR。另外一个使用 cediranib（另一种 VEGFR‑1‑3 抑制剂）治疗 ASPS 患者的Ⅱ期临床试验中，PR 达到 35%，PFS 率为 84%。我们发现 VEGF/VEGFR 抑制剂也可在其他类型的肉瘤中起作用（表 30.2）。

结　论

本章节着重介绍近 10 年来，有关肉瘤领域的发展以及实验室和临床正在开展的工作。在治疗 GIST 或 DFSP 方面，酪氨酸激酶受体抑制剂起着重要的作用，但是还需开展更多的工作，将这些药物应用到诸如尤因肉瘤的治疗。在一些研究中，IGF‑1R 通路早期给人们带来了惊喜与意想不到戏剧性的反应和结果，这些研究结果显示需要一种改良的基础研究来理解关于靶向 IGF‑1R 通路药物的耐药机制。尝试采用 mTOR 抑制剂作为维持治疗，再次证实了肉瘤不应被看作一种疾病，而应慎重选择特殊染色体异常的患者（TSC1/2 缺失）可赋予 mTOR 抑制剂的活力。最后，VEGF/VEGFR1‑3 抑制剂已被 FDA 批准用于治疗转移性软组织肉瘤。在选定的亚型患者中，治疗反应率和延迟进展方面已被人们关注。

未来研究包括在伴有完整 p53 功能和 MDM2 扩增的疾病中，如高分化/去分化脂肪肉瘤，更好地了解细胞周期抑制剂。如同肉瘤中的 mTOR 抑制剂，虽然软骨肉瘤中使用 Hedgehog 抑制剂尚无有意义的结果，但在 SMO/PTCH1 突变的肿瘤更多地使用 mTOR 抑制剂可能是有必要的。

考虑到 ipilimumab、nivolumab 和 pembrolizumab 在黑色素瘤上的成功应用，免疫学已成为人们关注的热点。程序性细胞死亡蛋白质 1（PD‑1）的表达及其配体（PD‑L1）在肉瘤中的变量表达式，目前还不清楚靶向 PD‑1 或 PD‑L1 的药物是否在肉瘤中产生如同黑色素瘤一样的效果。

最后，在临床上采用二代测序检测出哪些肉瘤对标准治疗耐药，或者哪些是无法使用标准化治疗的罕见肉瘤，来区分哪些患者可通过靶向药物治疗获益，帮助我们管理肉瘤患者（图 30.1）。

从探索的角度来看，这些措施让我们发现了中央型软骨肉瘤中异柠檬酸脱氢酶 1 和 2（IDH1/IDH2）的突变，以及血管肉瘤中特定的蛋白酪氨酸磷酸酶 B 型（PTPRB）受体的截断突变。把这些结果转化到临床，并将目前的医疗设备共同用于临床上罕见的、难治性疾病的管理。

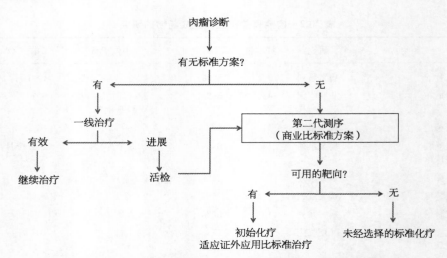

图 30.1 综合分子分析/新一代测序技术与临床实践的推荐

参 考 文 献

1　Amankwah EK，Conley AP，Reed DR. Epidemiology and therapies for metastatic sarcoma. *Clin Epidemiol*. 2013；5：147－162.

2　Sledge GW. The challenge and promise of the genomic era. *J Clin Oncol*. 2012；30：203－209.

3　Gounder MM，Maki RG. Molecular basis for primary and secondary tyrosine kinase inhibitor resistance in gastrointestinal stromal tumor. *Cancer Chemother Pharmacol*. 2011；67：S25－S43.

4　Heinrich MC，Corless CL，Blanke CD，et al. Molecular correlates of imatinib resistance in gastrointestinal stromal tumors. *J Clin Oncol*. 2006；24：4764－4774.

5　Heinrich MC，Maki RG，Corless CL，et al. Primary and secondary kinase genotypes correlate with the biological and clinical activity of sunitinib in imatinib-resistant gastrointestinal stromal tumor. *J Clin Oncol*. 2008；26：5352－5359.

6　Wang WL，Conley A，Reynoso D，et al. Mechanisms of resistance to imatinib and sunitinib in gastrointestinal stromal tumor. *Cancer Chemother Pharmacol*. 2011；67：S15－S24.

7　Nannini M，Biasco G，Astolfi A，Pantaleo MA. An overview on molecular biology of KIT/PDGFRA wild type（WT）gastrointestinal stromal tumours（GIST）. *J Med Genet*. 2013；50：653－661.

8　Heldin CH，Westermark B. Mechanism of action and *in vivo* role of platelet-derived growth factor. *Physiol Rev*. 1999；79：1283－1316.

9　Heldin CH. Targeting the PDGF signaling pathway in tumor treatment. *Cell Commun Signal*. 2013；11：97.

10　Baird K，Davis S，Antonescu CR，et al. Gene expression profiling of human sarcomas：insights into sarcoma biology. *Cancer Res*. 2005；65：9226－9235.

11　Rutkowski P，Wozniak A，Switaj T. Advances in molecular characterization and targeted therapy in dermatofibrosarcoma protuberans. *Sarcoma*. 2011；2011：959132.

12　Rutkowski P，van Glabbeke M，Rankin CJ，et al. Imatinib mesylate in advanced dermatofibrosarcoma protuberans：pooled analysis of two phase Ⅱ clinical trials. *J Clin Oncol*. 2010；28：1772－1779.

13　Ugurel S，Mentzel T，Utikal J，et al. Neo adjuvant imatinib in advanced primary or locally recurrent dermatofibrosarcoma protuberans：a multicenter phase Ⅱ DeCOG trial with long-term follow-up. *Clin Cancer Res*. 2013；20：499－510.

14　Hong YJ，Liu X，Mao M，et al. Dermatofibrosarcoma protuberans revealed by whole genome sequencing. *PLoS One*. 2013；8：e69752.

15　Stacchiotti S，Longhi A，Ferraresi V，et al. Phase Ⅱ study of imatinib in advanced chordoma. *J Clin Oncol*. 2012；30：914－920.

16　Armistead PM，Salganick J，Roh JS，et al. Expression of receptor tyrosine kinases and apoptotic molecules in rhabdomyosarcoma：correlation with overall survival in 105 patients. *Cancer*. 2007；110：2293－2303.

17　Heinrich MC，Griffith D，McKinley A，et al. Crenolanib inhibits the drug-resistant PDGFRA D842V mutation associated with imatinib-resistant gastrointestinal stromal tumors. *Clin Cancer Res*. 2012；18：4375 – 4384.

18　Arnaldez FI，Helman LJ. Targeting the insulin growth factor receptor 1. *Hematol Oncol Clin North Am*. 2012；26：527 – 542.

19　Tognon CE，Sorensen PH. Targeting the insulin-like growth factor 1 receptor（IGF1R）signaling pathway for cancer therapy. *Expert Opin Ther Targets*. 2012；16：33 – 48.

20　Maki RG. Small is beautiful：insulin-like growth factors and their role in growth, development, and cancer. *J Clin Oncol*. 2010；28：4985 – 4995.

21　Karnieli E，Werner H，Rauscher FJ III，et al. The IGF-I receptor gene promoter is a molecular target for the Ewing's sarcoma-Wilm's tumor 1 fusion protein. *J Biol Chem*. 1996；271：19304 – 19309.

22　Prieur A，Tirode F，Cohen P，et al. EWS/FLI-1 silencing and gene profiling of ewing cells reveal downstream oncogenic pathways and a crucial role for repression of insulin-like growth factor binding protein 3. *Mol Cell Biol*. 2004；24：7275 – 7283.

23　Tolcher AW，Sarantopoulos J，Patnaik A，et al. Phase Ⅰ, pharmacokinetic, and pharmacodynamics study of AMG 479, a fully human monoclonal antibody to insulin-like growth factor receptor 1. *J Clin Oncol*. 2009；27：5800 – 5807.

24　Kurzrock R，Patnaik A，Aisner J，et al. A phase Ⅰ study of weekly R1507, a human monoclonal antibody insulin-like growth factor-I receptor antagonist, in patients with advanced solid tumors. *Clin Cancer Res*. 2010；16：2458 – 2465.

25　Tap WD，Demetri G，Barnette P，et al. Phase Ⅱ study of ganitumab, a fully human anti-type-1 insulin-like growth factor receptor antibody, in patients with metastatic ewing family tumors or desmoplastic small round cell tumors. *J Clin Oncol*. 2012；30：1849 – 1856.

26　Pappo AS，Patel SR，Crowley J，et al. R1507, a monoclonal antibody to the insulin-like growth factor 1 receptor, in patients with recurrent or refractory ewing sarcoma family of tumors：results of a phase Ⅱ sarcoma alliance for research through collaboration study. *J Clin Oncol*. 2011；29：4541 – 4547.

27　Pappo AS，Vassal G，Crowley JJ，et al. A phase Ⅱ trial of R1507, a monoclonal antibody to the insulin-like growth factor-1 receptor（IGF-1R）, in patients with recurrent or refractory rhabdomyosarcoma, osteosarcoma, synovial sarcoma, and other soft tissue sarcomas：results of a sarcoma alliance for research through collaboration study. *Cancer*. 2014；120：2448 – 2456.

28　Juergens H，Daw NC，Geoerger B，et al. Preliminary efficacy of the anti-insulin-like growth factor type 1 receptor antibody figitumumab in patients with refractory ewing sarcoma. *J Clin Oncol*. 2011；29：4534 – 4540.

29　Naing A，LoRusso P，Fu S，et al. Insulin growth factor-receptor（IGF-1R）antibody cixutumumab combined with the mTOR inhibitor temsirolimus in patients with refractory ewing's sarcoma family tumors. *Clin Cancer Res*. 2012；18：2625 – 2631.

30　Schwartz GK，Tap WD，Qin LX，et al. Cixutumumab and temsirolimus for patients with bone and soft-tissue sarcoma：a multicentre, open-label, phase 2 trial. *Lancet Oncol*. 2013；14：371 – 382.

31　Wullschleger S，Loewith R，Hall M. TOR signaling in growth and metabolism. *Cell*. 2006；124：471 – 484.

32　Dobashi Y，Suzuki S，Sato E，et al. EGFR-dependent and independent activation of Akt/mTOR cascade in bone and soft tissue tumors. *Mod Pathol*. 2009；22：1328 – 1340.

33　Hernando E，Charytonowicz E，Dudas ME，et al. The Akt-mTOR pathway plays a critical role in the development of leiomyosarcomas. *Nat Med*. 2007；13：748 – 753.

34　Chawla SP，Staddon AP，Baker LH，et al. Phase Ⅱ study of the mammalian target of rapamycin inhibitor ridaforolimus in patients with advanced bone and soft tissue sarcomas. *J Clin Oncol*. 2011；30：78 – 84.

35　Demetri GD，Chawla SP，Ray-Coquard I，et al. Results of an international randomized phase Ⅲ trial of the mammalian target of rapamycin inhibitor ridaforolimus versus placebo to control metastatic sarcomas in patients after benefit from prior chemotherapy. *J Clin Oncol*. 2013；31：2485 – 2492.

36　Wagner AJ，Malinowska-Kolodziej I，Morgan JA，et al. Clinical activity of mTOR inhibition with sirolimus in malignant perivascular epithelioid cell tumors：targeting the pathogenic activation of mTORC1 in tumors. *J Clin Oncol*. 2010；28：835 – 840.

37　Italiano A，Delcambre C，Hostein I，et al. Treatment with the mTOR inhibitor temsirolimus in patients with malignant PEComa. *Ann Oncol*. 2010；21：1135 – 1137.

38　Benson C，Vitfell-Rasmussen J，Maruzzo M，et al. A retrospective study of patients with malignant PEComa receiving treatment with sirolimus or temsirolimus：thee Royal Marsden Hospital experience. *Anticancer Res*. 2014；34：3663 – 3668.

39　Van der Graaf WT，Blay JY，Chawla SP，et al. Pazopanib for metastatic soft-tissue sarcoma（PALETTE）：a randomized, double-blind, placebocontrolled phase 3 trial. *Lancet*. 2012；379：1879 – 1886.

389

40　Landanyi M，Lui MY，Antonescu CR，et al. The der(17)t(X；17)(p11；q25) of human alveolar soft part sarcoma fuses the TFE3 transcription factor gene to ASPL，a novel gene at 17q25. *Oncogene*. 2001；20：48 – 57.

41　Stacchiotti S，Negri T，Zaffaroni N，et al. Sunitinib in advanced alveolar soft part sarcoma：evidence of a direct antitumor effect. *Ann Oncol*. 2011；22：1682 – 1690.

42　Kummar S，Allen D，Monks A，et al. Cediranib for metastatic alveolar soft part sarcoma. *J Clin Oncol*. 2013；31：2296 – 2302.

43　Stacchiotti S，Negri T，Libertini M，et al. Sunitinib malate in solitary fibrous tumor (SFT). *Ann Oncol*. 2012；23：3171 – 3179.

44　Park MS，Patel SR，Ludwig JA，et al. Activity of temozolomide and bevacizumab in the treatment of locally advanced，recurrent，and metastatic hemangiopericytoma and malignant solitary fibrous tumor. *Cancer*. 2011；117：4939 – 4947.

45　Frezza AM，Benson C，Judson IR，et al. Pazopanib in advanced desmoplastic small round cell tumours：a multi-institutional experience. *Clin Sarcoma Res*. 2014；4：7.

46　Italiano A，Kind M，Cioffi A，et al. Clinical activity of sunitinib in patients with advanced desmoplastic round cell tumor：a case series. *Targ Oncol*. 2013；8：211 – 213.

47　Stacchiotti S，Pantaleo MA，Astolfi A，et al. Activity of sunitinib in extraskeletal myxoid chondrosarcoma. *Eur J Cancer*. 2014；50：1657 – 1664.

48　Agulnik M，Yarber JL，Okuno SH，et al. An open-label，multicenter，phase II study of bevacizumab for the treatment of angiosarcoma and epithelioid hemangioendotheliomas. *Ann Oncol*. 2013；24：257 – 263.

49　Verschraegen CF，Arias-Pulido H，Lee SJ，et al. Phase I B study of the combination of docetaxel，gemcitabine，and bevacizumab in patients with advanced or recurrent soft tissue sarcoma：the Axtell regimen. *Ann Oncol*. 2012；23：785 – 790.

50　Ray-Coquard I，Italiano A，Bompas E，et al. Sorafenib for patients with advanced angiosarcoma：a phase II trial from the French Sarcoma Group (GSF/GETO). *Oncologist*. 2012；17：260 – 266.

51　Maki RG，D'Adamo DR，Keohan ML，et al. Phase II study of sorafenib in patients with metastatic or recurrent sarcomas. *J Clin Oncol*. 2009；27：3133 – 3140.

52　Tseng WW，Somaiah N，Lazar AJ，et al. Novel systemic therapies in advanced liposarcoma：a review of recent clinical trial results. *Cancers*. 2013；5：529 – 549.

53　Italiano A，Le Cesne A，Bellera C，et al. GDC-0449 in patients with advanced chondrosarcomas：a French Sarcoma Group/ US and French National Cancer Institute single-arm phase II collaborative study. *Ann Oncol*. 2013；24：2922 – 2926.

54　Kim JR，Moon YJ，Kwon KS，et al. Tumor infiltrating PD-1 positive lymphocytes and the expression of PD-L1 predict poor prognosis of soft tissue sarcomas. *PLoS One*. 2013；8：e82870.

55　Amary MF，Basci K，Maggiani F，et al. IDH1 and IDH2 mutations are frequent events in central chondrosarcoma and central and periosteal chondromas but not in other mesenchymal tumours. *J Pathol*. 2011；224：334 – 343.

56　Behjati S，Tarpey PS，Sheldon H，et al. Recurrent PTPRB and PLCG1 mutations in angiosarcoma. *Nat Genet*. 2014；46：376 – 379.

第 4 篇

特殊分子缺陷的靶向治疗

第 31 章

RAS－RAF－MEK 信号通路：
异常与治疗可能性

Javier Munoz and Filip Janku

周尘飞　译，张俊　校

概　述

有丝分裂原激活的蛋白激酶（mitogen-activated protein kinases，MAPK）是丝氨酸和苏氨酸蛋白激酶家族成员，在真核细胞间高度保守。该信号通路的激活可调控细胞增殖、存活与分化，并决定细胞结局。MAPK 信号网络始于细胞外信号（如激素、细胞因子及生长因子）激活细胞膜受体，进而形成有组织的分层结构（图 31.1）。从细胞膜向细胞核内依次传递的增殖信号首先由靠近细胞膜的蛋白激酶磷酸化活化 MAPKK 激酶（MAPKK-kinases，MAPKKKs），继而磷酸化 MAPK 激酶（MAPK-kinases，MAPKK），最终使 MAPK 磷酸化激活。RAS－RAF－MEK－ERK 通路是主要的 MAPK 网络，由 RAS（rat sarcoma）、RAF（rapidly accelerated fibrosarcoma）、MAPK/ERK 激酶（MAPK/ERK kinases，MEK）和细胞外信号调控激酶（extracellular signal-regulated kinases，ERK）组成。一旦上述激酶被异常上调，即可启动肿瘤发生。遗传性 MAPK 通路异常通常由杂合性突变造成，可导致以认知缺陷、面部异常、心脏发育缺陷及易患恶性疾病为标志的多种表型，称为神经-心脏-面部-皮肤综合征家族。该复杂网络的另一成员为 BRAF（v-raf murine sarcoma viral oncogene homolog B1），其命名来源于探索反转录病毒癌基因过程中 RAF 基因的发现。RAF－1（现称 CRAF）在 1985 年首先被发现，此后 ARAF 于 1986 年被发现，BRAF 于 1988 年被发现。从分层结构看，该信号级联的顶端为 HRAS、KRAS 及 NRAS。次级为 MAPKKK，包括 ARAF、BRAF 和 CRAF，可形成同源或异源二聚体。MEK1 和 MEK2 构成 MAPKK，最后由 ERK1、ERK2 及 MAPK 构成完整网络。尽管 MAPK 网络通常展示为线性通路（图 31.1），实际上该通路可与其他信号通路成员，如 mTOR（mammalian target of rapamycin）等，相互作用形成分支。

MAPK 通路中的种系突变与发育异常有关，而体细胞突变及获得性异常，特别是 RAS 和 BRAF 突变，则与恶性疾病相关，如多数黑色素瘤中存在 MAPK 通路的异常激活。此外，利用小分子靶向药物选择性或非选择性抑制上述分子异常已被证实可使肿瘤患者获益。本文将对目前已知的 MAPK 通路突变及这些生物标志物所提示的治疗可能性进行阐述。

RAS 家族：HRAS、KRAS 和 NRAS

RAS 基因的命名源于其序列与 Hravey（HRAS）和 Kirsten（KRAS）鼠肉瘤病毒的相似性。1989 年，Bos 等报道了胰腺癌（90%）、结直肠癌（50%）、肺癌（30%）和甲状腺肿瘤（50%）中的 RAS 突变率。其中，KRAS 突变频率最高（约85%），其次为 NRAS（约15%），HRAS 最少（少于 1%）。KRAS、NRAS 及 HRAS 高度同源，并表达于多种组织。RAS 异常激活可通过上调上游激动信号或下调下游负反馈信号发生，而不需要其自身突变，但仍有约 30% 的人类恶性肿瘤中存

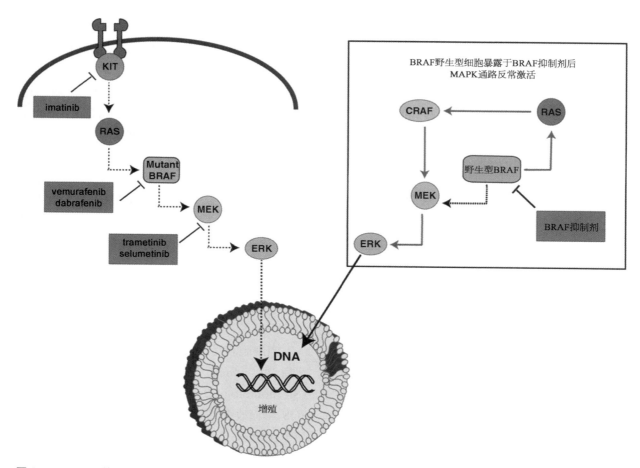

图 31.1　**MAPK 信号通路简明图示。** 在细胞外受体（如 KIT）激活后，细胞内蛋白活化并募集 SOS1，使 RAS 的 GTP－
　　　　GDP 交换（GDP 结合为失活形式）。RAS 活化继而激动 RAF（BRAF、RAF1）、MEK（MEK1A1、MEK1A2）和
　　　　ERK（ERK1、ERK2）。GDP－GTP 平衡受鸟苷酸交换因子（GEF）和 GTP 酶活化蛋白（GAP）调控

在 RAS 体细胞突变。RAS 属小 G 蛋白或鸟氨酸
三磷酸（guanosine triphosphate，GTP）酶，是激活细
胞内信号网络导致基因表达和细胞增殖的主要调
控分子。小 G 蛋白还包括 R－R AS、TC21、M－
RAS、Rap 1A、Rap1B、Rap2A、Rap2B、RaIA 和
RaIB。鸟苷酸交换因子（guanine nucleotide-
exchange factors，GEF）可将失活的鸟苷二磷酸
（guanosine diphosphate，GDP）结合态 RAS 中的
GDP 移除，使 RAS 易于结合 GTP 而转为其活性
形式，GTP 结合态 RAS。综上，GTP 或 GDP 结
合调控 RAS 蛋白活性，分别产生活化或失活态
RAS。SOS1（Son-of-sevenless）、RAS 鸟嘌呤释
放因子（RAS guanine release factor，RASGRF）
和 RAS 鸟苷释放蛋白（RAS guanyl-releasing
protein，RASGRP）均属于 GEF。通过 GDP/

GTP 转换的协调平衡，RAS 蛋白活性被活化因
子（如 GEF）和自然抑制因子［如 GTP 酶活化蛋
白（GTPase activating proteins，GAP）等］严密
调控。

　　RAS 家族成员（HRAS、KRAS 和 NRAS）自
身异常可干扰其 GTP 活化态与 GDP 失活态的
相互转化。例如，*HRAS* 的 Gly12 和 Gly13 残基
错义突变是致癌体细胞突变的热点，可导致
HRAS 呈持续 GTP 结合活化态，并抵抗 GAP 调
控的 GTP 水解。其中，Gly12Val 是恶性肿瘤中
最常见的 *HRAS* 体细胞突变，占所有 *HRAS* 体细
胞突变的约 45%。*RAS* 基因特定突变的频率依
赖于该基因异常属种系突变还是获得性突变。
KRAS 种系突变在人类恶性肿瘤中罕见，而其获
得性体细胞突变则较为常见。

先天性 RAS"病变"：
RAS 种系突变

MAPK 通路异常造成的基因型变化可与一组表型相联系，即基因型-表型关系，如 *RAS* 异常与神经-心脏-面部-皮肤综合征相关。已知的 RAS"病变"包括 Noonan 综合征（易发幼年型粒单核细胞白血病）、LEOPARD 综合征（色斑、心电传导异常、眼距过宽、肺动脉狭窄、生殖器异常、生长迟缓、感音神经性耳聋）、I 型神经纤维瘤病（个体易发骨髓恶性肿瘤，如幼年型粒单核细胞白血病）、Costello 综合征（可导致如横纹肌肉瘤等实体肿瘤）、心脏-面部-皮肤综合征（与急性淋巴母细胞白血病有关）以及其他 Noonan 样综合征。

由于 MAPK 通路中的基因均定位于不同染色体，编码不同蛋白质，因此不同基因突变在临床中可表现为具有显著差异的疾病。然而，这些疾病的临床表现并不只与这些 RAS"病变"中的特定突变相关。例如，相对常见的 Noonan 综合征被报道与 7 个基因异常有关，包括 *PTPN*11、*SOS*1、*KRAS*、*NRAS*、*RAF*1、*BRAF* 和 *MEK*1。*PTPN*11 基因编码 SHP2 蛋白，一种胞质蛋白酪氨酸磷酸酶，可正向调控 RAS 通路。*SOS*1 基因属 GEF，可改变 RAS 的 GDP/GTP 平衡。这些高活性 RAS 综合征共有的临床表现可能是由 MAPK 通路中多个成员之间的相互作用导致。约 90% 的心脏-面部-皮肤综合征与 *KRAS*、*BRAF*、*MEK*1 和 *MEK*2 基因的一系列不同突变相关。例外的是，*HRAS* 原癌基因的一个种系错义突变在几乎所有患者中均导致 Costello 综合征。同样，I 型神经纤维瘤病（NF1）继发于杂合性 *NF*1 基因功能缺失，可使神经纤维蛋白表达调控异常。该蛋白属于 RAS GTP 酶，在神经元、施万细胞及白细胞中广泛表达，其异常可导致神经纤维瘤的发生。*NF*1 属抑癌基因，由于神经纤维蛋白具有 GAP 活性并负调控 MAPK 通路，因此，此类患者易患二次打击恶性肿瘤。I 型神经纤维瘤病患者易发良性肿瘤（如神经纤维瘤）和恶性肿瘤（如周围神经鞘瘤）、肉瘤、横纹肌肉瘤、神经母

细胞瘤、胃肠道间质瘤、嗜铬细胞瘤、乳腺癌和幼年型粒单核细胞白血病。Costello 综合征患者可患胚胎性横纹肌肉瘤、神经母细胞瘤和膀胱癌。

即便基因型-表型的关系尚未完全厘清，*KRAS* 突变确能导致皮肤多褶皱、角化缺陷、毛发异常和白血病风险轻度增加。*HRAS* 突变（如 Costello 综合征）表现为皮肤色素沉着、皮肤过度生长和软组织肿瘤风险增加。Noonan 综合征患者发生横纹肌肉瘤、神经母细胞瘤、巨细胞瘤和睾丸癌的风险轻度增加。LEOPARD 综合征与急性髓系白血病、急性淋巴母细胞白血病、骨髓增生异常、神经母细胞瘤和黑色素瘤有关。

获得性 RAS"病变"：
黑色素瘤与 NRAS

当细胞膜受体被外界细胞因子或生长因子激活后，可与 SHC、SHP2 及 GRB2 的 Src 同源 2（Src homology 2，SH2）结构域结合，募集胞质 SOS，继而改变 GDP/GTP 平衡。细胞受体激活，使 RAS 与 GDP 分离而与 GTP 结合，活化 RAF、MEK 等 MAPK 通路下游成员。RAS 活性受限于 GTP 酶或 GAP，对 RAS 的 GTP 结合活化态及 GDP 结合失活态的平衡进行调控。*RAS* 基因突变导致 G12、G13 和 Q61 氨基酸残基改变，使 GTP 水解异常，造成 MAPK 通路的持续活化。50%～70% 的黑色素瘤患者携带 *BRAF* 突变，*NRAS* 体细胞活化突变也存在于 15%～30% 的患者。NRAS 已被发现与 c-Met、EGFR 及 KIT 之间存在相互作用。由于多数黑色素瘤患者存在 MAPK 通路高度活化，因此 MEK 抑制剂 MEK162 对 *NRAS* 突变黑色素瘤患者亚组也有效。

RAF 家族：ARAF、
BRAF 和 CRAF

ARAF、BRAF 及 CRAF 属丝氨酸/苏氨酸激酶家族成员，位于 RAS 下游及 MEK1/2 上游。尽管 ARAF、BRAF 及 CRAF 属于同一家族，但其特征存在差异，如 BRAF 较 ARAF 与 CRAF

激动 MEK 的能力更强。BRAF 及 CRAF 与 RAS 结合存在显著不同，并受不同的自调控机制调节。在这 3 个 RAF 异构体中，BRAF 与肿瘤最为相关（存在于 7% 的恶性肿瘤和约 70% 的黑色素瘤中）。多数 *BRAF* 突变出现在激酶结构域，导致 V600E 替换，可使 MAPK 通路激活。BRAF 体细胞突变被发现存在于多种恶性疾病中，而 ARAF 及 CRAF 异常罕见。尽管已有超过 40 种 BRAF 种系突变被发现，但并不包括具有恶性潜能的 Val600Glu 突变，因此 BRAF 种系突变很少直接促进肿瘤发生。除激酶活性外，种系和体细胞氨基酸漂移还可上调或下调突变 BRAF 的表达水平。

BRAF 抑制剂

尽管 BRAF 是主要的 RAF 异构体，只有少数恶性肿瘤直接由 RAF 驱动发生。多数存在 MAPK 活性增强的肿瘤并不携带 *RAF* 突变（如 *KRAS* 突变的结直肠癌）。因此，有必要评估不同 RAF 异构体在肿瘤发生中的作用。实验环境中可特异性去除 RAF 异构体，而在临床中，许多治疗性 RAF 抑制剂缺乏特异性。CRAF 与 BRAF 形成异二聚体协同作用使情况更为复杂（图 31.1）。RAF 抑制剂索拉非尼，也可靶向其他与 VEGF 有关酪氨酸激酶，对携带 *BRAF* V600E 突变的黑色素瘤患者无效。尽管初步结果良好，但随机Ⅲ期临床研究亦未证实索拉非尼联合化疗可使上述患者获益。因此，可能需要阻断其他活化通路如 PI3K 以提高临床疗效。vemurafenib 是首个被批准的 BRAF 抑制剂，BRIM‐3 研究（Ⅲ期）显示，较达卡巴嗪（1 000 mg/m² 静滴，每 3 周用），vemurafenib 可延长携带 *BRAF* V600E 突变的转移性黑色素瘤患者的中位无进展生存时间（median progress free survival，mPFS）（5.3 个月比 1.6 个月）及 6 个月生存率（84% 比 64%）。该结果被进一步的后续随访所证实。另一 BRAF 抑制剂，dabrafenib，在 2013 年 5 月 29 日被美国 FDA 批准用于治疗携带 *BRAF* V600E 突变的无法切除或转移的黑色素瘤患者。该批准基于一项

国际、开放标签Ⅲ期临床研究，入组 250 例无法切除或未经治疗的Ⅲ～Ⅳ期携带 *BRAF* V600E 突变的黑色素瘤患者，dabrafenib（150 mg 口服，每天 2 次）较达卡巴嗪（1 000 mg/m² 静滴，每 3 周用）可显著改善患者的 mPFS（5.1 个月比 2.7 个月）。

BRAF 抑制剂时代的转移性黑色素瘤治疗

早期皮肤黑色素瘤的治疗相对简单，多数患者可通过局部切除治愈，高危患者需行干扰素‐α 辅助治疗。转移性黑色素瘤的治疗则较为复杂。尽管高剂量 IL‐2 存在高毒性与低治愈率问题，但转移性黑色素瘤的治疗直到晚近新药的出现才发生改变，如免疫治疗 ipilimumab（靶向 CTLA‐4 单克隆抗体）及靶向药物 vemurafenib。vemurafenib 被美国 FDA 批准用于治疗携带 *BRAF* V600 驱动突变的黑色素瘤患者，约占所有患者的 50%。该批准基于临床研究证实此类患者的总生存时间延长。其中，第 600 氨基酸残基由谷氨酸替代缬氨酸（V600E 突变）的比例约为 80%，而由赖氨酸替代缬氨酸者（V600K 突变）占 20%。

目前，尚未对 ipilimumab 免疫治疗、高剂量 IL‐2 和 BRAF 抑制剂的疗效或最佳用药顺序进行随机比较。然而，所有患者至少需要评估 BRAF 状态，或进行更全面的突变组合检测。若无法获得全面的突变分析，在无 *BRAF* V600E 突变时，需要对 *BRAF* 非 V600E 突变、其他 MAPK 异常（如 *NRAS*）及 KIT 进行筛查。正如来源于不同脏器的恶性肿瘤具有不同的病变特征（图 31.2），特定基因型黑色素瘤患者同样具有不同的表型特征。例如，肢端黑色瘤携带 *KIT* 突变（15%～20%）而非 *BRAF* 突变。早期的Ⅱ期研究显示，伊马替尼对未经选择的进展期黑色素瘤患者疗效有限。然而，后续Ⅱ期研究入组具有 *KIT* 突变或扩增的患者，伊马替尼的总体反应率达 23.3%。通常，MAPK 通路和小眼畸形相关转录因子（microphthalmia-associated transcription factor，MITF）参与黑色素瘤发生及黑色素细胞

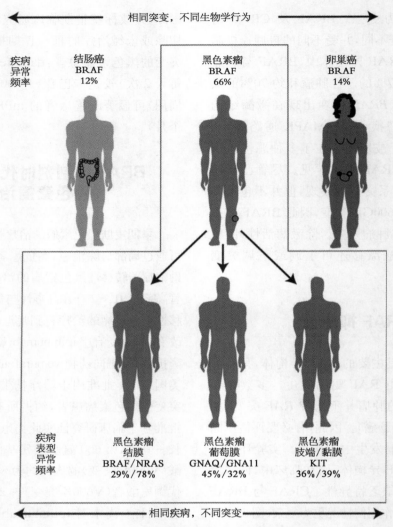

相同突变，不同生物学行为

| 疾病异常频率 | 结肠癌 BRAF 12% | 黑色素瘤 BRAF 66% | 卵巢癌 BRAF 14% |

| 疾病表型异常频率 | 黑色素瘤 结膜 BRAF/NRAS 29%/78% | 黑色素瘤 葡萄膜 GNAQ/GNA11 45%/32% | 黑色素瘤 肢端/黏膜 KIT 36%/39% |

相同疾病，不同突变

图 31.2　恶性黑色素瘤的基因型与表型

分化/存活。MITF 可被 MPAK 通路磷酸化，其突变与家族性或散发性黑色素瘤有关。除 MITF，其他基因异常也被发现与特定亚型的黑色素瘤有关，如 BRAF/NRAS 与结膜黑色素瘤（*BRAF* 突变占 29%、*NRAS* 突变占 18%），*KIT* 突变或扩增与肢端（36%）及黏膜（39%）黑色素瘤，以及 *GNAQ*/*GNA*11 与葡萄膜黑色素瘤（GNAQ 占 45%、GNA11 占 32%）（图 31.2）。此外，*BRAF* 突变在黑色素瘤垂直生长期和转移性黑色素瘤中常见（62%～72%），而在辐射生长期黑色素瘤（10%）或原位黑色素瘤（5.6%）中罕见。在非恶性病变中的高 *BRAF* 突变率（82%的色素痣）提示，*BRAF* 突变或与其他分子异常协同参与肿瘤发生，而非单一起始突变。例如，*BRAF* 突变

存在于 29% 的侵袭性黑色素瘤和 5.6% 的原位黑色素瘤，而 *NRAS* 突变仅存在于 5.2% 的原发性黑色素瘤，且原位黑色素瘤无 *NRAS* 突变。这些 *NRAS* 和 *BRAF* 突变似乎在黑色素瘤发生早期出现并在疾病进展阶段始终存在。

并发症、体力状态、药物毒性、疾病进展速度和脑转移出现是黑色素瘤患者选择合适治疗需考虑的因素。例如，体力状态不佳、疾病发展快速并累及中枢神经系统的患者无法从高剂量 IL-2 治疗中获益，而应用 BRAF 抑制剂或能挽救患者。ipilimumab，直接阻断 CTLA-4 检查点的抗体免疫治疗，可能需要较长的时间显示活性，不适用于疾病进展迅速的情况。相反，BRAF 抑制剂是黑色素瘤非常有希望的靶向治疗策略。vemurafenib

和 darafenib 在伴中枢神经系统转移的黑色素瘤患者中均显示了活性。

CRAF

RAS 下游的二线活化分子包括 BRAF 和 CRAF。尽管 BRAF 激酶结构域突变可见于约半数黑色素瘤患者，目前还未发现 CRAF 活性突变。该现象提示 RAS 与 BRAF 间可能为单步骤活化，而 RAS 与 CRAF 间可能存在多步骤激活。BRAF 抑制剂可阻断 BRAF 突变细胞的 MAPK 通路，而相反又可激活 BRAF 野生细胞的 MAPK 通路。尽管安全性较好，一些使用 BRAF 抑制剂的患者可发生皮肤不良反应，约 12% 的患者出现皮肤鳞状细胞癌，有时可在开始 BRAF 抑制剂治疗后数周内出现，提示在其他皮肤区域已存在的 *RAS* 突变细胞的 MAPK 通路被反常激活（29 例皮肤鳞状细胞癌或角化棘皮瘤中 41% 存在 *HRAS* 突变）。联合 MEK 抑制剂与 BRAF 抑制剂被认为可减少由于 MAPK 通路反常激活导致的毒性反应。而与 RAS 突变相关的更严重并发症包括一名患者在接受 vemurafenib 治疗后出现慢性单核细胞白血病。

BRAF 抑制剂的原发性及继发性耐药

尽管初始治疗反应率高达 48%，绝大多数接受 vemurafenib 治疗的黑色素瘤患者逐渐产生耐药，包括原发性及继发性耐药（图 31.3）。使用 BRAF 抑制剂为骨架联合靶向 MAPK 通路其他成员的小分子药物的联合治疗方案或可克服耐药。从 vemurafenib 的 II 期临床研究 BRIM - 2 中获得组织标本显示，ERK 磷酸化减少与客观反应的相关性，ERK 磷酸化增加及继发性 *NRAS*（Q61）、*MEK* 1（Q56P）或 *MEK* 1（E203K）突变则与获得性耐药有关。因此，MAPK 通路再激活似乎参与了 BRAF 抑制剂耐药的发生。然而，存在于其他恶性疾病中干扰药物结合的 BRAF 继发突变与黑色素瘤的耐药无关。其他可能导致耐药的机制还包括 MAPK 通路经旁路再激活，如胰岛素生长因子受体 - 1（IGR - 1R）/PI3K 通路活化、

PD - L1 表达、Cyclin D1 表达增加、CRAF 蛋白上调、由 RNA 异常剪切导致截短形式的 BRAF 蛋白、*NRAS*（Q61）突变、*MEK* 1（Q56P、E203K、C121S 或 F129L）突变及通过旁路机制激活 ERK，包括 COT（调控 ERK1/ERK2 通路的 MAPKKK 之一）活化和受体酪氨酸激酶如 PDGFR - β 的上调。因此，BRAF 抑制剂的临床反应需要 ERK 磷酸化水平减少。

MEK 抑制剂——MEK 家族：MEK1 和 MEK2

RAS 激活导致 RAF 活化（ARAF、BRAF 和 CRAF），其次为 MEK（MEK1A、MEK1A2），最后至 ERK（ERK1、ERK2）。ERK 是该通路最后环，可调控大量蛋白。*MEK* 1 和 *MEK* 2 基因编码的双特异性激酶可磷酸化其唯一已知底物 ERK 蛋白的酪氨酸及丝/苏氨酸残基。MEK 激酶活性可诱导增殖，并被发现与一些神经 - 心脏 - 面部 - 皮肤综合征有关，但还未发现 *MEK* 突变导致肿瘤发生或对 vemurafenib 原发耐药。然而，最近一例对 vemurafenib 获得性耐药的黑色素瘤患者被发现携带 *MEK* 1 C121S 突变。该突变在 vemurafenib 治疗前不存在，提示分子演进可参与 vemurafenib 耐药。在黑色素瘤中，临床前模型及临床研究发现 *BRAF V*600*E* 突变与 MEK 抑制剂治疗反应有关。trametinib 是强效的 MEK1/MEK2 特异性抑制剂，被批准用于未接受过 BRAF 抑制治疗、携带 *BRAF V*600*E* 或 *V*600*K* 突变的进展期黑色素瘤患者。该批准基于 III 期 METRIC 研究结果，共纳入 322 例 *BRAF V*600*E* 阳性进展期黑色素瘤患者，trametinib（2 mg 口服，每天）较化疗（达卡巴嗪或紫杉醇）延长 mPFS（4.8 个月比 1.5 个月）和 6 个月生存率（81% 比 67%）。由于在 II 期临床研究中观察到 trametinib 在曾行 BRAF 抑制剂治疗的患者中疗效甚微，因此该 III 期研究排除了此类患者，曾行化疗或免疫治疗的患者仍可入组。

此外，trametinib 还被美国 FDA 批准与 dabrafenib 联合作为携带 *BRAF V*600*E* 或

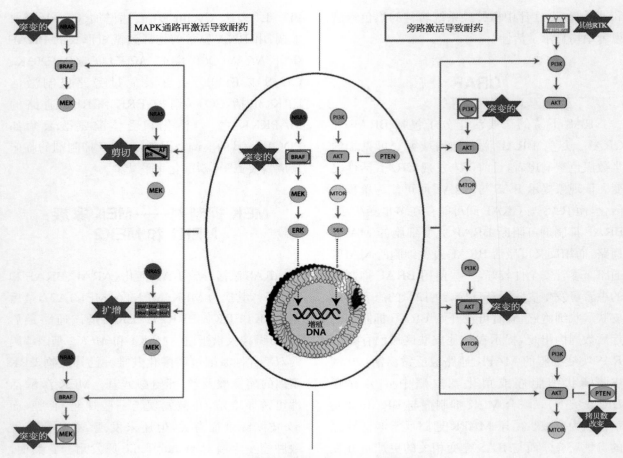

图 31.3　BRAF 抑制剂原发与继发耐药

*V*600*K* 突变黑色素瘤患者的一线靶向治疗方案。dabrafenib（150 mg）联合 trametinib（1 mg 或 2 mg）方案治疗的反应率为 74%，而 dabrafenib 单药为 54%（*P* = 0.03）。皮肤鳞状细胞癌发生率在联合用药组低于单药组（7% 对 19%），而发热在联合用药组较多见（71% 对 26%）。

其他正在研发的 MEK 抑制剂包括 selumetinib、MEK162 等。一项随机 Ⅱ 期研究纳入 91 例 *BRAF* 突变黑色素瘤患者，selumetinib 联合达卡巴嗪较达卡巴嗪单药改善了 PFS（5.6 个月比 3.0 个月），但总生存时间（OS）未延长。此外，在一项Ⅱ期研究中，MEK162 被用于治疗 71 例携带 *BRAF* V600 突变（41 例）或 *NRAS* 突变（30 例）的进展期黑色素瘤患者，两组中部分缓解率均为 20%（*BRAF* 突变组 8/41、*NRAS* 突变组 6/30）。

MAPK 通路异常与肺癌治疗

基因型导向的个体化治疗在转移性非小细胞肺癌（nonsmall cell lung cancer，NSCLC）中已被证实有效，且已发现多个驱动突变，包括 *EGFR*、*ALK*、*ROS*1、*BRAF*、*NRAS* 及 *KRAS*。*BRAF* 突变存在于 1%～3% 的 NSCLC 患者中。一项评估选择性 BRAF 抑制剂 dabrafenib 治疗 *BRAF* V600*E* 突变的转移性 NSCLC 患者的研究正在进行（NCT01336634）。*NRAS* 突变率在 NSCLC 患者中小于 1%（1/195）。*KRAS* 突变在吸烟者中较为常见，其颠换突变存在于 22% 的吸烟肺腺癌患者中，而 *KRAS* 转化突变存在于 15% 的非吸烟肺腺癌患者中。一项纳入 4 个临床研究的汇总分析显示，在 1 543 例接受手术切除加辅助化疗的早期 NSCLC 患者中，300 例携带 *KRAS* 突变患者的 OS 与 *KRAS* 野生型患者无异。在转移性 NSCLC 患者中，*KRAS* 突变者较 *EGFR* 突变者预后更差。在接受厄洛替尼维持治疗的患者中，*KRAS* 突变者的 PFS 较 *KRAS* 野生者缩短，而 OS 无明显差异。*KRAS* 突变预示结肠癌对西妥昔单抗耐药。然而，Ⅲ期研究中，NSCLC 患者对西妥昔单抗仍有反应。在目前尚无靶向 KRAS 药物的情况下，临床前模型显示治疗 KRAS 突变肺癌应重点靶向活化 KRAS 的下游分子。在 43 例接受多西他赛联合 selumetinib 治疗的 KRAS 突变进展期 NSCLC 患者中，16 例获得客观部分反应，而在 40 例接受多西他赛联合安慰剂治疗的患者中，未观察到客观反应。评估 MEK 抑制剂联合化疗用于 KRAS 突变 NSCLC 的临床研究正在进行（NCT01362296）。

其他恶性肿瘤中的 MAPK 通路获得性突变

总体而言，30% 的恶性肿瘤携带 RAS 突变，而 BRAF 突变存在于 60% 的黑色素瘤、50% 的甲状腺癌及 20% 的结肠癌中。甲状腺恶性肿瘤中，活化的 RAS 癌基因突变（NRAS、HRAS 及 KRAS，频率依次下降）在滤泡型甲状腺癌（80%）中较乳头状甲状腺癌（20%）更常见，携带 RAS 突变者预后较差。另一方面，500 例乳头状甲状腺癌患者中，43.8% 的病例存在 BRAF 突变，与高侵袭性相关。BRAF V600E 突变还与乳头状甲状腺癌患者的高风险临床病理因素及癌症相关死亡有关。在临床前甲状腺癌小鼠模型中，BRAF 抑制可下调 MEK 与 ERK 磷酸化水平。Erdheim-Chester 病是一种非朗格汉斯细胞组织细胞增多症。由于可能与朗格汉斯组织细胞增多症共存，这两种疾病在病理与治疗方面存在一致性。BRAF 突变存在于 54%（13/24）的 Erdheim-Chester 病患者及 38%（11/29）至 57%（35/61）的朗格汉斯细胞组织细胞增多症患者中。此外，3 例携带复发性 BRAF V600E 突变的 Erdheim-Chester 病的患者对 BRAF 抑制剂 vemurafenib 治疗有反应。经典型毛细胞白血病患者几乎均携带 BRAF V600E 突变，约 50% 的其他类型毛细胞白血病患者则携带 MAP2K1 基因（编码 MEK1）突变，而非 BRAF 突变。毛细胞白血病患者的 BRAF 第 15 外显子若为 V600E 阴性需要进一步筛查第 11 外显子（F468C 和 D499E）突变。病例报道已显示，毛细胞白血病患者接受 BRAF 抑制剂 vemurafenib 治疗后可获临床改善。评估 BRAF 抑制剂用于毛细胞白血病治疗的临床研究正在进行中（NCT01711632）。BRAF 激酶活化突变存在于 4% 的多发性骨髓瘤患者中。一项病例报道描述了一名携带 BRAF V600E 突变的多发性骨髓瘤患者对低剂量 BRAF 抑制剂 vemurafenib 治疗有反应。

未来的方向：小分子的大结果

尽管 MAPK 通路的遗传性异常和获得性突变已被明确可调控异常生长，并使患者易患恶性肿瘤，但直到最近相关靶点的抑制剂才被开发出来。MAPK 通路的早期研究基于实验室中用急性生长因子处理的临床前模型，无法反映体内正常生理状态，因此 MAPK 通路抑制剂的应用需要在临床中进行验证。已有 3 个药物被 FDA 批准用于治疗 BRAF 突变的进展期黑色素瘤患者，包括 BRAF 抑制剂 vemurafenib 和 dabrafenib，以及 MEK 抑制剂 trametinib。在未来，需在其他肿瘤中进一步探索靶向 MAPK 的作用。明确 MAPK 网络的分子分层及相应靶向治疗将为有效控制肿瘤提供机遇。

参 考 文 献

1　L'Allemain G. Deciphering the MAP kinase pathway. *Prog Growth Factor Res*. 1994；5(3)：291－334.

2　Spirli C，Morell CM，Locatelli L，et al. Cyclic AMP/PKA-dependent paradoxical activation of Raf/MEK/ERK signaling in polycystin-2 defective mice treated with sorafenib. *Hepatology*. 2012；56(6)：2363－2374.

3　Tartaglia M，Gelb BD. Disorders of dysregulated signal traffic through the RAS-MAPK pathway：phenotypic spectrum and molecular mechanisms. *Ann NY Acad Sci*. 2010；1214：99－121.

4　Pollock PM，Harper UL，Hansen KS，et al. High frequency of BRAF mutations in nevi. *Nat Genet*. 2003；33(1)：19－20.

5　Roskoski R Jr. RAF protein-serine/threonine kinases：structure and regulation. *Biochem Biophys Res Commun*. 2010；399(3)：313－317.

6　Faustino A，Couto JP，Pópulo H，et al. mTOR pathway overactivation in BRAF mutated papillary thyroid carcinoma. *J Clin Endocrinol Metab*. 2012；97(7)：E1139 - E1149.

7　Hernandez-Martin A，Torrelo A. Rasopathies：developmental disorders that predispose to cancer and skin manifestations. *Actas Dermosifiliogr*. 2011；102(6)：402 - 416.

8　Dienstmann R，Tabernero J. BRAF as a target for cancer therapy. *Anticancer Agents Med Chem*. 2011；11(3)：285 - 295.

9　Omholt K，Platz A，Kanter L，Ringborg U，Hansson J. NRAS and BRAF mutations arise early duringmelanoma pathogenesis and are preserved throughout tumor progression. *Clin Cancer Res*. 2003；9(17)：6483 - 6488.

10　Der CJ，Krontiris TG，Cooper GM. Transforming genes of human bladder and lung carcinoma cell lines are homologous to the ras genes of Harvey and Kirsten sarcoma viruses. *Proc Natl Acad Sci U S A*. 1982；79(11)：3637 - 3640.

11　Bos JL，ras oncogenes in human cancer：a review. *Cancer Res*. 1989；49(17)：4682 - 4689.

12　Takai Y，Sasaki T，Matozaki T. Small GTP-binding proteins. *Physiol Rev*. 2001；81(1)：153 - 208.

13　Donovan S，Shannon KM，Bollag G. GTPase activating proteins：critical regulators of intracellular signaling. *Biochim Biophys Acta*. 2002；1602(1)：23 - 45.

14　Tidyman WE，Rauen KA. The RASopathies：developmental syndromes of Ras/MAPK pathway dysregulation. *Curr Opin Genet Dev*. 2009；19(3)：230 - 236.

15　Tartaglia M，Mehler EL，Goldberg R，et al. Mutations in PTPN11，encoding the protein tyrosine phosphatase SHP-2，cause Noonan syndrome. *Nat Genet*. 2001；29(4)：465 - 468.

16　Pandit B，Sarkozy A，Pennacchio LA，et al. Gain-of-function RAF1 mutations cause Noonan and LEOPARD syndromes with hypertrophic cardiomyopathy. *Nat Genet*. 2007；39(8)：1007 - 1012.

17　Burgdorf WH，Zelger B. JXG，NF1，and JMML：alphabet soup or a clinical issue? *Pediatr Dermatol*. 2004；21(2)：174 - 176.

18　Gripp KW. Tumor predisposition in Costello syndrome. *Am J Med Genet C Semin Med Genet*. 2005；137C(1)：72 - 77.

19　van Den Berg H，Hennekam RC. Acute lymphoblastic leukaemia in a patient with cardiofaciocutaneous syndrome. *J Med Genet*. 1999；36(10)：799 - 800.

20　Makita Y，Narumi Y，Yoshida M，et al. Leukemia in Cardio-faciocutaneous（CFC）syndrome：a patient with a germline mutation in BRAF proto-oncogene. *J Pediatr Hematol Oncol*. 2007；29(5)：287 - 290.

21　Schubbert S，Shannon K，Bollag G. Hyperactive Ras in developmental disorders and cancer. *Nat Rev Cancer*. 2007；7(4)：295 - 308.

22　Evans DG，Baser ME，McGaughran J，Sharif S，Howard E，Moran A. Malignant peripheral nerve sheath tumours in neurofibromatosis 1. *J Med Genet*. 2002；39(5)：311 - 314.

23　Brems H，Beert E，de Ravel T，Legius E. Mechanisms in the pathogenesis of malignant tumours in neurofibromatosis type 1. *Lancet Oncol*. 2009；10(5)：508 - 515.

24　Hasle H. Malignant diseases in Noonan syndrome and related disorders. *Horm Res*. 2009；72(suppl 2)：8 - 14.

25　Seishima M，Mizutani Y，Shibuya Y，Arakawa C，Yoshida R，Ogata T. Malignant melanoma in a woman with LEOPARD syndrome：identification of a germline PTPN11 mutation and a somatic BRAF mutation. *Br J Dermatol*. 2007；157(6)：1297 - 1299.

26　Malumbres M，Barbacid M. RAS oncogenes：the first 30 years. *Nat Rev Cancer*. 2003；3(6)：459 - 465.

27　Dhomen N，Marais R. BRAF signaling and targeted therapies in melanoma. *Hematol Oncol Clin North Am*. 2009；23(3)：529 - 545，ix.

28　Maldonado JL，Fridlyand J，Patel H，et al. Determinants of BRAF mutations in primary melanomas. *J Natl Cancer Inst*. 2003；95(24)：1878 - 1890.

29　Fischer A，Hekman M，Kuhlmann J，Rubio I，Wiese S，Rapp UR. B- and C-RAF display essential differences in their binding to Ras：the isotypespecific N terminus of B-RAF facilitates Ras binding. *J Biol Chem*. 2007；282(36)：26503 - 26516.

30　Tran NH，Wu X，Frost JA. B-Raf and Raf-1 are regulated by distinct autoregulatory mechanisms. *J Biol Chem*. 2005；280(16)：16244 - 16253.

31　Garnett MJ，Marais R. Guilty as charged：B-RAF is a human oncogene. *Cancer Cell*. 2004；6(4)：313 - 319.

32　Davies H，Bignell GR，Cox C，et al. Mutations of the BRAF gene in human cancer. *Nature*. 2002；417(6892)：949 - 954.

33　Hauschild A，Agarwala SS，Trefzer U，et al. Results of a phase Ⅲ，randomized，placebo-controlled study of sorafenib in combination with carboplatin and paclitaxel as second-line treatment in patients with unresectable stage Ⅲ or stage Ⅳ melanoma. *J Clin Oncol*. 2009；27(17)：2823 - 2830.

34　Flaherty KT，Lee SJ，Zhao F，et al. Phase Ⅲ trial of carboplatin and paclitaxel with or without sorafenib in metastatic melanoma. *J Clin Oncol*. 2013；31(3)：373 - 379.

35　Eisen T，Ahmad T，Flaherty KT，et al. Sorafenib in advancedmelanoma：a phase Ⅱ randomised discontinuation trial analysis. *Br J Cancer*. 2006；95(5)：581 - 586.

36　Inamdar GS，Madhunapantula SV，Robertson SV. Targeting the MAPK pathway in melanoma：why some approaches succeed and other fail. *Biochem Pharmacol*. 2010；80(5)：624 - 637.

37　Chapman PB，Hauschild A，Robert C，et al. Improved survival with vemurafenib in melanoma with BRAF V600E mutation. *N Engl J Med*. 2011；364(26)：2507 - 2516.

38　McArthur GA，Chapman PB，Robert C，et al. Safety and efficacy of vemurafenib in BRAF(V600E) and BRAF(V600K) mutation-positive melanoma (BRIM-3)：extended follow-up of a phase 3，randomised，open-label study. *Lancet Oncol*. 2014；15(3)：323 - 332.

39　Ballantyne AD，Garnock-Jones KP，Dabrafenib：first global approval. *Drugs*. 2013；73(12)：1367 - 1376.

40　Hauschild A，Grob JJ，Demidov LV，et al. Dabrafenib in BRAF-mutated metastatic melanoma：a multicentre，open-label，phase 3 randomised controlled trial. *Lancet*. 2012；380(9839)：358 - 365.

41　Cole BF，Gelber RD，Kirkwood JM，Goldhirsch A，Barylak E，Borden E. Quality-of-life-adjusted survival analysis of interferon alfa-2b adjuvant treatment of high-risk resected cutaneous melanoma：an Eastern Cooperative Oncology Group study. *J Clin Oncol*. 1996；14(10)：2666 - 2673.

42　Smalley KS，Sondak VK. Melanoma—an unlikely poster child for personalized cancer therapy. *N Engl J Med*. 2010；363(9)：876 - 878.

43　Long GV，Menzies AM，Nagrial AM，et al. Prognostic and clinicopathologic associations of oncogenic BRAF in metastatic melanoma. *J Clin Oncol*. 2011；29(10)：1239 - 1246.

44　Curtin JA，Fridlyand J，Kageshita T，et al. Distinct sets of genetic alterations in melanoma. *N Engl J Med*. 2005；353(20)：2135 - 2147.

45　Wyman K，Atkins MB，Prieto V，et al. Multicenter Phase Ⅱ trial of high-dose imatinib mesylate in metastatic melanoma：significant toxicity with no clinical efficacy. *Cancer*. 2006；106(9)：2005 - 2011.

46　Penel N，Delcambre C，Durando X，et al. O-Mel-Inib：a Cancero-pole Nord-Ouestmulticenter phase Ⅱ trial of high-dose imatinib mesylate in metastatic uveal melanoma. *Invest New Drugs*. 2008；26(6)：561 - 565.

47　Ugurel S，Hildenbrand R，Zimpfer A，et al. Lack of clinical efficacy of imatinib in metastatic melanoma. *Br J Cancer*. 2005；92(8)：1398 - 1405.

48　Guo J，Si L，Kong Y，et al. Phase Ⅱ，open-label，single-arm trial of imatinib mesylate in patients with metastatic melanoma harboring c-Kit mutation or amplification. *J Clin Oncol*. 2011；29(21)：2904 - 2909.

49　Haq R，Fisher DE. Biology and clinical relevance of the micropthalmia family of transcription factors in human cancer. *J Clin Oncol*. 2011；29(25)：3474 - 3482.

50　Ugurel S，Houben R，Schrama D，et al. Microphthalmia-associated transcription factor gene amplification in metastatic melanoma is a prognostic marker for patient survival，but not a predictive marker for chemosensitivity and chemotherapy response. *Clin Cancer Res*. 2007；13(21)：6344 - 6350.

51　Hemesath TJ，Price ER，Takemoto C，Badalian T，Fisher DE. MAP kinase links the transcription factor Microphthalmia to c-Kit signalling in melanocytes. *Nature*. 1998；391(6664)：298 - 301.

52　Yokoyama S，Woods SL，Boyle GM，et al. A novel recurrent mutation in MITF predisposes to familial and sporadic melanoma. *Nature*. 2011；480(7375)：99 - 103.

53　Griewank KG，Westekemper H，Murali R，et al. Conjunctival melanomas harbor BRAF and NRAS mutations and copy number changes similar to cutaneous and mucosal melanomas. *Clin Cancer Res*. 2013；19(12)：3143 - 3152.

54　Curtin JA，Busam K，Pinkel D，Bastian BC. Somatic activation of KIT in distinct subtypes of melanoma. *J Clin Oncol*. 2006；24(26)：4340 - 4346.

55　Van Raamsdonk CD，Griewank KG，Crosby MB，et al. Mutations in GNA11 in uveal melanoma. *N Engl J Med*. 2010；363(23)：2191 - 2199.

56　Dong J，Phelps RG，Qiao R，et al. BRAF oncogenic mutations correlate with progression rather than initiation of human melanoma. *Cancer Res*. 2003；63(14)：3883 - 3885.

57　Poynter JN，Elder JT，Fullen DR，et al. BRAF and NRAS mutations in melanoma and melanocytic nevi. *Melanoma Res*. 2006；16(4)：267 - 273.

58　Rochet NM，Kottschade LA，Markovic SN. Vemurafenib for melanoma metastases to the brain. *N Engl J Med*. 2011；365(25)：2439 - 2441.

59　Dummer R，Goldinger SM，Turtschi CP，et al. Vemurafenib in patients with BRAF(V600) mutation-positive melanoma with symptomatic brain metastases: final results of an open-label pilot study. *Eur J Cancer*. 2014; 50(3): 611 - 621.

60　Falchook GS, Long GV, Kurzrock R, et al. Dabrafenib in patients with melanoma, untreated brain metastases, and other solid tumours: a phase 1 dose-escalation trial. *Lancet*. 2012; 379(9829): 1893 - 1901.

61　Long GV, Trefzer U, Davies MA, et al. Dabrafenib in patients with Val600Glu or Val600Lys BRAF-mutant melanoma metastatic to the brain (BREAK-MB): a multicentre, open-label, phase 2 trial. *Lancet Oncol*. 2012; 13(11): 1087 - 1095.

62　Garnett MJ, Rana S, Paterson H, Barford D, Marais R. Wild-type and mutant B-RAF activate C-RAF through distinct mechanisms involving heterodimerization. *Mol Cell*. 2005; 20(6): 963 - 969.

63　Carnahan J, Beltran PJ, Babij C, et al. Selective and potent Raf inhibitors paradoxically stimulate normal cell proliferation and tumor growth. *Mol Cancer Ther*. 2010; 9(8): 2399 - 2410.

64　Poulikakos PI, Zhang C, Bollag G, Shokat KM, Rosen N. RAF inhibitors transactivate RAF dimers and ERK signalling in cells with wild-type BRAF. *Nature*. 2010; 464(7287): 427 - 430.

65　Heidorn SJ, Milagre C, Whittaker S, et al. Kinase-dead BRAF and oncogenic RAS cooperate to drive tumor progression through CRAF. *Cell*. 2010; 140(2): 209 - 221.

66　Anforth R, Fernandez-Penas P, Long GV. Cutaneous toxicities of RAF inhibitors. *Lancet Oncol*. 2013; 14(1): e11 - e18.

67　Larkin J, Del Vecchio M, Ascierto PA, et al. Vemurafenib in patients with BRAF mutated metastatic melanoma: an open-label, multicentre, safety study. *Lancet Oncol*. 2014; 15(4): 436 - 444.

68　Lacouture ME, Duvic M, Hauschild A, et al. Analysis of dermatologic events in vemurafenib-treated patients with melanoma. *Oncologist*. 2013; 18(3): 314 - 322.

69　Callahan MK, Rampal R, Harding JJ, et al. Progression of RAS-mutant leukemia during RAF inhibitor treatment. *N Engl J Med*. 2012; 367(24): 2316 - 2321.

70　Trunzer K, Pavlick AC, Schuchter L, et al. Pharmacodynamic effects and mechanisms of resistance to vemurafenib in patients with metastatic melanoma. *J Clin Oncol*. 2013; 31(14): 1767 - 1774.

71　Villanueva J, Vultur A, Lee JT, et al. Acquired resistance to BRAF inhibitors mediated by a RAF kinase switch in melanoma can be overcome by cotargeting MEK and IGF-1R/PI3K. *Cancer Cell*. 2010; 18(6): 683 - 695.

72　Sanchez-Hernandez I, Baquero P, Calleros L, Chiloeches A. Dual inhibition of (V600E) BRAF and the PI3K/AKT/mTOR pathway cooperates to induce apoptosis in melanoma cells through a MEK-independent mechanism. *Cancer Lett*. 2012; 314(2): 244 - 255.

73　Jiang X, Zhou J, Giobbie-Hurder A, Wargo J, Hodi FS. The activation of MAPK in melanoma cells resistant to BRAF inhibition promotes PD-L1 expression that is reversible by MEK and PI3K inhibition. *Clin Cancer Res*. 2013; 19(3): 598 - 609.

74　Smalley KS, Lioni M, Dalla Palma M, et al. Increased cyclin D1 expression can mediate BRAF inhibitor resistance in BRAF V600E-mutated melanomas. *Mol Cancer Ther*. 2008; 7(9): 2876 - 2883.

75　Montagut C, Sharma SV, Shioda T, et al. Elevated CRAF as a potential mechanism of acquired resistance to BRAF inhibition in melanoma. *Cancer Res*. 2008; 68(12): 4853 - 4861.

76　Poulikakos PI, Persaud Y, Janakiraman M, et al. RAF inhibitor resistance is mediated by dimerization of aberrantly spliced BRAF(V600E). *Nature*. 2011; 480(7377): 387 - 390.

77　Wang H, Daouti S, Li WH, et al. Identification of the MEK1(F129L) activating mutation as a potential mechanism of acquired resistance to MEK inhibition in human cancers carrying the B-RafV600E mutation. *Cancer Res*. 2011; 71(16): 5535 - 5545.

78　Wagle N, Emery C, Berger MF, et al. Dissecting therapeutic resistance to RAF inhibition in melanoma by tumor genomic profiling. *J Clin Oncol*. 2011; 29(22): 3085 - 3096.

79　Johannessen CM, Boehm JS, Kim SY, et al. COT drives resistance to RAF inhibition through MAP kinase pathway reactivation. *Nature*. 2010; 468(7326): 968 - 972.

80　Nazarian R, Shi H, Wang Q, et al. Melanomas acquire resistance to B-RAF(V600E) inhibition by RTK or N-RAS upregulation. *Nature*. 2010; 468(7326): 973 - 977.

81　Bollag G, Hirth P, Tsai J, et al. Clinical efficacy of a RAF inhibitor needs broad target blockade in BRAF-mutant melanoma. *Nature*. 2010; 467(7315): 596 - 599.

82　Wright CJ, McCormack PL. Trametinib: first global approval. *Drugs*. 2013; 73(11): 1245 - 1254.

83　Flaherty KT, Robert C, Hersey P, et al. Improved survival with MEK inhibition in BRAF-mutated melanoma. *N Engl J Med*. 2012; 367(2): 107 - 114.

84　Kim KB, Kefford R, Pavlick AC, et al. Phase Ⅱ study of the MEK1/MEK2 inhibitor Trametinib in patients with metastatic BRAF-mutant cutaneous melanoma previously treated with or without a BRAF inhibitor. *J Clin Oncol*. 2013; 31(4): 482 - 489.

85　Flaherty KT，Infante JR，Daud A，et al. Combined BRAF and MEK inhibition in melanoma with BRAF V600 mutations. *N Engl J Med*. 2012；367(18)：1694－1703.

86　Kirkwood JM，Bastholt L，Robert C，et al. Phase Ⅱ，open-label，randomized trial of the MEK1/2 inhibitor selumetinib as monotherapy versus temozolomide in patients with advanced melanoma. *Clin Cancer Res*. 2012；18(2)：555－567.

87　Robert C，Dummer R，Gutzmer R，et al. Selumetinib plus dacarbazine versus placebo plus dacarbazine as first-line treatment for BRAF-mutant metastatic melanoma：a phase 2 double-blind randomised study. *Lancet Oncol*. 2013；14(8)：733－740.

88　Ascierto PA，Schadendorf D，Berking C，et al. MEK162 for patients with advanced melanoma harbouring NRAS or Val600 BRAF mutations：a non-randomised，open-label phase 2 study. *Lancet Oncol*. 2013；14(3)：249－256.

89　Paik PK，Arcila ME，Fara M，et al. Clinical characteristics of patients with lung adenocarcinomas harboring BRAF mutations. *J Clin Oncol*. 2011；29(15)：2046－2051.

90　Kinno T，Tsuta K，Shiraishi K，et al. Clinicopathological features of nonsmall cell lung carcinomas with BRAF mutations. *Ann Oncol*. 2014；25(1)：138－142.

91　Ohashi K，Sequist LV，Arcila ME，et al. Lung cancers with acquired resistance to EGFR inhibitors occasionally harbor BRAF gene mutations but lack mutations in KRAS，NRAS，or MEK1. *Proc Natl Acad Sci U S A*. 2012；109(31)：E2127－E2133.

92　Sasaki H，Okuda K，Kawano O，et al. Nras and Kras mutation in Japanese lung cancer patients：genotyping analysis using LightCycler. *Oncol Rep*. 2007；18(3)：623－628.

93　Ahrendt SA，Decker PA，Alawi EA，et al. Cigarette smoking is strongly associated with mutation of the K-ras gene in patients with primary adenocarcinoma of the lung. *Cancer*. 2001；92(6)：1525－1530.

94　Riely GJ，Kris MG，Rosenbaum D，et al. Frequency and distinctive spectrum of KRAS mutations in never smokers with lung adenocarcinoma. *Clin Cancer Res*. 2008；14(18)：5731－5734.

95　Shepherd FA，Domerg C，Hainaut P，et al. Pooled analysis of the prognostic and predictive effects of KRAS mutation status and KRAS mutation subtype in early-stage resected non-small-cell lung cancer in four trials of adjuvant chemotherapy. *J Clin Oncol*. 2013；31(17)：2173－2181.

96　Johnson ML，Sima CS，Chaft J，et al. Association of KRAS and EGFR mutations with survival in patients with advanced lung adenocarcinomas. *Cancer*. 2013；119(2)：356－362.

97　Brugger W，Triller N，Blasinska-Morawiec M，et al. Prospective molecular marker analyses of EGFR and KRAS from a randomized，placebocontrolled study of erlotinib maintenance therapy in advanced non-small-cell lung cancer. *J Clin Oncol*. 2011；29(31)：4113－4120.

98　Khambata-Ford S，Harbison CT，Hart LL，et al. Analysis of potential predictive markers of cetuximab benefit in BMS099，a phase Ⅲ study of cetuximab and first-line taxane/carboplatin in advanced non-small-cell lung cancer. *J Clin Oncol*. 2010；28(6)：918－927.

99　Engelman JA，Chen L，Tan X，et al. Effective use of PI3K and MEK inhibitors to treat mutant Kras G12D and PIK3CA H1047R murine lung cancers. *Nat Med*. 2008；14(12)：1351－1356.

100　Janne PA，Shaw AT，Pereira JR，et al. Selumetinib plus docetaxel for KRAS-mutant advanced non-small-cell lung cancer：a randomised，multicentre，placebo-controlled，phase 2 study. *Lancet Oncol*. 2013；14(1)：38－47.

101　Lemoine NR，Mayall ES，Wyllie FS，et al. Activated ras oncogenes in human thyroid cancers. *Cancer Res*. 1988；48(16)：4459－4463.

102　Garcia-Rostan G，Zhao H，Camp RL，et al. ras mutations are associated with aggressive tumor phenotypes and poor prognosis in thyroid cancer. *J Clin Oncol*. 2003；21(17)：3226－3235.

103　Lupi C，Giannini R，Ugolini C，et al. Association of BRAF V600E mutation with poor clinicopathological outcomes in 500 consecutive cases of papillary thyroid carcinoma. *J Clin Endocrinol Metab*. 2007；92(11)：4085－4090.

104　Kim TH，Park YJ，Lim JA，et al. The association of the BRAF(V600E) mutation with prognostic factors and poor clinical outcome in papillary thyroid cancer：a meta-analysis. *Cancer*. 2012；118(7)：1764－1773.

105　Xing M，Alzahrani AS，Carson KA，et al. Association between BRAF V600E mutation and mortality in patients with papillary thyroid cancer. *JAMA*. 2013；309(14)：1493－1501.

106　Salerno P，De Falco V，Tamburrino A，et al. Cytostatic activity of adenosine triphosphate-competitive kinase inhibitors in BRAF mutant thyroid carcinoma cells. *J Clin Endocrinol Metab*. 2010；95(1)：450－455.

107　Marchal A，Cuny JF，Montagne K，Haroche J，Barbaud A，Schmutz JL. Associated Langerhans cell histiocytosis and Erdheim-Chester disease. *Ann Dermatol Venereol*. 2011；138(11)：743－747.

108　Haroche J，Arnaud L，Amoura Z. Erdheim-Chester disease. *Curr Opin Rheumatol*. 2012；24(1)：53－59.

109 Janku F，Munoz J，Subbiah V，Kurzrock R. A tale of two histiocytic disorders. *Oncologist*. 2013；18(1)：2 - 4.

110 Haroche J，Vibat CR，Kosco K，et al. High prevalence of BRAF V600E mutations in Erdheim-Chester disease but not in other non-Langerhans cell histiocytoses. *Blood*. 2012；120(13)：2700 - 2703.

111 Sahm F，Capper D，Preusser M，et al. BRAFV600E mutant protein is expressed in cells of variable maturation in Langerhans cell histiocytosis. *Blood*. 2012；120(12)：e28 - e34.

112 Badalian-Very G，Vergilio JA，Degar BA，et al. Recurrent BRAF mutations in Langerhans cell histiocytosis. *Blood*. 2010；116(11)：1919 - 1923.

113 Haroche J，Cohen-Aubart F，Emile JF，et al. Dramatic efficacy of vemurafenib in both multisystemic and refractory Erdheim-Chester disease and Langerhans cell histiocytosis harboring the BRAF V600E mutation. *Blood*. 2013；121(9)：1495 - 1500.

114 Tiacci E，Trifonov V，Schiavoni G，et al. BRAF mutations in hairy-cell leukemia. *N Engl J Med*. 2011；364(24)：2305 - 2315.

115 Waterfall JJ，Arons E，Walker RL，et al. High prevalence of MAP2K1 mutations in variant and IGHV4 - 34-expressing hairy-cell leukemias. *Nat Genet*. 2014；46(1)：8 - 10.

116 Xi L，Arons E，Navarro W，et al. Both variant and IGHV4 - 34-expressing hairy cell leukemia lack the BRAF V600E mutation. *Blood*. 2012；119(14)：3330 - 3332.

117 Dietrich S，Glimm H，Andrulis M，von Kalle C，Ho AD，Zenz T. BRAF inhibition in refractory hairy-cell leukemia. *N Engl J Med*. 2012；366(21)：2038 - 2040.

118 Chapman MA，Lawrence MS，Keats JJ，et al. Initial genome sequencing and analysis of multiple myeloma. *Nature*. 2011；471(7339)：467 - 472.

119 Andrulis M，Lehners N，Capper D，et al. Targeting the BRAF V600E mutation in multiple myeloma. *Cancer Discov*. 2013；3(8)：862 - 869.

第 32 章
肿瘤磷脂酰肌醇-3-羟激酶信号通路

Samuel J. Klempner，Thanh-Trang Vo，Andrea P. Myers，and Lewis C. Cantley
施敏 译，张俊 校

概　述

在过去的 25 年中，肿瘤发生发展的分子机制已逐步得到了阐明。持续的增殖信号是恶性肿瘤的标志之一，经常出现于跨膜受体酪氨酸激酶（receptor tyrosine kinase，RTK）及其下游效应分子。RTK 信号级联通路包括 RAS 信号通路（rat sarcoma，RAS），其在人类基因序列中相对保守。随着 RTK 信号效应分子之一的磷脂酰肌醇-3-羟激酶（PI3K）的发现及其与 SRC 癌基因编码的酪氨酸激酶蛋白 pp60v-src 及多瘤病毒中间 T 蛋白的相互作用，近年来 RAS 信号通路越发受到重视。显而易见，PI3K 信号通路在包括肿瘤生存、生长、代谢、运动及肿瘤进展等相关的肿瘤恶性特征中起核心的作用。

在随后的几年中，PI3K 信号通路主要集中在对其异二聚体 p85 和 p110 亚基的相关研究。自从首次发现并描述 PI3K 信号通路以来，出现了许多关于其信号级联通路的细微差别及其在多种恶性肿瘤中作为潜在治疗靶点的思考。事实上，PI3K 信号通路是肿瘤中最常见的突变通路（图 32.1）。为了更好地了解近来 PI3K 信号通路的发展，抑制后的潜在风险及未来的方向，对于 PI3K 信号级联通路的组成部分，包括 PI3K、AKT 以及 mTOR 的认识就显得尤为重要。这一章中将对肿瘤中 PI3K 信号通路，特别是 PI3K 抑制剂的研发及在临床试验中的应用做一综述。最后，我们将讨论在肿瘤中靶向 PI3K/AKT/mTOR 信号通路在未来所面临的挑战及潜在的局限性。

磷脂酰肌醇-3-羟激酶

PI3K 蛋白家族都可以催化磷脂酰肌醇（PtdIns）3′端的磷酸化。众所周知，PI3K 家族分为三类，分别包含多种亚基和异构体。只有 I 类 PI3K 与恶性肿瘤有关。我们将简要综述 II 类和 III 类 PI3K，并进一步详细讨论 I 类 PI3K。简单来说，II 类 PI3K 由 3 个异构体组成，分别包含 PIK3C2 基因（α、β、γ）编码的催化亚基、可磷酸化的磷脂酰肌醇以及位于肌醇环 3′端的磷脂酰肌醇-4-磷酸（PI-4-P）。II 类 PI3K 主要参与膜转运，包括受体内化。它们也可被 RTK 活化，但其下游效应至今仍不十分明确。III 类 PI3K 由 Vps34 组成，其从酵母至人类都具有保守的序列，起囊泡转运及自噬的作用。Vps34 可在肌醇环的 3′端使磷脂酰肌醇磷酸化，但不能使 PI-4-P 及磷脂酰肌醇-4,5-碳酸氢盐（PI-4,5-P_2）磷酸化。

I 类 PI3K 可使 PtdIns、PI-4-P 及 PI-4,5-P_2 的 3′端磷酸化，尽管在体内其优先使 PI-4,5-P_2 磷酸化。因此，只有 I 类 PI3K 能生成重要的第二信使磷脂酰肌醇-3,4,5-三磷酸盐（PIP_3）。I 类 PI3K 可进一步细分为 I A 类和 I B类，目前为止，仅有 I A 类 PI3K 信号通路与人类恶性肿瘤有关。I A 类 PI3K 为由调控亚基（p85α、p85β、p50α、p55α 和 p55γ）以及催化亚基（p110α、p110β、p110δ）构成的异二聚体。3 个基因编码调控亚基，分别是 PIK3R1 编码 p85α、p55α 和 p50α，PIK3R2 和 PIK3R3 分别编码 p85β 和 p55γ。

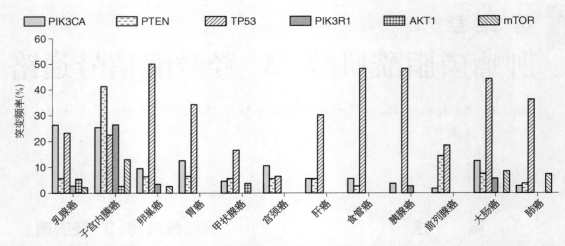

图 32.1　常见恶性肿瘤中 PI3K 信号通路主要接头蛋白的突变率。数据来源于 COSMIC 数据库（http：//www.sanger.ac.uk/genetics/CGP/cosmic）和纪念斯隆-凯特琳 cbio 数据库（http：//cbio.mskcc.org/gdac-portal/index.do）。肿瘤类别不按肿瘤亚类来区分。肿瘤中最常见的 *TP*53（*p*53）基因突变被作为比较。*PTEN* 基因缺失突变及染色体重排不包括在内

p85α 以及其剪接变异体 p55α 和 p50α、p85β 及 p55γ 在此均归类于 p85，除非之后有特别提及。PIK3CA、PIK3CB 和 PIK3CD，编码高度同源性的 p110 催化亚基异构体 p110α、p110β 和 p110δ，它们共享了相似的 5 个结构域。在蛋白质的 N 端有转接结合域（ABD），其与 p85 调控亚基相互作用。随后是 Ras 结合域（RBD），可调整与小 GTPase Ras 蛋白的相互作用。紧接着的结构域是 C2，与细胞膜锚定作用相关。在 C 端催化结构域前有磷脂酰肌醇激酶同源结构域（PIK）。RBD、C2、PIK 和催化结构域在 p110 异构体中高度同源性。

p85 调控亚基与不同的 RTK 的结合方式为：RTK 同源二聚体形成并发生自体磷酸化后，YxxM 序列上的磷酸化酪氨酸残基与 p85 调控亚基上的 SRC 同源 2 结构域（SH2）相结合（图 32.2）。p85 与 RTK 的结合同时还可通过接头蛋白 IRS1 和 IRS2 来介导（图 32.2）。p85 结合 RTK 或接头蛋白后，募集 PI3K 至质膜，诱导其构象改变并解除对催化亚基 p110 的抑制作用（图 32.2）。抑制作用解除后，催化 p110 亚基能催化底物 PI - 4，5 - P$_2$ 磷酸化产生第二信使 PIP$_3$。PIP$_3$ 激活后，一些包含普列克底物蛋白同源结构域的细胞质蛋白特异性的与 PIP$_3$ 结合，从而定位于细胞质膜。其中最值得注意的是，包含丝氨酸/

苏氨酸担保激酶的 AKT 家族。在缺乏生长因素刺激的情况下，基线水平的 PIP$_3$ 在哺乳动物细胞中几乎不可测得，突出了这一第二信使是如何严密调控的。

PIP$_3$ 在细胞质膜上范围和时间主要受同源性磷酸酶张力蛋白（PTEN）调控，其脂质磷酸酶活性可将 PIP$_3$ 转化为 PI - 4，5 - P$_2$（图 32.3）。虽然还存在其他 PIP$_3$ 磷酸酶诸如 SHIP$_1$ 和 SHIP$_2$，但是 PTEN 活性与人类肿瘤的关系最为密切。失活性突变、缺失突变、染色质易位以及基因沉默导致的 *PTEN* 功能缺失，是 *p*53 突变后第二大常见的致癌事件。

PI3K 效应蛋白：AKT/ mTOR

丝氨酸-苏氨酸蛋白激酶 AKT 是 PI3K 信号通路激活后的主要效应蛋白，其有 3 个异构体，分别为 AKT1、AKT2 和 AKT3，由 3 个不同的基因（即 AKT1、AKT2 及 AKT3）编码。AKT 的普列克底物蛋白同源结构域直接与 PIP$_3$ 结合，诱导其发生构象改变以暴露苏氨酸 308（T308）及丝氨酸 473（S473）。T308 位于 AKT 活化环，由磷酸肌醇依赖激酶 1（PDK1）磷酸化，而 S473 位于 AKT 超二级结构的疏水端，由 mTOR 复合体 2（mTORC2）磷酸化，进而完全激活 AKT 及下游信号通路（图 32.3）。

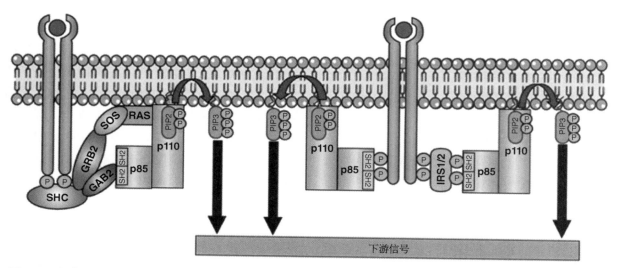

图 32.2 **经典的Ⅰ类 PI3K 激活。**RTK 配体结合导致 RTK 自身磷酸化并经过 RTK 磷酸化残基和 p85 上 SH2 结构域的交互作用从而募集ⅠA 类 PI3K 异二聚体。这一结合将解除 p85 亚基对 PI3K 上 p110 催化亚基的抑制作用,从 p110 亚基催化 PIP₂ 转化为 PIP₃。另一激活机制是 PI3K 通过衔接蛋白与激活的 RAS 蛋白相结合并使 PI3K 稳定至细胞质膜上从而激活 p110 催化结构域

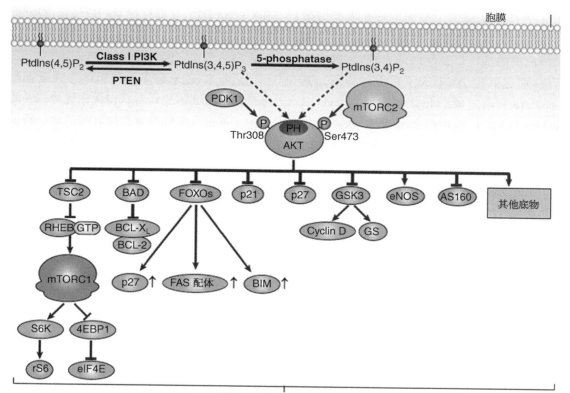

图 32.3 **AKT 作为Ⅰ类 PI3K 的主要效应分子。**随着 PI3K 调节的 PI-4,5-P₂ 转化为 PIP₃,AKT 通过其 PH 结构域与 PIP₃ 结合,从而定位于细胞质膜。PDK1 和 mTORC2 分别使 T308 和 S473 磷酸化,从而完全激活 AKT。总结了许多 AKT 作用底物。来源:Vanhaesebroeck 等 2012,经 Nature Publishing Group 同意转载

和 AKT 一样，PDK1 可与 PIP$_3$ 直接结合，定位于细胞质膜促进 AKT 磷酸化。综上所述，很明显抑制 PI3K，mTORC2 和 PDK1 是破坏 AKT 信号通路的主要潜在作用靶点。

AKT 完全磷酸化激活后的诸多靶点，都有一致的 RxRxxS/T Ψ 序列（Ψ 是疏水残基）。有许多已知和假定的 AKT 作用底物，而下面只讨论与肿瘤相关的。虽然 AKT 的异构体其序列及体外底物特异性相似，但仍有证据证明 AKT 异构体在体内的底物特异性存在差异，这将允许组织特异性的 AKT 信号通路有些许的微调。已有许多文献报道了 AKT 信号通路，其下游信号通路的作用通常分为以下 4 个方面：细胞肥大、细胞生长、细胞增生及细胞代谢。我们将简要回顾 AKT 下游信号通路的主要领域，系统性地回顾所有 AKT 作用底物不在本章的讨论范围之内。

Hanahan 和 Weinberg 在 2000 年的综述及 2011 年的更新中就提出了细胞生长在人类肿瘤发展和维持中的核心作用。细胞的增长，主要通过增加蛋白质的活性以及脂质的合成，在肿瘤中非常普遍，而这其中 AKT 起了重要的作用。完全活化的 AKT 通过磷酸化作用激活了 mTOR 复合体 1（mTORC1）的蛋白激酶活性，从而通过磷酸化 PRAS40（40 kDa 富含脯氨酸的 AKT 底物）使抑制蛋白 Tuberin（结节硬化复合物 2，TSC2 基因的蛋白产物）失活，这一具体机制将在后续详述。

一旦激活后，mTORC1 通过作用其底物核糖体蛋白 S6 激酶（S6K）和真核翻译起始因子 4E 结合蛋白 1（4EBP1），起促进蛋白翻译的主要作用。磷酸化的 4EBP1 不再有抑制翻译起始因子 eIF4E 的能力，进而允许限制信息的翻译。基于细胞生长对于肿瘤恶性表型维持的选择优势和重要性，mTORC1 抑制剂西罗莫司及其衍生物已被利用于治疗肿瘤。

高度调控平衡的细胞生存及程序性细胞死亡或凋亡在肿瘤中经常被破坏，通过敲除或解救实验可有效地证明 AKT 在促进细胞生存及抑制凋亡上起重要的作用。AKT 可通过负向调控凋亡 Bcl-2 家族蛋白，如 Bcl-2 相关死亡因子（BAD）抑制细胞凋亡信号通路。AKT 调控的 BAD 磷酸化将导致其从抗凋亡伴侣 BCL-XL 中释放出来，从而使 BAD：BCL-XL 的值朝有利于抗凋亡 BCL-XL 的方向转换。AKT 同样能使叉头框蛋白转录因子家族（FOXO）磷酸化进而影响诸多促凋亡蛋白的表达。肿瘤抑制因子 p53 是细胞生存的主要调控者，AKT 能通过磷酸化 MDM2（一种 E3 连接酶可调控 p53 降解）影响 p53 的降解。所有已知的关于 AKT 抗凋亡靶点的综述不在本章的讨论范围之内。

不受限制的生长是肿瘤的典型特征，这也从根本上解释了许多肿瘤相关的临床症状。除了其抗凋亡效应，激活的 AKT 能通过促进细胞周期 G$_1$～S 的转换进而驱使细胞增殖。AKT 驱动的细胞增殖其最主要的机制可能是糖原合成酶激酶 3（GSK3）的磷酸化和失活。GSK3 可磷酸化许多细胞周期调控相关的蛋白（包括 c-Myc、C-Jun 和 Cyclin D1），从而标记它们以被蛋白质降解（图 32.3）。经由 AKT 磷酸化而使 GSK3 失活后，上述蛋白质的稳定性增高，并促进细胞周期进展。

近年来，越来越多的共识认为肿瘤细胞为了维持高增值率需要经常获得代谢优势。肿瘤细胞偏向于通过有氧糖酵解产生乳酸的这一特征可使肿瘤细胞核糖-5 磷酸、乙酰辅酶 A 和 NADPH 的产量增加。异构体特异的 AKT 信号通路与 GLUT4 的分布相关，AKT2 催化结构域的突变可致严重的胰岛素抵抗和糖尿病。在肿瘤细胞中，AKT 信号通路的激活可使细胞质膜上 GLUT1 的增加，也可增加己糖-6 激酶与线粒体的联系从而促进葡萄糖转入及增加 6-磷酸葡萄糖的生成。这一系列事件部分解释了肿瘤细胞具有高糖酵解速率以及成功使用 ^{18}F-FDG-PET 为诸多肿瘤显像的原因。恶性肿瘤细胞代谢重塑是治疗靶点探究的重要研究领域，在 PIK3CA 突变细胞中使用 PI3K 抑制剂可使葡萄糖吸收减少，饥饿可导致肿瘤细胞死亡及肿瘤退缩。

AKT 与 mTOR 之间的紧密关系既往已有阐述，简略来说，mTOR 是 mTORC1 和 mTORC2 的催化亚基，通过 mTOR 调控相关蛋白（RAPTOR）和 mTOR 的西罗莫司不敏感伴侣蛋白（RICTOR）

来区别。mTORC1 和 mTORC2 亚基组成的不同将导致底物的特异性。mTOR 有许多上游信号分子及调控因子,我们将限制剩余的章节来讨论 PI3K/AKT 相关的上游信号分子。

mTORC1 是细胞生长、饥饿和压力的主要信号整合因子。完全激活的 AKT 磷酸化并使 Tuberin 失活,Tuberin 能促进 GTP 蛋白水解并与 RHEB 蛋白结合,这能使更多 RHEB 蛋白以 GTP 结合的状态富集从而激活 mTORC1(图 32.3)。激活的 mTORC1 使其主要底物 S6 激酶(S6K)和 eIF4E 结合蛋白(4E-BP1)磷酸化,最终结果是增加 mRNA 的翻译和总蛋白的合成。相关复合体 mTORC2 不直接参与调控蛋白的合成,但是正如上述,磷酸化的 AKT 参与 mTORC1 的激活。其他主要的 mTORC2 作用底物包括血清及糖皮质激素调控激酶(SGK)家族成员和蛋白激酶 C(PKC)家族成员。虽然 mTORC2 的作用底物已基本明确,但是其上游调控因子仍知之甚少。然而,胰岛素刺激后可增加 mTORC2 调节的 S473 AKT 磷酸化,提示了 mTORC2 调控生长因子的作用。

mTOR 作为肿瘤治疗靶点的重要性已经通过西罗莫司和其衍生物抑制 mTORC1 得到利用。

PI3K/ AKT/ mTOR 突变

PI3K/AKT/mTOR 信号通路在肿瘤中可调控许多进程,包括恶性转化和以 PI3K/AKT/mTOR 轴为治疗靶点的进展。同样的,在 PI3K 信号通路被抑制后出现了潜在的耐药机制。研究者已尝试开发利用该信号通路上每一个成员,包括全 PI3K 抑制、异构体特异 PI3K 抑制、mTOR 抑制、AKT 抑制和 PI3K-mTOR 抑制。许多其他信号通路与 PI3K/AKT/mTOR 信号轴有联系的复合物(如 PI3K-MEK 抑制剂)也一并得到开发。接下来的部分,我们将讨论 PI3K 信号突变畸变和靶向 PI3K 信号通路的结果。所有已知 PI3K/AKT/mTOR 突变以及复合物的开发不在本章的讨论范围之内。我们限制最新抑制机制和临床复合物的讨论。新的数据库,如肿瘤药物敏感性基因组学(http://www.cancerRxgene.org)、肿瘤细胞百科全书(http://www.broadinstitute.org/ccle)和 http://clinicaltrials.gov 可帮助鉴别潜在的 PI3K 通路调控的相关复合物。

肿瘤中最常见的激活 PI3K/AKT/mTOR 信号通路的机制是经由上游 RTK 激活(过表达生长因子或受体、RTK 基因突变或扩增)以及信号通路成员的体细胞突变。图 32.1 罗列了目前常见肿瘤 PI3K 信号级联通路中突变的频率,新的突变将在未来逐步被确定。在 RTK 激活导致 PI3K 信号增加的情况下,PI3K 的重要性被再次强调,RTK 抑制剂能有效地抑制 PI3K 信号通路。PI3KCA 编码 PI3K p110α,其体细胞突变主要发生在激酶及螺旋结构域,当 RTK 信号弱时,其能增强 PI3K 信号通路。螺旋结构域 p110 突变最常见的是 E545K 和 E542K,其突变可解除 p85 亚基的抑制作用。激酶结构域突变(如 H1074R 突变)的出现将增强 PI3K 与其底物在膜上的结合。除此以外,编码 p85 调控亚基的 PI3K、PIK3R1 和 PIK3R2 在许多肿瘤中发生突变,特别是子宫内膜癌(图 32.1)。这些突变解除了 p110 的抑制,从而增加 PI3K 信号通路活性。有趣的是,p85 亚基不但能与 p110 亚基结合,其还能与 PTEN 结合并起稳定 PTEN 的作用,这揭示了 p85 亚基具有双重调控 PI3K 信号通路的作用。在子宫内膜癌中 p85 突变可通过破坏 p85 与 PTEN 的结合并导致 PTEN 降解来增强 PI3K 信号通路的活性。基于患者标本建立的大样本基因组学及蛋白质组学数据库将有助于我们在未来确定新的 PI3K 突变。

肿瘤中 AKT 及 mTOR 复合体的突变较少见(图 32.1)。然而,Carpten 和他的同事们发现 AKT1 中 PH 结构域 E17K 突变将不依赖于 PIP3 的产生而增强 AKT1 与细胞质膜的结合,从而增加 AKT 的磷酸化。结直肠癌和恶性黑色素瘤中发现了 AKT2 和 AKT3 突变,mTOR 复合体 mTORC1 和 mTORC2 的突变则更少见,尽管通过 TCGA 数据库检测到了在子宫内膜癌、结直肠癌和肺癌中其突变大于 5%。最近发表的文献提示 mTOR 突变可能还发生在肾细胞癌中。除了典型的 I A

类 PI3K 成员发生的突变,仍有许多突变能增加 PI3K 的上游信号输入。例如 *Ras* 家族癌基因、*EGFR* 突变和 *HER2* 基因扩增被发现能增加 PI3K 信号流出。

PI3K/ AKT/ mTOR 信号通路作为治疗靶点

成功的药物研发及推行包含靶向抑制的生物药效应浓度、确定脱靶效应及毒性作用、明确耐药性、生物标志物的发现以及最大临床疗效。首个 PI3K 通路抑制剂为 Vlahos 等在 1994 年合成的 LY294002,一种可逆的全 PI3K 抑制剂。LY294002 和不可逆的全 PI3K 抑制剂渥曼青霉素(Wortmannin)突出了 PI3K 通路抑制剂的早期治疗潜能,并持续作为工具箱化合物用于临床前研究。目前临床上研发了许多在肿瘤体内外均有疗效的 PI3K/AKT/mTOR 通路抑制剂(表 32.1)。因为出现了越来越多关于 PI3K 通路抑制剂耐药机制的数据,同样增加了关于药物联合使用的研发用于克服或延缓耐药的产生并提高疗效。接下来的部分,我们将列举一些 PI3K 通路抑制剂用于临床前及早期临床试验研发的实例,并讨论其潜在的局限性。

表 32.1 临床研发的 PI3K/AKT/mTOR 抑制剂

化 合 物	靶 点	半数抑制剂量(nM)	临床试验阶段
	p110 抑制剂	**半数抑制剂量(α、β、δ、γ)**	
GDC-0941	p110(α、β、δ、γ)	3、33、3、75	I～II 期临床试验
XL147	p110(α、β、δ、γ)	39、383、36、33	I～II 期临床试验
ZSTK474	p110(α、β、δ、γ)	X、17、6、53	I 期临床试验
CAL-101/Idelalisib	p110δ	2.5	I～III 期临床试验(FDA 待批准)
NVP-BYL719	p110α>>>β、δ、γ	5	I～II 期临床试验
TGX-221	p110β	5	无
PIK-75	p110α	5.8	无
NVP-BKM/Buparlisib	p110(α、β、δ、γ)	52～99、166、116、262	I～III 期临床试验
	p110/mTOR 抑制剂		
NVP-BEZ235/Dactolisib	p110 和 mTOR	4～7(p110α、δ、γ)、16(mTOR)	I～II 期临床试验
GSK1059615	p110 和 mTOR	0.4～5(p110)、12(mTOR)	I 期临床试验(终止)
PF-04691502	p110 和 mTOR	1.6～2.1(p110)、16(mTOR)	I 期临床试验
GDC0980	p110 和 mTOR	5～27(p110)、17(mTOR)	I～II 期临床试验
XL765	p110 和 mTOR	9～113(p110)、157(mTOR)	I 期临床试验
GSK2126458	p110 和 mTOR	0.01～0.06(p110)、0.2(mTOR)	I 期临床试验
	mTOR 抑制剂		
AZD8055	mTORC1,mTORC2(mTOR 催化部位)	0.8 nM(mTOR)	I～II 期临床试验
AZD2014	mTORC1,mTORC2(mTOR 催化部位)	2.8(mTOR)	I 期临床试验
OSI-027	mTORC1,mTORC2	22(mTORC1)、65 nM(mTORC2)	I 期临床试验
地磷莫司	mTORC1>mTORC2	0.2(mTOR)	III 期临床试验(FDA 驳回)
依维莫司/西罗莫司脂化物	mTORC1>>mTORC2		III 期临床试验,FDA 批准
雷帕霉素(西罗莫司)	mTORC1>>mTORC2		III 期临床试验,FDA 批准
	AKT 抑制剂		
MK2206	AKT	8(Akt1)、12(Akt2)、65(Akt3)	I～II 期临床试验
哌立福辛	AKT		I～II 期临床试验
AT7867	AKT 和 p70 S6 激酶	32(Akt1)、17(Akt2)、47(Akt3)	计划 I 期临床试验
PHT-427	AKT	2.7	计划 I 期临床试验
GSK690693	AKT	2(Akt1)、13(Akt2)、9(Akt3)	I 期临床试验

来源:临床试验数据来源于已发表的文献及 www.clintrials.gov。化合物按作用机制排列,化合物的选择基于临床研发的分期以及作用机制。表中所列的化合物并不代表全部,仍有许多其他 PI3K 抑制剂处于临床前及早期研发。

全 PI3K 和异构体特异性 PI3K 抑制剂正在研发中（表 32.1）。全 PI3K 抑制剂如 BKM120（诺华公司）在 100 mg/d 剂量时显示出了良好的药代动力学。在最近的一项关于 BKM120 的 I 期临床实验中，不良反应包括皮疹、高血糖、恶心、瘙痒以及情绪波动。高血糖是预期的不良反应，因为 PI3K（特别是 p110α）参与胰岛素依赖的肌肉及脂肪细胞摄取葡萄糖以及肝脏内胰岛素依赖的抑制糖异生。皮疹亦是预期的不良反应，因为在其他无关的 PI3K 抑制剂中也发现了皮疹。BEZ235，同样来自诺华公司，同时抑制 I 类 PI3K 和 mTOR（包括 TORC1 和 TORC2）。BKM120 和 BEZ235 和传统的细胞毒化疗联合治疗方案已在一些I期和II期临床试验中开展（如 NCT01550380 和 NCT01248494）。重要的是，鉴于 PI3K 通路在葡萄糖稳态中的作用及抑制后可预期的高血糖，临床研究中血清葡萄糖及 C 肽水平可作为 PI3K 靶向抑制治疗后潜在的肿瘤标志物。

为了尽可能地降低不良反应并不影响疗效的情况下，许多异构体特异的 PI3K 抑制剂被研发了出来。PI3KCA 在许多肿瘤中经常发生突变，因此研发了包括 NVP-BLY719、INK1117 和 GDC-0032 等 p110α 异构体特异性的抑制剂，并在实体肿瘤患者中进行试验。在早期临床试验中，p110α 抑制剂 NVP-BLY719 导致的高血糖症较全 PI3K 抑制剂 NVP-BKM120 要少。此外，在一项 I 期临床试验中显示 NVP-BLY719 在 ER + *PIK3CA* 突变的转移性乳腺癌患者中可致 33% 的肿瘤退缩。临床前数据显示 *PIK3CA* 突变或扩增是预测 NVP-BLY719 敏感性最好的生物学指标。然而，这一试验同样显示 p110α 抑制剂在伴有 *PTEN* 缺失突变的 *PIK3CA* 突变的细胞中无效。这有可能因为 *PTEN* 缺失突变的肿瘤细胞生长与存活更依赖于 p110β 而不是 p110α。因此，尽管 p110β 在肿瘤细胞内突变频率不高，p110β 抑制剂如 KIN-193 和 GSK2636771 目前在 *PTEN* 缺失突变的实体肿瘤中进行疗效评估。因此，*PIK3CA* 基因改变的患者将从 p110β 抑制剂中获益，*PTEN* 缺失突变的患者将从 p110β 抑制剂中获益。

一般的，p110δ 的表达仅限于造血细胞，相较于 p110α 或 p110β，p110δ 对 B 细胞的生长及 B 细胞系白血病和淋巴瘤（例如慢性淋巴细胞白血病，一种无法治愈的血液系统肿瘤）更重要。B 细胞受体激活后，下游效应分子包括 p110δ 和布鲁顿酪氨酸激酶被激活从而促进 B 细胞恶性肿瘤的增殖及存活。B 细胞白血病对于 p110δ 的特殊依赖提示 p110δ 选择性抑制可提供治疗获益，并使非靶向抑制效应及可能的毒性反应最小化。p110δ 异构体特异性 PI3K 抑制剂 CAL-101/idelalisib 可促进慢性淋巴细胞白血病细胞凋亡并抵消 B 细胞激活因子如 CD40 配体和肿瘤坏死因子-α（TNF-α）的抗凋亡刺激信号。一项关于 idelalisib 的 III 期临床试验提示，其与抗 CD20 单克隆抗体利妥昔单抗联合使用后，idelalisib 能在复发的 CLL 患者中将客观有效率从 13% 提高至 81%。利妥昔单抗组的 PFS 为 5.5 个月，而加用 idelalisib 组的 PFS 在试验结束前仍未得到。加用 idelalisib 未明显增加毒性反应。此外，具有 *p53* 缺失或突变或 *IGHV* 突变等不利风险因素的 CLL 患者，尽管这些患者对传统标准化疗的疗效有限，但其对 idelalisib 却有效。idelalisib 不但在 CLL，而且在惰性 B 细胞非霍奇金淋巴瘤及套细胞淋巴瘤中同样有应用前景。作为单药治疗，大约有 90% 的既往对标准化疗方案无效的患者使用 idelalisib 后会出现肿瘤负荷的缩小。因为 idelalisib 和 BTK 抑制剂依鲁替尼在临床试验中获得成功后，靶向生存因子下游信号 B 细胞受体是一种重要的治疗 B 细胞恶性肿瘤的策略。ibrutinib 单药及联合用药的疗效主要归功于 p110δ 在 B 细胞受体激活后的 B 细胞存活中所起的重要作用。

尽管突变相对缺乏，AKT 在 PI3K 信号通路中的重要作用使得 AKT 成为一个潜在具有吸引力的治疗靶点。口服生物效应变构体 AKT 抑制剂 MK-2206 确定了 AKT 抑制的耐受剂量，可预测的副作用包括皮疹、高血糖和恶心，现已开展多项 I ～ II 期临床试验（表 32.1）。最近由 Rosen 等发表的文章显示，AKT 抑制剂单药治疗乳腺癌细胞并不能取得最大的疗效获益，因为 AKT 抑制剂可诱导 PI3K 从而激活 RTK HER3 信号通路。除了 HER3 诱导外，AKT 抑制剂可增加 IGF-1R 和胰岛素受体的表达量，这可能是由上调 FOXO 家族转录因子所调控，而且被认为是潜在的逃逸通路及耐药机制。这一观察提示通过抑制 PI3K/AKT/mTOR 信号通路网络或 MAPK 信号网络可反馈性增加上游信号，这一超出预期的现象提供了相关证据，那就是抑制反馈通路可作为 AKT 抑制剂的联合治疗方案。与此相同的是，尚有其他证据认为 AKT 和 RTK 双靶点抑制可克服这一负反馈通络。

同时近端（如 PI3K）和远端（mTOR）抑制在理论上有优势并已在临床上开展相关探索。最近已证实卵巢上皮恶性肿瘤细胞使用 PI3K/mTOR 抑制剂 BEZ235 有效，但最终因为药物诱导的 FOXO 转录因子调控的促存活细胞程序上调而发生耐药。而抑制许多上调的蛋白如 Bcl-2 和表皮生长因子受体（EGFR）可消除这一耐药。这样的例子也可通过大规模高通量综合性致死筛选来预测。

前列腺癌通常伴有 PI3K 信号通路基因组异常，主要包括 PTEN 缺失，而这与去势治疗的耐药性相关。Carver 等证实 BEZ235 在 PTEN 阴性的前列腺癌中能引起生长停滞，但是抑制 PI3K 信号通路可导致雄激素受体信号通路的激活，而反过来抑制雄激素受体可促进 PI3K 信号通路的激活。这一系列例子显示了靶向基于 PI3K 信号通路抑制的情况下而激活的代偿性生长通路这一联合治疗的可能性。在结直肠癌中，KRAS 活化的突变频率可达 40%，KRAS 不但可以激活 RAF/MEK/ERK 信号通路，还可直接与 PI3K 结合并在某些环境下有助于 PI3K 信号通路的激活。然而，抑制 RAF/MEK/ERK 信号通路能导致 IGF-1 信号通路负反馈环路的解除，从而导致 PI3K 的超活化。正因为此，在 KRAS 突变的情况下联合抑制 MEK 及 PI3K 要优于单独治疗。来自 I 期临床试验的早期结果报道了单用异构体特异性 I 类 PI3K 抑制剂 GDC-0941 在实体肿瘤中的安全性和耐受性，其可作为在肉瘤、卵巢癌和子宫内膜癌中潜在的单药治疗方案。联合

MEK/PI3K 抑制在肿瘤中的相关临床前研究以及每种药物安全性及耐受性的研究逐渐增多，已有正在开展的早期临床试验包括联合 GDC-0941 和口服 MEK 抑制剂 GDC-0973（NCT00996892），以及联合 BKM120 和 MEK 抑制剂 GSK212。

靶向 PI3K/AKT/mTOR 的单药疗法存在天然的 mTORC1 抑制剂西罗莫司。随着西罗莫司的发现，其在许多肿瘤细胞中显示出了广泛的抗肿瘤效应。然而，细胞实验和裸鼠移植瘤中的效应还没有转化为广泛的临床疗效，因为西罗莫司还没有作为肿瘤治疗的主要方案。从进一步西罗莫司的研究中发现，在许多肿瘤中抑制 mTOR 可通过抑制负反馈环路从而增加 PI3K 的激活（图 32.4）。选择性 mTORC1 抑制联合西罗莫司同样可激活其他促生存信号，包括 MEK-ERK 和血小板源生长因子受体（PDGFR），从而提供了清晰的逃避 mTORC1 抑制的方法。然而，西罗莫司类似物在一些肿瘤中显示出了不错的临床疗效，特别是与标准治疗药物联合的治疗方案用以治疗 TSC2 突变的肾细胞癌和胰腺神经内分泌肿瘤。最近的 BOLERO-2 临床试验报道了西罗莫司类似物与标准内分泌治疗方案联合治疗进展期乳腺癌的显著疗效，依维莫司联合依西美坦的中位 PFS 为 6.9 个月，而依西美坦单药方案的中位 PFS 仅为 2.8 个月。进一步的突变检测有助于区分患者并提示不同患者对于西罗莫司类似物和其他靶向药物疗效的异质性。

为了克服选择性 mTORC1 抑制的逃逸，现正开展联合 mTOR/PI3K 抑制剂和靶向 TORC1 和 TORC2 的 mTOR 催化位点抑制剂的研究（图 32.4，表 32.1）。mTOR 催化位点抑制剂 AZD8055 能有效阻断 mTORC1 依赖的 4E-BP1 磷酸化以及 TORC2 依赖的 AKT S473 位点磷酸化。AZD8055 已被证实在包括非小细胞肺癌、恶性胶质瘤、前列腺癌和结肠癌移植瘤模型中能诱导自噬及抑制肿瘤生长，目前在复发性恶性胶质瘤中开展研究（NCT01316809）。与抗肿瘤效应伴随的是潜在的耐药发生，其机制是通过 PDK1 在 Thr308（PDGFR 下游）以及剩余 mTORC2 在 Ser473 增强 AKT 磷酸化。合乎逻辑的延伸是联

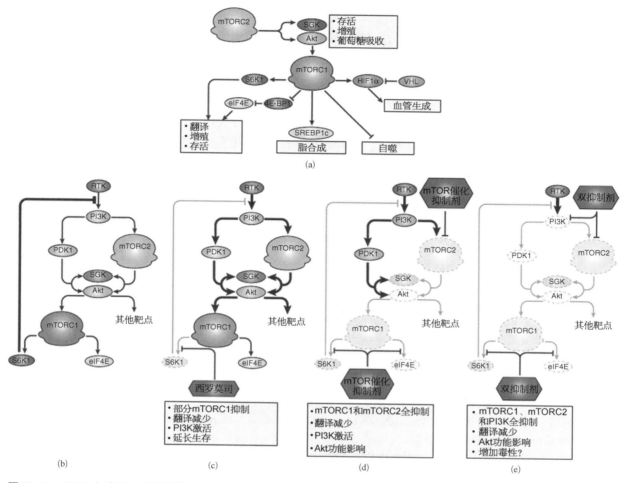

图 32.4　mTOR 在肿瘤中的重要性。（a）显示了 mTORC1 和 mTORC2 调控的主要分子进程并确定了它们在肿瘤发生于进展中的作用；（b）描述了在缺乏 mTOR 抑制剂的情况下 PI3K/AKT/mTOR 信号通路；（c）（d）（e）确定了西罗莫司，mTOR 催化抑制剂和 PI3K/mTOR 抑制剂的作用。来源：Zoncu 等 2011，经 Nature Publishing Group 同意转载

合抑制 PI3K 和 mTOR。

正如在肾细胞癌中，mTOR 信号在许多非霍奇金淋巴瘤包括套细胞淋巴瘤（MCL）和弥漫大 B 细胞淋巴瘤（DLBCL）中持续性激活。然而，弥漫大 B 细胞淋巴瘤对于西罗莫司的有效率只有 30%，显著低于标准治疗方案。AKT 抑制剂 MK2206 能克服 mTOR 抑制剂在弥漫大 B 细胞淋巴瘤中的耐药性，其目前在许多 I 期和 II 期关于复发性淋巴瘤的临床试验中开展研究。

综上所述，有许多有潜力的 PI3K 通路抑制剂不但能帮助阐明目前存在的 PI3K 级联信号通路的反馈通路，并能帮助研发合理的药物联合治疗方案。在研的临床前研究朝着确定肿瘤突变为方向，以期能预测 PI3K 通路抑制剂的疗效及耐药性，从而确定是否能采用联合方案。以肿瘤突变状态为入组标准的早期临床研究无疑将促进潜在耐药通路的确定。

从合理的药物设计到临床疗效：经验及挑战

不断提高的诊断技术、临床肿瘤数据库注释图的产生、正在开展的高通量测序以及蛋白质组学的研究将不断增加对肿瘤生物学的了解。贯穿于许多肿瘤的 PI3K/AKT/mTOR 突变进一步夯实了这一信号通路在肿瘤发生和进展中的重要性。因为 PI3K 信号通路有许多输入信号和输出信号，PI3K/AKT/mTOR 抑制后会产生许多代

偿性逃逸。尽管越来越多的数据显示了抑制肿瘤的效应，但 PI3K 单药方案在异质性的实体肿瘤中不太可能达到治愈的效果。大样本Ⅲ期临床试验需要确定抑制细胞生长的治疗能否转化为生存获益以及联合和（或）序贯 PI3K 通路抑制剂是否为有效的临床策略。很有可能的是，正如与其他靶向药物（曲妥珠单抗、芳香酶抑制剂），当作为辅助治疗预防最初有效的治疗（如手术或放疗）后复发的肿瘤，PI3K 通路抑制剂能发挥其最大的作用。

未来将进一步开展基于疗效预测标志物及突变与药物敏感性方面的研究，这将有助于准确确定接受 PI3K 通路抑制剂最有可能达到最大临床获益的患者，也是转化医学的焦点。基因、蛋白质和磷酸化蛋白的表达数据与敏感性/耐药性的关系同样十分有用。

在前几页中，我们全面回顾了肿瘤中 PI3K 信号通路并强调了努力将药物从实验室带入临床的转化医学的重要性。

参 考 文 献

1　Hanahan D，Weinberg RA. Hallmarks of cancer：the next generation. *Cell*. 2011；144(5)：646 - 674.

2　Whitman M，Downes CP，Keeler M，Keller T，Cantley L. Type I phosphatidylinositol kinase makes a novel inositol phospholipid，phosphatidylinositol-3-phosphate. *Nature*. 1988；332(6165)：644 - 646.

3　Whitman M，Kaplan DR，Schaffhausen B，Cantley L，Roberts TM. Association of phosphatidylinositol kinase activity with polyoma middle-T competent for transformation. *Nature*. 1985；315(6016)：239 - 242.

4　Yuan TL，Cantley LC. PI3K pathway alterations in cancer：variations on a theme. *Oncogene*. 2008；27(41)：5497 - 5510.

5　Vivanco I，Sawyers CL. The phosphatidylinositol 3-Kinase AKT pathway in human cancer. *Nat Rev Cancer*. 2002；2(7)：489 - 501.

6　Zhao L，Vogt PK. Class I PI3K in oncogenic cellular transformation. *Oncogene*. 2008；27(41)：5486 - 5496.

7　Engelman JA，Luo J. Cantley LC. The evolution of phosphatidylinositol 3-kinases as regulators of growth and metabolism. *Nat Rev Genet*. 2006；7(8)：606 - 619.

8　Vanhaesebroeck B，Stephens L，Hawkins P. PI3K signalling：the path to discovery and understanding. *Nat Rev Mol Cell Biol*. 2012；13(3)：195 - 203.

9　Stephens L，Anderson K，Stokoe D，et al. Protein kinase B kinases that mediate phosphatidylinositol 3，4，5-trisphosphate-dependent activation of protein kinase B. *Science*. 1998；279(5351)：710 - 714.

10　Carracedo A，Alimonti A，Pandolfi PP. PTEN level in tumor suppression：how much is too little? *Cancer Res*. 2011；71(3)：629 - 633.

11　Gonzalez E，McGraw TE. The Akt kinases：isoform specificity in metabolism and cancer. *Cell Cycle*. 2009；8(16)：2502 - 2508.

12　Pearce LR，Komander D，Alessi DR. The nuts and bolts of AGC protein kinases. *Nat Rev Mol Cell Biol*. 2010；11(1)：9 - 22.

13　Hanahan D，Weinberg RA. The hallmarks of cancer. *Cell*. 2000；100(1)：57 - 70.

14　Nave BT，Ouwens M，Withers DJ，Alessi DR，Shepherd PR. Mammalian target of rapamycin is a direct target for protein kinase B：identification of a convergence point for opposing effects of insulin and amino-acid deficiency on protein translation. *Biochem J*. 1999；344(Pt 2)：427 - 431.

15　Vander Haar E，Lee SI，Bandhakavi S，Griffin TJ，Kim DH. Insulin signalling to mTOR mediated by the Akt/PKB substrate PRAS40. *Nat Cell Biol*. 2007；9(3)：316 - 323.

16　Laplante M，Sabatini DM. mTOR signaling in growth control and disease. *Cell*. 2012；149(2)：274 - 293.

17　Datta SR，Dudek H，Tao X，et al. Akt phosphorylation of BAD couples survival signals to the cell-intrinsic death machinery. *Cell*. 1997；91(2)：231 - 241.

18　Datta SR，Katsov A，Hu L，et al. 14 - 3 - 3 proteins and survival kinases cooperate to inactivate BAD by BH3 domain phosphorylation. *Mol Cell*. 2000；6(1)：41 - 51.

19　del Peso L，González-García M，Page C，Herrera R，Nuñez G. Interleukin-3-induced phosphorylation of BAD through the protein kinase Akt. *Science*. 1997；278(5338)：687 - 689.

20　Brunet A，Bonni A，Zigmond MJ，et al. Akt promotes cell survival by phosphorylating and inhibiting a Forkhead transcription factor. *Cell*. 1999；96(6)：857 - 868.

21 Shultz JC, Goehe RW, Wijesinghe DS, et al. Alternative splicing of caspase 9 is modulated by the phosphoinositide 3-kinase/Akt pathway via phosphorylation of SRp30 a. *Cancer Res*. 2010; 70(22): 9185 – 9196.

22 Cardone MH, Roy N, Stennicke HR, et al. Regulation of cell death protease caspase-9 by phosphorylation. *Science*. 1998; 282(5392): 1318 – 1321.

23 Mayo LD, Donner DB. A phosphatidylinositol 3-kinase/Akt pathway promotes translocation of Mdm2 from the cytoplasm to the nucleus. *Proc Natl Acad Sci U S A*. 2001; 98(20): 11598 – 11603.

24 Vander Heiden MG, Cantley LC, Thompson CB. Understanding the Warburg effect: the metabolic requirements of cell proliferation. *Science*. 2009; 324(5930): 1029 – 1033.

25 George S, Rochford JJ, Wolfrum C, et al. A family with severe insulin resistance and diabetes due to a mutation in AKT2. *Science*. 2004; 304(5675): 1325 – 1328.

26 Majewski N, Nogueira V, Bhaskar P, et al. Hexokinase-mitochondria interaction mediated by Akt is required to inhibit apoptosis in the presence or absence of Bax and Bak. *Mol Cell*. 2004; 16(5): 819 – 830.

27 Majewski N, Nogueira V, Robey RB, Hay N. Akt inhibits apoptosis downstream of BID cleavage via a glucose-dependent mechanism involving mitochondrial hexokinases. *Mol Cell Biol*. 2004; 24(2): 730 – 740.

28 Wieman HL, Wofford JA, Rathmell JC. Cytokine stimulation promotes glucose uptake via phosphatidylinositol-3 kinase/Akt regulation of Glut1 activity and trafficking. *Mol Biol Cell*. 2007; 18(4): 1437 – 1446.

29 Vander Heiden MG. Plas DR, Rathmell JC, Fox CJ, Harris MH, Thompson CB. Growth factors can influence cell growth and survival through effects on glucose metabolism. *Mol Cell Biol*. 2001; 21(17): 5899 – 5912.

30 Engelman JA, Chen L, Tan X, et al. Effective use of PI3K and MEK inhibitors to treat mutant Kras G12D and PIK3CA H1047R murine lung cancers. *Nat Med*. 2008; 14(12): 1351 – 1356.

31 Zoncu R, Efeyan A, Sabatini DM. mTOR: from growth signal integration to cancer, diabetes and ageing. *Nat Rev Mol Cell Biol*. 2011; 12(1): 21 – 35.

32 Shaw RJ, Cantley LC. Ras, PI(3)K and mTOR signalling controls tumour cell growth. *Nature*. 2006; 441(7092): 424 – 430.

33 Engelman JA. Targeting PI3K signalling in cancer: opportunities, challenges and limitations. *Nat Rev Cancer*. 2009; 9(8): 550 – 562.

34 Hara K, Maruki Y, Long X, et al. Raptor, a binding partner of target of rapamycin (TOR), mediates TOR action. *Cell*. 2002; 110(2): 177 – 189.

35 Tee AR, Manning BD, Roux PP, Cantley LC, Blenis J. Tuberous sclerosis complex gene products, Tuberin and Hamartin, control mTOR signaling by acting as a GTPase-activating protein complex toward Rheb. *Curr Biol*. 2003; 13(15): 1259 – 1268.

36 Zhang Y, Gao X, Saucedo LJ, Ru B, Edgar BA, Pan D. Rheb is a direct target of the tuberous sclerosis tumour suppressor proteins. *Nat Cell Biol*. 2003; 5(6): 578 – 581.

37 Ma XM, Blenis J. Molecular mechanisms of mTOR-mediated translational control. *Nat Rev Mol Cell Biol*. 2009; 10(5): 307 – 318.

38 Sarbassov DD, Guertin DA, Ali SM, Sabatini DM. Phosphorylation and regulation of Akt/PKB by the rictor-mTOR complex. *Science*. 2005; 307(5712): 1098 – 1101.

39 Barretina J, Caponigro G, Stransky N, et al. The Cancer Cell Line Encyclopedia enables predictive modelling of anticancer drug sensitivity. *Nature*. 2012; 483(7391): 603 – 607.

40 Garnett MJ, Edelman EJ, Heidorn SJ, et al. Systematic identification of genomic markers of drug sensitivity in cancer cells. *Nature*. 2012; 483(7391): 570 – 575.

41 Yakes FM, Chinratanalab W, Ritter CA, King W, Seelig S, Arteaga CL. Herceptin-induced inhibition of phosphatidylinositol-3 kinase and Akt Is required for antibody-mediated effects on p27, cyclin D1, and antitumor action. *Cancer Res*. 2002; 62(14): 4132 – 4141.

42 Mellinghoff IK, Wang MY, Vivanco I, et al. Molecular determinants of the response of glioblastomas to EGFR kinase inhibitors. *N Engl J Med*. 2005; 353(19): 2012 – 2024.

43 Huang CH, Mandelker D, Schmidt-Kittler O, et al. The structure of a human p110alpha/p85alpha complex elucidates the effects of oncogenic PI3Kalpha mutations. *Science*. 2007; 318(5857): 1744 – 1748.

44 Carpten JD, Faber AL, Horn C, et al. A transforming mutation in the pleckstrin homology domain of AKT1 in cancer. *Nature*. 2007; 448(7152): 439 – 444.

45 Gerlinger M, Rowan AJ, Horswell S, et al. Intratumor heterogeneity and branched evolution revealed by multiregion sequencing. *N Engl J Med*. 2012; 366(10): 883 – 892.

46 Ramjaun AR, Downward J. Ras and phosphoinositide 3-kinase: partners in development and tumorigenesis. *Cell Cycle*.

2007；6(23)：2902－2905.

47 Chandarlapaty S，Sawai A，Scaltriti M，et al. AKT inhibition relieves feedback suppression of receptor tyrosine kinase expression and activity. *Cancer Cell*. 2011；19(1)：58－71.

48 Vlahos CJ，Matter WF，Hui KY，Brown RF. A specific inhibitor of phosphatidylinositol 3-kinase，2-(4-morpholinyl)-8-phenyl-4 H-1-benzopyran-4-one (LY294002). *J Biol Chem*. 1994；269(7)：5241－5248.

49 Fruman DA，Rommel C. PI3K and cancer：lessons，challenges and opportunities. *Nat Rev Drug Discov*. 2014；13(2)：140－156.

50 Dienstmann R，Rodon J，Serra V，Tabernero J. Picking the point of inhibition：a comparative review of PI3K/AKT/mTOR pathway inhibitors. *Mol CancerTher*. 2014；13(5)：1021－1031.

51 Bendell JC，Rodon J，Burris HA，et al. Phase Ⅰ，dose-escalation study of BKM120，an oral pan-Class I PI3K inhibitor，in patients with advanced solid tumors. *J Clin Oncol*. 2012；30(3)：282－290.

52 Fritsch C，Huang A，Chatenay-Rivauday C，et al. Characterization of the novel and specific PI3Kα inhibitor NVP-BYL719 and development of the patient stratification strategy for clinical trials. *Mol Cancer Ther*. 2014；13(5)：1117－1129.

53 Juric D，Argiles G，Burris HA，et al. Phase Ⅰ study of BYL719，an alpaspecific PI3K inhibitor，in patients with PIK3CA mutant advanced solid tumors：preliminary efficacy and safety in patients with PIK3CA mutant ER-positive（ER＋）metastatic breast cancer（MBC）. *Cancer Res*. 2012. 72(24 suppl)：P6－10－07.

54 Jia S，Liu Z，Zhang S，et al. Essential roles of PI(3)K-p110beta in cell growth，metabolism and tumorigenesis. *Nature*. 2008；454(7205)：776－779.

55 Niedermeier M，Hennessy BT，Knight ZA，et al. Isoform-selective phosphoinositide 3′-kinase inhibitors inhibit CXCR4 signaling and overcome stromal cell-mediated drug resistance in chronic lymphocytic leukemia：a novel therapeutic approach. *Blood*. 2009；113(22)：5549－5557.

56 Herman SE，Gordon AL，Wagner AJ，et al. Phosphatidylinositol 3-kinase-delta inhibitor CAL-101 shows promising preclinical activity in chronic lymphocytic leukemia by antagonizing intrinsic and extrinsic cellular survival signals. *Blood*. 2010；116(12)：2078－2088.

57 Furman RR，Sharman JP，Coutre SE，et al. Idelalisib and rituximab in relapsed chronic lymphocytic leukemia. *N Engl J Med*. 2014；370(11)：997－1007.

58 Brown JR，Byrd JC，Coutre SE，et al. Idelalisib，an inhibitor of phosphatidylinositol 3-kinase p110delta，for relapsed/refractory chronic lymphocytic leukemia. *Blood*. 2014；123(22)：3390－3397.

59 Kahl BS，Spurgeon SE，Furman RR，et al. A phase 1 study of the PI3Kdelta inhibitor idelalisib in patients with relapsed/refractory mantle cell lymphoma（MCL）. *Blood*. 2014；123(22)：3398－3405.

60 Advani RH，Buggy JJ，Sharman JP，et al. Bruton tyrosine kinase inhibitor ibrutinib（PCI-32765）has significant activity in patients with relapsed/refractory B-cellmalignancies. *J Clin Oncol*. 2013；31(1)：88－94.

61 Yap TA，Patnaik A，Fearen I，et al. First-in-man clinical trial of the oral pan-AKT inhibitor MK-2206 in patients with advanced solid tumors. *J Clin Oncol*. 2011；29(35)：4688－4695.

62 Klempner SJ，Myers AP，Cantley LC. What a tangled web we weave：emerging resistance mechanisms to inhibition of the phosphoinositide 3-kinase pathway. *Cancer Discov*. 2013；3(12)：1345－1354.

63 Muranen T，Selfors LM，Worster DT，et al. Inhibition of PI3K/mTOR leads to adaptive resistance inmatrix-attached cancer cells. *Cancer Cell*. 2012；21(2)：227－239.

64 Carver BS，Chapinski C，Wongvipat J，et al. Reciprocal feedback regulation of PI3K and androgen receptor signaling in PTEN-deficient prostate cancer. *Cancer Cell*. 2011；19(5)：575－586.

65 Reid AH，Attard G，Ambroisine L，et al. Transatlantic Prostate Group. Molecular characterisation of ERG，ETV1 and PTEN gene loci identifies patients at low and high risk of death from prostate cancer. *Br J Cancer*. 2010；102(4)：678－684.

66 Ebi H，Corcoran RB，Singh A，et al. Receptor tyrosine kinases exert dominant control over PI3K signaling in human KRAS mutant colorectal cancers. *J Clin Invest*. 2011；121(11)：4311－4321.

67 O'Reilly KE，Rojo F，She QB，et al. mTOR inhibition induces upstream receptor tyrosine kinase signaling and activates Akt. *Cancer Res*. 2006；66(3)：1500－1508.

68 Carracedo A，Ma L，Teruya-Feldstein J，et al. Inhibition of mTORC1 leads to MAPK pathway activation through a PI3K-dependent feedback loop in human cancer. *J Clin Invest*. 2008；118(9)：3065－3074.

69 Carracedo A，Pandolfi PP. The PTEN-PI3K pathway：of feedbacks and cross-talks. *Oncogene*. 2008；27(41)：5527－5541.

70 Baselga J，Campone M，Piccart M，et al. Everolimus in postmenopausal hormone-receptor-positive advanced breast cancer. *N Engl J Med*. 2012；366(6)：520－529.

71 Chresta CM，Davies BR，Hickson I，et al. AZD8055 is a potent，selective，and orally bioavailable ATP-competitive

mammalian target of rapamycin kinase inhibitor with in vitro and in vivo antitumor activity. *Cancer Res*. 2010；70(1)：288 - 298.

72　Peterson TR，Laplante M，Thoreen CC，et al. DEPTOR is an mTOR inhibitor frequently overexpressed in multiple myeloma cells and required for their survival. *Cell*. 2009；137(5)：873 - 886.

73　Garcia-Martinez JM，Moran J，Clarke RG，et al. Ku-0063794 is a specific inhibitor of the mammalian target of rapamycin (mTOR). *Biochem J*. 2009；421(1)：29 - 42.

74　Smith SM，van Besien K，Karrison T，et al. Temsirolimus has activity in non-mantle cell non-Hodgkin's lymphoma subtypes：The University of Chicago phase Ⅱ consortium. *J Clin Oncol*. 2010；28(31)：4740 - 4746.

75　Petrich AM，Leshchenko V，Kuo PY，et al. Akt Inhibitors MK-2206 and Nelfinavir overcome mTOR inhibitor resistance in DLBCL. *Clin Cancer Res*. 2012；18(9)：2534 - 2544.

76　O'Brien C，Wallin JJ，Sampath D，et al. Predictive biomarkers of sensitivity to the phosphatidylinositol 3′ kinase inhibitor GDC-0941 in breast cancer preclinical models. *Clin Cancer Res*. 2010；16(14)：3670 - 3683.

第 33 章

PARP 抑制剂在肿瘤治疗的现状及发展方向

Saeed Rafii, Stan Kaye, and Susana Banerjee

瞿晴 译，张俊 校

概　　述

BRCA1 和 BRCA2 基因的明确不仅使我们更好地理解遗传性乳腺癌及卵巢癌的发生，也提高了对 DNA 修复相关通路的认识。这促进了新的具有"合成致死"作用的药物多聚 ADA 核糖聚合酶（PARP）抑制剂的发展。在这一章节中，我们将复习一下 DNA 修复的相关分子机制、PARP 抑制剂的作用机制、PARP 抑制剂在卵巢癌中的最新临床研究及这些临床研究对于未来肿瘤治疗的影响。我们也将复习 PARP 抑制剂耐药的机制、如何发现疗效预测指标及探讨将来临床应用的可能性。

BRCA1、BRCA2 与乳腺及卵巢肿瘤

约 10% 的乳腺癌及卵巢癌有强烈的遗传倾向。遗传性乳腺癌和卵巢癌的患者与散发患者相比，往往发病年龄较轻，容易罹患其他肿瘤，对治疗的反应也不同。1994 年发现的 BRCA1 基因，以及 1995 年发现 BRCA2 基因是遗传性乳腺癌与卵巢癌的基因背景。90% 的遗传性卵巢癌伴有 BRCA1 或 BRCA2 基因的突变。BRCA 基因野生型在肿瘤中起到抑癌基因的作用。BRCA1 和 BRCA2 的胚系突变可以增加乳腺癌和卵巢癌的患病风险。BRCA1 基因突变的女性终身患乳腺癌的风险为 60%～80%，患卵巢癌的风险为 20%～40%。BRCA1 基因突变的女性罹患乳腺癌的平均年龄是 42 岁，要低于欧美女性患乳腺癌的平均年龄（≥65 岁）。BRCA2 基因突变携带者终身患乳腺癌的风险是 60%～85%，终身卵巢癌的风险为 10%～20%。然而，只有 15% 的乳腺癌和（或）卵巢癌是由于 BRCA2 基因突变引起的。BRCA2 基因胚系突变的男性终身患乳腺癌的风险为 6%，是一般男性人口患病风险的 100 倍。BRCA2 突变同样也增加了其他肿瘤的患病风险，特别是前列腺癌和胰腺癌。

BRCA1 和 BRCA2 的突变率与种族有关。BRCA1 基因创始者突变（185delAG 和 5382insC）和 BRCA2 创始者突变（617delT）在德系犹太人中比率较高，在 2.5% 左右。

DNA 损伤与修复

人类基因组始终暴露于各种可导致 DNA 损伤的条件中。同时正常的 DNA 复制时也会产生 DNA 损伤。据估计，每个细胞每天氧化应激可产生 10^4～10^5 的 DNA 损伤。这些损伤包括单一的碱基变化到危害最大的 DNA 双链的中断，可严重影响 DNA 的保真度和稳定性。DNA 损伤的信号破坏和修复缺陷可能是人类产生癌症的原因。肿瘤细胞中的分子和（或）染色体改变导致的基因组不稳定性，在大多数肿瘤中均能够观察到，提示其可能在所有肿瘤中均持续存在。

DNA 损伤可以通过不同的途径来修复，以维持基因组的稳定性，包括碱基切除修复（BER）、核苷酸切除修复（NER）、错配修复（MMR）、同源重组修复（HRR）和非同源末端连接修复（NHEJ）。

虽然每个修复途径是特异性针对某个特定的 DNA 损伤形式，DNA 损伤的修复通常是根据 DNA 的严重程度而进行的多重修复。

PARP 在 DNA 修复中的作用

DNA 修复途径中涉及多个核蛋白的参与。聚（ADP-核糖）聚合酶（PARP）是一种核蛋白，该家族共包括 18 个酶，其中 PARP-1 和 PARP-2 是研究最多的两种。其功能在碱基切除修复（BER）中发挥重要作用。当错误的碱基被破坏相关特异性糖酶解识别，常常导致 DNA 单链（SSB）断裂，将错误的碱基立即移除。PARP-1 能够结合到 DNA 损伤的部位，并修改染色质结构构象，以方便碱基切除修复蛋白进行修复。PARP-1 通过其酶活性将烟酰胺腺嘌呤二核苷酸（NAD$^+$）裂解成烟酰胺和 ADP-核糖。然后，PARP-1 将其转运并形成聚 ADP-核糖长链或 PAR 本身。这种结构能够吸引 XRCC1、PCNA 和 DNA 聚合酶 β 等碱基切除修复蛋白进行修复。抑制 PARP-1 之后，可以使 DNA 单链断裂转换成有害的双链断裂，并在复制过程导致细胞死亡。虽然 PARP-1 也可以与 DNA 双链断裂位点结合，但由于修复 DNA 双链断裂的为同源重组修复（HRR），是非依赖于 PARP-1 的，因此 PARP-1 在 DNA 双链修复中并不是主要的。然而，缺乏 PARP-1 的细胞可导致姐妹染色单体交换和同源染色体修复，表明抑制 PARP 增加了细胞对于 HRR 的依赖。

HRR 的分子机制

由 DNA 单链断裂在复制叉转换产生的 DNA 双链断裂一般由 HRR 进行修复（图 33.1）。DNA 双链断裂可导致染色体碎裂、易位、缺失，这些损伤的修复对细胞生存至关重要，且其高保真修复是一个复杂的过程。有研究表明，即使单一的 DSB 也足以引发细胞凋亡。

HRR 过程中，DNA 的损伤末端由 RAD50/MRE11/NBS1 复合体切除。随后 RAD51、RAD52、RAD54、RPA、BRCA1、BRCA2、XRCC2 和 XRCC3 等蛋白质能够定位到损伤的部位，促进同源姐妹染色单体序列的识别。然后单链的 3′端侵入完整 DNA 和 DNA 聚合酶恢复受损链（图 33.1）。双链断裂可以在两个破坏的 DNA 末端连接在一起后，通过非同源末端连接（NHEJ）修复，不需要 BRCA 功能的介入。然而，一个容易出错的机制必然产生基因突变和缺失，导致产生基因组不稳定性。与此相反，HRR 是一个无差错的复杂的系统，可提供 DNA 双链断裂的高保真修复，并有利于基因组的完整性（图 33.1）。

BRCA 1/2 和 HRR

BRCA 蛋白在 DNA 损伤应答和 HRR 修复 DSB 过程中起主要作用。细胞中 BRCA1 或 BRCA2 缺陷与各种染色体异常有关，提示 BRCA1/2 基因对于维持染色体构象是必不可少的。BRCA1 和 BRCA2 蛋白都可以与 Rad51 蛋白互相作用。BRCA1-和 BRCA2-缺陷细胞在 Rad51 灶形成中同样有缺陷，提示同源重组修复在 BRCA1 和 BRCA2 缺陷细胞中得到抑制。

合成致死

在 PARP-1 缺陷的细胞中，完整的 HRR 功能为 DNA 双链断裂修复提供了一个安全网。然而 BRCA1/2 突变的细胞中，缺乏可以修复 DNA 双链断裂的 HRR，抑制 PARP 之后可以使单链断裂不断积累，在复制叉水平转变为双链断裂。这可以导致细胞周期停滞和细胞死亡。肿瘤细胞若为杂合 BRCA1/2 胚系突变，可通过丢失第二野生型等位基因导致整个 BRCA 和 HRR 功能缺失，而 BRCA 杂合突变的正常细胞则可以保留其 HRR 功能。因此，PARP 抑制剂可以选择性致死纯合子 BRCA 缺陷的肿瘤细胞，而 BRCA1/2 拷贝数正常的细胞能够通过 DNA 双链断裂修复存活（图 33.2）。

通过这两种途径同时抑制，或者抑制其中一种时，也被称为"合成致死"，为治疗肿瘤的潜在治疗手段。从理论上讲，特异性针对合成致死的某个基因，可以选择性地致死肿瘤细胞和最小限度

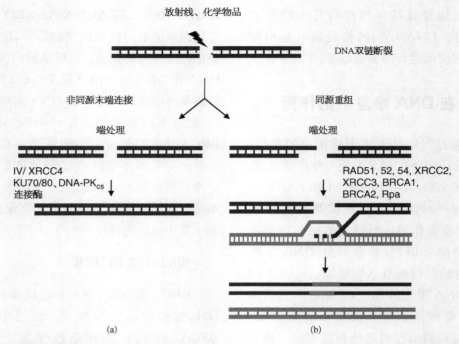

(a)　　　　　　　　　(b)

图 33.1 双链断裂修复过程。（a）双链断裂末端连接。（b）双链断裂由同源未损伤的 DNA 修复重新合成互补序列，重新形成双链

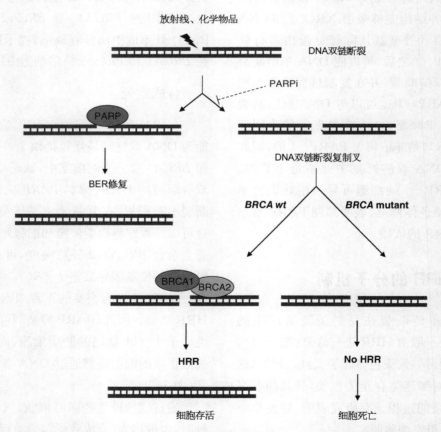

图 33.2 合成致死。单链断裂可以由 BER 进行修复。PARP 抑制剂可以阻断 BER 导致单链断裂变成双链断裂。在 *BRCA* 野生型细胞中，HR 可以修复双链断裂。然后在 *BRCA* 突变型细胞 HRR 有缺陷，导致无法修复双链断裂。因此，*BRCA* 突变型细胞用 PARP 抑制剂治疗后可以导致合成致死

地杀伤正常细胞,可以提供有效的治疗窗。

BRCAness

合成致死的概念并不仅仅局限于 *BRCA* 突变细胞。事实上,有基础研究表明,细胞如果有其他 HRR 相关的基因缺陷,如 *RAD*51、*XRCC*3、*ATR*、*ATM* 和 *FANC* 等,也对 PARP 抑制剂敏感。最近的研究还表明,肿瘤抑癌基因的突变,比如 *PTEN*,并不直接参与 HRR,但可通过下调 RAD51,使其对 PARP 抑制剂治疗敏感。同时也有研究表明,三阴性乳腺癌中有一部分患者并非 *BRCA*1/2 胚系突变,但也存在 HRR 缺陷。50% 的 EOC 患者,尤其是那些组织学分级高的,都可能有 HRR 缺陷,可来源于 *BRCA* 基因的胚系突变或体细胞突变,BRCA 甲基化,表观沉默,范可尼贫血或其他 HRR 缺陷。这些研究表明,*BRCA* 野生型的乳腺癌和卵巢癌患者,可能存在 HRR 其他部分异常导致的 HRR 缺陷。这一概念定义为"BRCAness",并在临床实践中有重要的意义。比如说,FANCF 启动子区域甲基化可以抑制 FANCF 表达和 HRR 功能,导致卵巢癌细胞系对铂类药物敏感,而该部位的去甲基化可以恢复 HRR 并最终导致铂类药物耐药。

PARP 抑制剂的发展

基础实验中 *BRCA* 突变细胞对于 PARP 抑制剂的敏感性促进了Ⅰ期临床研究的开展,并可以从中观察"合成致死"的概念。随后又进一步研究 PARP 抑制剂作为单药或与化疗和其他靶向药物联合的作用。在该部分中,我们将一起回顾 PARP 抑制剂在各种肿瘤的发展,主要集中在卵巢上皮肿瘤。

卵巢上皮肿瘤

olaparib(AZD – 2281)

olaparib 是目前研究最透彻的 PARP 抑制剂,可以单药治疗,也可以与其他化疗药物联合,或者作为维持治疗药物。

Ⅰ期临床研究

Ⅰ期临床研究入组了 60 例 *BRCA*1 或 *BRCA*2 基因突变的难治性实体肿瘤患者,主要观察 olaparib 的安全性和耐受性。olaparib 的剂量从 10 mg,每日 1 次爬坡至 600 mg,每日 2 次,连续口服 2 周,休息 1 周,3 周为一个治疗周期。研究结果显示最大耐受剂量(MTD)为 400 mg,每日 2 次。剂量限制性毒性是 3 度情绪改变和疲劳。如果 olaparib 的剂量达到 600 mg,将出现 4 度血小板减少和 3 度嗜睡。研究者表示,运用外周血单核细胞、头发或眉毛毛囊及肿瘤组织作为标本检测,可发现在接受了 >60 mg olaparib 治疗的患者中 PARP 抑制效率超过 90%。当剂量超过 100 mg 时,PARP 的抑制效率没有显著增加。

在该研究中,不要求明确患者的 *BRCA* 基因状态,22 例患者有 BRCA 胚系突变和一名有强烈的 *BRCA* 基因相关的癌症家族史的患者,但拒绝进行基因检测。其中,19 例 *BRCA* 突变的乳腺癌、卵巢癌或前列腺癌患者可以进行疗效评价,仅在 *BRCA*1/2 突变的患者中观察到了抗肿瘤作用。47% 的患者(9/19)根据 RECIST 标准达到了部分缓解(PR),63% 的(12 例)患者达到临床获益(无论是影像学评估或肿瘤标志物提示病情稳定 4 个月以上),为 PARP 抑制剂在 *BRCA* 相关肿瘤治疗中的作用提供了依据。值得注意的是,15 例晚期卵巢癌患者中,有 8 例根据 RECIST 标准达到了部分缓解。所有治疗有效的都是 *BRCA* 突变的卵巢癌患者。该研究表明,olaparib 的耐受性良好且在 *BRCA* 突变的患者中有效。

该研究的 1 年随访结果显示,共随访了接受 olaparib 治疗的 50 例 *BRCA* 突变的进展期卵巢癌患者(剂量爬坡患者 11 例;200 mg,每日 2 次,治疗组 39 例),根据 RECIST 标准和 CA125 的变化,有 20 名患者(40%)疾病仍然稳定(SD),另外还有 3 个患者疾病稳定超过 4 个月,总的临床获益率为 46%。

olapanib 的总体临床获益率在铂类耐药的患者中明显下降(铂类敏感患者中为 69%,铂类耐药患者中为 46%,铂类复发患者中位 23%),表明铂类药物的敏感性可以提示 olaparib 的敏感性（表 33.1）。根据 RECIST 和（或）GCIG CA125 标准，铂类敏感、耐药、难治患者的有效率分别为 61.5%（8/13）、41.7%（10/24）和 15.4%（2/13）。未使用铂类药物间隔时间和 olaparib 的反应率有

相关性（Spearman 相关系数为 0.33；95% CI = 0.04～0.57；$P = 0.03$）。值得注意的是，虽然临床获益率在铂类药物间隔时间短的患者中有所下降，但总体而言 olaparib 在铂类耐药和难治性疾病中均具有良好的抗肿瘤作用。

表 33.1　PARP 抑制剂在 *BRCA* 突变或自发性卵巢上皮肿瘤中的早期临床研究

研　　究	药　　物	入组病例数	PARPi 剂量	RECIST 和（或）CA125 疗效			
				总体	铂类敏感	铂类耐药	PFS（月）
Ⅰ期，Fong 等，2010 年	olaparib	*BRCA* 突变 50 例	39 人 200 mg，11 人剂量爬坡	40%	61.5%	41.7%	6
Ⅱ期，Audeh 等，2010 年	olaparib	*BRCA* 突变 57 例	33 人 400 mg	33%	38%	30%	5.8
			24 人 100 mg	12.5%	50%	0	1.9
Ⅱ期，Kaye 等，2011 年	olaparib	*BRCA* 突变 64 例	32 人 400 mg	59%	/	/	8.8
			32 人 200 mg	38%			6.5
Ⅱ期，Gelmon 等，2011 年	olaparib	卵巢 *BRCA* 17 例	400 mg	41%	60%	33%	7.3
		65 例 自发性 HGSOC		24%	50%	4%	
Ⅰ期，Sandhu 等，2013 年	niraparib	卵巢 *BRCA* 22 例	剂量爬坡（60～400 mg）	40%	50%	33%	/
		49 例 自发性 HGSOC		22.7%	67%	16%	

Ⅱ期临床研究

olaparib 的Ⅱ期临床研究在 *BRCA* 突变的卵巢上皮肿瘤的治疗中也显示出令人欣喜的结果（表 33.1）。一项国际多中心单臂的Ⅱ研究（ICEBERG2）共入组了 57 例经历过多线治疗的 BRCA 突变的卵巢癌患者（40 例 *BRCA*1 突变和 17 例 *BRCA*2 突变），接受 olaparib 治疗 400 mg 每日 2 次（第一队列，$n = 33$）或 100 mg 每日 2 次（第二队列，$n = 24$）。由于并不是随机入组的，接受 100 mg 的患者与 400 mg 患者相比，有更差的临床预后特征。olaparib 400 mg 组的客观缓解率为 33%，在 100 mg 组的客观反应率为 13%。接受 400 mg 和 100 mg 的患者分别有 2 例和 0 例达到了完全缓解。研究者报道的 olaparib 400 mg 组和 100 mg 组的临床获益率分别为 52% 和 21%，中位无进展生存期分别为 5.8 个月和 1.9 个月。治疗相关的 1～2 度不良反应少见，主要是疲劳、恶心、呕吐和贫血。该研究表明，olaparib 在已接受多线治疗的患者中仍然有效，且 400 mg 组要优于 100 mg 组。

鉴于这些可喜的研究成果，开展了一项假设

在 *BRCA* 突变晚期卵巢癌患者中，olaparib 治疗可能要优于标准的 PLD 治疗的随机Ⅱ期临床研究。在这项研究中，97 例接受了以铂类为基础的化疗后 12 个月内出现复发的卵巢癌患者，随机接受 olaparib 200 mg（每日 2 次）、olaparib 400 mg（每日 2 次）或 PLD 50 mg/m²（每 28 天 1 次）治疗。根据 RECIST/CA125 评价，olaparib 200 mg 组和 400 mg 组的有效率分别为 38% 和 59%。与标准的 PLD 组相比，olaparib 400 mg 组有效率更高（59% 对 39%，OR = 2.78，$P = 0.05$）。但是主要观察终点 PFS 无统计学差异（olaparib 200 mg 组 6.5 个月；olaparib 400 mg 组 8.8 个月；PLD 组 7.1 个月；HR = 0.88，$P = 0.66$）。olaparib 的总体有效率与前期其他研究报道的 *BRCA* 突变的卵巢肿瘤有效率一致。然而，PLD 组的 PFS 时间在未经选择的患者中超过了预计时间（约 4 个月）。另外，最近的研究表明，在 *BRCA* 基因突变或者重组修复障碍的患者中，蒽环类的有效率要高于未选择的患者，也提示 olaparib 与 PLD 相比，优势并不明显。Adams 等人报道 PLD 在 *BRCA* 突变的卵巢癌患者中有效率为 56.5%，在

散发的上皮性卵巢癌患者中则为 19.5%，PLD 组的 PFS 和 OS 也更长。

PARP 抑制剂的作用可能不仅仅局限于 *BRCA* 突变相关肿瘤，可能在非 *BRCA* 胚系突变但重组修复障碍的肿瘤（"BRCAness"）中也有作用。综合基因组分析提示，在高级别浆液性卵巢癌（HGSOC）病例中，50% 以上具有维持重组修复稳定的基因组或表观遗传学异常。*BRCA*1 或 *BRCA*2 突变患者的 HGSOC 发生率要高于比其他病理亚型。同样 55% 的 HGSOC 患者携带 *BRCA* 基因胚系或体细胞突变以及 *BRCA*1 或 *BRCA*2 表观沉默，导致重组修复障碍。

根据这些研究结果，开展了一项开放非随机 II 期临床研究，旨在观察 olaparib 在散发 HGSOC 患者和三阴性乳腺癌（TNBC）患者中的疗效。这项研究共入组了 65 例晚期 HGSOC 和（或）未分化性卵巢癌和 26 例 TNBC，并根据 *BRCA* 状态（突变与野生）进行分层。患者接受持续性 olaparib 400 mg（每日 2 次）单药治疗。与其他研究结果类似，*BRCA* 突变的卵巢癌患者中 olaparib 的客观有效率为 41%。有意思的是，24%（11/47）的 *BRCA* 野生型患者也达到影像学缓解。*BRCA* 野生型对于 olaparib 治疗有反应的 HGSOC 患者经确认无 *BRCA* 胚系突变。其中，在 *BRCA*1/2 突变的铂类药物敏感的 EOC 患者中，olaparib 的客观有效率为 60%，在铂类耐药的患者中则为 33%，与 Fong 等之前报道的结果类似。在 *BRCA* 野生型患者中，olaparib 在铂类敏感组的有效率要高于铂类耐药组（50% 对 4%）。*BRCA* 突变和野生型患者的 PFS 无统计学差异。TNBC 亚组的结果将在"乳腺癌"章节中进行讨论。

Fong 和 Gelmon 等的研究表明，与铂类药物耐药的卵巢癌患者相比，*BRCA*1/2 突变的铂类敏感的患者可能更能从 PARP 抑制剂中获益。但是与这两个研究相反的是，Audeh 等人的 II 期临床研究显示，olaparib 400 mg（每日 2 次）在铂类敏感和铂类耐药的人群中有效率相当（分别为 38% 和 30%），提示 PARP 抑制剂耐药的机制非常复杂。

维 持 治 疗

考虑到 PARP 抑制剂药物的毒副作用较小，可将其作为疾病缓解后长期使用的维持治疗药物进行应用。最近，一项在铂类药物敏感的 HGSOC 患者中应用 olaparib 进行维持治疗的随机安慰剂对照的 II 期临床研究显示了较好的结果，主要研究终点为 PFS。该研究共入组了 265 例患者，均为铂类药物化疗后达到 PR 或 CR 的 HGSOC 患者，其中 136 例随机接受了 olaparib 400 mg（每日 2 次）治疗，129 例接受了安慰剂治疗。入组时，*BRCA* 基因状态不是必须明确的。其中，有 97 例患者为明确的 *BRCA* 基因突变。59 例为 *BRCA*1/2 的胚系突变（22.3%），38 例为 *BRCA* 基因野生型（14.3%），其余 168 例患者的 *BRCA* 基因状态未知。*BRCA* 基因突变的患者在入组时得到了很好的平衡，olaparib 组有 31 例为 *BRCA* 基因突变患者（22.8%），安慰剂组则有 28 例（21.7%）。根据 RECIST 标准，olaparib 组的 PFS 要优于安慰剂组（8.4 个月对 4.8 个月，HR = 0.35，95% CI = 0.25～0.49，$P < 0.001$）。根据 CA125 或者 RECIST 标准，olaparib 组的 TTP 时间也要优于安慰剂组（8.3 个月对 3.7 个月，HR = 0.35，95% CI = 0.25～0.47，$P < 0.001$）。两组的 OS 时间无明显统计学差异（29.7 个月对 29.9 个月，HR = 0.94，95% CI = 0.63～1.39，$P = 0.75$）。

预设的亚组分析提示，在 *BRCA* 基因突变的患者中，PFS 的获益更明显。但是，只有 36.6% 的患者 *BRCA* 基因的状态是已知的。在入组前，研究者获得并保存了所有患者的病理标本，因此回顾性地分析了 *BRCA* 基因的状态。结果显示 136 例患者为 *BRCA*1/2 突变（占整个患者人数的 51.3%），其中 90 例为 *BRCA* 基因胚系突变，40 例为体细胞突变。118 例患者（占总体患者人数的 44.5%）被证实为 *BRCA* 野生型，另有 11 例患者为 *BRCA* 基因状态不明（占整个患者人数的 4.2%）。这些新的数据证实，在 *BRCA* 突变的患者中，olaparib 400 mg（每日 2 次）维持治疗组与安慰剂组相比，有较好的 PFS 获益（11.2 个月对

4.3 个月，HR = 0.18,95% CI = 0.11～0.31,P< 0.000 01)。这 6.9 个月的 PFS 获益转化为可以降低 82% 的疾病进展风险。在达到 60% 事件数的时候，该研究的中期亚组分析数据提示，与 *BRCA* 基因野生型患者相比，*BRCA* 突变者接受 olaparib 治疗后有 OS 获益的趋势(34.9 个月对 31.9 个月，HR = 0.74,95% CI = 0.46～1.19,P = 0.208)。研究者指出，有 22% 的患者在疾病出现进展时从安慰剂组交叉到 PARP 抑制剂组，可能减弱了 OS 的获益。

这些研究是用 olaparib 最初剂型的胶囊进行的，400 mg(每日 2 次)的剂量，相当于患者每天需要服用 16 粒胶囊。而后生产了 100 mg 片剂剂型，根据生物利用度的相关研究，需要服用 300 mg BID(即每日 2 次，每次 3 片)，后续的临床研究中也将采用该剂量。这将需要开展更多的一线或二线的维持治疗临床研究。然而有关部门已经在考虑审批 olaporib 作为 *BRCA* 胚系突变的卵巢癌患者维持治疗的药物。

EOC 的其他 PARP 抑制剂

niraparib (MK4827)

niraparib 是口服的 PARP1 和 PARP2 的抑制剂，关于该药物已经开始了一项多中心的Ⅰ期临床研究，共纳入了 100 例晚期复发的实体肿瘤患者。在第一部分，共包括 60 例实体肿瘤患者，参与 olaparib 的剂量爬坡，其中 29 例患者为 *BRCA*1/2 突变者。niraparib 的 MTD 为 300 mg(每日 1 次)，并且发现 niraparib 剂量大于 80 mg/d 的时候，外周血单核细胞检测提示 PARP 的抑制程度超过 50%。主要的毒副作用包括 4 度的血小板减少(发生率为 15%)和 3 度的肺炎(1 例患者)。其他毒性反应，如乏力、纳差、恶心、呕吐是轻度并且可控的。在第二部分，共入组了 40 例散发的铂类耐药 HGSOC 和前列腺癌患者。

在第一部分，共有 49 例卵巢癌和原发性腹膜癌患者，其中 22 名患者为已知的 *BRCA*1/2 胚系突变，其中 20 例患者可以进行 RECIST 评估。这 20 例患者包括 10 例铂类敏感、9 例铂类耐药、1 例为铂类难治患者。根据 RECIST 标准或 CA125 变化，在铂类敏感和 *BRCA*1/2 突变的铂类耐药 EOC 患者中，有效率分别为 50%(5/10) 和 33%(3/9)(表 33.1)，中位缓解时间分别为 431 日和 340 日，在 *BRCA*1 突变的铂类难治患者中也达到 130 日。

在第二部分中，共 22 例 HGSOC 患者可以进行 RECIST 评价，3 例铂类敏感和 19 例铂类耐药。67%(2/3)的铂类敏感和 16%(3/19)的铂类耐药患者达到了部分缓解。中位稳定时间分别为 444 日和 161 日。这些结果与 olaparib 的研究结果一致。

niraparib 的抗肿瘤活性与 olaparib 相似，成为第二个在 *BRCA*1/2 突变肿瘤中有作用的 PARP 抑制剂。一项研究 niraparib 在铂类敏感的 EOC 患者中维持治疗作用的安慰剂对照的随机对照临床研究目前正在招募患者(Clinical Trials。编号：NCT01847274)。

biomarin (BMN-673)

BMN-673 是最新的，并且在体外研究中最有效的 PARP 抑制剂，开始进入临床研究阶段。BMN-673 的安全性和抗肿瘤活性的Ⅰ期临床研究目前正在进行。研究人员共入组了 9 个队列的 39 例患者，包括 23 例卵巢癌或原发性腹膜癌，其中 17 名患者为 *BRCA*1/2 胚系突变。初步结果报告 DLT 是 4 度血小板减少，MTD 剂量为 1 000 μg/d。PBMC 中观察到在剂量≥100 μg/d 时，PARP 活性就得到了抑制。根据 RECIST 和 (或)CA125 评价，剂量≥100 μg/d 时，11/17 例 *BRCA*1/2 突变的卵巢癌和原发性腹膜癌患者有效(Clinical Trials。编号：NCT01286987)。

乳腺癌

olaparib 在 *BRCA*1/2 突变的乳腺癌中的抗肿瘤作用已经被证实，但是效能比 *BRCA* 突变的 EOC 低。在 Fong 等人的Ⅰ期临床研究已证实了

olaparib 在 *BRCA*2 突变的晚期乳腺癌中的作用。根据 RECIST 评价,1 例 *BRCA*2 突变的乳腺癌,肺和淋巴结病灶达到了完全缓解,稳定时间超过 60 周。另外还有 2 例患者达到了疾病稳定。

olaparib 在 *BRCA*1/2 突变的晚期乳腺癌的国际Ⅱ期临床研究正在开展。该研究中,共入组了 54 例明确的 *BRCA*1/2 突变的晚期乳腺癌患者,分别接受 olaparib 400 mg BID(队列 1,27 例患者)或 olaparib 100 mg 每日 2 次(队列 2,27 例患者)。队列 1 和队列 2 的客观有效率分别为 41% 和 22%,400 mg 组、100 mg 组的 PFS 时间分别为 5.7 个月和 3.8 个月,临床获益率分别为 52% 和 26%,显示高剂量 olaparib 的疗效更优。这些研究结果与 *BRCA* 突变卵巢癌结果相似,提示 100 mg 低剂量将影响抗肿瘤作用。

在中期分析之后,有些患者从 100 mg 交叉到 400 mg 组,这部分患者与放弃继续治疗的患者相比,有 2.5 个月的获益。无论是 *BRCA*1/2 突变,还是激素受体阳性,或者 TNBC 患者,都有临床获益。也有已接受多线治疗的转移性乳腺癌和既往接受过铂类药物治疗的患者接受 olaparib 治疗有效。

另外还有一项Ⅱ期临床研究也探讨了 olaparib 在乳腺癌中的作用。该研究共入组了 26 例晚期 *TNBC* 或 *BRCA* 基因突变的乳腺癌患者和 65 名复发性 HGSOC 患者。乳腺癌患者分成两组。A 组包括了 *BRCA* 基因野生型 TNBC 患者($N = 15$),B 组包括确诊的 *BRCA*1/2 胚系突变($N = 11$)。其中有 2 例 *BRCA* 基因突变的患者在重新检测后确认为 *BRCA* 野生型。所有患者接受连续服用 olaparib 400 mg 每日 2 次直到疾病进展。根据 RECIST 标准,没有 1 例患者达到有效。治疗 8 周时,在 *BRCA*1 突变患者中疾病稳定率为 38%,*BRCA*2 突变者为 70%,*BRCA* 野生型患者则为 19%。*BRCA* 基因突变或野生型患者的 PFS 时间分别为 109 日和 54 日。本研究中 olaparib 的效果欠佳,具体原因不明确,可能与乳腺癌前期接受治疗的线数有关。

目前另外有几个临床研究正在开展,主要探讨 olaparib 与其他药物联合在不同肿瘤中的作用,包括乳腺癌。

另一个强有力的 PARP 抑制剂,BMN673 的Ⅰ期临床研究正在开展。2013 年 7 月 24 日的 biomarin 研究的中期报告显示,根据 RECIST 标准,在 *BRCA*1/2 胚系突变的乳腺癌患者中有效率为 50%(9/18)。BMN-673 在 *BRCA*1/2 突变的乳腺癌中作用的Ⅲ期临床研究已在 2013 年底开展。

前 列 腺 癌

有数据表明,*PARP* 不仅参与 DNA 损伤调节,还参与了雄激素受体(AR)的转录调节,并抑制 AR 靶基因表达和肿瘤增殖。*PARP* 也可以调控成红血细胞转化特异性基因的重排,如 *ERG*,抑制 *PARP* 后可以在 *TMPRSS*2-*ERG* 重排前列腺癌模型中发挥作用。早期临床试验有证实 PARP 抑制剂在 *BRCA* 基因缺陷、去势内分泌治疗抵抗的前列腺癌(CRPC)中具有抗肿瘤作用。在 Fong 等人的Ⅰ期临床试验中,*BRCA*2 突变的 CRPC 患者接受 olaparib 治疗后,骨转移病灶好转,PSA 水平下降超过 50%,并在该研究中接受 olaparib 治疗超过 2 年。

在前面提到的 niraparib 的Ⅰ期临床试验中(见上皮性卵巢癌部分),21 例 CRPC 患者,9 名患者(43%)平均疾病稳定时间为 254 日。虽然没有进行影像学评估,但几位患者中循环肿瘤细胞数量减少 30%。还有 1 名患者 PSA 减少超过 50%。这项研究为 PARP 抑制剂在 CRPC 中的作用提供了初步证据。

胰 腺 癌

5%~8% 的胰腺癌病例有 *BRCA*1/2 基因的胚系突变。在有胰腺癌病史的犹太家庭中突变比率高达 17%,*BRCA*2 基因突变者患胰腺癌的终身风险估计是普通人群的 3.5~10 倍。

在一项单中心的研究中,Lowery 等共分析了 15 例 *BRCA*1/2 突变的转移性胰腺癌。4 例患者接受了单药 PARP 抑制剂或 PARP 抑制剂联合化疗,其中 3 名患者根据 RECIST 标准达到了 PR,还有 1 名患者疾病稳定达到 6 个月,平均生存时间达到 27.6 个月。

另外一项大型 Ⅱ 期研究结果显示,298 例具有 BRCA1/2 突变的晚期实体肿瘤患者,接受 olaparib 400 mg 每日 2 次治疗。其中有 23 名为吉西他滨耐药的晚期胰腺癌患者,客观有效率为 21.7%。36% 的患者 PFS 时间超过 6 个月,12 个月时 OS 为 41%。这些数据表明 PARP 抑制剂在其他 HR 缺陷的肿瘤中有效,并且突显示出个体化治疗在胰腺癌治疗中的重要性。

其他肿瘤 PARP 抑制剂治疗

最新的临床前证据表明 PARP 抑制剂可能在其他与 BRCA1/2 基因关系较小的肿瘤中具有活性,比如小细胞肺癌(SCLC)、胃癌和肉瘤。最近,有研究显示 PARP1 在 SCLC 中 mRNA 和蛋白质水平均呈高表达。最近的另外一项研究表明,在 ERCC1 缺陷的细胞接受 PARP 抑制剂治疗后,显示与治疗相关的 DSB 延长,延长 G_2 期到 M 期的停滞,提示 PARP 抑制剂可能在 ERCC1 缺陷的非小细胞肺癌(NSCLC)中有一定作用。近期 Ⅰ 期临床结果显示,11 例接受过治疗的 SCLC 患者接受了 PARP 抑制剂 BMN-673 治疗后,2 例患者达到了部分缓解。尤因肉瘤通常含有 EWS-FLI1 或 EWS-ERG 融合基因。一些研究表明这些基因组融合与 PARP1 相互作用,PDX 模型提示其对于 PARP 抑制剂治疗敏感。目前 PARP 抑制剂在 SCLC 和尤因肉瘤中的临床研究正在开展。

另外还有一些 PARP 抑制剂在胃癌中应用的早期临床研究。临床前研究提示通过免疫组织化学方法检测,ATM 的低表达与 olaparib 的治疗反应相关。最近,一项紫杉醇联合 olaparib 对比紫杉醇单药在复发或转移性胃癌中应用的 Ⅱ 期临床研究在 2013 年 ASCO 会议上进行了报道(Bang 等,J Clin Oncol,2013,31 suppl; abstract 4013)。在该研究中,50% 入组患者为 IHC 检测 ATM 表达低水平,两组之间有较好的

平衡性。共入组 123 例患者,随机接受 olaparib 100 mg 每日 2 次口服或安慰剂联合紫杉醇 80 mg/m^2,第 1、8、15 日,静脉化疗,每 28 日为 1 个周期,直至疾病进展。联合治疗后,患者接受维持治疗 olaparib 200 mg 每日 2 次或安慰剂,直到疾病进展。主要终点是 PFS 和次要终点是 OS。联合治疗组患者有更多的骨髓抑制、治疗延迟和剂量减量。PFS 在联合组和单药组之间无明显差异(分别为 3.9 个月和 3.6 个月,HR = 0.80,95% CI = 0.54,1.18,P = 0.261)。然而,有趣的是,联合组与紫杉醇单药组相比 OS 延长了 4.8 个月(13.1 个月对 8.3 个月,HR = 0.56,95% CI = 0.35,0.87,P = 0.010)。无论是在总体人群还是 ATM 低表达人群中,联合组 OS 均有延长,在 ATM 低表达人群中,OS 获益更多。

另外,还有 1 例晚期子宫内膜癌中应用 PARP 抑制剂的病例报告,为 1 例铂类敏感、有肿瘤家族史,可能存在 DNA 修复障碍,推测适合使用 olaparib 治疗的患者,并且有多发的内脏转移,包括在治疗前 2 周中发现的多发脑转移。患者继续进行 olaparib 400 mg 每日 2 次治疗,在治疗 10 周后影像学评估显示脑转移病灶变小,根据 RECIST 评价疾病稳定。该患者没有 BRCA1/2 胚系突变,但有 PTEN 表达缺失。该例 olaparib 治疗有效的个案报道也支持基础研究提出的 PTEN 参与了维持基因组完整性的理论,PTEN 缺失的细胞无法进行放疗导致 DSB 修复,因此可能对 PARP 抑制敏感。该患者的脑转移瘤对 olaparib 单药治疗有效,其他转移病灶稳定,提示 PARP 抑制剂可能在子宫内膜癌中起一定作用,但还有待进一步研究。

其他开发中的 PARP 抑制剂

veliparib(ABT-888)

veliparib 的 0 期临床研究的药效学数据已经证明,在接受 veliparib 50 mg 治疗 24 h 后的肿瘤活检发现 PARP 的抑制率超过 48%。开放的单臂 Ⅰ 期临床研究将 veliparib 联合口服环磷酰胺

节拍化疗治疗晚期实体肿瘤和淋巴瘤。该项研究共纳入了 35 例接受过至少四线抗肿瘤治疗的患者。该研究中共包括 8 个不同剂量坡度的联合治疗。MTD 为 veliparib 60 mg 联合环磷酰胺 50 mg，每日 1 次，21 日为 1 个周期。35 名患者中共有 7 名患者达到了 PR，另有 6 名患者疾病稳定至少 6 个周期，包括 1 名低度淋巴瘤患者疾病稳定达到 42 个周期。在入组的这 35 名患者中，13 名证实了 *BRCA* 胚系突变，其余 22 例患者 *BRCA* 状态未知。在 *BRCA* 突变患者中，6 位患者达到 PR，包括 1 例 *BRCA*2 突变卵巢癌患者的靶病灶达到了 CR，虽然 CA125 水平有所升高。另外有 3 名 *BRCA* 突变患者达到长时间的疾病稳定。由于并没有进行常规的 Ⅰ 期研究，因此 ABT - 888 单药的作用还不清楚。然而，基于此项 Ⅰ 期临床研究，一项随机的多中心 Ⅱ 期临床研究正在进行，比较环磷酰胺节拍化疗单药或联合 veliparib 治疗 *BRCA* 突变的晚期卵巢癌、HGSOC、TNBC 和低等级淋巴瘤（Clinical Trials.gov。编号：NCT01306032）。

在 2013 年 ASCO 会议上，有一项顺铂、吉西他滨 ± veliparib 治疗 *BRCA* 或 *PALB*2 突变 Ⅲ/Ⅳ 期胰腺癌的 Ⅱ 期临床研究。这是第一个包括 veliparib 单药治疗组的临床研究。主要研究终点是根据 RECIST 标准评价的反应率（摘要 TPS4144）。另外报道了一项 veliparib 联合卡铂治疗 44 例三阴性或 HER2 阴性、激素受体阳性的转移性乳腺癌的 Ⅰ 期临床研究（*BRCA* 突变或 fanconi 通路缺陷）。Ⅱ 期临床研究中采用的剂量是卡铂 AUC 5，d1；veliparib 250 mg 每日 2 次，d1 - 21，21 日为 1 个周期。血小板减少是其主要的毒性。43 名可评价患者中部分缓解率为 18.6%，16 名 *BRCA* 突变或 Fanconi 缺陷的患者中则为 25%。另外一些 veliparib 联合其他化疗药物治疗晚期卵巢癌的临床研究正在开展。

rucaparib （AG014699，PF0136738）

rucaparib 是另一种与 olaparib 类似的 PARP 抑制剂。与 veliparib 一样，最初的临床研究主要集中联合治疗。一项 Ⅰ 期临床试验主要研究静脉使用 AG014699 联合替莫唑胺 d1 - 5，28 日为 1 个周期。在该研究的剂量爬坡部分中，共入组了 17 名患者，替莫唑胺治疗的初始剂量 100 mg/m^2。AG014699 静脉使用剂量达到 12 mg/m^2 的话，PBMC 中检测 PARP 的抑制率达到 74%～97%。在黑色素瘤和 GIST 的患者中达到了 PR。在本研究的第二部分，AG014699 的剂量固定在 12 mg/m^2，替莫唑胺增加至最大 200 mg/m^2。4 例黑色素瘤患者和 3 例前列腺癌、胰腺癌和平滑肌肉瘤患者疾病稳定时间超过 6 个月。

基于该研究，Ⅱ 期临床研究评价 rucaparib 12 mg/m^2 静脉注射与替莫唑胺 200 mg/m^2 d1 - 5 口服，28 日为 1 个周期，在 46 例未接受过化疗的晚期转移性黑色瘤患者中的疗效。其中有 8 名患者达到 PR（17.4%），另外 8 名患者（17.4%）疾病稳定时间超过 24 周。中位 PFS 为 3.5 个月，36% 的患者 PFS 时间大于 6 个月。中位 OS 为 9.9 个月，1 年生存率为 40%。这个联合治疗方案的骨髓毒性较高，具体的毒性将在"PARP 抑制剂联合治疗"部分进行阐述。

随着 PARP 抑制剂单药治疗的作用逐渐明确，需要新增 rucaparib 的口服剂型。目前的研究主要集中在这一点上。Ⅰ 期剂量爬坡临床试验的结果显示，口服 rucaparib 600 mg 每日 2 次可作为 Ⅱ 期和 Ⅲ 期试验的推荐剂量。研究者报告约 50% 的患者出现 2 度和 3 度的骨髓抑制，包括 3 度贫血（29%）、中性粒细胞减少（29%）和血小板减少（14%）。在接受 300 mg/d 治疗的 *BRCA* 胚系突变的卵巢癌患者中，疾病控制率（CR + PR + SD＞24 周）为 70%。最近，另一项 rucaparib 联合卡铂治疗的 Ⅰ 期临床研究报道了其中期结果。该研究共入组了 23 例患者，分别接受不同剂量的卡铂（AUC 3、4 和 5）和 rucaparib（80 mg、120 mg、180 mg、240 mg 和 360 mg）联合治疗。尽管产生了预计中的骨髓抑制毒性，但卡铂和 rucaparib 联合治疗总体具有良好的耐受性，在各个剂量水平，疾病控制率都达到 50%。

iniparib

iniparib（4 - 碘 - 3 - 硝基苯甲酰胺）是一个

PARP 抑制剂，但后来的研究表明，这并不是其主要的作用方式。它是一种与烟酰胺结构相似的苯甲酰胺，并根据其结构相似性设计的 PARP 抑制剂。

在转移性三阴性乳腺癌中的一项 Ⅱ 期研究显示，iniparib 可以将 PFS 从 3.6 个月延长至 5.9 个月（HR = 0.59；$P = 0.01$），OS 从 7.7 个月延长至 12.3 个月（HR = 0.57；$P = 0.01$），总体反应率由 32% 提高至 52%（$P = 0.02$）。但由于其 Ⅲ 期临床研究并没有得到类似的结果，目前为止还没有进一步的临床发展空间。

PARP 抑制剂单药治疗的毒性

PARP 抑制剂单药治疗的耐受性通常较好。贫血和中性粒细胞减少等血液学毒性较多，但多为 1～2 度。各个研究中报道的 3～4 度贫血和中性粒细胞减少的发生概率为 2%～10%。niraparib 的血小板减少发生概率较高（15% 的患者出现 3 度血小板减少）。PARP 抑制剂的骨髓毒性与剂量相关，并且毒性可以累积。

非血液学毒性，各个研究报道的有恶心、乏力、厌食、腹泻或便秘、呕吐、失眠等。情绪变化和嗜睡在 olaparib 的 Ⅰ 期临床试验中也有相关报道。一位接受 niaraparib 的患者出现了 3 度的肺炎。这些不良反应通常为轻度至中度，并且为自限性的，可以通过保守治疗进行控制。

PARP 抑制剂联合治疗

PARP 抑制剂联合细胞毒药物。基础研究数据发现了 PARP 抑制剂联合细胞毒性化疗可以通过破坏 DNA 修复增强肿瘤细胞对化疗的敏感性。

目前，联合治疗的临床研究较少，发现与 PARP 抑制剂单药相比，联合治疗的毒性更高。在 AG014699（rucaparib）和替莫唑胺联合治疗的 Ⅰ 期临床研究中发现，静脉注射 18 mg/m² rucaparib 可以导致剂量限制毒性的骨髓抑制。当 rucaparib 剂量为 12 mg/m² 时，耐受性较好，

没有出现 3～4 度的毒性。在 Ⅱ 期研究中，rucaparib 12 mg/m² 联合替莫唑胺 200 mg/m² 可以导致 54% 的患者出现骨髓抑制，需要替莫唑胺减量 25%。3～4 度的血液学毒性包括贫血（4%）、淋巴细胞减少（30%）、血小板减少（57%）和中性粒细胞减少（61%）。另外，严重或长期的骨髓抑制导致 54% 的患者需要减少替莫唑胺剂量。该研究中有 2 名患者死亡，1 例是由于全血细胞减少导致的粒细胞缺乏性感染，另 1 例是由于药物导致的肝肾功能衰竭。

另外一项 olaparib 联合顺铂和吉西他滨的 Ⅰ 期临床研究也出现了骨髓抑制毒性。初始剂量为 olaparib 100 mg 每日 2 次 d1 - 4；顺铂 60 mg/m²，d3；吉西他滨 500 mg/m²，d3，d10，21 日为 1 个周期。由于持续的血小板减少和中性粒细胞减少，剂量进行了 2 次的修订。MTD 为 olaparib 100 mg 每日 2 次（d1），顺铂 60 mg/m²（d1），吉西他滨 500 mg/m²（d1，d8，21 日为 1 个周期）。分别有 61%、61% 和 57% 的患者出现了 3～4 度的中性粒细胞减少、淋巴细胞减少、血小板减少。35% 和 30% 的患者出现 3～4 度的贫血和白细胞减少。提示即使低剂量的 olaparib 联合顺铂、吉西他滨化疗，也存在血液学毒性。根据 RECIST 标准，2 例胰腺癌患者和 1 例非小细胞肺癌患者达到了部分缓解，13 例患者疾病稳定，包括 1 例 *BRCA* 基因突变的卵巢癌患者。

一项安慰剂对照的随机 Ⅱ 期临床观察紫杉醇联合卡铂化疗 ± olaparib 同时或序贯使用在 162 例铂类敏感的复发性卵巢上皮肿瘤中的作用。患者的分层因素包括既往铂类药物使用的线数、铂类药物停用间期、治疗方法［A 组：卡铂 AUC 4（静脉滴注，d1）和紫杉醇 175 mg/m²（静脉滴注，d1）联合 olaparib 200 mg 每日 2 次（d1 - 10，21 日为 1 个周期，共 6 个周期），序贯 olaparib 单药治疗 400 mg 每日 2 次；B 组：卡铂 AUC 6（静脉滴注，d1）和紫杉醇 175 mg/m²（静脉滴注，d1），化疗 6 个周期，随访直至疾病进展］。主要研究终点是 PFS。共入组了 156 例患者（A 组，$N = 81$；B 组，$N = 75$），其中 121 例患者接受维持治疗或随访（A 组，$N = 66$；B 组，$N = 55$）。A 组的不良

事件发生率更高,如在联合治疗阶段的脱发、疲劳和恶心等。在维持治疗阶段,olaparib 组也有更多的治疗中断。初步的结果报道有效率 A 组 64%对 B 组 58%。与观察组相比,维持治疗可以将中位 PFS 从 9.6 个月提高到 12.2 个月(中位 PFS:12.2 个月对 9.6 个月;HR,0.51;95% CI,0.34~0.77;$P = 0.001\,2$)。

最近的几项临床研究目前正在探索不同 PARP 抑制剂与化疗药物的联合治疗。虽然结果尚未公布,PARP 抑制剂和化疗药物联合治疗的毒性有协同作用,尤其骨髓抑制是导致减量的主要原因,这可能会影响联合治疗的开展,特别是与烷化剂的联合。

PARP 抑制剂联合 PI3K 抑制剂。PI3K 通路在许多肿瘤中出现异常,主要是由于缺少 PTEN 的负调控,PIK3CA 基因突变或 EGFR 过表达引起的。研究发现 PI3K 可维持 HR 的稳定,并且是 DSB 修复所必需的。基础研究探讨了 PI3K 抑制剂在 HR 通路上的作用以及 PI3K 抑制剂与 PARP 抑制剂联合应用的可能性。Ibrahim 等人的一项研究显示 PI3K 抑制剂可以到导致 BRCA 缺陷、PTEN 缺失的 TNBC 细胞系中 γH2AX 水平的增加,这是 DNA 损伤的一个标记。此外他们发现 PI3K 抑制剂 BKM120 可以降低 BRCA1/2 的表达,增加 PAR 形成,导致对 PARP 抑制剂敏感。此外,BKM120 联合 olaparib 的 PI3K 和 PARP 双重阻断可以抑制 2/3 TNBC 患者的 PDX 肿瘤生长。ERK 和转录因子 ETS1 的活化,可能是减少 BRCA 表达的机制。

在另一项研究中,运用了 BRCA1 基因缺陷的乳腺癌小鼠模型。在使用了 PI3K 抑制剂 BKM120 之后,PET-CT 显示肿瘤的 FDG 摄取下降 46.7%,并且发现磷酸化 AKT 和肿瘤血管有所下降。与 Ibrahim 等的研究类似,BRCA1 基因敲除的乳腺癌小鼠在接受 BKM120 治疗后,DSB 的标记磷酸化 H2AX 水平增高。olaparib 和 BKM120 的联合治疗产生了协同作用,与单药相比,有更好的抗肿瘤作用。PI3K 抑制导致 HR 修复的障碍。PI3K 抑制剂可以导致 BRCA 缺陷原本就有 HR 缺陷的肿瘤加重其 HR 缺陷的程度。这些细胞更依赖于 PARP 介导的修复,PARP 抑制剂可以导致这些细胞死亡。

olaparib 和 BKM120 联合治疗在小鼠中耐受性较好,并没有明显的毒性,并不像 PARP 抑制剂和细胞毒药物联合那样,因此可以进行足剂量的使用。在 2014 年的 ASCO 会议上,一项 BKM120 联合 olaparib 治疗 TNBC 或者 HGSOC 的临床研究进行了相关报道。该研究共入组了 46 例患者,其中 34 例为 HGSOC(24 例 BRCA 突变)、12 例患者 TNBC(11 例 BRCA 突变)。正在进行的研究采用的剂量为 BKM120 50 mg 每日 1 次和 olaparib 300 mg 每日 2 次。DLT 主要包括 3 度高血糖和转氨酶升高。另外一名患者出现了 3 度的抑郁。主要的毒性包括 1~2 度恶心、疲劳、抑郁、高血糖、腹泻和贫血。共有 1 例 TNBC 患者完全缓解(10%)、2 例 TNBC 和 7 例 HGSOC 患者部分缓解(20%)。另外 2 例 TNBC(20%)和 15 例 HGSOC 患者(47%)疾病稳定。

PARP 和抗血管治疗。在卵巢癌中,抗血管治疗已被证实是一种有效的治疗手段。最近的基础研究数据表明,抗血管药物与 PARP 抑制剂之间有相互作用。Tentori 等发现在 PARP1 敲除的小鼠中血管生成减少,在接受 PARP 抑制剂 GPI15427 治疗的内皮细胞中血管生成也减少。PARP 抑制在体内或体外均已证实可以减少血管生成。

最近的一项 olaparib 和贝伐珠单抗联合治疗晚期实体肿瘤的 Ⅰ 期临床研究共入组了 12 例患者,接受 olaparib(100 mg、200 mg、400 mg,每日 2 次)联合贝伐珠单抗(10 mg/kg,每 2 周 1 次)治疗。结果显示 olaparib 400 mg 每日 2 次联合贝伐珠单抗 10 mg/kg 的联合治疗耐受性良好,没有明显的剂量限制性毒性。其中有 1 名患者出现了贝伐珠单抗相关的肠穿孔。

最近发表了另外一项 olaparib 联合血管生长因子受体酪氨酸激酶抑制剂 cediranib 治疗的 Ⅰ/Ⅱ 期临床研究的结果。该研究共入组了 28 例复发性卵巢癌,输卵管、原发性腹膜癌患者($N = 20$)或转移性 TNBC 患者($N = 8$)。60%的卵巢癌患者和 38%的 TNBC 患者有 BRCA1/2 突变。在爬坡试验中确定 MTD 为 cediranib 30 mg 每日 1 次和 olaparib 200 mg 每日 2 次。3 度或 4 度不良事件主要有抗血管生成药物相关的高血压(21%)、腹泻(18%)、中性粒细胞减少(11%),没有显示联合治疗后 PARP 抑制剂的相关毒性有所增加。在可以评价的卵巢癌患者中($N = 18$),总体有效率和临床获益率分别为 41% 和 61%,中位 PFS 时间为 8.7 个月。这个结果与 olaparib 单药治疗相似。2014 年的 ASCO 会议上报道了另外一项 II 期随机临床研究,比较 olaparib 联合 cediranib 或 olaparib 单药在铂类敏感的复发卵巢癌的作用。共入组了 90 例铂类敏感的复发卵巢癌患者,随机接受 olaparib 400 mg 每日 2 次单药治疗或 olaparib 200 mg 每日 2 次和 cedirinib 30 mg 每日 1 次联合治疗。该研究中包括 *BRCA* 基因突变患者($N = 47$)和 *BRCA* 基因状态不明患者($N = 43$),并根据患者的 *BRCA* 状态和既往是否接受抗血管生成药物进行分层。复发后没有接受过血管生成药物或者 PARP 抑制剂的患者可以入组。联合组与单药组相比可以显著改善中位 PFS(17.7 个月对 9.0 个月;HR, 0.42; 95% CI, 0.23～0.76; $P = 0.005$)。单药组与联合组的有效率分别为 47.8% 和 79.6%($P = 0.002$)。研究者同时分析了 olaparib 联合 cediranib 在 *BRCA* 基因突变或 *BRCA* 野生型/状态不明的患者中的作用。olaparib 联合 cediranib 在 *BRCA* 突变的患者中有延长 PFS 的趋势(PFS 19.4 个月对 16.5 个月;HR, 0.55; 95% CI, 0.24～1.25; $P = 0.16$)。然而,耐人寻味的是,在 *BRCA* 基因野生型或状态不明的患者中,联合组与单药组相比 PFS 延长了 10.8 个月(16.5 个月对 5.7 个月;HR, 0.32; 95% CI, 0.14～0.74; $P = 0.008$)。这些结果提示 *BRCA* 基因野生型/未知的患者可以从 cediranib 中获益,而在 *BRCA* 突变的患者中则可能从 olaparib 中获益。联合组与单药组相比,3～4 度毒性有所增加(70% 对 7%),主要包括疲劳、腹泻和高血压。因为抗血管生成治疗和 PARP 抑制剂在随机研究中均取得了阳性结果,后续的研究可能会关注两药联合在维持治疗中的作用。

PARP 抑制剂疗效预测标志物

基础研究发现的 *BRCA*1/2 基因胚系突变对 PARP 抑制剂有效的理论已经通过临床研究的数据证实。换言之,*BRCA*1/2 基因胚系突变是 PARP 抑制剂治疗的预测标志物。然而,在没有 *BRCA*1/2 基因胚系突变的患者中,我们仍能看到 PARP 抑制剂起作用。如何在 *BRCA*1/2 基因野生型的患者中找到疗效预测标志物有巨大的临床价值,特别是可以有利于在开展 PARP 抑制剂的前瞻性临床研究中富集患者。由于基因修复机制相当复杂、涉及多种蛋白质,并且蛋白质之间存在相互作用,因此对于 *BRCA* 基因野生型但是具有 BRCA 样表现的患者而言,要找到一个潜在的疗效预测标志物是 PARP 抑制剂治疗的一个巨大挑战。目前已经正在开展一些鉴定疗效标志物的研究工作,将在下文中进行归纳总结。

HR 缺失的功能分类。HR 功能缺陷的细胞对 PARP 抑制剂治疗敏感。因此,广义上说,HR 缺陷可以作为 PARP 抑制剂的疗效预测标志物。一些药代动力学的检测,可以用来量化 DSB,同时衡量细胞通过 HR 通路来进行 DNA 修复的能力,比如 H2AX foci(γHAX)的磷酸化是 DSB 的标志,Rad51 foci 是 HR 通路缺陷的标志。Rad51 foci 由 DNA 修复蛋白组成,DNA 损伤可以使其在细胞内低表达,提示 HR 通路功能的减退或缺失。临床前研究显示,HR 缺陷包括 *XRCC*3 及 *BRCA*1 突变或表观遗传沉默,RAD51 foci 表达明显降低,并且对 PARP 抑制剂 AG014699 敏感。

一项临床前研究发现,在来源于上皮性卵巢肿瘤腹水的卵巢癌细胞系中,Rad51 foci 的形成可以用来区分 HR 状态,并且发现与体内试验对 PARP 抑制剂 AG014699 的治疗反应相关。研究者进一步将这种 HR 分类运用于 50 个未经化疗的患者,并将其与体外对 AG014699 的敏感性相联系。患者在接受减瘤手术及含铂化疗后,中位随访时间为 14 个月。根据 HR 分类,对含铂方案化疗的反应、PFS 和 OS 都进行了分析。HR 缺陷的患者较 HR 高表达的患者对铂类更敏感(53.8%

对 16.7%；$P<0.063$），铂类化疗间期也较长（6 个月对 4 个月）。就像预计的那样，HR 高表达往往提示铂类药物耐药。在腹水来源肿瘤细胞培养中，可以看到 98% 的 HR 缺陷的细胞对 PARP 抑制剂 AG014699 敏感，HR 高表达的细胞则无效（$P<0.001$）。HR 高表达的患者较 HR 缺失者，其进展更快，6 个月复发比例更高（33.3% 对 7.7%，$P=0.024$）。HR 缺陷的女性患者有更长的 PFS 和 OS。作者称这种 HR 的分类方法能够有效地鉴别 HR 缺陷组。具有 HR 缺陷的患者往往为浆液性肿瘤，对铂类更为敏感，并且预后更好。

另一个类似的研究，乳腺癌新辅助化疗前后活检标本中 RAD51 foci 的核表达情况可作为新辅助治疗疗效的预测标志。RAD51 foci 低表达通常认为是 HR 缺陷，它可能是以蒽环类为基础的化疗疗效的预测标志物。

核 RAD51 foci 的减少是否能作为 PARP 抑制剂敏感性的预测指标需要前瞻性临床研究的进一步验证。这项功能研究的开展存在一些问题，它耗时并且很难在临床实验室常规开展。另外它还需要有创操作来获取治疗后的组织标本来评估患者的 HR 状态。

基因表达谱分析。基因表达谱分析也同样用来筛选 PARP 抑制剂敏感性标志物。例如，Konstantinopoulos 等利用基因芯片建立了一个由 60 个基因组成的 BRCA 阵列。他们在 BRCA 突变以及散发的卵巢癌患者中验证了这个基因阵列，发现具有 BRCA 样表达的患者 DFS 及 OS 都具有明显优势。另外 BRCA 基因阵列还能在 Capan－1 克隆中预测对 PARP 抑制剂的敏感性。这类基因阵列表达谱的应用存在潜在的局限性，因为缺乏可重复性。技术方法的复杂性，以及缺乏明确的操作及评价标准也限制了其在临床的开展和运用。

免疫组化检测。运用免疫组化技术对 BRCA 功能异常进行检测是简单易行的一种方法。这项研究中，研究者从癌症及肿瘤基因谱计划中（TCGA）筛选出了 43 例 BRCA1/2 突变的高级别浆液性卵巢癌（HGSOC）。他们发现 BRCA1 染色的异常（BRCA1 缺失或者可疑缺失）100% 与

BRCA 胚系突变相关。研究者进一步在另外 70 例患者中进行验证，得出这样的结论：免疫组化 BRCA1 染色异常 100% 能预测 BRCA1 的胚系突变，免疫组化检测可作为高度恶性的浆液性卵巢癌进一步检测 BRCA1 功能的分层因素。IHC 的可能问题在于缺乏一致性及可重复性，因为 IHC 的操作主观性强并且染色的解读困难。另外，IHC 能否预测 BRCA2 的胚系突变目前仍不清楚。

PARP 抑制剂耐药

尽管 BRCA1 胚系突变的患者对 PARP 抑制剂的敏感性很高，但不是所有的 BRCA1 或 BRCA2 突变患者都对 PARP 抑制剂敏感，另外也有可能在最初治疗一段时间后出现继发性耐药。因为 PARP 抑制剂的发展还处在一个早期阶段，产生耐药的机制目前还并不清楚。可能的机制大致包括细胞内 HR 作用增强或者某些因素降低 PARP 抑制剂对靶点的抑制作用。

HR 作用增强。细胞水平上能够修复细胞 HR 缺陷可能是 PARP 抑制剂抵抗的重要机制。例如，BRCA2 c.6174delT 突变可以导致开放读码区的修复，与 PARP 抑制剂耐药相关。在这个事件中，"功能获得"突变导致合成致死过程中某一部分缺乏从而增强了 HR 作用。这种现象在 2 个病例中得到证实出现，其中一个为高度恶性的浆液性卵巢癌，提示这个机制可能在临床应用中有重要意义。但是在 6 例接受 olaprib 治疗后出现耐药的 BRCA 突变卵巢癌患者中并没有发现类似 BRCA 突变逆转的现象，提示 PARP 抑制剂耐药可能是由多因素造成的。另外有证据表明，携带亚等位基因 BRCA 突变的肿瘤如 BRCA1（C61G）突变对 PARP 抑制剂反应差，很可能对治疗产生抵抗。

另一个耐药相关的机制涉及核蛋白 53BP1。53BP1 和 BRCA1 共同控制 NHEJ 或 HR 通路介导的 DNA 修复平衡。研究表明在 HR 缺陷 BRCA 突变的细胞中，抑制 53BP1 可以通过 ATM 依赖的 HR 修复促进 PARP 抑制剂耐药。

53BP1 缺失可导致 BRCA1 突变小鼠乳腺肿瘤对 PARP 抑制剂产生耐药。

同样下调小分子 RNA miR－182 可以通过负调控 BRCA1 表达来引起 PARP 抑制剂耐药。PARP1 对 BRCA2 的功能起着负调控的作用。因此 PARP 抑制剂下调 PARP1 可能造成 BRCA2 的过表达，导致 HR 作用增强，产生 PARP 抑制剂耐药。

降低 PARP 抑制剂的有效性或降低其靶点水平。PARP1 是 PARP 抑制剂抗肿瘤作用的主要也是必要的作用靶点。因此 PARP1 水平或活性的下降可以造成 PARP 抑制剂耐药。有报道提示即使细胞中 PARP1 的水平正常，但 PARP1 酶的催化活性下降，同样能造成 PARP 抑制剂耐药。

多药耐药蛋白 P－糖蛋白（P－gp）也涉及 PARP 抑制剂的外流。有报道显示 P－gp 的抑制剂 tariquidar 可逆转 PARP 抑制剂耐药，并使其恢复敏感性。

最后，有报道显示 6－thioguanine（6TG）可以有效杀伤 BRCA1 缺陷细胞，但因 P－gp 过达而产生耐药。研究者发现 6TG 对于 PARP 抑制剂或顺铂产生耐药的细胞具有致命的杀伤作用，主要通过恢复其 BRCA2 基因表达。他们认为 6TG 可能是治疗 PARP 抑制剂或铂类耐药晚期肿瘤的有效手段。英国正在进行一项 II 期临床研究，在已知 BRCA 突变的肿瘤中运用 6－mercaptopurine 和低剂量甲氨蝶呤进行治疗（Clinical Trial。编号：NCT01432145）。

PARPi 抵抗后的铂类敏感

由于上皮性卵巢肿瘤患者最终可能会出现 PARP 抑制剂耐药，什么剂量 PARP 抑制剂治疗可能会影响后续的铂类化疗目前仍不清楚。这个问题对于接受 olaprib 维持治疗的患者非常重要，因为患者在维持治疗进展后会再次接受后续的铂类药物化疗。Ang 等的一项回顾性研究，观察了 PARP 抑制剂耐受的患者对后续化疗的反应。共入组了 89 例 PARP 抑制剂耐药的 BRCA1/2

突变的上皮性卵巢肿瘤患者，她们在 PARP 抑制剂之前平均接受了三线化疗。患者根据 CGIC 标准可分为铂类耐药（40%）、部分铂类敏感（43%）和铂类敏感（17%）。78 例患者可通过 CA125 水平及 RESIST 标准评估疗效。在这 78 例患者中，PARP 抑制剂耐药后，53 例患者接受了含铂方案化疗，其余患者接受了 PLD、紫杉类或其他药物化疗。总体对含铂化疗的有效率分别为 40%（RECIST）和 49%（RECIST/CA125）。在 PARP 抑制剂治疗前后的铂类药物化疗间期是影响 olaprib 耐药后再次接受含铂化疗反应的主要因素。研究还发现 olaprib 最佳疗效与 PARP 抑制剂后铂类药物有效率之间存在相关的趋势。这些数据表明 PARP 抑制剂耐药后，化疗仍有一定的有效率。

总结铂类耐药后使用 PARP 抑制剂以及 PARP 抑制剂耐药后使用铂类都存在一定的有效率，表明两者间存在不完全的交叉耐药。比较明确的是，继发的 BRCA 突变可造成 PARP 抑制剂耐药，但也可能涉及其他机制。

总结及未来的方向

PARP 抑制剂将合成致死的概念从实验扩展到了临床实践。早期临床研究证实了 PARP 抑制剂的安全性和有效性。实际应用过程中，在 BRCA1/2 突变的晚期/复发上皮性卵巢肿瘤患者中单药 PARP 抑制剂取得了令人鼓舞的疗效，即使是在那些前期经过多线化疗的患者。

尽管 PARP 抑制剂在铂类敏感的患者中有效率较高，在铂类耐药及铂类难治的患者中同样有效并可获得长期的疾病稳定，这个现象提示在 PARP 抑制剂和铂类耐药的过程中存在不同的或者部分重叠的机制。PARP 抑制剂在上皮性卵巢肿瘤中的活性不仅局限于 BRCA 胚系突变的患者。临床研究发现在 BRCA 野生型 HGSOC 患者中 PARP 抑制剂也有治疗活性，经 TCGA 的数据证实多达 50% 的 HGSOC 存在基因水平或表观遗传水平异常导致的 HR 功能障碍。

BRCA1/2 胚系突变或体细胞突变的患者更

能取得 PFS 获益。但并没有转化成 OS 的获益，值得注意的是，23% 的对照组患者交叉至 PARP 抑制剂治疗。长期使用 PARP 抑制剂的毒性需要进一步明确，但目前而言仍相对安全。对铂类化疗敏感的患者运用 PARP 抑制剂进行维持治疗的作用需要进一步的研究证实，可能受 BRCA 基因状态的影响。

基础研究显示 PARP 抑制剂联合细胞毒药物的抗肿瘤作用，然而临床上应用联合治疗的各个临床研究都发生了严重的骨髓毒性，导致剂量减量及治疗延迟。患者的选择、优化与 PARP 抑制剂联合的化疗药物，以及联合治疗的合适顺序及布局是联合治疗临床研究设计的最大挑战。骨髓抑制是各个 PARP 抑制剂的共同不良反应，尤其是高剂量治疗时。在将来的临床研究中，间断性 PARP 抑制剂单药治疗可能是避免骨髓毒性的方法之一。

临床前及早期的临床研究提示：PARP 抑制剂联合其他靶向治疗药物，比如抗血管生成因子及 PI3K 抑制剂，产生令人鼓舞的疗效，使其可扩大在 EOC 中的应用，并有待进一步的研究。

尽管 PARP 抑制剂在 BRCA1/2 突变的乳腺癌中体现出抗肿瘤活性，但其单药在三阴性乳腺癌中的疗效并不像在 HGSOC 中那样好。目前的临床研究只支持在 BRCA1/2 突变的乳腺癌中应用 PARP 研究者。在一些 BRCA 野生型的前列腺癌和胰腺癌患者中，也和 BRCA 突变的肿瘤一样，PARP 抑制剂体现出了治疗活性，这需要在没有 BRCA 胚系突变的肿瘤中发现 PARP 抑制剂的疗效预测标志物。对于疗效预测标准物的筛选和鉴别正在进行中。前瞻性的临床研究可进一步验证这些标志物并且阐明铂类药物敏感与 HR 状态的关系。然而，目前 PARP 抑制剂最先获批的应该还是在 BRCA1/2 突变的卵巢癌中的运用。

最初对 PARP 抑制剂的期待已经被阳性的临床研究结果所证实，特别是维持治疗，然而对原发性及继发性耐药的机制探索目前仍面对巨大的挑战。获得 PARP 抑制剂治疗患者的组织标本，可以研究肿瘤在时间和空间上的异质性，有望揭示其可能的耐药机制。

参 考 文 献

1　Alsop K，Fereday S，Meldrum C，et al. BRCA mutation frequency and patterns of treatment response in BRCA mutation-positive women with ovarian cancer：a report from the Australian Ovarian Cancer Study Group. *J Clin Oncol*. 2012；30(21)：2654 - 2663.

2　Byrski T，Gronwald J，Huzarski T，et al. Pathologic complete response rates in young women with BRCA1-positive breast cancers after neoadjuvant chemotherapy. *J Clin Oncol*. 2010；28(3)：375 - 379.

3　Miki Y，Swensen J，Shattuck-Eidens D，et al. A strong candidate for the breast and ovarian cancer susceptibility gene BRCA1. *Science*. 1994；266(5182)：66 - 71.

4　Wooster R，Bignell G，Lancaster J，et al. Identification of the breast cancer susceptibility gene BRCA2. *Nature*. 1995；378(6559)：789 - 792.

5　Easton D，Ford D，Peto J. Inherited susceptibility to breast cancer. *Cancer Surv*. 1993；18：95 - 113.

6　Struewing JP，Tarone RE，Brody LC，Li FP，Boice JD Jr. BRCA1 mutations in young women with breast cancer. *Lancet*. 1996；347(9013)：1493.

7　Easton DF，Ford D，Bishop DT. Breast and ovarian cancer incidence in BRCA1-mutation carriers. Breast Cancer Linkage Consortium. *Am J Hum Genet*. 1995；56(1)：265 - 271.

8　Easton DF，Narod SA，Ford D，Steel M. The genetic epidemiology of BRCA1. Breast Cancer Linkage Consortium. *Lancet*. 1994；344(8924)：761.

9　Easton D. Breast cancer genes-what are the real risks? *Nat Genet*. 1997；16(3)：210 - 211.

10　Ford D，Easton DF，Stratton M，et al. Genetic heterogeneity and penetrance analysis of the BRCA1 and BRCA2 genes in breast cancer families. The Breast Cancer Linkage Consortium. *Am J Hum Genet*. 1998；62(3)：676 - 689.

11　King MC，Marks JH，Mandell JB，et al. New York Breast Cancer Study Group. Breast and ovarian cancer risks due to inherited mutations in BRCA1 and BRCA2. *Science*. 2003；302(5645)：643 - 646.

12　Warner E，Foulkes W，Goodwin P，et al. Prevalence and penetrance of BRCA1 and BRCA2 gene mutations in unselected

Ashkenazi Jewish women with breast cancer. *J Natl Cancer Inst*. 1999; 91(14): 1241 – 1247.

13 Hoeijmakers JH, Genome maintenance mechanisms for preventing cancer. *Nature*. 2001; 411(6835): 366 – 374.

14 Hoeijmakers JH, DNA damage, aging, and cancer. *N Engl J Med*. 2009; 361(15): 1475 – 1485.

15 Ames BN, Shigenaga MK, Hagen TM. Oxidants, antioxidants, and the degenerative diseases of aging. *Proc Natl Acad Sci U S A*. 1993; 90(17): 7915 – 7922.

16 Coleman WB, Tsongalis GJ. The role of genomic instability in human carcinogenesis. *Anticancer Res*. 1999; 19(6A): 4645 – 4664.

17 Helleday T, Bryant HE, Schultz N. Poly(ADP-ribose) polymerase (PARP-1) in homologous recombination and as a target for cancer therapy. *Cell Cycle*. 2005; 4(9): 1176 – 1178.

18 Lindahl T. Recognition and processing of damaged DNA. *J Cell Sci Suppl*. 1995; 19: 73 – 77.

19 Ame JC, Spenlehauer C, de Murcia G. The PARP superfamily. *Bioessays*. 2004; 26(8): 882 – 893.

20 El-Khamisy SF, Masutani M, Suzuki H, et al. A requirement for PARP-1 for the assembly or stability of XRCC1 nuclear foci at sites of oxidative DNA damage. *Nucleic Acids Res*. 2003; 31(19): 5526 – 5533.

21 Fortini P, Dogliotti E. Base damage and single-strand break repair: mechanisms and functional significance of short- and long-patch repair subpathways. *DNA Repair (Amst)*. 2007; 6(4): 398 – 409.

22 Haber JE DNA repair. Gatekeepers of recombination. *Nature*. 1999; 398(6729): 665, 667.

23 Noel G, Giocanti N, Fernet M, Mégnin-Chanet F, Favaudon V. Poly(ADP-ribose) polymerase (PARP-1) is not involved in DNA double-strand break recovery. *BMC Cell Biol*. 2003; 4: 7.

24 Yang YG, Cortes U, Patnaik S, Jasin M, Wang ZQ, et al. Ablation of PARP-1 does not interfere with the repair of DNA double-strand breaks, but compromises the reactivation of stalled replication forks. *Oncogene*. 2004; 23(21): 3872 – 3882.

25 Kanaar R, Hoeijmakers JH, van Gent DC. Molecular mechanisms of DNA double strand break repair. *Trends Cell Biol*. 1998; 8(12): 483 – 489.

26 Rich T, Allen RL, Wyllie AH. Defying death after DNA damage. *Nature*. 2000; 407(6805): 777 – 783.

27 Paull TT, Gellert M. The 3′ to 5′ exonuclease activity of Mre 11 facilitates repair of DNA double-strand breaks. *Mol Cell*. 1998; 1(7): 969 – 979.

28 Khanna KK, Jackson SP. DNA double-strand breaks: signaling, repair and the cancer connection. *Nat Genet*. 2001; 27(3): 247 – 254.

29 Helleday T, Lo J, van Gent DC, Engelward BP. DNA double-strand break repair: from mechanistic understanding to cancer treatment. *DNA Repair (Amst)*. 2007; 6(7): 923 – 935.

30 Moynahan ME, Chiu JW, Koller BH, Jasin M. Brca1 controls homology-directed DNA repair. *Mol Cell*. 1999; 4(4): 511 – 518.

31 Moynahan ME, Pierce AJ, Jasin M. BRCA2 is required for homology-directed repair of chromosomal breaks. *Mol Cell*. 2001; 7(2): 263 – 272.

32 Moynahan ME, Cui TY, Jasin M. Homology-directed DNA repair, mitomycin-c resistance, and chromosome stability is restored with correction of a Brca1 mutation. *Cancer Res*. 2001; 61(12): 4842 – 4850.

33 Patel KJ, Yu VP, Lee H, et al. Involvement of Brca2 in DNA repair. *Mol Cell*. 1998; 1(3): 347 – 357.

34 Venkitaraman AR. Cancer susceptibility and the functions of BRCA1 and BRCA2. *Cell*. 2002; 108(2): 171 – 182.

35 Scully R Role of BRCA gene dysfunction in breast and ovarian cancer predisposition. *Breast Cancer Res*. 2000; 2(5): 324 – 330.

36 Scully R, Chen J, Ochs RL, et al. Dynamic changes of BRCA1 subnuclear location and phosphorylation state are initiated by DNA damage. *Cell*. 1997; 90(3): 425 – 435.

37 Sharan SK, Morimatsu M, Albrecht U, et al. Embryonic lethality and radiation hypersensitivity mediated by Rad51 in mice lacking Brca2. *Nature*. 1997; 386(6627): 804 – 810.

38 Bhattacharyya A, Ear US, Koller BH, Weichselbaum RR, Bishop DK. The breast cancer susceptibility gene BRCA1 is required for subnuclear assembly of Rad51 and survival following treatment with the DNA cross-linking agent cisplatin. *J Biol Chem*. 2000; 275(31): 23899 – 23903.

39 Bryant HE, Schultz N, Thomas HD, et al. Specific killing of BRCA2-deficient tumours with inhibitors of poly(ADP-ribose) polymerase. *Nature*. 2005; 434(7035): 913 – 917.

40 Farmer H, McCabe N, Lord CJ, et al. Targeting the DNA repair defect in BRCA mutant cells as a therapeutic strategy. *Nature*. 2005; 434(7035): 917 – 921.

41 Ashworth A. A synthetic lethal therapeutic approach: poly(ADP) ribose polymerase inhibitors for the treatment of cancers deficient in DNA double-strand break repair. *J Clin Oncol*. 2008; 26(22): 3785 – 3790.

42　McCabe N，Turner NC，Lord CJ，et al. Deficiency in the repair of DNA damage by homologous recombination and sensitivity to poly(ADP-ribose) polymerase inhibition. *Cancer Res*. 2006；66(16)：8109 – 8115.

43　Peasland A，Wang LZ，Rowling E，et al. Identification and evaluation of a potent novel ATR inhibitor，NU6027，in breast and ovarian cancer cell lines. *Br J Cancer*. 2011；105(3)：372 – 381.

44　Mendes-Pereira AM，Martin SA，Brough R，et al. Synthetic lethal targeting of PTEN mutant cells with PARP inhibitors. *EMBO Mol Med*. 2009；1(6 – 7)：315 – 322.

45　Shen WH，Balajee AS，Wang J，et al. Essential role for nuclear PTEN in maintaining chromosomal integrity. *Cell*. 2007；128(1)：157 – 170.

46　Graeser M，McCarthy A，Lord CJ，et al. A marker of homologous recombination predicts pathologic complete response to neoadjuvant chemotherapy in primary breast cancer. *Clin Cancer Res*. 2010；16(24)：6159 – 6168.

47　Baldwin RL，Nemeth E，Tran H，et al. BRCA1 promoter region hypermethylation in ovarian carcinoma：a population-based study. *Cancer Res*. 2000；60(19)：5329 – 5333.

48　Esteller M，Silva JM，Dominguez G，et al. Promoter hypermethylation and BRCA1 inactivation in sporadic breast and ovarian tumors. *J Natl Cancer Inst*. 2000；92(7)：564 – 569.

49　Teodoridis JM，Hall J，Marsh S，et al. CpG island methylation of DNA damage response genes in advanced ovarian cancer. *Cancer Res*. 2005；65(19)：8961 – 8967.

50　Geisler JP，Hatterman-Zogg MA，Rathe JA，et al. Frequency of BRCA1 dysfunction in ovarian cancer. *J Natl Cancer Inst*. 2002；94(1)：61 – 67.

51　Hennessy BT，Coleman RL，Markman M. Ovarian cancer. *Lancet*. 2009；374(9698)：1371 – 1382.

52　Hilton JL，Geisler JP，Rathe JA，Hattermann-Zogg MA，DeYoung B，Buller RE. Inactivation of BRCA1 and BRCA2 in ovarian cancer. *J Natl Cancer Inst*. 2002；94(18)：1396 – 1406.

53　Taniguchi T，Tischkowitz M，Ameziane N，et al. Disruption of the Fanconi anemia-BRCA pathway in cisplatin-sensitive ovarian tumors. *Nat Med*. 2003；9(5)：568 – 574.

54　Turner N，Tutt A，Ashworth A. Hallmarks of "BRCAness" in sporadic cancers. *Nat Rev Cancer*. 2004；4(10)：814 – 819.

55　Fong PC，Boss DS，Yap TA，et al. Inhibition of poly(ADP-ribose) polymerase in tumors from BRCA mutation carriers. *N Engl J Med*. 2009；361(2)：123 – 134.

56　Fong PC，Yap TA，Boss DS，et al. Poly(ADP)-ribose polymerase inhibition：frequent durable responses in BRCA carrier ovarian cancer correlating with platinum-free interval. *J Clin Oncol*. 2010；28(15)：2512 – 2519.

57　Audeh MW，Carmichael J，Penson RT，et al. Oral poly(ADP-ribose) polymerase inhibitor olaparib in patients with BRCA1 or BRCA2 mutations and recurrent ovarian cancer：a proof-of-concept trial. *Lancet*. 2010；376(9737)：245 – 251.

58　Gelmon KA，Tischkowitz M，Mackay H，et al. Olaparib in patients with recurrent high-grade serous or poorly differentiated ovarian carcinoma or triple-negative breast cancer：a phase 2，multicentre，open-label，non-randomised study. *Lancet Oncol*. 2011；12(9)：852 – 861.

59　Sandhu SK，Schelman WR，Wilding G，et al. The poly(ADP-ribose) polymerase inhibitor niraparib(MK4827) in BRCA mutation carriers and patients with sporadic cancer：a phase 1 dose-escalation trial. *Lancet Oncol*. 2013；14(9)：882 – 892.

60　Kaye SB，Lubinski J，Matulonis U，et al. Phase Ⅱ，open-label，randomized，multicenter study comparing the efficacy and safety of olaparib，a poly (ADP-ribose) polymerase inhibitor，and pegylated liposomal doxorubicin in patients with BRCA1 or BRCA2 mutations and recurrent ovarian cancer. *J Clin Oncol*. 2012；30(4)：372 – 379.

61　Gordon AN，Fleagle JT，Guthrie D，Parkin DE，Gore ME，Lacave AJ. Recurrent epithelial ovarian carcinoma：a randomized phase Ⅲ study of pegylated liposomal doxorubicin versus topotecan. *J Clin Oncol*. 2001；19(14)：3312 – 3322.

62　Mutch DG，Orlando M，Goss T，et al. Randomized phase Ⅲ trial of gemcitabine compared with pegylated liposomal doxorubicin in patients with platinum-resistant ovarian cancer. *J Clin Oncol*. 2007；25(19)：2811 – 2818.

63　Adams SF，Marsh EB，Elmasri W，et al. A high response rate to liposomal doxorubicin is seen among women with BRCA mutations treated for recurrent epithelial ovarian cancer. *Gynecol Oncol*. 2011；123(3)：486 – 491.

64　Safra T，Borgato L，Nicoletto MO，et al. BRCA mutation status and determinant of outcome in women with recurrent epithelial ovarian cancer treated with pegylated liposomal doxorubicin. *Mol Cancer Ther*. 2011；10(10)：2000 – 2007.

65　Cancer Genome Atlas Research Network. Integrated genomic analyses of ovarian carcinoma. *Nature*. 2011；474(7353)：609 – 615.

66　Ledermann J，Harter P，Gourley C，et al. Olaparib maintenance therapy in platinum-sensitive relapsed ovarian cancer. *N Engl J Med*. 2012；366(15)：1382 – 1392.

67　Ledermann J，Harter P，Gourley C，et al. Olaparib maintenance therapy in patients with platinum-sensitive relapsed serous ovarian cancer：a preplanned retrospective analysis of outcomes by BRCA status in a randomised phase 2 trial. *Lancet*

Oncol. 2014；15(8)：852－861.

68 Tutt A，Robson M，Garber JE，et al. Oral poly(ADP-ribose) polymerase inhibitor olaparib in patients with BRCA1 or BRCA2 mutations and advanced breast cancer：a proof-of-concept trial. *Lancet*. 2010；376(9737)：235－244.

69 De Bono JS M L，Gonzalez M，et al. First-in-human trial of novel oral PARP inhibitor BMN 673 in patients with solid tumors. *J Clin Oncol*. 2013；(31)：abstr 2580.

70 http：//investors. bmrn. com/releasedetail. cfm? ReleaseID＝780454. Accessed on June 20，2014.

71 Brenner JC，Ateeq B，Li Y，et al. Mechanistic rationale for inhibition of poly(ADP-ribose) polymerase in ETS gene fusion-positive prostate cancer. *Cancer Cell*. 2011；19(5)：664－678.

72 Schiewer MJ，Goodwin JF，Han S，et al. Dual roles of PARP－1 promote cancer growth and progression. *Cancer Discov*. 2012；2(12)：1134－1149.

73 Sebastian de Bono J，Sandhu S，Attard G，Beyond hormone therapy for prostate cancer with PARP inhibitors. *Cancer Cell*. 2011；19(5)：573－574.

74 Murphy KM，Brune KA，Griffin C，et al. Evaluation of candidate genes MAP2K4，MADH4，ACVR1B，and BRCA2 in familial pancreatic cancer：deleterious BRCA2 mutations in 17%. *Cancer Res*. 2002；62(13)：3789－3793.

75 Lowery MA，Kelsen DP，Stadler ZK，et al. An emerging entity：pancreatic adenocarcinoma associated with a known BRCA mutation：clinical descriptors，treatment implications，and future directions. *Oncologist*. 2011；16(10)：1397－1402.

76 Kaufman BS-FR，Schmutzler RK. Olaparib monotherapy in patients with advanced cancer and a germ-line BRCA1/2 mutation：an openlabel phase Ⅱ study. *J Clin Oncol* 2013；(31)：abstr 11024.

77 Byers LA，Wang J，Nilsson MB，et al. Proteomic profiling identifies dysregulated pathways in small cell lung cancer and novel therapeutic targets including PARP1. *Cancer Discov*. 2012；2(9)：798－811.

78 Postel-Vinay S，Bajrami I，Friboulet L，et al. A high-throughput screen identifies PARP1/2 inhibitors as a potential therapy for ERCC1-deficient non-small cell lung cancer. *Oncogene*. 2013；32(47)：5377－5387.

79 Wainberg ZA，Rafii S，Ramanathan RK，et al. Safety and antitumor activity of the PARP inhibitor BMN673 in a phase 1 trial recruiting metastatic small-cell lung cancer (SCLC) and germline BRCA-mutation carrier cancer patients. *J Clin Oncol*. 2014；32(5s)：suppl；abstr 7522.

80 Brenner JC，Feng FY，Han S，et al. PARP-1 inhibition as a targeted strategy to treat Ewing's sarcoma. *Cancer Res*. 2012；72(7)：1608－1613.

81 Kim HS，Kim MA，Hodgson D，et al. Concordance of ATM (ataxia telangiectasia mutated) immunohistochemistry between biopsy or metastatic tumor samples and primary tumors in gastric cancer patients. *Pathobiology*. 2013；80(3)：127－137.

82 Forster MD，Dedes KJ，Sandhu S，et al. Treatment with olaparib in a patient with PTEN-deficient endometrioid endometrial cancer. *Nat Rev Clin Oncol*. 2011；8(5)：302－306.

83 Dedes KJ，Wetterskog D，Mendes-Pereira AM，et al. PTEN deficiency in endometrioid endometrial adenocarcinomas predicts sensitivity to PARP inhibitors. *Sci Transl Med*. 2010；2(53)：53ra75.

84 Gupta A，Yang Q，Pandita RK，et al. Cell cycle checkpoint defects contribute to genomic instability in PTEN deficient cells independent of DNA DSB repair. *Cell Cycle*. 2009；8(14)：2198－2210.

85 Kummar S，Kinders R，Gutierrez ME，et al. Phase 0 clinical trial of the poly (ADP-ribose) polymerase inhibitor ABT-888 in patients with advanced malignancies. *J Clin Oncol*. 2009；27(16)：2705－2711.

86 Kummar S，Ji J，Morgan R，et al. A phase Ⅰ study of veliparib in combination with metronomic cyclophosphamide in adults with refractory solid tumors and lymphomas. *Clin Cancer Res*. 2012；18(6)：1726－1734.

87 Wesolowski R，Zhao M，Geyer SM，et al. Phase Ⅰ trial of the PARP inhibitor veliparib (V) in combination with carboplatin (C) in metastatic breast cancer (MBC). *J Clin Oncol*. 2014；32(5s)：suppl；abstr 1074.

88 Plummer R，Jones C，Middleton M，et al. Phase Ⅰ study of the poly(ADP-ribose) polymerase inhibitor，AG014699，in combination with temozolomide in patients with advanced solid tumors. *Clin Cancer Res*. 2008；14(23)：7917－7923.

89 Plummer R，Lorigan P，Steven N，et al. A phase Ⅱ study of the potent PARP inhibitor，Rucaparib (PF-01367338，AG014699)，with temozolomide in patients with metastatic melanoma demonstrating evidence of chemopotentiation. *Cancer Chemother Pharmacol*. 2013；71(5)：1191－1199.

90 Kristeleit R，Burris H，LoRusso P，et al. Phase 1/2 study of oral rucaparib：final phase 1 results. *J Clin Oncol*. 2014；32(5s)：suppl；abstr 2573.

91 Molife LR，Roxburgh P，Wilson PH，et al.，A phase Ⅰ study of oral rucaparib in combination with carboplatin. *J Clin Oncol*. 2013；31：abstract 2586.

92 O'Shaughnessy J，Osborne C，Pippen JE，et al. Iniparib plus chemotherapy in metastatic triple-negative breast cancer. *N Engl J Med*. 2011；364(3)：205－214.

93　Curtin NJ，Wang LZ，Yiakouvaki A，et al. Novel poly（ADP-ribose）polymerase-1 inhibitor，AG14361，restores sensitivity to temozolomide in mismatch repair-deficient cells. *Clin Cancer Res*. 2004；10(3)：881 - 889.

94　Donawho CK，Luo Y，Luo Y，et al. ABT-888，an orally active poly（ADP-ribose）polymerase inhibitor that potentiates DNA-damaging agents in preclinical tumor models. *Clin Cancer Res*. 2007；13(9)：2728 - 2737.

95　Tentori L，Graziani G. Chemopotentiation by PARP inhibitors in cancer therapy. *Pharmacol Res*. 2005；52(1)：25 - 33.

96　Tentori L，Leonetti C，Scarsella M，et al. Poly（ADP-ribose）glycohydrolase inhibitor as chemosensitiser of malignant melanoma for temozolomide. *Eur J Cancer*. 2005；41(18)：2948 - 2957.

97　Rajan A，Carter CA，Kelly RJ，et al. A phase Ⅰ combination study of olaparib with cisplatin and gemcitabine in adults with solid tumors. *Clin Cancer Res*. 2012；18(8)：2344 - 2351.

98　Oza AM，Cibula D，Oaknin A，et al. Olaparib plus paclitaxel plus carboplatin（P/C）followed by olaparib maintenance treatment in patients（pts）with platinum-sensitive recurrent serous ovarian cancer（PSR SOC）：A randomized，open-label phase Ⅱ study. *J Clin Oncol* 2012；(30)：Abstract 5001.

99　Courtney KD，Corcoran RB，Engelman JA. The PI3K pathway as drug target in human cancer. *J Clin Oncol*. 2010；28(6)：1075 - 1083.

100　Gewinner C，Wang ZC，Richardson A，et al. Evidence that inositol polyphosphate 4-phosphatase type II is a tumor suppressor that inhibits PI3K signaling. *Cancer Cell*. 2009；16(2)：115 - 125.

101　Kumar A，Fernandez-Capetillo O，Carrera AC. Nuclear phosphoinositide 3-kinase beta controls double-strand break DNA repair. *Proc Natl Acad Sci U S A*. 2010；107(16)：7491 - 7496.

102　Ibrahim YH，Garcia-Garcia C，Serra V，et al. PI3K inhibition impairs BRCA1/2 expression and sensitizes BRCA-proficient triple-negative breast cancer to PARP inhibition. *Cancer Discov*. 2012；2(11)：1036 - 1047.

103　Juvekar A，Burga LN，Hu H，et al. Combining a PI3K inhibitor with a PARP inhibitor provides an effective therapy for BRCA1-related breast cancer. *Cancer Discov*. 2012；2(11)：1048 - 1063.

104　Matulonis UWG，Birrer MJ，et al. Phase Ⅰ study of oral BKM120 and oral olaparib for high-grade serous ovarian cancer（HGSC）or triplenegative breast cancer（TNBC）. *J Clin Oncol*. 2014. 32(5s)：suppl；abstr 2510.

105　Tentori L，Lacal PM，Muzi A，et al. Poly（ADP-ribose）polymerase（PARP）inhibition or PARP-1 gene deletion reduces angiogenesis. *Eur J Cancer*. 2007；43(14)：2124 - 2133.

106　Rajesh M，Mukhopadhyay P，Batkai S，et al. Pharmacological inhibition of poly（ADP-ribose）polymerase inhibits angiogenesis. *Biochem Biophys Res Commun*. 2006；350(2)：352 - 357.

107　Dean E，Middleton MR，Pwint T，et al. Phase Ⅰ study to assess the safety and tolerability of olaparib in combination with bevacizumab in patients with advanced solid tumours. *Br J Cancer*. 2012；106(3)：468 - 474.

108　Liu JF，Tolaney SM，Birrer M，et al. A phase 1 trial of the poly（ADP-ribose）polymerase inhibitor olaparib（AZD2281）in combination with the anti-angiogenic cediranib（AZD2171）in recurrent epithelial ovarian or triple-negative breast cancer. *Eur J Cancer*. 2013；49(14)：2972 - 2978.

109　Liu J，Barry W，Birrer M，et al. A randomized phase 2 trial comparing efficacy of the combination of the PARP inhibitor olaparib and the antiangiogenic cediranib against olaparib alone in recurrent platinum-sensitive ovarian cancer. *J Clin Oncol*. 2014；32(5s)：suppl；abstr LBA5500.

110　Wang X，Weaver DT. The ups and downs of DNA repair biomarkers for PARP inhibitor therapies. *Am J Cancer Res*. 2011；1(3)：301 - 327.

111　Mukhopadhyay A，Elattar A，Cerbinskaite A，et al. Development of a functional assay for homologous recombination status in primary cultures of epithelial ovarian tumor and correlation with sensitivity to poly（ADP-ribose）polymerase inhibitors. *Clin Cancer Res*. 2010；16(8)：2344 - 2351.

112　Redon CE，Nakamura AJ，Zhang YW，et al. Histone gammaH2AX and poly（ADP-ribose）as clinical pharmacodynamic biomarkers. *Clin Cancer Res*. 2010；16(18)：4532 - 4542.

113　Drew Y，Mulligan EA，Vong WT，et al. Therapeutic potential of poly（ADP-ribose）polymerase inhibitor AG014699 in human cancers with mutated or methylated BRCA1 or BRCA2. *J Natl Cancer Inst*. 2011；103(4)：334 - 346.

114　Mukhopadhyay A，Plummer ER，Elattar A，et al. Clinicopathological features of homologous recombination-deficient epithelial ovarian cancers：sensitivity to PARP inhibitors，platinum，and survival. *Cancer Res*. 2012；72(22)：5675 - 5682.

115　Konstantinopoulos PA，Spentzos D，Karlan BY，et al. Gene expression profile of BRCAness that correlates with responsiveness to chemotherapy and with outcome in patients with epithelial ovarian cancer. *J Clin Oncol*. 201028(22)：3555 - 3561.

116　Garg K，Levine DA，Olvera N，et al. BRCA1 immunohistochemistry in a molecularly characterized cohort of ovarian high-grade serous carcinomas. *Am J Surg Pathol*. 2013；37(1)：138 - 146.

117 Edwards SL，Brough R，Lord CJ，et al. Resistance to therapy caused by intragenic deletion in BRCA2. *Nature*. 2008；451 (7182)：1111 – 1115.

118 Barber LJ，Sandhu S，Chen L，et al. Secondary mutations in BRCA2 associated with clinical resistance to a PARP inhibitor. *J Pathol*. 2013；229(3)：422 – 429.

119 Ang JE，Gourley C，Powell CB，et al. Efficacy of chemotherapy in BRCA1/2 mutation carrier ovarian cancer in the setting of PARP inhibitor resistance：a multi-institutional study. *Clin Cancer Res*. 2013；19(19)：5485 – 5493.

120 Drost R，Bouwman P，Rottenberg S，et al. BRCA1 RING function is essential for tumor suppression but dispensable for therapy resistance. *Cancer Cell*. 2011；20(6)：797 – 809.

121 Bouwman P，Aly A，Escandell JM，et al. 53BP1 loss rescues BRCA1 deficiency and is associated with triple-negative and BRCA-mutated breast cancers. *Nat Struct Mol Biol*. 2010；17(6)：688 – 695.

122 Bunting SF，Callen E，Wong N，et al. 53BP1 inhibits homologous recombination in Brca1-deficient cells by blocking resection of DNA breaks. *Cell*. 2010；141(2)：243 – 254.

123 Jaspers JE，Kersbergen A，Boon U，et al. Loss of 53BP1 causes PARP inhibitor resistance in Brca1-mutated mouse mammary tumors. *Cancer Discov*. 2013；3(1)：68 – 81.

124 Moskwa P，Buffa FM，Pan Y，et al. miR-182-mediated downregulation of BRCA1 impacts DNA repair and sensitivity to PARP inhibitors. *Mol Cell*. 2011；41(2)：210 – 220.

125 Wang W，Figg WD. Secondary BRCA1 and BRCA2 alterations and acquired chemoresistance. *Cancer Biol Ther*. 2008；7(7)：1004 – 1005.

126 Oplustilova L，Wolanin K，Mistrik M，et al. Evaluation of candidate biomarkers to predict cancer cell sensitivity or resistance to PARP-1 inhibitor treatment. *Cell Cycle*. 2012；11(20)：3837 – 3850.

127 Rottenberg S，Jaspers J E，Kersbergen A，et al. High sensitivity of BRCA1-deficient mammary tumors to the PARP inhibitor AZD2281 alone and in combination with platinum drugs. *Proc Natl Acad Sci U S A*. 2008；105(44)：17079 – 17084.

128 Issaeva N，Thomas HD，Djureinovic T，et al. 6-thioguanine selectively kills BRCA2-defective tumors and overcomes PARP inhibitor resistance. *Cancer Res*. 2010；70(15)：6268 – 6276.

第 34 章
靶向 c - Met 激酶的治疗

Chad Tang，M. Angelica Cortez，David Hong，and James W. Welsh
蒋金玲　译，张俊　校

c - Met 在肿瘤发生和进展中的作用

原癌基因 c - Met 编码的是一类细胞膜受体蛋白，与肿瘤发生发展的多个方面有关。c - Met 参与肿瘤发生的初始阶段，本章将对其两大代表性的特征，即肿瘤转移和分子靶向治疗的耐药做深入的讨论。

c - Met 的表达增加与转移之间的相关性已经在黑色素瘤、结肠癌和肺癌等多种肿瘤中得到证实，c - Met 的表达增加与肝转移更强调了这一相关性。c - Met 促进转移的机制可能是通过增加肝细胞分泌肝细胞生长因子（HGF，c - Met 的裂解产物和配体），从而增强旁分泌信号和形成一种有利于 c - Met 高表达的转移潜能细胞克隆选择的微环境。这一假设已经在肝切除小鼠模型中做了进一步的功能验证。肝切除促进肝再生，高表达 c - Met 的小鼠表现为较高的肿瘤发生率。研究报道在原发肿瘤中未发现 c - Met 的表达升高，而在转移部位的肿瘤中发现 c - Met 表达明显升高，证实了 c - Met 信号在肿瘤转移微环境中的重要性。

早期的一些关于 c - Met 功能的报道主要是其在正常组织发展中的生理功能。Montesano 等将犬的肾细胞种植于胶原或基质中来研究 c - Met 活化的作用。HGF 的增加导致细胞锚定和极性的丧失，从而有利于细胞的迁移和分散。最终导致在体外由复杂的管状结构构成新的肾脏。Bladt 等的研究进一步表明，在小鼠胚胎发生肢体肌肉的过程中，若发生纯合子的 MET 突变体，

缺少 MET 的骨骼肌前体将不能正常迁移形成肢芽，从而阻止肢体肌肉形成。这一由 c - Met 促使的发展过程被描述为上皮间质转化（EMT）。在 EMT 过程中，正常的上皮细胞出现结构锚定，并与周围的细胞发生生理性的极性分离，从而表现为迁移的间充质表型。

在肿瘤转移过程中也发现了这种类似生理性的 EMT 现象。在类似 EMT 的过肿瘤上皮细胞上调与迁移相关的分子并下调与黏附相关的分子。Rong 等研究发现 c - Met 是这一病理性 EMT 的主要推动者，它在成纤维细胞中外源性诱导 c - Met 的表达，并发现侵袭表型特征的发生是通过增强丝氨酸蛋白酶的活性和迁移行为。当将这些转化的细胞植入裸鼠体内时，它们表现为很强的成瘤性并伴有转移倾向。此外，在肿瘤细胞中抑制 c - Met 的功能会导致相反的表型，即肿瘤细胞在体外减少运动能力，在体内降低转移率。

除了在肿瘤转移中的作用外，c - Met 还参与分子靶向治疗耐药的发生。作为酪氨酸激酶受体，被 c - Met 激活的细胞内信号通路往往是错综复杂的，而且下面将进一步讨论的表皮生长因子受体（EGFR）、人类表皮生长因子受体（HER2，又称为 ERBB2）、WNT 和胰岛素样生长因子 1 受体（IGF - 1R）等多种癌基因表面受体存在交互作用并已在多个层面验证。体外研究表明，EGFR 的活化导致 c - Met 的磷酸化和激活。同样，WNT - β - catenin 通路的活化直接导致 MET 的转录。相反，c - Met 的活化也可以激活包括 ERBB3 - PI3K - AKT 信号在内的其他生长受体通路。

由于细胞内的交互作用，c - Met 的活化已被

证实与包括舒尼替尼、吉非替尼和厄洛替尼在内的多种酪氨酸激酶抑制剂（TKI）耐药性的产生有关。Engelman 等人研究发现，一种吉非替尼敏感的肺癌细胞系通过 MET 扩增产生耐药，随后抑制 c‐Met 逆转了这一耐药性。初始治疗对吉非替尼或厄洛替尼敏感，但随后产生耐药性的 18 例肺癌患者的采样标本显示，4 个标本（22%）发现存在 MET 扩增，进一步对 2 个患者治疗前和治疗后样本分析显示 MET 的改变仅发生在治疗后。这一结果提示，对这些患者来说 MET 的扩增是肿瘤发生过程中的一个获得性事件。

c‐Met 在各种肿瘤中的表达

几乎在所有实体肿瘤中均发现有 c‐Met 和（或）HGF 的表达上调。从基因水平上来说，c‐Met 表达的增加与基因的扩增相关，c‐Met 的持续活化与基因的突变有关。除了直接的基因改变外，肿瘤分泌的生长因子、缺氧和其他原癌基因的活化等表观遗传过程也可导致 c‐Met 的过表达。另外，放疗和分子靶向抑制剂等治疗方式也与 c‐Met 表达上调有关。

现有的证据表明，大多数 c‐Met 的突变是由肿瘤发展过程中获得的散在的体细胞突变所致。但是，有证据表明一部分癌症存在遗传性的 MET 突变，最具代表性的是乳头状肾细胞癌（RCC）。Schmidt 等研究发现，在家族遗传性的 RCC 成员中存在酪氨酸激酶结构域的错义突变，在散发性的 RCC 也存在其他的突变。为了确定这些突变所导致的功能改变，Jeffers 等人在培养的成纤维细胞中诱导已被 Schmidt 等研究证实的特异性 MET 突变，结果表明突变的 c‐Met 表现为酪氨酸磷酸化增强和激酶活动增加，从而导致体内致瘤性增强。类似的遗传性突变在家族性胃癌和结直肠癌中也被证实。

众多的研究已经证实 c‐Met 及其配体 HGF 的预后意义。在多种实体肿瘤中已发现 c‐Met 及其配体的上调与总生存和无转移生存相关。关于 c‐Met 和 HGF 水平与转移和生存相关已经在乳腺癌、胃癌、肺癌和肝癌等肿瘤的独立性研究

中证实。c‐Met 在这些肿瘤中的主要功能是促进转移潜能和产生治疗耐药。

信号通路之间的相互作用

c‐Met 与受体酪氨酸激酶等其他细胞表面蛋白的交互作用导致肿瘤的发生和耐药。例如：c‐Met 与 c‐Met 相关酪氨酸激酶巨噬细胞刺激 1 受体（MST‐1R，又被称为 RON 受体）交互作用在缺少 HGF 的情况下引起 c‐Met 受体的磷酸化。值得注意的是，RON 被 c‐Met 的反式激活被认为是癌症细胞对 c‐Met 信号通路的“成瘾”。最近在膀胱癌中发现 c‐Met 与血小板源性生长因子受体（PDGFR）和 Axl 之间存在反式激活。脑信号蛋白（包括丛状蛋白和神经毡蛋白）在缺少 HGF 的情况下被脑信号蛋白配体刺激后，也可反式激活 c‐Met。

重要的是，c‐Met 可直接与 EGFR 相互作用，肿瘤细胞在受到表皮生长因子（EGF）或转化生长因子‐α（TGF‐α）等表皮生长因子（EGFR）的配体刺激后会导致 c‐Met 的活化。事实上，c‐Met 和 EGFR 可共同促进肿瘤细胞的增殖、运动、下游信号传导等功能。在一项研究中，使用 EGF 处理同时表达 c‐Met 和 EGFR 的肿瘤细胞，最终导致 c‐Met 的活化和增殖协同效应，从而证实两条通路之间的相互活化。既往研究显示，HGF 可以反式激活 EGFR，磷酸化的 EGFR 可活化 c‐Met，从而导致对肿瘤生长的协同作用。另一方面，抑制 c‐Met 和 EGFR 导致生长抑制和促进凋亡。c‐Met 还与 ERBB2 和 ERBB3 交互作用引起 2 种受体的反式激活。这一发现在肺癌治疗中显得尤为重要，因为在非小细胞肺癌（NSCLC）使用 EGFR 抑制剂产生耐药的患者中，有超过 20% 存在 c‐Met 的扩增。有趣的是，最近有研究发现，mTOR 和 Wnt 信号通路参与 EGFR/c‐Met TKI 耐药的产生，对很多肺癌患者采取联合治疗手段可能会抑制继发性耐药的发生。特别是，对 EGFR/c‐Met TKI 治疗敏感的 NSCLC 抑制 mTOR 或 Wnt 信号通路。这些研究表明，在肺癌的治疗中，信号通路之间的

相互作用(如 c‑Met 和 EGFR)对靶向治疗的疗效评价是非常重要的,更好地理解这些相互作用将有助于改进现有的治疗方法和开发新的药物组合。

c‑Met 通路作为治疗靶点

与其他在细胞膜表面过表达的受体激酶一样,c‑Met 在各种实体肿瘤治疗中也是一个潜在靶点。鉴于 c‑Met 参与肿瘤的发生、发展和转移,且含有小分子受体抑制剂和单克隆抗体相对易于瞄定的靶点,因此以 c‑Met 信号通路为靶点的几种治疗药物已经诞生。事实上,针对 c‑Met 受体或其特异性配体 HGF 的抑制剂已经投入临床使用。虽然有些制剂是特异性针对 c‑Met 通路,但有些是非特异性的。如前所述,c‑Met 和其他受体激酶如 EGFR 之间的交互作用可导致针对 c‑Met 的抑制剂出现耐药。相反,c‑Met 信号通路也可调控对针对 EGFR 和 VEGF 的靶向治疗。肿瘤细胞对特定的信号通路抑制剂有较快的适应能力,因此 c‑Met 抑制剂联合其他靶向治疗手段和更广谱的细胞毒性药物,如放疗等治疗措施,一直是研究的热点。

由 Genentech 公司研发的可特异性的结合 c‑Met 受体 MetMAb(onartuzumab)可能是目前最具代表性的人源化抗 c‑Met 单克隆抗体。一项使用厄洛替尼联合 MetMAb 或安慰剂治疗进展期 NSCLC 的 Ⅱ 期临床试验研究结果发现,c‑Met 阳性的患者服用该药物后,PFS 和 OS 均较服用安慰剂组显著延长,而这一结果并未在 c‑Met 阴性的患者中发现。总之,MetMAb 联合厄洛替尼的耐受性良好,仅有的轻度不良反应为周围性水肿。这些令人鼓舞的结果推动了后续类似的 Ⅲ 期随机临床试验在 Met 阳性的 NSCLC 患者中开展。

有趣的是,目前已获美国 FDA 批准的以 c‑Met 为治疗靶点的 2 种药物也被批准了其他的适应证。克唑替尼是其中的一种小分子抑制剂,后来被批准用于治疗间变性淋巴瘤激酶(ALK)阳性的 NSCLS。几个临床试验(包括 CREATE 试验)正在开展用于评价克唑替尼在 c‑Met 阳性的肿瘤患者中的疗效。另一种 c‑Met 靶向药物 cabozantinib 由 Exelixis 公司研发并于 2012 年批准用于甲状腺髓样癌。该药物的独特之处在于其可同时抑制 c‑Met 和 VEGFR2。由于 c‑Met 涉及 VEGF 通路耐药的产生,因此 cabozantinib 相较于只针对 c‑Met 受体的靶向药物有明显的优势。

c‑Met 通路也涉及放疗等细胞毒性治疗产生的耐药。体外研究发现阻断 c‑Met 信号通路可减少双链 DNA 的修复能力从而增强治疗辐射比例。进一步研究证实辐射可诱导 c‑Met 通路成为一种应激反应,因此在联合使用放射治疗时,阻断 c‑Met 信号通路对于那些高或低表达 c‑Met 的肿瘤来说是有价值的。放疗联合其他激酶受体的阻断如 EGFR 可增加疗效,因此三联疗法在 BATTLE‑XRT 试验中正在开展。该试验使用个体化、肿瘤特异性的抗 c‑Met 和抗 EGFR 靶向治疗联合放疗治疗Ⅲ期非小细胞肺癌。

HGF/c‑Met 靶向治疗研究现状

目前正在研究的针对 HGF/c‑Met 轴的三大类分子靶向药物主要包括:抗 HGF 抗体;抗 c‑Met 抗体和特异性靶向酪氨酸激酶结构域 c‑Met 的合成小分子 TKI。下面将对这三类药物在临床中的应用分别给予举例说明。

抗 HGF 抗体

目前正在研究的三大 HGF 抗体主要有 AMG‑102 (rilotumumab)、AV‑299 (ficlatumzumab)和 TAK‑701。目前临床上研究最深入的可能是 rilotumumab。Ⅰ期临床试验证实在药物的最大耐受剂量是 20 mg/kg,每 2 周使用一次。虽然迄今该药单药使用的疗效较低,但在 KRAS 野生型的结直肠癌患者中,rilotumumab 与帕尼单抗联合使用较单用帕尼单抗的有效率显著增加(31% 对 21%)。

抗 c-Met 抗体

目前正在研究的大多数抗 c-Met 抗体〔OA5D5（MetMAb，onartuzumab）、LY-2875358，h224G11A 和 DN30〕主要是针对 c-Met 的胞外结构域。一项Ⅱ期临床试验对比了厄洛替尼±onartuzumab 应用于难治性且原发肿瘤经证实为 c-Met 阳性的 NSCLC 患者，结果提示联合用药组的 PFS 和 OS 明显延长。这些令人鼓舞的结果使相关的Ⅲ期临床试验正在进行。

小分子酪氨酸激酶抑制剂

目前至少有 12 种选择性和非选择性的 c-Met TKI 正在研究中。非选择性的抑制剂（crizotinib、foretinib、cabozatinib、MGCD-265）除了抑制 c-Met 外，还可抑制其他激酶，如 VEGFR-2、PDGFR、KIT、RON、ALK、RET 和 TIE2 等。如前所述，crizotinib 和 cabozatinib 已获批其他适应证。早期研究的选择性的 c-Met TKI 包括 tivatinib、JNJ-38877605、AMG337、AMG208、PF-04217903、EMD-1214063、LY-2801653 和 INC-280。由于 tivatinib 联合厄洛替尼在非鳞癌的非小细胞肺癌的Ⅱ期临床试验中显示有潜在的生存获益，因此相关的Ⅲ期临床试验正在对这一结果进行验证。

耐 药 机 制

对于实体肿瘤来说，治疗耐药是限制其疗效的主要因素，因此逆转耐药很容易转化为临床获益。关于信号通路靶向药物的潜在获得性耐药机制是目前研究的焦点，主要目标是能够通过标志物指导筛选对某一特定治疗可能获益的亚组人群。例如，在非小细胞肺癌和其他肿瘤中对激酶抑制剂的获得性耐药的机制包括靶酶的扩增（KIT 或 BCR-ABL）、靶酶下游的其他激酶的过表达（如慢性粒细胞白血病中的 LYN）或者是激酶自身的二次突变（BCR-ABL、KIT 和 EGFR）。在 EGFR 突变的非小细胞肺癌中，厄洛替尼和吉非替尼等 EGFR 抑制剂能够延长患者的生存，但是获得性耐药限制了这些药物的长期临床获益。2005 年美国哈佛大学医学院和纪念斯隆-凯特琳癌症中心的研究者们首次报道了 EGFR-TKI 获得性耐药的机制是 EGFR T790M 突变。2007 年研究者发现 TKI 耐药的另一个机制，即 c-Met 扩增。

HGF/c-Met 的过表达与非小细胞肺癌患者的预后不佳、治疗耐药、肿瘤的发展、肿瘤细胞的分散、迁移和侵袭有关。虽然 c-Met 的扩增在初治的非小细胞肺癌中不常见，但可见 c-Met 的表达和突变。大约有 20% 的 EGFR 突变且厄洛替尼或吉非替尼获得性耐药的 NSCLC 患者存在 c-Met 的扩增，但大多数初治患者中不存在这一现象。从机制上来说，c-Met 与 ERBB3 相互作用激活 AKT 调控的下游信号通路，从而不通过抑制 EGFR 来促进耐药的发生。通过 RNA 干扰抑制 c-Met 信号通路可恢复对吉非替尼的敏感性，使用 TKI 同时抑制 c-Met 和 EGFR 可以克服 c-Met 扩增导致的耐药。有趣的是，在大约一半的 c-Met 扩增患者中，可以在肿瘤原发部位和其他转移部位的活检组织标本中检测到 T790M。另外，EGFR 活化突变和对吉非替尼原发性耐药的患者同时伴有 c-Met 扩增，提示厄洛替尼和吉非替尼对 MET 的扩增克隆具有选择性。

c-Met 的激活也参与 DNA 损伤药物的耐药。另外，我们和其他研究者已证实放疗后 c-Met 的表达增加，且 c-Met 可抑制对放射敏感的肿瘤细胞的放射敏感性。体外试验发现，使用小分子抑制剂 MP470 抑制 c-Met 可减缓放疗耐药、增加细胞死亡、抑制双链 DNA 修复酶 RAD51 的活性。在体内试验中，放疗联合 MP470 可减缓肿瘤细胞的对数生长，增加放疗比率达 2.9。另外，当我们对内源性低表达 c-Met 的肺癌细胞（A549）进行照射时发现，c-Met 蛋白的表达快速而持久，这被认为是对于放疗的应激反应并促使了后续的放疗耐药。虽然 c-Met 抑制剂对内源性低表达 c-Met 的肿瘤细胞没有放疗增敏作用，但 c-Met 轴对这些细胞的放疗耐药可能有促进作用。

这些发现加上放射可通过增加 EGFR 的表

达从而影响放疗耐药的发现,促使我们开展了一项 Ⅱ 期临床试验来评价厄洛替尼在全脑放疗中的疗效,结果发现厄洛替尼较对照组相比,OS 从 3.9 个月延长至 12 个月。另一项使用抗 EGFR 联合厄洛替尼治疗对放疗敏感的 Ⅲ 期非小细胞肺癌患者的 Ⅱ 期临床试验的结果提示,中位的 OS 延长(Komaki,投稿中)。

虽然正在进行的有关 c－Met 抑制剂(如 cabozantinib、foretinib 和 tivantinib)的研究已显示不错的结果,但与其他靶向药物类似,c－Met 抑制剂单药会导致治疗耐药。c－Met 抑制剂联合化疗或放疗的研究结果值得期待,将会加深我们对信号通路相互作用导致治疗耐药的理解,并可能对肺癌和其他实体肿瘤目前的治疗策略带来深刻的变化。

展　望

显然,在实体肿瘤治疗方面,针对 c－Met 通路的治疗可能成为肿瘤学家不可或缺的"武器"。但是,亟待明确的是哪些患者会从 c－Met 的靶向治疗中获益(例如:c－Met 基因存在突变或 c－Met 蛋白高表达的患者)以及哪种组合治疗策略最能克服耐药的发生。目前已证实 c－Met 信号与 EGFR 和 VEGF 靶向治疗的耐药有关,因此这些通路可能是 c－Met 抑制剂联合治疗的最佳选择。后续的发展方向应致力于研发新的 c－Met 抗体-药物共轭物,类似于 trastuzumab emtansine(T－DM1)或调控 c－Met 通路的 microRNA(如 miR－34a)。这些有功能的 microRNA 可调节除了 c－Met 以外的多个重要肿瘤相关蛋白,并已经在转移性肝脏疾病中开展相关临床试验。由于单个 microRNA 可调控多个信号通路和数百种蛋白质,因此使用 microRNA 具有潜在克服因复杂的反馈环路所引起的耐药。最后,除了在肿瘤治疗方面有一定的作用之外,c－Met 在分子成像和检测方面可能起作用。最近美国通用电气公司研发出以脱氧葡聚糖-c－Met 为示踪剂的正电子发射断层成像技术,可在体内实时可视化监测细胞膜表面 c－Met 的表达。这项技术将会给我们提供有关疾病分期、定义高复发风险、筛选对 c－Met 抑制剂潜在获益的人群及评估治疗反应等相关信息。

参 考 文 献

1　Otsuka T，Takayama H，Sharp R，et al. c-Met autocrine activation induces development of malignant melanoma and acquisition of the metastatic phenotype. *Cancer Res*. 1998；58(22)：5157－5167.

2　Takeuchi H，Bilchik A，Saha S，et al. c-MET expression level in primary colon cancer：a predictor of tumor invasion and lymph node metastases. *Clin Cancer Res*. 2003；9(4)：1480－1488.

3　Ma PC，Jagadeeswaran R，Jagadeesh S，et al. Functional expression and mutations of c-Met and its therapeutic inhibition with SU11274 and small interfering RNA in non-small cell lung cancer. *Cancer Res*. 2005；65(4)：1479－1488.

4　Di Renzo MF，Olivero M，Giacomini A，et al. Overexpression and amplification of the met/HGF receptor gene during the progression of colorectal cancer. *Clin Cancer Res*. 1995；1(2)：147－154.

5　Harun N，Costa P，Christophi C. Tumour growth stimulation following partial hepatectomy in mice is associated with increased upregulation of c-Met. *Clin Exp Metastasis*. 2014；31(1)：1－14.

6　Di Renzo MF，Olivero M，Martone T，et al. Somatic mutations of the MET oncogene are selected during metastatic spread of human HNSC carcinomas. *Oncogene*. 2000；19(12)：1547－1555.

7　Montesano R，Matsumoto K，Nakamura T，Orci L. Identification of a fibroblast-derived epithelial morphogen as hepatocyte growth factor. *Cell*. 1991；67(5)：901－908.

8　Bladt F，Riethmacher D，Isenmann S，Aguzzi A，Birchmeier C. Essential role for the c-met receptor in the migration of myogenic precursor cells into the limb bud. *Nature*. 1995；376(6543)：768－771.

9　Kalluri R. EMT：when epithelial cells decide to become mesenchymal-like cells. *J Clin Invest*. 2009；119(6)：1417－1419.

10　Rong S，Segal S，Anver M，Resau JH，Vande Woude GF. Invasiveness and metastasis of NIH 3T3 cells induced by Met-hepatocyte growth factor/scatter factor autocrine stimulation. *Proc Natl Acad Sci U S A*. 1994；91(11)：4731－4735.

11　Christensen JG，Schreck R，Burrows J，et al. A selective small molecule inhibitor of c-Met kinase inhibits c-Met-dependent phenotypes in vitro and exhibits cytoreductive antitumor activity in vivo. *Cancer Res*. 2003；63(21)：7345－7355.

12 Previdi S, Abbadessa G, Dalo F, France DS, Broggini M. Breast cancer-derived bone metastasis can be effectively reduced through specific c-MET inhibitor tivantinib (ARQ 197) and shRNA c-MET knockdown. *Mol Cancer Ther*. 2012; 11(1): 214–223.

13 Gherardi E, Birchmeier W, Birchmeier C, Vande Woude G. Targeting MET in cancer: rationale and progress. *Nat Rev Cancer*. 2012; 12(2): 89–103.

14 Yamamoto N, Mammadova G, Song RX, Fukami Y, Sato K. Tyrosine phosphorylation of p145met mediated by EGFR and Src is required for serum-independent survival of human bladder carcinoma cells. *J Cell Sci*. 2006; 119(Pt 22): 4623–4633.

15 Boon EM, van der Neut R, van de Wetering M, Clevers H, Pals ST. Wnt signaling regulates expression of the receptor tyrosine kinase met in colorectal cancer. *Cancer Res*. 2002; 62(18): 5126–5128.

16 Engelman JA, Zejnullahu K, Mitsudomi T, et al. MET amplification leads to gefitinib resistance in lung cancer by activating ERBB3 signaling. *Science*. 2007; 316(5827): 1039–1043.

17 Shojaei F, Lee JH, Simmons BH, et al. HGF/c-Met acts as an alternative angiogenic pathway in sunitinib-resistant tumors. *Cancer Res*. 2010; 70(24): 10090–100100.

18 Bean J, Brennan C, Shih JY, et al. MET amplification occurs with or without T790M mutations in EGFR mutant lung tumors with acquired resistance to gefitinib or erlotinib. *Proc Natl Acad Sci U S A*. 2007; 104(52): 20932–20937.

19 Christensen JG, Burrows J, Salgia R. c-Met as a target for human cancer and characterization of inhibitors for therapeutic intervention. *Cancer Lett*. 2005; 225(1): 1–26.

20 Pennacchietti S, Michieli P, Galluzzo M, Mazzone M, Giordano S, Comoglio PM. Hypoxia promotes invasive growth by transcriptional activation of the met protooncogene. *Cancer Cell*. 2003; 3(4): 347–361.

21 Bhardwaj V, Cascone T, Cortez MA, et al. Modulation of c-Met signaling and cellular sensitivity to radiation: potential implications for therapy. *Cancer*. 2013; 119(10): 1768–1775.

22 Schmidt L, Duh FM, Chen F, et al. Germline and somatic mutations in the tyrosine kinase domain of the MET proto-oncogene in papillary renal carcinomas. *Nat Genet*. 1997; 16(1): 68–73.

23 Jeffers M, Schmidt L, Nakaigawa N, et al. Activating mutations for the met tyrosine kinase receptor in human cancer. *Proc Natl Acad Sci U S A*. 1997; 94(21): 11445–11450.

24 Lee JH, Han SU, Cho H, et al. A novel germ line juxtamembrane Met mutation in human gastric cancer. *Oncogene*. 2000; 19(43): 4947–4953.

25 Neklason DW, Done MW, Sargent NR, et al. Activating mutation in MET oncogene in familial colorectal cancer. *BMC Cancer*. 2011; 11: 424.

26 Kang JY, Dolled-Filhart M, Ocal IT, et al. Tissue microarray analysis of hepatocyte growth factor/Met pathway components reveals a role for Met, matriptase, and hepatocyte growth factor activator inhibitor 1 in the progression of node-negative breast cancer. *Cancer Res*. 2003; 63(5): 1101–1105.

27 Ghoussoub RA, Dillon DA, D'Aquila T, Rimm EB, Fearon ER, Rimm DL. Expression of c-met is a strong independent prognostic factor in breast carcinoma. *Cancer*. 1998; 82(8): 1513–1520.

28 Lee WY, Chen HH, Chow NH, Su WC, Lin PW, Guo HR. Prognostic significance of co-expression of RON and MET receptors in node-negative breast cancer patients. *Clin Cancer Res*. 2005; 11(6): 2222–2228.

29 Nakajima M, Sawada H, Yamada Y, et al. The prognostic significance of amplification and overexpression of c-met and c-erb B-2 in human gastric carcinomas. *Cancer*. 1999; 85(9): 1894–1902.

30 Masuya D, Huang C, Liu D, et al. The tumour-stromal interaction between intratumoral c-Met and stromal hepatocyte growth factor associated with tumour growth and prognosis in non-small-cell lung cancer patients. *Br J Cancer*. 2004; 90(8): 1555–1562.

31 Ueki T, Fujimoto J, Suzuki T, Yamamoto H, Okamoto E. Expression of hepatocyte growth factor and its receptor, the c-met proto-oncogene, in hepatocellular carcinoma. *Hepatology*. 1997; 25(3): 619–623.

32 Follenzi A, Bakovic S, Gual P, Stella MC, Longati P, Comoglio PM. Cross-talk between the proto-oncogenes Met and Ron. *Oncogene*. 2000; 19(27): 3041–3049.

33 Benvenuti S, Lazzari L, Arnesano A, Li Chiavi G, Gentile A, Comoglio PM. Ron kinase transphosphorylation sustains MET oncogene addiction. *Cancer Res*. 2011; 71(5): 1945–1955.

34 Yeh CY, Shin SM, Yeh HH, et al. Transcriptional activation of the Axl and PDGFR-alpha by c-Met through a ras- and Src-independent mechanism in human bladder cancer. *BMC Cancer*. 2011; 11: 139.

35 Conrotto P, Valdembri D, Corso S, et al. Sema4D induces angiogenesis through Met recruitment by plexin B1. *Blood*. 2005; 105(11): 4321–4329.

36 Hu B, Guo P, Bar-Joseph I, et al. Neuropilin-1 promotes human glioma progression through potentiating the activity of

the HGF/SF autocrine pathway. *Oncogene*. 2007；26(38)：5577‑5586.

37　Sierra JR，Corso S，Caione L，et al. Tumor angiogenesis and progression are enhanced by Sema4D produced by tumor-associated macrophages. *J Exp Med*. 2008；205(7)：1673‑1685.

38　Jo M，Stolz DB，Esplen JE，Dorko K，Michalopoulos GK，Strom SC. Cross-talk between epidermal growth factor receptor and c-Met signal pathways in transformed cells. *J Biol Chem*. 2000；275(12)：8806‑8811.

39　Puri N，Salgia R. Synergism of EGFR and c-Met pathways，cross-talk and inhibition，in non-small cell lung cancer. *J Carcinog*. 2008；7：9.

40　Fong JT，Jacobs RJ，Moravec DN，et al. Alternative signaling pathways as potential therapeutic targets for overcoming EGFR and c-Met inhibitor resistance in non-small cell lung cancer. *PLoS One*. 2013；8(11)：e78398.

41　Xu H，Stabile LP，Gubish CT，Gooding WE，Grandis JR，Siegfried JM. Dual blockade of EGFR and c-Met abrogates redundant signaling and proliferation in head and neck carcinoma cells. *Clin Cancer Res*. 2011；17(13)：4425‑4438.

42　Bachleitner-Hofmann T，Sun MY，Chen CT，et al. HER kinase activation confers resistance to MET tyrosine kinase inhibition in MET oncogene-addicted gastric cancer cells. *Mol Cancer Ther*. 2008；7(11)：3499‑3508.

43　Khoury H，Naujokas MA，Zuo D，et al. HGF converts ErbB2/Neu epithelial morphogenesis to cell invasion. *Mol Biol Cell*. 2005；16(2)：550‑561.

44　Turke AB，Zejnullahu K，Wu YL，et al. Preexistence and clonal selection of MET amplification in EGFR mutant NSCLC. *Cancer Cell*. 2010；17(1)：77‑88.

45　Belalcazar A，Azana D，Perez CA，Raez LE，Santos ES. Targeting the Met pathway in lung cancer. *Exp Rev Anticancer Ther*. 2012；12(4)：519‑528.

46　Spigel DR，Ervin TJ，Ramlau RA，et al. Randomized phase Ⅱ trial of onartuzumab in combination with erlotinib in patients with advanced nonsmall-cell lung cancer. *J Clin Oncol*. 2013；31(32)：4105‑4114.

47　Bentzien F，Zuzow M，Heald N，et al. In vitro and in vivo activity of cabozantinib (XL184)，an inhibitor of RET，MET，and VEGFR2，in a model of medullary thyroid cancer. *Thyroid*. 2013；23(12)：1569‑1577.

48　Welsh JW，Mahadevan D，Ellsworth R，Cooke L，Bearss D，Stea B. The c-Met receptor tyrosine kinase inhibitor MP470 radiosensitizes glioblastoma cells. *Radiat Oncol*. 2009；4：69.

49　Bhardwaj V，Zhan Y，Cortez MA，et al. C-Met inhibitor MK-8003 radiosensitizes c-Met-expressing non-small-cell lung cancer cells with radiation-induced c-Met-expression. *J Thorac Oncol*. 2012；7(8)：1211‑1217.

50　Welsh JW，Komaki R，Amini A，et al. Phase Ⅱ trial of erlotinib plus concurrent whole-brain radiation therapy for patients with brain metastases from non-small cell lung cancer. *J Clin Oncol*. 2013；31(7)：895‑902.

51　Tebbutt NC，Cutsem EV，Eng C，et al. A randomized，phase Ⅰb/Ⅱ trial of rilotumumab (AMG 102；ril) or ganitumab (AMG 479；gan) with panitumumab (pmab) vs pmab alone in patients with wild-type (WT) KRAS metastatic colorectal cancer (mCRC)：primary and biomarker analyses (abstract). *J Clin Oncol*. 2011；29(suppl 15)：221s (abstr 3500).

52　Sequist LV，von Pawel J，Garmey EG，et al. Randomized phase Ⅱ study of erlotinib plus tivantinib versus erlotinib plus placebo in previously treated non-small-cell lung cancer. *J Clin Oncol*. 2011；29(24)：3307‑3315.

53　Lackner MR，Wilson TR，Settleman J. Mechanisms of acquired resistance to targeted cancer therapies. *Future Oncol*. 2012；8(8)：999‑1014.

54　Kosaka T，Yatabe Y，Endoh H，et al. Analysis of epidermal growth factor receptor gene mutation in patients with non-small cell lung cancer and acquired resistance to gefitinib. *Clin Cancer Res*. 2006；12(19)：5764‑5769.

55　Donato NJ，Wu JY，Stapley J，et al. BCR-ABL independence and LYN kinase overexpression in chronic myelogenous leukemia cells selected for resistance to STI571. *Blood*. 2003；101(2)：690‑698.

56　Kobayashi S，Boggon TJ，Dayaram T，et al. EGFR mutation and resistance of non-small-cell lung cancer to gefitinib. *N Engl J Med*. 2005；352(8)：786‑792.

57　Pao W，Miller VA，Politi KA，et al. Acquired resistance of lung adenocar-cinomas to gefitinib or erlotinib is associated with a second mutation in the EGFR kinase domain. *PLoS Med*. 2005；2(3)：e73.

58　Siegfried JM，Weissfeld LA，Singh-Kaw P，Weyant RJ，Testa JR，Landreneau RJ. Association of immunoreactive hepatocyte growth factor with poor survival in resectable non-small cell lung cancer. *Cancer Res*. 1997；57(3)：433‑439.

59　Beau-Faller M，Ruppert AM，Voegeli AC，et al. MET gene copy number in non-small cell lung cancer：molecular analysis in a targeted tyrosine kinase inhibitor naive cohort. *J Thorac Oncol*. 2008；3(4)：331‑339.

60　Sequist LV，Lynch TJ. EGFR tyrosine kinase inhibitors in lung cancer：an evolving story. *Annu Rev Med*. 2008；59：429‑442.

61　Li Y，Lal B，Kwon S，et al. The scatter factor/hepatocyte growth factor：c-met pathway in human embryonal central nervous system tumor malignancy. *Cancer Res*. 2005；65：9355‑9362.

62　Laterra J，Rosen E，Nam M，et al. Scatter factor/hepatocyte growth factor expression enhances human glioblastoma tumorigenicity and growth. *Biochem Biophys Res Commun*. 1997；235：743‒747.

63　Koochekpour S，Jeffers M，Rulong S，et al. Met and hepatocyte growth factor/scatter factor expression in human gliomas. *Cancer Res*. 1997；57：5391‒5398.

64　Qian LW，Mizumoto K，Inadome N，et al. Radiation stimulates HGF receptor/c-Met expression that leads to amplifying cellular response to HGF stimulation via upregulated receptor tyrosine phosphorylation and MAP kinase activity in pancreatic cancer cells. *Int J Cancer*. 2003；104(5)：542‒549.

65　De Bacco F，Luraghi P，Medico E，et al. Induction of MET by ionizing radiation and its role in radioresistance and invasive growth of cancer. *J Natl Cancer Inst*. 2011；103(8)：645‒661.

66　Buchanan IM，Scott T，Tandle AT，et al. Radiosensitization of glioma cells by modulation of Met signalling with the hepatocyte growth factor neutralizing antibody，AMG102. *J Cell Mol Med*. 2011；15(9)：1999‒2006.

67　Underiner TL，Herbertz T，Miknyoczki SJ. Discovery of small molecule c-Met inhibitors：evolution and profiles of clinical candidates. *Anticancer Agents Med Chem*. 2010；10(1)：7‒27.

68　Liu X，Newton RC，Scherle PA. Developing c-MET pathway inhibitors for cancer therapy：progress and challenges. *Trends Mol Med*. 2010；16(1)：37‒45.

69　Krop I，Winer EP. Trastuzumab emtansine：a novel antibody-drug conjugate for HER2-positive breast cancer. *Clin Cancer Res*. 2014；20(1)：15‒20.

70　Li N，Fu H，Tie Y，et al. miR-34a inhibits migration and invasion by down-regulation of c-Met expression in human hepatocellular carcinoma cells. *Cancer Lett*. 2009；275(1)：44‒53.

第 35 章
KIT 激酶

Scott E.Woodman

孙黎 译，邱红 袁响林 校

KIT 的生物学作用

c - kit 酪氨酸激酶受体基因在 1987 年被确定，其与致癌的 Hardy - Zuckerman 4 猫科肉瘤病毒（v - kit）序列相似性。KIT 位于人类染色体 4q11，由 21 个外显子编码 976 个氨基酸。在人类基因组 58 种酪氨酸激酶受体（RTKs）中，KIT（CD117）属于第Ⅲ类 RTK，后者还包括血小板源性生长受体（PDGFRα/β）、FMS 样酪氨酸激酶受体 3（FLT - 3）和集落刺激因子 1 受体（CSF - 1R）。Ⅲ型受体结构特点是包含 5 个（免疫球蛋白样）重复结构的糖基化胞外配体结合域、1 个单一的疏水性跨膜结构域、1 个胞内近膜区抑制结构域，这两者构成了酪氨酸激酶结构域（图 35.1）。选择性剪接 KIT 可以导致胞外区域 5′端 GNNK 氨基酸序列的损失和（或）激酶结构域的丝氨酸损失。因此，KIT 基因 4 种亚型可以表达于人类细胞。一些数据表明，NNK 氨基酸缺失的亚型具有更大的转化和致癌特性。KIT 蛋白参与胞外近膜区多个位点的翻译后 N -连接端糖基化。

Ⅲ类 RTK 同源配体为二聚体。干细胞因子（SCF，又名 Kit 配体、青灰因子或肥大细胞生长因子）是一种糖基化的跨膜蛋白，目前发现其是 KIT 配体。选择性剪接导致 SCF 蛋白水解裂解位点存在或缺失。如果剪切导致蛋白水解位点存在，剪切的 SCF 可以从细胞表面释放。无论是剪切或膜结合形式 SCF 均可作为 KIT 配体。

非结合型 KIT 通常以自抑单体的形式存在于细胞表面，与其他 KIT 单体呈低亲和性。非结合状态的自动抑制由两个主要的生理机制实现：

① 胞外近膜区域的静电排斥作用。② 胞内近膜区激酶结构域内活化环的结构干扰。SCF 二聚体配体高度结合免疫球蛋白样结构域 1～3 以利于 KIT 的二聚。在 KIT 的胞外部分，构象变化最突出的是在第 3～4 和第 4～5Ig 样结构域之间的区域，使得每个 KIT 的第 4 和第 5Ig 样结构域衔接。二聚化中，每个 KIT 分子通过 ATP 驱动胞内近膜区特定酪氨酸（Y568 和 Y570）自身磷酸化而激活相邻 KIT 分子，解除对活化环的抑制。多种酪氨酸（例如，Y703、Y721、Y730、Y823、Y900、Y936）可以发生磷酸化，从而直接或间接（通过适配蛋白）激活下游信号转导分子。已证实结合 SCF 的可溶性形式使 KIT 活化、内化和降解，而结合膜结合形式 SCF 导致 KIT 持续激活。然而，最终 SCF - KIT 的交互作用存在细胞特异性。活化 KIT 启动多个下游信号通路（如 MAPK、MEK、PI3K/Akt、JAK/STAT、SRC），这些通路的活化可因 KIT 激活的细胞环境不同而发生改变。

KIT 对细胞发育和细胞功能至关重要。小鼠 KIT 损失或活性降低的表型缺陷，导致小鼠"W"白斑。经过鉴定 KIT 基因突变是导致 W 小鼠表型的原因。KIT 完全丧失导致宫内或围产儿死亡。那些存活下来的小鼠中，表型表达的严重程度与 KIT 活性程度相关。观察发现发生在有色小鼠腹侧表面的 W 斑色素减退。除了色素改变，W 小鼠还有不育、耳聋、造血缺陷（大细胞贫血、肥大细胞损失）。这些"功能丧失"的表型都是由于特定干细胞群不能迁移和生存，特定细胞类型中体细胞的"功能获得型"突变预兆癌症发生。

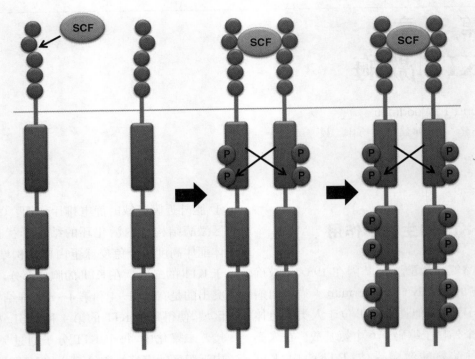

图 35.1　KIT 酪氨酸激酶受体活化。KIT 的天然配体，干细胞因子（SCF，橙色椭圆形）结合 KIT 的胞外区域，引起细胞内酪氨酸残基二聚化和自体磷酸化。自体磷酸化引起的构象改变引起其他酪氨酸的进一步磷酸化，而启动下游信号通路。*KIT* 基因的激活突变导致 KIT 蛋白的构成性激活（不需要 SCF 的启动）

KIT 与肿瘤

KIT 功能增益突变首先在人类肥大细胞白血病细胞 HMC‑1 中被确定。突变位于外显子 11（细胞内的跨膜区）和外显子 17（激酶结构域），每种突变导致构成 SCF 非依赖的 *KIT* 活化。几十年来，评估 *KIT* 基因在多个肿瘤类型的突变状态表明，功能增益的 *KIT* 突变在许多肿瘤中发生频率较低，但在肥大细胞增多症、胃肠道间质瘤及特殊亚群黑色素瘤、急性髓系白血病（AML）和生殖细胞肿瘤中发生频率更高。在许多类型细胞中确定了 *KIT* 的功能增益突变与 *KIT* 功能缺失突变同样导致疾病发展，提示干细胞与癌症之间的关联。

与生物结构功能一致，*KIT* 的激活突变发生在编码蛋白调节或激活区的外显子中（图 35.1）。然而值得注意的是，在不同癌症，*KIT* 突变倾向于富集在特定的外显子，特定的突变类型（例如，错义突变、缺失突变）；在某些情况下，主要是改变一个特定的氨基酸。总体而言，这些突变导致非配体依赖 *KIT* 激活。然而，特定信号级联之间可能存在显著差异，这与不同突变类型及特定突变对小分子抑制的敏感性相关。

胃肠间质瘤

KIT 基因激活突变存在于高达 80% 的胃肠间质瘤。大约 2/3 的这些突变位于外显子 11，导致细胞内抑制跨膜区的功能障碍。已观察到插入缺失、替换突变，但多数 *KIT* 外显子 11 的突变是缺失突变。在 *KIT* 外显子 11 突变中，缺失突变与较短的无进展生存及总生存期相关。10%～15% 的胃肠道间质瘤 *KIT* 突变发生在外显子 9 编码的细胞外区域，导致构象变化，模拟 SCF 结合。外显子 9 的突变，不像外显子 11 突变，不会明显改变激酶结构域。而外显子 9 突变很少见于胃间质瘤，主要见于肠间质瘤。原发外显子 13、17 或 18 的 *KIT* 突变在胃肠道间质瘤中是罕见的，但存在此突变时可稳定激酶的活性状态。

急性髓系白血病

KIT 突变已被确定发生在 20%～40% 的成人和 20% 的儿童（核心结合因子）CBF 相关急性髓系白血病。CBF - AML 与染色体突变 t(8;21) 和 inv(16)/t(16;16) 导致的融合基因 AML - ETO 或 CBFB - MYHII 相关。CBF - AML 的 KIT 突变大多是 17 外显子编码的活化环的错义突变（主要影响 D816 氨基酸），或外显子 8 编码的胞外结构域内插入缺失，导致 KIT 构象模拟被 SCF 结合。据报道同时存在激活的 KIT 突变的 CBF - AML 会导致更差的临床结果，促使美国国家综合癌症网络（NCCN）指南列出 CBF - AML 联合 KIT 突变相比较好的单纯 CBF - AML 为中级预后组。虽然存在 KIT 突变有较高的复发率，但是对比总体生存率却有矛盾的结果。

肥大细胞增多症

肥大细胞增多症是骨髓增生性疾病的一种亚型，可分为皮肤性（最常见，且预后良好）或全身性。全身性肥大细胞增多症（SM）进一步从临床表现特点分类：惰性（ISM）与进展性［包括侵袭性（ASM）、SM 相关克隆性血液非肥大细胞系疾病（SM - AHNMD）和肥大细胞白血病（MCL）］。肥大细胞增多症级别越高，中位生存期越短：ASM 41 个月，SMAHNMD 24 个月，MCL 2 个月。约 90%＋进展期 SM 存在激活的 KIT 突变。到目前为止，SM 最常见的体细胞 KIT 突变是外显子 17 的错义突变，影响活化环 D816 氨基酸（最常见 D816V）。存在 KIT D816V 突变提示骨髓肥大细胞高负担和疾病高侵袭性，所涉及的细胞系的数量越多预后越差。与 CBF - AML 一样，用于检测 KIT 突变的方法的灵敏度是非常重要的。

黑色素瘤

多项研究确定了黑色素瘤不同亚型的 KIT 突变：肢端斑点（ALM）、黏膜（MM）和慢性日光损伤（CSD）。ALM 和 MM 是不同于其他亚型的黑色素瘤，因为其基本上是成比例地分布在所有肤色的人群中。ALM 和 MM 都不是紫外线介导

的。此外，这些亚型的黑色素瘤往往比日光损害导致的黑色素瘤预后更差，而这些因素似乎是多因素的，而不是纯粹生物学因素。约 20% 的 ALM 和 MM 黑色素瘤存在激活 KIT 突变。CSD 黑色素瘤与非慢性日光损伤的黑色素瘤不同，组织学评估 CSD 有较大程度的日光弹性组织变性。"恶性痣"是用来描述长期日光照射后产生的黑色素瘤，尤其是老年白种人群，组织学评估确定许多恶性痣损伤为 CSD。高达 10% 的 CSD 存在 KIT 突变。CSD 黑色素瘤占黑色素瘤的 10%～15%，虽然 CSD 往往较非 CSD 预后好，但 CSD 仍然是一种恶性程度很高的黑色素瘤。与其他肿瘤不同，黑色素瘤 KIT 突变在以下外显子中有更高频率：外显子 9（5%），外显子 11（45%），外显子 13（25%），外显子 17（10%），外显子 18（15%）。超过 90% 的黑色素瘤 KIT 突变是错义突变。

精原细胞瘤

据报道生殖细胞肿瘤激活 KIT 突变频率差异较大，范围从＜5% 至 40%。然而，数据显示大多数 KIT 突变发生在睾丸精原细胞瘤（相对非精原细胞瘤）和单侧卵巢无性细胞瘤。这些突变通常位于 KIT 基因的外显子 17，主要是在 D816 氨基酸位点。一项 COSMIC 数据库综述发现 20% 的精原细胞瘤存在 KIT 突变，近 2 倍（38%）的性腺外生殖细胞瘤存在 KIT 突变，而性腺外的非精原细胞瘤无 KIT 突变。有更多不同的研究结果提出质疑，双侧睾丸精原细胞瘤是否存在 KIT 突变。因此，检测 KIT 突变可能不能预测对侧肿瘤的发病风险。

KIT 作为治疗靶点

随着 ABL 激酶小分子激酶抑制在慢性粒细胞白血病中应用的成功，研究人员在继续检测其他功能增益突变激酶。已观察到伊马替尼抑制 KIT 激活突变驱动的细胞的生长，随后伊马替尼的应用在进展期 KIT 突变型 GIST 中有了重要地位。伊马替尼直接结合 KIT 内的 ATP 结合位点，竞争性抑制 ATP 的结合，稳定激酶的非活化

构象。几乎所有 GIST 原发 *KIT* 突变定位于细胞内近膜区（外显子 11）或细胞外近膜区（外显子 9），而不是激酶结构域（外显子 18/14 和 17/13），靶向性直接抑制激酶结构域（ATP 结合位点）。这是胃肠道间质瘤一种有效的分子治疗策略。在伊马替尼应用之前，进展期胃肠道间质瘤基本上是难治的，其中位生存期不超过 1.5 年。目前伊马替尼治疗晚期胃肠道间质瘤的中位生存期约为 5 年，随访结果 35% 的患者存活时间平均可达 9.4 年。此外，最近数据显示，辅助治疗降低根治性术后复发率。几个主要临床研究长期随访结果的综述确定了伊马替尼治疗胃肠道间质瘤延长患者生存的有效性和安全性，但也表明，伊马替尼治疗不能中断，停药后再次使用有效率会下降。

约 10% 的胃肠道间质瘤患者表现出对伊马替尼的原发耐药（前 6 个月内的进展）。*KIT* 外显子 9 突变型肿瘤中原发性耐药的发病率大约是 *KIT* 外显子 11 突变型的 3 倍，然而 *KIT* 外显子 9 突变型肿瘤中伊马替尼的用药剂量低于最佳剂量，这可能影响试验结果。原发性伊马替尼耐药与 *KIT* 基因其他突变无关。然而，伊马替尼继发耐药（治疗获益后的病情进展），通常是与原始 *KIT* 突变相同的等位基因存在获得性突变。获得 *KIT* 抵抗突变发生在两个激酶结构域：① ATP 结合位点（外显子 13/14），干扰伊马替尼结合；② 活化环（外显子 17/18），稳定 KIT 活化构象。由于伊马替尼只能在激酶处于非活性状态时抑制 *KIT*，增加伊马替尼剂量不能实现持续疗效。舒尼替尼是广泛抑制激酶活性的 TKI（包括 VEGFR 激酶家庭成员）。与安慰剂相比，舒尼替尼显著改善伊马替尼耐药 GIST 的疾病进展时间，因而获得美国 FDA 批准用于伊马替尼耐药 GIST。舒尼替尼比伊马替尼分子小，从而避免了这些特定突变引起的空间障碍，因此舒尼替尼对外显子 14"看门"突变引起的继发性耐药有效。舒尼替尼不能抑制活化环突变体。舒尼替尼抑制其他酪氨酸激酶也能发挥作用，因此 *KIT* 突变 GIST 在舒尼替尼治疗中仍有效。然而，舒尼替尼最终仍会出现耐药。瑞格非尼是多激酶抑制剂，FDA 最近批准瑞格非尼用于 TKI 耐药 GIST 治疗。瑞格非尼与安慰

剂治疗 TKI 耐药 GIST，平均 PFS 分别为 4.8 个月和 0.9 个月。与舒尼替尼一样，瑞格非尼作用于非 KIT 激酶而起效。除厄洛替尼未在三线治疗中起效以外，作用于 KIT 的酪氨酸激酶抑制剂（例如达沙替尼、索拉非尼）在三线治疗中的作用虽然没有能够进行充分评估得到肯定结论，但已观察到其临床疗效。多项伊马替尼治疗晚期黑色素瘤的研究未显示出显著疗效。然而，ALM、MM 和黑色素瘤 CSD 亚型中存在 *KIT* 激活突变，因此有必要在 *KIT* 突变黑色素瘤中探索抑制 *KIT* 的疗效。前期病例研究表明在 *KIT* 突变肿瘤中 TKI（伊马替尼、舒尼替尼、索拉非尼、达沙替尼）治疗有效，其对特定的激活 *KIT* 突变有效。最近报道了 3 项关于伊马替尼治疗 *KIT* 突变黑色素瘤亚群的前瞻性 Ⅱ 期临床研究的疗效观察。这 3 项研究支持伊马替尼治疗敏感的黑色素瘤往往存在反复激活的 *KIT* 第 11 和 13 外显子突变（分别是 *KIT* 突变 L576P 和 K462E）。*KIT* 基因野生型肿瘤对伊马替尼治疗敏感性差。有不少临床研究也观察了舒尼替尼或尼洛替尼的作用。这些研究（和多个病例报告）提示 *KIT* 外显子 11 或 13 突变的黑色素瘤对 TKI 疗效不确定。两个 Ⅱ 期临床研究确定了 *KIT* 突变改变的氨基位置，7/11（64%）的 *KIT* L576P 突变和 3/7（43%）的 *KIT* K642E 突变肿瘤对伊马替尼治疗有效。虽然无法与伊马替尼治疗 *KIT* 突变胃肠道间质瘤的反应率相比，这些黑色素瘤亚型的治疗反应率远远超过以往所有化疗，尽管在不常见 *KIT* 突变的肿瘤中观察到的治疗反应差别很大。然而，*KIT* 突变黑色素瘤的治疗反应持续时间及总生存率无法与伊马替尼治疗胃肠间质瘤相比（有少数例外）。此外，已经明确其他的 *KIT* 突变，尤其是外显子 11（例如 v559x、v560d），也对伊马替尼敏感。也有报道外显子 17 的 *KIT* 突变（D820Y）也对伊马替尼治疗有反应。不常见 *KIT* 突变肿瘤的治疗反应还有待大样本数据的分析评估。Carvajal 等人报道野生型等位基因突变比率越高，对伊马替尼治疗越敏感，但这仍需大样本的观察验证。最后值得注意的是，虽然黑色素瘤的 *KIT* 插入/缺失突变是罕见的，富含这种突变的肿瘤（外

显子 11，类似于 GIST 中常见的突变)对抑制 KIT 的 TKI 反应明显(还未发表的观察结果)。

　　绝大多数系统性肥大细胞增多症患者骨髓内的多系造血细胞和肥大细胞存在 KIT 的 D816V 突变。外显子 17 突变对伊马替尼相对耐药。然而，伊马替尼被 FDA 批准用于成人患者的全身性肥大细胞增多症且存在非 KITD816V 突变(或 KIT 突变状态未知)，不常见的 KIT 突变往往发生在外显子 9 或 11。对于更为普遍的 KIT D816V 突变的系统性肥大细胞增生症，目前正在研究其他可能有更大疗效的酪氨酸激酶抑制剂。早期临床前数据显示达沙替尼在体外有抗 KIT D816V 突变的作用。一个 II 期临床试验的部分数据显示，KIT D816V 突变的肥大细胞增多症患者获得症状改善。此外，一些没有 KIT 突变的肿瘤在达沙替尼治疗中也获益，这提示肥大细胞增多症中除了 KIT 之外可能有其他激酶参与。据报道作用于 KIT 的另一个 TKI 米哚妥林在晚期肥大细胞增多症中反应率高，中位反应持续时间为 29 个月，平均生存期为 41 个月。这些数据来自全球 D2201 试验更新(NCT00782067)。

KIT 未来策略

　　本篇综述主要着重于 KIT 基因，因此着重考虑 KIT 分子及其直接下游分子相关的未来策略。对 KIT 突变驱动肿瘤的分子基础的深入研究(尤其是 GIST)明确了这些肿瘤对 TKI 治疗有反应或无反应的机制，以及对特定 TKI 产生耐药的机制。确定 KIT 突变外显子位置及特定氨基酸的改变，有助于预测哪种胃肠道间质瘤对伊马替尼治疗有反应。然而，肿瘤内及肿瘤之间有相当大的异质性。同一个体内的伊马替尼耐药 GIST 可以存在不同的获得性 KIT 突变。此外，伊马替尼耐药 GIST 在肿瘤的不同区域可以有不同的获得

性 KIT 突变。对肿瘤内及肿瘤之间耐药克隆的观察均提示，选择性伊马替尼治疗无法完全清除胃肠道间质瘤细胞。尽管对抗获得性 KIT 突变的酪氨酸激酶抑制剂已经被用于获得性伊马替尼耐药，肿瘤内 KIT 突变的异质性导致我们需要抑制各种继发突变。一种对抗肿瘤异质性的策略是无论特定突变是什么，抑制激活 KIT 突变的下游介质。已经在多种细胞中证实 MAPK 和 PI3K 途径是激活 KIT 的介质。最近在体内试验的临床前数据显示，选择性 I 类 PI3K 抑制剂联合伊马替尼显著抗增殖和诱导凋亡，而单独使用任何一种制剂均未观察到以上效应。这种效果显示出停药后的持续作用。采取联合用药策略时确定所针对的特定信号通路很重要。例如，可在 PI3K 和 Akt 分子水平抑制 PI3K 通路。这些分子都有多个不同的异构体，而其激活的方式也不同。此外，PI3K 通路是由肿瘤抑制基因 PTEN 调节，而 PTEN 在肿瘤间的表达差别很大。另一个对抗获得性 TKI 耐药肿瘤异质性的策略是使用特异性阻断 KIT 受体，诱导受体内化和降解的单克隆抗体，以及引发针对表达 KIT 受体的细胞的免疫反应。许多正常细胞的功能表达需要激活 MAPK 和 PI3K 通路，KIT 活性在正常组织的功能中起着重要的作用。无论是在临床上应用"下游抑制剂"或"抗体靶向"，临床疗效都必须超越"脱靶"效应。

　　虽然 GIST 可以作为典型模型而指导在其他肿瘤中如何处理 KIT 突变，激活 KIT 突变功能的细胞环境不同也会改变治疗方法有效性。KIT 突变黑色素瘤的早期研究数据提示，伊马替尼治疗"伊马替尼敏感"KIT 突变肿瘤不会出现像 GIST 一样普遍持久的肿瘤反应性/稳定性。因此，为每种 KIT 突变肿瘤建立合适的模型从而明确肿瘤之间的特异性差异非常重要。

参 考 文 献

1　Besmer P，Murphy JE，George PC，et al. A new acute transforming feline retrovirus and relationship of its oncogene v-kit with the protein kinase gene family. *Nature*. 1986；320(6061)：415－421.

2　Yarden Y，Kuang WJ，Yang-Feng T，et al. Human proto-oncogene c-kit：a new cell surface receptor tyrosine kinase for an unidentified ligand. *EMBO J*. 1987；6(11)：3341－3351.

3　Choura M, Rebai A. Receptor tyrosine kinases: from biology to pathology. *J Recept Signal Transduct Res*. 2011; 31(6): 387–394.

4　Ronnstrand L. Signal transduction via the stem cell factor receptor/c-Kit. *Cell Mol Life Sci*. 2004; 61(19–20): 2535–2548.

5　Crosier PS, Ricciardi ST, Hall LR, Vitas MR, Clark SC, Crosier KE. Expression of isoforms of the human receptor tyrosine kinase c-kit in leukemic cell lines and acute myeloid leukemia. *Blood*. 1993; 82(4): 1151–1158.

6　Reith AD, Ellis C, Lyman SD, et al. Signal transduction by normal isoforms and W mutant variants of the Kit receptor tyrosine kinase. *EMBO J*. 1991; 10(9): 2451–2459.

7　Huang EJ, Nocka KH, Buck J, Besmer P. Differential expression and processing of two cell associated forms of the kit-ligand: KL-1 and KL-2. *Mol Biol Cell*. 1992; 3(3): 349–362.

8　Verstraete K, Savvides SN. Extracellular assembly and activation principles of oncogenic class III receptor tyrosine kinases. *Nat Rev Cancer*. 2012; 12(11): 753–766.

9　Yuzawa S, Opatowsky Y, Zhang Z, Mandiyan V, Lax I, Schlessinger J. Structural basis for activation of the receptor tyrosine kinase KIT by stem cell factor. *Cell*. 2007; 130(2): 323–334.

10　Miyazawa K, Williams DA, Gotoh A, Nishimaki J, Broxmeyer HE, Toyama K. Membrane-bound Steel factor induces more persistent tyrosine kinase activation and longer life span of c-kit gene-encoded protein than its soluble form. *Blood*. 1995; 85(3): 641–649.

11　Lennartsson J, Jelacic T, Linnekin D, Shivakrupa R. Normal and oncogenic forms of the receptor tyrosine kinase kit. *Stem Cells*. 2005; 23(1): 16–43.

12　Corless CL, Heinrich MC. Molecular pathobiology of gastrointestinal stromal sarcomas. *Annu Rev Pathol*. 2008; 3: 557–586.

13　Orfao A, Garcia-Montero AC, Sanchez L, Escribano L. Recent advances in the understanding of mastocytosis: the role of KIT mutations. *Br J Haematol*. 2007; 138(1): 12–30.

14　Woodman SE, Davies MA. Targeting KIT in melanoma: a paradigm of molecular medicine and targeted therapeutics. *Biochem Pharmacol*. 2010; 80(5): 568–574.

15　Lennartsson J, Ronnstrand L. Stem cell factor receptor/c-Kit: from basic science to clinical implications. *Physiol Rev*. 2012; 92(4): 1619–1649.

16　Furitsu T, Tsujimura T, Tono T, et al. Identification of mutations in the coding sequence of the proto-oncogene c-kit in a human mast cell leukemia cell line causing ligand-independent activation of c-kit product. *J Clin Invest*. 1993; 92(4): 1736–1744.

17　Corless CL, Barnett CM, Heinrich MC. Gastrointestinal stromal tumours: origin and molecular oncology. *Nat Rev Cancer*. 2011; 11(12): 865–878.

18　Mol CD, Dougan DR, Schneider TR, et al. Structural basis for the autoin-hibition and STI-571 inhibition of c-Kit tyrosine kinase. *J Biol Chem*. 2004; 279(30): 31655–31663.

19　Singer S, Rubin BP, Lux ML, et al. Prognostic value of KIT mutation type, mitotic activity, and histologic subtype in gastrointestinal stromal tumors. *J Clin Oncol*. 2002; 20(18): 3898–3905.

20　Andersson J, Bumming P, Meis-Kindblom JM, et al. Gastrointestinal stromal tumors with KIT exon 11 deletions are associated with poor prognosis. *Gastroenterology*. 2006; 130(6): 1573–1581.

21　Antonescu CR, Viale A, Sarran L, et al. Gene expression in gastrointestinal stromal tumors is distinguished by KIT genotype and anatomic site. *Clin Cancer Res*. 2004; 10(10): 3282–3290.

22　Lasota J, Corless CL, Heinrich MC, et al. Clinicopathologic profile of gastrointestinal stromal tumors (GISTs) with primary KIT exon 13 or exon 17 mutations: a multicenter study on 54 cases. *Mod Pathol*. 2008; 21(4): 476–484.

23　Park SH, Chi HS, Min SK, Park BG, Jang S, Park CJ. Prognostic impact of c-KIT mutations in core binding factor acute myeloid leukemia. *Leuk Res*. 2011; 35(10): 1376–1383.

24　Pollard JA, Alonzo TA, Gerbing RB, et al. Prevalence and prognostic significance of KIT mutations in pediatric patients with core binding factor AML enrolled on serial pediatric cooperative trials for de novo AML. *Blood*. 2010; 115(12): 2372–2379.

25　Paschka P, Marcucci G, Ruppert AS, et al. Cancer and Leukemia Group B. Adverse prognostic significance of KIT mutations in adult acute myeloid leukemia with inv(16) and t(8; 21): a Cancer and Leukemia Group B Study. *J Clin Oncol*. 2006; 24(24): 3904–3911.

26　Allen C, Hills RK, Lamb K, et al. The importance of relative mutant level for evaluating impact on outcome of KIT, FLT3 and CBL mutations in core-binding factor acute myeloid leukemia. *Leukemia*. 2013; 27(9): 1891–1901.

27　Cairoli R, Beghini A, Turrini M, et al. Old and new prognostic factors in acute myeloid leukemia with deranged core-binding factor beta. *Am J Hematol*. 2013；88(7)：594－600.

28 Carter MC, Metcalfe DD, Komarow HD. Mastocytosis. *Immunol Allergy Clin North Am*. 2014；34(1)：181－196.

29 Verstovsek S. Advanced systemic mastocytosis：the impact of KIT mutations in diagnosis, treatment, and progression. *Eur J Haematol*. 2013；90(2)：89－98.

30 Lim KH, Tefferi A, Lasho TL, et al. Systemic mastocytosis in 342 consecutive adults：survival studies and prognostic factors. *Blood*. 2009；113(23)：5727－5736.

31 Garcia-Montero AC, Jara-Acevedo M, Teodosio C, et al. KIT mutation in mast cells and other bone marrow hematopoietic cell lineages in systemic mast cell disorders：a prospective study of the Spanish Network on Mastocytosis (REMA) in a series of 113 patients. *Blood*. 2006；108(7)：2366－2372.

32 Curtin JA, Busam K, Pinkel D, Bastian BC. Somatic activation of KIT in distinct subtypes of melanoma. *J Clin Oncol*. 2006；24(26)：4340－4346.

33 Beadling C, Jacobson-Dunlop E, Hodi FS, et al. KIT gene mutations and copy number in melanoma subtypes. *Clin Cancer Res*. 2008；14(21)：6821－6828.

34 Torres-Cabala CA, Wang WL, Trent J, et al. Correlation between KIT expression and KIT mutation in melanoma：a study of 173 cases with emphasis on the acral-lentiginous/mucosal type. *Mod Pathol*. 2009；22(11)：1446－1456.

35 Bastian BC. The molecular pathology of melanoma：an integrated taxonomy of melanocytic neoplasia. *Annu Rev Pathol*. 2014；9：239－271.

36 Bastian BC, Esteve-Puig R. Targeting activated KIT signaling for melanoma therapy. *J Clin Oncol*. 2013；31(26)：3288－3290.

37 Omholt K, Grafstrom E, Kanter-Lewensohn L, Hansson J, Ragnarsson-Olding BK. KIT pathway alterations in mucosal melanomas of the vulva and other sites. *Clin Cancer Res*. 2011；17(12)：3933－3942.

38 Kong Y, Si L, Zhu Y, et al. Large-scale analysis of KIT aberrations in Chinese patients with melanoma. *Clin Cancer Res*. 2011；17(7)：1684－1691.

39 Holst VA, Marshall CE, Moskaluk CA, Frierson HF, Jr. KIT protein expression and analysis of c-kit gene mutation in adenoid cystic carcinoma. *Mod Pathol*. 1999；12(10)：956－960.

40 Kemmer K, Corless CL, Fletcher JA, et al. KIT mutations are common in testicular seminomas. *Am J Pathol*. 2004；164(1)：305－313.

41 Hoei-Hansen CE, Kraggerud SM, Abeler VM, Kaern J, Rajpert-DeMeyts E, Lothe RA. Ovarian dysgerminomas are characterised by frequent KIT mutations and abundant expression of pluripotency markers. *Mol Cancer*. 2007；6：12.

42 Forbes S, Clements J, Dawson E, et al. Cosmic 2005. *Br J Cancer*. 2006；94(2)：318－322.

43 Coffey J, Linger R, Pugh J, et al. Somatic KIT mutations occur predominantly in seminoma germ cell tumors and are not predictive of bilateral disease：report of 220 tumors and review of literature. *Genes Chromosomes Cancer*. 2008；47(1)：34－42.

44 McIntyre A, Summersgill B, Grygalewicz B, et al. Amplification and overexpression of the KIT gene is associated with progression in the seminoma subtype of testicular germ cell tumors of adolescents and adults. *Cancer Res*. 2005；65(18)：8085－8089.

45 Looijenga LH, de Leeuw H, van Oorschot M, et al. Stem cell factor receptor (c-KIT) codon 816 mutations predict development of bilateral testicular germ-cell tumors. *Cancer Res*. 2003；63(22)：7674－7678.

46 Patel S. Long-term efficacy of imatinib for treatment of metastatic GIST. *Cancer Chemother Pharmacol*. 2013；72(2)：277－286.

47 Bednarski BK, Araujo DM, Yi M, et al. Analysis of prognostic factors impacting oncologic outcomes after neoadjuvant tyrosine kinase inhibitor therapy for gastrointestinal stromal tumors. *Ann Surg Oncol*. 2014；21(8)：2499－2505.

48 Joensuu H. Adjuvant treatment of GIST：patient selection and treatment strategies. *Nat Rev Clin Oncol*. 2012；9(6)：351－358.

49 Heinrich MC, Corless CL, Demetri GD, et al. Kinase mutations and imatinib response in patients with metastatic gastrointestinal stromal tumor. *J Clin Oncol*. 2003；21(23)：4342－4349.

50 Chen LL, Trent JC, Wu EF, et al. A missense mutation in KIT kinase domain 1 correlates with imatinib resistance in gastrointestinal stromal tumors. *Cancer Res*. 2004；64(17)：5913－5919.

51 Demetri GD, van Oosterom AT, Garrett CR, et al. Efficacy and safety of sunitinib in patients with advanced gastrointestinal stromal tumour after failure of imatinib：a randomised controlled trial. *Lancet*. 2006；368(9544)：1329－1338.

52 Gajiwala KS, Wu JC, Christensen J, et al. KIT kinase mutants show unique mechanisms of drug resistance to imatinib and

sunitinib in gastrointestinal stromal tumor patients. *Proc Natl Acad Sci U S A*. 2009；106(5)：1542 – 1547.

53 Demetri GD, Reichardt P, Kang YK, et al. GRID study investigators. Efficacy and safety of regorafenib for advanced gastrointestinal stromal tumours after failure of imatinib and sunitinib (GRID)：an international, multicentre, randomised, placebo-controlled, phase 3 trial. *Lancet*. 2013；381(9863)：295 – 302.

54 Reichardt P, Blay JY, Gelderblom H, et al. Phase Ⅲ study of nilotinib versus best supportive care with or without a TKI in patients with gastrointestinal stromal tumors resistant to or intolerant of imatinib and sunitinib. *Ann Oncol*. 2012；23(7)：1680 – 1687.

55 Wyman K, Atkins MB, Prieto V, et al. Multicenter phase Ⅱ trial of highdose imatinib mesylate in metastatic melanoma：significant toxicity with no clinical efficacy. *Cancer*. 2006；106(9)：2005 – 2011.

56 Kim KB, Eton O, Davis DW, et al. Phase Ⅱ trial of imatinib mesylate in patients with metastatic melanoma. *Br J Cancer*. 2008；99(5)：734 – 740.

57 Ugurel S, Hildenbrand R, Zimpfer A, et al. Lack of clinical efficacy of imatinib in metastatic melanoma. *Br J Cancer*. 2005；92(8)：1398 – 1405.

58 Lutzky J, Bauer J, Bastian BC. Dose-dependent, complete response to imatinib of a metastatic mucosal melanoma with a K642E KIT mutation. *Pigment Cell Melanoma Res*. 2008；21(4)：492 – 493.

59 Hodi FS, Friedlander P, Corless CL, et al. Major response to imatinib mesylate in KIT-mutated melanoma. *J Clin Oncol*. 2008；26(12)：2046 – 2051.

60 Woodman SE, Trent JC, Stemke-Hale K, et al. Activity of dasatinib against L576P KIT mutant melanoma：molecular, cellular, and clinical correlates. *Mol Cancer Ther*. 2009；8(8)：2079 – 2085.

61 Kluger HM, Dudek AZ, McCann C, et al. A phase 2 trial of dasatinib in advanced melanoma. *Cancer*. 2011；117(10)：2202 – 2208.

62 Quintas-Cardama A, Lazar AJ, Woodman SE, Kim K, Ross M, Hwu P. Complete response of stage IV anal mucosal melanoma expressing KIT Val560Asp to the multikinase inhibitor sorafenib. *Nat Clin Pract Oncol*. 2008；5(12)：737 – 740.

63 Satzger I, Kuttler U, Volker B, Schenck F, Kapp A, Gutzmer R. Anal mucosal melanoma with KIT-activating mutation and response to imatinib therapy—case report and review of the literature. *Dermatology*. 2010；220(1)：77 – 81.

64 Hodi FS, Corless CL, Giobbie-Harder A, et al. Imatinib for melanomas harboring mutationally activated or amplified KIT arising on mucosal, acral, and chronically sun-damaged skin. *J Clin Oncol*. 2013；31(26)：3182 – 3190.

65 Carvajal RD, Antonescu CR, Wolchok JD, et al. KIT as a therapeutic target in metastatic melanoma. *JAMA*. 2011；305(22)：2327 – 2334.

66 Guo J, Si L, Kong Y, et al. Phase Ⅱ, open-label, single-arm trial of imatinib mesylate in patients with metastatic melanoma harboring c-Kit mutation or amplification. *J Clin Oncol*. 2011；29(21)：2904 – 2909.

67 Minor DR, Kashani-Sabet M, Garrido M, O'Day SJ, Hamid O, Bastian BC. Sunitinib therapy for melanoma patients with KIT mutations. *Clin Cancer Res*. 2012；18(5)：1457 – 1463.

68 Cho JH, Kim KM, Kwon M, Kim JH, Lee J. Nilotinib in patients with metastatic melanoma harboring KIT gene aberration. *Invest New Drugs*. 2012；30(5)：2008 – 2014.

69 Shah NP, Lee FY, Luo R, Jiang Y, Donker M, Akin C. Dasatinib (BMS-354825) inhibits KITD816V, an imatinib-resistant activating mutation that triggers neoplastic growth in most patients with systemic mastocytosis. *Blood*. 2006；108(1)：286 – 291.

70 Schittenhelm MM, Shiraga S, Schroeder A, et al. Dasatinib (BMS-354825), a dual SRC/ABL kinase inhibitor, inhibits the kinase activity of wild-type, juxtamembrane, and activation loop mutant KIT isoforms associated with human malignancies. *Cancer Res*. 2006；66(1)：473 – 481.

71 Verstovsek S, Tefferi A, Cortes J, et al. Phase Ⅱ study of dasatinib in Philadelphia chromosome-negative acute and chronic myeloid diseases, including systemic mastocytosis. *Clin Cancer Res*. 2008；14(12)：3906 – 3915.

72 Wardelmann E, Thomas N, Merkelbach-Bruse S, et al. Acquired resistance to imatinib in gastrointestinal stromal tumours caused by multiple KIT mutations. *Lancet Oncol*. 2005；6(4)：249 – 251.

73 Liegl B, Kepten I, Le C, et al. Heterogeneity of kinase inhibitor resistance mechanisms in GIST. *J Pathol*. 2008；216(1)：64 – 74.

74 Floris G, Wozniak A, Sciot R, et al. A potent combination of the novel PI3K Inhibitor, GDC-0941, with imatinib in gastrointestinal stromal tumor xenografts：long-lasting responses after treatment withdrawal. *Clin Cancer Res*. 2013；19(3)：620 – 630.

75 Edris B, Willingham S, Weiskopf K, et al. Use of a KIT-specific monoclonal antibody to bypass imatinib resistance in gastrointestinal stromal tumors. *Oncoimmunology*. 2013；2(6)：e24452.

第 36 章

TP53

Kensuke Kojima and Michael Andreeff
王超　译，张俊　校

背　景

1979 年首次报道时，*p*53 基因被认为是一种癌基因，但随着后续研究的深入，*p*53 作为抑癌基因的功能逐渐被揭示出来。*p*53 是一种转录因子，通过诱导细胞周期停滞、细胞凋亡或细胞衰老来控制细胞对应激信号的反应。此外，*p*53 被发现参与了多种生物学功能，比如细胞代谢、干细胞重编程、细胞生命维持与繁殖、种系的保真度、自噬、坏死、血管形成和肿瘤侵袭。*p*53 通过上调 p21、GADD45 和 14 - 3 - 3σ 阻滞肿瘤生长。*p*53 诱导的凋亡受到转录依赖及非依赖机制的线粒体途径和通过转录激活 FAS 和 DR5 的死亡信号受体蛋白途径的调控。*p*53 诱导促凋亡的 BH3 域蛋白 PUMA、NOXA 和 BAX 的表达，并抑制抗凋亡蛋白 Bcl - 2 和 MCL - 1 的表达，导致了线粒体外膜渗透性的改变和细胞凋亡。*p*53 也可以直接激活 Bax 或 Bak，或通过结合 Bcl - 2 或 Bcl - XL 而不是依赖转录作用来激活线粒体引起凋亡。*p*53 依赖的细胞衰老机制仍不清楚。但是 p21、DCR2、PAI - 1 和 DEC1 似乎能够调控 *p*53 下游的衰老相关通路，因为 *p*53 可以决定细胞的生存或是死亡，一个精确的机制进化到可以阻止 *p*53 错误的活动，必要时可以做出迅速的应激反应。为了精确地控制 *p*53 作用，许多蛋白质参与了 *p*53 的调控（图 36.1）。MDM2 和 MDMX 是 *p*53 的主要抑制因子。ARF 通过拮抗 MDM2 作用来稳定 *p*53。ATM 和 ATR 是 DNA 损伤的感受器，能够通过其翻译后修饰作用来激活 *p*53。

*p*53 能够阻止由多种肿瘤发生事件造成的肿瘤发展过程。大量的肿瘤研究聚焦 *p*53 信号通路，是因为几乎所有的肿瘤都存在 *p*53 基因缺失或 *p*53 信号通路缺失。*TP*53 是人类肿瘤中突变频率最高的基因，而且 *TP*53 突变在近半数的人类实体肿瘤中都存在。突变的 *p*53 基因常常缺失 DNA 结合和转录能力。即使一部分人类肿瘤中 *p*53 是野生型的，但是存在 *p*53 信号通路缺失，导致 *p*53 不能发挥抑癌作用。因此，*p*53 功能的失活是人类肿瘤中普遍存在的特性。最新研发的包括伊马替尼、吉非替尼、索拉非尼、曲妥珠单抗和利妥昔单抗在内的大多数肿瘤靶向药物，在肿瘤治疗方面体现出巨大优势，但是只对一小部分人群带来药物获益。几乎所有肿瘤都存在 *p*53 信号通路的缺失，选取针对 *p*53 等肿瘤中普遍存在的异常特性进行治疗的策略，可能会为更多的肿瘤患者带来生存获益。

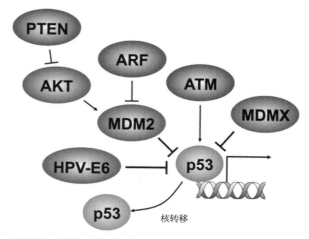

图 36.1　肿瘤中野生型 *p*53 失活。p53 的失活可能会由 MDM2/MDMX 过表达、ATM/ARF 表达减少、HPV 感染和 p53 核转移等引起。HPV - E6，人类乳头瘤病毒 E6 蛋白

本章节,我们将讨论肿瘤中 p53 信号通路的异常以及激活 p53 相关的肿瘤疗法。无论其是否已经应用于临床,还是仅在临床前实验得出有效性结论,都代表了一种全新的治疗方法。

恶性肿瘤中 *p53* 信号通路异常

因为 p53 具有潜在的抑癌作用,所以不难想象 p53 信号通路的破坏在许多恶性肿瘤中是一个共同特性。在恶性肿瘤中,*TP*53 的改变或是 p53 信号通路功能的缺失会破坏 p53 的作用。大约 50% 的人类实体肿瘤存在 *TP*53 突变,而血液肿瘤中除了复杂核型的急性髓细胞白血病(AML)和套细胞淋巴瘤(MCL)以外,*TP*53 突变率相当低。*p*53 野生型的肿瘤细胞中常出现 p53 调节蛋白的异常,包括 MDM2/MDMX 过表达、CDKN2A 改变和 ATM 失活。

*p*53 突变

*TP*53 种系突变引起 Li - Fraumeni 综合征,Li - Fraumeni 综合征是一种遗传疾病,极大地增加了儿童以及青年罹患多种肿瘤的风险。乳腺癌、肉瘤和血液肿瘤与 Li - Fraumeni 综合征密切相关。敲除 p53 或是表达 p53 突变基因的基因工程小鼠更容易出现肿瘤发展的早期改变。2013 年 11 月最新的国际癌症研究署(IARC)*TP*53 突变数据库(R17)包含了 28 000 个体细胞突变和 750 个种系突变。绝大多数(>95%)的 p53 突变聚集在 DNA 结合的中心区域,75% 的突变是错义突变。*TP*53 突变被认为是可以破坏受影响 *TP*53 基因位点的抑癌作用。

此外,一些突变基因位点可能通过显性负效应抑制野生型 p53 等位基因的活性,甚至获得促癌功能(突变型 p53 功能获得)。流行病学研究发现,一些肿瘤与外源性致癌物密切相关,包括日光性皮肤癌、烟草相关肺癌和马兜铃酸相关尿路上皮癌。致癌物决定了 *TP*53 的突变类型。比如,紫外线损伤导致了 CC - TT 替换,CC - TT 替换是非黑色素瘤皮肤癌的特征。在肺癌中,烟草致癌物与 157、158、248 和 273 位密码子 G - T 突变相关。在肝细胞癌中,指纹图谱上 249 位密码子 G - T 易位是黄曲霉毒素致癌的经典特征。在尿路上皮癌中,中草药肾病致癌具有 A - T 突变的特点。*p*53 突变被证明与诸如乳腺癌、结直肠癌、头颈部肿瘤和血液肿瘤等肿瘤预后差相关。

MDM2/MDMX 过表达

同源基因 MDM2 和 MDMX 是 *p*53 的抑制因子。MDM2 和 MDMX 蛋白结合 *p*53 的 N 端转录激活区域并且抑制 *p*53 的转录活动。此外,MDM2 具有 E3 泛素连接酶作用,可以促进 *p*53 泛素化及蛋白酶降解。因为 *p*53 可以转录激活 MDM2,所以 MDM2 与突变的 *p*53 可以通过负反馈环路来调节彼此的蛋白水平。在 MDMX 启动子区域也存在 *p*53 反应元件。对于 *p*53 的激活,MDM2 存在更广泛的应答,然而 *p*53 依赖的 MDMX 表达升高仅发生在一些特定情况下。除了抑制 *p*53 转录活动和 *p*53 泛素化水平,MDM2 也可以促进 *p*53 核转移。

通过 *p*53 的失活,MDM2 和 MDMX 的过表达可以促进肿瘤的发生、维持和进展。一些学者声称,在一个肿瘤细胞中 *MDM*2 或 *MDMX* 基因高水平扩增具有相互排斥性,然而两个基因的低水平扩增可以彼此共存。在小鼠模型中,MDM2 或 MDMX 过表达可以导致血液系统肿瘤的发生。基因扩增可以引起 MDM2 或 MDMX 蛋白表达水平升高,这是非典型脂肪肉瘤中最典型的特征。*MDM*2 基因扩增出现在近乎 100% 的分化良好和未分化的脂肪肉瘤。另一方面,*MDMX* 基因扩增在眼癌、脑癌、乳腺癌、软组织肿瘤和弥漫大 B 细胞淋巴瘤中也有报道。*MDMX* 基因扩增可能促进骨髓增殖性肿瘤中白血病的转化。更为重要的是,许多肿瘤中存在 MDM2 和 MDMX 蛋白的高表达,但不伴有基因拷贝数的扩增,包括黑色素瘤、尤因肉瘤、结肠癌、眼癌及白血病。*MDM*2 基因中一个位点的单核苷酸多态性与 MDM2 过表达相关。普遍认为肿瘤相关的信号通路通过翻译后稳定性修饰来激活 MDM2 和 MDMX 蛋白的表达。在一些肿瘤类型中,*p*53 野生型的肿瘤发生 MDM2/MDMX 蛋白功能失调的频率更高,这说明 MDM2 或 MDMX 过表达足以抑制 $p53$ 并促进肿瘤的发展。

CDKN2A 的改变

肿瘤抑制因子 CNKN2A 定位于 9p21,编码了两个抑癌基因:p16INK4A 和 p14ARF(p14ARF 存在于小鼠体内)。P16INK4A 是 cyclin D 依赖的激酶抑制剂,用于调控细胞周期。p14ARF 通过结合 MDM2 并阻滞其留在细胞核内,进而抑制其对 $p53$ 的调控作用。CDKN2A 种系突变在黑色素瘤和胰腺癌家族中有过报道(黑色素瘤胰腺癌综合征)。CDKN2A 纯合子缺失与神经胶质瘤和淋巴系统恶性肿瘤[急性淋巴细胞白血病、慢性粒细胞白血病(CML)的淋巴冲击性危机和淋巴瘤]相关。在慢性粒细胞白血病中,CDKN2A 缺失频繁地出现在淋巴危机中,而在慢性期慢性粒细胞白血病(CML-CP)和髓细胞系急性变中并未报道,降低了它遗传性发生的可能性。

ATM 的改变

ATM 是丝氨酸/苏氨酸蛋白激酶,在 DNA 双链断裂时激活并同步 DNA 修复和诱导 $p53$ 依赖的凋亡。ATM 直接磷酸化 p53 蛋白 15 位点的丝氨酸,并且通过激活包括 Chk2 在内的其他蛋白激酶来诱导 $p53$ 第 9、20 和 46 位点的丝氨酸磷酸化。蛋白被命名为由 ATM 突变引起的共济失调性毛细血管扩张症相关蛋白。ATM 失活导致放疗敏感性增强,放疗耐受 DNA 合成,细胞周期检测指标的缺失和 $p53$ 功能失调。共济失调性毛细血管扩张症具有小脑变性、细胞对放射极度敏感以及肿瘤易患性的特征。据估计有 0.5%～1%的普通人群 ATM 基因存在杂合性种系突变,在女性中出现 ATM 杂合性突变要比未突变人群患乳腺癌的风险提高 4～5 倍。有报道称体细胞 ATM 突变(点突变或缺失突变)出现在淋巴系统恶性肿瘤中,比如慢性淋巴细胞白血病(CLL)、T 幼稚淋巴细胞白血病(T-PLL)和套细胞淋巴瘤(MCL)。在慢性淋巴细胞白血病中,10%～20%的患者中 11 号染色体长臂出现缺失(ATM 基因位于 11q22.3～q23.1),而且这类患者愈后不佳。

此外,在 30%～40% 11q 缺失的 CLL 病例中存在 ATM 突变。

HPV 感染

各种 DNA 病毒,比如 SV40,人类乳头瘤毒(HPV)或腺病毒可以编码调控 $p53$ 的蛋白。临床统计显示 HPV 可以引起人类肿瘤发生。HPV 是一类包括 150 多个相关病毒的家族,一些高危 HPV 类型(尤其是 HPV16 和 11 型)与肿瘤的发展紧密相关。高危的 HPV 可以引起几乎所有类型的宫颈癌、大多数的肛门癌阴道癌、外阴癌、阴茎癌和口咽癌。据估计高危 HPV 感染引起的肿瘤发生率大约占全球 5%的比例。美国 FDA 批准了两种 HPV 疫苗(Gardasil 和 Cervarix)用于预防宫颈癌和其他种类的癌症。这两种疫苗都可以高效预防 HPV16 和 18 型感染。HPV 表达的 E6 病毒蛋白可以结合 p53 蛋白,并促进 p53 蛋白的泛素蛋白酶降解。HPV 感染可以替代 $p53$ 突变并且与 $p53$ 突变在功能上互补,因为 HPV 感染与 $p53$ 突变常常相互排斥。一项头颈部鳞状细胞癌的前瞻性研究发现,HPV 感染阳性的患者预后要好于 HPV 感染阴性的患者。更重要的是,E6 蛋白引起的 $p53$ 失活可以使得 $p53$ 功能丧失而不是改变 $p53$,所以 p53 蛋白和其转录活动都可以诱导产生。在此之前病毒蛋白引起的 p53 失活在与病毒感染相关的其他人类肿瘤[如肝癌(与 HBV 感染相关)或伯基特淋巴瘤(与 EBV 感染相关)]中未有报道。

核转运

$p53$ 可以在细胞核与细胞质中穿梭。在炎性乳腺癌或神经母细胞瘤中,分子学和免疫组化分析显示野生型 $p53$ 聚集在肿瘤细胞的胞质中,导致 p53 功能的失活。Exportin-1(染色体区域维护蛋白 1,CRM1)参与了 $p53$ 的核转运,CRM1 的过表达与包括骨肉瘤、胶质母细胞瘤、卵巢癌和宫颈癌在内的实体瘤预后差相关。p53 相关帕金样胞质蛋白(PARC)在细胞质中作为大复合物中一部分而存在,在胞质中锚定 p53,阻止其进入核内。有报道称神经母细胞瘤细胞在胞质中高表达

PARC。

靶向 *p53* 的肿瘤治疗

p53 的抑癌作用源自其激活引导细胞经历细胞周期停滞、凋亡或衰老的程序。使用抗肿瘤药物和放疗来治疗肿瘤中一大部分是通过 DNA 损伤诱导 p53 激活来实现的。在这里，我们讨论了几种恢复或激活肿瘤细胞中 p53 功能的方法，包括 *TP53* 基因治疗、*p53* 疫苗、恢复突变的 *p53* 的功能和野生型 *p53* 的稳定和激活。

TP53 基因治疗

腺病毒是基因治疗中最常用的载体，而且自身不可复制，p53 表达的腺病毒（Ad5CMV‑p53，今又生）于 2003 在中国被批准用于头颈部鳞状细胞癌的临床治疗。然而，类似的 advexin 在美国或欧洲没有被批准应用。在中国超过 2 500 例患者接受今又生的治疗，但是还没有明确的四期临床安全性和有效性试验结果报道。条件复制型腺病毒（ONYX‑015）只能在 *p53* 突变的细胞中复制发挥作用，也已经应用于临床试验。然而，由于缺乏有效的系统传递和治疗效果的局限性，相关的研发已经在美国被迫终止。在 2005 年，上海三维生物技术有限公司（上海，中国）宣布 H101（安柯瑞）获得中国 FDA 的批准，用于联合顺铂为基础的化疗治疗鼻咽癌。H101 是带有 E1B‑55KD 基因缺失的溶瘤腺病毒，类似于 ONYX‑015。相对小型的三期肿瘤试验（仅仅 100 多位患者）并没有显示出总生存期的显著延长。值得注意的是，*TP53* 基因治疗并没有在美国获得批准。最近的临床前期研究使用间充质干细胞作为溶瘤病毒或携带小干扰 RNA 的溶瘤病毒的传递载体。

p53 疫苗

p53 已经成为肿瘤疫苗治疗的靶点。突变的 *p53* 失去了 DNA 结合能力和反式激活 MDM2 的能力，p53 的主要负向调控子延长了 p53 的半衰期和在肿瘤细胞中的异常积聚。因为肿瘤的特异性和高表达水平，突变的 *p53* 可能为免疫系统提供了一个更可视的信号，然后为免疫治疗提供一个更好的治疗靶点。*p53* 自身抗体和 *p53* 反应 T 细胞在肿瘤患者体内存在。10 个合成 *p53* 衍生长链多肽混合物（p53‑SLP）可以在实体肿瘤患者体内诱导 *p53* 相关的 T 细胞反应。据报道，接受疫苗诱导免疫反应的肺癌患者对化疗的敏感性可能会提高。为患者接种转染 *p53* 基因修饰腺病毒的树突状细胞疫苗（INGN‑225）能够提高小细胞肺癌患者的 *p53* 免疫反应和化疗敏感性。

突变 *p53* 基因的再活化

p53 基因突变不仅能够改变野生型 *p53* 基因的构型（构型突变）还能破坏 *p53* 的 DNA 结合（结合突变）。使用表型和生化扫描的方法可以识别能够恢复突变 *p53* 活动的分子和已经报道过的能够恢复构型突变野生型 *p53* 功能的具体寡肽和小分子。PRIMA‑1（p53 再激活和诱导大规模细胞凋亡‑1）和它的衍生物 PRIMA‑1MET/APR‑246 在突变的 *p53* 中与硫醇可以共价反应并恢复其野生型的功能。APR‑246 在血液系统恶性肿瘤与前列腺癌患者中被证明是安全的，易耐受，并且可以诱导体内生物和临床效果。在生化扫描筛选促进 p53DNA 结合区域稳定的分子中，CP‑31398 被认定是可以结合 *p53* 并稳定 *p53* 结构，抑制 *p53* 野生型和突变型细胞的生长。其他突变型 *p53* 靶向的复合物包括 MIRA‑1（突变型 *p53* 依赖的诱导快速细胞凋亡1）/MIRA‑3 和 STIMA‑1，它们的作用机制至今尚不明确。在 *p53* 失活条件下一种替代的方法是激活 *p53* 下游的靶点，比如 TRAIL 或 TRAIL 受体，DR5。一种此类的化合物是 TIC10（也被称为 ONC‑201）最近才被发现。

野生型 *p53* 的稳定与激活

几种药理学方法被提出用于激活野生型 *p53*（图 36.2）。一种可行的方法是通过阻断 MDM2 与 *p53* 的连接来重新激活野生型 *p53*。破坏 MDM2 与 *p53* 的连接可以稳定 p53，激活 p53 功能和诱导肿瘤细胞至少是部分类型肿瘤细胞的细

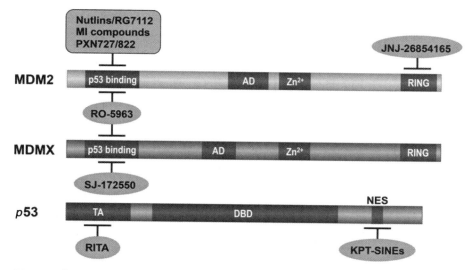

图 36.2 靶向野生型 *p53*、MDM2 或 MDMX 的药物。*p53* binding：*p53* 结合域；AD：酸性结构域；Zn²⁺：锌指结构域；RING：环形域；TA：转录激活域；DBD：DNA 结合域；NES：核转运信号；RITA：*p53* 再活化和诱导肿瘤细胞凋亡

胞周期停滞、凋亡或者衰老。使用结构为基础的设计和高通量检测，几种针对 *p53*－MDM2 连接的小分子抑制剂被开发出来，包括 RG7288、与结构不相关的 RO5503781、Nutlin－3a/RG7112、MI 复合物（MI－43、MI－63、MI－219 和 MI－319）。PXN727/822 能够与 MDM2 结合，占据 *p53* 与 MDM2 的结合位置。RG7112 在临床Ⅰ期试验中验证可以治疗血液系统恶性肿瘤患者（NCT00623870）和进展期实体肿瘤患者（NCT00559533）。MI 复合物和 PXN727/822 代表不同种类的 MDM2－*p53* 连接抑制剂，目前仍处在临床应用前的研究阶段。另一个 *p53* 的激活剂据报道可以阻断 MDM2－*p53* 连接的是小分子 RITA（*p53* 再激活和诱导肿瘤细胞凋亡），它通过结合 *p53*（而不是 MDM2）来破坏 MDM2－*p53* 的连接。虽然 RITA 可以诱导 *p53* 的激活，但是具体的机制尚不清楚而且存在争议。据报道 RITA 还存在 *p53* 非依赖的功能。

JNJ－26854165，作为 MDM2 的拮抗剂可以通过抑制 MDM2 的 E3 连接酶作用来重新激活 *p53*，已经作为口服药进行了治疗进展期或复发实体瘤的临床Ⅰ期试验。虽然 JNJ－26854165 在这类患者中耐受良好，但是没有观察到肿瘤的客观反应。JNJ－26854165 诱导 S 期延长和 S 期细胞优先凋亡。JNJ－26854165 可以引起 *p53* 依赖或非依赖的凋亡活动，但具体机制尚不清楚。

虽然 MDM2 和 MDMX 的 *p53* 结合区域相似，但是 MDM2 的拮抗剂不足以拮抗 MDMX－*p53* 的结合。MDMX 的 *p53* 结合区域相对较浅，与 MDM2 相比，不易与 Nutlin 等 MDM2 拮抗剂相结合。这可能与临床事件相关，因为过表达的 MDM2 和 MDMX 在很大一部分人类肿瘤中是相互排斥的事件，MDM2 拮抗剂对 MDMX 低亲和度可能限制了肿瘤细胞中 *p53* 的再激活。事实上，*p53* 野生型肿瘤细胞伴有 MDMX 高表达可能对 Nutlin－3a 治疗显示出相对耐药。一个 MDM2/MDMX 双重拮抗剂，RO－5963 近期被研发出来。RO－5963 可以通过自身驱动的 MDM2 和 MDMX 同源/异源二聚体来阻断 *p53* 与 MDM2 和 MDMX 的结合。SJ－172550 被认为是 *p53*－MDMX 结合的选择性拮抗剂，但是后续的研究显示 SJ－172550 与半胱氨酸残基在 MDM2 和 MDMX 的 *p53* 结合区域形成共价结合物。硫醇反应阻止了进一步反应生成的 *p53*－MDMX 复合物，SJ－172550 成为选择性 MDMX 抑制剂的最佳选择。

Leptomycin B 是一种潜在的 CRM1 抑制剂，是包含核转运信号的蛋白核转运所必需的输出蛋白。*p53* 在其四聚体区域含有功能性核转运信号，Leptomycin B 通过核内聚集稳定的 *p53* 来

激活细胞内 $p53$ 依赖的转录活动。尽管在体外试验中表现出显著的抗肿瘤细胞潜能,但是在临床应用中却因 I 期试验中药物毒性和较差的药物动力学特征而终止。最近,改进了治疗窗的低毒性 CRM1 抑制剂已经研发成功。KPT - 330 是一种潜在的不可逆小分子选择性 CRM1 抑制剂,日前应用于治疗进展期或转移性实体瘤(NCT01607905)和血液系统恶性肿瘤(NCT01607892)的临床 I 期试验,并在 AML 和非霍奇金淋巴瘤中显示出临床疗效。

Nutlin - 3a/RG7112

Nutlin - 3a 是顺咪唑啉复合物能够通过模拟 $p53$ 中与 MDM2 结合的关键位点(Phe19、Trp23、Leu26)与 MDM2 的 p53 结合域特异性结合并保持高亲和度。Nutlin - 3 能够诱导肿瘤细胞的细胞周期停滞、凋亡和(或)衰老,但是对正常细胞毒性很小。这种有利的作用说明在肿瘤细胞中诱导 $p53$ 反应可能为肿瘤治疗提供一种新的治疗方法,即维持 $p53$ 功能性信号通路。虽然 Nutlin 诱导 E2F1,$p73$ 激活和细胞凋亡在 $p53$ 缺失的细胞中也有报道,但 MDM2 抑制剂的主要作用还是依赖野生型的 $p53$。其他报道称,影响 MDM2 抑制剂效果的决定性因素是 MDM2 和 MDMX 的表达水平。在某些恶性肿瘤中,肿瘤细胞 MDM2 高表达似乎与对 Nutlin 治疗敏感性提高有关。另一方面,MDMX 高表达与对 Nutlin 治疗不敏感相关。CDKN2A 或 ATM 的改变对 Nutlin 的敏感性并无影响。Nutlin 与传统化疗药蒽环类药物、阿糖胞苷、氟达拉滨、苯丁酸氮芥和伊马替尼有协同作用。

应用于临床的 Nutlin 类似物 RG7112 已经开展了脂肪肉瘤和血液系统恶性肿瘤的 I 期临床试验。RG7112 激活的 $p53$ 功能由血浆中MIC - 1诱导水平和 MDM2、CDKN1A(p21)和 PUMA 等 $p53$ 靶基因诱导水平来反映。常见的副作用是胃肠道反应(恶心、呕吐和腹泻)和血液学毒性(中性粒细胞减少症和血小板减少症)。RG7112 显示出临床应用前景。在试验入组的 20 位脂肪肉瘤患者中,1 位评估是部分缓解,14 位评估是病情稳定。在 I 期扩大试验中,28 位 AML 患者中有 3 位获得完全缓解,总生存率达到 46%。

MDM2 抑制剂也可以在正常细胞中产生可逆的抑制细胞生长的作用,导致细胞阻滞在 G_1 和 G_2 期,可能保护细胞免受临床应用的 S 和 M 期相关毒物引起的细胞毒性和基因破坏。这为应用 MDM2 抑制剂治疗 $p53$ 缺失或突变的肿瘤患者具有潜在价值提供了一个合理解释。已知 MDM2 抑制剂会产生 $p53$ 诱导的细胞周期阻滞,MDM2 抑制剂预处理 $p53$ 缺陷肿瘤会出现正常组织中细胞周期阻滞而肿瘤细胞继续增殖的情况。在后续使用靶向增殖细胞的药物治疗中,药物会选择性杀伤肿瘤细胞而不是正常细胞。这一治疗理念并未发展成熟,在实体瘤患者接受 MDM2 抑制剂治疗时会出现血细胞减少,说明药物服用的时间与服用的量对 MDM2 抑制剂在患者的临床获益具有重要影响。然而,研究者发现在小鼠模型中短暂破坏 $p53$ - MDM2 的连接可以被作为保护造血干细胞的一种潜在方法。

据报道,长时间使用 Nutlin 会诱导或是筛选出 $p53$ 野生型肿瘤细胞中的 $p53$ 突变克隆群落。这一潜在的劣势似乎是由于 Nutlin 对 MDM2 - $p53$ 连接的高选择性造成的,并且进一步证实了抗肿瘤治疗主要是依赖 $p53$ 的活化这一观点。使用选择性小分子 MDM2 拮抗剂治疗时,也许需要监测可能会出现的或是药物筛选出来的 $p53$ 突变克隆群落。

MI 复合物

MI 复合物(MI - 43、MI - 63、MI - 219 和 MI - 319)是一类 MDM2 抑制剂,类似于 Nutlins,选择性阻断 MDM2 - $p53$ 的连接。MI 复合物作用如同 Nutlin 在正常细胞中产生非遗传毒性可逆的 G_1 期阻滞,但在 $p53$ 野生型肿瘤细胞中诱导 $p53$ 依赖的细胞凋亡。在小鼠模型中口饲无毒剂量的 MI - 219/319 可以引起肿瘤的缩小。MI 复合物联合依托泊苷、多柔比星和顺铂治疗实体肿瘤,联合阿糖胞苷治疗 AML;据报道,在正常细胞中应用最小毒性的联合方案有潜在的防癌功效。在这一点上,最近研发的 MDM2 抑制剂对人类的 MDM2 要比鼠的 MDM2 更具亲和力,因此在裸鼠移植瘤模型上进行的临床前研究将会低估药物在正常组织中的作用。

RO‑5963

MDMX 过表达与 MDM2 抑制剂效果低敏感度相关,这也提高了在某些肿瘤治疗中 MDMX 与 MDM2 双重抑制效果优于选择性 MDM2 抑制剂的可能性。MDM2/MDMX 双重拮抗剂 RO‑5963 通过自身驱动的 MDM2 和 MDMX 同源和(或)异源二聚体来阻断 p53 与 MDM2 和 MDMX 的结合。这种抑制蛋白-蛋白相互结合的新方法可以有效激活肿瘤细胞中 p53 信号通路,使得细胞周期阻滞和细胞凋亡。因为 RO‑5963 对 MDMX 高表达的 MCF7 和其他实体肿瘤细胞显示出优于 MDM2 特异性抑制剂 Nutlin 的细胞杀伤作用,所以 MDM2/MDMX 双重抑制剂可能针对 MDMX 过表达的肿瘤提供一个更有效的治疗方式。类似于 MDM2 抑制剂,RO‑5963 主要依赖野生型 p53 的状态来发挥作用。虽然 RO‑5963 和相关的双重 MDM2/MDMX 抑制剂仍处于临床前实验阶段。但是这种新型复合物可能在治疗 MDMX 高表达的眼癌、脑癌、乳腺癌、软组织肿瘤和淋巴瘤中效果要优于单纯的 MDM2 抑制剂。

KPT 复合物

CRM1 是一种核转运受体参与了肿瘤抑癌因子的转运(比如 p53),它的功能在肿瘤中发生改变是因为增加的表达量和过度的转运能力。CRM1 过表达与包括骨肉瘤、胶质母细胞瘤、卵巢癌和宫颈癌在内的实体肿瘤预后差相关。KPT 复合物(如 KPT‑185、KPT‑127、KPT‑205、KPT‑227、KPT‑251 和 KPT‑330,Karyopharm Therapeutics Inc.,MA,USA)是一个能够提高治疗窗的选择性不可逆的新型 CRM1 抑制剂。KPT 复合物能够诱导包括胰腺癌、结肠癌、乳腺癌和白血病在内的恶性肿瘤细胞系和患者衍生细胞的凋亡和生长抑制。现在 KPT‑330 正进行进展期或转移性实体瘤患者(NCT01607905)和血液系统恶性肿瘤患者(NCT01607892)的 I 期临床试验。因为 CRM1 参与了超过 200 种蛋白质的核转运,其中包括 p53、p21、p27、p73、核仁磷酸蛋白‑1、PP2A、FOXO、β‑catenin/APC、拓扑异构酶 II 和 NF‑κB/I κB,p53 信号通路在 CRM1 抑制剂引起细胞凋亡中发挥作用的程度值得进一步研究。然而,KPT‑185 与 Nutlin‑3a 在治疗白血病中的协同效应已经有研究报道。正如炎性乳腺癌和神经母细胞瘤细胞中常常会出现细胞质中野生型 p53 的聚集,p53 的细胞内定位是否会影响细胞对于 CRM1 抑制剂的敏感性,这一点仍是未知的。

总　　结

针对 p53 结构与功能研究的最新进展表明,几乎所有肿瘤中都存在 p53 活动异常,以 p53 为基础的各种肿瘤治疗方法应运而生。下一个 10 年,其在恶性肿瘤中的应用将越来越广泛。

致　　谢

感谢 Numsen Hail Jr. 博士对本书稿所做的编辑协助。

参 考 文 献

1　Lane D,Levine A. p53 Research:the past thirty years and the next thirty years. *Cold Spring Harb Perspect Biol*. 2010;2(12):a000893. doi:10.1101/cshperspect. a000893.

2　Levine AJ, Oren M. The first 30 years of p53:growing ever more complex. *Nat Rev Cancer*. 2009;9(10):749‑758. doi:10.1038/nrc2723.

3　Aylon Y, Oren M. New plays in the p53 theater. *Curr Opin Genet Dev*. 2011;21(1):86‑92. doi:10.1016/j. gde.2010.10.002.

4　Beckerman R, Prives C. Transcriptional regulation by p53. *Cold Spring Harb Perspect Biol*. 2010;2(8):a000935. doi:10.1101/cshperspect. a000935.

5　Cheok CF,Verma CS, Baselga J, Lane DP. Translating p53 into the clinic. *Nat Rev Clin Oncol*. 2011;8(1):25‑37. doi:

10.1038/nrclinonc.2010.174.

6　Li Q, Lozano G. Molecular pathways: targeting Mdm2 and Mdm4 in cancer therapy. *Clin Cancer Res*. 2013; 19(1): 34 – 41. doi: 10.1158/1078-0432. CCR-12-0053.

7　Wade M, Li YC, Wahl GM. MDM2, MDMX and p53 in oncogenesis and cancer therapy. *Nat Rev Cancer*. 2012; 13(2): 83 – 96.

8　Petitjean A, Mathe E, Kato S, et al. Impact of mutant p53 functional properties on TP53 mutation patterns and tumor phenotype: lessons from recent developments in the IARC TP53 database. *Hum Mutat*. 2007; 28(6): 622 – 629.

9　Pfeifer GP, Besaratinia A. Mutational spectra of human cancer. *Hum Genet*. 2009; 125(5 – 6): 493 – 506. doi: 10.1007/s00439-009-0657-2.

10　Petitjean A, Achatz MI, Borresen-Dale AL, Hainaut P, Olivier M. TP53 mutations in human cancers: functional selection and impact on cancer prognosis and outcomes. *Oncogene*. 2007; 26(15): 2157 – 2165.

11　Phillips A, Teunisse A, Lam S, et al. HDMX-L is expressed from a functional p53-responsive promoter in the first intron of the HDMX gene and participates in an autoregulatory feedback loop to control p53 activity. *J Biol Chem*. 2010; 285(38): 29111 – 29127. doi: 10.1074/jbc. M110.129726.

12　Arjona D, Bello MJ, Alonso ME, et al. Real-time quantitative PCR analysis of regions involved in gene amplification reveals gene overdose in low-grade astrocytic gliomas. *Diagn Mol Pathol*. 2005; 14(4): 224 – 229.

13　Jones SN, Hancock AR, Vogel H, Donehower LA, Bradley A. Overexpression of Mdm2 in mice reveals a p53-independent role for Mdm2 in tumorigenesis. *Proc Natl Acad Sci U S A*. 1998; 95(26): 15608 – 15612.

14　Xiong S, Pant V, Suh YA, et al. Spontaneous tumorigenesis in mice overexpressing the p53-negative regulator Mdm4. *Cancer Res*. 2010; 70(18): 7148 – 7154. doi: 10.1158/0008-5472. CAN-10-1457.

15　Coindre JM, Pédeutour F, Aurias A. Well-differentiated and dedifferentiated liposarcomas. *Virchows Arch*. 2010; 456(2): 167 – 179. doi: 10.1007/s00428-009-0815-x.

16　Laurie NA, Donovan SL, Shih CS, et al. Inactivation of the p53 pathway in retinoblastoma. *Nature*. 2006; 444(7115): 61 – 66.

17　Toledo F, Wahl GM. Regulating the p53 pathway: in vitro hypotheses, in vivo veritas. *Nat Rev Cancer*. 2006; 6(12): 909 – 923.

18　Monti S, Chapuy B, Takeyama K, et al. Integrative analysis reveals an outcome-associated and targetable pattern of p53 and cell cycle deregulation in diffuse large B cell lymphoma. *Cancer Cell*. 2012; 22(3): 359 – 372. doi: 10.1016/j. ccr.2012. 07.014.

19　Harutyunyan A, Klampfl T, Cazzola M, Kralovics R. p53 lesions in leukemic transformation. *N Engl J Med*. 2011; 364(5): 488 – 490. doi: 10.1056/NEJMc1012718.

20　Bond GL, Hu W, Levine A. A single nucleotide polymorphism in the MDM2 gene: from a molecular and cellular explanation to clinical effect. *Cancer Res*. 2005; 65(13): 5481 – 5484.

21　Matheu A, Maraver A, Serrano M. The Arf/p53 pathway in cancer and aging. *Cancer Res*. 2008; 68(15): 6031 – 6034. doi: 10.1158/0008-5472. CAN-07-6851.

22　Cancer Genome Atlas Research Network. Comprehensive genomic characterization defines human glioblastoma genes and core pathways. *Nature*. 2008; 455(7216): 1061 – 1068. doi: 10.1038/nature07385.

23　Williams RT, Sherr CJ. The INK4-ARF (CDKN2A/B) locus in hematopoiesis and BCR-ABL-induced leukemias. *Cold Spring Harb Symp Quant Biol*. 2008; 73: 461 – 467. doi: 10.1101/sqb.2008.73.039.

24　Jardin F, Jais JP, Molina TJ, et al. Diffuse large B-cell lymphomas with CDKN2A deletion have a distinct gene expression signature and a poor prognosis under R-CHOP treatment: a GELA study. *Blood*. 2010; 116(7): 1092 – 1104. doi: 10.1182/blood-2009-10-247122.

25　Tamimi RM, Hankinson SE, Spiegelman D, Kraft P, Colditz GA, Hunter DJ. Common ataxia telangiectasia mutated haplotypes and risk of breast cancer: a nested case-control study. *Breast Cancer Res*. 2004; 6(4): R416 – R422.

26　Austen B, Skowronska A, Baker C, et al. Mutation status of the residual ATM allele is an important determinant of the cellular response to chemotherapy and survival in patients with chronic lymphocytic leukemia containing an 11q deletion. *J Clin Oncol*. 2007; 25(34): 5448 – 5457.

27　Jares P, Campo E. Advances in the understanding of mantle cell lymphoma. *Br J Haematol*. 2008; 142(2): 149 – 165. doi: 10.1111/j.1365-2141.2008.07124.x.

28　Parkin DM. The global health burden of infection-associated cancers in the year 2002. *Int J Cancer*. 2006; 118(12): 3030 – 3044.

29　Fakhry C, Westra WH, Li S, et al. Improved survival of patients with human papillomavirus-positive head and neck squamous cell carcinoma in a prospective clinical trial. *J Natl Cancer Inst*. 2008；100（4）：261 - 269. doi：10.1093/jnci/djn011.

30　Zaika A，Marchenko N，Moll UM. Cytoplasmically "sequestered" wild type p53 protein is resistant to Mdm2-mediated degradation. *J Biol Chem*. 1999；274(39)：27474 - 27480.

31　Nikolaev AY，Li M，Puskas N，Qin J，Gu W. Parc：a cytoplasmic anchor for p53. *Cell*. 2003；112(1)：29 - 40.

32　Shi J，Zheng D. An update on gene therapy in China. *Curr Opin Mol Ther*. 2009；11(5)：547 - 553.

33　Tyler MA，Ulasov IV，Sonabend AM，et al. Neural stem cells target intracranial glioma to deliver an oncolytic adenovirus in vivo. *Gene Ther*. 2009；16(2)：262 - 278. doi：10.1038/gt.2008.165.

34　Vermeij R，Leffers N，Hoogeboom BN，et al. Potentiation of a p53-SLP vaccine by cyclophosphamide in ovarian cancer：a single-arm phase Ⅱ study. *Int J Cancer*. 2012；131(5)：E670 - E680. doi：10.1002/ijc.27388.

35　Antonia SJ，Mirza N，Fricke I，et al. Combination of p53 cancer vaccine with chemotherapy in patients with extensive stage small cell lung cancer. *Clin Cancer Res*. 2006；12(3 Pt 1)：878 - 887.

36　Chiappori AA，Soliman H，Janssen WE，Antonia SJ，Gabrilovich DI. INGN-225：a dendritic cell-based p53 vaccine（Ad. p53-DC）in small cell lung cancer：observed association between immune response and enhanced chemotherapy effect. *Expert Opin Biol Ther*. 2010；10(6)：983 - 991. doi：10.1517/14712598.2010.484801.

37　Lehmann BD，Pietenpol JA. Targeting mutant p53 in human tumors. *J Clin Oncol*. 2012；30(29)：3648 - 3650. doi：10.1200/JCO.2012.44.0412.

38　Lehmann S，Bykov VJ，Ali D，et al. Targeting p53 in vivo：a first-in-human study with p53-targeting compound APR-246 in refractory hematologic malignancies and prostate cancer. *J Clin Oncol*. 2012；30(29)：3633 - 3639. doi：10.1200/JCO.2011.40.7783.

39　Allen JE，Krigsfeld G，Mayes PA，et al. Dual inactivation of Akt and ERK by TIC10 signals Foxo3a nuclear translocation，TRAIL gene induction，and potent antitumor effects. *Sci Transl Med*. 2013；5（171）：171ra17. doi：10.1126/scitranslmed.3004828.

40　Vassilev LT，Vu BT，Graves B，et al. In vivo activation of the p53 pathway by small-molecule antagonists of MDM2. *Science*. 2004；303(5659)：844 - 848.

41　Kojima K，Konopleva M，Samudio IJ，et al. MDM2 antagonists induce p53-dependent apoptosis in AML：implications for leukemia therapy. *Blood*. 2005；106(9)：3150 - 3159.

42　Villalonga-Planells R，Coll-Mulet L，Martínez-Soler F，et al. Activation of p53 by nutlin-3a induces apoptosis and cellular senescence in human glioblastoma multiforme. *PLoS One*. 2011；6(4)：e18588. doi：10.1371/journal.pone.0018588.

43　Shangary S，Qin D，McEachern D，et al. Temporal activation of p53 by a specific MDM2 inhibitor is selectively toxic to tumors and leads to complete tumor growth inhibition. *Proc Natl Acad Sci U S A*. 2008；105(10)：3933 - 3938. doi：10.1073/pnas.0708917105.

44　Schilling D，Düwel M，Molls M，Multhoff G. Radiosensitization of wildtype p53 cancer cells by the MDM2-inhibitor PXN727 is associated with altered heat shock protein 70（Hsp70）levels. *Cell Stress Chaperones*. 2013；18(2)：183 - 191.

45　Issaeva N，Bozko P，Enge M，et al. Small molecule RITA binds to p53，blocks p53-HDM-2 interaction and activates p53 function in tumors. *Nat Med*. 2004；10(12)：1321 - 1328.

46　Tabernero J，Dirix L，Schöffski P，et al. A phase Ⅰ first-in-human pharmacokinetic and pharmacodynamic study of serdemetan in patients with advanced solid tumors. *Clin Cancer Res*. 2011；17(19)：6313 - 6321. doi：10.1158/1078-0432.CCR-11-1101.

47　Kojima K，Burks JK，Arts J，Andreeff M. The novel tryptamine derivative JNJ-26854165 induces wild-type p53- and E2F1-mediated apoptosis in acute myeloid and lymphoid leukemias. *Mol Cancer Ther*. 2010；9(9)：2545 - 2557. doi：10.1158/1535-7163.MCT-10-0337.

48　Bernal F，Wade M，Godes M，et al. A stapled p53 helix overcomes HDMX-mediated suppression of p53. *Cancer Cell*. 2010；18(5)：411 - 422. doi：10.1016/j.ccr.2010.10.024.

49　Bo MD，Secchiero P，Degan M，et al. MDM4（MDMX）is overexpressed in chronic lymphocytic leukaemia（CLL）and marks a subset of p53 wild type CLL with a poor cytotoxic response to Nutlin-3. *Br J Haematol*. 2010；150(2)：237 - 239. doi：10.1111/j.1365-2141.2010.08185.x.

50　Graves B，Thompson T，Xia M，et al. Activation of the p53 pathway by small-molecule-induced MDM2 and MDMX dimerization. *Proc Natl Acad Sci U S A*. 2012；109(29)：11788 - 11793. doi：10.1073/pnas.1203789109.

51　Reed D，Shen Y，Shelat AA，et al. Identification and characterization of the first small molecule inhibitor of MDMX. *J Biol Chem*. 2010；285(14)：10786 - 10796. doi：10.1074/jbc.M109.056747.

52　Bista M，Smithson D，Pecak A，et al. On the mechanism of action of SJ-172550 in inhibiting the interaction of MDM4 and p53. *PLoS One*. 2012；7(6)：e37518. doi：10.1371/journal. pone.0037518.

53 Lapalombella R，Sun Q，Williams K，et al. Selective inhibitors of nuclear export show that CRM1/XPO1 is a target in chronic lymphocytic leukemia. *Blood*. 2012；120(23)：4621－4634. doi：10.1182/blood-2012-05-429506.

54 Kojima K，Konopleva M，McQueen T，O'Brien S，Plunkett W，Andreeff M. Mdm2 inhibitor Nutlin-3a induces p53-mediated apoptosis by transcription-dependent and transcription-independent mechanisms and may overcome Atm-mediated resistance to fludarabine in chronic lymphocytic leukemia. *Blood*. 2006；108(3)：993－1000.

55 Sugihara E，Shimizu T，Kojima K，et al. Ink4a and Arf are crucial factors in the determination of the cell of origin and the therapeutic sensitivity of Myc-induced mouse lymphoid tumor. *Oncogene*. 2012；31(23)：2849－2861. doi：10.1038/onc. 2011.462.

56 Ray-Coquard I，Blay JY，Italiano A，et al. Effect of the MDM2 antagonist RG7112 on the P53 pathway in patients with MDM2-amplified，well-differentiated or dedifferentiated liposarcoma：an exploratory proof-of-mechanism study. *Lancet Oncol*. 2012；13(11)：1133－1140. doi：10.1016/S1470-2045(12)70474-6.

57 Andreeff M，Drummond MW，Vyas P，et al. Results of the Phase 1 trial of RG7112，a small-molecule MDM2 antagonist，in acute leukemia. *ASH Annual Meeting Abstracts*. 2012；120：675.

58 van Leeuwen IM，Rao B，Sachweh MC，Laín S. An evaluation of small-molecule p53 activators as chemoprotectants ameliorating adverse effects of anticancer drugs in normal cells. *Cell Cycle*. 2012；11(9)：1851－1861. doi：10.4161/cc.20254.

59 Pant V，Xiong S，Jackson JG，et al. The p53-Mdm2 feedback loop protects against DNA damage by inhibiting p53 activity but is dispensable for p53 stability，development，and longevity. *Genes Dev*. 2013；27(17)：1857－1867. doi：10.1101/gad. 227249.113.

60 Michaelis M，Rothweiler F，Barth S，et al. Adaptation of cancer cells from different entities to the MDM2 inhibitor nutlin-3 results in the emergence of p53-mutated multi-drug-resistant cancer cells. *Cell Death Dis*. 2011；2：e243. doi：10.1038/cddis.2011.129.

61 Aziz MH，Shen H，Maki CG. Acquisition of p53 mutations in response to the non-genotoxic p53 activator Nutlin-3. *Oncogene*. 2011；30(46)：4678－4986. doi：10.1038/onc.2011.185.

62 Mohammad RM，Wu J，Azmi AS，et al. An MDM2 antagonist（MI－319）restores p53 functions and increases the life span of orally treated follicular lymphoma bearing animals. *Mol Cancer*. 2009；8：115. doi：10.1186/1476-4598-8-115.

63 Yao Y，Dong Y，Lin F，et al. The expression of CRM1 is associated with prognosis in human osteosarcoma. *Oncol Rep*. 2009；21(1)：229－235.

64 Noske A，Weichert W，Niesporek S，et al. Expression of the nuclear export protein chromosomal region maintenance/exportin 1/Xpo1 is a prognostic factor in human ovarian cancer. *Cancer*. 2008；112(8)：1733－1743.

65 Etchin J，Sanda T，Mansour MR，et al. KPT-330 inhibitor of CRM1（XPO1）-mediated nuclear export has selective anti-leukaemic activity in preclinical models of T-cell acute lymphoblastic leukaemia and acute myeloid leukaemia. *Br J Haematol*. 2013；161(1)：117－127. doi：10.1111/bjh.12231.

66 Inoue H，Kauffman M，Shacham S，et al. CRM1 blockade by selective inhibitors of nuclear export（SINE）attenuates kidney cancer growth. *J Urol*. 2013；189(6)：2317－2326. doi：10.1016/j. juro.2012.10.018.

67 Kojima K，Kornblau SM，Ruvolo V，et al. Prognostic impact and targeting of CRM1 in acute myeloid leukemia. *Blood*. 2013；121(20)：4166－4174. doi：10.1182/blood-2012-08-447581.

第 5 篇

展　望

第 37 章
分子靶向治疗的未来

Rabih Said and Apostolia-Maria Tsimberidou

黎皓 译，张俊 校

背 景

精准医学是在传统医疗的基础上结合新兴的基因和微环境概念，将肿瘤分子数据整合到临床医疗决策中，实现对疾病的预防、诊断和治疗的个体化。传统治疗模式在短期内被取代，从原来的患者未经筛选直接接受治疗，改进为根据肿瘤携带特殊的基因型或生物标志物来选择相应的靶向干预治疗。选择性地针对肿瘤生物学特点的靶向治疗以及与其他治疗联合的决策是确保提高治疗疗效的关键。如今，呈指数增长的分子治疗领域汇集了基础科研到临床转化应用的最新进展。

靶向治疗已经转变了抗肿瘤治疗模式，运用靶向特定的酶、生长因子受体和信号转导蛋白的分子药物，干扰靶细胞多种细胞进程而发挥作用。基因、转录产物、蛋白质和表观遗传改变等肿瘤特征促使靶向药物的研发，实现针对筛选的特定人群提高反应率、延长无疾病进展时间（PFS）和（或）总生存。十几年前，甲磺酸伊马替尼的研发和应用，显著改善了慢性粒细胞性白血病（CML）和胃肠道间质瘤（GIST）的临床预后。通过靶向癌基因 Bcr - Abl 的蛋白产物，显著地延长 CML 患者的总生存时间。受此启发，转化性研究聚焦肿瘤生物学的个体化特征，以期能富集靶向治疗的获益人群。近年来，美国 FDA 批准用于实体肿瘤和血液肿瘤的靶向药物，均是针对特定分子改变发挥抗肿瘤效应和安全性。

如果人类肿瘤或某个肿瘤亚型存在多个特异性分子改变，仅针对某一个分子的靶向药物的疗效并不理想。因为其他基因改变引起的下游信号

通路的激活，不仅绕过靶向治疗的抑制效应，还能活化冗余的信号通路或机制，导致获得性靶向治疗耐药。为了阻止或避开耐药机制的发生，靶向药物联合应用迅速发展（第 1 章）。目前在研的新药临床研究多聚焦于靶向多种信号通路、分子免疫治疗、化疗药物或放疗的联合应用。

对预测靶向药物（甚至是靶向多个信号通路）临床疗效的特异性标志物鉴定，主要是基于检测基因改变，但这一手段有待深入研究并优化。药物基因组学揭示基因改变和靶向治疗临床反应率之间的相关性，为探索靶向治疗疗效和耐药机制提供了关键信息。基因多态性检测尚未成为有临床意义的、广泛应用的、有用的工具。此外，药物间相互作用和地域因素（药物种族性）也可能影响患者对治疗的反应。

如果能拥有实时、准确、廉价以及高效的肿瘤组织分析技术，就能够更准确地富集获益患者和使其获得恰当的治疗。二代测序技术、循环DNA、循环肿瘤细胞和其他分析技术（DNA、RNA、蛋白质和代谢产物）对于肿瘤生物信息的精确分析都是至关重要的。

目前，药物管理审批流程十分繁琐、昂贵且耗时。对于罕见病，临床试验因没有足够的样本人群而不尽如人意。因此，必须充分利用有限的资源，并在政策和操作上协调一致。需要制订有效的策略来缩小过剩的临床前研究数据与成功的临床转化应用两者间的鸿沟。总之，当前仍只有小部分患者能够接受靶向药物治疗。其原因主要是缺少靶向肿瘤驱动基因的有效药物、商业销售的药物价格昂贵、新药临床研究的入组人数有限。通过具有创新性、设计合理的在研临床试验将会加深对肿

瘤分子基础的认识,最终获得有效的治疗手段。

我们期望抗肿瘤治疗能在未来 20 年内获得突破。基于广泛应用的新技术和生物信息学分析而定义的肿瘤病理生理学,将引领新药的研发和治疗新策略。要求抗肿瘤治疗随着肿瘤生物学和适应性的动态改变而改变,以获得最佳疗效。相比仅通过匹配生物标志物来决策的靶向治疗而言,量身定制个体化治疗策略更具挑战性和难度,也更为重要。实现这些理念的关键瓶颈是缺乏对肿瘤生物学的全面深入认识;建立、分析和管理精准医疗大样本数据的能力有限;缺乏持续有效的靶向治疗;对肿瘤微环境和肿瘤病理生理因子认识不足。

本章将对肿瘤生物学进展,尤其是借助基因组分析技术和计算机技术来改进靶向治疗获益人群富集和疗效提升作一综述。同时还将讨论个体化靶向治疗如何实现广覆盖的议题。最后,我们将基于我们对肿瘤生物学的认识、大数据和新药研发,展望肿瘤患者治疗的蓝图。

肿 瘤 生 物 学

肿瘤病理生理学包括各种环境因素间交互作用和恶性细胞各式各样的、复杂的基因和表观遗传改变。已有的证据显示,肿瘤基因组和表观遗传之间动态的交互作用、基因的功能和表达均与微环境中持续的刺激直接相关。

计算机科学极大地提高了我们对肿瘤复杂的动态变化的认知,包括信号通路的分析和基因型-表型的交互作用。信号通路代表了肿瘤表型和治疗反应率的主要决定因素。

计算机科学在药物研发的主要作用是建立寻找肿瘤基因组数据和各式各样分子交互作用与过程特征的方法。这些特征是从数学方法处理的大量数据和相关性交互网络而来。系统生物学在肿瘤治疗中的价值在于分析同时发生的各种不同组分,而不是区分个体生物系统。

分子检测的临床应用

分子检测是强有力的工具,可以帮助我们认识患者肿瘤驱动基因的改变,包括单个靶点的定量检测、治疗反应的定量监测以及同一样本中一个以上靶点的多通路检测。为了确保影响治疗决策的分子分析结果的准确和精准,检测实验室要求获得临床实验室改进修正案(Clinical Laboratory Improvement Amendments,CLIA)认证。更重要的是,分子检测还必须具备结果分析、临床优化和临床应用的特色。为此,许多专业机构付出极大努力,建立了针对特异性分子改变的循证分子检测平台。由于分子概况研究的发展以及越来越多的复杂检测如全基因组测序成为可能,我们需要建立循证指南来确保检测的优化和应用,制订 CLIA 认证实验室检测结果的统一标准。

想要在准确性、灵敏度和优化性等方面实现 CLIA 认证要求,必须确保全部肿瘤患者常规地接受分子检测。检测结果及时告知临床医师用于指导治疗决策。在研的临床试验应该评估分子检测结果的有效性并选择相应的靶向治疗。这些研究的数据对临床实践中分子检测结果的应用以及医保政策的实施是必需的,对规章制度的改进也会有贡献。

肿 瘤 监 测

通过连续活检获得肿瘤样本,研究肿瘤生物学的演进以及治疗期间新出现的亚克隆,以此来指导调整抗肿瘤治疗是非常关键的。同时对某个肿瘤的不同转移病灶进行活检,对判断肿瘤异质性同样是有益的。然而,活检组织量(尤其是进展期肿瘤)的不足是综合地、准确地、临床应用分子检测的主要障碍。将外周血(循环 DNA、循环肿瘤细胞)作为研究生物学构成的早期样本来源正迅速发展,收集每个患者配对的原发灶和外周血样本进行分子概况的全面研究将有助于其临床应用的验证。进程延缓会发生在肿瘤监视的多个步骤,包括组织获取、分子检测结果的报告以及准确方案的选择。分子检测的标准化流程对于肿瘤患者治疗成功是不可或缺的。

生物信息学的应用

生物信息学分析应涵盖肿瘤的全部生物组分，如 DNA、各种 RNA 成分、蛋白质的结构和功能以及各生物组分在时间和空间上的交互作用。在分析处理复杂的精准生物学数据时，有经验的生物信息学家的参与是不可或缺的。为了解密生物学的复杂性，需要建立肿瘤病因的动态基础知识数据库，从而指导临床实践并在根本上促进预防和治疗方案的进展。

肿瘤细胞内激活的信号通路以及各种不同组分间交互作用数据的快速积累，对临床转归产生了巨大的影响。不同肿瘤类型，针对驱动分子的靶向药物治疗的反应也各不相同。因此在临床实践中，精准地运用所有可得到的数据是至关重要的。大规模基因组和蛋白质组数据应与患者个人临床特征整合，并且在制订治疗决策时予以充分的考虑。

为了达成这一目标，一些初步努力正在进行中，包括 MD Anderson 的 APOLLO 研究和 ASCO 的 CancerLinQ 研究。CancerLinQ 对几百万名电子健康记录数据进行实时编译和分析；汇总最新的研究、指南和专家共识并实时更新，将新证据转变为临床可行性。CancerLinQ 是被设计用于减少不完整的、不连续的、不必要的花费，基于最佳专业证据并结合众多相似患者的经验分析，为每一位患者提供个体化的临床方案。期望通过这些努力使患者的治疗标准化并改进患者护理和预后。

临床试验的创新

抗肿瘤药物的临床研发是一个复杂的过程，需要对临床试验的设计和实施进行全新的演算。即便在研发的最后阶段出现很高的失败概率也是非常常见，例如很多靶向药物在早期临床试验中显示出很有希望的结果，但在Ⅲ期临床试验中却未能证实其临床获益。如此高的失败率主要归咎于项目的设计、统计的有效性、研究阳性结果的定

义、新药仅适用于小部分患者使得商业利益不足等原因。这些因素提示在临床试验早期整合生物标志物检测，以筛选更适合治疗的患者是十分必要的。随后的生物标志物指导下的分子靶向治疗也需要经历进一步研究和优化才能成为全新的治疗策略。多学科会诊模式应邀请分子生物学专家和多名肿瘤学专业的临床研究者加入。目前，许多早期临床试验已经前瞻性地整合生物学标志物检测为靶向药物富集获益人群。

在技术和肿瘤研究方面的其他进展，包括生物标志物指导的临床试验需要管控机构、学院研究所、制药公司、科学团队和相关利益组织共同合作，才能确保有效的药物临床研究的实施，促进靶向药物的审批。例如，欧洲肿瘤研究与治疗组织（EORTC）与欧洲许多注册资金管理研究所合作，评估了一项分子筛选合作平台模型，旨在推进具有特定肿瘤分子改变的匹配患者能接受到最佳的靶向治疗。

药物获取的优化

靶向药物的获取在不同地域、研究机构和社区实践时存在显著的差异，这很大程度上与药物是否被纳入健康政策和计划以及临床试验的有效性相关。到 2009 年，研究性新药（Investigational New Drug，IND）完成 FDA 药物常规和加速审批的平均时间分别是 7.3 年和 7.2 年。获取研究性或 FDA 批准的药物，可以通过临床试验、慈善供药（供药方与制药公司联系，并向 FDA 递交申请）和扩大应用研究（提供给不符合临床试验标准的患者）。尽管存在这些途径，想要获取研究性抗肿瘤药仍然困难，仅有小部分患者被特许获得新药。因此，需要制订更有效的策略，在不危害患者安全的前提下，缩短药物研发进程，使患者更容易获取那些已记录有明确抗肿瘤作用但缺乏理论依据的药物。

各资金管理组织与临床机构需要更多的合作与协作，促进社区内和学术临床研究中分子靶向药物匹配的患者药物的获取。例如，有些专家建议，对已经没有公认有效治疗手段的患者，如果肿

瘤基因分析经 CLIA 认证的实验室检测且有效的情况下,允许已获批的分子靶向药物超适应证应用,实行国家管理和登记制度。

药物研发管理

药物研发包含多个步骤,包括临床前研究寻找研究性新药,临床研究者与制药公司和临床研究机构的合作,遵循 FDA 新药研发全部步骤。近年来,药物的研究和研发大幅度增加,但现存的审批进程过长且花费昂贵。导致药品高价的因素主要是市场保有量、研发过程中各种组分、价格营销。其他与药物研发无关的因素包括药品低价议定的无能和支付用于搁置竞争性仿制药的说明书。一些研究者提议对促进药品降价做出积极努力,包括允许医疗保险与制药公司进行药价谈判,修改指南以降低药物研发流程的花费。更重要的是,改进现有的制度,加快新药问世,如加速审批流程和药物研发进程,缩短从研究性新药向 FDA 注册的时间。此外,促进靶向治疗的可得性以及缩短批准时间也是需要改进的。

尽管制药公司资助许多项目帮助患者获得抗肿瘤药物,但这些项目仅适用于小部分患者。肿瘤治疗的经济学分析除了需要评估和积累临床试验环境以外,还包括患者在社区相关的治疗有效性的准确数据。未来努力的直接方向是改进肿瘤政策,明确经济决定因素,比如社会文化价值、参与癌症互助组织、调动政治影响力明智地导向肿瘤研究和支出。

经济上的考虑

抗肿瘤治疗的高支出归咎于直接(比如,治疗干预)和间接(比如,肿瘤和治疗相关的并发症和死亡率)费用。美国 2010 年抗肿瘤治疗的支出为 124 亿美元,而到 2020 年将达到 158 亿美元,其中近 27% 的支出增长是与美国人口增长以及肿瘤存活人数的增加相关的。其他因素包括技术的创新、昂贵的治疗设备以及其他医疗服务的支出增加。

健康经济基础是基于两个概念:成本最小化和价格-效益比。成本最小化是指在等同的临床疗效前,选择最低成本的治疗方案。价格-效益比是指在众多临床有效的方案中选择特定的干预措施,需要考虑治疗成本和生存获益,以最低的花费获取最大的临床效益为目标。对任何治疗选择而言,安全和疗效始终是主要的关注点和始动因素;然而,治疗花费也应被考虑其中,尤其是面临多个可行性选择时。最具可操作性的决定任何治疗方案成本-效益比的方法是在随机临床试验中纳入经济学分析。

癌症治疗的财务影响对患者而言是至关重要的。某调查提示,15% 的患者与他们的肿瘤科医师商讨过治疗的费用和自费支出,而 63% 的患者希望能讨论治疗的花费。由于存在各种各样的障碍,包括医师和患者的不安、时间不充足、对疾病无法治愈事实的理解、顾虑治疗会影响生活质量。临床研究应该给出医患间直接、有效的交流方式来讨论治疗花费。基于交流技巧、相互理解共建信任和目标、理解与接受患者的感受、价值和意图等多种模型已经提出。

癌症治疗的价值

癌症治疗的转归在临床试验中已经获得较好的评估,临床疗效的显著性对治疗指南是关键的和首要的。然而,依赖于各种不同的治疗模式、安全性和毒性、患者选择以及成本-效益比等因素,疗效的评估非常复杂。近期提出,最小临床有意义疗效(minimum clinically meaningful outcome,mCMO)用于评估临床上应用的抗肿瘤治疗模式的价值。mCMO 值不仅考虑治疗干预手段的生存获益,还评估生存获益带来的损害和花费。

近年来的研究,mCMO 值已被应用于经 FDA 批准的 43 个不同药物的 Ⅲ 期临床试验,只有 2 个研究达到 mCMO 的高获益标准,而在 2～3 年绝对或相对生存随访中,没有一个研究达到大获益标准。在一项近期评估中,某个 ASCO 工作组强调了临床有意义疗效对患者包括生存期和(或)生活质量的重要性。工作组重申,生物标志物驱动的前瞻性临床研究中,明确亚组人群显著临床获益固然重要,但是Ⅲ期临床试验中仍需有明确的、显著差异的临床转归。

总之,通过广泛合作努力改变现有的制度,实现以患者为中心、贯彻价格-效益比,获得显著的临床健康价值(与患者治疗目标相关)。

集中化的大数据

呈指数增长的创新技术为评估生物大分子(DNA、RNA、蛋白质和代谢产物)在抗肿瘤治疗全局中的作用提供了无限可能。如果临床研究者与基础研究科学家分享这些数据,利于深入了解肿瘤生物学和制订相应治疗。这些数据财富与飞速发展的计算机分析和生物信息学结合后,创造出海量数据,即大数据。最大化利用现有数据,最小的花费,确保数据机密性同时避免重复劳动,是极其重要的。数据分享已经出现在许多临床研究项目中,包括人类基因组项目和肿瘤基因组图谱(TCGA)。这种形式增加了研究内容的统计效能,加速医学探索中的发现和转化研究。

如果能实现数据共享,国际合作就能启动。一些专家论证新的数据管理与共享模式,经认证的第三方更有利于平衡数据的私密性和共享需求。计算机医疗和数据分享的发展潜力激励研究者能够开展将生物信息学和大数据囊括在内的更有前途的研究项目。方案中,每位患者的全部特定数据(DNA、RNA、蛋白质、各种组学、临床数据等)经收集后由计算机通过超快网络与先前建立的大数据进行实时分析,这一进程将促进适当治疗方案的选择。

综上所述,技术的突破能协助医务人员认识每位患者肿瘤个体的生物学和病理生理学特征,这些发现利于有效药物的研发,从而开辟抗肿瘤治疗的新纪元。在特定肿瘤类型上运用好这些新发现,将给诊断和治疗领域带来指数级的成功。与肿瘤生物学和大数据分析相关技术领域呈指数级发展,为富集获益人群、制订有效的治疗策略、更细致地设计临床试验,与肿瘤治疗相关领域广泛合作,最终实现攻克肿瘤的梦想。

参 考 文 献

1　Garraway L, Verweij J, Ballman KV. Precision oncology: an overview. *J Clin Oncol*. 2013; 31(15): 1803 - 1805. doi: 10. 1200/JCO.2013.49.4799.

2　Baselga J. Bringing precision medicine to the clinic: from genomic profiling to the power of clinical observation. *Ann Oncol*. 2013; 24(8): 1956 - 1957. doi: 10.1093/annonc/mdt273.

3　Tsimberidou AM, Iskander NG, Hong DS, et al. Personalized medicine in a phase Ⅰ clinical trials program: the MD Anderson Cancer Center initiative. *Clin Cancer Res*. 2012; 18(22): 6373 - 6383. doi: 10.1158/1078-0432. CCR-12-1627.

4　Von Hoff DD, Stephenson JJ, Jr, Rosen P, et al. Pilot study using molecular profiling of patients' tumors to find potential targets and select treatments for their refractory cancers. *J Clin Oncol*. 2010; 28(33): 4877 - 4883. doi: 10.1200/JCO.2009. 26.5983.

5　Vanneman M, Dranoff G. Combining immunotherapy and targeted therapies in cancer treatment. *Nat Rev Cancer*. 2012; 12(4): 237 - 251. doi: 10.1038/nrc3237.

6　Lander ES, Linton LM, Birren B, et al. Initial sequencing and analysis of the human genome. *Nature*. 2001; 409(6822): 860 - 921. doi: 10.1038/35057062.

7　Garraway LA, Lander ES. Lessons from the cancer genome. *Cell*. 2013; 153(1): 17 - 37. doi: 10.1016/j. cell.2013.03.002.

8　Chapman PB, Hauschild A, Robert C, et al. Improved survival with vemurafenib in melanoma with BRAF V600E mutation. *N Eng J Med*. 2011; 364(26): 2507 - 2516. doi: 10.1056/NEJMoa1103782.

9　Shaw AT, Kim DW, Nakagawa K, et al. Crizotinib versus chemotherapy in advanced ALK-positive lung cancer. *N Eng J Med*. 2013; 368(25): 2385 - 2394. doi: 10.1056/NEJMoa1214886.

10　Shepherd FA, Rodrigues Pereira J, Ciuleanu T, et al. Erlotinib in previously treated non-small-cell lung cancer. *N Eng J Med*. 2005; 353(2): 123 - 132. doi: 10.1056/NEJMoa050753.

11　Druker BJ, Talpaz M, Resta DJ, et al. Efficacy and safety of a specific inhibitor of the BCR-ABL tyrosine kinase in chronic myeloid leukemia. *N Eng J Med*. 2001; 344(14): 1031 - 1037. doi: 10.1056/NEJM200104053441401.

12　Demetri GD, von Mehren M, Blanke CD, et al. Efficacy and safety of imatinib mesylate in advanced gastrointestinal stromal tumors. *N Eng J Med*. 2002; 347(7): 472－480. doi: 10.1056/NEJMoa020461.

13　Bjorkholm M, Ohm L, Eloranta S, et al. Success story of targeted therapy in chronic myeloid leukemia: a population-based study of patients diagnosed in Sweden from 1973 to 2008. *J Clin Oncol*. 2011; 29(18): 2514－2520. doi: 10.1200/JCO.2011. 34.7146.

14　Kantarjian H, Shah NP, Hochhaus A, et al. Dasatinib versus imatinib in newly diagnosed chronic-phase chronic myeloid leukemia. *N Eng J Med*. 2010; 362(24): 2260－2270. doi: 10.1056/NEJMoa1002315.

15　Wang E. Understanding genomic alterations in cancer genomes using an integrative network approach. *Cancer Lett*. 2013; 340(2): 261－269. doi: 10.1016/j. canlet.2012.11.050.

16　Albertson DG, Collins C, McCormick F, Gray JW. Chromosome aberrations in solid tumors. *Nat Genet*. 2003; 34(4): 369－376. doi: 10.1038/ng1215.

17　Biankin AV, Waddell N, Kassahn KS, et al. Pancreatic cancer genomes reveal aberrations in axon guidance pathway genes. *Nature*. 2012; 491(7424): 399－405. doi: 10.1038/nature11547.

18　Wang G, Huang CH, Zhao Y, et al. Genetic aberration in primary hepatocellular carcinoma: correlation between p53 gene mutation and loss-of heterozygosity on chromosome 16q21-q23 and 9p21-p23. *Cell Res*. 2000; 10(4): 311－323. doi: 10. 1038/sj. cr.7290058.

19　Kim TM, Xi R, Luquette LJ, Park RW, Johnson MD, Park PJ. Functional genomic analysis of chromosomal aberrations in a compendium of 8000 cancer genomes. *Genome Res*. 2013; 23(2): 217－227. doi: 10.1101/gr.140301.112.

20　Heinrich MC, Owzar K, Corless CL, et al. Correlation of kinase genotype and clinical outcome in the North American Intergroup Phase Ⅲ Trial of imatinib mesylate for treatment of advanced gastrointestinal stromal tumor: CALGB 150105 Study by Cancer and Leukemia Group B and Southwest Oncology Group. *J Clin Oncol*. 2008; 26(33): 5360－5367. doi: 10. 1200/JCO.2008.17.4284.

21　Poulikakos PI, Persaud Y, Janakiraman M, et al. RAF inhibitor resistance is mediated by dimerization of aberrantly spliced BRAF(V600E). *Nature*. 2011; 480(7377): 387－390. doi: 10.1038/nature10662.

22　Yauch RL, Dijkgraaf GJ, Alicke B, et al. Smoothened mutation confers resistance to a Hedgehog pathway inhibitor in medulloblastoma. *Science*. 2009; 326(5952): 572－574. doi: 10.1126/science.1179386.

23　Pao W, Miller VA, Politi KA, et al. Acquired resistance of lung adenocarcinomas to gefitinib or erlotinib is associated with a second mutation in the EGFR kinase domain. *PLoS Med*. 2005; 2(3): e73, doi: 10.1371/journal. pmed.0020073.

24　Eichhorn PJ, Gili M, Scaltriti M, et al. Phosphatidylinositol 3-kinase hyperactivation results in lapatinib resistance that is reversed by the mTOR/phosphatidylinositol 3-kinase inhibitor NVP-BEZ235. *Cancer Res*. 2008; 68(22): 9221－9230. doi: 10.1158/0008-5472. CAN-08-1740.

25　Nazarian R, Shi H, Wang Q, et al. Melanomas acquire resistance to B-RAF(V600E) inhibition by RTK or N-RAS upregulation. *Nature*. 2010; 468(7326): 973－977. doi: 10.1038/nature09626.

26　Prahallad A, Sun C, Huang S, et al. Unresponsiveness of colon cancer to BRAF(V600E) inhibition through feedback activation of EGFR. *Nature*. 2012; 483(7387): 100－103. doi: 10.1038/nature10868.

27　Stommel JM, Kimmelman AC, Ying H, et al. Coactivation of receptor tyrosine kinases affects the response of tumor cells to targeted therapies. *Science*. 2007; 318(5848): 287－290. doi: 10.1126/science.1142946.

28　Villanueva J, Vultur A, Lee JT, et al. Acquired resistance to BRAF inhibitors mediated by a RAF kinase switch in melanoma can be overcome by cotargeting MEK and IGF-1R/PI3K. *Cancer Cell*. 2010; 18(6): 683－695. doi: 10.1016/j. ccr.2010.11.023.

29　Wee S, Jaqani Z, Xiang KX, et al. PI3K pathway activation mediates resistance to MEK inhibitors in KRAS mutant cancers. *Cancer Res*. 2009; 69(10): 4286－4293. doi: 10.1158/0008-5472. CAN-08-4765.

30　Yu K, Toral-Barza L, Shi C, Zhang WG, Zask A. Response and determinants of cancer cell susceptibility to PI3K inhibitors: combined targeting of PI3K and Mek1 as an effective anticancer strategy. *Cancer Biol Ther*. 2008; 7(2): 307－315.

31　Disis ML, Wallace DR, Gooley TA, et al. Concurrent trastuzumab and HER2/neu-specific vaccination in patients with metastatic breast cancer. *J Clin Oncol*. 2009; 27(28): 4685－4692. doi: 10.1200/JCO.2008.20.6789.

32　Boni A, Coqdill AP, Dang P, et al. Selective BRAFV600E inhibition enhances T-cell recognition of melanoma without affecting lymphocyte function. *Cancer Res*. 2010; 70(13): 5213－5219. doi: 10.1158/0008-5472. CAN-10-0118.

33　McNeel DG, Smith HA, Eickhoff JC, et al. Phase Ⅰ trial of tremelimumab in combination with short-term androgen deprivation in patients with PSA-recurrent prostate cancer. *Cancer Immunol immunother* 2012; 61(7): 1137－1147. doi: 10.1007/s00262-011-1193-1.

34 Jaffee EM, Hruban RH, Biedrzycki B, et al. Novel allogeneic granulocyte-macrophage colony-stimulating factor-secreting tumor vaccine for pancreatic cancer: a phase I trial of safety and immune activation. *J Clin Oncol*. 2001; 19(1): 145 - 156.

35 Nebert DW, Jorge-Nebert L, Vesell ES. Pharmacogenomics and "individualized drug therapy": high expectations and disappointing achievements. *Am J pharmacogenomics*. 2003; 3(6): 361 - 370.

36 Wang L, McLeod HL, Weinshilboum RM. Genomics and drug response. *N Eng J Med*. 2011; 364(12): 1144 - 1153. doi: 10.1056/NEJMra1010600.

37 Ganapathi RN, Ganapathi MK. Pharmacogenomics: New paradigms for targeted therapy based on individual response to drugs. *Urol Oncol*. 2014; 32(1): 1 - 4. doi: 10.1016/j. urolonc.2013.08.027.

38 Longley DB, Allen WL, Johnston PG. Drug resistance, predictive markers and pharmacogenomics in colorectal cancer. *Biochim Biophys Acta*. 2006; 1766(2): 184 - 196. doi: 10.1016/j. bbcan.2006.08.001.

39 Zheng Y, Zhou J, Tong Y. Gene signatures of drug resistance predict patient survival in colorectal cancer. *Pharmacogenomics J*. 2014. doi: 10.1038/tpj.2014.45.

40 Monte AA, Heard KJ, Vasiliou V. Prediction of drug response and safety in clinical practice. *J Med Toxicol*. 2012; 8(1): 43 - 51. doi: 10.1007/s13181-011-0198-7.

41 Crews KR, Hicks JK, Pui CH, Relling MV, Evans WE. Pharmacogenomics and individualized medicine: translating science into practice. *Clin Pharmacol Therapeut*. 2012; 92(4): 467 - 475. doi: 10.1038/clpt.2012.120.

42 O'Donnell PH, Dolan ME. Cancer pharmacoethnicity: ethnic differences in susceptibility to the effects of chemotherapy. *Clin Cancer Res*. 2009; 15(15): 4806 - 4814. doi: 10.1158/1078-0432. CCR-09-0344.

43 Micheel CM, Nass SJ, Omenn GS. Evolution of Translational Omics: Lessons Learned and the Path Forward (2012). ISBN: 978-0-309-22418-5.

44 MacConaill LE. Existing and emerging technologies for tumor genomic profiling. *J Clin Oncol*. 2013; 31(15): 1815 - 1824 doi: 10.1200/JCO.2012.46.5948.

45 Meric-Bernstam F, Farhangfar C, Mendelsohn J, Mills GB. Building a personalized medicine infrastructure at a major cancer center. *J Clin Oncol*. 2013; 31(15): 1849 - 1857. doi: 10.1200/JCO.2012.45.3043.

46 Van Allen EM, Wagle N, Levy MA. Clinical analysis and interpretation of cancer genome data. *J Clin Oncol*. 2013; 31(15): 1825 - 1833. doi: 10.1200/JCO.2013.48.7215.

47 Bast RC Jr, Mills GB. Dissecting "PI3Kness": the complexity of personalized therapy for ovarian cancer. *Cancer Discov*. 2012; 2(1): 16 - 18. doi: 10.1158/2159-8290. CD-11 - 0323.

48 Knox SS. From 'omics' to complex disease: a systems biology approach to gene-environment interactions in cancer. *Cancer Cell Int*. 2010; 10(11): 11. doi: 10.1186/1475-2867-10-11.

49 Shen H, Laird PW. Interplay between the cancer genome and epigenome. *Cell*. 2013; 153(1): 38 - 55. doi: 10.1016/j. cell. 2013.03.008.

50 Feil R, Fraga MF. Epigenetics and the environment: emerging patterns and implications. *Nat Rev Genet*. 2012; 13(2): 97 - 109. doi: 10.1038/nrg3142.

51 Herceg Z. Epigenetics and cancer: towards an evaluation of the impact of environmental and dietary factors. *Mutagenesis*. 2007; 22(2): 91 - 103. doi: 10.1093/mutage/gel068.

52 Vandin F, Upfal E, Raphael BJ. Finding driver pathways in cancer: models and algorithms. *Algorithms Mol Biol*. 2012; 7 (1): 23. doi: 10.1186/1748-7188-7-23.

53 Calvano SE, Xiao W, Richards DR, et al. A network-based analysis of systemic inflammation in humans. *Nature*. 2005; 437(7061): 1032 - 1037. doi: 10.1038/nature03985.

54 Brown KR, Jurisica I. Unequal evolutionary conservation of human protein interactions in interologous networks. *Gen Biol*. 2007; 8(5): R95. doi: 10.1186/gb-2007-8-5-r95.

55 Kanehisa M, Goto S, Kawashima S, Nakaya A. The KEGG databases at Genome Net. *Nucleic Acids Res*. 2002; 30(1): 42 - 46.

56 Cerami EG, Bader GD, Gross BE, Sander C. cPath: open source software for collecting, storing, and querying biological pathways. *BMC Bioinformatics*. 2006; 7: 497. doi: 10.1186/1471-2105-7-497.

57 Vastrik I, D'Eustachio P, Schmidt E, et al. Reactome: a knowledge base of biologic pathways and processes. *Gen Biol*. 2007; 8(3): R39. doi: 10.1186/gb-2007-8-3-r39.

58 Subramanian A, Tamayo P, Mootha VK, et al. Gene set enrichment analysis: a knowledge-based approach for interpreting genome-wide expression profiles. *Proc Natl Acad Sci U S A*. 2005; 102(43): 15545 - 15550. doi: 10.1073/pnas.0506580102.

59 Solvang HK, Lingjaerde OC, Frigessi A, Borresen-Dale AL, Kristensen VN. Linear and non-linear dependencies between copy number aberrations and mRNA expression reveal distinct molecular pathways in breast cancer. *BMC Bioinformatics*.

2011；12：197. doi：10.1186/1471-2105-12-197.

60　Glaab E，Baudot A，Krasnogor N，Valencia A. Extending pathways and processes using molecular interaction networks to analyse cancer genome data. *BMC Bioinformatics*. 2010；11：597. doi：10.1186/1471-2105-11-597.

61　Burd EM. Validation of laboratory-developed molecular assays for infectious diseases. *Clin Microbiol Rev*. 2010；23(3)：550－576. doi：10.1128/CMR.00074-09.

62　Teutsch SM，Bradley LA，Palomaki GE，et al. The Evaluation of Genomic Applications in Practice and Prevention (EGAPP) Initiative：methods of the EGAPP Working Group. *Genet Med*. 2009；11(1)：3－14. doi：10.1097/GIM.0b013e318184137c.

63　Schilsky RL. Implementing personalized cancer care. *Nat Rev Clin Oncol*. 2014；11(7)：432－438. doi：10.1038/nrclinonc.2014.54.

64　Hammond ME，Hayes DF，Dowsett M，et al. American Society of Clinical Oncology/College Of American Pathologists guideline recommendations for immunohistochemical testing of estrogen and progesterone receptors in breast cancer. *J Clin Oncol*. 2010；28(16)：2784－2795. doi：10.1200/JCO.2009.25.6529.

65　Wolff AC，Hammond ME，Hicks DG，et al. Recommendations for human epidermal growth factor receptor 2 testing in breast cancer：American Society of Clinical Oncology/College of American Pathologists clinical practice guideline update. *J Clin Oncol*. 2013；31(31)：3997－4013. doi：10.1200/JCO.2013.50.9984.

66　Lindeman NI，Cagle PT，Beasley MB，et al. Molecular testing guideline for selection of lung cancer patients for EGFR and ALK tyrosine kinase inhibitors：guideline from the College of American Pathologists，International Association for the Study of Lung Cancer，and Association for Molecular Pathology. *J Thorac Oncol*. 2013；8(7)：823－859. doi：10.1097/JTO.0b013e318290868f.

67　McShane LM，Cavenagh MM，Lively TG，et al. Criteria for the use of omics-based predictors in clinical trials. *Nature*. 2013；502(7471)：317－320. doi：10.1038/nature12564.

68　Gerlinger M，Rowan AJ，Horswell S，et al. Intratumor heterogeneity and branched evolution revealed by multiregion sequencing. *N Eng J Med*. 2012；366(10)：883－892. doi：10.1056/NEJMoa1113205.

69　Almendro V，Marusyk A，Polyak K. Cellular heterogeneity and molecular evolution in cancer. *Ann Rev Pathol*. 2013；8：277－302. doi：10.1146/annurev-pathol-020712-163923.

70　Tam AL，Kim ES，Lee JJ，et al. Feasibility of image-guided transthoracic core-needle biopsy in the BATTLE lung trial. *J Thorac Oncol*. 2013；8(4)：436－442. doi：10.1097/JTO.0b013e318287c91e.

71　Plaks V，Koopman CD，Werb Z. Cancer. Circulating tumor cells. *Science*. 2013；341(6151)：1186－1188. doi：10.1126/science.1235226.

72　Newman AM，Bratman SV，To J，et al. An ultrasensitive method for quantitating circulating tumor DNA with broad patient coverage. *Nat Med*. 2014；20(5)：548－554. doi：10.1038/nm.3519.

73　Bettegowda C，Sausen M，Leary RJ，et al. Detection of circulating tumor DNA in early- and late-stage human malignancies. *Sci Transl Med*. 2014；6(224)：224ra24，doi：10.1126/scitranslmed.3007094.

74　Wu D，Rice CM，Wang X. Cancer bioinformatics：a new approach to systems clinical medicine. *BMC Bioinformatics*. 2012；13：71. doi：10.1186/1471-2105-13-71.

75　Wang X，Liotta L. Clinical bioinformatics：a new emerging science. *J Clin Bioinformatics*. 2011；1(1)：1. doi：10.1186/2043-9113-1-1.

76　Holford ME，McCusker，JP，Cheung KH，Krauthammer MA. A semantic web framework to integrate cancer omics data with biological knowledge. *BMC bioinformatics*. 2012；13(suppl 1)：S10，doi：10.1186/1471-2105-13-S1-S10.

77　Ebbert MT，Bastien RR，Boucher KM，et al. Characterization of uncertainty in the classification of multivariate assays：application to PAM50 centroid-based genomic predictors for breast cancer treatment plans. *J Clin Bioinforma*. 2011；1：37. doi：10.1186/2043-9113-1-37.

78　Haustein V，Schumacher U. A dynamic model for tumour growth and metastasis formation. *J Clin Bioinforma*. 2012；2(1)：11. doi：10.1186/2043-9113-2-11.

79　Wang X. Role of clinical bioinformatics in the development of network-based Biomarkers. *J Clin Bioinformatics*. 2011；1(1)：28. doi：10.1186/2043-9113-1-28.

80　Lito P，Rosen N，Solit DB. Tumor adaptation and resistance to RAF inhibitors. *Nat Med*. 2013；19(11)：1401－1409. doi：10.1038/nm.3392.

81　http：//www. mdanderson. org/newsroom/news-releases/2013/ibmwatson-to-power-moon-shots-. html. Accessed on 2013.

82　Kolacevski A，Mann JT，Hauser R，Schilsky RL. Using big data to track trends in medical practice. *J Oncol Pract*. 2014；doi：10.1200/JOP.2014.001541.

83 Schilsky RL, Michels DL, Kearbey AH, Yu, PP, Hudis, CA. Building a rapid learning health care system for oncology: the regulatory framework of CancerLinQ. *J Clin Oncol*. 2014; 32(22): 2373 – 2379. doi: 10.1200/JCO.2014.56.2124.

84 Doroshow JH, Sleijfer S, Stupp R, Anderson K. Cancer clinical trials – do we need a new algorithm in the age of stratified medicine? *Oncol*. 2013; 18(6): 651 – 652. doi: 10.1634/theoncologist.2013-0190.

85 Wehling M. Drug development in the light of translational science: shine or shade? *Drug Discov Today*. 2011; 16(23 – 24): 1076 – 1083. doi: 10.1016/j. drudis.2011.07.008.

86 Van Cutsem E, Bajetta E, Valle J, et al. Randomized, placebo-controlled, phase Ⅲ study of oxaliplatin, fluorouracil, and leucovorin with or without PTK787/ZK 222584 in patients with previously treated metastatic colorectal adenocarcinoma. *J Clin Oncol*. 2011; 29(15): 2004 – 2010. doi: 10.1200/JCO.2010.29.5436.

87 Hecht JR, Trarbach T, Hainsworth JD, et al. Randomized, placebo-controlled, phase Ⅲ study of first-line oxaliplatin-based chemotherapy plus PTK787/ZK 222584, an oral vascular endothelial growth factor receptor inhibitor, in patients with metastatic colorectal adenocarcinoma. *J Clin Oncol*. 2011; 29(15): 1997 – 2003. doi: 10.1200/JCO.2010.29.4496.

88 Thatcher N, Chang A, Parikh P, et al. Gefitinib plus best supportive care in previously treated patients with refractory advanced non-small-cell lung cancer: results from a randomised, placebo-controlled, multicentre study (Iressa Survival Evaluation in Lung Cancer). *Lancet*. 2005; 366(9496): 1527 – 1537. doi: 10.1016/S0140-6736(05)67625-8.

89 Van Cutsem E, van de Valde H, Karasek P, et al. Phase Ⅲ trial of gemcitabine plus tipifarnib compared with gemcitabine plus placebo in advanced pancreatic cancer. *J Clin Oncol*. 2004; 22(8): 1430 – 1438. doi: 10.1200/JCO.2004.10.112.

90 Bergh J, Bondarenko IM, Lichinitser MR, et al. First-line treatment of advanced breast cancer with sunitinib in combination with docetaxel versus docetaxel alone: results of a prospective, randomized phase Ⅲ study. *J Clin Oncol*. 2012; 30(9): 921 – 929. doi: 10.1200/JCO.2011.35.7376.

91 Crown JP, Dieras V, Staroslawska E, et al. Phase Ⅲ trial of sunitinib in combination with capecitabine versus capecitabine monotherapy for the treatment of patients with pretreated metastatic breast cancer. *J Clin Oncol*. 2013; 31(23): 2870 – 2878. doi: 10.1200/JCO.2012.43.3391.

92 Amiri-Kordestani L, Fojo T. Why do phase Ⅲ clinical trials in oncology fail so often? *J Natl Cancer Inst*. 2012; 104(8): 568 – 569. doi: 10.1093/jnci/djs180.

93 Freidlin B, McShane LM, Korn EL. Randomized clinical trials with biomarkers: design issues. *J Natl Cancer Inst*. 2010; 102(3): 152 – 160. doi: 10.1093/jnci/djp477.

94 Sahin O, Wang Q, Brady SW, et al. Biomarker-guided sequential targeted therapies to overcome therapy resistance in rapidly evolving highly aggressive mammary tumors. *Cell Res*. 2014; 24(5): 542 – 559. doi: 10.1038/cr.2014.37.

95 www. clinicaltrials. gov (NCT02152254, NCT01827384, NCT01771458, NCT01248247, NCT01042379, NCT02117167). Last accessed on 2015.

96 Burock S, Meunier F, Lacombe D. How can innovative forms of clinical research contribute to deliver affordable cancer care in an evolving health care environment? *Eur J Cancer*. 2013; 49(13): 2777 – 2783. doi: 10.1016/j. ejca.2013.05.016.

97 Lacombe D, Teipar S, Salgado R, et al. European perspective for effective cancer drug development. *Nat Rev Clin Oncol*. 2014; 11(8): 492 – 498. doi: 10.1038/nrclinonc.2014.98.

98 ESMO. Market access for cancer drugs and the role of health economics. *Ann Oncol*. 2007; 18 (suppl 3): iii55 – iii66.

99 Chafe R, Culyer A, Dobrow M, et al. Access to cancer drugs in Canada: looking beyond coverage decisions. *Healthc Policy*. 2011; 6(3): 27 – 36.

100 Bengt Jönsson NW. New cancer drugs in Sweden: Assessment, implementation and access. *J Cancer Policy*. 2014; 2.

101 Lopes Gde L Jr, de Souza JA, Barrios C. Access to cancer medications in low- and middle-income countries. *Nat Rev Clin Oncol*. 2013; 10(6): 314 – 322. doi: 10.1038/nrclinonc.2013.55.

102 Richey EA, Lyons EA, Nebeker JR, et al. Accelerated approval of cancer drugs: improved access to therapeutic breakthroughs or early release of unsafe and ineffective drugs? *J Clin Oncol*. 2009; 27(26): 4398 – 4405. doi: 10.1200/JCO.2008.21.1961.

103 Lanthier ML, Sridhara R, Johnson JR, et al. Accelerated approval and oncology drug development timelines. *J Clin Oncol*. 2010; 28(14): e226 – e227. author reply e228, doi: 10.1200/JCO.2009.26.2121.

104 Keng MK, Wenzell CM, Sekeres MA. A drug's life: the pathway to drug approval. *Clin Adv Hematol Oncol*. 2013; 11(10): 646 – 655.

105 DiMasi JA, Hansen RW, Grabowski HG. The price of innovation: new estimates of drug development costs. *J Health Econ*. 2003; 22(2): 151 – 185. doi: 10.1016/S0167-6296(02)00126-1.

106 Pfister DG. The just price of cancer drugs and the growing cost of cancer care: oncologists need to be part of the solution. *J Clin Oncol*. 2013; 31(28): 3487 – 3489. doi: 10.1200/JCO.2013.50.3466.

107　Kantarjian HM，Fojo T，Mathisen M，Zwelling LA. Cancer drugs in the United States：Justum Pretium‑the just price. *J Clin Oncol*. 2013；31(28)：3600‑3604. doi：10.1200/JCO.2013.49.1845.

108　Mariotto AB，Yabroff KR，Shao Y，Feuer EJ，Brown ML. Projections of the cost of cancer care in the United States：2010‑2020. *J Natl Cancer Inst*. 2011；103(2)：117‑128. doi：10.1093/jnci/djq495.

109　Aggrawal AG，Fojo T. Cancer economics，policy and politics：What informs the debate? Perspectives from the EU，Canada and US. *J Cancer Policy*. 2014；2：1‑11.

110　Lyman GH. Understanding economic analyses. *Evid Based Oncol*. 2001；2：2‑5.

111　Lyman GH. Economics of cancer care. *J Oncol Pract*. 2007；3：113‑114. doi：10.1200/JOP.0731501.

112　Lyman GH. *Methodological issues related to health economic analysis in controlled clinical trials*. In：Crowley J，ed. Handbook of Statistics in Clinical Oncology. Marcel Dekker；2001；291‑320.

113　Lyman GH. Economic analysis of randomized，controlled trials. *Curr Oncol Rep*. 2001；3：396‑403.

114　AD M. Price becomes factor in cancer treatment. *Wall Street J*. 2004；97：D1‑D7.

115　Alexander GC，Casalino LP，Meltzer DO. Patient‑physician communication about out‑of‑pocket costs. *JAMA*. 2003；290(7)：953‑958. doi：10.1001/jama.290.7.953.

116　Alexander GC，Casalino LP，Tseng CW，McFadden D，Meltzer，DO. Barriers to patient‑physician communication about out‑of‑pocket costs. *J Gen Intern Med*. 2004；19(8)：856‑860. doi：10.1111/j.1525-1497.2004.30249.x.

117　Hardee JT，Platt FW，Kasper IK. Discussing health care costs with patients：an opportunity for empathic communication. *J Gen Intern Med*. 2005；20(7)：666‑669. doi：10.1111/j.1525-1497.2005.0125.x.

118　Sobrero AF，Pastorino A，Sargent DJ. Bruzzi P. Raising the bar for antineoplastic agents：how to choose threshold values for superiority trials in advanced solid tumors. *Clin Cancer Res*. 2015；21(5)：1036‑1043. doi：10.1158/1078-0432. CCR-14-1505.

119　Ellis LM，Bernstein DS，Voest EE，et al. American Society of Clinical Oncology perspective：Raising the bar for clinical trials by defining clinically meaningful outcomes. *J Clin Oncol*. 2014；32(12)：1277‑1280. doi：10.1200/JCO.2013.53.8009.

120　Porter ME. What is value in health care? *N Eng J Med*. 2010；363(26)：2477‑2481. doi：10.1056/NEJMp1011024.

121　Costa FF. Social networks，web‑based tools and diseases：implications for biomedical research. *Drug Discov Today*. 2013；18(5‑6)：272‑281. doi：10.1016/j. drudis.2012.10.006.

122　Knoppers BM，Zawati MH，Kirby ES. Sampling populations of humans across the world：ELSI issues. *Ann Rev Genom Hum Genet*. 2012；13：395‑413，doi：10.1146/annurev-genom-090711-163834.

123　Costa FF. Big data in biomedicine. *Drug Discov Today*. 2014；19(4)：433‑440. doi：10.1016/j. drudis.2013.10.012.

124　Kosseim P，Dove ES，Bagaley C，et al. Building a data sharing model for global genomic research. *Genome Biol*. 2014；15(8)：430. doi：10.1186/s13059-014-0430-2.

125　Mello MM，Francer JK，Wilenzick M，Teden P，Bierer BE，Barnes M. Preparing for responsible sharing of clinical trial data. *N Eng J Med*. 2013；369(17)：1651‑1658. doi：10.1056/NEJMhle1309073.

126　Ledford H. End of cancer‑genome project prompts rethink. *Nature*. 2015；517(7533)：128‑129，doi：10.1038/517128a.

127　Kaye J，Heeney C，Hawkins N，de Vries J，Boddington P. Data sharing in genomics‑re‑shaping scientific practice. *Nat Rev Genet*. 2009；10(5)：331‑335. doi：10.1038/nrg2573.

128　Knoppers BM，Harris JR，Tasse AM，et al. Towards a data sharing Code of Conduct for international genomic research. *Genome Med*. 2011；3(7)：46. doi：10.1186/gm262.

129　Dove ES，Knoppers BM，Zawati MH. An ethics safe harbor for international genomics research? *Genome Med*. 2013；5(11)：99，doi：10.1186/gm503.

130　Colledge F，Elger B，Howard HC. A review of the barriers to sharing in biobanking. *Biopreserv Biobank*. 2013；11(6)：339‑346. doi：10.1089/bio.2013.0039.

131　Kaye J. The tension between data sharing and the protection of privacy in genomics research. *Ann Rev Genom Hum Genet*. 2012；13：415‑431. doi：10.1146/annurev-genom-082410-101454.

彩色插页

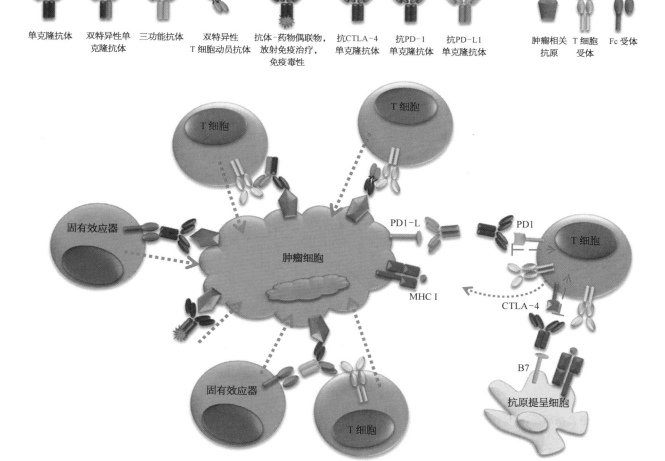

单克隆抗体　双特异性单克隆抗体　三功能抗体　双特异性T细胞动员抗体　抗体-药物偶联物，放射免疫治疗，免疫毒性　抗CTLA-4单克隆抗体　抗PD-1单克隆抗体　抗PD-L1单克隆抗体　　肿瘤相关抗原　T细胞受体　Fc受体

T细胞　T细胞　固有效应器　肿瘤细胞　PD1-L　PD1　T细胞　MHC I　CTLA-4　固有效应器　T细胞　B7　抗原提呈细胞

图 3.1　抗体免疫疗法。 许多代单抗被开发出来用于治疗癌症。非结合单抗与目标结合后通过单抗 Fc 段吸引自然杀伤细胞、巨噬细胞、树突状细胞以及可溶补体成分。这些效应因子发挥功能包括依赖抗体的细胞毒性（ADCC）、补体依赖的细胞毒性（CMC，图中没有描述）、抗体依赖性吞噬作用（ADCP，图中没有描述）。双特异性单克隆抗体和双特异性 T 细胞动员抗体被改造用于结合肿瘤相关抗原与细胞毒性淋巴细胞（CTL）上的 CD3 分子，因此激活细胞毒性淋巴细胞对抗肿瘤，且不依赖于 T 细胞受体的特异性。三功能抗体通过 Fc 受体招募自然杀伤细胞和巨噬细胞。免疫结合，比如抗体-药物偶联物放射免疫治疗（RIT），免疫毒素，依赖抗体酶前体药物治疗（ADEPT）直接将毒性试剂输送到靶细胞，拮抗 CTLA-4、PD-1 或 PD-1 配体（PD-L1）的单抗阻止配体受体结合，否则这些信号抑制 T 细胞，因此 T 细胞细胞毒性功能能正常发挥

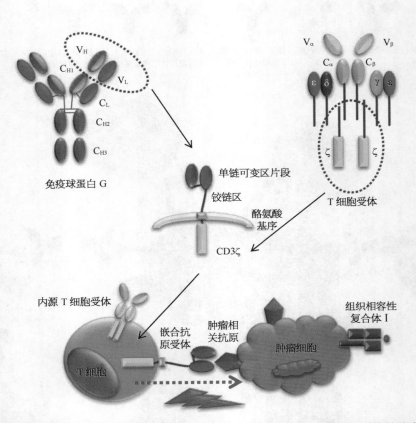

图 3.2　嵌合抗原受体（CAR）T 细胞。 T 细胞能够被转导表达嵌合抗原受体，赋予他们识别特异肿瘤相关抗原的能力。尽管 CAR 已经发展了很多代，但目前通常还是由识别肿瘤相关抗原的单克隆抗体的单链可变区片段（sFcv）连接到酪氨酸激活免疫受体（ITAM），比如 CD3ζ 链。通常还会添加细胞内共刺激结构域（图中没有描述）。CAR + T 细胞能够识别肿瘤相关抗原且不依赖于 MHC 呈递，与肿瘤相关抗原结合就能使之激活

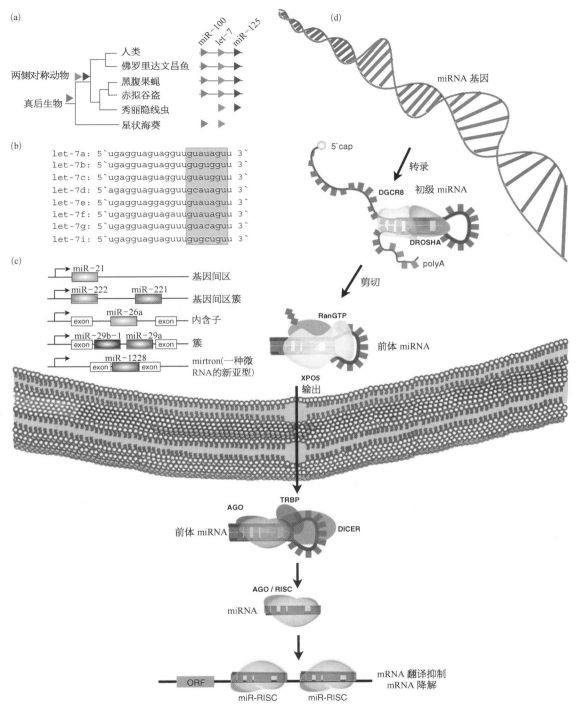

图 8.1 miRNA 生物学示意图

（a）系统进化树显示不同物种之间 miR‒100、let‒7 和 miR‒125/lin‒4 在基因组中的保守性。其中，人类基因组中 miR‒100、let‒7 和 miR‒125/lin‒4 簇分别位于 9、11 和 21 号染色体。（b）人类 let‒7 家族成员，红色标识为 let‒7 的种子区域，这一序列在所有成员中是一样的。（c）人类 miRNA 在基因组中的分布，图中展示基因间隔区和内含子区的单顺反子或多顺反子 miRNA，包括 mirtrons。（d）miRNA 基因于细胞核内在 RNA 聚合酶Ⅱ作用下转录产生初级 miRNA，后者在 Drosha 的核糖核酸酶Ⅲ作用下剪切为含有茎环结构的 60～70 nt 中间物，称为前体 miRNA。随后，前体 miRNA 通过 RAN‒GTP 依赖的细胞核/质转运体 Exportin 5（Exp5）转运至细胞质。一旦前体 miRNA 进入细胞质后，被 Dicer 酶加工形成短的双链 RNA 复合体。长度 19～25 nt 成熟 miRNA 与 RNA 诱导沉默复合体（RISC）结合，通过靶向结合特定的 mRNA，导致 mRNA 的翻译受抑制或 mRNA 被降解，从而参与基因表达调控

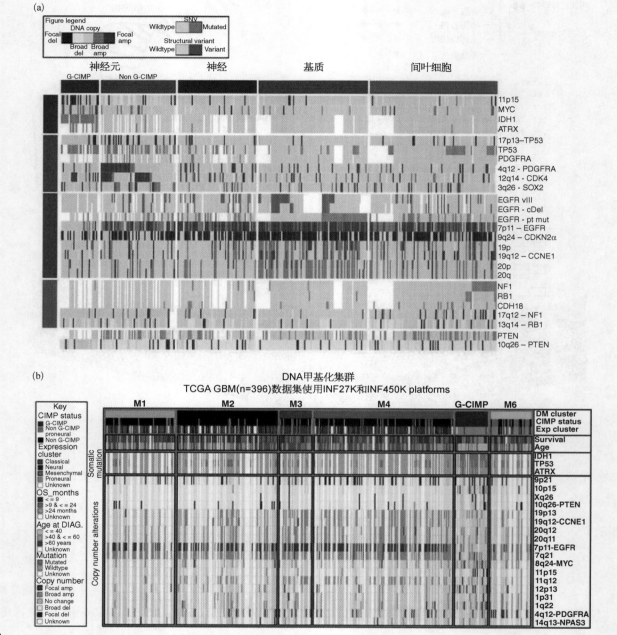

图 18.1 GBM 的分子子类及其基因组分子学关联。基因组改变及患者生存期与 GBM 5 个分子亚型有关。DNA 甲基化谱与分子表达谱被用于对 332 个 GBM 患者进行分类,这些患者样本具有原始 DNA 和全基因组扩增 DNA,并通过全外显子测序和 DNA 拷贝数分析。最显著基因组关联是通过卡方检验鉴定,其中 P 值利用 Benjamini-Hochberg 方法对多重检验进行校正。Brennan 等人于 2013 年提出(经 Elsevier 授权的第 14 篇参考文献)

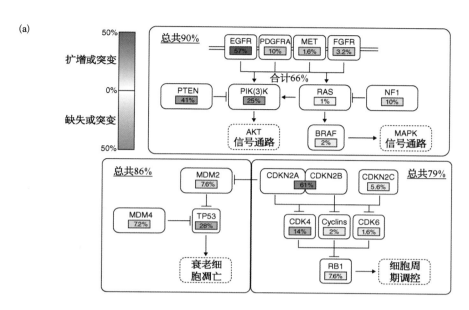

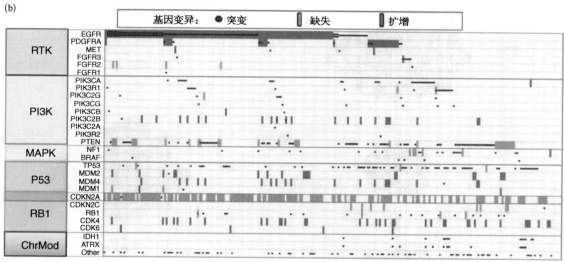

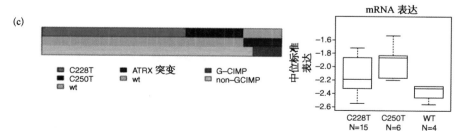

图 18.2 GBM 肿瘤的信号通路改变。总结了 PI3K/MAPK、TP53 和 RB 信号通路的总体变异比率

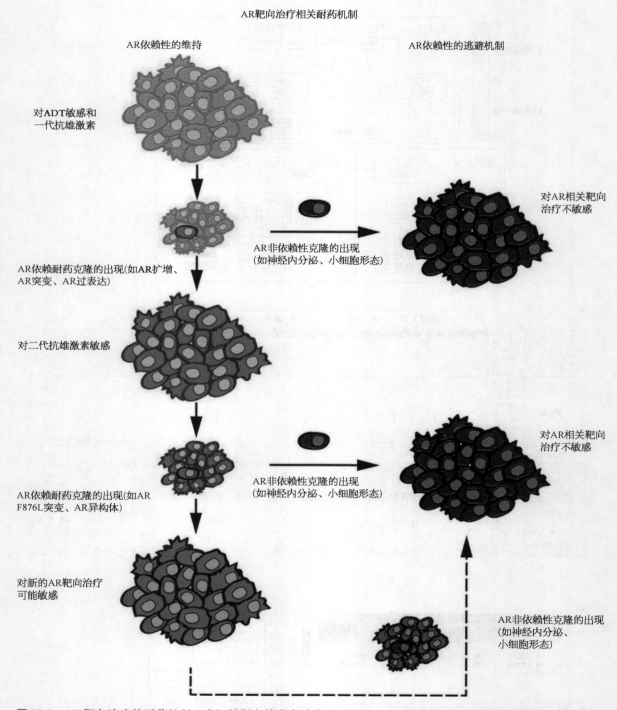

AR靶向治疗相关耐药机制

AR依赖性的维持

AR依赖性的逃避机制

对ADT敏感和
一代抗雄激素

对AR相关靶向
治疗不敏感

AR依赖耐药克隆的出现(如AR扩增、
AR突变、AR过表达)

AR非依赖性克隆的出现
(如神经内分泌、小细胞形态)

对二代抗雄激素敏感

对AR相关靶向
治疗不敏感

AR非依赖性克隆的出现
(如神经内分泌、小细胞形态)

AR依赖耐药克隆的出现(如AR
F876L突变、AR异构体)

对新的AR靶向治疗
可能敏感

AR非依赖性克隆的出现
(如神经内分泌、
小细胞形态)

图28.3 AR靶向治疗的耐药机制。在初始靶向雄激素治疗后进展的CRPC,肿瘤细胞对AR通路经常还存在依赖性,继续使用二代抗雄激素治疗常常是有效的。最终,AR依赖性及非依赖性克隆并存